KLINISCHE RÖNTGENDIAGNOSTIK DER ERKRANKUNGEN DER BRUSTORGANE

VON

DR. H. CHAOUL
A. O. PROFESSOR AN DER UNIVERSITÄT · BERLIN

MIT 480 ABBILDUNGEN

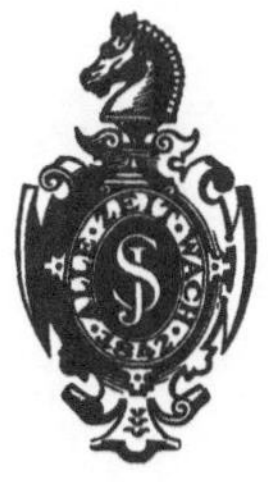

BERLIN

VERLAG VON JULIUS SPRINGER

1929

SONDERAUSGABE DES GLEICHNAMIGEN BEITRAGES IN
SAUERBRUCH: CHIRURGIE DER BRUSTORGANE
3. AUFLAGE · BAND I · ERSTER TEIL.

ISBN-13 : 978-3-642-89606-4   e-ISBN-13 : 978-3-642-91462-1
DOI : 10.1007/978-3-642-91462-1

FERDINAND SAUERBRUCH

UND

SEINEN SCHÜLERN

GEWIDMET

Vorwort.

Die „Klinische Röntgendiagnostik der Erkrankungen der Brustorgane" erschien in ihrer jetzigen Form als ein Teil der dritten Auflage des ersten Bandes der „Chirurgie der Brustorgane" von F. SAUERBRUCH.

Sie ist die Frucht 12 jähriger (1916—1928) engster Zusammenarbeit zwischen Klinik und Strahlenkunde. Das überaus reichhaltige Beobachtungsmaterial der SAUERBRUCHschen Kliniken in Zürich, München und Berlin verhalf gerade deswegen zu besonderer Vertiefung und Verbreiterung der röntgenologisch-diagnostischen Kenntnisse und Erfahrungen, weil eine weitgehende Kontrolle der Röntgenbefunde beim intrathorakalen Eingriff möglich war.

Die allgemein-pathologische, klinische und röntgenologische Auffassung der verschiedenen Krankheitszustände hat damit die Prägung SAUERBRUCHs und seiner Schule erhalten.

Die Möglichkeit zu röntgenologischer Darstellung krankhafter Herzbefunde verdanke ich im wesentlichen der freundlichen Unterstützung des Herrn Geheimrat VON ROMBERG.

Berlin, im Juni 1929.

H. CHAOUL.

Inhaltsverzeichnis.

Einleitung.

Die radiologische Untersuchung ermöglicht unmittelbare Betrachtung der Brustorgane, soweit sie durch Kontrastunterschied von vorneherein sichtbar sind oder wenigstens sichtbar gemacht werden können. Sie unterscheidet sich dadurch wesentlich von der klinischen, die im allgemeinen nur mittelbar diagnostische Schlüsse auf Tiefenveränderungen zu ziehen erlaubt. Daher steht die Röntgenologie der pathologischen Anatomie, einer im wesentlichen beschreibenden Wissenschaft, fast näher als der Klinik. Während der Kliniker sich bisher anatomisches Verständnis für den Krankheitsbefund erst aus der Leichenschau verschafft, vermitteln Röntgenbild und Röntgendurchleuchtung ihm anatomische Krankheitsdeutung schon am Lebenden.

Zur Erkennung des Sitzes, der Ausdehnung und der Art tieferer Krankheitsherde stehen zunächst zwei besonders wertvolle Methoden zur Verfügung: Perkussion und Auscultation. Sie beruhen auf Wahrnehmung bestimmter akustischer Erscheinungen im Bereiche der Erkrankung.

Die Perkussion gestattet uns durch deutliche Schallunterschiede beim Beklopfen verschiedener Gewebe einen pathologischen Herd annähernd zu umgrenzen. Da aber bei der Perkussion auch der benachbarte gesunde Bezirk mitschwingt, ergibt sich die Unmöglichkeit, Grenzen oder Dichtigkeitsunterschiede innerhalb eines umschriebenen Abschnittes genau festzustellen. Erst recht werden sich darum zentral gelegene Herde dem perkutorischen Nachweis entziehen.

Noch schwieriger als bei der Perkussion ist bei der Auscultation die Beurteilung der Ergebnisse. Die hörbaren Äußerungen pathologischer Veränderungen des Lungengewebes stellen Abweichungen von den physiologischen Atemgeräuschen dar. Sache der Erfahrung ist es, diese akustischen Erscheinungen richtig zu deuten und aus ihnen Rückschlüsse auf bestimmte Krankheitszustände zu machen. In dieser subjektiven Deutung liegen Fehlerquellen verborgen.

Darum ist jedes Untersuchungsmittel, das schon am Lebenden unmittelbares Sehen krankhafter Veränderungen gestattet, eine wertvolle Ergänzung der Auscultation und der Perkussion.

Diese Möglichkeit besitzen wir in der Schirmbeobachtung. Typischen Bildern entsprechen typische anatomische Befunde. Es ist eine der wichtigsten Aufgaben der Röntgendiagnostik, beide miteinander in Einklang zu bringen.

Der Röntgenologe kann dann aus seinen Schattenzeichnungen Schlüsse ziehen, ähnlich wie der pathologische Anatom aus dem zerteilten Präparat.

Gleichwohl bestehen zwischen beiden grundlegende Unterschiede. Um den Sitz der Erkrankung in seiner ganzen Ausdehnung zu übersehen, muß der pathologische Anatom eine Anzahl Schnitte durch das Organ legen. Dann baut sich der Krankheitsherd aus einzelnen, im auffallenden Lichte durch Zeichnung und Farben bestimmten Flächen auf. Durch senkrecht zueinander verlaufende Schnitte kann ein Urteil über den Umfang der Krankheit schließlich nach allen Richtungen gewonnen werden. Die Röntgenaufnahme dagegen stellt ein Schattenbild dar und gibt daher nur zwei wesentliche physikalische Eigenschaften wieder: Form und Dichte.

So wird die Röntgenuntersuchung aus einem Verfahren unmittelbarer Betrachtung tiefer Krankheitsherde, gewissermaßen zu einer Art „pathologischer Anatomie am Lebenden".

Aber noch weniger, als der pathologische Anatom aus seinen Befunden die Krankheit restlos erfassen und beurteilen kann, vermag der Arzt aus dem Röntgenbilde unbedingte Schlüsse zu ziehen. Den Krankheitsvorgang wird man nie aus einem einfachen Zustandsbilde, das eine bestimmte Phase der Krankheit wiedergibt, erkennen. Pathologe und Röntgenologe sehen nur das anatomische Ergebnis krankhaften Geschehens.

Über diese grundlegende Anschauung der Röntgendiagnostik darf man sich auch durch besondere überragende Leistungen nicht hinwegtäuschen lassen. Es gelingt z. B. die beginnende zentrale Pneumonie, die durch klinische Untersuchung nicht einmal in bezug auf die Seite richtig bestimmt werden kann, im Röntgenbilde auf den ersten Blick zu erfassen. Das Gleiche gilt für Lungenmetastasen einer bösartigen Geschwulst. Aber selbst so überraschende Ergebnisse des Verfahrens bedürfen der Ergänzung durch andere Untersuchungen und großzügige klinische Betrachtungsweise.

Die Röntgenuntersuchung kommt als Radioskopie und als Radiographie in Anwendung. Beide Verfahren haben Vor- und Nachteile.

Der Vorzug der Durchleuchtung liegt vor allem in der Beobachtung der Organe während ihrer Tätigkeit. Die Atemausschläge der Rippen und des Zwerchfelles, die Ausdehnungsfähigkeit der Lungen, die Bewegungen des Herzens und der großen Gefäße können in den verschiedenen Richtungen verfolgt werden. Feinere Gewebsveränderungen sind dagegen meist nicht wahrzunehmen.

Im allgemeinen pflegen wir uns deshalb bei der Durchleuchtung auf Feststellung gröberer anatomischer Formabweichungen zu beschränken.

Die Röntgenaufnahme hingegen hält die Struktur im einzelnen fest, als Unterlage einer eingehenden anatomischen Betrachtung. Unterscheidung der Organe gegeneinander und Erkennung kleinerer Herderkrankungen sind auf der Platte viel leichter und genauer ausführbar, zumal wenn Bilder in zwei oder drei Ebenen vorliegen.

In zweckmäßiger Vereinigung von Skiagraphie und Skiaskopie liegt der Schwerpunkt des Verfahrens.

Die Röntgendiagnostik der Atmungsorgane baut sich darauf auf, daß sich gesundes und krankhaftes Lungengewebe durch verschiedenen Luftgehalt unterscheiden. Röntgenstrahlen werden um so stärker absorbiert, je dichter bei gleicher Dicke die durchstrahlten Körper sind. So zeigt die Platte Abweichungen in der Zeichnung gesunder und kranker Lungenabschnitte.

Bei gesunder Lunge ist besonders die Sichtbarkeit der Gefäße bis in ihre feinen Verzweigungen bemerkenswert. Genauer und gründlicher als im anatomischen

Präparat läßt sich eine Vorstellung ihres Verlaufes und ihrer Beschaffenheit vermitteln. Dank der Durchdringungskraft der Röntgenstrahlen spiegeln sich auf der Aufnahme alle Gebilde, die in einer unendlichen Zahl von Querschnitten verteilt sind. Durch wechselnde Strahlenrichtung oder noch besser durch stereoskopische Aufnahmen kann man sich sogar über die Gefäßverzweigung räumlich unterrichten.

Während auf einem gewöhnlichen Lungenbilde nur die größeren Gefäße erscheinen, lassen sich nach Einspritzung schattengebender Massen Bronchen und Gefäße eines Lungenpräparates bis in die feinsten Verzweigungen verfolgen.

Ihre Darstellung kann selbst beim Lebenden durch Kunstgriffe verbessert werden.

Wird die Aufnahme während der Anwendung von Überdruck ausgeführt, so heben sich infolge des erhöhten Luftgehaltes und des verstärkten intrapulmonalen Druckes die gestauten Gefäße erheblich deutlicher ab (FITTIG, SAUERBRUCH, CHAOUL).

Einen wesentlichen Fortschritt bedeutet die Einführung schwer resorbierbarer Jodlösungen in den Bronchialbaum (Lipjodol, Jodipin) durch SICARD und FORESTIER. Ihre Einverleibung in das Bronchialsystem ermöglicht z. B. sackförmige oder zylindrische Abweichungen festzustellen.

Genaue Kenntnis der normalen, durch Bronchen und Gefäße bedingten Lungenzeichnung ist Voraussetzung für Beurteilung krankhafter Veränderungen. Gerade bei beginnenden oder geringfügigen pathologischen Vorgängen, die der Auscultation und der Perkussion leicht entgehen, ist das Röntgenverfahren anderen Untersuchungsarten überlegen. Es ermöglicht nicht selten Frühdiagnose. Vor allem gestattet aber die Radiographie, die zu verschiedenen Zeiten erhobenen und in Platten oder Filmen niedergelegten Untersuchungsbefunde objektiv miteinander zu vergleichen. Diese Form der Untersuchung ist z. B. für die Beurteilung des Verlaufes einer tuberkulösen Lungenerkrankung von besonderem Werte. Zunahme oder Rückbildung eines Schattens, Veränderungen seiner Dichte erlauben bestimmte Schlüsse auf die Prognose. Dagegen sind schematische Zeichnungen von Auscultations- und Perkussionsergebnissen nur ein Notbehelf.

Wertvoll erweist sich die Röntgenuntersuchung für die Erkennung in der Tiefe sich abspielender Vorgänge. Das gilt außer für zentral gelegene Lungenherde und interlobäre Ergüsse vor allem für Mittelfellerkrankungen und -geschwülste, Aneurysmen, intrathorakale Kröpfe, Senkungsabscesse. Bei ihrer versteckten Lage sind diese den anderen Untersuchungsarten oft unzugänglich.

Der Chirurg hat für seine Anzeige zu operativen Eingriffen eine wesentliche Hilfe durch die Röntgendiagnostik gewonnen. Insbesondere ist sie für genaue Lagebestimmung des Krankheitsherdes unentbehrlich geworden. Der Sitz eines Lungenabscesses, eines abgesackten Empyemes oder eines Fremdkörpers in den Lungen läßt sich röntgenologisch so genau ermitteln, daß der Operierende zielbewußt vorzugehen vermag. Die Frage, ob ein Kranker mit kavernöser Phthise zur Thorakoplastik sich eignet und in welchem Umfange die Rippenresektion gemacht werden muß, kann kaum ohne Heranziehung des Röntgenbildes beantwortet werden. Es erleichtert die Beurteilung der sogenannten „gesunden" Seite und gibt einwandfreien Aufschluß über Art und Ausdehnung des Leidens, etwaige Schrumpfungsneigung sowie dadurch bewirkte Verziehung der Nachbarorgane.

A. Technik der Röntgenuntersuchung des Brustkorbes.

Kaum ein Körperteil ist für die Röntgenuntersuchung so geeignet wie der Thorax mit seinen Organen. Der knöcherne Brustkorb, die lufthaltigen Lungen und die mit Blut gefüllten Organe des Kreislaufes bedingen Schattenunterschiede, wie sie keine andere Gegend des Körpers in diesem Maße besitzt.

Wenn trotzdem die Röntgendiagnostik der Brustorgane erst verhältnismäßig spät einen gewissen Abschluß gefunden hat, so ist die Ursache vor allem in der Unzulänglichkeit der früheren Einrichtungen zu suchen. Sie genügten für Schirmbeobachtung, aber nicht für photographische Aufnahme. Die Expositionszeiten mußten so lang sein, daß die willkürlichen und die unwillkürlichen Bewegungen des Brustkorbes und seiner Eingeweide nicht ausgeschaltet werden konnten. Infolgedessen ging Schärfe der Zeichnung verloren; die Bilder wurden verwaschen und unklar. Es war unmöglich, den vor dem Schirm erhobenen Befund photographisch festzuhalten, um ihn genauer zu mustern. Voraussetzung für den Erfolg ist kurze Expositionszeit, unter Vermeidung zu geringer Belichtung der Platte. Diese Aufgabe wurde größtenteils durch Vervollkommnung der Einrichtung und der Röhren und fernerhin durch Einführung der Verstärkungschirme gelöst. Heute können innerhalb von Bruchteilen einer Sekunde gute Brustaufnahmen hergestellt werden.

Wesentliche Vereinfachung und zugleich bedeutende Verbesserung der Technik wurde in den letzten Jahren durch die Glühkathodenröhren, insbesondere die nach COOLIDGE erreicht. Die bis vor kurzem gebrauchten Ionenröhren, die dauernd geregelt werden mußten, wurden durch diese mehr und mehr verdrängt. Mit ihnen können durch einen einfachen Handgriff nach Belieben harte oder weiche Aufnahmen erzielt werden. Zahlreiche Abstufungen sind möglich, die für die Darstellung feinerer Einzelheiten von ganz besonderem Werte sind. So wurde dank der Zunahme der Bildgüte auch die feinere Diagnostik der Erkrankungen der Brusteingeweide gefördert.

I. Technik der Durchleuchtung.

Die Anforderungen, die bei Durchleuchtung des Brustkorbes an die Leistungsfähigkeit der Einrichtung gestellt werden, sind nicht groß, da sekundäre Belastung von 2—5 Milliampere in der Röhre genügt. Deshalb wurden in letzter Zeit kleine, sehr handliche Apparate für Glühkathodenröhrenbetrieb gebaut, die allen Ansprüchen einer Durchleuchtung gerecht werden. Sie können infolge ihrer beschränkten Größe auch in kleineren Räumen bequem aufgestellt werden und bieten weiterhin den Vorteil, daß der untersuchende Arzt den fahrbaren Reguliertisch selbst zu bedienen vermag. Dadurch ist dem Untersucher die Möglichkeit gegeben, während des Betriebes auf bequeme Weise jede gewünschte Lichtstärke und Strahlenhärte zu erreichen.

Für Aufnahmen sind diese kleinen Einrichtungen im allgemeinen ungeeignet. Zu diesem Zwecke empfiehlt sich Anschaffung einer leistungsfähigen Apparatur, die dann ebenso Durchleuchtung wie Aufnahme erlaubt.

Da die **Röhren** in einem größeren Betrieb oft sehr lange in Anspruch genommen werden, so daß Überheizung und Schädigung eintreten können, muß ihr Bau diesen Verhältnissen Rechnung tragen. Sehr gut haben sich COOLIDGE-Röhren mit Wasserkühlung bewährt, deren Gebrauchsfähigkeit, praktisch gesprochen, unbegrenzt ist.

Ferner muß von einer guten Durchleuchtungsröhre verlangt werden, daß sie scharfe Zeichnungen entwirft. Diese hängt ab von der Kleinheit des Brennpunktes.

Wer keine Glühkathodenröhreneinrichtung besitzt, findet guten Ersatz in sogenannten Dauerdurchleuchtungsröhren, die mit dem ziemlich einfach zu bedienenden BAUER-Luftventil versehen sind. Bequemer in der Handhabung und dauerhafter im Betriebe sind die COOLIDGE-Röhren.

Im allgemeinen soll die übliche Belastung von 2—5 Milliampere im sekundären Stromkreise bei mittelweicher Strahlung nur ausnahmsweise überschritten werden. Es besteht sonst, abgesehen von der Röhrenabnützung, die Gefahr der Hautschädigung für den Kranken.

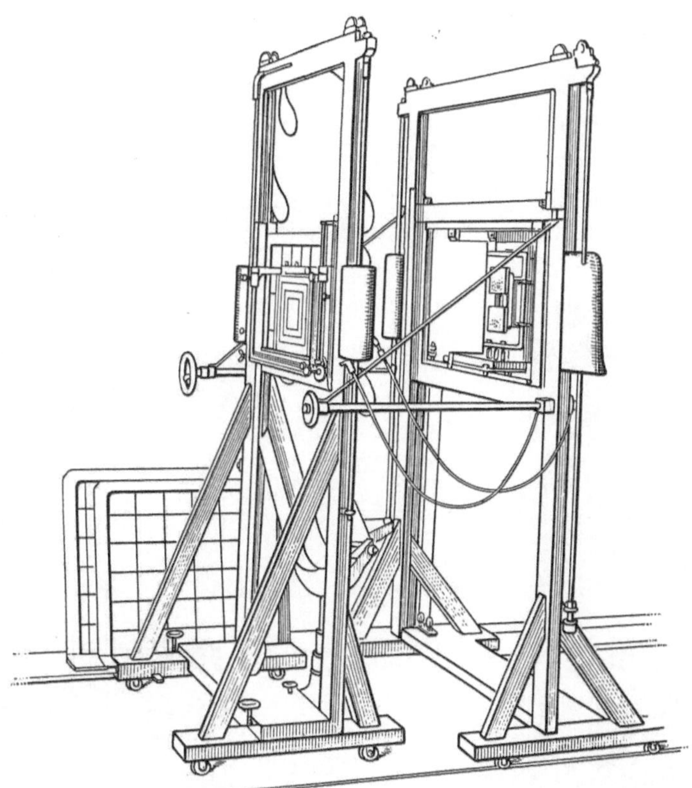

Abb. 1. WENCKEBACHsches Untersuchungsgestell.

Um diesen Kunstfehler tunlichst zu vermeiden, soll man einen leichten Aluminiumfilter von 0,5—1 mm anbringen. Er fängt die weicheren Strahlenteile ab. Als weitere Vorsichtsmaßregel sind zeitweilige Messungen notwendig. Am einfachsten werden hierzu die SABOURAUD-NOIRÉ-Pastillen benützt, die zwar keine sehr genauen, aber für diesen Zweck hinreichende Ergebnisse liefern. Jedenfalls darf während einer Durchleuchtung die „Erythemdosis" niemals erreicht werden.

Untersuchungsgestelle. Eine Reihe von Firmen hat brauchbare Durchleuchtungstative auf den Markt gebracht. Mit wenigen Ausnahmen sind es veränderte Zweisäulengestelle, die GUILLEMINOT, BECLÈRE und LEVY-DORN zuerst angegeben haben.

Genannt seien vor allen das WENCKEBACHsche Untersuchungstativ (Abb. 1) und das in letzter Zeit von der Firma Veifa gebaute Kombinationsgerät (Abb. 2 a und b). Bei allen diesen Gestellen ist der Röhrenkasten in wag- und senkrechter

Richtung beweglich, so daß jede Körpergegend in beliebiger Lage und Strahlenrichtung untersucht werden kann.

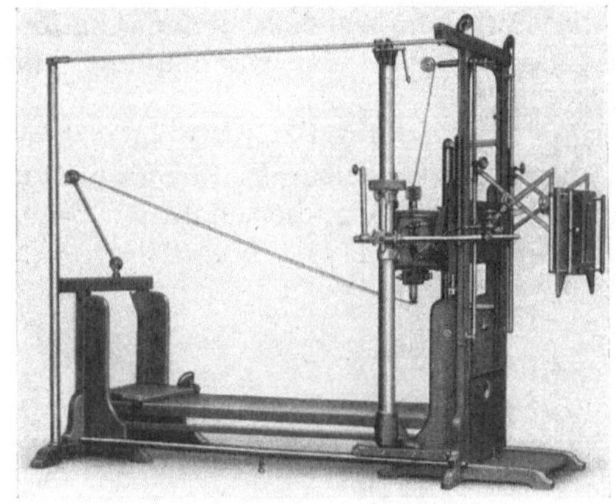

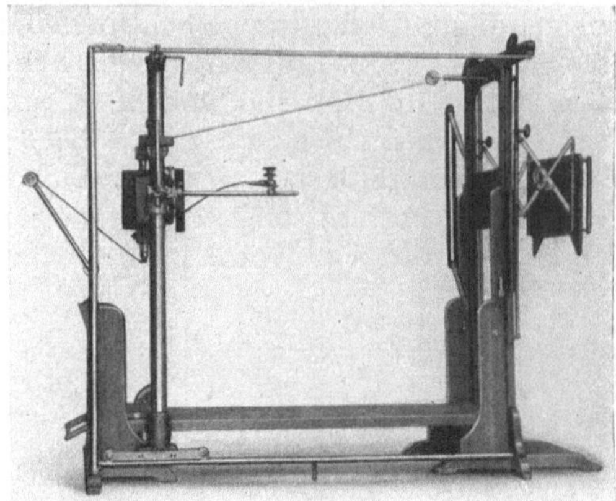

a) Normale Stellung. b) Das gleiche. Eingestellt für Fernaufnahmen.
Abb. 2a und b. Kombinationsgerät. (SIEMENS-REINIGER.)

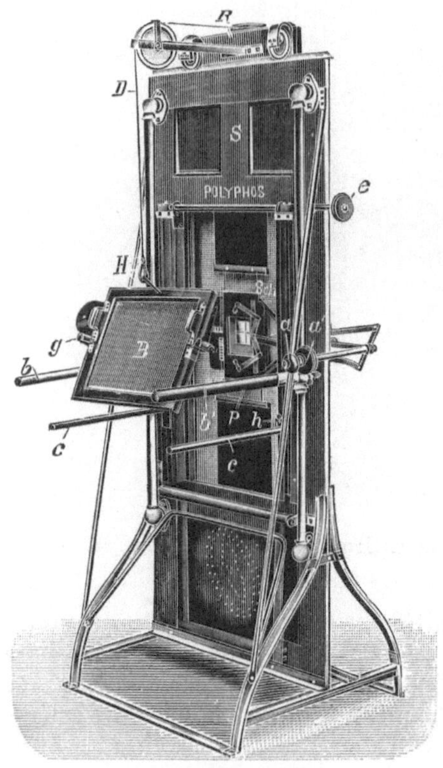

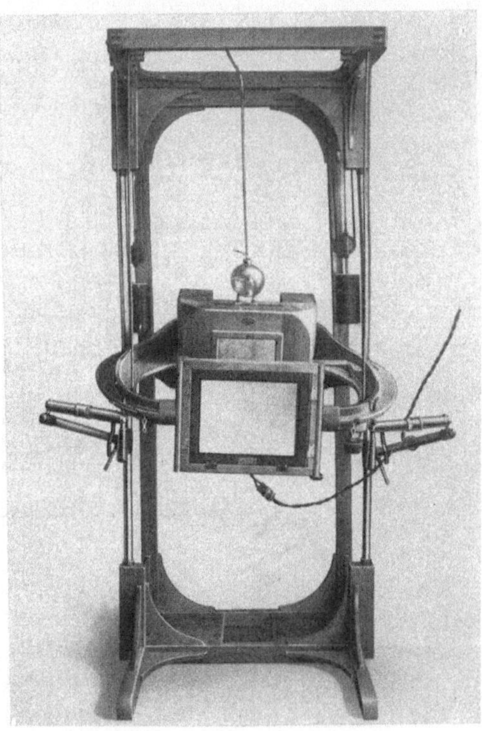

Abb. 3. RIEDERsches Durchleuchtungstativ. Abb. 4. Stativ GRASHEY-BEYERLEN.

Gleichzeitige Bewegung von Röhre und Schirm gestattet das vorzügliche RIEDERsche Gestell, das als weiterer Vorteil eine sichere Schutzvorrichtung besitzt (Abb. 3).

Die von HOLZKNECHT und KIENBÖCK angegebenen Hängestative eignen sich ebenfalls sehr gut für Brustdurchleuchtungen. Sie ermöglichen schnelles und bequemes Arbeiten.

Praktisch und gut gebaut ist Vorrichtung von GRASHEY-BEYERLEN, das in der Mitte zwischen Hänge- und Zweisäulenstativ steht. Schirm und Röhrenkasten sind durch einen Holzrahmen verbunden, der an einer Flaschenzugvorrichtung mit entsprechenden Gegengewichten hängt. Das Ganze wird durch ein Zweisäulengestell getragen (Abb. 4). Die leichte und ausgiebige Beweglichkeit des Rahmens in allen Richtungen gestattet besonders bei Brustdurchleuchtungen angenehmes Arbeiten.

Jede Durchleuchtungseinrichtung muß mit geeigneter Blende, am besten mit verstellbarer Schlitzblende, versehen sein. Der Röhrenkasten soll außerdem besonders bei Glühkathodenbetrieb einen möglichst lichtdichten Abschluß haben, da sonst die Glühspirale stört.

Untertischeinrichtung. Um Kranke auch in liegender Stellung durchleuchten zu können, haben HOLZKNECHT und ROBINSON als erste die sogenannten Trochoskope gebaut, bei denen sich die Röhre in einem leicht beweglichen Blendenkasten unterhalb des Tisches befindet. Das Gestell ist von HAENISCH wesentlich verbessert worden. Die heutigen zahlreichen Vorrichtungen für Untertischdurchleuchtungen sind mehr oder weniger glückliche Veränderungen seines Trochoskopes.

Ferner gibt es kombinierte Gestelle, die Untersuchung am liegenden und am stehenden Kranken gestatten. Als gute Muster dieser Art seien erwähnt: das Klinoskop [Abb. 5 (Veifa)], das Multoskop (Sanitas), das Universalstativ von Siemens und das Metroskop (BRÄUER).

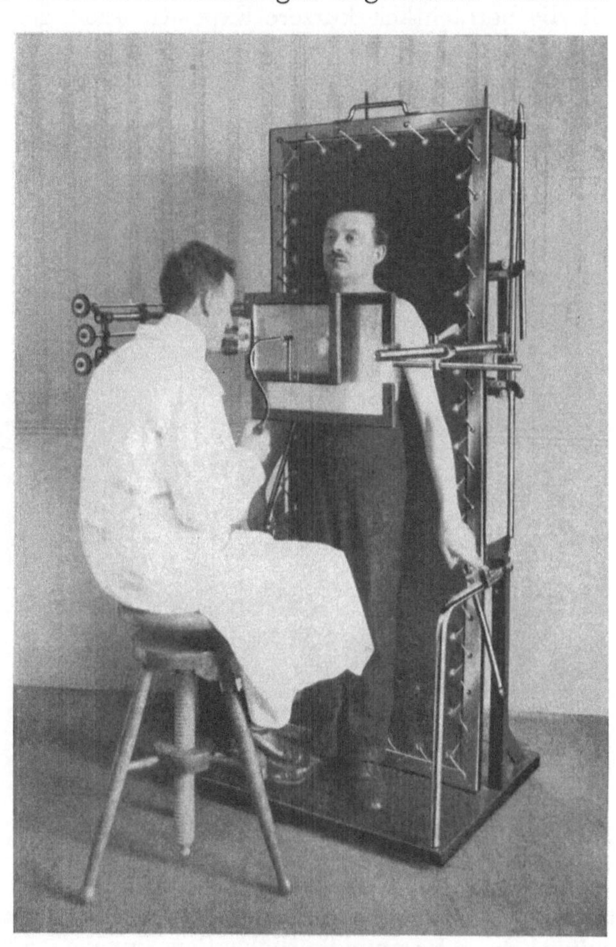

Abb. 5. Klinoskop.

Durchleuchtungschirme müssen zum Schutze des Untersuchers mit einer Bleiglasplatte versehen sein. Ihre Größe beträgt in der Regel 40×50 cm.

Sekundärstrahlenblende: Um ein möglichst kontrastreiches Durchleuchtungsbild zu erzielen, ist die Verwendung einer Lamellenbuckyblende angebracht. Sie wird zwischen dem Kranken und dem Durchleuchtungschirme befestigt und schaltet die Sekundärstrahlen aus. Bei richtiger Einstellung im Strahlenverlauf erscheinen die Lamellen als kaum sichtbare, feinste Streifen.

II. Technik der Thoraxaufnahmen.

Die Güte einer Brustkorbaufnahme hängt ab von leistungsfähigem Apparat und scharf zeichnender Röhre.

Die großen Einrichtungen waren notwendig, damit die Belichtungszeiten verkürzt werden konnten. Nur so werden störende Herz- und Atembewegungen ausgeschaltet. Scharf zeichnende Röhren brauchte man, um auch die feinsten Einzelheiten der Lungengliederung auf die Platte zu bringen.

Die an Platten, Filmen und Verstärkungsschirmen gemachten Verbesserungen gestatten die Belichtungszeit zu verringern. Vor allem gelingt dies durch Anwendung doppelt begossener Filme und zweier Verstärkungsschirme. Letzteren wird vorgeworfen, daß die Bildgüte leide. Indessen steht dem geringen Ausfall an Bildfeinheit die beträchtlich kürzere Expositionszeit gegenüber. Nach unseren Erfahrungen wird dadurch der obige Einwand weitgehend entkräftet, so daß wir die kürzere Expositionszeit mit Verstärkungsschirmen vorziehen; denn die zarten Zeichnungen,

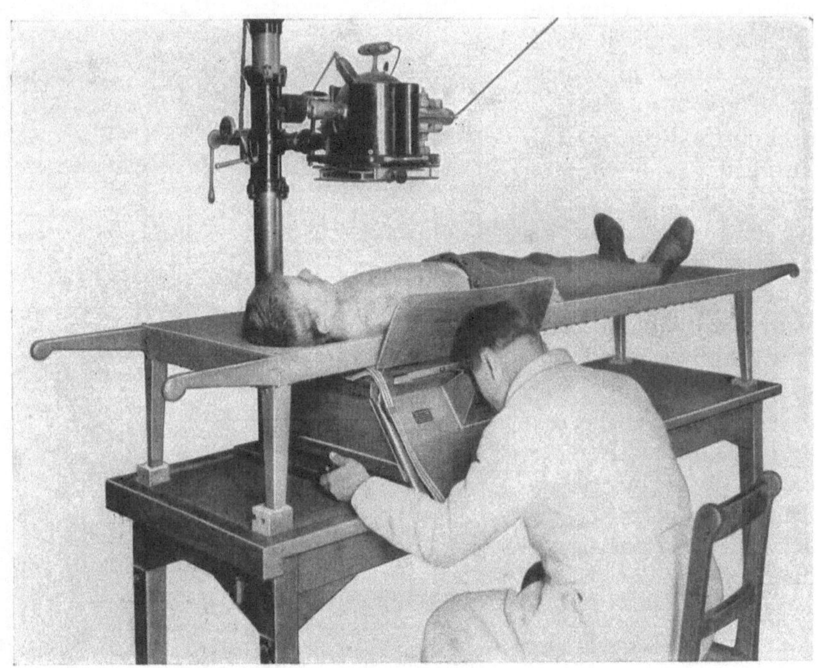

Abb. 6. Einstellung für stereoskopische Aufnahmen mittels Radioskop nach CHAOUL.

die man gelegentlich ohne Verstärkungsschirm zu erzielen vermag, gehen oft durch willkürliche oder unwillkürliche Bewegungen, Atmung, Herzschlag, Gefäßpulsation, besonders im Bereiche der medianen Lungenabschnitte, verloren.

Hinzukommt, daß bei solchen Aufnahmen längere Expositionszeiten bei geringerem Röhrenplattenabstande nötig werden (60 cm). Die Folge davon ist, daß die einzelnen Schattenzeichnungen, selbst wenn sie an sich sehr gut sind, nicht mehr den tatsächlichen Verhältnissen entsprechen und die plattenfernen Gebilde weniger scharf herauskommen. Durch Aufnahme mit Verstärkungsschirm erreicht man dagegen bei größerer Röhrenplattenentfernung (2 m) naturgetreue Darstellung und außerordentliche Schärfe. Wenn mit wachsendem Abstand auch die Expositionszeit sich verlängert, so bleibt sie doch noch kurz genug, um störende Bewegungen ausschalten zu können.

Was die für Brustaufnahmen geeignete Strahleneigenschaft anlangt, so sind in der letzten Zeit zwei entgegengesetzte Ansichten vertreten und verteidigt worden. Die einen befürworten ausgesprochen harte Strahlung (Hartstrahlentechnik) bei kürzerer Expositionszeit; die anderen sind Anhänger besonders weicher Strahlen (Weichstrahlentechnik). Wir glauben, daß beide Richtungen zu einseitig sind. Bei Hartstrahlenbenützung entstehen nicht stets plastische und reichhaltige Bildzeichnungen. Die Weichstrahlaufnahmen aber verlangen zu lange Expositionszeiten, so daß auch hier die Bildgüte aus den bereits angegebenen Gründen zu wünschen übrig läßt. Der Mittelweg ist vorzuziehen.

Unsere Technik für Brustkorb- und Lungenuntersuchungen ist folgende: Wir bedienen uns doppelt begossener Filme und zweier Verstärkungschirme. Der Plattenröhrenabstand beträgt 2 m, die Röhrenbelastung 200 Milliampere bei einer effektiven Spannung von 55—60 KV. Die Expositionszeit für mittelstarke Menschen schwankt zwischen $^1/_{20}$ und $^1/_{10}$ Sek. Wir benützen einen neuzeitlichen Glühventilapparat.

Zur genauen Einhaltung dieser Zeiten ist eine zuverlässige Momentschaltuhr unbedingt notwendig.

Brustaufnahmen sollen im allgemeinen am stehenden Kranken erfolgen. Nur bei schlechtem Allgemeinzustande läßt man ihn liegen. Meist wird aber Aufnahme im Sitzen möglich sein.

Da Licht- und Schattenverteilung mit dem größeren Luftgehalte der Lungen klarer werden, lasse man möglichst tief einatmen. Durch inspiratorische Zwerchfellsenkung werden auch die unteren Lungenteile und die basalen Herzschattengrenzen besser sichtbar.

Man wählt gewöhnlich dorsoventrale Strahlenrichtung mit Einstellung des Fokus in Höhe der Schulterblattgräte.

Von untergeordneter Bedeutung sind die Röhrengestelle, sofern keine besonderen Anforderungen vorliegen. Deshalb soll auf die vorhandenen Muster nicht eingegangen werden. Wichtiger sind die für die Einfügung der Plattenkassette bestimmten Einrichtungen. Sie müssen fest gebaut sein, um dem Kranken genügenden Halt zu bieten. Deshalb eignet sich am besten ein mit der Wand verbundenes Zweisäulen-

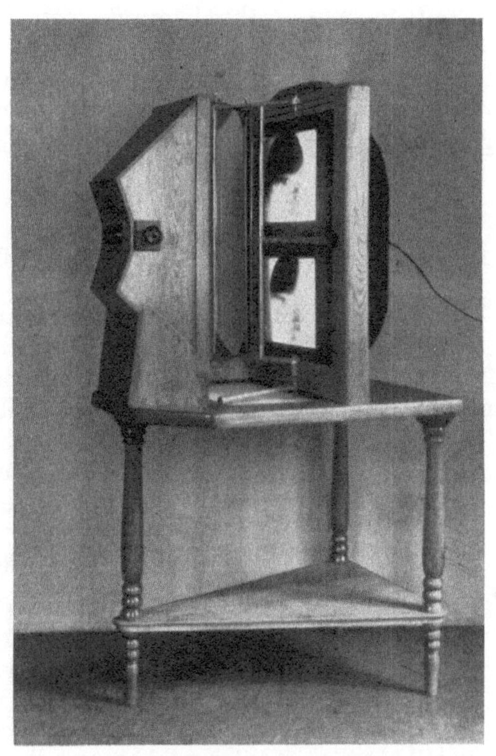

Abb. 7. Röntgen-stereo-ortho-diagraph von BEYERLEN.

gestell, an dem ein mit Gegengewichten und Sperrvorrichtung versehener beweglicher Rahmen zum Tragen der Kassette sich befindet. Der Rahmen kann auf diese Weise in beliebige Höhe gebracht werden. Zugleich wird dem Kranken eine sichere Stütze gewährt.

Nicht selten leisten **stereoskopische Aufnahmen** in der Röntgendiagnostik der Brustorgane wertvolle Dienste. Abgesehen von ihrer eigentlichen Anwendung zur Bestimmung von Fremdkörpern geben sie oft entscheidende Aufschlüsse über die Raumausdehnung intrathorakaler Veränderungen. So können Lungenabscesse, abgekapselte Empyeme, Kavernen u. dgl. nach allen Richtungen genau umgrenzt werden. Für operative Eingriffe ist das von großer Bedeutung.

Jedoch sind stereoskopische Brustaufnahmen nicht ganz einfach herzustellen. Da auch hier wenigstens leichte Einatmungslage des Brustkorbs gewählt werden muß, so ist eine Einrichtung erforderlich, die sicheres und rasches Arbeiten gestattet. Es gibt verschiedene Formen, die, meist mit abnehmbarem Obergestell und Doppelkassette versehen, rasches Verschieben der Röhre und schnellen Plattenwechsel erlauben.

Wir verwenden das Radioskop. Der Kranke liegt darüber auf einer Tragbahre. Während des Kassettenwechsels wird die Röhre, die an einem gewöhnlichen Gestelle verankert ist, verschoben. Der Vorteil des Radioskopes für die Stereoaufnahmen besteht in der Möglichkeit, durch vorherige Durchleuchtung beide Aufnahmen genau einzustellen (Abb. 6). Der Fokusplattenabstand beträgt in der Regel 60 cm, die Röhrenverschiebung $6^1/_2$ cm.

Stereobetrachtungsvorrichtung. Für Auswertung des Raumbildes sind besondere Vorrichtungen angegeben worden. Der Apparat von HASSELWANDER und der Röntgen-stereo-ortho-diagraph von BEYERLEN (Abb. 7) haben sich bewährt. Beide haben den großen Vorteil, daß man mit Hilfe eines Lokalisationslichtpunktes oder -Fadens das Raumbild abgreifen kann. Zugleich werden auf einer Zeichenfläche mit Schreibstift die Grenzen oder die Querschnitte des Bildes in natürlicher Größe festgehalten. Für die genaue Handhabung verweisen wir auf die Originalarbeiten.

III. Der Brustkorb bei verschiedenen Körperstellungen.

Zu ausreichender Erfassung der Raumausdehnung krankhafter Veränderungen der Brustorgane ist Nachschau in mehreren Ebenen notwendig. Im besonderen bedient man sich ihrer zur Darstellung von Abschnitten, die bei nur sagittaler Aufnahme durch das Herz und die Mittelfellorgane verdeckt werden. Durch Lageänderung des Kranken oder durch Verschiebung von Röhre, Schirm und Platte kann in einer beliebigen Anzahl von Ebenen untersucht werden.

Folgende Grundrichtungen des Strahlenganges werden unterschieden:

Untersuchung in sagittaler Projektion. a) Dorsoventrale, sagittale Projektion: Röhre hinten, Brust des Kranken am Schirm, also Strahlengang von hinten nach vorne mit vertebrosternalem Verlaufe des Zentralstrahles (Abb. 8).

b) Ventrodorsale, sagittale Projektion: Röhre vorne, Rücken des Kranken am Schirm, also Strahlengang von vorne nach hinten, Verlauf des Zentralstrahles in sternovertebraler Ebene.

In diesen Strahlenrichtungen ist ein dunkeler Mittelschatten zu sehen, der dem Herzen und den großen Gefäßen entspricht. Zu beiden Seiten liegen die hellen Lungenfelder, die unten vom Zwerchfell begrenzt sind.

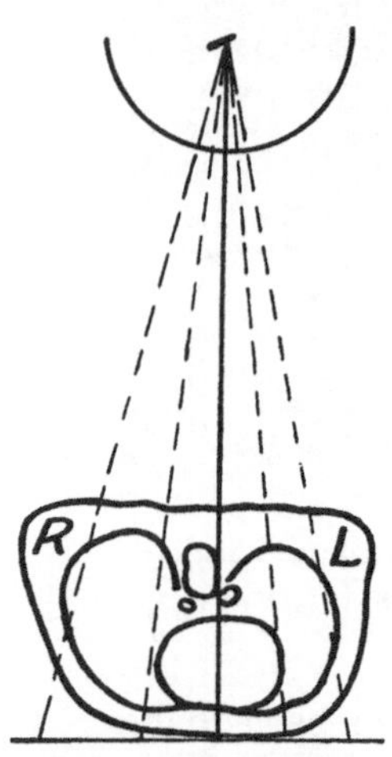

Abb. 8. Dorsoventraler sagittaler Strahlenverlauf. (Nach GROEDEL.)

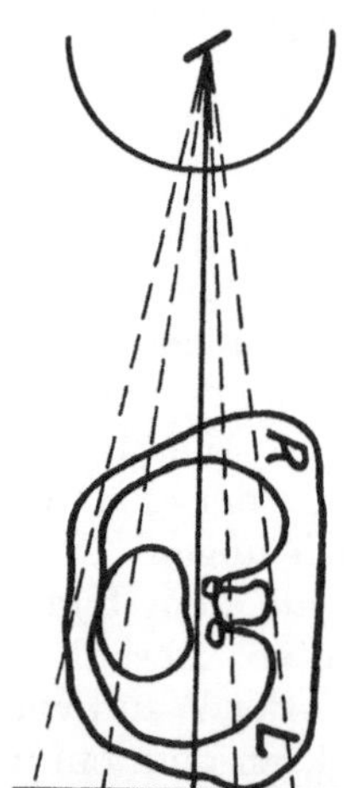

Abb. 9. Dextrosinistraler frontaler Strahlenverlauf. (Nach GROEDEL.)

Die dorsoventrale Strahlenrichtung eignet sich am besten für Übersichtsbilder, da die Lungenzeichnung bei ihr besser zum Ausdruck kommt, als bei der ventrodorsalen Aufnahme. Liegt nämlich die Platte auf der Brust des Kranken, so beeinträchtigen die ihr benachbarten knorpeligen Teile der vorderen Rippen das Bild wenig. Bei ventrodorsaler Strahlenrichtung dagegen geben die hinteren Abschnitte der Rippen und der Schulterblätter stärkere Schatten, wodurch Einzelheiten der Lungenzeichnung gestört werden. Außerdem ist der Herzschatten größer; er überdeckt einen beträchtlichen Teil der Lungenfelder.

Untersuchung in frontaler Projektion. a) Dextrosinistrale, frontale Projektion: Röhre rechts, linke Körperseite des Kranken am Schirm, Arme auf dem Kopfe, Strahlengang von rechts nach links mit biaxillarem Verlaufe des Zentralstrahles (Abb. 9).

b) Sinistrodextrale, frontale Projektion: Röhre links, rechte Körperseite des Kranken am Schirm, Arme auf dem Kopf. Also Strahlengang von links nach rechts mit biaxillarem Verlauf des Zentralstrahles.

Die in diesen Strahlenrichtungen aufgenommenen Brustbilder geben meist keine Einzelzeichnung. Namentlich trifft das für die sinistrodextralen Aufnahmen zu, weil das Herz infolge seiner größeren Entfernung von der Platte einen ausgedehnten, verschwommenen Schatten wirft.

Zur Verwandlung der Zentralprojektion in eine parallelstrahlige sind Fernaufnahmen angezeigt. Auf ihnen erscheint das Herz als ein von vorne unten schräg nach hinten oben verlaufender Schatten, der das Brustkorbbild in zwei Felder teilt: das hintere, sogenannte retrokardiale Feld, das zwischen Wirbelsäule und Herz gelegen ist, und das vordere, sogenannte retrosternale Feld (HOLZKNECHT). Letzteres hat die Form eines Dreieckes, das vorn durch die vordere Brustwand, hinten durch den Herz- und Gefäßschatten begrenzt ist.

Untersuchung in schrägem Durchmesser.

A. Erster schräger Durchmesser.

a) Dorsoventral: Vordere Fläche der rechten Schulter am Schirm. Linke Schulter entfernt sich vom Schirm, bis die biaxillare Ebene des Körpers mit der des Schirmes einen Winkel von ungefähr 45° bildet. Arme des Kranken auf dem Kopfe.

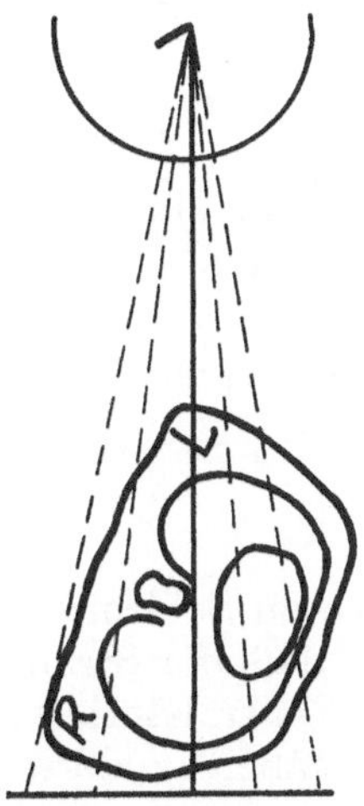 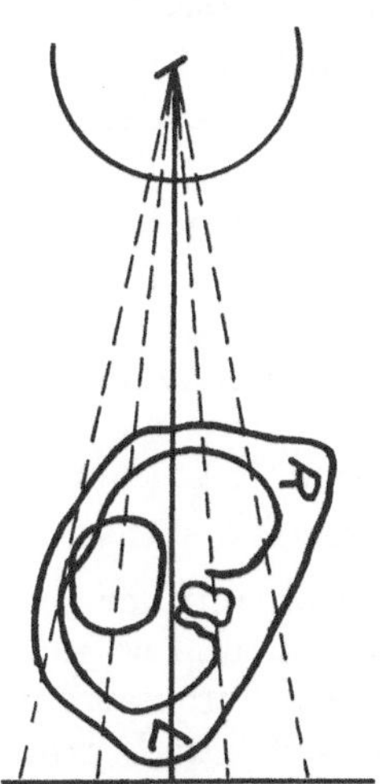 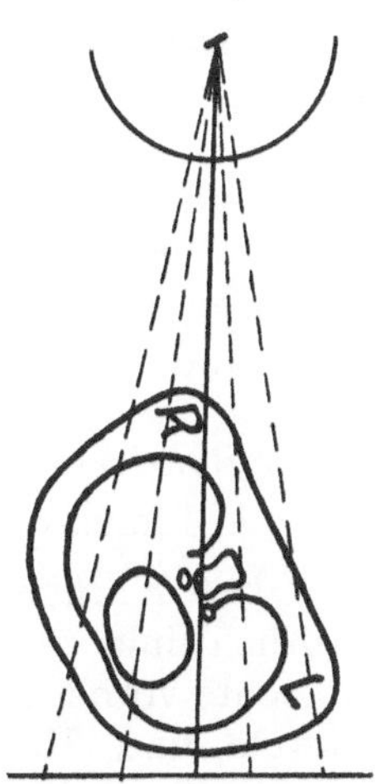 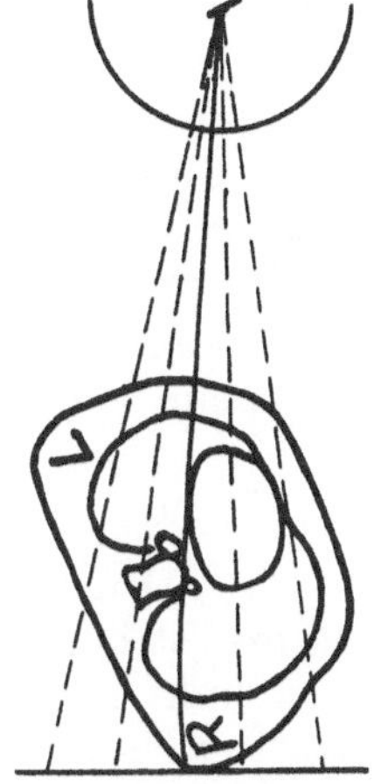

<table>
<tr>
<td>Abb. 10. Strahlenverlauf im dorsoventralen ersten schrägen Durchmesser. (Nach GROEDEL.)</td>
<td>Abb. 11. Strahlenverlauf im ventrodorsalen ersten schrägen Durchmesser. (Nach GROEDEL.)</td>
<td>Abb. 12. Strahlenverlauf im dorsoventralen zweiten schrägen Durchmesser. (Nach GROEDEL.)</td>
<td>Abb. 13. Strahlenverlauf im ventrodorsalen zweiten schrägen Durchmesser. (Nach GROEDEL.)</td>
</tr>
</table>

Strahlengang von links hinten nach rechts vorne. Zentrierung der Röhre so, daß der Zentralstrahl zwischen Brustwirbel und Herz einerseits und großen Gefäßen anderseits verläuft (Abb. 10).

b) Ventrodorsal: Hintere Fläche der linken Schulter am Schirm. Rechte Schulter entfernt sich vom Schirm, bis die biaxillare Ebene mit der des Schirmes einen Winkel von ungefähr 45° bildet; Arme des Kranken auf dem Kopfe. Röhre vorne. Die Strahlenrichtung ist hier der früheren entgegengesetzt; der Zentralstrahl dagegen verläuft in derselben Ebene (Abb. 11).

Bei der dorsoventralen Untersuchung im ersten schrägen Durchmesser teilen Mittel- und Wirbelsäulenschatten das helle Brustkorbfeld in drei Abschnitte.

Das linke Feld ist schmal und lang. Durch die der Platte näheren Rippenkreuzungen erscheint es dunkler. Es entspricht der Projektion der hinteren, seitlichen, rechten Lunge.

Das mittlere Lungenfeld besteht in einem breiten Bande und entspricht der Projektion der im hinteren Mittelfelle gelegenen Eingeweide, Luftröhre, Aorta, Speiseröhre. Die Luftröhre ist gewöhnlich gut sichtbar, manchmal auch die Bronchusgabelung und der Anfangsteil der Stammbronchen.

Das rechte Feld entspricht der Projektion der vorderen seitlichen linken Lunge.

Bei ventrodorsaler Strahlenrichtung erhalten wir ein Spiegelbild der dorsoventralen Aufnahme im ersten schrägen Durchmesser. Sie eignet sich sehr gut zur Untersuchung der Mittelfellorgane.

B. Zweiter schräger Durchmesser.

a) **Dorsoventral:** Vordere Fläche der linken Schulter am Schirm. Rechte Schulter entfernt sich vom Schirm, bis die biaxillare Ebene des Körpers mit der des Schirmes einen Winkel von 45⁰ bildet. Arme des Kranken auf dem Kopfe. Röhre hinten. Strahlengang von rechts hinten nach links vorne (Abb. 12).

b) **Ventrodorsal:** Hintere Fläche der rechten Schulter am Schirm. Linke Schulter entfernt sich vom Schirm, bis die biaxillare Ebene mit der des Schirmes einen Winkel von 45⁰ bildet. Arme des Kranken auf dem Kopfe. Röhre vorne. Zentrierung der Röhre so, daß der Zentralstrahl in derselben Ebene, wie vorhin, verläuft, aber mit entgegengesetzter Strahlenrichtung (Abb. 13).

Die bei Untersuchung im zweiten schrägen Durchmesser gewonnenen Bilder sind folgende:

Dorsoventral: Von links nach rechts sind ein helles Feld, dann ein dunkles (Medianschattenprojektion), ein schmales helles (Mittelfell), ein dunkles (Wirbelsäule) und schließlich wieder ein helles sichtbar.

Ventrodorsal: Hier sind wieder zwei dunkle und drei helle Felder wahrzunehmen.

Exzentrische Projektion (GROEDEL).
A. Linksexzentrische Projektion.

a) **Dorsoventral:** Der Kranke lehnt sich mit der Brust an den Schirm. Die Röhre ist hinten und seitlich links vom Kranken und so zentriert, daß die Strahlen von links hinten nach rechts vorne den Körper durchsetzen. Der Zentralstrahl verläuft zwischen Wirbelsäule und Herz einerseits und großen Gefäßen anderseits (Abb. 14).

b) **Ventrodorsal:** Der Kranke lehnt sich mit dem Rücken an den Schirm. Die Röhre ist vorne und seitlich links vom Kranken. Sie ist so zentriert, daß die Strahlen genau wie bei der ventrodorsalen Projektion im zweiten schrägen Durchmesser durch den Körper gehen, d. h. von links vorne nach rechts hinten (Abb. 15).

B. Rechtsexzentrische Projektion.

a) **Dorsoventral:** Der Kranke lehnt sich mit der Brust an den Schirm. Die Röhre ist hinten seitlich rechts und so zentriert, daß die Strahlen den Körper des Kranken durchwandern wie beim ventrodorsalen zweiten schrägen Durchmesser, d. h. von rechts hinten nach links vorne (Abb. 16).

b) **Ventrodorsal:** Der Kranke lehnt sich mit dem Rücken an den Schirm. Die Röhre ist vorn seitlich rechts vom Kranken und so zentriert, daß die Strahlen von rechts vorne nach links hinten durchtreten, wie beim ventrodorsalen ersten, schrägen Durchmesser (Abb. 17).

Die Bilder in exzentrischer Projektion dienen zur Untersuchung der median gelegenen Lungenteile, der Hilusdrüsen, der Speiseröhre und besonders der Aorta usw. Die linksexzentrische dorsoventrale, besser noch die rechtsexzentrische ventrodorsale Strahlenrichtung bewähren sich bei Untersuchung der Speiseröhre im Liegen.

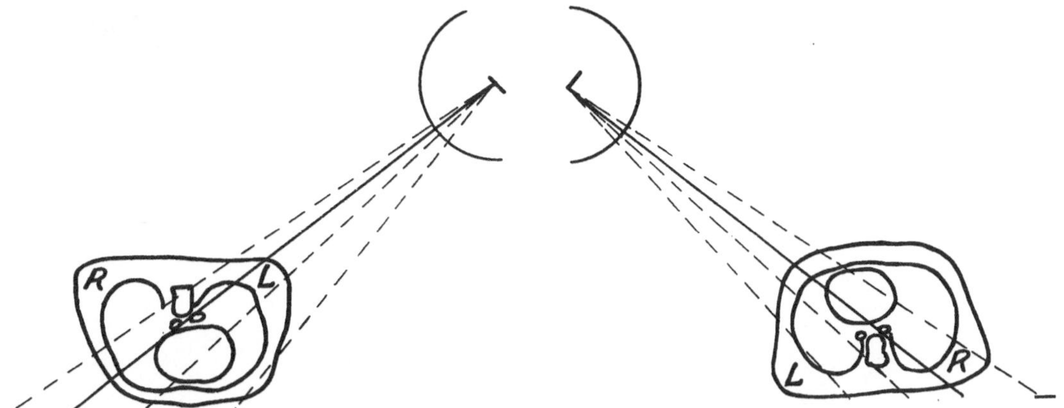

Abb. 14. Linksexzentrischer dorsoventraler　　Abb. 15. Linksexzentrischer ventrodorsaler
Strahlenverlauf. (Nach Groedel.)　　　　　　Strahlenverlauf. (Nach Groedel.)

Sehr wertvoll sind linksexzentrische ventrodorsale und rechtsexzentrische dorsoventrale Untersuchung zur Darstellung der Aorta. In der ersten Projektionsrichtung tritt der der Platte naheliegende, absteigende Teil, in der zweiten aus demselben

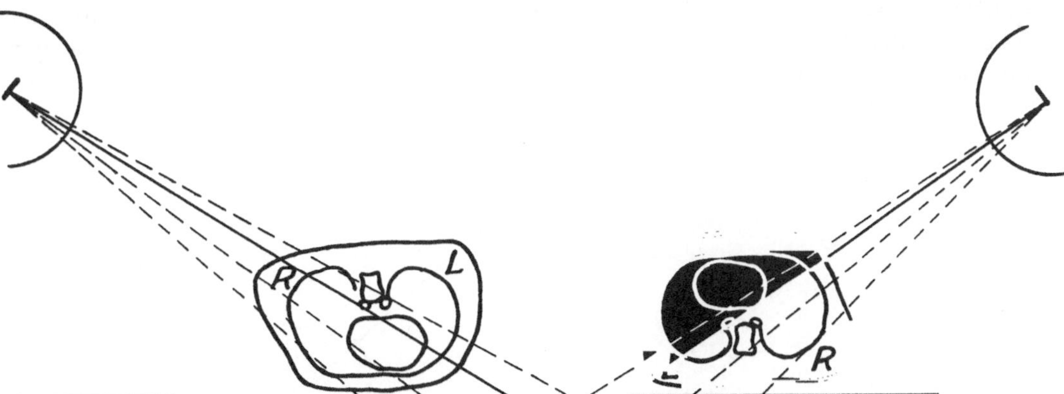

Abb. 16. Rechtsexzentrischer dorsoventraler　　Abb. 17. Rechtsexzentrischer ventrodorsaler
Strahlenverlauf. (Nach Groedel.)　　　　　　Strahlenverlauf. (Nach Groedel.)

Grunde der aufsteigende schärfer hervor. Auf diese Weise kann die Aorta, namentlich bei krankhaften Veränderungen, auf eine große Strecke hin verfolgt werden.

Neben den eben beschriebenen, allgemein bekannten und am meisten gebräuchlichen Durchleuchtungsrichtungen müssen bisweilen noch andere Projektionsarten verwandt werden, und zwar die kopf- oder caudalwärts gerichteten, ferner die tangentialen. Die ersteren kommen in Betracht zur Untersuchung der interlobären Spalten, die letzteren für die der äußeren Lungenteile, vor allem für die Darstellung der costodiaphragmatischen Winkel.

Caudal gerichtete Projektion. Am häufigsten wird die dorsoventrale Strahlenrichtung benötigt, besonders bei Untersuchung der interlobären Spalten. Der Kranke lehnt sich mit der Brust an den Schirm. Die Röhre befindet sich hinten und entspricht in ihrer Höhe ungefähr dem Kopfe des Kranken. Sie wird dann so geneigt, daß die Strahlen den Brustkorb von hinten oben nach vorne unten durchlaufen (Abb. 18).

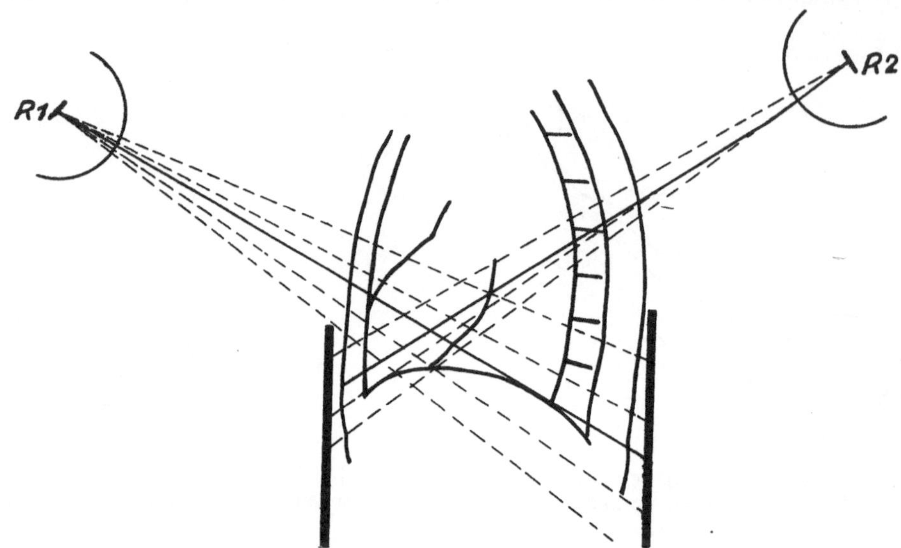

Abb. 18. R¹ Ventrodorsale caudalgerichtete Projektion.
R² Dorsoventrale caudalgerichtete Projektion.

Kopfwärts gerichtete Projektion. Hier kommt im Gegensatze zur caudal gerichteten meist die ventrodorsale in Betracht. Der Kranke lehnt sich mit dem Rücken an den Schirm; die Röhre ist in Beckenhöhe vor dem Kranken. Sie wird dann aufwärts geneigt und so zentriert, daß die Strahlen den Brustkorb von vorne unten nach hinten oben durchsetzen.

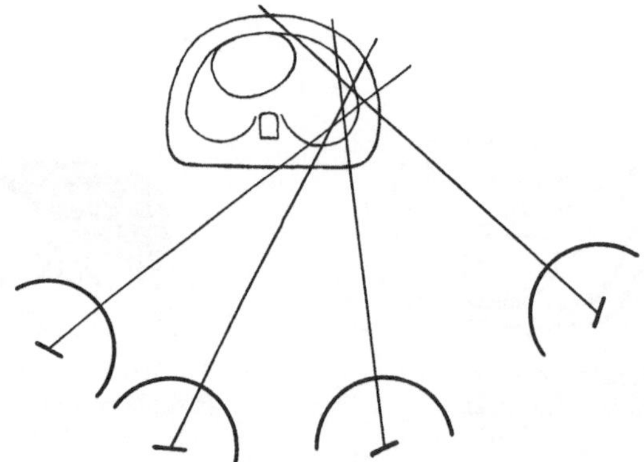

Abb. 19. Tangentiale Projektion.

Tangentiale Projektion. Der Kranke wird vor die Röhre so gestellt, daß der Zentralstrahl auf die Außenseite des Brustkorbes fällt. Die Höhe der Röhre ist dem Orte der Untersuchung anzupassen. Um z. B. den Zwerchfellwinkel vollständig übersehen zu können, braucht dann der Kranke vor der Röhre nur so gedreht zu werden, daß der Zentralstrahl immer tangential auf die Brustkorbwand fällt (Abb. 19).

IV. Brustuntersuchung.

Durchleuchtung. In der Regel wird die Untersuchung mit der Durchleuchtung beginnen. Jede der erwähnten Körperlagen des Kranken, jede Röhrenstellung und jede Strahlenrichtung kann dabei unter Umständen nötig werden. Es ist ja gerade der Vorzug der Durchleuchtung, daß sie die Brustkorbteile in verschiedenen Durchmessern in rascher Folge zu beobachten gestattet.

Am zweckmäßigsten verschafft man sich zunächst ein Übersichtsbild, wozu sich sagittale, dorsoventrale Projektion am besten eignet. Die Lungenfelder sind in ganzer Ausdehnung zu überblicken, da die schirmnahen, knorpeligen Rippenteile keine Schatten geben und der mäßig vergrößerte Herzschatten in dieser Strahlenrichtung die Lungenfelder am wenigsten überlagert. Es schließt sich sodann die Beobachtung in den anderen Projektionen an. Die Aufmerksamkeit wendet sich zuerst dem knöchernen Brustkorbe, seiner Breite, Länge, Form und Lage, den Rippen und den Intercostalräumen, sowie der Wirbelsäule zu. Seine Bewegungen bei ruhiger und bei angestrengter Atmung werden genauer geprüft. Es folgt Untersuchung der intrathorakalen Organe, zunächst der des Mittelfellraumes. Breite und Gestalt des Mittelschattens, sowie seine pulsatorischen Bewegungen werden besichtigt. Dann betrachtet man die Lungenfelder, ihre Breite, Begrenzung und Zeichnung, ihren Helligkeitsgrad bei einfacher und bei vertiefter Atmung. Ist ein Lungenfeld dunkeler als das andere, sind ungewöhnliche Schatten vorhanden, so muß genauere Untersuchung folgen.

Nach dieser allgemeinen Übersicht geht man zur Einzelbeobachtung der erkrankten Organe über. Zwei technische Hilfsmittel sind hierbei besonders zu beachten.

Erstens ist es von Wichtigkeit, den fraglichen Herd möglichst nahe an den Schirm zu bringen, weil er dadurch einen tieferen, schärfer begrenzten Schatten wirft. Man würde also zum Nachweise eines mehr ventral gelegenen Herdes die dorsoventrale Strahlenrichtung mit auf der Brust liegendem Schirme verwenden. Ist der Sitz der Krankheit unbekannt, so ist aus demselben Grunde stets die Vornahme zweier Durchleuchtungen in umgekehrter Strahlenrichtung angezeigt. Bei der einen wird oft ein ungewöhnlicher Schatten gefunden, der bei der anderen nicht oder nur undeutlich feststellbar ist.

Zweitens ist die Verwendung einer anpaßbaren Blende zu empfehlen, weil sie den Krankheitsherd deutlicher und schärfer hervortreten läßt.

Spitzenuntersuchung. Die tuberkulöse Erkrankung einer Lungenspitze kann nur durch systematische Untersuchung festgestellt werden. Im allgemeinen gilt Trübung als krankheitsverdächtig. Doch weist schon beim Gesunden das oberste Lungenfeld einen geringen Helligkeitsgrad auf. Ist leichte Spitzentrübung beiderseits vorhanden, so spricht das von vorneherein für physiologische Verhältnisse. Bevor aber Trübung als Folge einer Lungenerkrankung gewertet werden darf, müssen extrapulmonale Ursachen ausgeschlossen werden. Als solche kommen vergrößerte oder anderweitig veränderte Drüsen der oberen und der unteren Schlüsselbeingruben, Kropf, umschriebene Muskelhypertrophie, Sklerodermie, Adipositas und vor allem die knöchernen Spielarten der normalen oberen Brustkorböffnung in Betracht.

Liegen solche Anlässe nicht vor, so muß der Helligkeitsgrad der Spitzen während ihrer Tätigkeit geprüft werden. Gewöhnliche Einatmung ruft kaum eine Änderung hervor. Beim Husten dagegen klärt sich die gesunde Lungenspitze deutlich auf, während eine durch Infiltrationen, Narben oder Atelektasen veränderte oft gar keinen Wechsel erkennen läßt. Soll also angesichts einer leichten Trübung über deren krankhaften Ursprung entschieden werden, so läßt man den hinter dem Schirme stehenden Kranken husten. Tritt dabei Aufhellung ein, so spricht das im allgemeinen gegen anatomische Veränderungen.

Für diese Voruntersuchung gibt man der Blendenöffnung eine solche Weite, daß man beide Seiten vergleichsweise zu übersehen vermag. Dabei ist die ventrodorsale Strahlenrichtung am geeignetsten, weil sie den störenden Schlüsselbeinschatten besser ausschaltet, als die dorsoventrale. Doch müssen sich, wenn die Untersuchung erschöpfend sein soll, die Beobachtungen in beiden Strahlenrichtungen stets ergänzen, da ein etwa vorhandener Spitzenherd am deutlichsten immer in der Durchleuchtungs- oder Aufnahmerichtung hervortritt, in welcher Platte oder Schirm dem Herd am nächsten sind.

Für die Höhenstellung der Röhre gegenüber dem Körper des Kranken läßt sich keine bestimmte Regel geben. Bei dorsoventraler Strahlenrichtung wird die Röhre am besten in der Ebene des vierten oder des fünften Brustwirbels, bei ventrodorsaler in der des Manubrium sterni eingestellt. Im allgemeinen sind bei leicht caudal gerichteter ventrodorsaler Strahlenrichtung die Lungenspitzen am besten zu sehen. Indessen bestehen von Fall zu Fall Unterschiede.

Untersuchung des Atmungsvorganges. Der größte Vorteil der Durchleuchtung gegenüber der Aufnahme besteht in der Möglichkeit, die Atembewegungen, sowie ihre Einwirkung auf den Luftgehalt der Lungen unmittelbar zu verfolgen.

Die gesunde Lunge zeigt bei Einatmung gleichmäßige Aufhellung beider Felder. Diese ist in den abhängigen Teilen am stärksten, während die Spitzen kaum beeinflußt werden.

Fehlt inspiratorische Aufhellung in einem Bezirke, so muß eine krankhafte Veränderung vorliegen, die die natürliche Entfaltung und Luftfüllung dieses Lungenabschnittes verhindert. Es kann sich um Infiltration oder um Verstopfung des zugehörigen Bronchus handeln. Auch Brustfellerkrankungen oder Kompression des Lungengewebes durch eine benachbarte Neubildung kommen als Ursachen in Frage.

Das Verhalten der Rippen bei der Atmung ist in verschiedener Hinsicht beachtenswert. Ihre Stellung, ihre Bewegungen und die Größe der Zwischenrippenräume lassen wichtige Schlüsse zu. Mit den costalen Atemausschlägen kann man auch die Höhe der abdominalen Atmung vergleichen. Was die Lage der Rippen anlangt, so spricht ein mehr querer Verlauf mit breiten Zwischenrippenräumen und verminderter Bewegung für Emphysem, während steil gestellte Rippen mit schmalen Zwischenräumen an Schrumpfungsvorgänge in der betreffenden Brustkorbhälfte denken lassen.

Form und Lage des Zwerchfelles werden sowohl bei Ruhe als bei tiefer Atmung untersucht. Vermehrte Wölbung oder Abflachung, Hoch- oder Tiefstand, unregelmäßige Grenzen, zipfel- oder wellenförmige Ausbuchtungen geben wichtige diagnostische Anhaltspunkte. Von besonderer Bedeutung sind die Zwerchfellausschläge während der Atmung. Namentlich ist festzustellen, ob sie fortlaufend und regelmäßig erfolgen und ob die Ausschlagbreite die gewöhnliche ist. Bei tiefer Einatmung können Veränderungen, wie sie beispielsweise durch Verwachsungen bedingt sind, deutlich zum Ausdrucke kommen.

Die rechte Zwerchfellkuppe steht ungefähr um 2 Querfinger höher als die linke. Dieser Unterschied ist besonders beim liegenden Kranken deutlich, während er beim stehenden durch den Zug der Baucheingeweide vermindert wird. Ferner richtet sich das Augenmerk auf den Sinus costodiaphragmaticus. Gewöhnlich erweitert sich dieser Winkel mit inspiratorischer Senkung des Zwerchfelles und hellt sich dabei auf. Dies bleibt mehr oder weniger aus, wenn die beiden Brustfellblätter miteinander verwachsen sind. Durch sorgfältige Prüfung der Zwerchfellwinkel bei tiefer Einatmung gelingt mitunter auch der Nachweis kleiner Ergüsse. Sie verursachen Trübung. Zu deren Darstellung bedient man sich der Blende und der tangentialen Projektion. Man dreht während der Beobachtung den Kranken so, daß der Zentralstrahl die Brustkorbwand immer tangential trifft. Zuweilen gibt caudal gerichtete Projektion mit Hochstellung der Röhre wertvolle Aufschlüsse.

Die Aufnahmen. Dient die Durchleuchtung vor allem der Übersicht des ganzen Brustkorbraumes und der Betrachtung seiner Bewegungserscheinungen, so verdanken wir der Aufnahme Darstellung und Festlegung feinerer Einzelheiten.

Für die Lunge wird im allgemeinen dorsoventrale Strahlenrichtung gewählt, wie im Abschnitte „Technik der Brustkorbaufnahmen" bereits erwähnt wurde. Doch können besonders zur Wiedergabe krankhafter Veränderungen der Mittelfelleingeweide alle obengenannten Körperstellungen in Anwendung kommen. Ein Gewinn der vorherigen Durchleuchtung ist, daß vor dem Schirme die für das Plattenbild günstigste Strahlenrichtung genau festgelegt werden konnte.

B. Die gesunde Lunge.

I. Anatomische Unterlage der Lungenzeichnung.

Die gesunden Lungen heben sich im Röntgenlichte als leicht verschattete Felder ab. Sie werden von dunkleren Streifen durchzogen, die von der Lungenwurzel aus baumartig sich verzweigen und dabei an Größe abnehmen; in den Randteilen des Organes sind sie dann nicht mehr sichtbar.

In zahlreichen Arbeiten wurde versucht, die Unterlagen dieser eigenartigen Lungengliederung festzustellen. Die einen erblickten in ihr die Bronchen mit ihren mittleren und feineren Ästen. Andere sprachen die Gefäße als anatomische Unterlage an. Eine dritte Gruppe war der Ansicht, daß sowohl Gefäße als Bronchen in Betracht kommen.

Es ist erstaunlich, daß bei der meist sehr ähnlichen Versuchsanordnung, die zur Entscheidung dieser Frage gewählt wurde, die Schlüsse so verschieden ausfielen. Unzureichend sind Prüfungen ausschließlich an der Leiche; denn in ihr weichen Luftgehalt der Lunge und Füllung der großen Gefäße erheblich von den Verhältnissen im Lebenden ab. Solche Fehlerquellen konnten auch KÜPFERLE und ASSMANN selbst dann nicht ausschließen, als sie in Lungengefäße der Leiche Blut einspritzten.

Nur Vergleich der Verhältnisse an der Leiche mit denen am Lebenden kann befriedigend aufklären. Eigene einschlägige Versuche seien kurz mitgeteilt.

Untersuchung an der Leichenlunge. Eine aus dem Körper herausgenommene luftleere Lunge gibt auf dem Röntgenbilde gleichmäßige dichte Trübung. In der Gegend der Lungenwurzel ist eine bandartige Schattenaussparung sichtbar, die dem Hauptbronchus entspricht. Wird dieser Lungenflügel unter geringem Druck aufgebläht, so zeichnen sich die Bronchen mit ihren Zweigen als helle Streifen ab, die bis weit in die seitlichen Abschnitte reichen (Abb. 20). Sie sind um so deutlicher, je weniger Strahlen das benachbarte Gewebe durchläßt. Die Bronchialwand selbst hebt sich gegen den umgebenden Gewebschatten nicht ab. Wo ein Schatten als dunklere Grenzlinie neben der Bronchialaufhellung liegt, ist er wohl durch begleitende Gefäße bedingt.

Wird die Lunge stärker gebläht (Abb. 21), so bleibt das Bild der Bronchialäste der Lungenstielgegend unverändert. Die peripheren Ausläufer zeichnen sich aber nicht mehr so deutlich ab. Durch den vermehrten Luftgehalt der Alveolen werden die Bronchusendverzweigungen verdeckt. An ihre Stelle sind feine, dunkele Streifen mit zahlreichen Ausläufern getreten, die den Gefäßen entsprechen. In den mittleren Lungenabschnitten sind sie weniger gut oder gar nicht erkennbar, weil die stärkeren

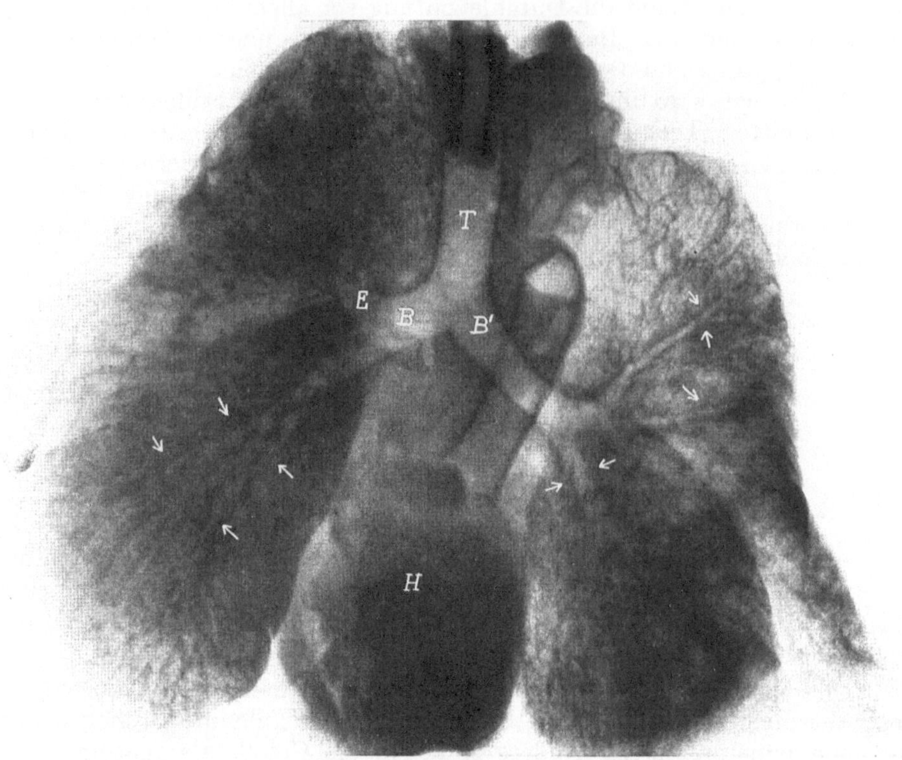

Abb. 20. Leichenlunge unter geringem Druck aufgebläht. T Luftröhre. B rechter Bronchus.
B′ linker Bronchus. E Bronchus eparterialis. Pfeile: Bronchiallichtungen.

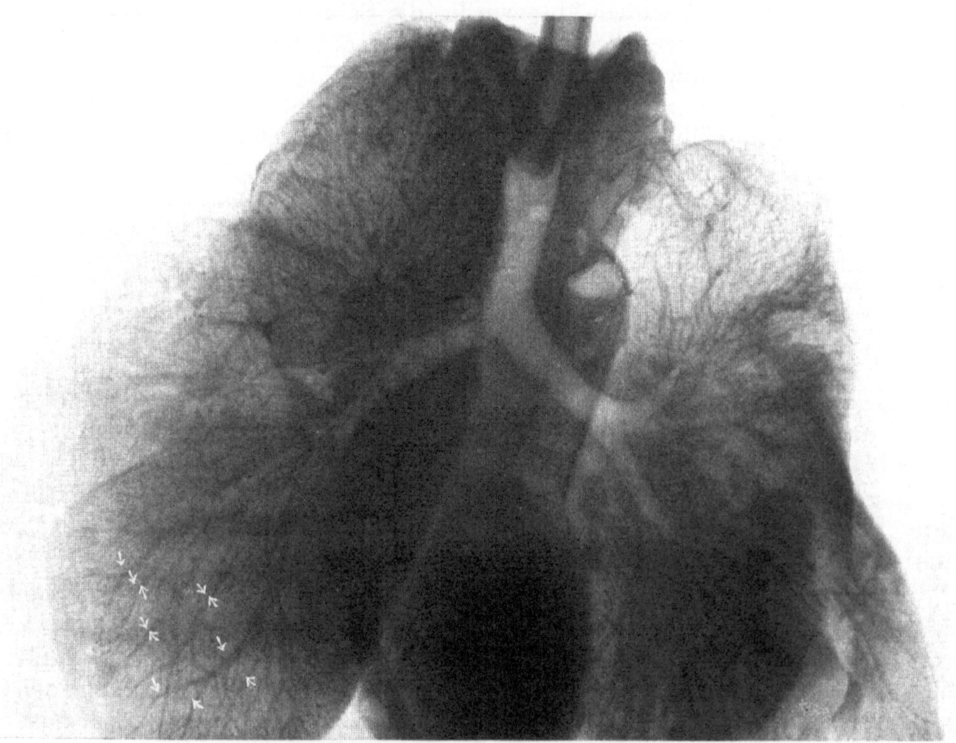

Abb. 21. Starke Aufblähung. Pfeile: Lungengefäße.

Gefäße in der Leichenlunge größtenteils entleert sind. Daraus ergibt sich, daß die peripheren Bronchen um so weniger wahrzunehmen sind, je mehr Luft in den Alveolen vorhanden ist. Umgekehrt steigt mit zunehmender Luftfüllung der Alveolen die Sichtbarkeit der Gefäße. Daß die beschriebenen Schatten den Gefäßen entsprechen, kann durch Füllung der Lungenarterien mit einem Kontrastmittel bewiesen werden (Abb. 22). Der Vergleich der Abb. 21 und 22 ergibt volle Übereinstimmung der Schattenverzweigungen der Endgefäße des rechten Unterlappens. Die Lungenzeichnung ist also im wesentlichen durch die Gefäße bedingt.

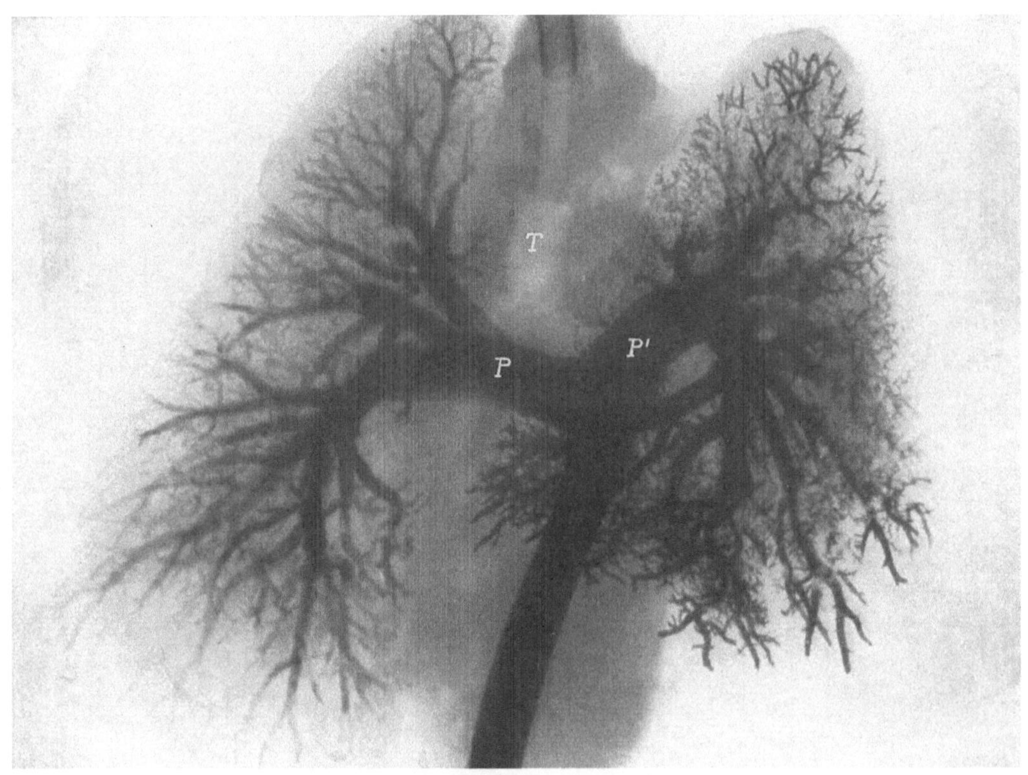

Abb. 22. Füllung der Lungenarterien mit Kontrastmasse. T Luftröhre. P rechte Arteria pulmonalis. P' linke Arteria pulmonalis.

Die Bronchen mit ihren Ästen verraten sich höchstens als streifenförmige Aufhellungen. Sie können die begleitenden oder kreuzenden Gefäßschatten decken oder zum Verschwinden bringen. Die eigentümlich gegitterte Lungenzeichnung erklärt sich aus dem positiven Schatten der Gefäße. Beidseitig begrenzte helle Striche, die von manchen als Bronchen angesprochen worden sind, sind wohl parallel mit den Bronchen verlaufende Gefäßschatten. Die doppelte Begrenzung entspricht also nicht der Bronchialwand. Das veranschaulicht die halbschematische Abb. 23.

Untersuchung am Lebenden. Die gleichen Ergebnisse zeitigen Untersuchungen mittels Überdruckgerätes am Lebenden. Die gesunde Lunge weist bei gewöhnlicher Einatmung Schattenbänder auf, die sich von ihrer Wurzel nach der Rinde hin verästeln. Im unteren Lungenfelde sind sie am deutlichsten. Bei einem Überdrucke von 12—15 cm Wasserhöhe ändert sich das Bild kaum. Anders ist es hingegen bei 15—20 cm. Dann treten die von der Lungenwurzel rindenwärts sich verzweigenden Schattenstreifen besonders stark in Erscheinung. Daß es sich um

Gefäße handelt, geht zweifellos aus der in ihrem Verlaufe fehlenden Aufhellung hervor; eine solche müßte bei Bronchialschatten erwartet werden.

Diese Besonderheit der Überdrucklunge gegenüber der normalen läßt sich durch Zunahme des Luftgehaltes erklären. Genau wie an der Leiche wird der Gegensatz zwischen luftführendem Lungengewebe und blutgefüllten Kanälen vergrößert, wodurch sich diese klarer abheben.

Abb. 24 ist hiefür ein Beispiel: Die Aufnahme wurde unter 18 cm Überdruck gemacht und zeigt einen Gefäßast, der von der Lungenwurzel bis in die unteren Abschnitte des rechten Unterfeldes ausstrahlt. Hier löst er sich in feine Zweige auf.

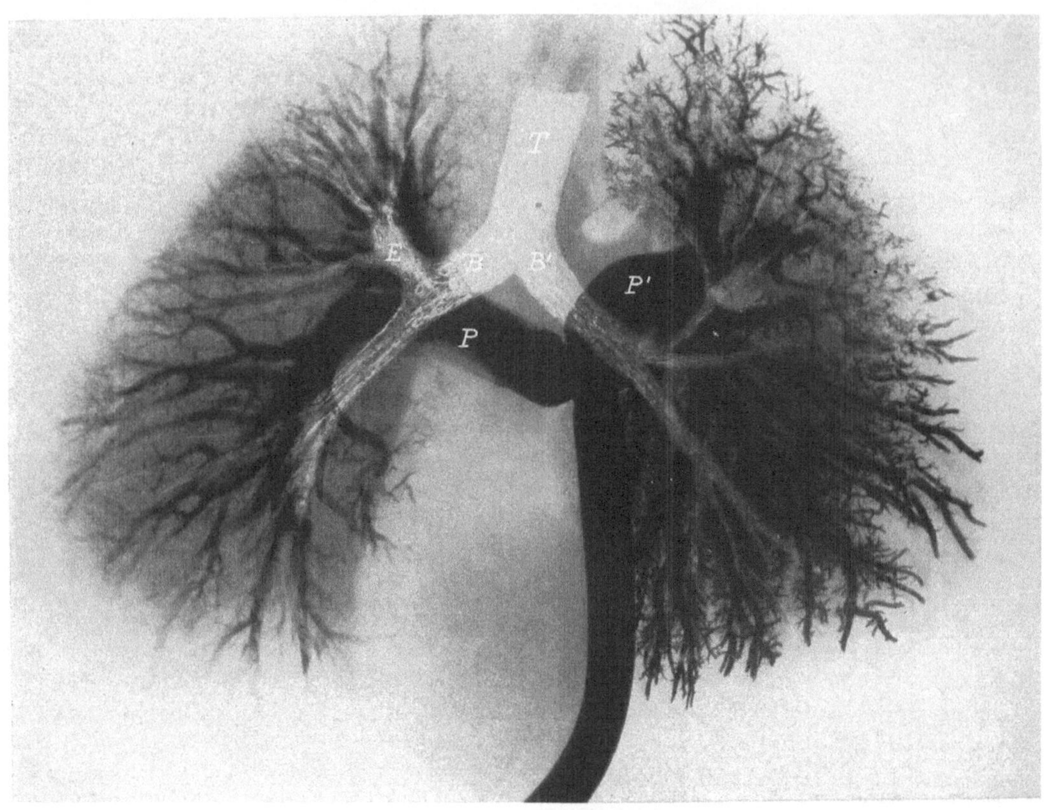

Abb. 23. Bronchen und Pulmonalgefäße in halb schematischer Ausführung. T Luftröhre. B rechter Bronchus. B' linker Bronchus. P rechte Arteria pulmonalis. E Bronchus eparterialis.

Das entsprechende, ohne Aufblähung bei tiefer Einatmung angefertigte Bild 25 läßt in dieser Gegend einen unregelmäßigen leichten Schattenstreifen erkennen.

Noch besser ist der Verlauf der Lungengefäße aus den Abb. 26 und 27 ersichtlich. Die Aufnahmen wurden unter 20 und 19 cm Überdruck hergestellt. In der rechten Lunge sind fast alle Haupt- und viele Nebenäste der Arteria pulmonalis wahrnehmbar. An der Lungenwurzel sieht man die Verzweigung des Hauptastes in einen oberen, nach der Spitze gerichteten und in einen stärkeren unteren, nach dem Unterlappen ziehenden Ast. Der obere teilt sich in mehrere kleine Arme, die vornehmlich den Oberlappen durchsetzen. Der untere verläuft nach innen konvex, eine kleine Strecke ungefähr lotrecht, um sich dann in drei deutlich sichtbare Ästchen aufzulösen, von denen der eine nach innen, der zweite nach unten und der dritte nach außen strebt. Nach dem Unterlappen hin gibt er zahlreiche noch kleinere Zweige ab. Beim Vergleiche dieser letzteren Aufnahmen mit dem Leichenbilde (Abb. 22) fällt die große

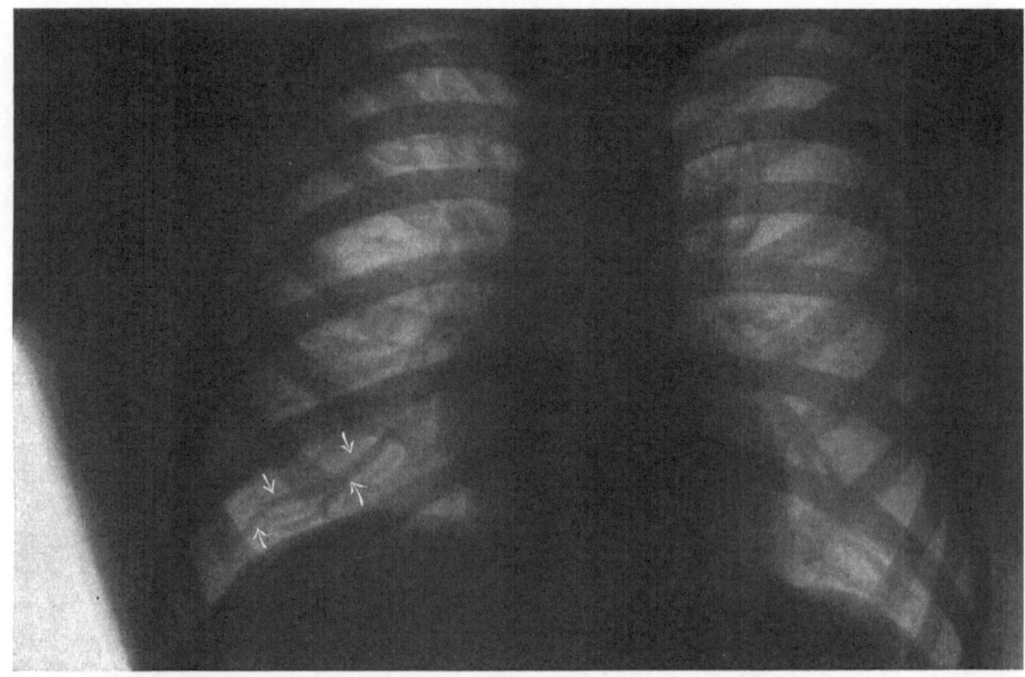

Abb. 24. Brustaufnahme bei Überdruck. Die Pfeile zeigen einen sekundären Ast der rechten Arteria pulmonalis, der sehr deutlich bis zur Rinde der Lunge zu verfolgen ist.

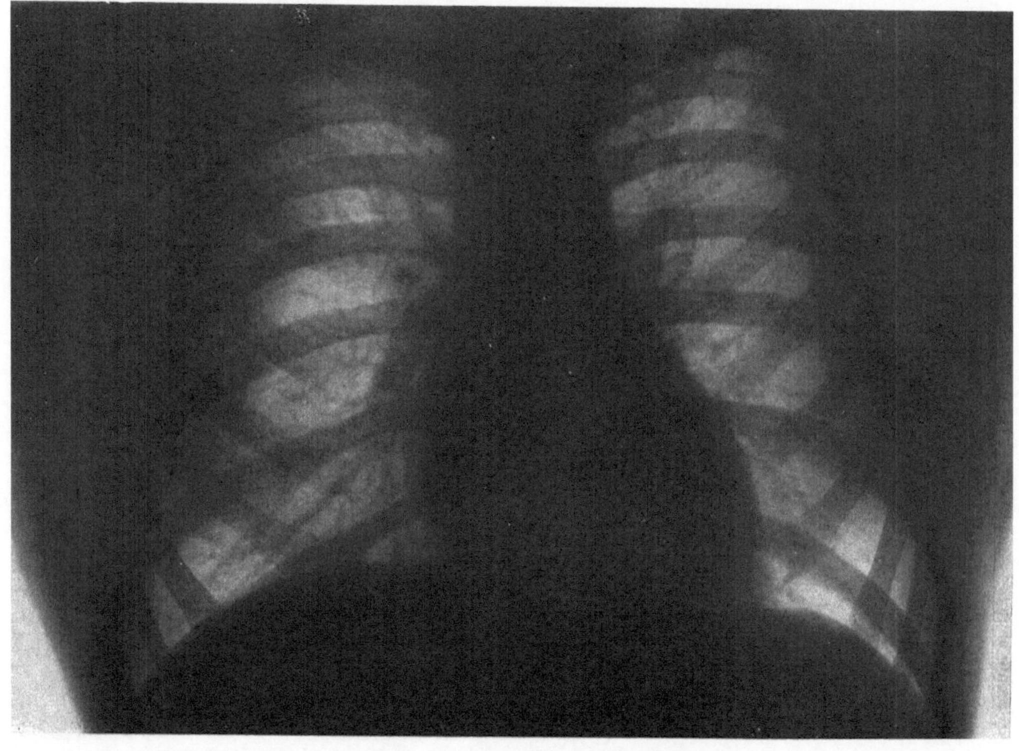

Abb. 25. Dasselbe ohne Überdruck.

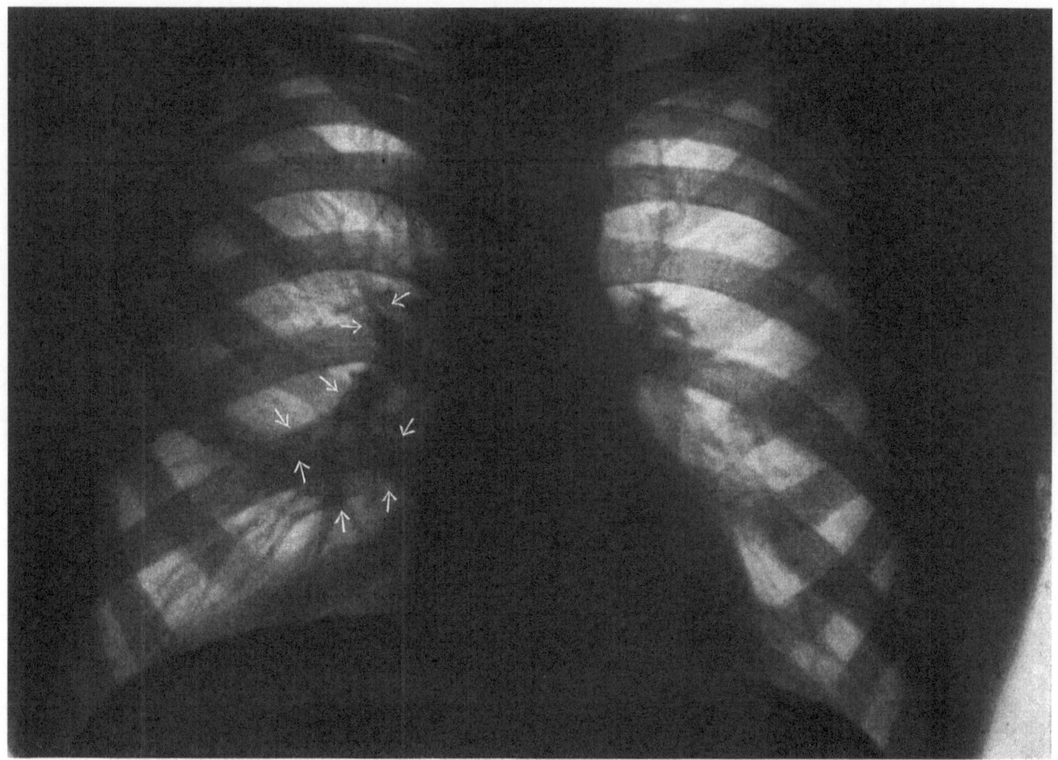

Abb. 26. Brustaufnahme bei 20 cm Wasser-Überdruck. Pfeile: Äste der rechten Arteria pulmonalis.

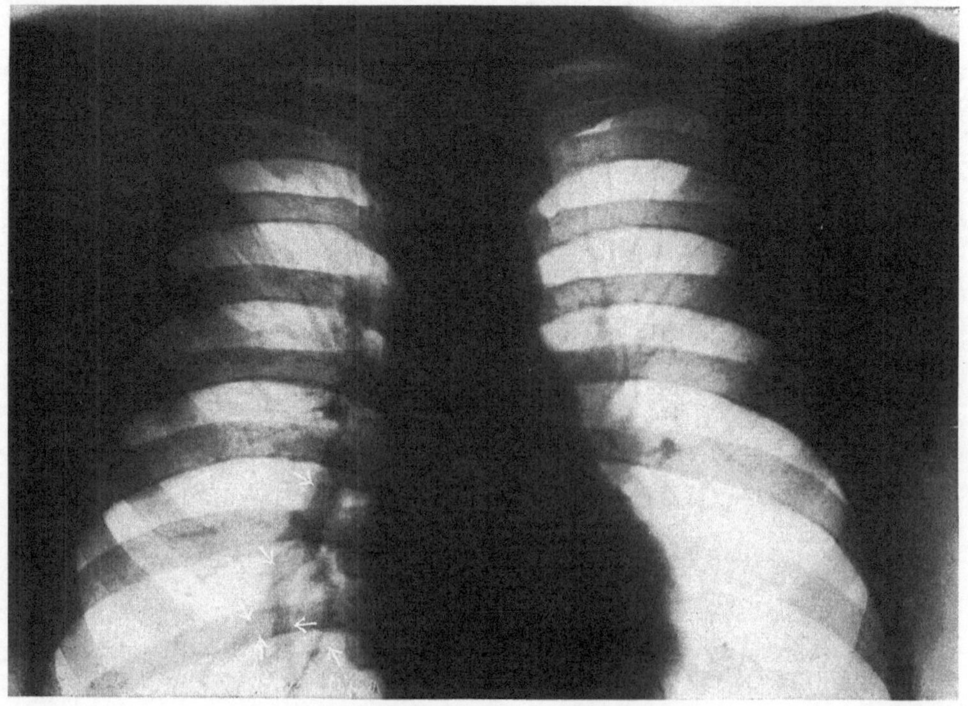

Abb. 27. Aufnahme bei 18 cm Überdruck. Pfeile: Äste der rechten Arteria pulmonalis.

Ähnlichkeit der Gefäßschatten auf. An manchen Stellen sind die Äste durch helle Streifen unterbrochen, die den sich überkreuzenden Bronchen entsprechen.

Die Ergebnisse am Lebenden und an der Leiche stimmen also weitgehend dahin überein, daß Hilus- und Lungenzeichnung, entgegen vielfach verbreiteter Anschauung, nicht durch die Bronchen und ihre Verästelungen bedingt sind. Diese geben keine positiven Schatten, sondern an manchen Stellen eine ihrem Verlauf entsprechende streifenförmige Aufhellung. Die positiven Hilus- und Lungenschatten sind verursacht durch die Gefäße, deren Hauptverzweigungen namentlich bei Verwendung des Überdruckes als Streifen besonders gut erkennbar sind. Kreuzen Bronchen Gefäße, so wird dadurch der Gefäßschatten hell unterbrochen.

Bestätigung dieser Befunde brachte uns in letzter Zeit die am Lebenden ausgeführte Kontrastfüllung des Bronchialrohres. Es zeigte sich einwandfrei, daß die durch das Jodöl hervorgerufenen tiefen Bronchenschatten den hellen Streifen der gewöhnlichen Aufnahme entsprechen.

Um aber das röntgenologische Lungenbild des Lebenden, seine positiven und seine negativen Schatten und ihre verwickelten Beziehungen restlos deuten zu können, muß man zuvor die Lage der Bronchen, der Lungengefäße und ihre Verzweigungen anatomisch genau klarstellen. Damit gewinnt man auch eine zuverlässige Unterlage für das Verständnis der krankhaften Veränderungen.

II. Topographische Anatomie der Bronchen und der Lungengefäße im Vergleiche mit dem Röntgenbilde.

Der rechte Bronchus, der kürzer und weiter ist als der linke, zieht zuerst über, dann hinter der Arteria pulmonalis zur Lungenwurzel. Im Röntgenbild ist er manchmal als heller, abwärts gerichteter Streifen zwischen dem äußeren Rande des Mittelschattens und dem der großen Gefäße zu erkennen. Kurz nach seinem Abgange aus der Luftröhre gibt er einen dem Oberlappen zustrebenden Bronchialast, den sogenannten Bronchus eparterialis, ab. Dieser teilt sich alsbald in Äste, die nach dem Oberlappen ausstrahlen. Unter ihnen ist besonders der der Lungenspitze zugewendete apikale Bronchus zu erwähnen. Des weiteren verdient ein in vorwiegend sagittaler Richtung führender Ast Erwähnung, der sogenannte ortho-röntgenologische Bronchus. Er erscheint im Röntgenbild als mehr oder weniger ringförmiger Schatten mit zentraler Aufhellung. Daß hier die Bronchialwand unter Umständen positiven Schatten geben kann, erklärt sich aus der mit dem Projektionstrahle zusammenfallenden Achsenrichtung des Bronchus. Der Bronchus eparterialis läßt sich in seinem Verlaufe meist gut erkennen. Etwa in Höhe der dritten Rippe, vom Mittelschatten ausgehend, ist ein heller Streifen zu sehen, der nach oben innen etwas konkav gebogen den Oberlappen erreicht, um sich in mehrere Zweige aufzulösen. Ihre stellenweis doppelte Begrenzung wird durch Gefäße bedingt, die den Bronchus begleiten.

Der linke Bronchus ist enger und bedeutend länger als der rechte. Er stellt sich steiler zur Luftröhre. Sein Ursprung liegt tiefer. Durch die benachbarten Organe wird seine Richtung etwas beeinflußt. Der auf seinem obersten Teile reitende Aortenbogen gibt ihm eine nach außen leicht konkav begrenzte Form. Mit seinen unteren Abschnitten berührt er das Herz und biegt sich dementsprechend etwas nach außen. Bei Verlagerung dieses Organes erscheint er im Röntgenlichte gewöhnlich nicht. Die erste hyparterielle Verzweigung des linken Hauptbronchus macht sich als bandförmige Aufhellung bemerkbar, die im dritten Zwischenrippenraum aus dem Mittelschatten herauskommt. Dieser hyparterielle Bronchus erstreckt sich mit leichter Konkavität nach oben und innen gegen den Oberlappen zu. Dabei kreuzt er sich mit dem Arterienschatten, den er teilweise auslöscht. Er teilt sich dann in verschiedene Arme, unter denen besonders der apikale Bronchus (NARATH) zu erwähnen ist. Außerdem besteht, wie rechts, ein vorwiegend sagittaler, ,,orthoröntgenologischer" Ast, der vom apikalen Bronchus abzweigt. Das Bronchialnetz des Unterlappens ist weniger sichtbar, weil es in seinen zentralen Abschnitten durch Mittel- und Herzschatten verdeckt wird.

Die rechte Pulmonalarterie ist etwas nach oben, quer gegen die Lungenwurzel angeordnet; hier ist sie dem rechten Bronchus in Höhe des Vorsprunges des eparteriellen Bronchus vorgelagert. Mit leichter Konkavität nach außen geht sie dann, den entsprechenden Hauptbronchus begleitend, nach innen und unten. Etwas vor dem Ursprunge des eparteriellen Bronchus schickt sie zwei Äste aus, die, dem Bronchus eparterialis folgend, sich im Oberlappen verbreiten. Diese sind öfters im dritten Zwischenrippenraum als strahlenförmige, aus dem Mittelschatten entspringende Verdunkelung sichtbar, die sich nach außen oben hin im Oberlappen in zahlreiche Ästchen auflöst. Weiterhin beschreibt die Lungenarterie einen leicht nach innen unten konkaven Bogen, der sich als breites Schattenband bis zur Ansatzstelle der fünften Rippe abwärts heraushebt. Dort löst sich der Arterienschatten entsprechend seinem anatomischen Verhalten in viele, ziemlich starke Zweige auf, die alle sich wieder mehrfach teilen. Dabei lassen sich im Röntgenbilde zwei oder drei unterscheiden, die ein ziemlich regelmäßiges Verhalten zeigen. Einer scheint die Fortsetzung der Lungenarterie nach unten hin zu sein. Ein anderer wandert nach innen. Ein dritter wählt die Richtung nach dem Sinus costodiaphragmaticus; im Gebiete seiner Verzweigungen sieht man an manchen Stellen rundliche Flecke, die für Herdschatten gehalten werden könnten. In Wirklichkeit entsprechen sie Gefäßen, die mehr oder weniger in der Strahlenrichtung liegen.

Die linke Arteria pulmonalis kreuzt nahe ihrem Ursprunge den linken Hauptbronchus und beschreibt einen Bogen — mit kleinem Radius —, der sich zunächst vom Bronchus entfernt, um sich ihm dann wieder zu nähern. Somit ist der Bronchus vergleichbar der Sehne eines von der Arterie gebildeten Kreisabschnittes. Vom Scheitel des Bogens geht ein Hauptast nach oben ab; kleinere Zweige ziehen seitwärts. Weiter unten löst sich die Arterie in reichliche, nach der Seite und nach unten ausstrahlende Zweige auf. Die linke Arteria pulmonalis selbst wird meist durch den Mittelfellschatten verdeckt und kommt deshalb wenig zur röntgenologischen Darstellung. Bei besonders günstigen Verhältnissen kann man den Arcus pulmonalis als eine in der Gegend des Hilus aus dem Mittelschatten hervortretende geschweifte Verdunkelung erkennen. Die aus der Pulmonalis entspringenden Verzweigungen der Lungenrandbezirke geben dem Lungenbilde das kennzeichnende marmorierte Aussehen. Die Lungenarterie und ihre Gabelungen sind in Abb. 26 und 27 wiedergegeben.

Nach AEBY verlaufen die Äste der Gefäße in den zentralen Lungengegenden vorwiegend in einer frontalen, in der Peripherie dagegen in einer sagittalen Ebene. Nach NARATH ist die gesamte Gitterung hauptsächlich frontal eingestellt. Dieses Schema entspricht wohl nicht den anatomischen Verhältnissen. Wie HASSELWANDER und BRÜGGEL betonen, sind Form und Stärke des Gefäßschattens verschieden, je nachdem er die sagittale oder die frontale Ebene bevorzugt. Ihrer Behauptung, daß in der sagittalen Ebene Gefäß- und Bronchialschatten sich zu einem besonders tiefen Schatten zusammenfügen, können wir, gestützt auf unsere Beobachtungen und Versuche, keineswegs beistimmen. Im Gegenteile werden, wie gezeigt wurde, bei dieser topographischen Lage der Gefäße und der Bronchen die Gefäßschatten durch die Bronchialaussparungen größtenteils ausgelöscht. Es wird z. B. das Bild der oberen Äste der Pulmonalarterie rechts in der Nähe der Lungenwurzel stellenweise durch den Bronchus eparterialis aufgehellt. An den unteren Ästen der Pulmonalis ist wegen der Überkreuzung durch die Bronchialäste dieselbe Erscheinung zu beobachten.

C. Die Erkrankungen der Brustorgane.

I. Bronchialerkrankungen.

Bei Beschreibung der normalen Lunge wurde erwähnt, daß die Bronchen im Röntgenlichte Schattenaufhellungen geben. Demnach beruhen Trübungen im Bereiche des Bronchialrohres oder seiner Wand auf krankhaften Veränderungen.

Verdickungen der Bronchialwand, wie sie bei Bronchektasen häufig sind, Kalkeinlagerungen, die bei älteren Leuten vorkommen, liefern auf der Röntgenplatte mehr oder weniger gleichlaufende dunkele Streifen. Sie begleiten die Lichtung des Bronchialrohres und finden sich am ausgeprägtesten an den großen Bronchen des Lungenstieles. Dessen Schatten ist deshalb deutlich verbreitert und weist eine ungleichmäßige, von dichten und scharf begrenzten Herdschatten durchsetzte Tönung auf. Bei Emphysematikern treten diese infolge des vermehrten Luftgehaltes der Lungen, der die Hell-Dunkelunterschiede steigert, noch deutlicher hervor.

Sind die Bronchen mit Schleim gefüllt, so kann unter Umständen die Klarheit des Rohres getrübt sein. Man sieht dann gelegentlich sogar ein Schattenband. Jedoch trifft die von manchen geäußerte Ansicht nicht zu, daß ein flüssigkeitgefüllter Bronchus eine Trübung geben müßte. Schaumige Absonderungen bewirken infolge ihres reichlichen Luftgehaltes fast nie Verschattung. Sie tritt erst ein, wenn das Sekret eindickt, vor allem, wenn es eitrig wird, z. B. bei Bronchektasen.

Auch bei dieser Erkrankung entsteht die Verdunkelung nicht allein durch den Eiter. Der meist vergrößerte Durchmesser des Bronchialrohres und die verdickte Wand wirken mit.

Die selten positiven Röntgenbefunde bei Bronchitis erklären sich so. Wenn sich bei stärkeren Katarrhen der Luftgehalt des Lungengewebes vermindert, ist oft Trübung der befallenen Lungenteile einziges röntgenologisches Zeichen. Es besitzt gewissen diagnostischen Wert.

1. Bronchektasen.

Unter Bronchektasen versteht man diffuse oder umschriebene Erweiterungen des Bronchialsystems. Bei der ersteren Form, die seltener ist, sind die mittleren und die feineren Bronchen beider Lungen befallen. Häufiger werden umschriebene Bronchektasen beobachtet. Sie beschränken sich meist auf einen Lappen oder Lappenteile.

Die Bronchialkanäle sind zylindrisch oder sackförmig erweitert. Ihre Wand ist verdickt und starr, die Schleimhaut meistens atrophisch, manchmal auch geschwürig zerfallen.

Beginnende Bronchektasenbildung zu erkennen, bereitet auch dem erfahrenen Kliniker große Mühe. Bei kongenitalen Bronchektasen ist allerdings hartnäckige Bronchitis eindeutiges Frühzeichen. Der sichere klinische Nachweis gelingt freilich erst, wenn die Krankheit fortgeschritten ist.

Die Diagnose wird wesentlich gefördert durch Röntgenuntersuchung. Man ermittelt dabei außer der jeweiligen pathologischen Form der Erkrankung auch ihren Sitz und ihre Ausdehnung. Geringfügige Veränderungen im Beginne ließen sich bisher nur schwer röntgenologisch festhalten.

In dieser Hinsicht bedeutet die Einführung entsprechender Kontrastmittel in den Bronchialbaum (Bronchographie), die wir SICARD und FORESTIER verdanken, einen beträchtlichen Fortschritt. Es sind verschiedene, schwer resorbierbare Jodöllösungen in den Handel gebracht worden (Lipjodol, Jodipin). Die damit erzielten kontrastreichen Aufnahmen sind recht eindrucksvoll. Indessen liest der Erfahrene aus den gewöhnlichen Röntgenbildern vielfach nicht weniger ab, als aus dem Kontrastbild. Er wird zur Bronchographie erst dann seine Zuflucht nehmen, wenn bei hinreichendem klinischen Verdacht, aber zweifelhaftem Röntgenbefunde die Diagnose: Bronchektasen nicht ganz sichergestellt werden kann, oder auch, wenn Sitz und Ausdehnung des Leidens wegen bevorstehender Operation genau bestimmt werden müssen.

Es sei die Technik der Jodipinfüllung kurz besprochen. Während man in der ersten Zeit von außen in die Luftröhre einstach und durch die Hohlnadel hindurch das Kontrastmittel in sie einführte, gab man bald dieses etwas umständliche und nicht gefahrlose Vorgehen auf. Heute legt man Wert auf vorausgehende

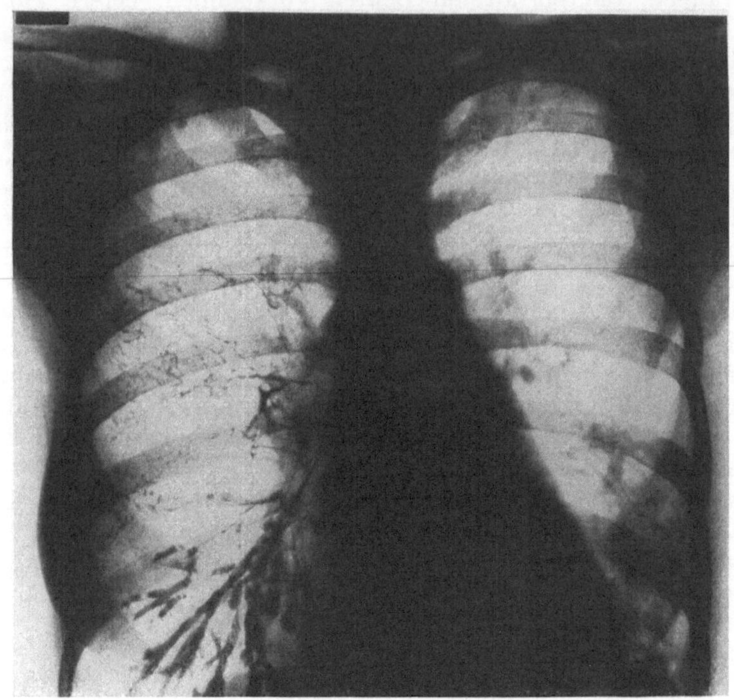

Abb. 28. Zylindrische Bronchektasen (Jodipinfüllung).

Anästhesierung von Rachen-, Kehlkopf- und Bronchialschleimhaut. Die Auffüllung mit geeigneten Mitteln erfolgt dann durch die Stimmritze hindurch entweder durch einen mit Hilfe des Bronchoskopes eingeführten Katheters oder durch die LOREYsche Sonde, einen mit Metallolive beschwerten Schlauch, oder einer mit spatelartiger Kanüle versehenen Rekordspritze (JOSEFSOHNspritze). Der Patient erhält eine Viertelstunde vor der Füllung 0,01 Morphium. Dann bepinselt man Rachen und Kehlkopf mit höchstens $5^0/_0$iger Cocainlösung, besser mit $10^0/_0$iger Alypinlösung, der etwas Adrenalin zugesetzt ist. Höhere Konzentration des Cocains ist gefährlich. Für Schmerzbetäubung der anschließenden oberen Luftwege benützen wir die mit 2—3 ccm einer $5^0/_0$igen Alypin-Adrenalinlösung gefüllte JOSEFSOHNsche Spritze. Man drückt mit ihrem gebogenen, spatelförmigen Ansatze den Zungenrücken nach vorn und entleert die Betäubungsflüssigkeit langsam in Kehlkopf und Luftröhre. In gleicher Weise verabreicht man hierauf das Kontrastmittel. Durch Halbseiten- oder Halbrückenlage des Kranken läßt man es in den gewünschten Lungenabschnitt herunterlaufen. Dieses Verfahren ist zweckmäßig, einfach und belästigt den Kranken nicht.

Mit dem Nachlassen der Anästhesie wird das Jodöl zum größeren Teile ausgehustet; zum geringeren Teile verbleibt es noch in den bronchektatischen Höhlen.

Es ist überraschend, daß dieses an sich gewaltsame Verfahren nur selten Schaden bringt. Das Jodipin selbst wird gut vertragen. Jodismus und Lungenentzündung auf örtlicher Reizung kommen kaum vor. Vielmehr sind Störungen und Todesfälle nur durch unzweckmäßige Anästhesierung, insbesondere Cocainisierung erfolgt. Darum warnen wir vor starken Lösungen und empfehlen das wesentlich ungefährlichere Alypin.

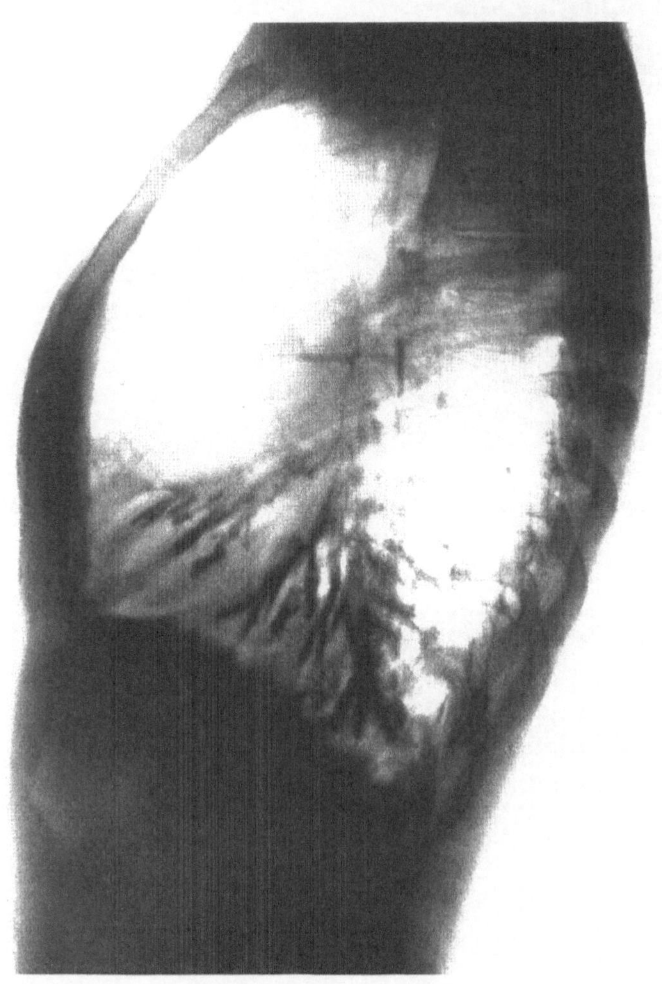

Abb. 29. Zylindrische Bronchektasen (Jodipinfüllung).

In der röntgenologischen Symptomatologie entsprechen die Merkmale der Bronchektasen ihren eigenartigen pathologisch-anatomischen Veränderungen.

Zylinderförmige Erweiterungen, soweit sie überhaupt rein vorkommen, sind im einfachen Röntgenbilde schwer zu erkennen. Ihr Nachweis gelingt dagegen leicht nach Jodipinfüllung (Abb. 28—31).

Sackförmige Erweiterungen kennzeichnen sich durch ringförmige Schattenaufhellungen mit scharfen Umrissen. Der erkrankte Abschnitt zeigt wabenartigen Bau (Abb. 32). Die einzelnen Buchten sind durch Wände getrennt. Bei fortgeschrittener Erkrankung sind nach Zerstörung der kleinen Räume die einzelnen Höhlen größer.

Es ist zuweilen angebracht, Aufnahmen vor und nach Entleerung der Höhle

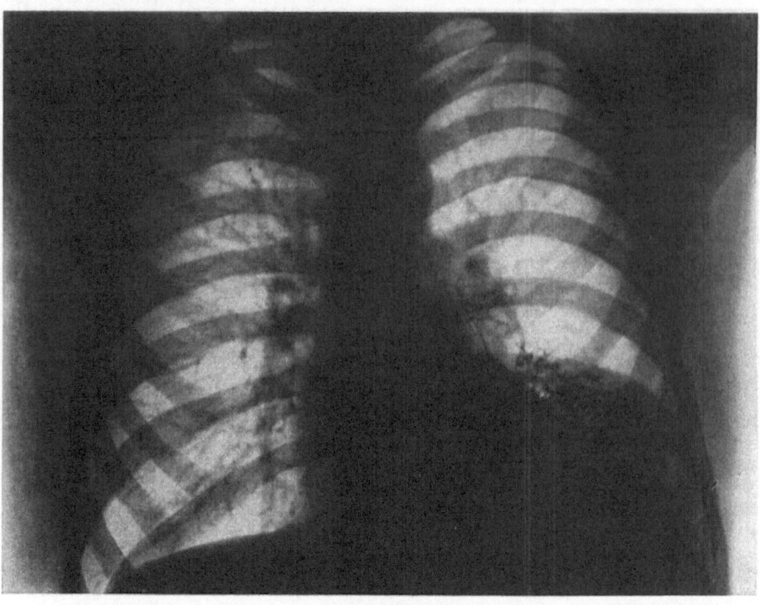

Abb. 30. Zylindrische Bronchektasen des linken Unterlappens (Jodipinfüllung).

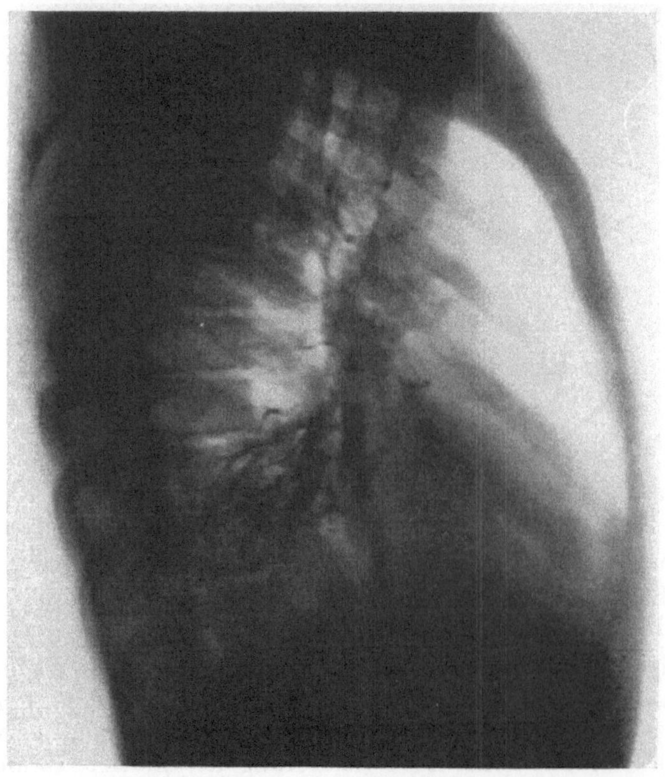

Abb. 31. Dasselbe. Frontales Bild.

zu gewinnen. Beim Vergleiche der Bilder sind dann die Kavernen deutlicher zu erkennen und zu umgrenzen.

Kleine, mit Sekret gefüllte bronchektatische Höhlen erzeugen zahlreiche und regelmäßige Schattenflecke, die in dem erkrankten Lungenteile dicht nebeneinander

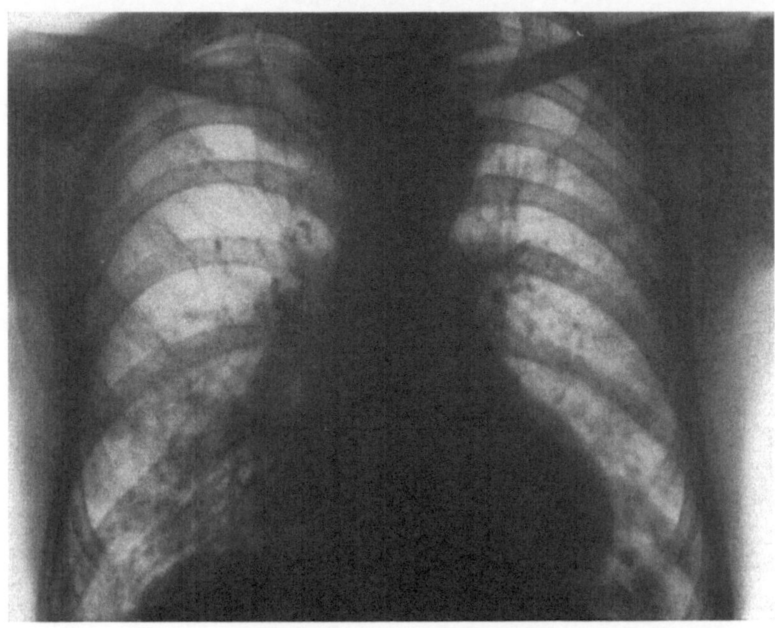

Abb. 32. Diffuse sackförmige Bronchektasen in beiden unteren und mittleren Lungenabschnitten, vor allem aber rechts unten.

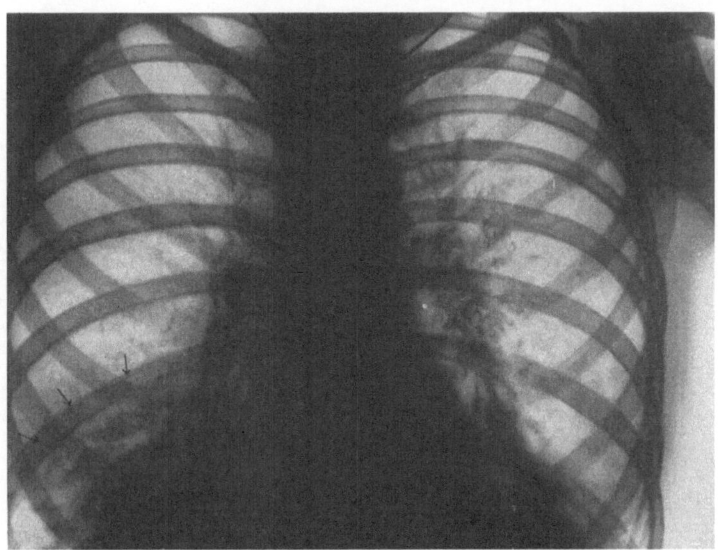

Abb. 33. Sackförmige Bronchektasen im rechten Unterlappen in gefülltem Zustande.

liegen (Abb. 33). Nicht selten findet man in seinem Bereiche eine verschwommene Trübung, die von aufgehellten Zonen durchsetzt ist (Abb. 34). Nur teilweise mit Eiter gefüllte Höhlen geben einen Flüssigkeitsspiegel mit darüber liegender Luftblase (Abb. 35).

Durch Füllung sackförmiger Bronchektasen mit Jodipin entstehen auf dem Röntgenbilde schattentiefe, rundliche, regelmäßige Ausgüsse der Höhlen, die in ihrer Anordnung mit den Beeren einer Traube vergleichbar sind (Abb. 36 u. 37).

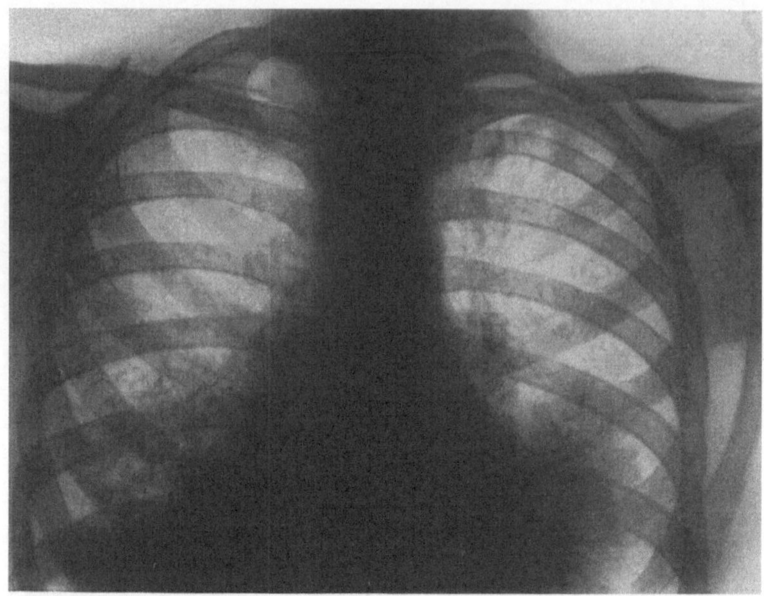

Abb. 34. Ausgedehnte Bronchektasen mit allseitiger Trübung in beiden unteren Lungenabschnitten.

Von Wichtigkeit ist röntgenologische Unterscheidung der Bronchektasen von anderen Erkrankungen, insbesondere von der Tuberkulose. Abgesehen davon, daß

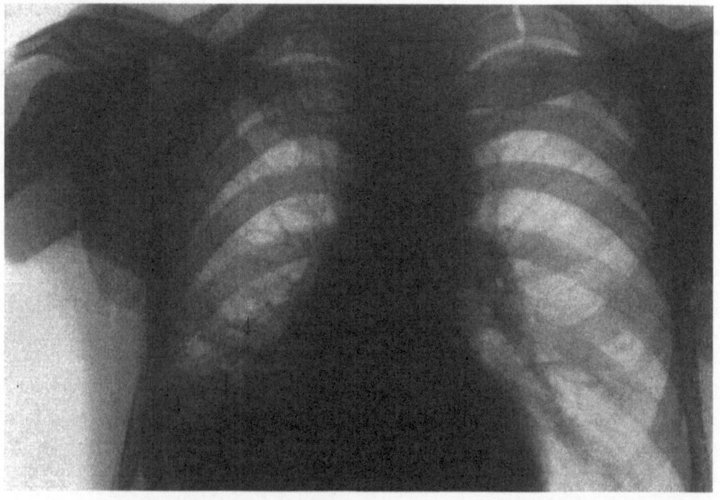

Abb. 35. Sackförmige Bronchektasen, teilweise mit Sekret gefüllt.

die bronchektatischen Höhlenbildungen mit Vorliebe im Unterlappen sitzen, fehlen bei ihnen die den tuberkulösen Kavernen eigentümlichen Herdzeichnungen in der Umgebung.

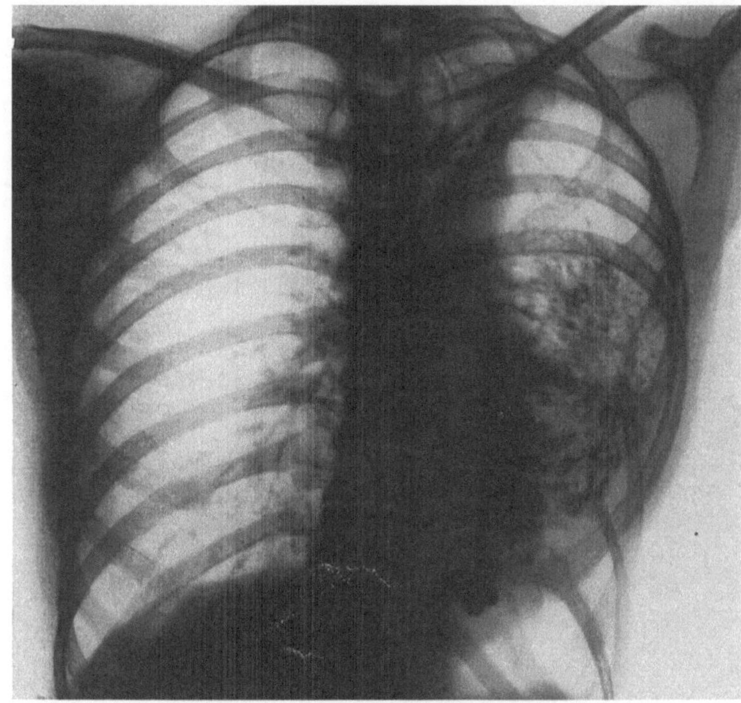

Abb. 36. Sackförmige Bronchektasen.

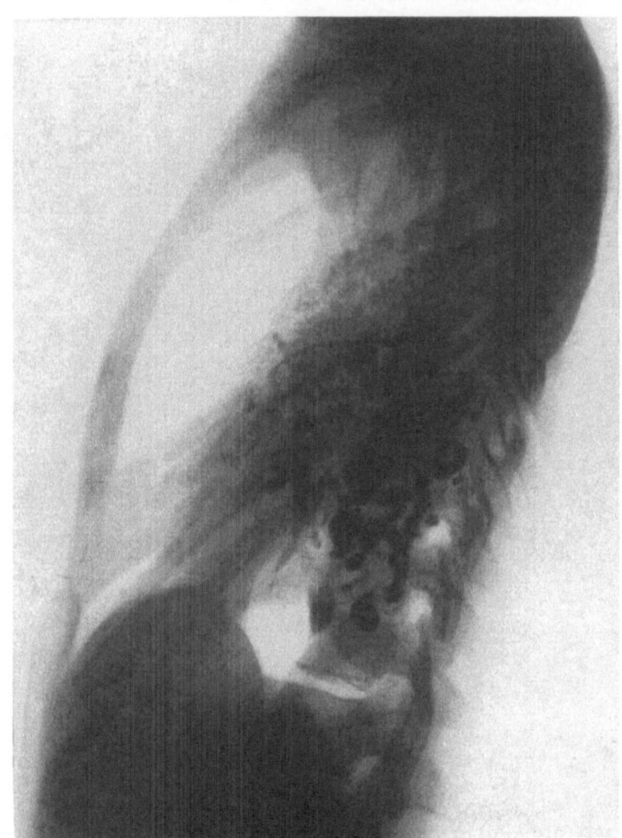

Abb. 37. Sackförmige Bronchektasen.

Schwieriger gestaltet sich die Differentialdiagnose zwischen größeren Bronchektasen, die, teilweise gefüllt, einen Flüssigkeitsspiegel zeigen (vgl. Abb. 35), und

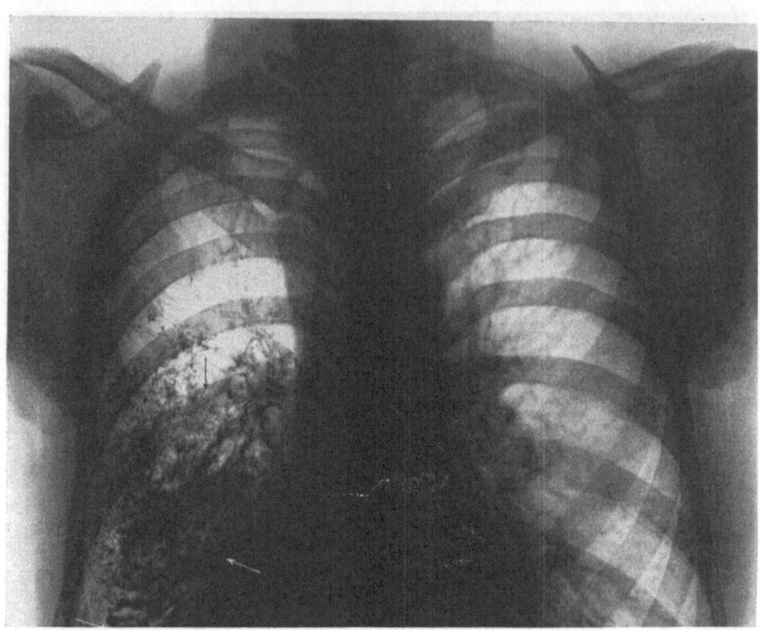

Abb. 38. Sackförmige Bronchektasen im unteren Lungenabschnitte rechts (Jodipinfüllung).

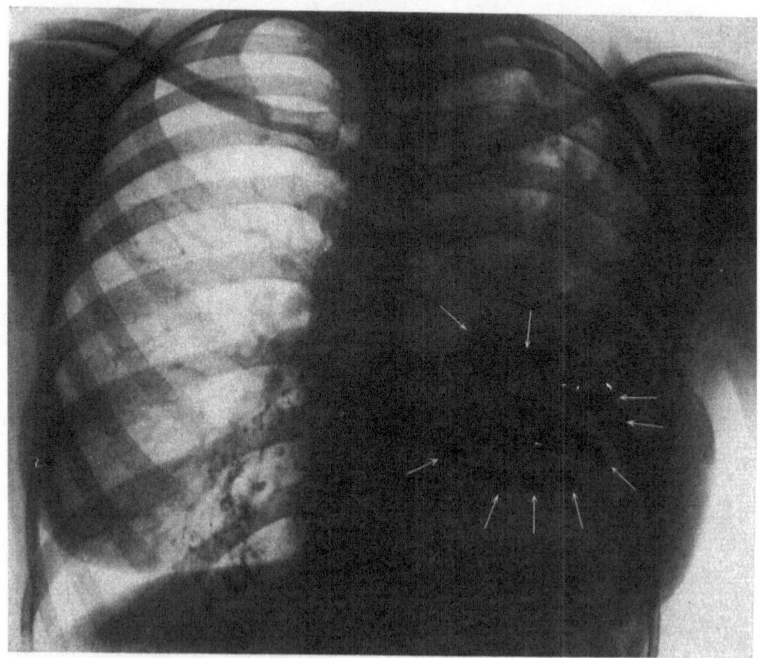

Abb. 39. Bronchektasen des linken Unterlappens (Jodipinfüllung). Ausgedehnte Schwartenbildung und Schrumpfung. Geringerer Befund rechts unten.

Absceßhöhlen. Doch spricht Vielheit kleinerer Räume eher für Bronchektasen als für Absceß. Im Zweifelsfalle klärt Bronchographie auf.

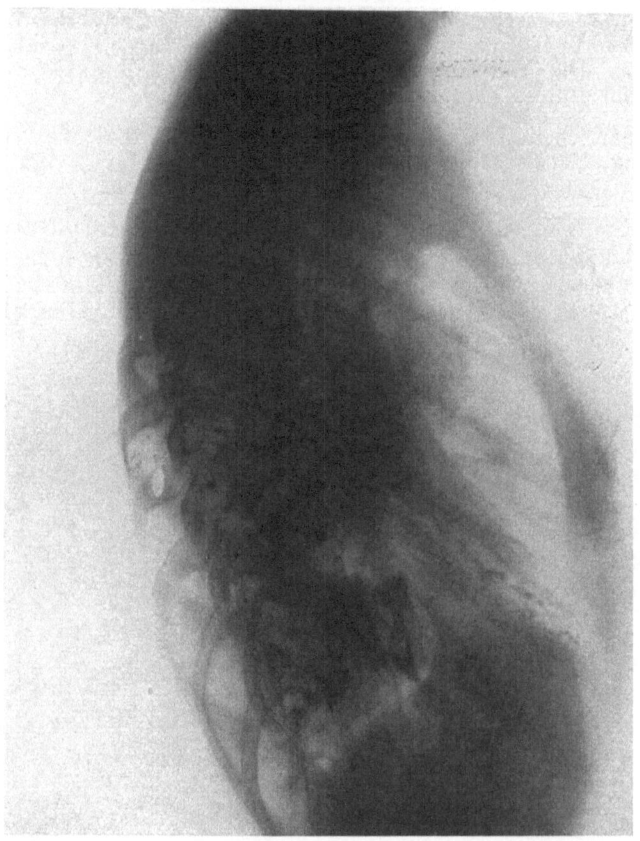

Abb. 40. Derselbe Kranke. Bronchektasen des linken Unterlappens (Jodipinfüllung). Frontales Bild.

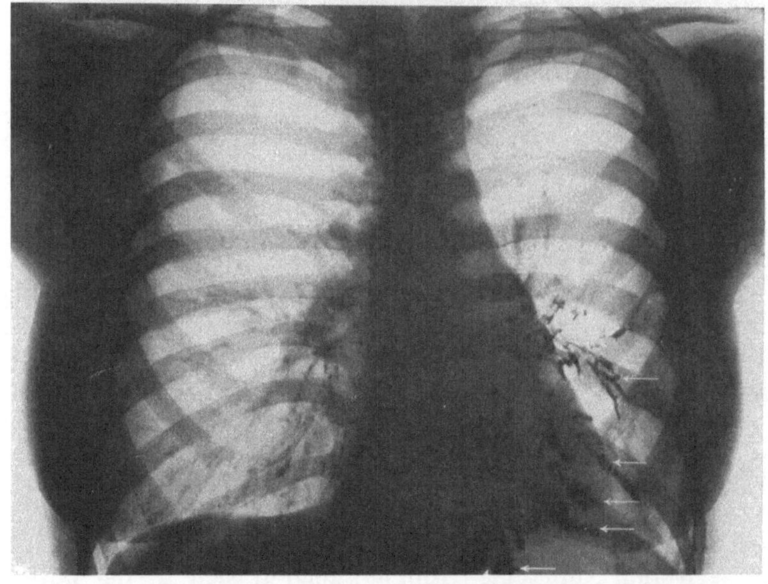

Abb. 41. Retrokardial gelegene Bronchektasen (Jodipinfüllung).

Bei einem jungen Arzte war das klinische Bild ebenso für Bronchektasen wie für Lungenabsceß zu verwerten. Die Durchleuchtung zeigte diffuse Trübung des rechten mittleren Lungenfeldes. Im Bereiche der Verschattung waren einzelne Aufhellungen erkennbar. Das Bild deutete eher auf Absceß hin. Die Aufnahme nach Jodipinfüllung (Abb. 38) deckte jedoch eine Anzahl bronchektatischer Höhlen einwandfrei auf.

Wir haben bereits darauf hingewiesen, daß manchmal Nebenumstände, z. B. Lungenverdichtung, Brustfelleiterungen, Schrumpfungen usw., die klinische Diagnose unsicher machen. Die gleichen Veränderungen erschweren gelegentlich Deutung des einfachen Röntgenbildes. Dann zieht man auch hier das Kontrastverfahren heran.

24jähriges Fräulein, das früher nie krank war. Im 14. Jahre Beginn des Leidens mit Lungenentzündung, der Rippenfelleiterung folgte. Durch Thorakotomie Entleerung eines jauchigen Empyemes, das bereits in das Bronchialrohr durchgebrochen war. Die Bronchialfistel schloß

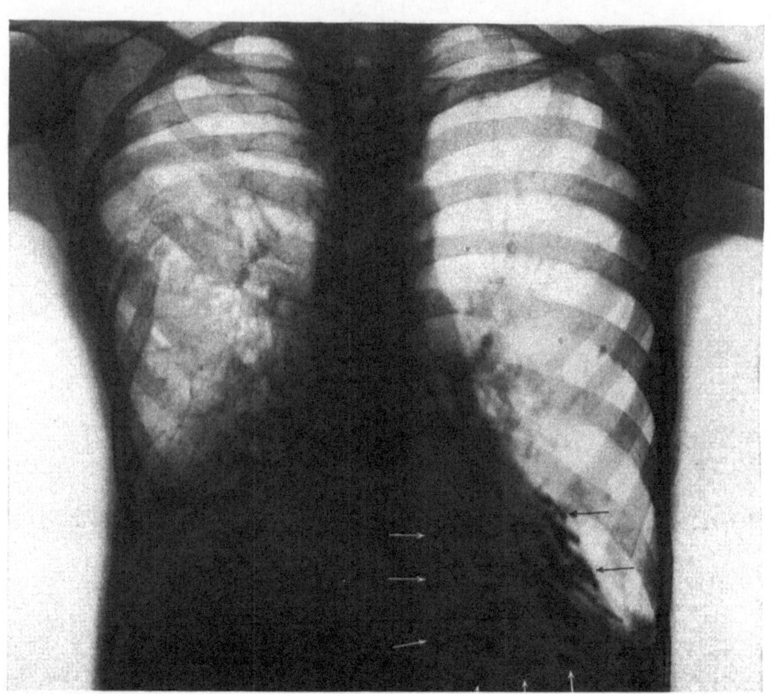

Abb. 42. Zylindrische und sackförmige Bronchektasen des linken Unterlappens (Jodipinfüllung.)
Rechts: Befund nach operativer Einengung des unteren Brustkorbes wegen Bronchektasen.

sich nach einem Jahre von selbst. 7 Jahre lang Wohlbefinden. Dann erneute Erkrankung mit großen Auswurfmengen und einmaliger starker Hämoptoe ($1\frac{1}{2}$ Liter Blut). Der gelbliche Auswurf roch süßlich fad. Einweisung in die Klinik unter der Diagnose: Lungenabsceß.

Nach Vorgeschichte und klinischem Befunde bestand also die Möglichkeit, daß ein Empyem in die Lunge durchgebrochen war und in ihr einen Absceß hervorgerufen hatte. Die einfache Röntgenaufnahme zeigte diffuse Verschattung des ganzen linken Lungenflügels. Nur im oberen Abschnitte erkannte man aufgehellte Bezirke. Verziehung des Herzens und des Mittelfellgebietes nach der kranken Seite, Verschmälerung der Zwischenrippenräume und leichte Skoliose sprachen für weitgehende Schrumpfung. Ein sicherer Anhalt für Bronchektasen war nicht zu erheben.

Füllung des Bronchialbaumes mit 30 ccm einer 40%igen Jodipinlösung klärte eindeutig auf.

Bei der sagittalen Aufnahme (Abb. 39) zeigten sich in der unteren Hälfte der verschatteten linken Lunge vielfache, traubenförmig angeordnete, dunkle Fleckchen, die nur bronchektatischen Veränderungen entsprechen konnten.

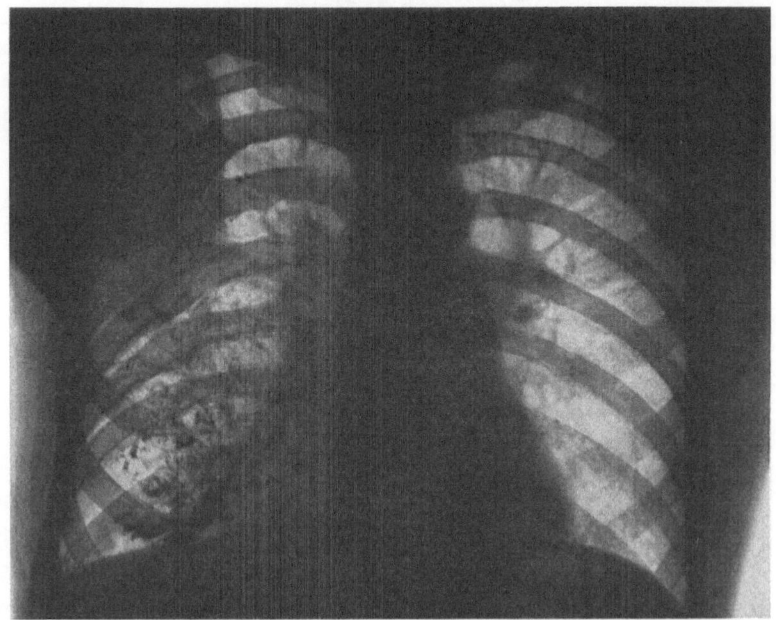

Abb. 43. Bronchektasen des rechten unteren Lungenabschnittes (Jodipinfüllung). Die einzelnen Höhlen sind zum Teil mit Sekret, zum Teil mit Kontrastöl gefüllt. Rechts oben wandständiges Exsudat.

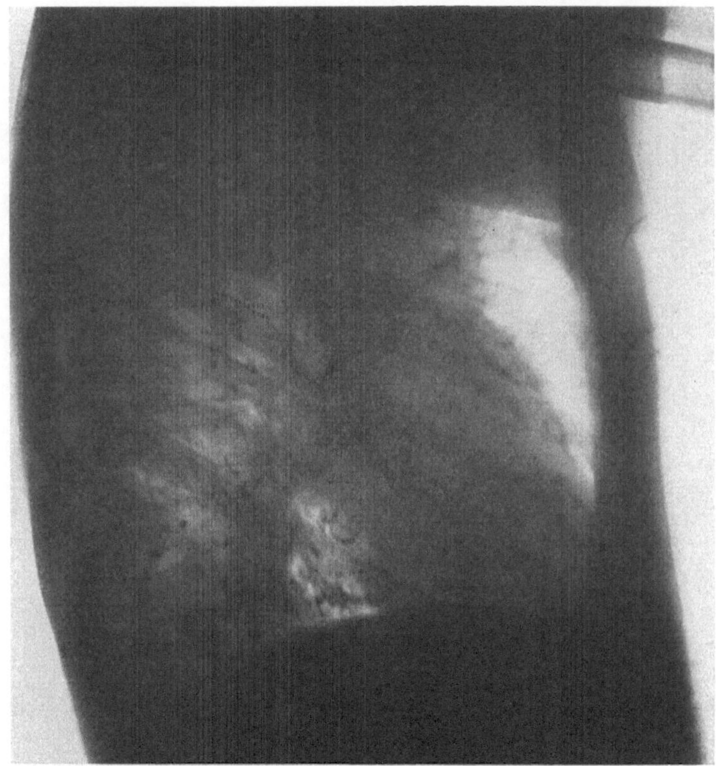

Abb. 44. Dasselbe. Frontales Bild.

Noch besseren Aufschluß gab die seitliche Aufnahme (Abb. 40). Hiernach saß der Herd vorwiegend im Lungenwurzelgebiet und in den hinteren Lungenabschnitten. Es lagen Bronchektasen hauptsächlich des linken Lungenunterlappens vor.

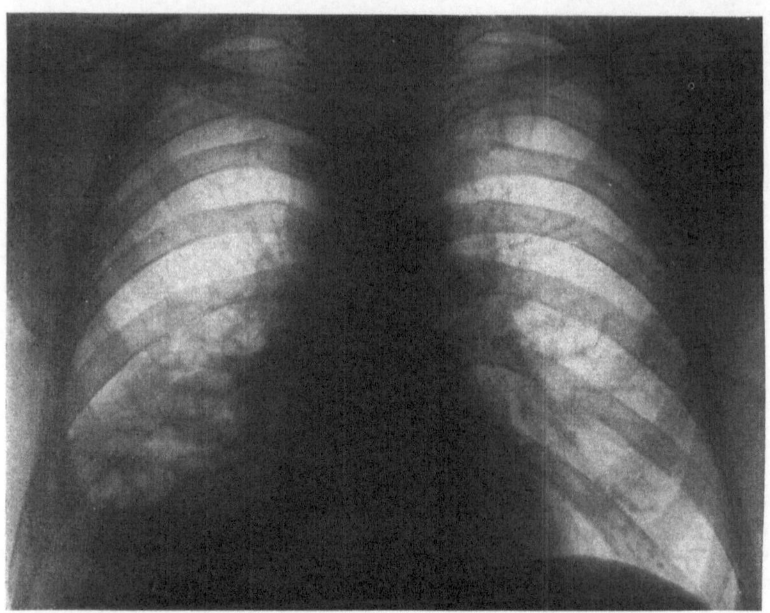

Abb. 45. Bronchektasen des rechten Unterlappens.

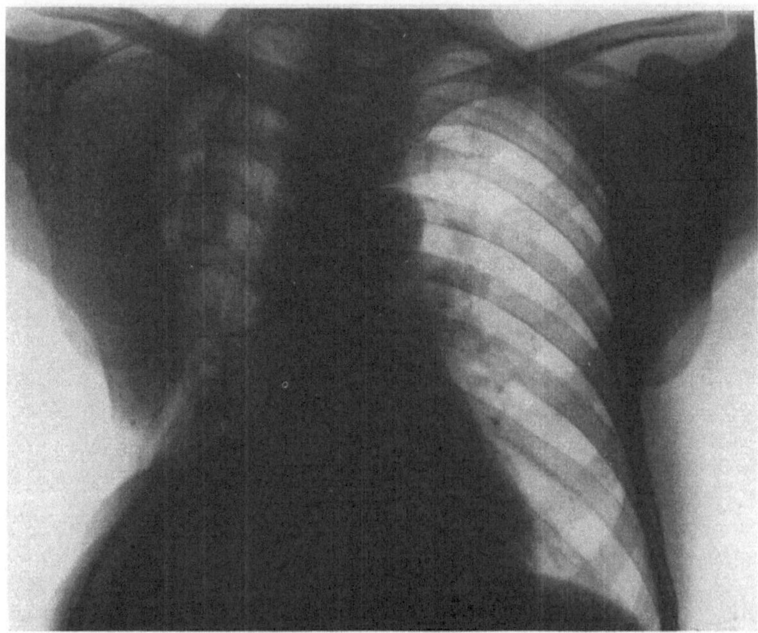

Abb. 46. Derselbe Kranke nach Resektion des rechten Unterlappens.

Bei Verziehung des Herzens, wie man sie bei Schrumpfungsbronchektasen beobachtet, kommt es gelegentlich zu Überdeckung des unteren, besonders des linken Lungenfeldes. Der Röntgennachweis bronchektatischer Veränderungen ist dann schwer und nur mit Hilfe der Jodipinfüllung möglich. Man sieht z. B. in Abb. 41 und 42 durch den Herzschatten hindurch sackförmige, traubenartig angeordnete und daneben einzelne zylindrische Bronchialerweiterungen.

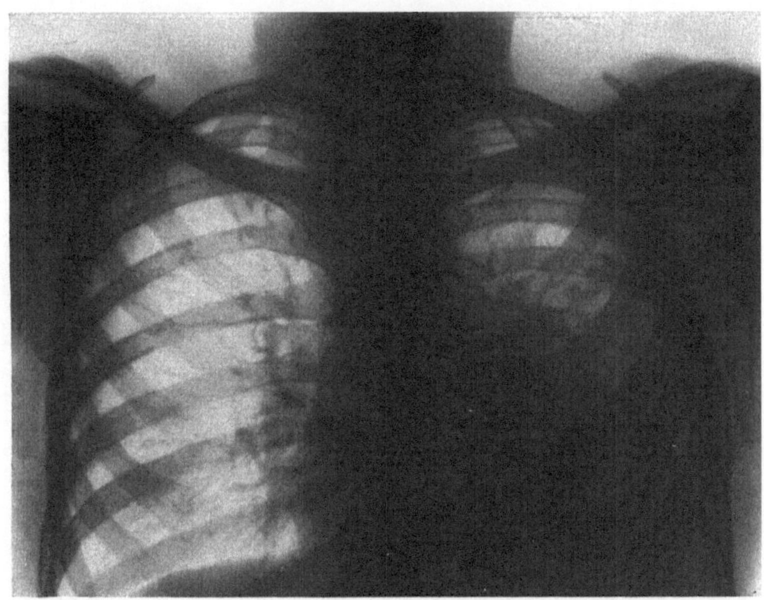

Abb. 47. Bronchektasen des linken Unterlappens.

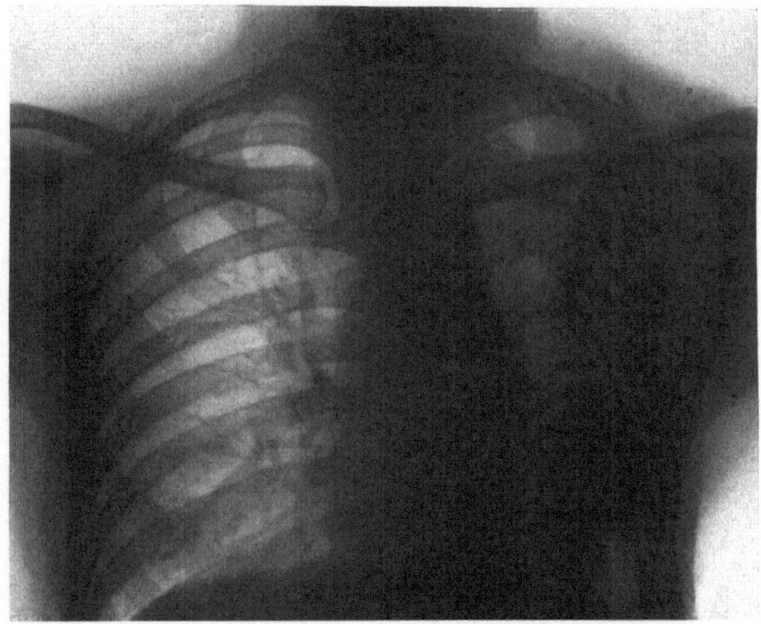

Abb. 48. Derselbe Kranke nach Lappenentfernung.

Nicht immer zeitigt die Jodipinfüllung massig Ausgüsse der Bronchektasen. Wenn diese mit Sekret gefüllt sind, fließt das Jodöl an ihren Wänden entlang und infolge seiner Schwere nach dem Boden der Erweiterungen, während deren übriger Teil von den keinen Kontrast gebenden Sekretmassen eingenommen wird.

Auf diese Weise entstehen Bilder wie sie in Abb. 43 und 44 wiedergegeben sind, in denen der Jodipinschatten mehr oder weniger deutlich die Umrisse der Höhlen erkennen läßt.

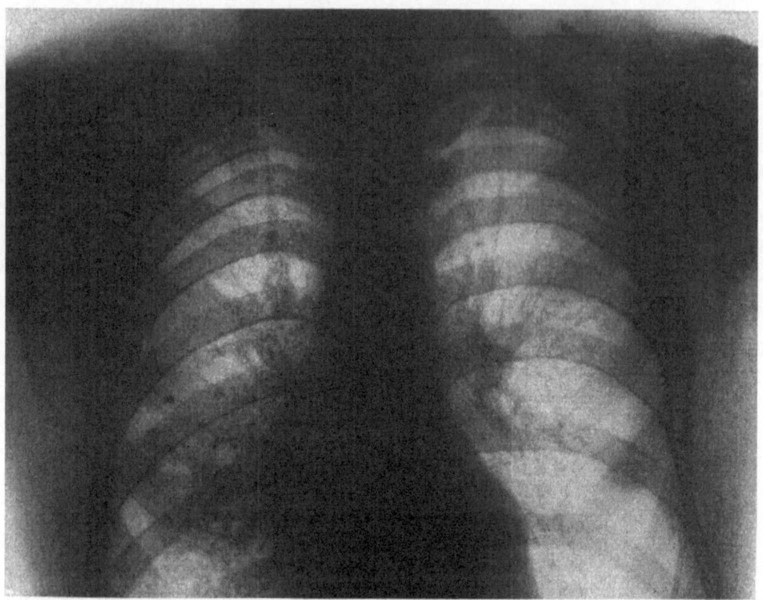

Abb. 49. Bronchektasen der rechten unteren Lungenhälfte und der unteren linken Lunge.

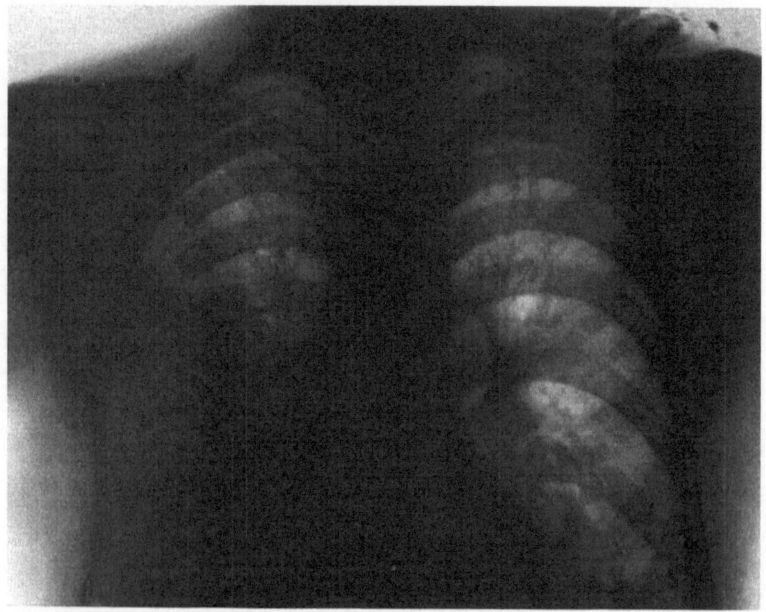

Abb. 50. Derselbe Kranke nach Anlegung einer Paraffinplombe rechts.

Es braucht kaum gesagt zu werden, daß eine so scharfe, genaue und umgrenzte Lokalisation krankhafter Bronchialerweiterungen die Anzeige zu etwaigen chirurgischen Eingriffen außerordentlich erleichtert, vor allem bei diffuser Ausbreitung des Leidens unzweckmäßige Operation verhindert.

31jähriger Lehrer, früher immer gesund, 1917 bis 1923 häufig Bronchialkatarrh mit Husten und geringem Auswurf. Juli 1924 Beginn einer fieberhaften Erkrankung von vierwöchiger Dauer. Husten mit reichlich übelriechendem Auswurf, der anfangs 300—400, später bis zu 1300 ccm im Tage betrug.

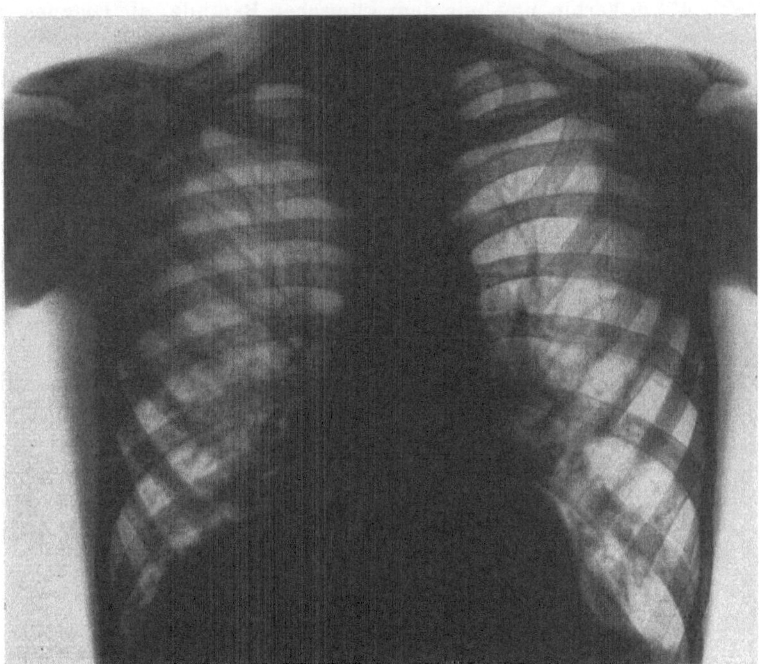

Abb. 51. Bronchektasen der rechten unteren Lunge und einzelne der linken Lunge.

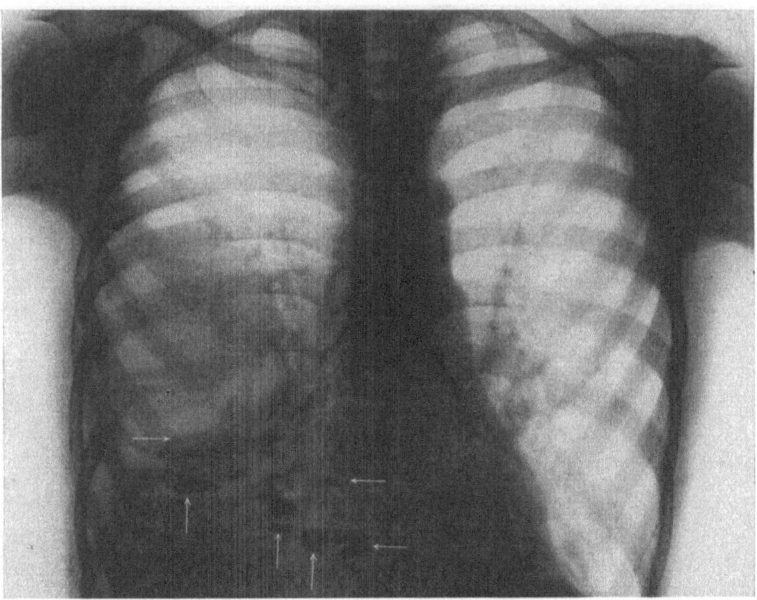

Abb. 52. Derselbe Kranke nach Anlegung einer Plombe rechts und nach Jodipinfüllung. Einzelne bronchektatische Höhlen im basalen Abschnitte der rechten Lunge noch erkennbar.

Das Röntgenbild (Abb. 45) zeigt die typischen Merkmale der Bronchektasen: Höhlenbildung mit wagerechtem Flüssigkeitsspiegel im Bereiche der rechten unteren Lungenteile. Die seitliche Untersuchung ließ die Beteiligung vorwiegend des rechten Unterlappens erkennen.

Wegnahme des ganzen Lappens. Den Zustand nach der Operation erläutert Abb. 46. Seitdem ist der Auswurf verschwunden. Das Allgemeinbefinden hat sich weitgehend gehoben.

Bei einem 30jährigen Monteur wurde lediglich aus einer ausgedehnten Trübung des linken Unterlappens (Abb. 47) in Verbindung mit dem klinischen Befunde, die Diagnose Bronchektasen gestellt. In der Tat erwies sie sich als richtig. Der kranke Lappen wurde entfernt. Auch dieser Kranke wurde geheilt (Abb. 48).

Nicht nur für die Anzeigestellung, sondern auch für die Prüfung des operativen Ergebnisses kann das Röntgenbild herangezogen werden. Das gilt ferner besonders dann, wenn radikale Methoden durch einfachere Maßnahmen, wie z. B. Plombierung, ersetzt werden.

Abb. 49, die von einem 34jährigen Manne stammt, veranschaulicht diese Verhältnisse. Man sieht sowohl im Unterlappen, als im Wurzelgebiete der rechten Lunge einen wenig umschriebenen Schatten, der durch einige mehr oder weniger runde Aufhellungen unterbrochen ist. Im unteren linken Lungenabschnitte treten ebenfalls einzelne bronchektatische Höhlen hervor.

Wegen allseitiger Ausbreitung der Erkrankung erfolgte extrapleurale Plombierung, deren Auswirkung auf Abb. 50 ohne weiteres hervortritt. Der größere Teil der rechten Lunge ist durch einen gleichmäßig dichten und scharf begrenzten Schatten überdeckt, der der Paraffinplombe entspricht. Das bronchektatische Gebiet ist eng zusammengepreßt und kaum mehr sichtbar. In der linken unteren Lunge erkennt man noch deutlich einzelne teilweise mit Eiter gefüllte bronchektatische Räume.

Wir gewinnen öfters noch besseren Einblick in die Wirkung therapeutischer Eingriffe durch nochmalige Jodipinfüllung des Bronchialrohres und Aufnahme.

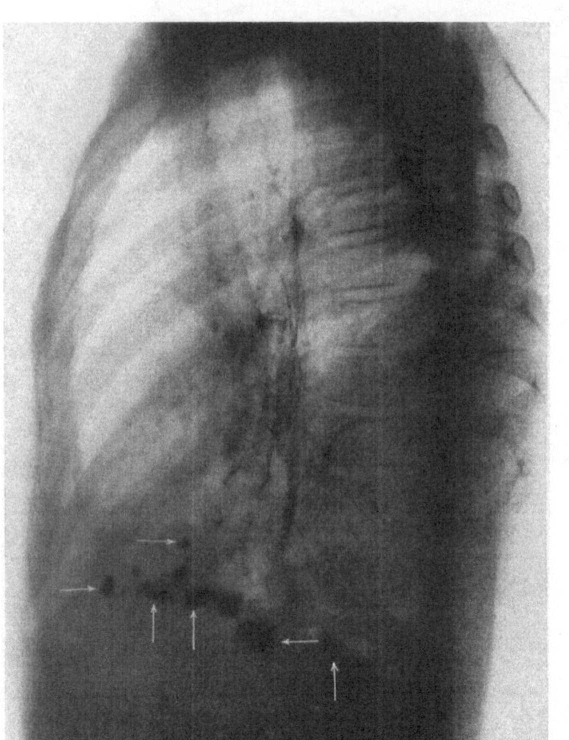

Abb. 53 (s. a. Abb. 51 u. 52). Derselbe Kranke. Aufnahme in frontaler Strahlenrichtung (Jodipinfüllung).

So erblickt man in Abb. 51 im Bereiche beider Unterlappen, besonders des rechten, eine Anzahl kleiner rundlicher, hie und da zusammenhängender Schattenflecke, den typischen Ausdruck beidseitiger, sackförmiger, mit Sekret gefüllter Bronchialerweiterungen.

Abb. 52 stellt den Zustand nach Einlegen einer Plombe über der rechten unteren Lungenhälfte dar (Aufnahme nach Jodipinfüllung). Zum Zusammenpressen der noch unterhalb des Plombenschattens zwischen Zwerchfell und Fremdkörper vorhandenen bronchektatischen Kavernen reichte der Plombendruck, wie aus dem Röntgenbilde sich ergibt, nicht aus. Einzelne Höhlen in den tiefsten Lungenabschnitten sind unbeeinflußt geblieben. Noch deutlicher veranschaulicht diese Verhältnisse die seitliche Aufnahme (Abb. 53).

Aus solchen Nachprüfungen kann Anzeige zu einem weiteren Eingriffe hergeleitet werden.

2. Bronchusstenose.

Bronchusstenosen entstehen unter verschiedenen Bedingungen, die das Röntgenbild eindeutig wiedergibt. In ihm prägen sich gutartige oder bösartige Geschwülste des Mittelfelles, der Lungen und der Bronchen, Schrumpfungsvorgänge im Bereiche des Hilus, Fremdkörper aller Art aus.

Während man im allgemeinen nur die mechanisch anatomischen Veränderungen, die die Erkrankung hervorrufen, erkennt, sieht man gelegentlich ein für die Stenose typisches röntgenologisches Merkmal. Dann können wir sowohl Einengung des Rohres, wie sekundäre Umwandlung des dazugehörigen Lungenbezirkes beobachten.

Die Lichtung größerer Bronchen zeichnet sich im Röntgenbilde bei schräger Projektion als bandförmige Schattenaufhellung ab. Seine Verzerrung spricht für Verziehung und Abknickung des Rohres. Ebenso wird bei Tumordruck umschriebene Verschmälerung sichtbar.

Die Bilder schattengebender Fremdkörper, die in das Luftrohr aspiriert wurden, lassen dagegen meist über den Grad der Einengung unmittelbare Schlüsse nicht zu.

Intrakanalikulär wachsende Neubildungen geben nur äußerst selten einmal Schatten. Die örtlichen Veränderungen des Bronchialrohres bleiben daher verborgen.

Besser als durch Betrachtung des gewöhnlichen Röntgenbildes gelingt der Nachweis der Bronchusstenose bei Einführung kontrastgebender Flüssigkeiten (Bronchographie). Bei geringer Einengung erscheint dann das Rohr verschmälert. Schattenaussparungen, die Geschwulstmassen entsprechen, sind oft erkennbar. Das Jodöl gelangt bei jeder Form von Stenose nur in geringer Menge bis zu den kleinsten Bronchialverzweigungen. Bei hochgradiger Verengerung staut sich die Kontrastflüssigkeit oberhalb des Hindernisses. Dadurch entsteht ein eindrucksvolles Bild.

Besonders bezeichnend sind die mittelbaren Veränderungen im Versorgungsgebiete des eingeengten Bronchus. Ist das Rohr nicht völlig verstopft, so ist infolge verminderten Luftgehaltes in dem betreffenden Lungengebiet ein mehr oder weniger ausgesprochener Helligkeitsverlust wahrzunehmen. Wird die Luft nach gänzlichem Verschlusse der Zufuhrstraße aufgesaugt, so äußert sich die Atelektase durch gleichmäßige Verschattung. Nach rechtzeitiger Beseitigung einer nicht zu lange bestehenden Stenose kann das Lungengewebe wieder voll lufthaltig werden; damit hellt es sich im Röntgenbilde wieder auf.

Eine besondere Form stellt die Ventilstenose dar. Sie ist dadurch gekennzeichnet, daß die Atemluft wohl ein-, aber nicht austreten oder aus-, aber nicht eintreten kann. Im Röntgenbilde zeigt sich im ersten Fall umschriebene Aufhellung, im zweiten Verdunkelung.

Verminderte Luftzufuhr und dadurch bedingte Saugwirkung führt bei Bronchusstenose zu eigentümlicher Atmungsweise, die man vor dem Röntgenschirme sehr schön verfolgen kann. Zwerch- und Mittelfell werden inspiratorisch von dem erkrankten Lungenflügel angesogen. Das Mittelfell wölbt sich vor. Das Zwerchfell stellt sich höher ein; seine Beweglichkeit ist herabgesetzt. Bei Ausatmung steigt es schnell und ruckartig empor (JAKOBSON, HOLZKNECHT), während das Mittelfell in seine Ausgangslage zurückpendelt.

Bei chronischer Bronchusstenose entwickelt sich schließlich infolge von Verkleinerung des zugehörigen Lungenabschnittes eine Schrumpfung, die Zwerchfellhochstand, Mittelfellverziehung und Einziehung der Brustwand mit sich bringt.

Nach JAKOBSON besteht deutliche Mittelfellverschiebung, solange die Lunge selbst nicht ergriffen ist, z. B. bei Aneurysma, Mediastinalgeschwülsten usw. Dagegen ist sie nicht oder nur in geringem Maße bei Erkrankung des Lungengewebes vorhanden. HOLZKNECHT und ASSMANN widersprechen dieser Auffassung.

Der Gegensatz erklärt sich aus anatomischen Verhältnissen. Voraussetzung einer Verziehung der Mittelfellgebilde ist ihre Beweglichkeit. Verwachsungen mit der Umgebung, Verdickungen seiner Brustfellschicht verursachen gelegentlich eine Starrheit, die der Lungenzug nicht zu überwinden vermag. Ist also zufällig bei Lungenerkrankungen dieser Brustfellabschnitt schwartig verdickt, so kann in der Tat das Mittelfell den Atembewegungen nicht folgen.

3. Asthma bronchiale.

Die röntgenologische Ergänzung der klinischen Diagnose des sogenannten Asthma bronchiale, jener häufigen Krankheit, deren Wesen wir nur ungenügend kennen, beschränkt sich auf den Nachweis bestimmter Veränderungen des Brustkorbes, der intrathorakalen Organe und des Zwerchfelles.

Vor dem Leuchtschirme sind die Lungenfelder aufgehellt und das Zwerchfell steht tief. Der Medianschatten ist schmal und langgestreckt. Die Rippen verlaufen mehr wagerecht. Die Intercostalräume sind breit.

Während des Anfalles treten diese Merkmale besonders hervor. Die Zwerchfellbewegung ist völlig oder wenigstens an einer Seite aufgehoben. Hie und da sieht man bei der Einatmung ruckartige Bewegungen des Muskels.

Wir glauben mit Assmann, daß dieses Verhalten des Diaphragma lediglich Folge des Bronchialkrampfes ist. Die durch ihn bedingte Luftsperre zwingt das Zwerchfell vorübergehend zu Ruhestellung. Beim Nachlassen des Bronchialverschlusses sind Abwärtsbewegungen mäßigen Grades möglich.

Die Verbreiterung des Hilusschattens, die man gelegentlich bei Asthmatikern sieht, ist wohl auf die gestauten und vergrößerten Gefäße des Lungenstieles zurückzuführen. Ähnlich wie beim Emphysem treten diese Gebilde infolge des größeren Gegensatzes zum aufgehellten Lungenfelde deutlich in die Erscheinung.

4. Fremdkörper der Bronchen.

Knöpfe, Knochen, Zähne, Metallteile, Nadeln, Steine, Münzen usw. werden infolge ihrer geringen Strahlendurchlässigkeit leicht erkannt. Hingegen sind Speisebröckel, Pflanzen, Fliegen und ähnliches nicht zu sehen.

Fremdkörper, die in einem größeren Bronchus stecken, machen dessen respiratorische Verschiebungen mit. Bewegliche werden außerdem durch die inspiratorischen oder durch die in- und exspiratorischen Luftströmungen verschoben.

Führt der eingeatmete Gegenstand zu Verengerung, so setzen sekundäre Erscheinungen ein. So entwickelt sich leicht aus einer Bronchitis Lungenverdichtung. Häufige Begleitstörung ist Absceßbildung. Der Schatten des entzündeten Gewebes kann dann den des Fremdkörpers überlagern, so daß dieser ganz unsichtbar oder mindestens undeutlich wird.

Verkennung der Fremdkörperaspiration ist kaum möglich. Meist ist die Vorgeschichte klar; die klinischen Erscheinungen sind eindeutig. Dem Röntgenologen obliegt nur, die Diagnose zu bestätigen und den Krankheitsitz zu bestimmen. Das ist wichtig für das Behandlungsverfahren.

Ein junges Mädchen aspirierte beim Spielen eine kleine Metallzwecke. Die Schrägaufnahme (Abb. 54) zeigt deutlich den Fremdkörper unterhalb der Gabelung im rechten Hauptbronchus. Die Entfernung gelang mühelos mit dem Bronchoskop.

Eine besondere Form von Fremdkörpern sind Bronchialsteine. Sie finden sich am häufigsten in bronchektatischen Höhlen, zuweilen auch bei Tuberkulose und Chalicose, wenn verkalkte Drüsenteile in den Bronchus durchgebrochen sind.

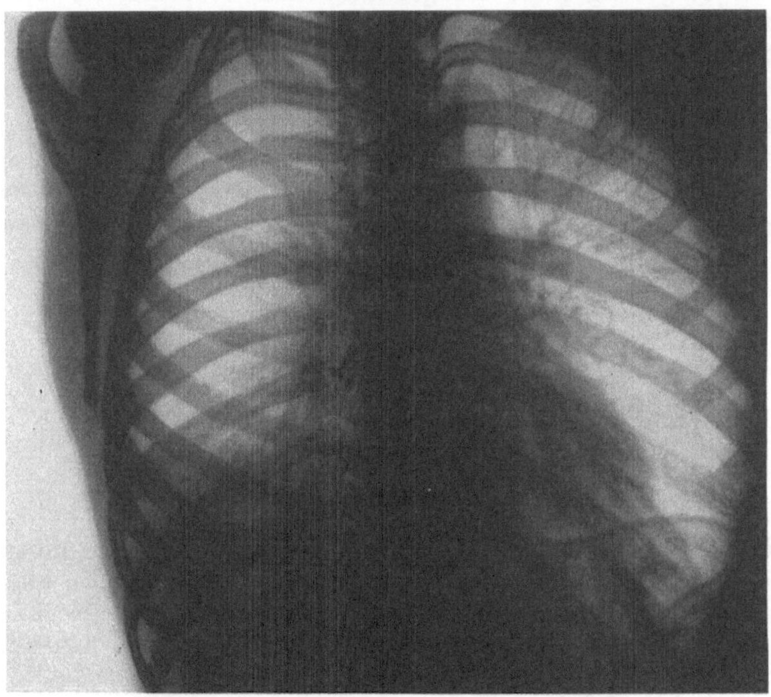

Abb. 54. Metallzwecke im rechten Bronchus.

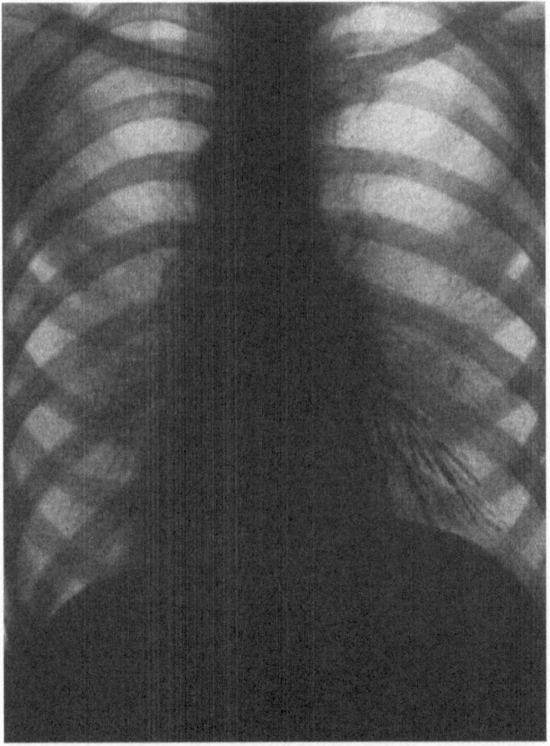

Abb. 55. In das Bronchialrohr aspirierter Kontrastbrei.

Besteht in der Umgebung keine Lungeninfiltration, so heben sie sich als dichte, scharf abgegrenzte Flecke ab. Klinisch treten Reiz- und Bluthusten, Erstickungsanfälle, Katarrh, umschriebene Lungenentzündungen mit Fieber auf.

Nicht allzu selten bekommt der Röntgenologe gelegentlich einer Magen- oder Speiseröhrenuntersuchung einzelne Abschnitte des Bronchialrohres zu sehen, die erstaunlicherweise das genossene Kontrastmittel enthalten. Dann ist ein Speiseröhrenkrebs oder -Divertikel in die Luftröhre oder in einen Bronchus durchgebrochen.

Bei einer unserer Kranken, die an Bulbärparalyse litt, füllte der verschluckte Brei die Hälfte des rechten Bronchialrohres aus, das auf diese Weise sehr schön zur Darstellung gelangte (Abb. 55).

II. Die Erkrankungen der Lungen.

1. Die croupöse Pneumonie.

Bei Verdacht auf Lungenentzündung wird man gewiß nur im äußersten Notfall einen hochfiebernden Kranken an den Röntgenschirm bringen. Im allgemeinen ist diese Maßnahme auch überflüssig. Indessen sind besondere Formen und Stufen der Pneumonie klinisch nicht immer leicht zu deuten. Das gilt namentlich für die beginnende Entzündung und zentral gelegene Herde. Hier vermag Röntgenuntersuchung den klinischen Befund wertvoll zu ergänzen und ist darum auch ausnahmsweise angezeigt. Wertvolle Dienste leistet das Verfahren im Stadium der Lösung und im weiteren Verlaufe. Die Reste einer pneumonischen Infiltration können im Bilde noch zu einer Zeit beobachtet werden, in der klinische Untersuchung nichts Krankhaftes mehr festzustellen vermag. Dieses belehrt ferner über metapneumonische Krankheiten: herdförmige Rezidive, chronische Karnifikationen, Lungengangrän und -absceß, Ergüsse und klinisch schwer zu erkennende interlobäre Eiterungen.

Die Zeichnung der Pneumonie hängt von dem jeweiligen Stande der Erkrankung ab. Entsprechend der Verringerung des Luftgehaltes und der Zunahme des Exsudates in den Alveolen stellt sich mehr oder weniger erhebliche Verschattung der erkrankten Lungenabschnitte ein.

Im Beginne zeigt der Lungenlappen leichte Trübung, die in den folgenden Tagen langsam zunimmt. Auf der Höhe der Erkrankung ist die Verdunkelung tief; doch erreicht sie niemals jene eines Brustfellergusses. Der Schatten ist an der Grenze eines Lungenlappens ziemlich scharf abgesetzt (Abb. 56 und 57).

Da in der Regel verschiedene Stufen der Entzündung nebeneinander vorhanden sind, so ist die Dichtigkeit innerhalb des Gesamtschattens nicht überall dieselbe. Es finden sich in sonst gleichmäßig dunkelen Abschnitten zahlreiche kleinere, ungenau begrenzte Flecke, die verschwommen ineinander übergehen.

Schattendichte und Form, sowie Schärfe der Umrandung eines pneumonischen Lungengebietes hängen nicht nur von anatomischer Beschaffenheit des Gewebes, sondern auch von Stellung der Röhre und von Lage des ergriffenen Lappens ab.

Wie aus der schematischen Abb. 58 hervorgeht, ist dieser um so deutlicher umrissen, je näher sein Rand der Platte liegt. Der Schatten wird dunkeler, je größer der Durchmesser des hepatisierten Gewebes in der Strahlenrichtung ist.

Neben dem verschatteten pneumonischen Bezirke verdienen die Zeichnungen der an der Infiltration nicht beteiligten Lungenabschnitte Berücksichtigung. Sie ermöglichen weitgehende Schlüsse auf Sitz und Ausdehnung des Leidens.

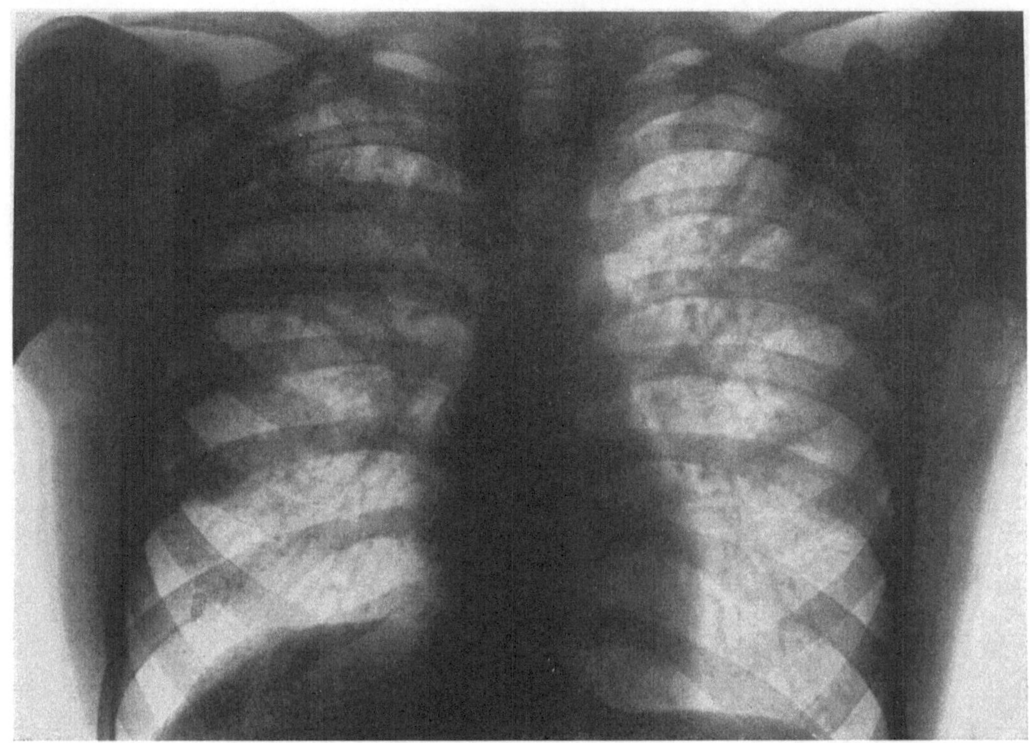

Abb. 56. Rechte Oberlappenentzündung. Daneben in beiden Lungen vielfache tuberkulöse Verdichtungsherde.

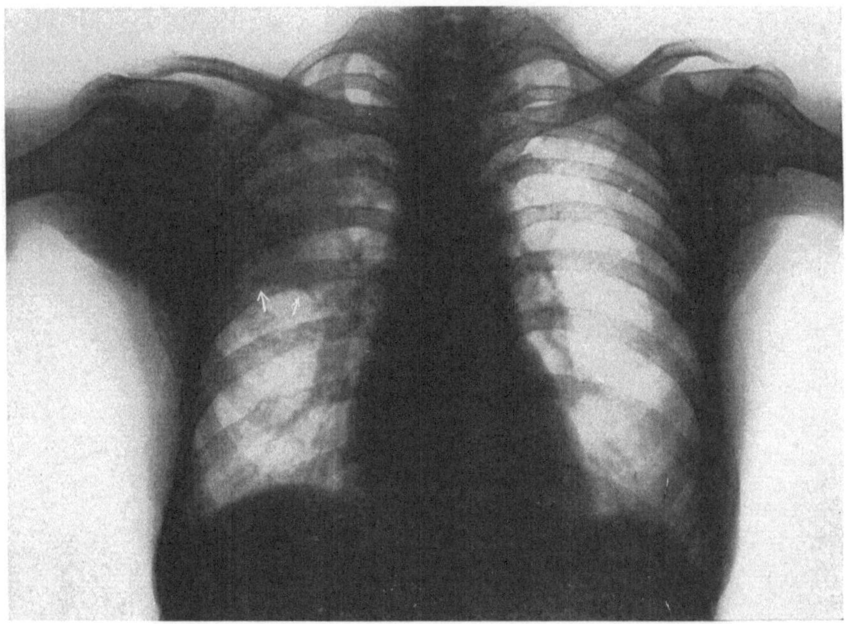

Abb. 57. Rechte Oberlappenentzündung mit scharfer unterer Grenzlinie.

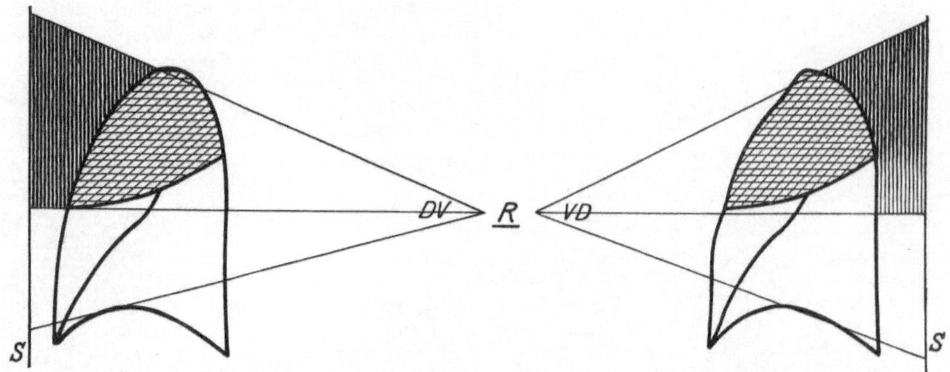

Abb. 58. Projektion eines pneumonisch veränderten Lappens. R Röhre. S Schirm. DV Dorsalventraler Strahlenverlauf. VD Ventral-dorsaler Strahlenverlauf.

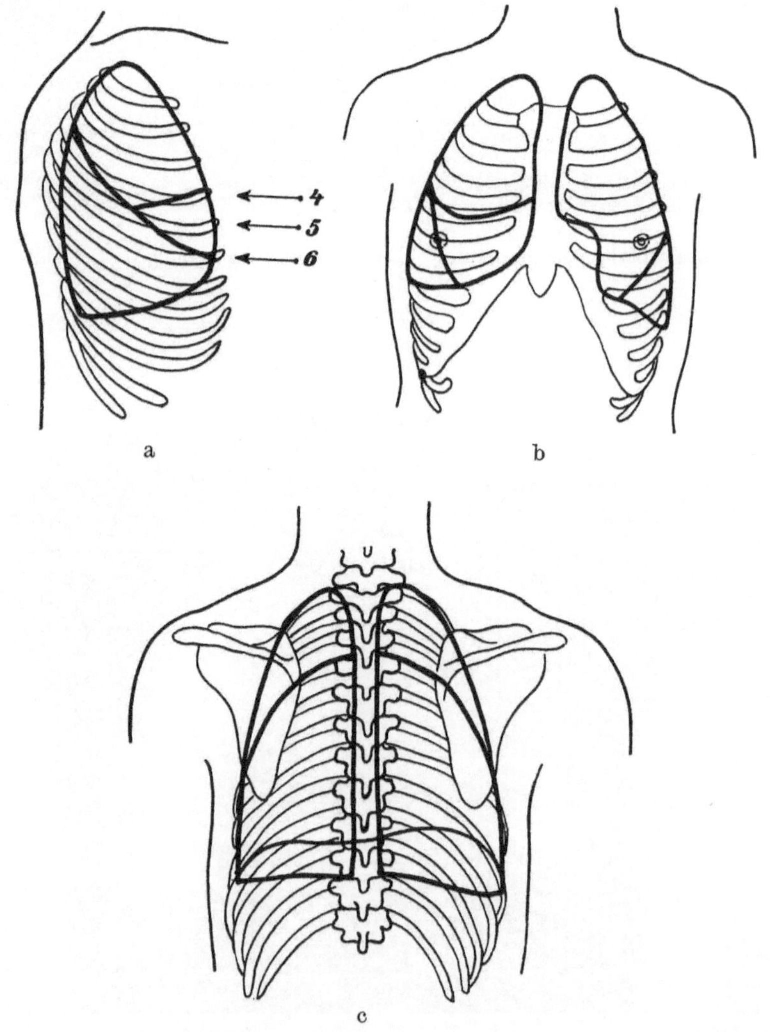

Abb. 59 a—c. Lappengrenzen. a seitlich. b vorne. c hinten. (Nach CORNING.)

Zur zuverlässigen Beurteilung der Bilder einer entzündeten Lunge ist Kenntnis der anatomisch topographischen Verhältnisse unentbehrlich. Eingehende Schilderung der röntgenologischen Lappengrenzen bei Pneumonie verdanken wir HOLZKNECHT.

Besser als alle Beschreibung zeigt Abb. 59 die Topographie. Im linken Lungenfelde nimmt der Oberlappen fast die ganze vordere Seite ein, während diese rechts im wesentlichen durch Ober- und Mittellappen gebildet wird. Hinten bedeckt beiderseits der Unterlappen die weitaus größere Fläche. Der Mittellappen erreicht die hintere Grenzlinie nicht.

Je nach Lage der Pneumonie in dem einen oder dem anderen Bezirke erstreckt sich im Brustbilde der Schatten über die eben beschriebenen Linien hin. Doch befällt die pneumonische Verdichtung nicht immer einen ganzen Lappen. Öfters

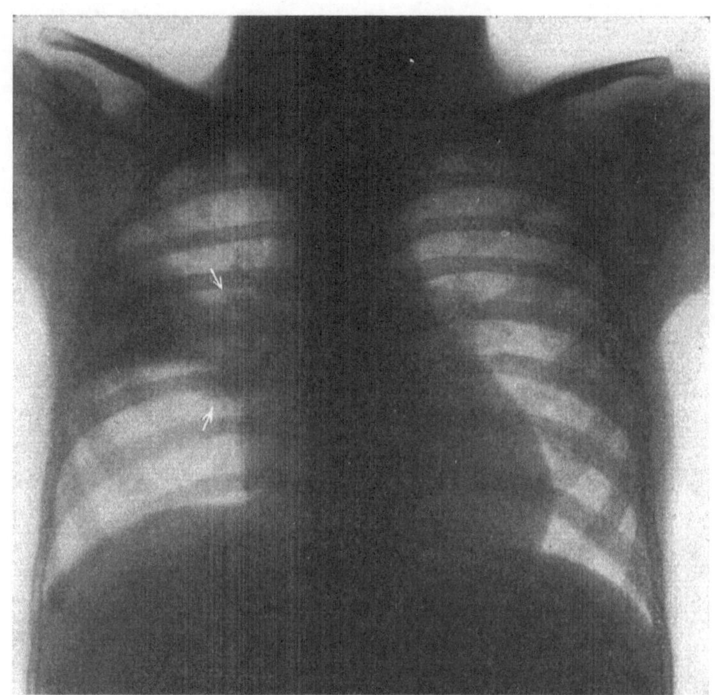

Abb. 60. Rechte Oberlappenpneumonie mit entzündlicher Schwellung der Lungenwurzeldrüsen (Pfeile).

bleiben einzelne Teile frei, so die Spitzen im Oberfelde, zwerchfellnahe Abschnitte bei den übrigen Pneumonien.

Entzündliche Schwellung der Lungenwurzeldrüsen begleitet fast alle Formen der Lungenentzündung (Abb. 60). Indessen wird sie nur bei umschriebenen Formen als Vergrößerung der Hilusschatten sicht- und erkennbar.

Zuweilen nimmt die Pneumonie ihren Ausgang vom Lungenstiele. Dann erscheint in seinem Bereich ein der Größe der Infiltration entsprechender, verschwommener Schatten, der sich aus vielen mehr oder weniger dichten Flecken zusammensetzt (Abb. 61).

Beobachtet man bei Pneumonie die Zwerchfellbewegungen vor dem Schirme, so fällt meist Nachschleppen der kranken Seite auf. Der Befund ist nur bei tieferer Lage des Herdes deutlich ausgeprägt. Er erklärt sich aus beschränkter Entfaltbarkeit des erkrankten Lungenteils. Zuweilen mögen auch reflektorische Vorgänge im Sinne des WILLIAMschen Zeichens eine Rolle spielen.

Über die Lösungsvorgänge einer Lungenentzündung gibt, wie bereits erwähnt wurde, das Röntgenbild viel besser Aufschluß, als klinische Untersuchung. Außer zunehmender Aufhellung des Gesamtschattens tauchen einzelne hellere Bezirke in seiner Mitte auf (v. Jaksch-Rotky), bis schließlich nur noch ein leichter Schleier die Stelle der früheren Erkrankung verrät.

Diese Überreste einer pneumonischen Infiltration sind häufig noch sichtbar, wenn klinisch keine krankhaften Verhältnisse mehr festzustellen sind. Auch Karnifikation bei unvollkommener Lösung, die namentlich bei älteren Leuten und Alkoholikern vorkommt, kann im Röntgenbilde sehr schön verfolgt werden. An Stelle der verwischten Zeichnung treten allmählich tiefere und umschriebenere Schattengebilde auf, die luftleerem Gewebe entsprechen.

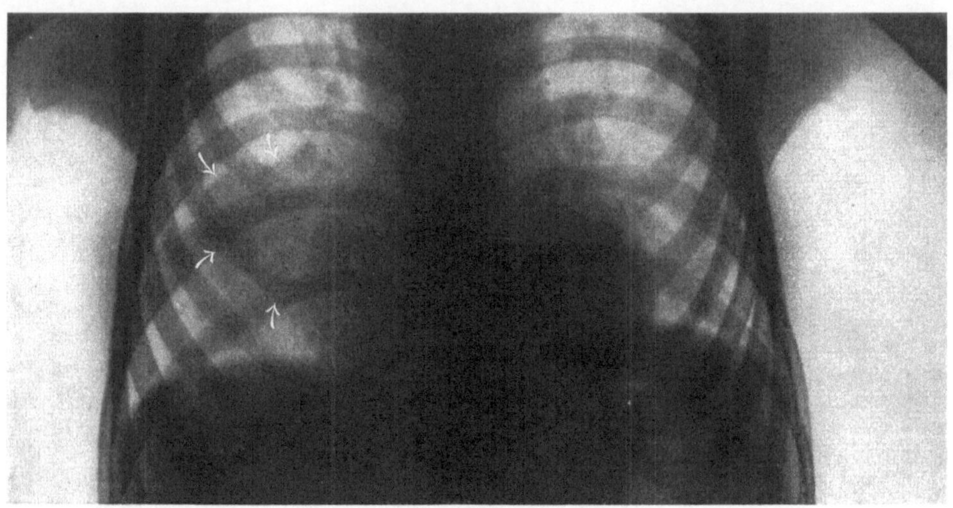

Abb. 61. Rechte Hiluspneumonie.

Die häufigste Begleiterscheinung der Pneumonie, der Brustfellerguß, läßt sich keineswegs immer im Röntgenlichte erkennen. Im allgemeinen pflegt der Gesamtschatten gleichmäßig dicht und tief zu werden, so daß die Umrisse des Zwerchfelles verschwinden. Die obere eigenartige Grenzlinie der Flüssigkeit ist nicht immer deutlich, wenn Pneumonie- und Exsudatschatten sich verwirren und überschneiden.

Größere oder rasch wachsende Ergüsse mit Herz- und Mittelfellverdrängung werden der Röntgendiagnose nicht entgehen.

2. Die Bronchopneumonie.

Viel weniger ausgesprochen als bei der croupösen sind die Veränderungen bei der Bronchopneumonie. Sie erscheint im Strahlenbild in Form kleiner, zerstreuter unregelmäßig begrenzter Schatteninseln, die der disseminierten exsudativen Tuberkulose ähneln. Meist sind sie über beide Lungenfelder, besonders über den unteren Abschnitt verteilt. Rieder betont den paravertebralen Sitz der Keuchhustenpneumonie. Der röntgenologische Nachweis solcher Bronchopneumonien wird erleichtert, wenn die Herde ineinander übergehen. Sie bedingen dann mehr oder weniger deutliche, umschriebene, fleckige Verdunkelungen im Lungenfelde.

Liebmann und Schinz teilten während der letzten großen Influenzaepidemie die röntgenologischen Erfahrungen der Züricher Klinik mit.

Hiernach ist die massige konfluierende Bronchopneumonie die häufigste Form. Sie ruft einen ungleichmäßigen, mit zahlreichen unscharf begrenzten Flecken durchsetzten Schatten hervor, der sich über größere Lungenabschnitte erstreckt. Auch zentrale Pneumonie kommt nicht selten vor.

Eine besondere Form von Bronchopneumonie ist die sogenannte miliare oder die Bronchiolitis. Sie entwickelt sich im Anschluß an infektiöse Erkrankungen, Grippe, Masern usw., wird aber recht selten beobachtet. Die Bilder sind sehr eigenartig. Sie ähneln denen einer miliaren, tuberkulösen Aussaat. Die Lunge ist durchzogen von vielen kleinen, scharf voneinander abgesetzten Flecken. Zwischen ihnen findet sich normales, lufthaltiges Gewebe. Der Verlauf ist bezeichnend. Die Herde hellen sich nach und nach immer mehr auf, bis sie schließlich völlig verschwinden. Differentialdiagnostisch kommt Miliartuberkulose in Betracht. Vorgeschichte und Krankheitsverlauf lassen leicht die richtige Entscheidung treffen.

3. Die hypostatische Pneumonie.

Verdunkelung in einem Unterlappen oder in beiden ist meist die einzige Äußerung einer hypostatischen Pneumonie im Röntgenbilde. Da die Entzündung in der Regel mit Blutanschoppung und Ödembildung einhergeht, so ergibt sich meist eine diffuse Trübung, die den Nachweis einzelner Flecken nicht gestattet.

Man wird dem Kranken im allgemeinen die Anstrengung einer Röntgenuntersuchung ersparen, da ihr Ergebnis gering ist.

4. Lungenabsceß und Lungengangrän.

In der Regel ist die klinische Diagnose eines Lungenabscesses leicht. Vorgeschichte, Auscultations- und Perkussionsbefund, umschriebener Druckpunkt im Bereiche der Infiltration (SAUERBRUCH), Fieber und der meist sehr reichliche eitrige Auswurf sind genügende Merkmale.

Lungengangrän zeigt ätiologisch und symptomatologisch große Ähnlichkeit mit Lungenabsceß. Strenge Scheidung ist deshalb nicht möglich.

Die örtliche Diagnose der Absceß- und der Gangränhöhle verursacht dagegen zuweilen große Schwierigkeiten. Oft ist man erstaunt, daß durch physikalische Untersuchung selbst ausgedehnte Zerstörungen nicht nachgewiesen, geschweige denn ihre Lage ermittelt werden konnten. Namentlich im Unterlappen ist das der Fall.

Für innerliche Behandlung ist Herddiagnose nicht unbedingt nötig. Dagegen kommt ihr für operative Eröffnung ausschlaggebende Bedeutung zu.

In jedem Falle aber kann man aus dem Röntgenbilde den pathologisch-anatomischen Befund ausgiebig ablesen.

Bei einem Abscesse lassen sich zwei Entwicklungstufen unterscheiden. Pneumonischer Infiltration folgt eitrige Einschmelzung. Mit ihrem Fortschreiten entsteht eine mit Eiter gefüllte Höhle, die von einer pyogenen Membran ausgekleidet ist. Die weitere Umgebung stellen pneumonische Verdichtungen in den verschiedenen Graden der Hepatisation dar. Bei chronischen Erkrankungen finden sich im äußeren Grenzbereiche bindegewebig indurierte, ja sklerosierte Lungenschichten.

Von der Absceßhöhle unterscheidet sich die gangränöse durch das morsche, zerfallende, brandige Gewebe, das die innere Auskleidung bildet. Bindegewebstränge, Gefäße und Bronchen durchziehen den Raum, der buchtig, zerklüftet und unregelmäßig begrenzt ist. Der äußere Infiltrationswall kann verschieden stark sein. Zuweilen stellt er nur eine schmale Zone dar. Meist erstreckt er sich auf große Abschnitte der Lunge.

Ebenso mannigfaltig wie die Ätiologie ist auch die Lage dieser Eiter- und Gangränhöhlen. Embolische Abscesse sind vielfach und regellos über die eine oder beide Lungen verstreut. Dagegen bevorzugt der durch Aspiration und nach Pneumonie auftretende Lungenabsceß den rechten Unterlappen. Keineswegs selten indes sind auch Oberlappenabscesse.

Wenn der Herd nahe der Lungenoberfläche oder einem Interlobärspalte sitzt, ist gewöhnlich auch die Pleura an dem Entzündungsvorgange beteiligt. Verwachsungen der beiden Brustfellblätter mit späterer Schwartenbildung oder Durchbruch des Herdes in die Pleurahöhle und Empyembildung kommen dann vor.

Sitzt der Absceß im Unterlappen nahe der Lungenbasis, so kann durch Einbeziehung der Pleura diaphragmatica in die Narbenschrumpfung das Zwerchfell unregelmäßige Verziehungen erleiden, die seine Bewegungen erheblich beeinträchtigen.

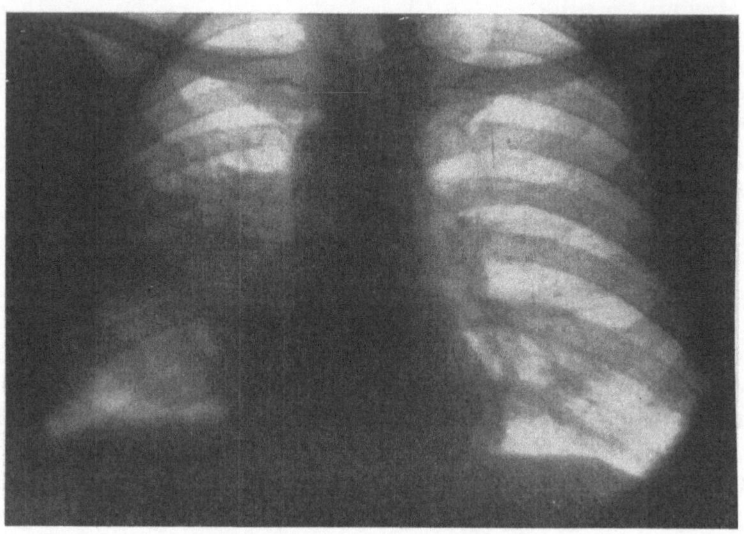

Abb. 62. Lungenabsceß. Frühe Stufe.

Die Ausdehnung der Höhle ist verschieden. Man sieht Lungenabscesse von Bohnen- bis Faustgröße. Manchmal gehen Einzelherde ineinander über, so daß eine weite unregelmäßige Bucht entsteht. Meist ist die Absceßhöhle aber annähernd kugelrund, während die Gangränhöhle infolge fortschreitender Zerstörung ihrer Wände und des Fehlens einer stärker ausgebildeten Demarkationszone unregelmäßige Gestalt hat.

Diesen pathologisch-anatomischen Eigenschaften von Lungenabsceß und Lungenbrand entsprechen durchaus die Röntgenbilder. Die Aufnahme gibt oft einen so genauen Einblick in Lage und Form eines Herdes, wie ihn genaueste klinische Untersuchung kaum ermöglicht.

Die Röntgenbilder der Anfangstufen eines Lungenabscesses und einer Gangrän unterscheiden sich im wesentlichen nicht von denen der einfachen Pneumonie. Sie zeigen einen verschwommenen, ziemlich gleichmäßigen, mehr oder weniger scharf begrenzten Schatten (Abb. 62).

Charakteristische Bilder entstehen erst, wenn eine Höhle vorhanden ist. Man erkennt sie in der Mitte eines Infiltrationsschattens an kreisrunder Lichte. Doch ist diese Erscheinung nicht gesetzmäßig. Ist die Kaverne z. B. morgens vor dem Aushusten mit eitrigem oder gangränösem Inhalte gefüllt, so kommt auf der

Platte keine Aufhellung zustande; es zeigt sich vielmehr eine verschwommene, annähernd gleichmäßige Verdunkelung; erst in leerem Zustand erscheint die Höhle (Abb. 63) wieder hell. Bei teilweiser Sekretfüllung sieht man im unteren Abschnitt einen dichten Schatten, der nach oben durch eine wagerechte, gerade

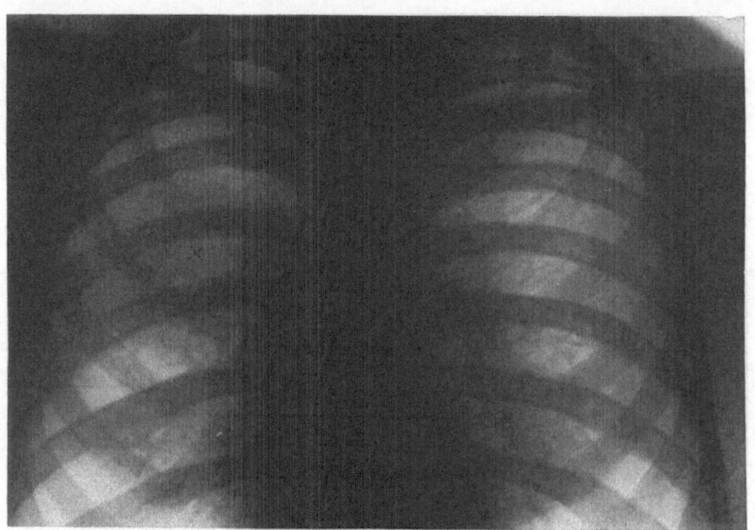

Abb. 63. Lungenabsceß mit Höhlenbildung an der rechten Lungenwurzel.

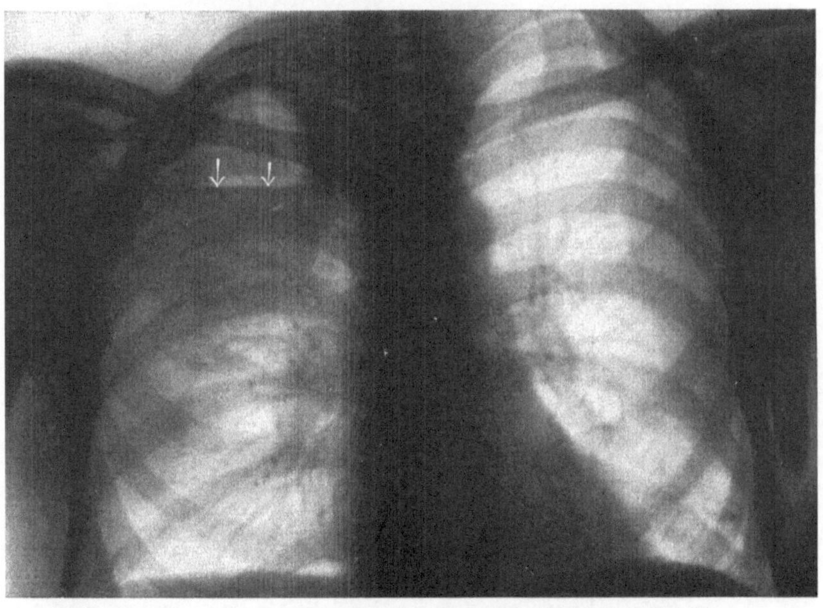

Abb. 64. Absceßhöhle mit Flüssigkeitsspiegel (Pfeile).

Linie abgegrenzt ist. Sie entspricht dem Eiterspiegel (Abb. 64). Die Absceß- oder Gangränhöhle bietet dann die radiologischen Erscheinungen eines abgekapselten Pyopneumothorax. Bei Untersuchungen in wechselnder Körperlage stellt sich die Flüssigkeitsoberfläche stets wagerecht ein. Durch Schütteln des Kranken

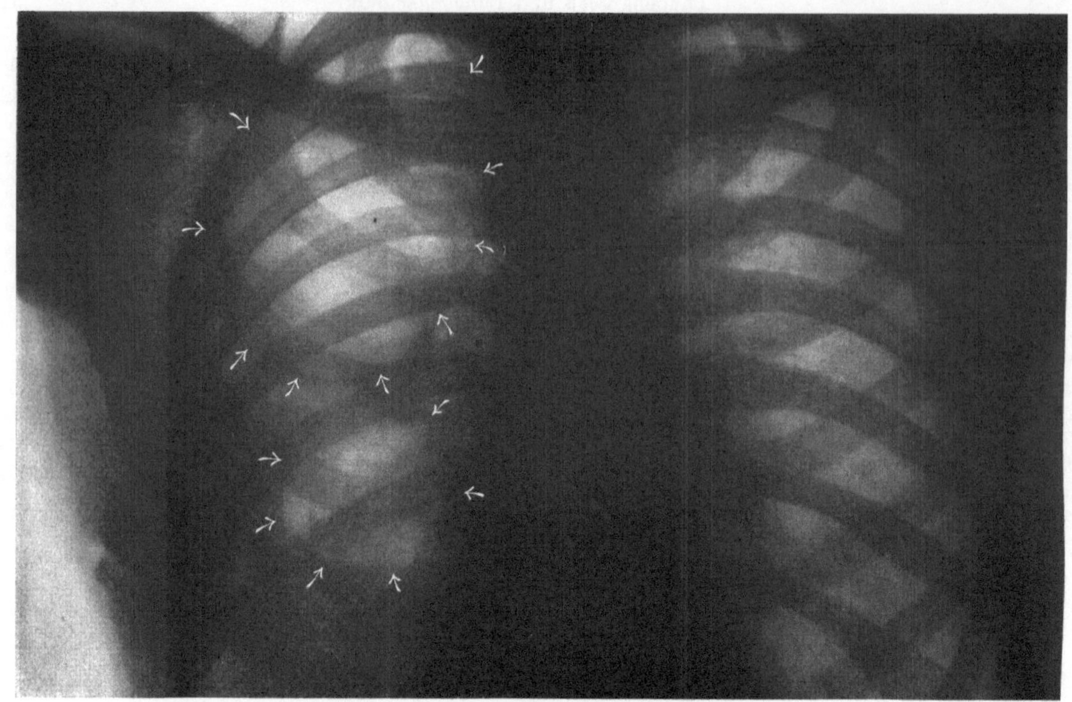

Abb. 65. Zwei ältere Absceßhöhlen von außerordentlicher Größe, die fast die ganze rechte Lunge ausfüllen. Pfeile: Absceßmembran.

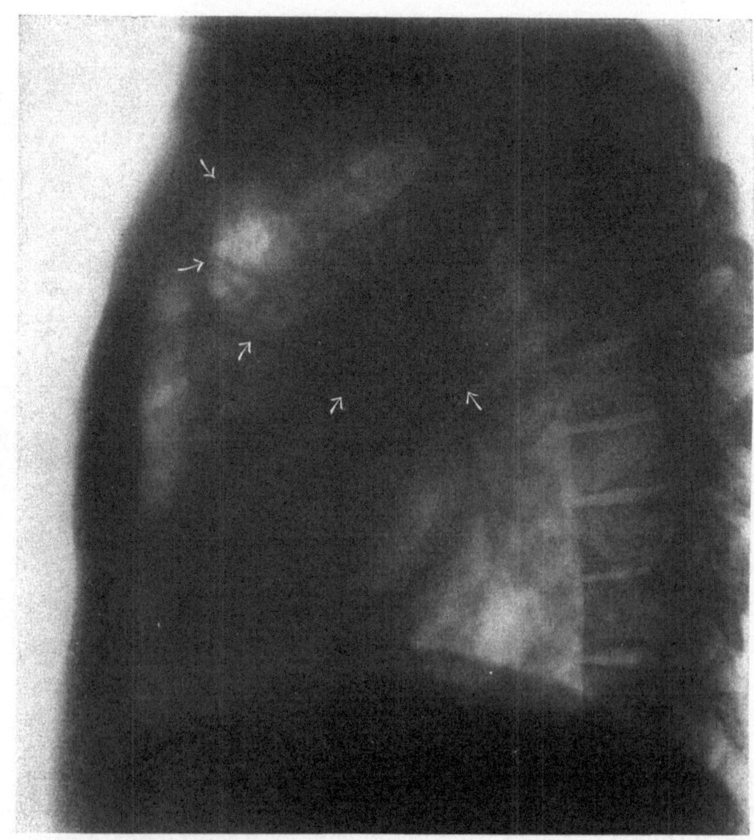

Abb. 66. Dasselbe in frontaler Strahlenrichtung.

vor dem Durchleuchtungschirme können in größeren Höhlen Wellenbewegungen des Spiegels erzeugt werden.

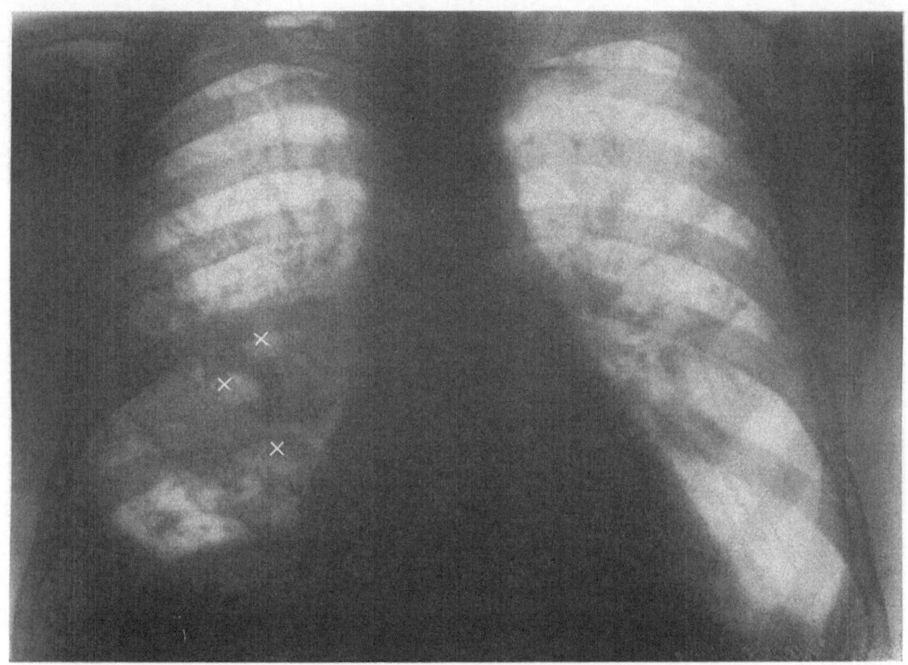

Abb. 67. Vielfache Absceßhöhlen in breiter Verdichtungszone. Kreuze: verschiedene kleine Höhlen.

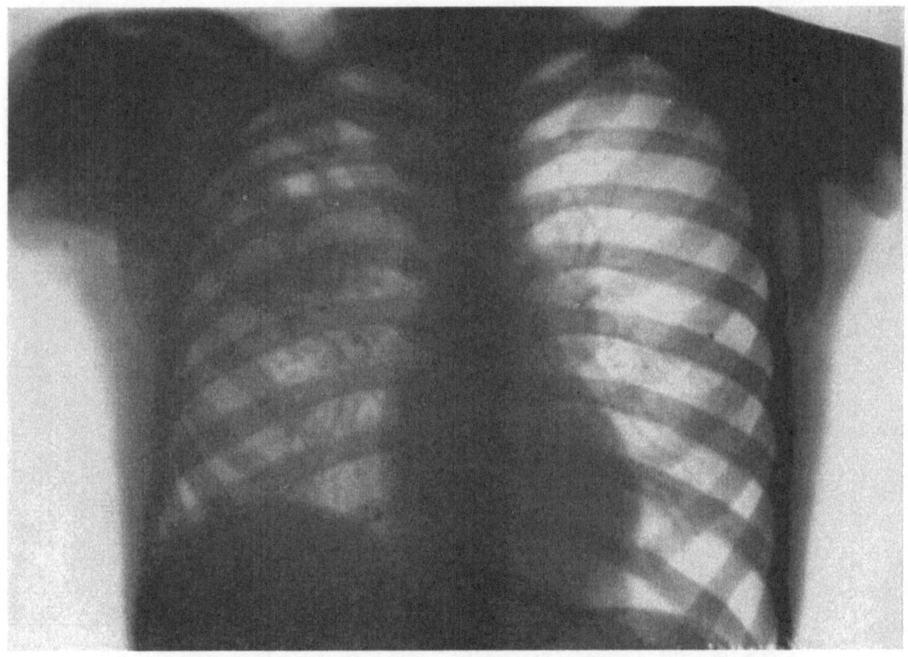

Abb. 68. Gangränherd der rechten Lunge im Beginne.

Die verschieden breite, entzündlich infiltrierte Schicht der Absceßwand bietet sich im Röntgenbilde als Trübung dar. Sie ist, wenn der pneumonische Zustand

5*

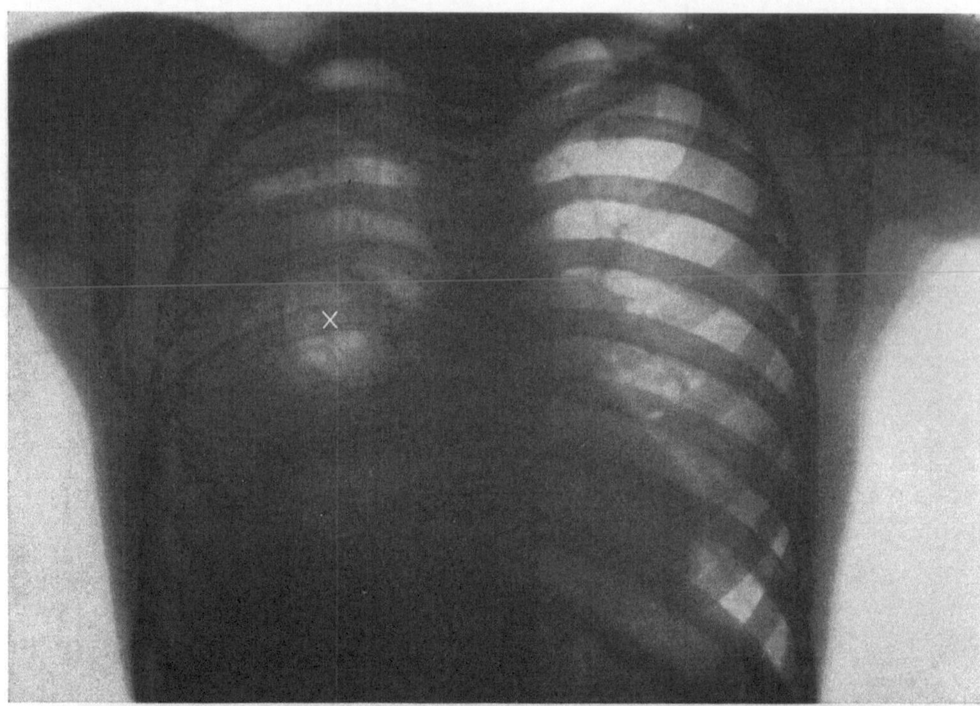

Abb. 69. Gangränhöhle (×) in ausgedehnt verdichtetem Lungenbezirke.

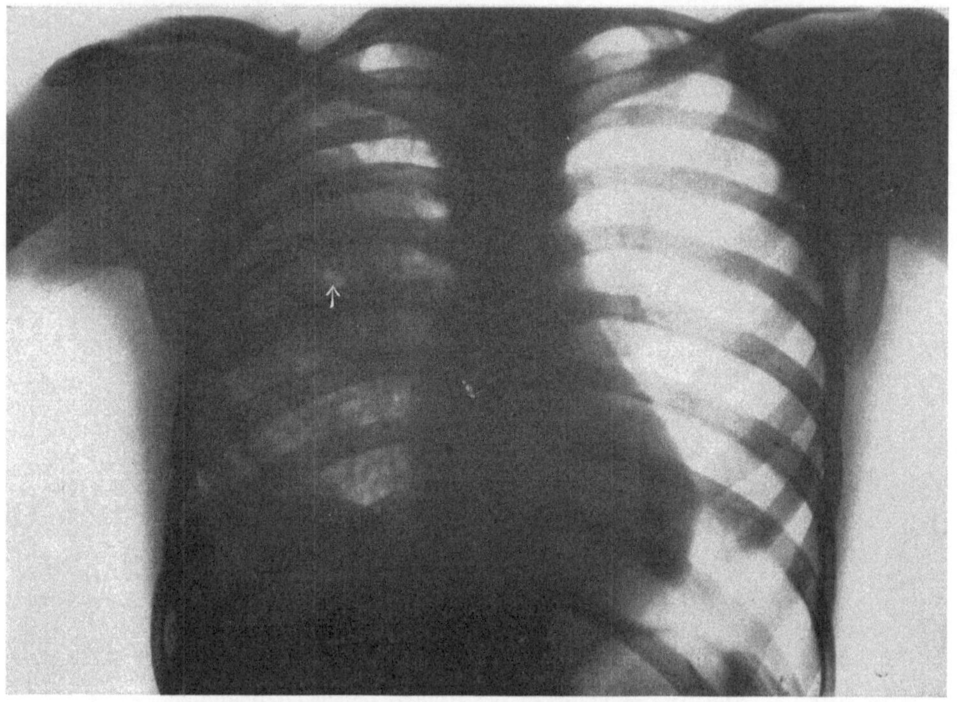

Abb. 70. Der gleiche Kranke, zwei Wochen später (Hochstand des rechten Zwerchfelles).
Pfeil: Absceßhöhle.

noch stark im Vordergrunde steht, breit. Ältere Höhlen zeigen dagegen meist nur einen schmalen Randschatten, als Ausdruck schwieliger Kapselbildung (vgl. Abb. 64).

Abszeßhöhlen erreichen manchmal erhebliche Größen. Ganze Lungenlappen können durch mächtige Kammern ersetzt werden, die durch bindegewebige Wände getrennt sind (Abb. 65 und 66).

Oft tritt Kavernenbildung in der Vielzahl auf. Der Röntgenschatten erscheint dann wie durchlöchert (Abb. 67). Durch nachträgliche Vereinigung mehrerer solcher Höhlen entsteht eine einzige große. Dieser Vorgang läßt sich im Verlaufe des Leidens röntgenologisch schön verfolgen.

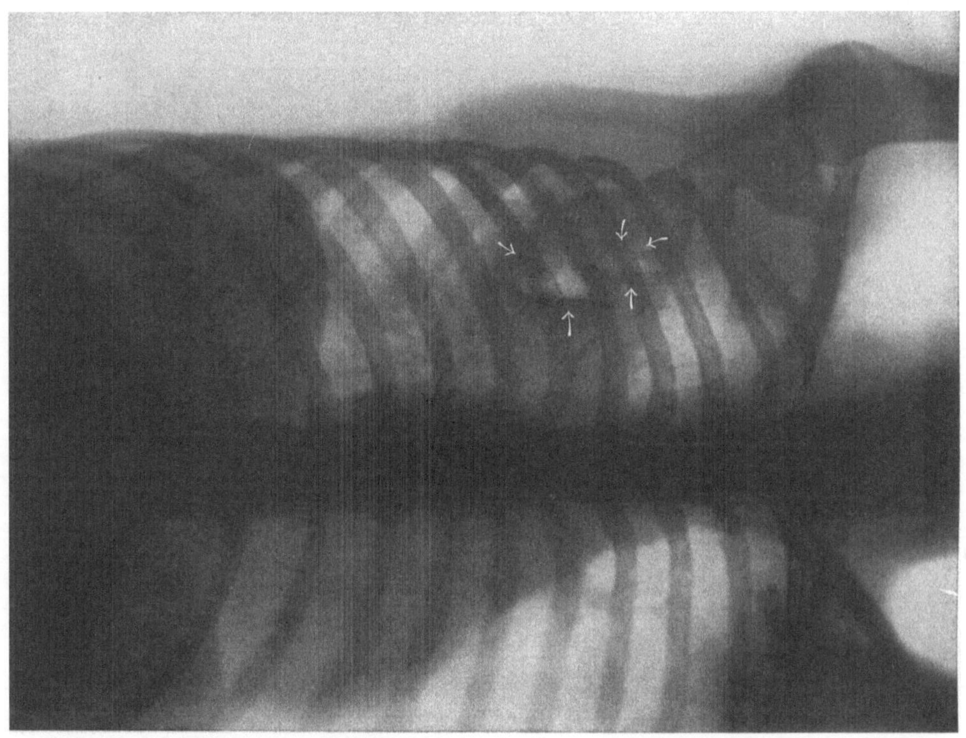

Abb. 71. Derselbe Kranke. Die Aufnahme wurde bei linker Seitenlage vorgenommen. Die Pfeile zeigen drei Höhlen mit wagerechten Flüssigkeitsspiegeln.

Im Gegensatze zu der Gleich- und Gesetzmäßigkeit der Bilder eines Abscesses stehen die innerhalb kurzer Zeitspannen verschiedenartigen Aufnahmen einer Gangrän. Größe und Form der Höhle, Ausdehnung und Tiefe der umgebenden Infiltrationsverdichtung schwanken erheblich.

Die Abb. 68—71 veranschaulichen das Gesagte. Sie stammen von einer an Lungengangrän erkrankten Frau, die innerhalb von 3 Wochen wiederholt untersucht wurde. Das erste Bild (Abb. 68) zeigt die beginnende Erkrankung, einen Infiltrationschatten im rechten Oberlappen. Abb. 69 läßt die weitere Ausdehnung nach unten und auch eine mächtige Höhle erkennen. 2 Wochen später scheint sich der Herd etwas verkleinert und umgrenzt zu haben. Die Infiltration in den unteren Abschnitten ist geringer geworden. Bereits sind Lungenzeichnung, marmorartige Fleckung und feine, nach allen Richtungen ausstrahlende Streifen deutlich wahrnehmbar. Zugleich hat der Raum eine wesentliche Änderung erfahren. Die Kaverne sieht kleiner aus (Abb. 70). In Wirklichkeit sind aber mehrere Buchten vorhanden, die untereinander in Verbindung stehen. Jede zeigt einen Flüssigkeitspiegel, am klarsten in Seitenlage (Abb. 71).

Besondere Erwähnung verdient der Hilusabsceß. Sein Sitz verleiht dem Röntgenbilde einen eindeutigen dreieckigen Schatten mit nach außen gerichteter Spitze. Die Grenzen sind meist unregelmäßig. Einzelne Ausläufer dringen wurzelförmig in das umliegende Gewebe ein (Abb. 72). Oft ist er von einem interlobären Empyem umgeben. Umgekehrt kann er nach Durchbruch eines solchen entstehen. Aus diesem Grunde ist die Differentialdiagnose nicht immer einfach; die an sich schwere operative Eröffnung eines solchen Abscesses wird durch Röntgenuntersuchung erheblich erleichtert.

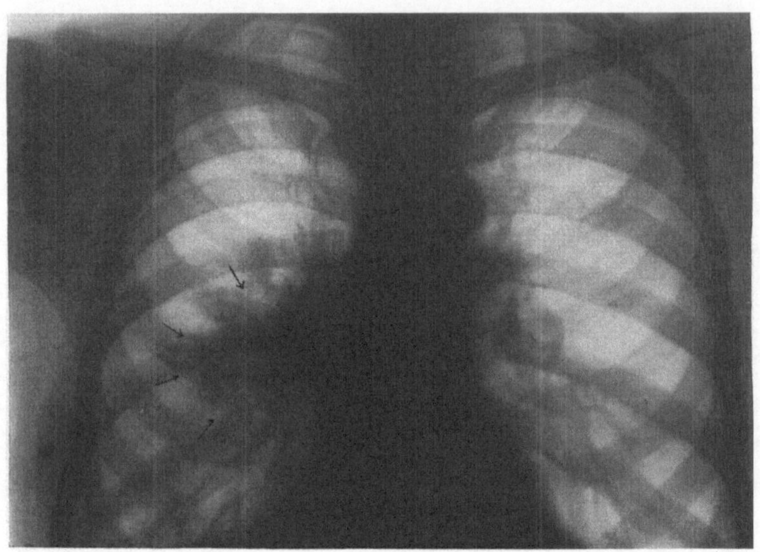

Abb. 72. Rechtseitiger Hilusabsceß.

Die chronische Entzündung in der Umgebung alter Abscesse verzieht infolge starker Schrumpfung, ähnlich wie bei Tuberkulose, die benachbarten Organe. So werden Mittelfell, Aorta, Herz und Zwerchfell höhlenwärts gezerrt. Bei Lage in dem Rindenbezirke wird namentlich auch die Brustwand muldenförmig eingebuchtet; sie verliert dadurch ihre freie respiratorische Beweglichkeit.

Das Röntgenbild zeigt außer einem verschmälerten Lungenfelde Verkleinerung der Intercostalräume und Schrägstellung der Rippen, sowie später Skoliose, deren Konkavität nach dem Krankheitsherde gerichtet ist.

Häufige Komplikationen des Lungenabscesses und der Lungengangrän sind Brustfellerguß, Pyopneumothorax und interlobäres Empyem. Der röntgenologische Nachweis der Absceßhöhle kann durch den verdeckenden Schatten dieser Erkrankungen ungemein erschwert, ja sogar unmöglich gemacht werden. Zuweilen bringt Untersuchung in verschiedenen Körperlagen oder nach Punktion und Entleerung des Empyemes Klärung.

Wenn ein abgekapseltes oder ein interlobäres Empyem gleichzeitig mit einem Lungenabscesse vorhanden ist, so läßt sich die Frage nach der primären Erkrankung schwer entscheiden. Durchbruch eines Abscesses in den Brustfellraum kann ebensogut ein Empyem hervorrufen, wie Durchbruch eines Empyems in die Lunge einen Absceß.

Bei der röntgenologischen Betrachtung eines Lungenabscesses sind die Unterscheidungsmerkmale gegenüber anderen höhlenbildenden Erkrankungen zu berücksichtigen. Am leichtesten ist Verwechslung mit einer tuberkulösen Kaverne möglich. Bei ihr sind aber in den übrigen Lungenfeldern die für die Erkrankung bezeichnenden kleinen Herde nachweisbar. Ferner sitzen Kavernen gewöhnlich im Oberlappen, während Abscesse vorwiegend die mittleren und die unteren Abschnitte befallen.

Auch würde das Fehlen eines Flüssigkeitsspiegels mehr für Kaverne als für Absceß sprechen. Wenn ein solcher bei Tuberkulosen ausnahmsweise nachweisbar ist, handelt es sich gewöhnlich um eine sekundär infizierte Höhle (Abb. 73). Endgültige Entscheidung kann manchmal nur durch die klinische Untersuchung, vor allem des Auswurfes erbracht werden.

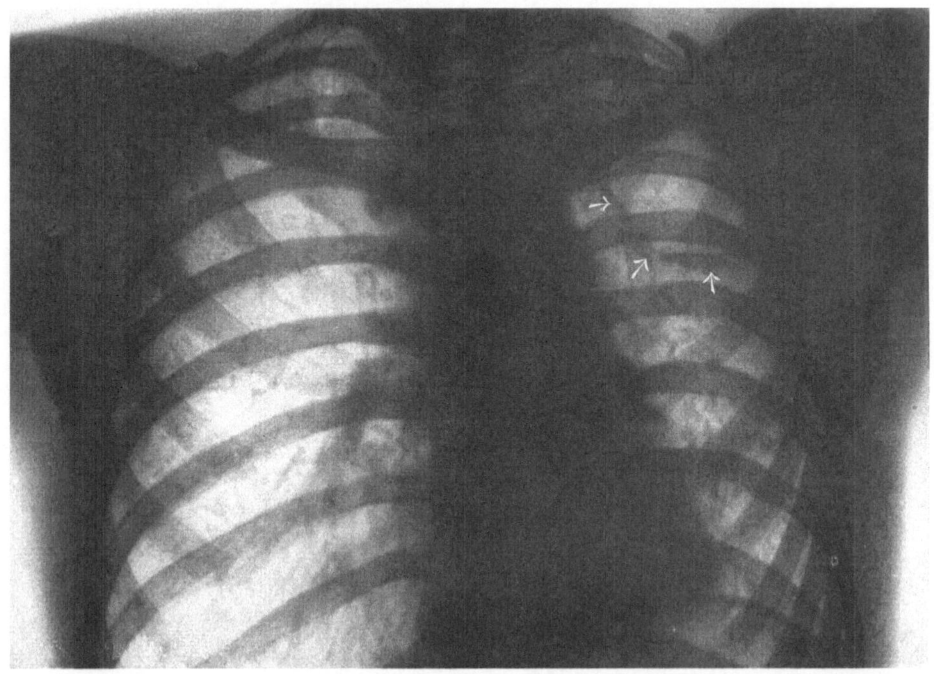

Abb. 73. Linkseitige tuberkulöse Kaverne mit Flüssigkeitsspiegel. Pfeile: Kavernengrenze.

Schwieriger ist es, ein Lungencarcinom auszuschließen. Gerade hier wird viel geirrt. Eine Reihe von Carcinomen neigt zu frühzeitigem Zerfall. In ihrem Innern entstehen mehr oder minder große Eiterhöhlen, die Fieber und reichlichen Auswurf veranlassen. Wenn die klinischen Erscheinungen eines solchen Vorganges sich an akute Erkrankung, z. B. Grippe, anschließen, ist es verständlich, daß der Arzt an Lungenabsceß und nicht an Carcinom denkt. Wir haben in den letzten Jahren eine große Zahl solcher Fehldiagnosen erlebt. Kranke mit fortgeschrittenen Lungengeschwülsten wurden uns zur Behandlung eines Abscesses überwiesen.

Daß umgekehrt Lungenabscesse mit diffuser Infiltration des umgebenden Lungengewebes Neubildungen vortäuschen können, wird später gezeigt werden (vgl. S. 59—61).

Bei diesen besonderen, keineswegs aber seltenen Formen der Lungenabscesse läßt leider nur allzuoft auch die röntgenologische Diagnose im Stich. Alle Veränderungen des gewöhnlichen Abscesses finden sich bei der carcinomatösen Zerfallshöhle, und Verwechslung der beiden Befunde sind nur zu begreiflich. Gerade darum ist es wichtig, die gesamten klinischen Untersuchungsergebnisse kritisch zu verarbeiten und mit dem Röntgenbild in Einklang zu bringen.

44jährige Lageristin. Vor 3 Jahren nach Erkältung Fieber, Husten und Auswurf. Dauer 2 Monate. Dann wieder beschwerdefrei. Juli 1924 unvermittelt leicht blutiger Auswurf, der auch kleine Gewebstücke enthält. Dezember 1924 plötzlich Aushusten größerer Mengen Blut. Ein Arzt stellt röntgenologisch Verschattung im Bereiche der linken Lunge fest. Zunächst Verdacht auf Tumor. Deshalb Röntgenbestrahlung. Auswurfmenge geht zurück. Nunmehr Schmerzen in der linken Brustseite und in der Magengrube. Abmagerung, Schwächegefühl. Januar 1925 klinische Behandlung wegen Verdachtes auf Lungenabsceß. Röntgenologisch deutlicher Flüssigkeitsspiegel, aber kein Auswurf. Zunahme der Schmerzen. Oktober 1925 zur Behandlung des „Lungenabscesses" Überweisung an die Chirurgische Klinik München. Hier wird nach klinischer und röntgenologischer Untersuchung Diagnose auf Lungengeschwulst gestellt. Ihre operative Entfernung gelingt.

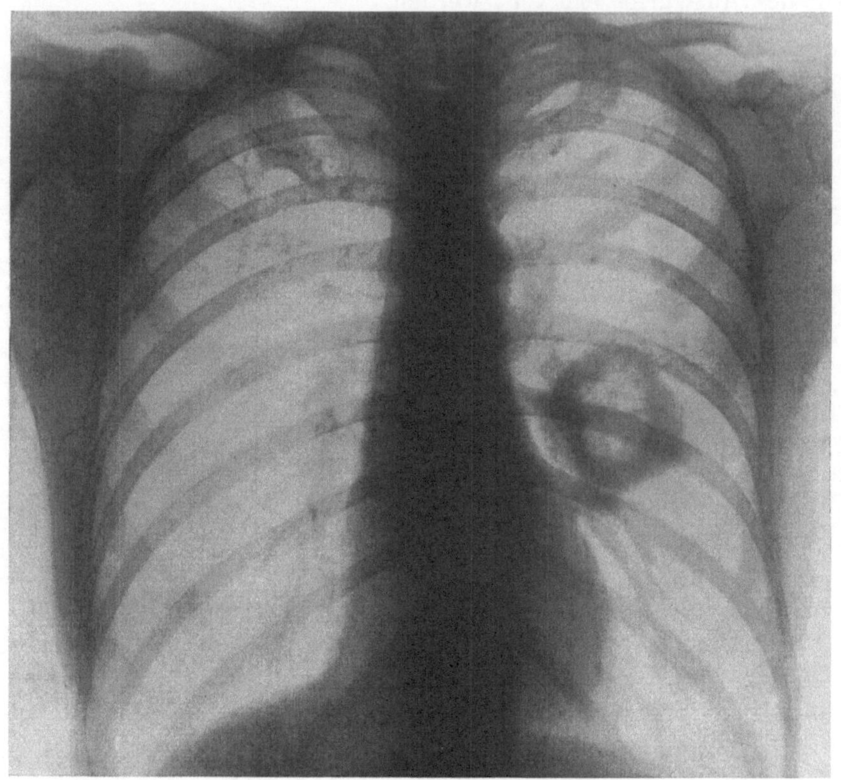

Abb. 74. Zentrales Lungencarcinom mit Höhlenbildung im Bereiche des linken Hilus.

Abb. 74 zeigt im Bereiche des linken Lungenstieles einen übertalergroßen, ringförmigen Schatten mit zentraler Aufhellung. Ihre Umrisse sind unregelmäßig und zackig, während die des Schattens sich mehr abrunden. Gegen die Lungenwurzel zu besteht eine scharfe Grenze. Die übrigen Abschnitte der linken Lunge weisen keine besonderen Veränderungen auf. Über der rechten Spitze vereinzelte Kalkherde.

Abb. 75, eine Aufnahme nach 4 Monaten, zeigt den Schatten größer und dichter. Die Aufhellung ist größtenteils verschwunden. Man erkennt nur noch an der Kuppe einen mandelförmigen hellen Saum, der sich nach unten wagerecht scharf absetzt. Der Schatten hat deutlich Beziehungen zum Hilus gewonnen.

Abb. 76: Die Geschwulst ist weiter gewachsen. Ihr Schatten reicht jetzt bei sagittaler Aufnahme fast bis zur seitlichen Thoraxwand und ist gegen das Mittelfeld zu nicht mehr abzugrenzen.

Abb. 77: Befund 4 Monate nach Entfernung des Gewächses. Sein Schatten ist verschwunden, im Hilusgebiet aber das beginnende Rezidiv zu erkennen.

Es wurde also bei dieser Kranken ein zerfallendes Lungencarcinom klinisch und röntgenologisch zunächst als Absceß gedeutet. Daß seine gesamten klassischen Zeichen: zentrale Aufhellung, periphere Infiltrationszone, sogar Flüssigkeitspiegel, vorhanden waren, entschuldigt den Irrtum.

Klinische Untersuchung war zweifellos überlegen. Verlauf und Gesamteindruck des Leidens führten auf die richtige Spur. Bei vergleichender Prüfung der verschiedenen Röntgenbilder wurde dann freilich die Diagnose gesichert.

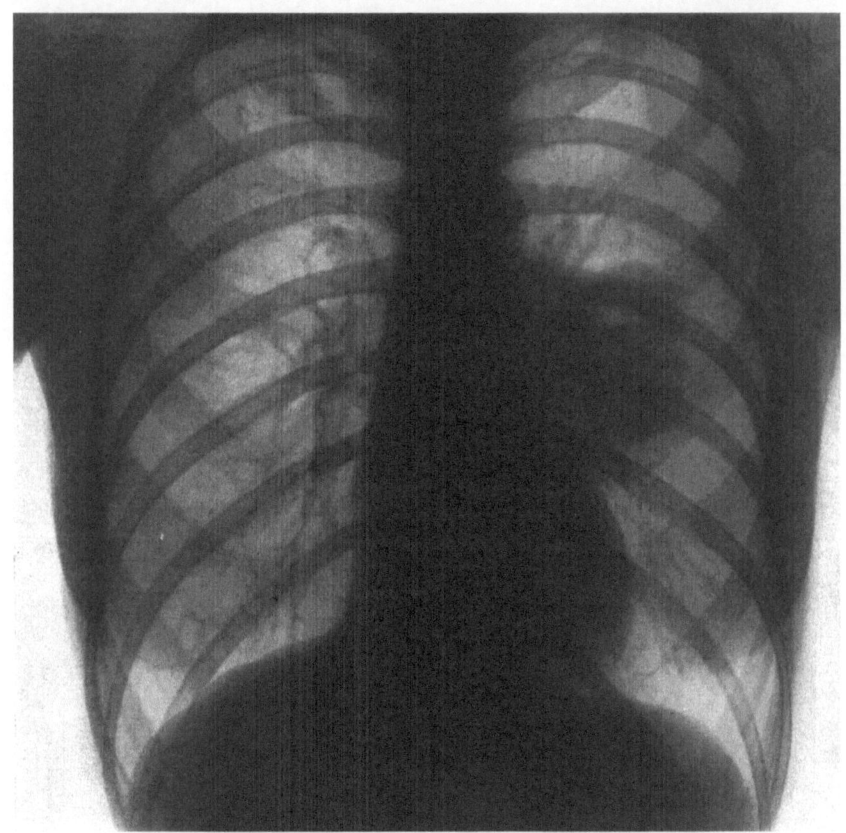

Abb. 75. Dieselbe Kranke 4 Monate später.

Die nächste Beobachtung lehrt, wie umgekehrt ein großer Lungenabsceß $1^1/_2$ Jahre lang als Lungencarcinom aufgefaßt und behandelt wurde.

55jähriger Verlagsbuchhändler. 1918 wegen Nierencarcinom operiert. September 1924 beginnendes Lungenleiden mit leichten Hämoptysen, Allgemeinbefinden kaum gestört. März 1925 Fieber, schleimigeitriger Auswurf ohne Blutbeimengung. Wegen Verdacht auf Lungengeschwulst 40 Röntgenbestrahlungen. Keine Besserung. September 1925 Aufnahme in die Klinik. Typische Lungenabsceßzeichen, Fieber bis 39, eitriger, manchmal blutiger Auswurf bis 100 ccm.

Die Röntgenuntersuchung, Abb. 78, zeigt im Bereiche des rechten unteren Lungenfeldes eine diffuse, dichte Verschattung, die sich unten im Zwerchfellschatten verliert, nach außen bis zur Brustwand reicht und oben unscharfe Begrenzung aufweist. In ihrer Mitte erkennt man eine kleine Aufhellung; sie spricht für eine Zerfallshöhle. September 1925 Eröffnung des Abscesses, rasche Entfieberung, Schwinden des Auswurfes. Abb. 79 zeigt den Zustand nach der Operation. Heilung der Wunde. November 1925 im besten Allgemeinzustande aus der Klinik entlassen.

Der Kranke starb später an Embolie.

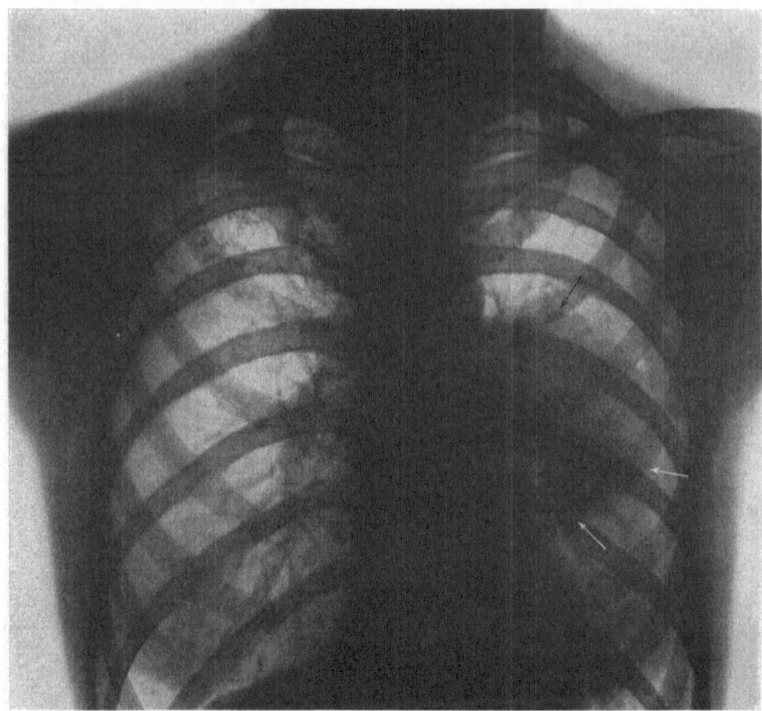

Abb. 76. Dieselbe Kranke 5 Monate später.

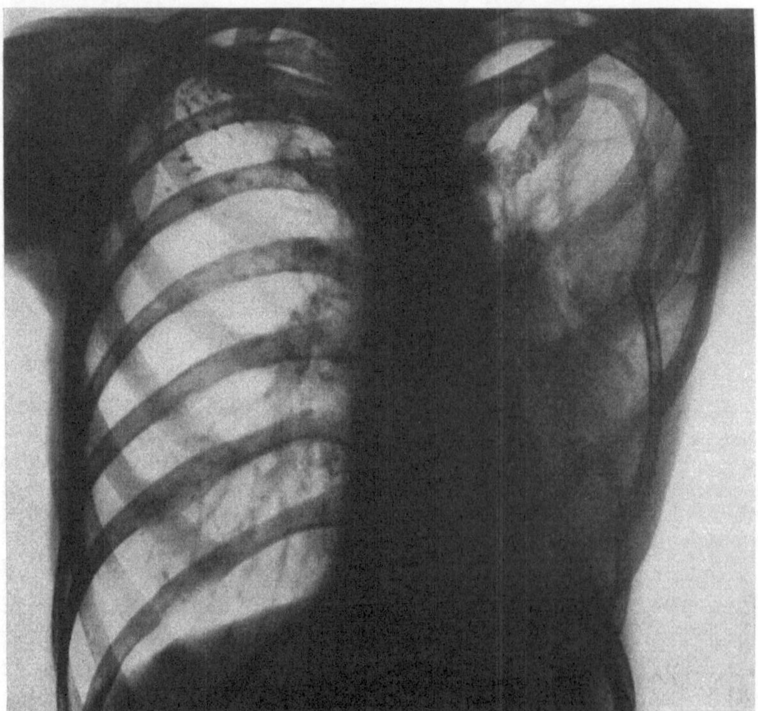

Abb. 77. Dieselbe Kranke 4 Monate nach der operativen Entfernung der Geschwulst.

Ähnlich wie bei Bronchektasen mag es auch bei Lungenabscessen gelegentlich angezeigt erscheinen, mit Kontrastverfahren den Hohlraum darzustellen. In der

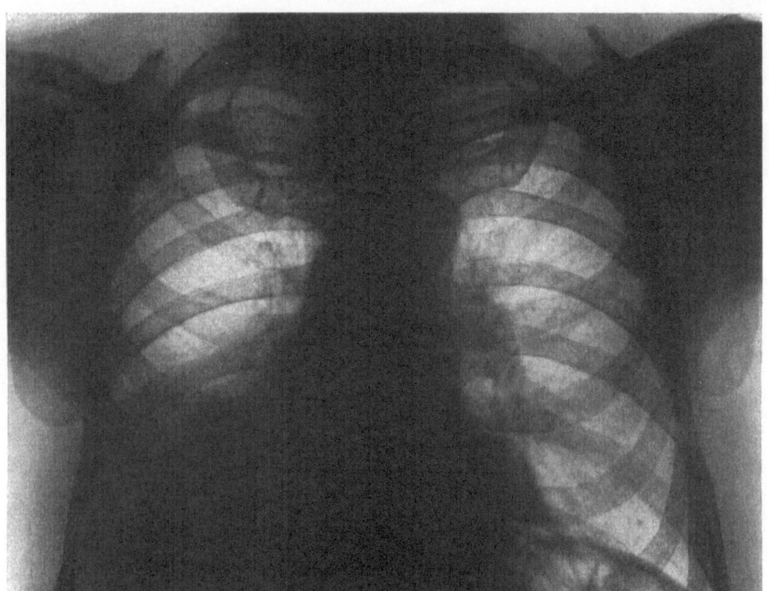

Abb. 78. Zentral gelegener Lungenabsceß in der unteren rechten Lungenhälfte.

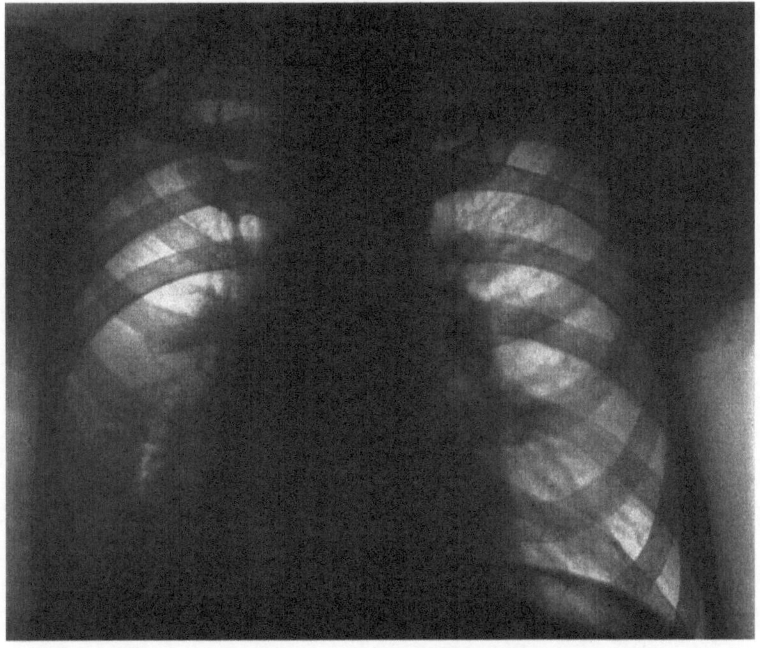

Abb. 79. Derselbe Kranke nach Eröffnung des Abscesses.

Regel braucht man jedoch dieses Hilfsmittel nicht; denn die röntgenologischen Zeichen eines Lungenabscesses sind meistens eindeutig genug; außerdem versagt es bei Abgrenzung gegen Tumor.

Ebenso wichtig wie röntgenologische Diagnose des Herdes ist genaue Lagebestimmung als Vorbereitung für den chirurgischen Eingriff.

Die Fortschritte der letzten Jahre in der operativen Eröffnung der Lungen-

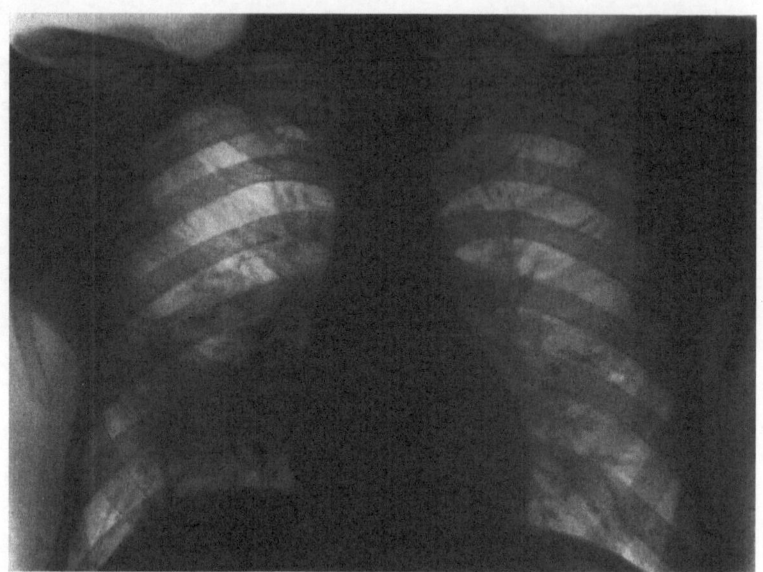

Abb. 80. Zentral gelegener Lungenabsceß in der unteren rechten Lungenhälfte.

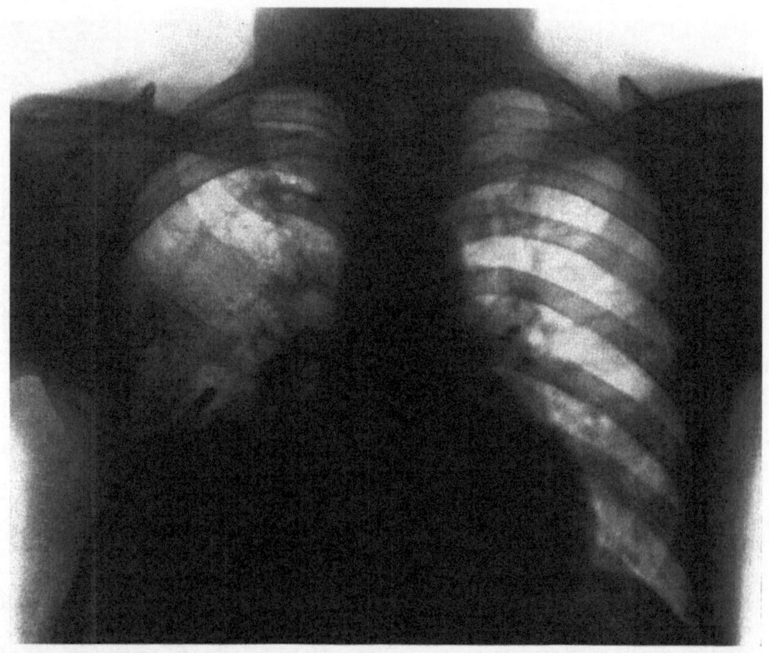

Abb. 81. Derselbe Kranke nach Eröffnung und Drainage des Abscesses.

abscesse beruhen auf der Ausarbeitung zweckmäßiger Verfahren, auf dem besten und schonendsten Wege an den Herd heranzukommen. Das Röntgenbild hat hier wertvolle Hilfe geleistet. Heute gelingt es, durch genaue Lokalisation festzustellen, von welchem Punkte der Brustwand aus eingegangen werden muß. Ja das Röntgenverfahren hat sogar Einfluß auf Schnittführung, ein- oder zweizeitiges Vorgehen,

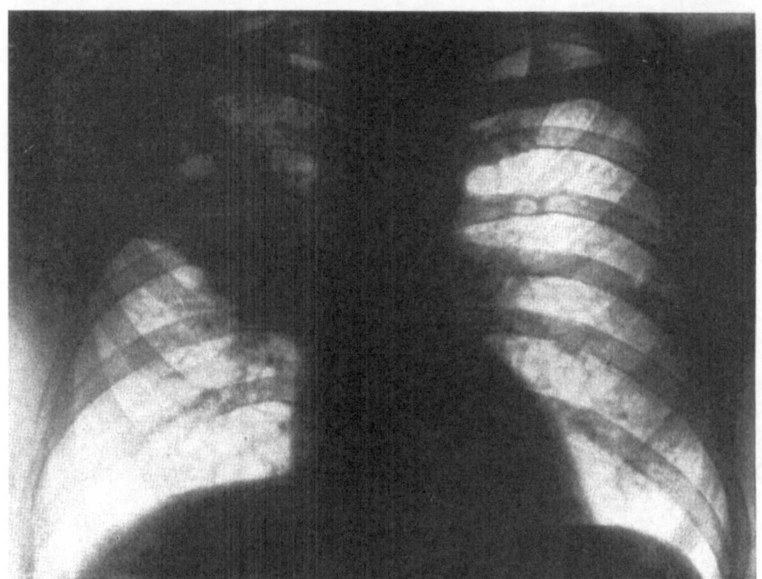

Abb. 82. Lungenabsceß mit interlobärem Empyem.

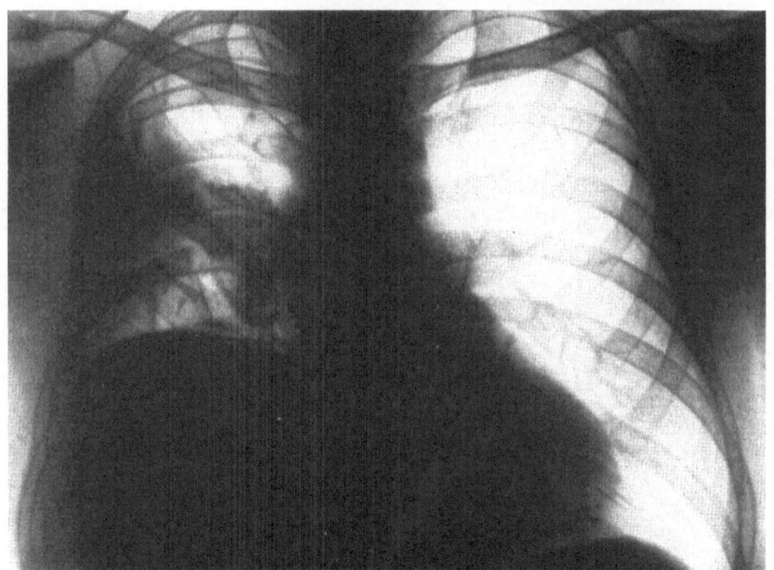

Abb. 83. Derselbe Kranke nach Phrenikotomie und Eröffnung des Abscesses.

Anlegen einer Plombe. Die Ortsbestimmung nimmt man im allgemeinen vor dem Röntgenschirme bei verschiedenen Körperstellungen vor, ähnlich wie bei Fremdkörpern. Stereoskopische Aufnahmen können vorteilhaft sein, wobei Jodipinfüllungen schärfere und klarere Bilder ergeben.

Im nachfolgenden seien einige der Absceßbehandlungsarten röntgenologisch verfolgt.

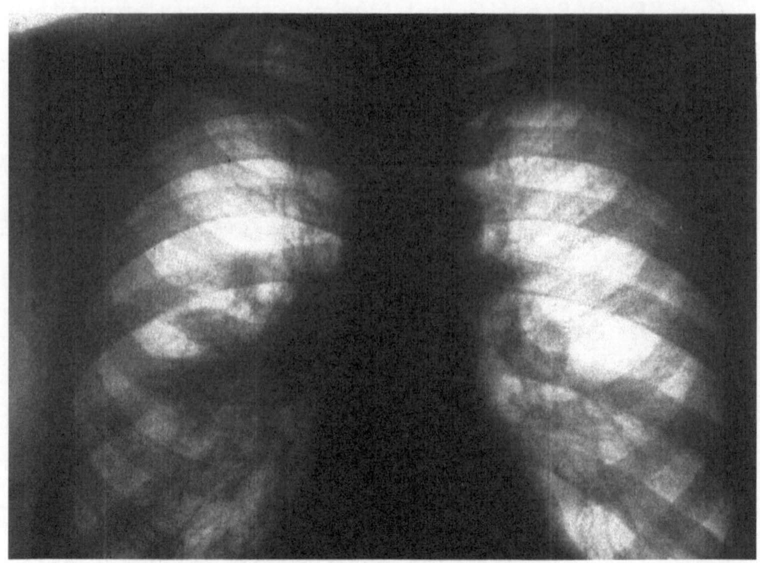

Abb. 84. Hilusabsceß.

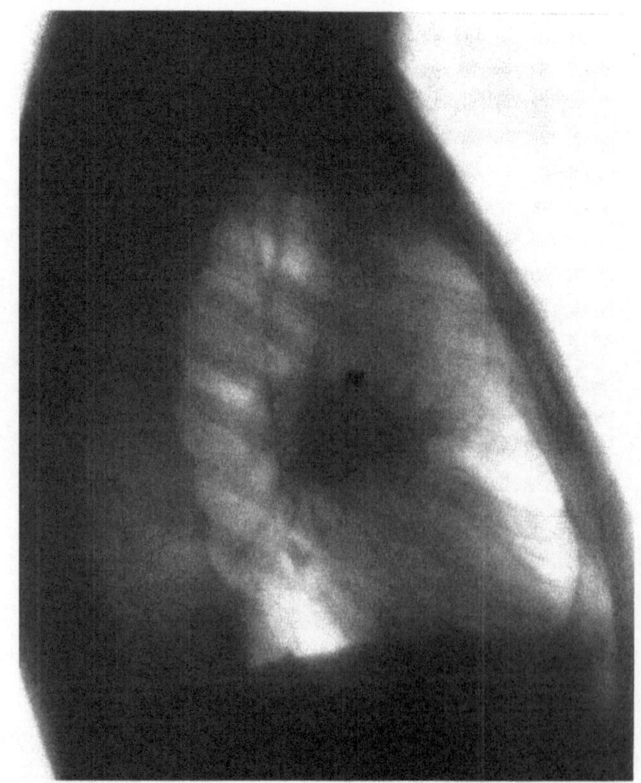

Abb. 85. Derselbe Kranke, frontale Aufnahme.

Bei einem 37 jährigen Mann entwickelte sich im Anschluß an Pneumonie ein Lungenabsceß im rechten Unterlappen.

Abb. 80 zeigt im Bereiche der rechten unteren Lungenhälfte einen umschriebenen abgerundeten Schatten, der vom Herzen fast bis zur seitlichen

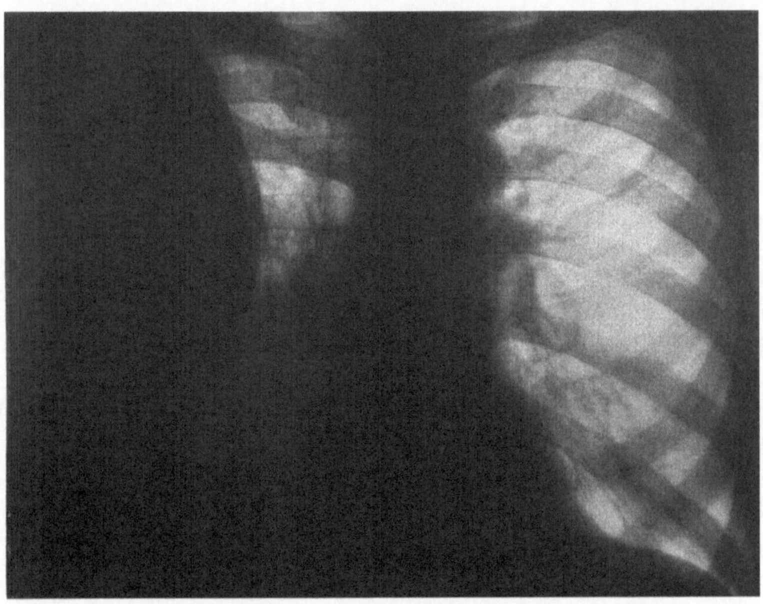

Abb. 86. Derselbe Kranke nach Anlegung einer extrapleuralen Plombe.

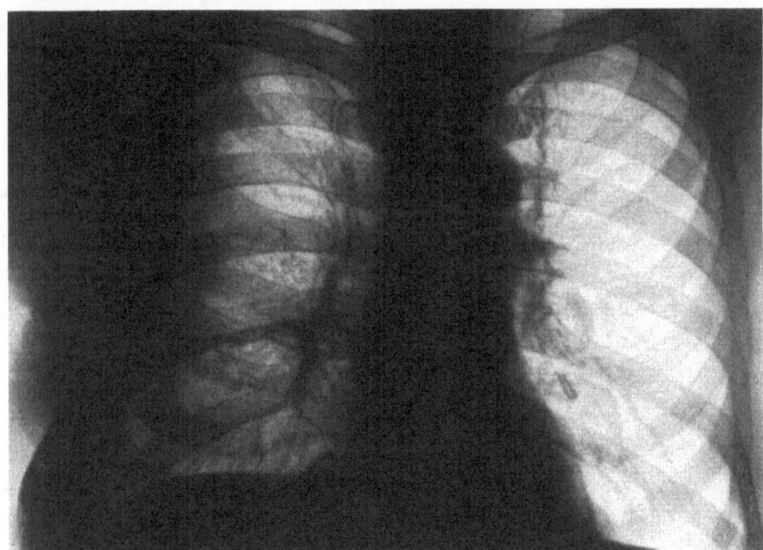

Abb. 87. Derselbe Kranke. Plombe nach Ausheilung des Abcesses entfernt.

Thoraxwand reicht. Im oberen Abschnitt erkennt man eine Aufhellung, die wagerecht nach unten abgesetzt ist.

Es handelt sich um eine Eiterhöhle in der rechten unteren Lungenhälfte. Die Ortsbestimmung ergab, daß sie sich von der 7. bis 9. Rippe ausdehnte und zentral gelegen war.

Die Behandlung begann mit Phrenikotomie. Dann Resektion der Rippen 5—9, Eröffnung der Höhle mit dem Thermokauter, Drainage.

Abb. 81 stellt den Zustand nach Eröffnung des Abscesses dar.

Der Verlauf war außerordentlich günstig. Der ursprünglich in Menge von 400—500 ccm entleerte Auswurf versiegte schließlich ganz. Der Kranke wurde geheilt.

Einen ähnlichen Befund zeigen Abb. 82 und 83. Dieser Lungenabsceß war mit einem interlobären Empyem zwischen Ober- und Mittellappen verbunden. Ob ein Lungenabsceß das Empyem verursacht hatte oder ob umgekehrt eine Brustfelleiterung in die Lunge eingebrochen war, ließ sich nicht bestimmen.

Abb. 82: Ein breiter parallelrandiger Schatten verläuft in der rechten Lunge von außen oben zu ihrer Wurzel hin. Er entspricht dem Gebiete des oberen Interlobärspaltes. In seinem Bereiche deutliche kleine Aufhellung mit wagerechtem Spiegel. Die Spitzenbezirke der Lunge sind größtenteils getrübt. Die Ortsbestimmung des Abscesses zeigte, daß er zentral gelegen war und in Höhe der 5. Rippe an die seitliche Brustwand heranreichte.

Er wurde nach Zwerchfellähmung und ausgedehnter Rippenresektion in der Achsellinie am Nahpunkte zur Brustwand mit dem Thermokauter eröffnet. Drainage.

Abb. 83 zeigt die Verhältnisse nach Spaltung der Absceßhöhle in der Genesungszeit. Die Kranke wurde geheilt.

Für die neuerdings eingeführte Plombenbehandlung der Lungenabscesse ist die Röntgenuntersuchung von ganz besonderem Werte. Gerade bei tiefliegenden Hilusabscessen, deren Eröffnung mit großen technischen Schwierigkeiten und mit Gefabren für den Kranken verbunden ist, kommt alles darauf an, in richtiger Lage und Stelle die vorbereitende Plombenmasse einzuführen. Dazu ist Röntgenbestimmung unerläßlich.

Während des weiteren Verlaufes erhält man im Röntgenlichte Einblick, ob die Plombe genügt, ob sie am richtigen Platze wirkt oder ob weitere Maßnahmen notwendig sind.

59jähriger Arzt. Vor drei Jahren Grippepneumonie, im Anschlusse daran langwieriges Lungenleiden mit eitrigem, gelegentlich hämorrhagischem, sehr übelriechenden Auswurfe, bis 200 ccm. Subfebrile Körperwärme. Klinische Diagnose: Rechtseitiger Lungenabsceß.

Abb. 84 zeigt im Bereiche des rechten Hilus einen nach der Seite zu verlaufenden Schatten, der nach oben wagerecht, nach unten bogenförmig abgegrenzt ist. Lungenwurzel diffus verschattet.

Diagnose: Hilusabsceß.

Ein seitlich aufgenommenes Bild (Abb. 85) ergibt seinen Sitz zentral und eher nach vorn als nach hinten.

Von operativer Eröffnung dieses ungünstig gelegenen Herdes wurde abgesehen. Man beschränkte sich nach vorausgeschickter Zwerchfellähmung auf Plombenbehandlung.

Abb. 86 läßt sehr schön die eingelegte Plombe und die hochgradige Kompression des Absceßgebietes erkennen.

Später brach der Eiter in das Plombenbett durch und entleerte sich. Vollständige Genesung. Gutes Allgemeinbefinden. Gewichtszunahme. Kein Auswurf.

Abb. 87 zeigt das nach Entfernung der Plombe ausgeheilte Absceßgebiet. Die Höhle ist verschwunden. Man erblickt nur noch eine interlobäre Schwarte, die vom Hilus gegen die seitliche Brustwand zieht.

5. Lungeninfarkt.

Hämorrhagische Infarzierung des Lungengewebes entwickelt sich im Anschluß an embolische oder thrombotische Verstopfung kleinerer und mittlerer Lungenarterien. Gewöhnlich ist der Infarkt nur kirsch- bis walnußgroß und sitzt in den Rindenabschnitten. Selten dehnt er sich über einen halben Lappen aus, um dagegen hie und da multipel aufzutreten. Die Form entspricht dem Versorgungsgebiete des verstopften Gefäßes, hat die Gestalt eines Kegels, dessen Spitze nach dem Hilus, dessen Basis nach der Brustwand gerichtet ist. Beim ausgeprägten Infarkt ist das betroffene Lungengewebe luftleer infolge von Ödem und Blutanschoppung.

Unter den Vorkrankheiten, die zum Infarkte führen, stehen an erster Stelle die Endokarditis, die Mitralstenose und mit Herzschwäche einhergehende Klappenfehler.

Für den Chirurgen von besonderer Bedeutung sind die postoperativen Embolien, die meist nach Entzündung im Operationsgebiete, nicht selten aber auch nach ganz glattem Heilverlaufe plötzlich sich einstellen.

Infarkte aller Arten können sich sekundär durch eitrige Einschmelzung des Herdes in Lungenabsceß und -gangrän umwandeln.

Während das klinische Bild des Infarktes, vor allen Dingen seine Entstehungsgeschichte eindeutig und bekannt ist, liegen nur wenige röntgenologische Beschreibungen vor (KOLLMANN, BOEHM).

Man findet entsprechend dem luftleeren keilförmigen Bezirk einen dreieckigen, mehr oder minder breiten Schatten, der mit seiner Basis nach der Brustwand, mit der Spitze nach dem Lungenstiele zu gerichtet ist. Je nach dem Sitze in der vorderen, der hinteren oder der seitlichen Lunge entstehen bei verschiedenen Projektionen wechselnde Schatten. So sehen wir bei sagittalen Aufnahmen an die seitliche Brustwand grenzende Infarkte in Dreieckform, während die der Hinter- und Vorderwand rundliche oder ovale Gestalt haben. Die kleineren Infarkte bevorzugen den unteren Teil des Ober- und den oberen Teil des Mittellappens. Auffallend ist bei vielen Kranken gröbere Zeichnung der Gefäße, besonders im Bereiche des Hilus, wie sie für Stauungslungen bezeichnend ist.

Eine eigene Beobachtung sei mitgeteilt.

47jährige Patientin, bei der sich von einer Thrombose des rechten Beines aus ein embolischer Infarkt der rechten Lunge einstellte.

Die Aufnahme 88 wurde wegen des schweren Allgemeinzustandes beim liegenden Kranken in ventrodorsalem Durchmesser gemacht. Im rechten Oberlappen ein dreieckiger Schatten, der mit der Basis nach außen und mit der Spitze hiluswärts gerichtet ist. Er ist gleichmäßig dicht und gegen die Umgebung ziemlich scharf abgesetzt.

Nach der Vorgeschichte, dem klinischen Befunde, dem typischen Röntgenbilde konnte es sich nur um Infarkt handeln.

4 Wochen später entwickelte sich ein Lungenabsceß, der sich klinisch durch Fieber und vermehrten Auswurf äußerte.

Das zweite Röntgenbild (Abb. 89) gibt im Bereiche des früheren Schattens einen typischen Absceß wieder. Unter abwartender Behandlung heilte er aus. Die Lungeninfiltration hat sich weitgehend zurückgebildet. Es ist nur mehr ein kleiner Schatten gegen die seitliche Brustwand hin zu erkennen (Abb. 90 und 91). Die Frau wurde geheilt.

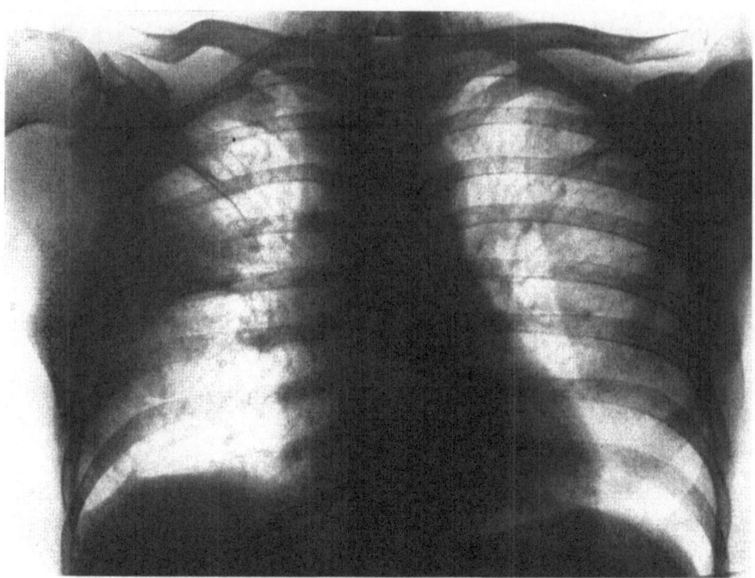

Abb. 88. Lungeninfarkt (ventrodorsale Aufnahme).

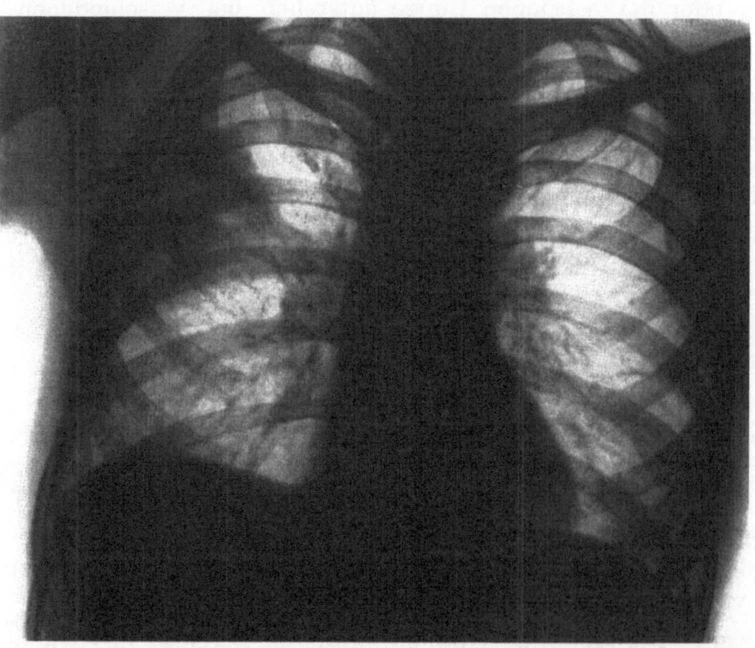

Abb. 89. Dieselbe Kranke, 2 Wochen später. Man erkennt Höhlenbildung im Bereiche
des Infiltrationschattens.

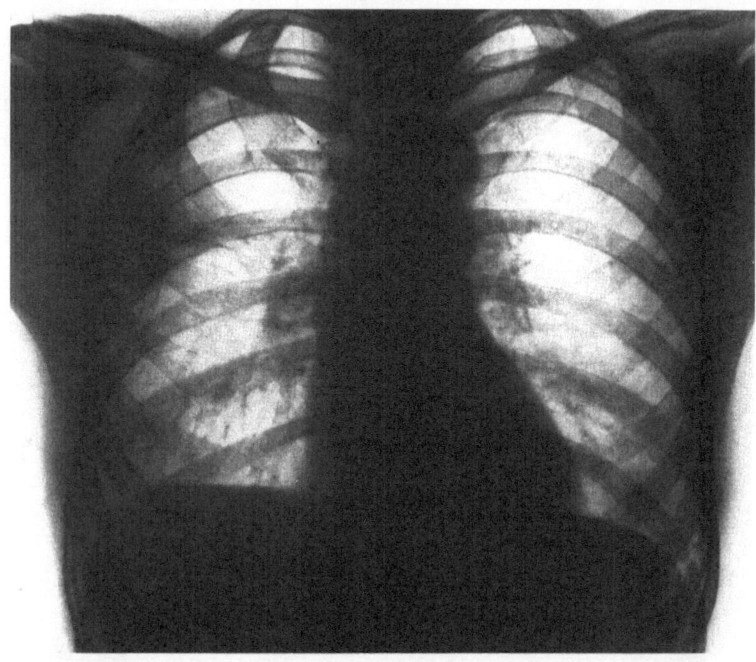

Abb. 90. Dieselbe Kranke, 8 Wochen später. Absceß ausgeheilt.

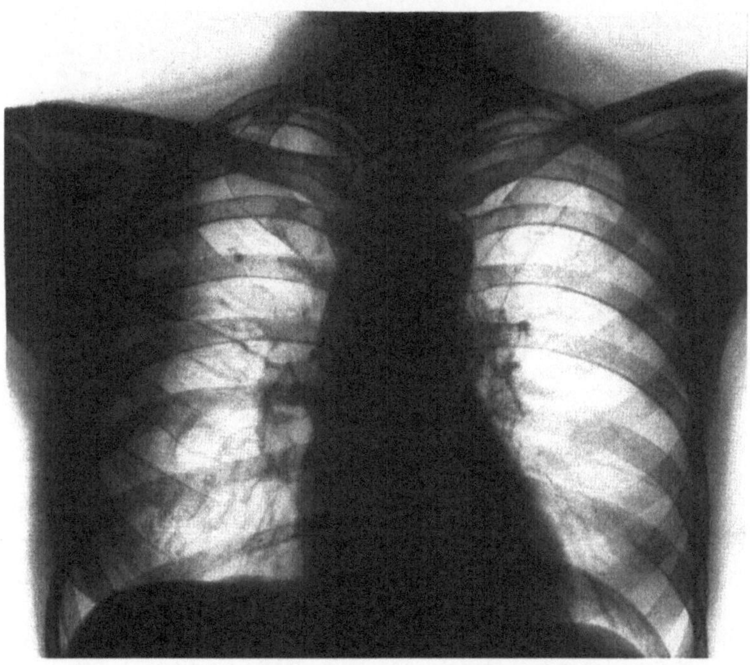

Abb. 91. Dieselbe Kranke nach weiteren 8 Wochen.

6. Das Lungenemphysem.

Die klinische Erkennung des Lungenemphysems ist in der Regel leicht. Der faßförmige Brustkorb in dauernder Inspirationstellung, der eigenartige Perkussions- und Auscultationsbefund, die Zeichen chronischer Bronchitis, Kurzatmigkeit und asthmatische Beschwerden geben dem Krankheitsbilde das Gepräge.

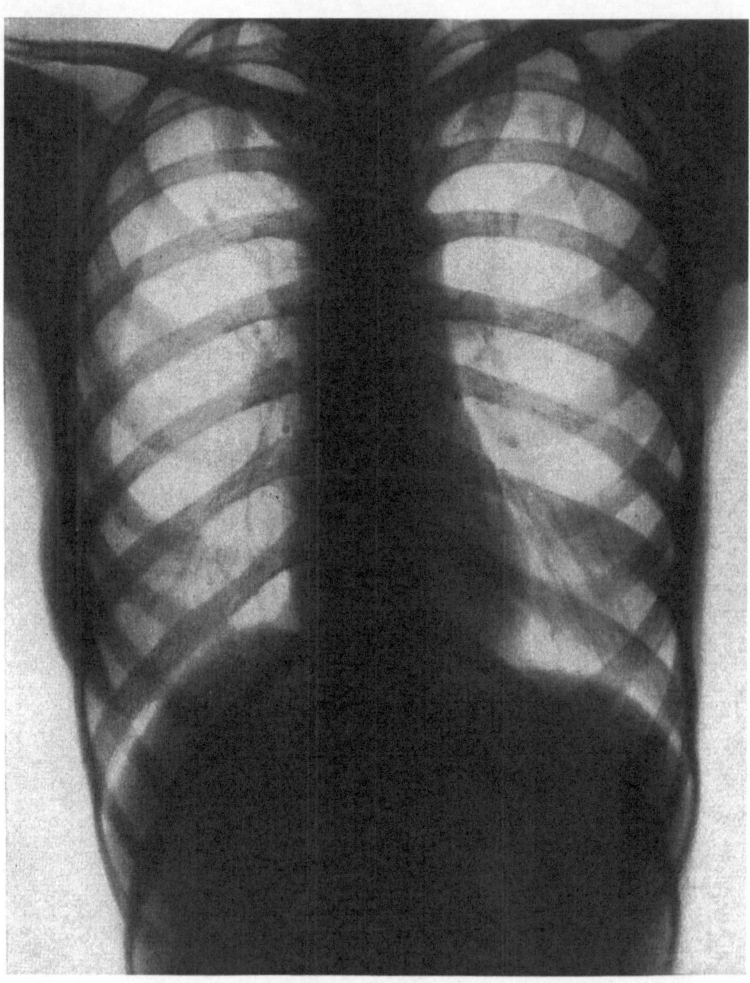

Abb. 92. Lungenemphysem. Pfeil: Verknöcherung des ersten Rippenknorpels.

Die röntgenologische Untersuchung zeigt die Anpassung des Brustraumes an die ihrer Elastizität verlustig gegangene überblähte Lunge.

Der Brustkorb fällt durch größere Längen- und Breitenmaße auf. Sie sind bedingt durch Drehung und Hebung der Rippen, die mehr wagerecht verlaufen und breitere Zwischenräume aufweisen. Die abgeflachten Zwerchfellkuppen stehen tief. Ihre Krümmungslinie streckt sich oft bis zur Wagerechten oder biegt sich sogar nach unten aus. Das Herz dreht sich um seine sagittale Achse, wird darum in der Ansicht von vorn länglich und schmal und reicht tiefer nach unten. Der mediane Mittelschatten ist ausgezogen (Abb. 92 und 93).

Der größere Luftgehalt der emphysematösen Lunge äußert sich bei Durchleuchtung in vermehrter Helligkeit beider Lungenfelder, wobei ihre feinere Zeichnung meistens verloren geht. Aus diesem Grunde sind auch Aufnahmen mit der gewöhnlichen Strahlenhärte und der üblichen Expositionszeit überbelichtet. Um gute Bilder zu erreichen, empfiehlt sich kurzfristige Belichtung. Dann erzielt man sogar bessere und schärfere Bilder infolge des gesteigerten Luftgehaltes.

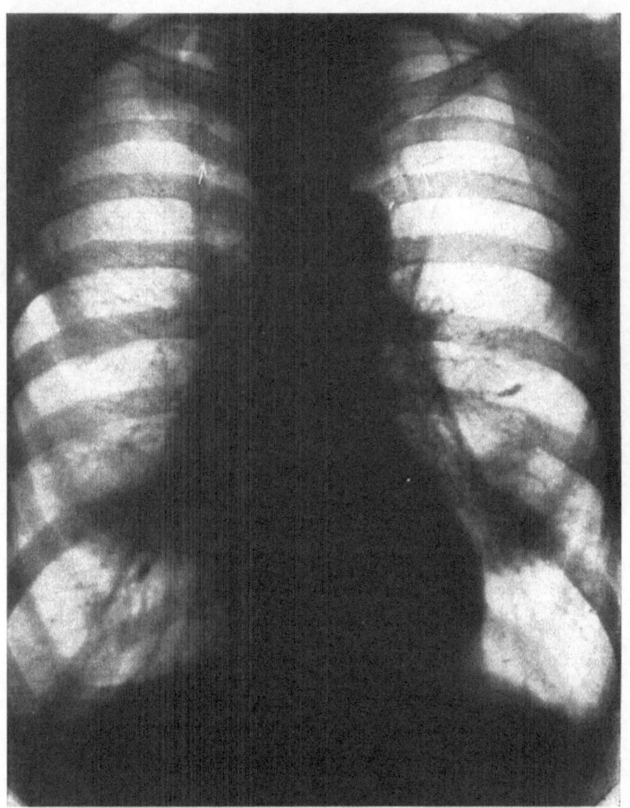

Abb. 93. Lungenemphysem. Pfeil: Verknöcherung des ersten Rippenknorpels.

Bezeichnend ist das Aussehen einer emphysematösen Lunge vor dem Schirme. Die normale inspiratorische Aufhellung der unteren Lungenteile fehlt, weil der Luftgehalt bei Ein- und Ausatmung nur geringe Unterschiede aufweist. Die Ausschläge des Zwerchfelles sind stark vermindert. Ebenso ist die costale Atmung gehemmt. Beim Husten verdunkeln sich die unteren Abschnitte beträchtlich.

Leider vermag das Röntgenbild über die Genese der verschiedenen Formen des Emphysems nicht restlos aufzuklären. Insbesondere kann man damit nicht zuverlässig die primäre Starre des Thorax von der sekundären unterscheiden. Die Befunde FREUNDs und ihre Deutung sind vielfach angezweifelt worden. Freilich haben wir uns mehrfach überzeugen müssen, daß, wenigstens bei jugendlichen Kranken, die eigenartigen Veränderungen der sogenannten „primären starren Dilatation" vorkommen. Dann ist die Verkalkung der oberen Rippenknorpel unverkennbar. An Stelle des schattenfreien Raumes, der dem Ansatze der ersten Rippe entspricht, findet sich eine tiefe gesprenkelte, bandförmige Verdunkelung, die den verknöcherten Knorpelansatz der ersten Rippe darstellt. Er weist auch an den folgenden Rippen

oft Zeichen einer Verknöcherung auf (Abb. 93). Wichtig ist die Röntgenuntersuchung auch bei denjenigen Kranken, bei denen das Emphysem eine Folge-

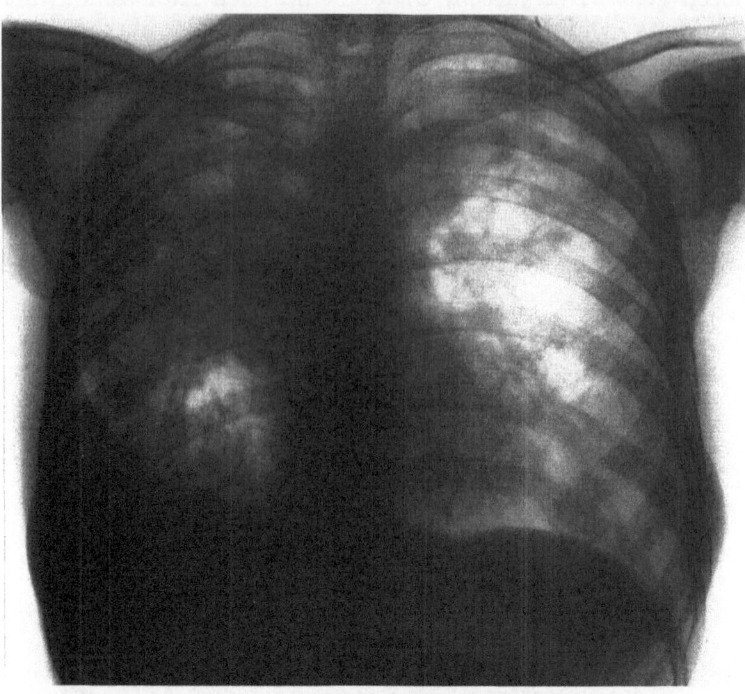

Abb. 94. Umschriebenes kompensatorisches Emphysem der mittleren und der unteren
rechten Lunge bei cirrhotischer Phthise.

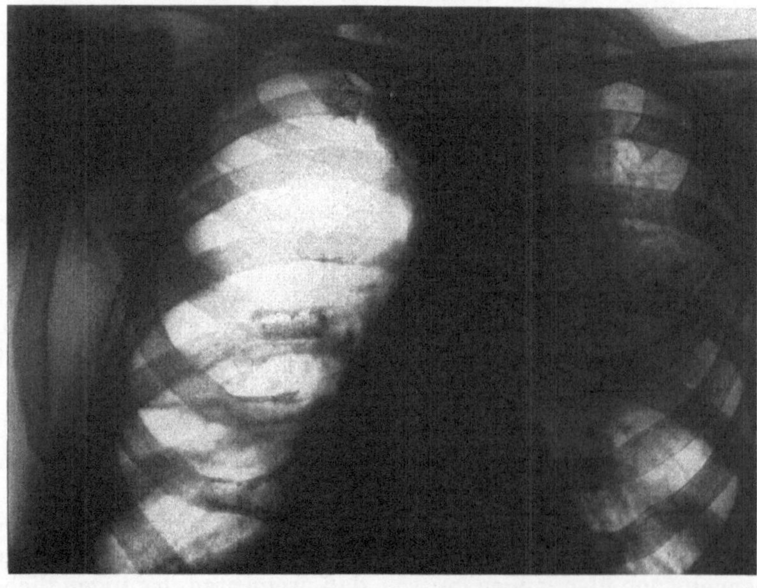

Abb. 95. Kompensatorisches Emphysem der rechten Lunge infolge eines ausgedehnten
Lungenwurzelkrebses der linken Lunge.

erscheinung raumbeengender Vorgänge im Mittelfell ist (Geschwülste, Kröpfe). Ihre
physikalischen Zeichen werden durch das Emphysem verdeckt.

Eine besondere Stellung nehmen die umschriebenen Lungenblähungen ein. Sie entstehen als Folge anatomischen Raumausgleiches und wohl auch unter dem Einflusse vermehrter funktioneller Beanspruchung.

Im Röntgenbilde erscheint dann der geblähte Lungenabschnitt besonders hell.

In zwei verschiedenen Formen kann dieses kompensatorische Emphysem auftreten: einmal als Erweiterungen gesunder Lungenabschnitte bei diffuser Erkrankung der anderen (Abb. 94), oder aber ein ganzer Lungenflügel wird emphysematös nach Ausfall des anderen (Abb. 95).

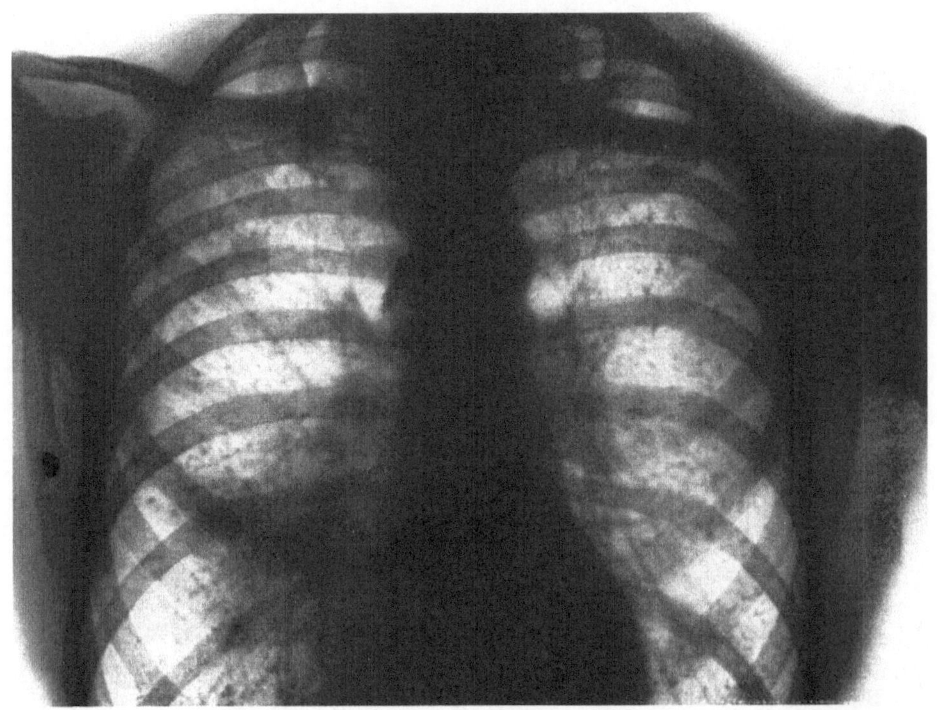

Abb. 96. Pneumokoniosis.

7. Pneumokoniosis.

Das klinische Bild der Staubinhalationskrankheit hat keine bezeichnenden Züge. Kleinste Staubteilchen reizen dauernd die Bronchialschleimhaut. Daher steht im Vordergrunde chronische Bronchitis. Die Beschwerden solcher Kranken werden nicht selten falsch gedeutet, manchmal auf Tuberkulose bezogen. Man findet solche Patienten deshalb öfters in Heilstätten.

Das Röntgenbild stellt ohne weiteres das Leiden sicher. Der Hilus erscheint getrübt und beträchtlich vergrößert. Da die Lunge zwischen den großen Gefäßen eine bindegewebige Umwandlung erfahren hat, ist es nicht mehr möglich, die einzelnen Schattengebilde genau zu unterscheiden. Die Verdunkelung entsteht vor allem durch die in den Drüsen abgelagerten Staubteile, die Vergrößerung durch perifokale entzündliche Reaktion. Von der Lungenwurzel weg strahlen zahllose, zum Teil scharf gezeichnete, feine Schatten aus. Diese ineinander verschlungenen, sich verzweigenden Streifen stellen entweder die mit Staub durchsetzten interstitiellen Lymphbahnen dar, oder sie sind Ausdruck reaktiver fibröser Umwandlung des Gewebes. Über die gesamten Lungenfelder verstreut, finden sich außerdem miliare,

dunkel getönte, scharf begrenzte, kleine Flecke, die Staubherden mit reaktiv ge-
wuchertem Zwischenbindegewebe entsprechen (Abb. 96 und 97).

Auch Brustfellveränderungen in Form von Schwarten kommen nicht selten
vor, besonders wenn das Leiden ausgedehnt ist und nahe an die Oberfläche der Lungen
heranreicht. Auf dem Röntgenbilde verraten sich Verwachsungen und Schrumpfungen
durch Unregelmäßigkeit der Zwerchfellinie, sowie durch Verdunkelung mehr oder
weniger großer Abschnitte des Lungenfeldes (vgl. Abb. 97).

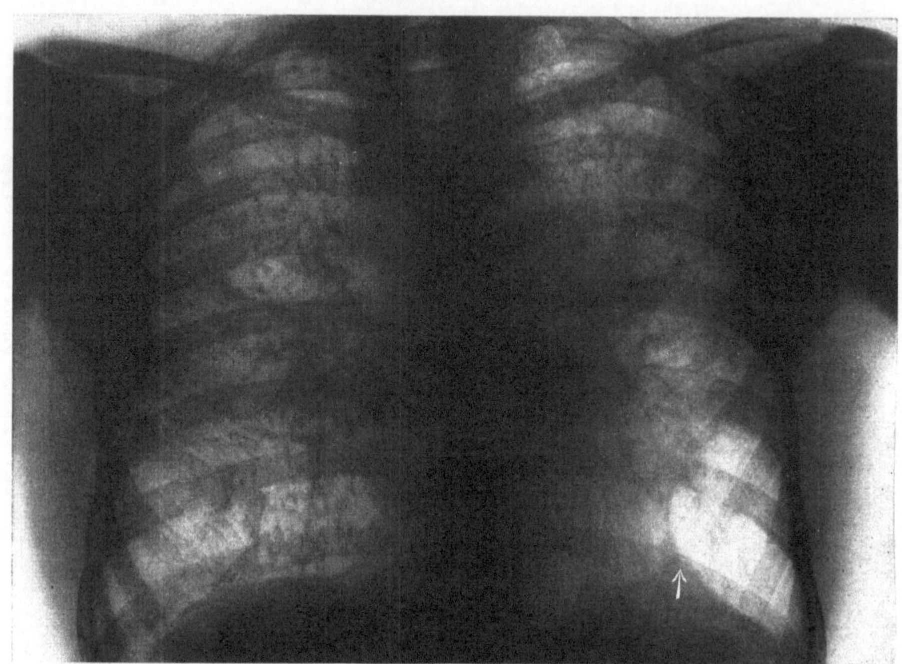

Abb. 97. Pneumokoniosis mit starker bindegewebiger Umwandlung in der Lungenstielgegend und
mit Brustfellschwartenbildung. Das linke Zwerchfell ist zipfelförmig emporgezogen (Pfeil).

8. Die Lungengeschwülste einschließlich der Cysten.

Für die frühzeitige und eindeutige Erkennung von Lungengeschwülsten hat
die Röntgendiagnostik viel geleistet. Sehr häufig gelingt ihr der Nachweis von
Tumoren, wenn klinische Untersuchung und Beobachtung versagen. Unklare Beschwerden werden öfters falsch gedeutet oder als nebensächlich betrachtet; rechtzeitige Durchleuchtung läßt dann nicht selten schon die Neubildung erkennen.
Auch eindeutige Symptome, die dem Kliniker die Diagnose einer Geschwulst nahe-
legen, werden überzeugend durch das Röntgenbild ergänzt; Verwechslungen mit
entzündlichen Erkrankungen, insbesondere mit Tuberkulose und Lungenabsceß
lassen sich endgültig aufklären.

Gutartige Lungengeschwülste.

Als rein gutartige Geschwülste wurden Fibrome, Fibroadenome, Lipome, Chondrome, Angiome und Cysten angetroffen, allerdings bisher meistens als Nebenbefunde
bei Sektionen.

Röntgenbeobachtungen solcher Gebilde stehen aus diesem Grunde nur ganz
vereinzelt da. Es lassen sich deshalb in bezug auf ihre Erkennung keine allgemein
gültigen Richtlinien aufstellen.

Weil beschrieb einen benignen Tumor, der auf dem Röntgenbilde innerhalb seines scharf begrenzten runden Schattens dichtere Teile aufwies. Sie wurden als Verkalkungen gedeutet; damit wurde unter Ablehnung eines Echinokokkus die

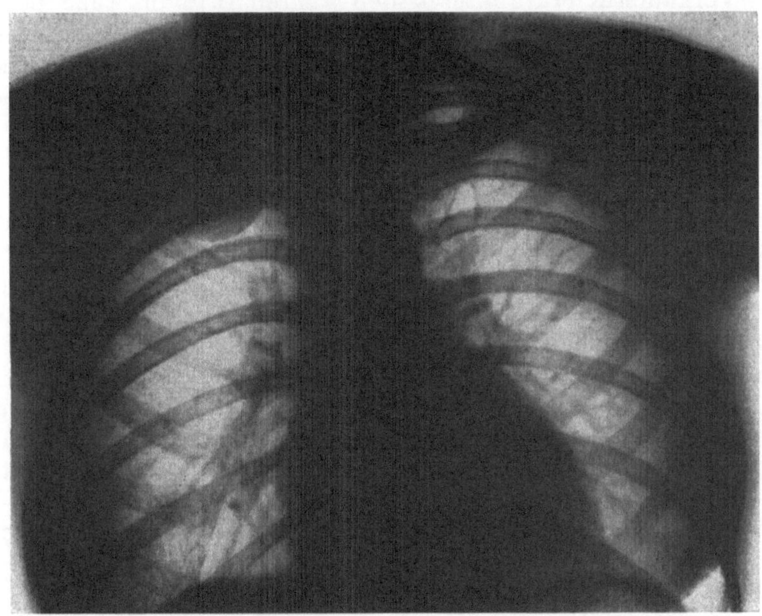

Abb. 98. Fibrom der rechten oberen Lunge.

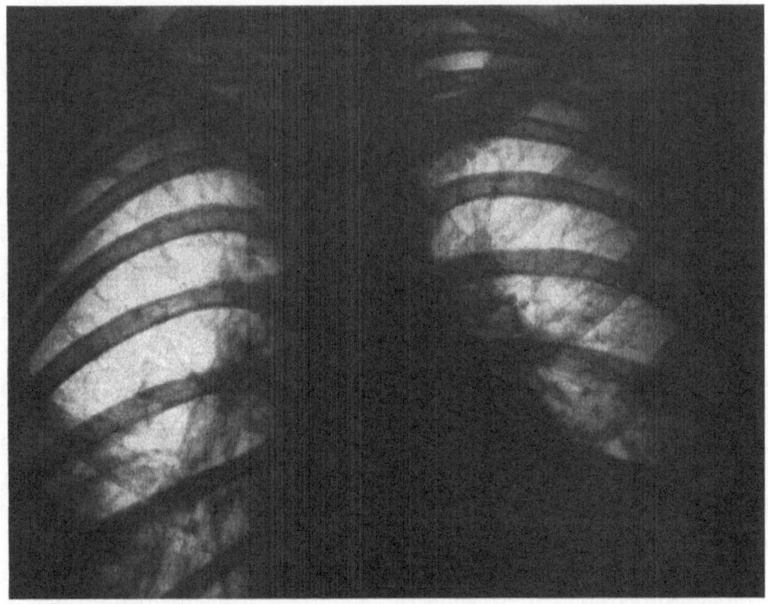

Abb. 99. Dieselbe Patientin nach Entfernung der Geschwulst.

Diagnose auf Cyste gestellt. Da aber ein autoptischer Befund und damit eine Bestätigung der Annahme einer von der Lunge ausgehenden Geschwulst fehlen, kann eine Dermoidcyste des Mediastinums nicht mit Sicherheit ausgeschlossen werden. So kommt der Mitteilung keine große Bedeutung zu.

In der Münchener Klinik haben wir wiederholt gutartige Lungentumoren, die sämtlich operativ und anatomisch durchgeprüft werden konnten, röntgenologisch verfolgt.

Ein besonders eindrucksvolles Beispiel soll erwähnt werden.

27jährige Verkäuferin erkrankte in den Jahren 1919 bis 1925 periodenweise mit stechenden Schmerzen in der rechten Brustseite, etwas trockenem Husten ohne Auswurf. Anfangs als Rippenfellentzündung, später als Tuberkulose gedeutet. Im Mai 1925 wurde nach erneut aufgetretenen, heftigeren Beschwerden eine Geschwulst im rechten Lungenoberfeld festgestellt. Im Dezember 1925 erstmals flache Vorwölbung unterhalb und außerhalb des rechten Schlüsselbeines und in der rechten Achselhöhle. Mäßige Druckempfindlichkeit hier sowie an der 2. und 3. Rippe und im 2. Zwischenrippenraum. Schallverkürzung, abgeschwächtes Atmen und leichtes pleuritisches Reiben über der rechten Spitze.

Das Röntgenbild zeigt einen scharf umschriebenen, fast kreisrunden Schatten mit dem Sitz im rechten Lungenoberlappen, der nach der Mitte zu das Lungenfeld freiläßt, aber nach außen an den Brustwandschatten grenzt (Abb. 98). Er wurde als Echinokokkus gedeutet.

Bei der Operation wurde ein in Höhe der 2. Rippe im Lungengewebe gelegener, etwa gänseeigroßer Tumor von derb elastischer und auf dem Querschnitt schleimig-gelatinöser Beschaffenheit, der mehrere cystische Hohlräume enthielt, entfernt.

Histologisch wurde er als Hamartom oder sogenannte Nebenlunge identifiziert (BORST).

Den Zustand nach der Operation zeigt Abb. 99.

Von einer operativ entfernten, histologisch untersuchten Geschwulst, die von einem versprengten Lungenkeim ausgegangen war, berichtet LARS EDLING. Auf Grund des Röntgenbildes war auch sie als Echinokokkus aufgefaßt worden.

Wir haben gesehen, daß die Abgrenzung gutartiger Tumoren der Lunge gegenüber parasitären Cystenbildungen bei Echinokokkus schwierig ist. Deswegen soll der Echinokokkus hier im Zusammenhange besprochen werden.

Der Echinokokkus.

Seine Ansiedlung in der Lunge erfolgt gewöhnlich auf dem Blut- oder dem Lymphwege. Auch von der Brustfellhöhle oder von der Leber her kann er einbrechen.

Die Blasen treten in der Ein- oder Mehrzahl auf. Sie erreichen Kindskopfgröße.

Im allgemeinen sind sie im Röntgenbilde leicht zu erkennen. Sie rufen runde, regelmäßige, sehr scharf begrenzte Schatten, die sich gegen das helle Lungenfeld meist auffallend gut abheben, hervor (Abb. 100 und 101). Zuweilen werden diese Abstufungen abgeschwächt durch Atelektase des angrenzenden Lungengewebes, die entweder auf unmittelbaren Druck oder auf Kompression der zuführenden Bronchen zurückzuführen ist. Kleine Cysten verdrängen Nachbarorgane nicht; auch größere pflegen Herz und Mittelfell erst dann zu verlagern, wenn sie die unnachgiebige Brustwand erreicht haben. Diese zwingt sie dann zu einer mittelfellwärts gerichteten Druckauswirkung.

Bei Lage der Geschwulst in der Nähe des Mittelschattens kommen Verwechslungen mit Mediastinalcysten vor. Leichter ist die Differentialdiagnose gegenüber dem Aneurysma. Dieses zeigt in der Regel allseitige Pulsation; auch hängt sein Schatten mit dem der Aorta zusammen (vgl. S. 295).

Die röntgenologische Entscheidung, ob eine tiefe Cyste in dem basalen Abschnitte in der Lunge oder subdiaphragmal liegt, kann sehr schwer, oft unmöglich werden. Die Verhältnisse werden bei Sichtbarkeit der Linie des Zwerchfelles klarer, selbst wenn dessen Bewegungen fehlen oder herabgesetzt sind. Häufig gehen aber die Schatten des Diaphragmas und der Geschwulst ineinander über. Folgendes Merkmal kann uns dann noch helfen: Wenn bei tiefer Einatmung der obere Kuppelschatten sich abflacht, so weist das auf eine unterhalb des Zwerchfelles gelegene Cyste hin. Bei abgekapselten Blasen oberhalb des Muskels bleibt Abflachung aus. Im Zweifel

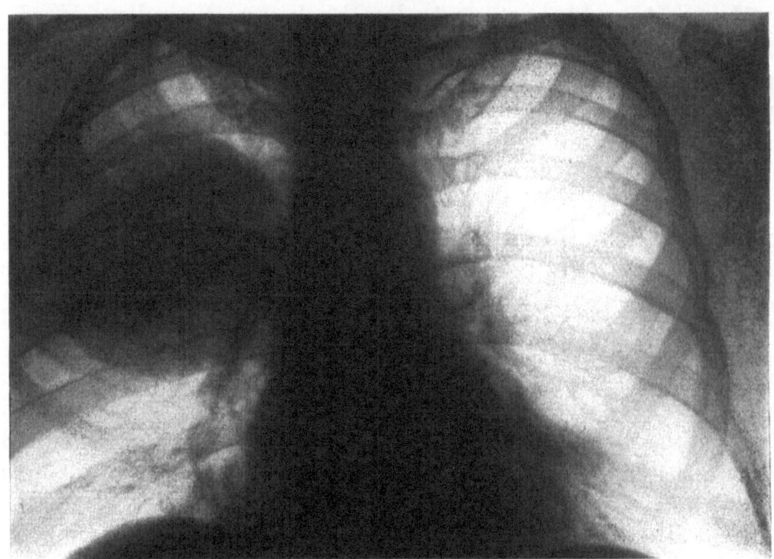

Abb. 100. Echinokokkuscyste der rechten Lunge.

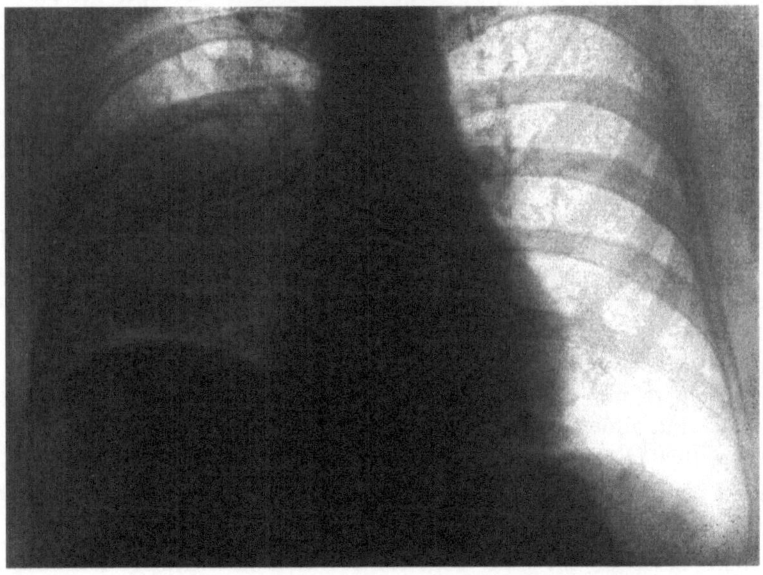

Abb. 101. Echinokokkuscyste der rechten Lunge.

über ihren Sitz bedient man sich mit Vorteil der Untersuchung in Lage auf der gesunden Seite, am besten gleichzeitig mit Beckenerhöhung. Seiner Schwere nach wird dann der Cystensack medianwärts verschoben, so daß die Zwerchfellumrisse besonders bei tiefen Atembewegungen deutlich hervortreten.

Große, subdiaphragmale Cysten können, wie wir öfters beobachteten, das Zwerchfell derart dehnen und emportreiben, daß die Lunge bis in den apikalen Raum verdrängt wird. Fast das ganze Lungenfeld ist dann verschattet. Feststellung der Zwerchfellinie mißlingt und damit auch die für den chirurgischen Eingriff so wichtige Lagebestimmung.

Eigenartige Bilder entstehen bei Durchbruch eines Echinokokkus in einen Bronchus. Der massive Schatten macht dann einer kreisrunden Aufhellung Platz, die sich mit der Zeit verkleinert und allmählich verschwindet. Wird der Cysteninhalt nicht ganz ausgehustet oder wird er infiziert, dann kann unter Umständen ein ähnliches Bild entstehen wie beim Lungenabsceß. Man erkennt bei solchen Kranken im unteren Segment der Höhle einen Flüssigkeitschatten mit wagerechter Begrenzungslinie. Die Ähnlichkeit mit einem Absceß kann noch größer werden, wenn sich um die Cyste herum, wie das gar nicht so selten ist, noch pneumonische Infiltration entwickelt.

Es liegen auch vereinzelte röntgenologische Mitteilungen vor über Leberechinokokken, die in die Lunge durchgebrochen sind. Das dadurch hervorgerufene Bild gleicht dem eines subphrenischen Abscesses.

Bösartige Geschwülste.

Große praktische Bedeutung kommt den häufigen bösartigen Lungengeschwülsten zu. Das Lungencarcinom macht $1-3\%$ (nach OTTEN $3,3\%$) sämtlicher Krebserkrankungen aus. In den letzten Jahren wurden noch höhere Verhältniszahlen ($10\%-15\%$) mitgeteilt.

Der Lungenkrebs kann vom Alveolar-, Bronchial- oder Drüsenepithel, schließlich auch vom Endothel der pulmonalen Lymphbahnen ausgehen.

Pathologisch-anatomisch ist dem Carcinom, das ausschließlich auf den Bronchialbaum beschränkt bleibt, eine ganz bestimmte Ausbreitungsform eigentümlich.

Es verzweigt sich vom Hilus her in der Wand und der Lichtung der Bronchen. Von der Lungenwurzel strahlen dann sich verdünnende carcinomatöse Röhrengebilde aus. Mit zunehmendem Wachstume des Krebses wird das Bronchialrohr immer mehr eingeengt. Die Folgen des Bronchialverschlusses sind Luftresorption und Atelektase in dem zugehörigen Abschnitte.

Diese ausschließlich bronchiale Verbreitung ist jedoch selten. Meistens geht der Krebs schon frühzeitig auf das Lungengewebe über. In welcher Form das auch geschehen mag, immer erkennt man seinen Ausgangspunkt vom Hilus oder vom großen Bronchus.

Solange die Geschwulst im wesentlichen auf die Gegend der Lungenpforte beschränkt ist, pflegen wir sie als Hiluscarcinom zu bezeichnen, während wir beim Übergreifen auf den einen oder anderen Lungenlappen von einem Bronchialkrebs mit Beteiligung des Ober-, des Mittel- oder des Unterlappens sprechen.

Die meist sehr massigen Geschwülste sind ziemlich scharf gegen die Umgebung abgetrennt. Erweichung im Innern führt zu Höhlenbildung.

Wesentlich seltener ist das sogenannte zentrale Lungencarcinom, das vom Alveolarepithel entspringt. Es zeigt sich in der Regel zwischen der Geschwulst und der Lungenwurzel ein gesunder Lungenabschnitt.

Erleichtert wird manchmal die Diagnose eines Lungencarcinoms durch Komplikationen. So sind häufig Lymphdrüsen im Bereiche der Lungenwurzel und des Mittelfelles beteiligt. Ihre Veränderungen sind bisweilen so hochgradig, daß sie ernste klinische Störungen hervorrufen, wie bei Kompression von Bronchen, Verdrängung und Verengerung der Luftröhre und Recurrenslähmung. Öfters treten hämorrhagische Brustfellergüsse hinzu. Durch Schwartenbildung und Verwachsungen, durch Atelektase von Lungenbezirken erleidet die Brustkorbhälfte eine Schrumpfung, die an

Verschmälerung der Zwischenrippenräume und an Schrägstellung der Rippen schon
äußerlich wahrnehmbar ist und ihre respiratorische Bewegungen sowie die des
Zwerchfelles herabsetzt.

Für das Verständnis der verschiedenen Ausdrucksformen des Krebses im Röntgen-
lichte liefern die erwähnten pathologisch-anatomischen Veränderungen die beste
Grundlage. So verrät sich das Bronchialcarcinom dadurch, daß vom Hilus-
schatten aus ein vielfach verzweigtes Netz sich verjüngender Streifen nach den
Seiten ausstrahlt, bis es sich allmählich im normalen Lungenfelde verliert: diffuse
Bronchialcarcinome (OTTEN) (Abb. 102).

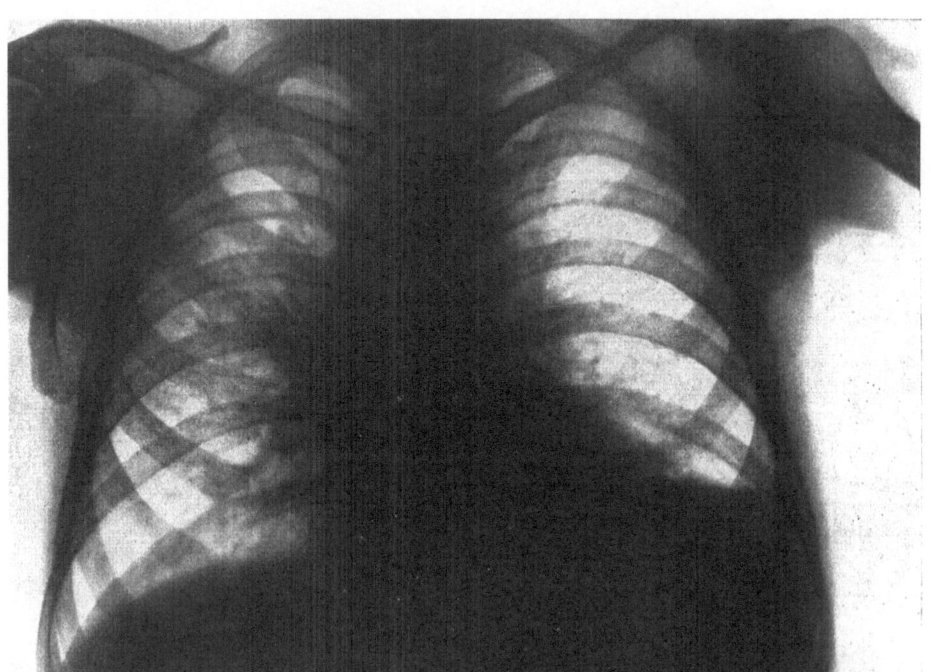

Abb. 102. Bronchialkrebs, ausgehend vom rechten Lungenstiel.

Im allgemeinen aber erfaßt der Krebs frühzeitig das Lungengewebe; oft so,
daß die Lungenveränderungen sogar in den Vordergrund treten. Es ergeben sich
im Röntgenbilde zwei eigenartige Schattenbilder: ein dichtes im Bereiche der carcinomatös infiltrierten Abschnitte und ein weniger dichtes, das das erstere umgibt
und der Ausdruck von Atelektase oder entzündlicher Beteiligung der Lungen ist.
Peripher schließt sich wieder annähernd normales Lungengewebe an. Die Atelektase
wird verursacht durch Verlegung des zugehörigen Bronchus. Je vollständiger diese
ist, um so dichter ist auch der Atelektaseschatten.

Ein Beispiel dafür ist Abb. 103. Man sieht, vom Hilus ausgehend und sich nach
den rechten unteren Lungenteilen fortsetzend, ziemlich starke Verschattung mit
unregelmäßiger, unscharfer Begrenzung und wechselnder Dichtigkeit. Sie hellt sich
an den Rändern etwas auf. Die dunklen Teile entsprechen dem carcinomatös
infiltrierten, die lichteren dem atelektatischen Lungenbezirke.

Abb. 104 ist ein Beispiel eines Hiluscarcinoms mit Übergreifen auf den Oberlappen. Man erkennt im Bereiche der Lungenwurzel, nach dem Oberlappen ziehend

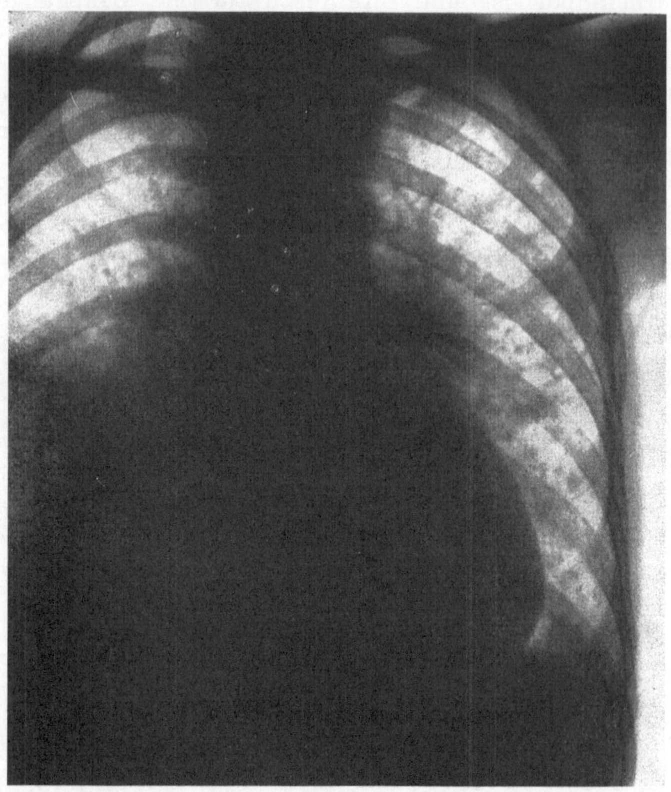

Abb. 103. Bronchialkrebs, auf die Lunge übergreifend. Rechts ist bereits ein großer Teil des unteren Lungenabschnittes infiltriert.

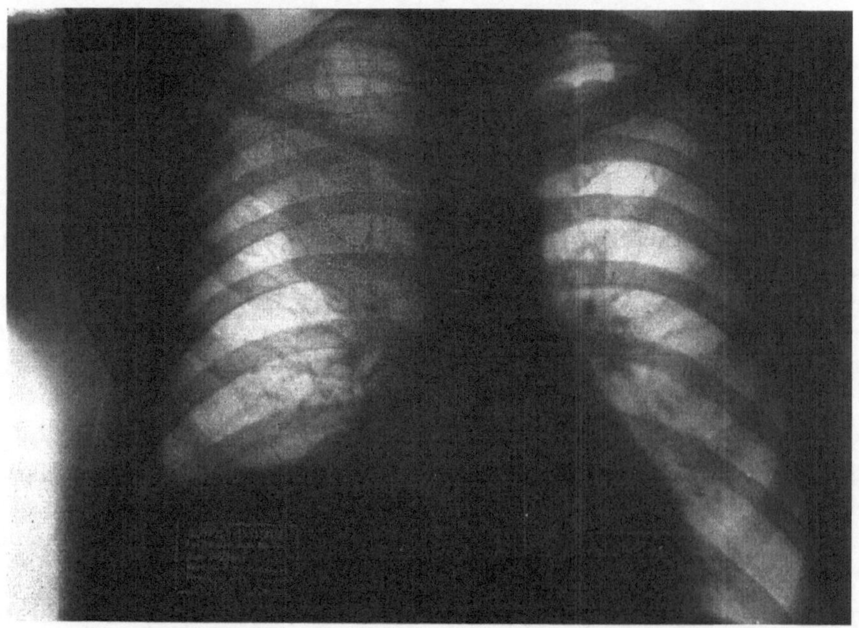

Abb. 104. Krebs der Lungenwurzel, auf den Oberlappen übergreifend.

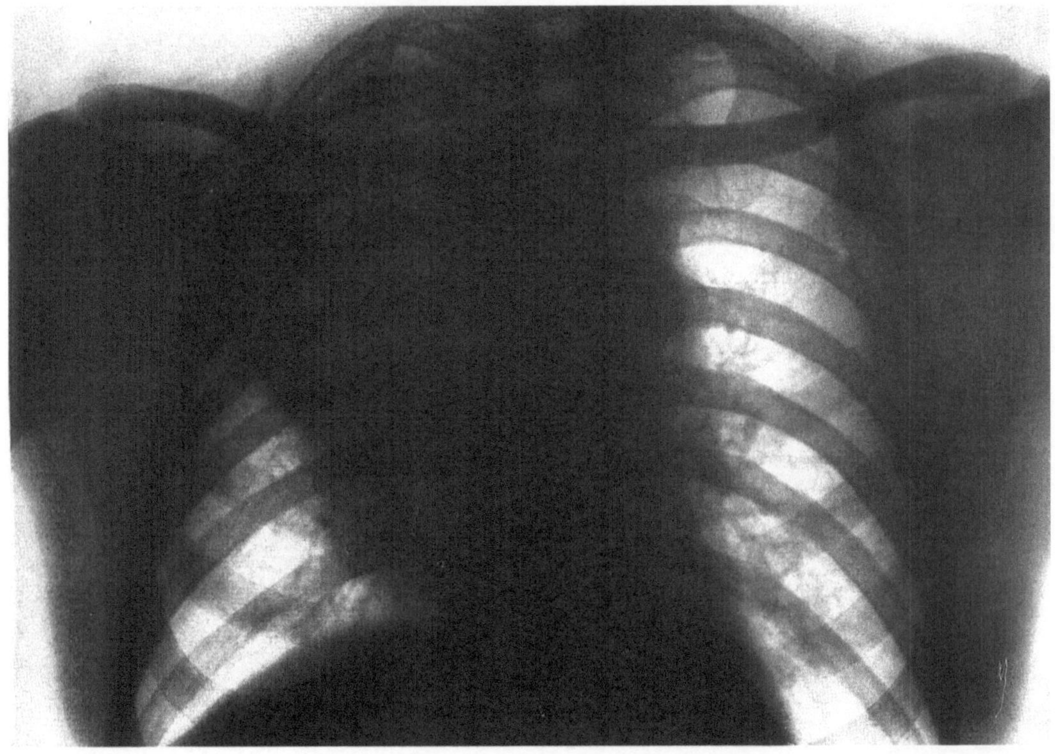

Abb. 105. Hiluscarcinom mit massiger Ausbreitung in die rechte Lunge, namentlich in den Oberlappen.

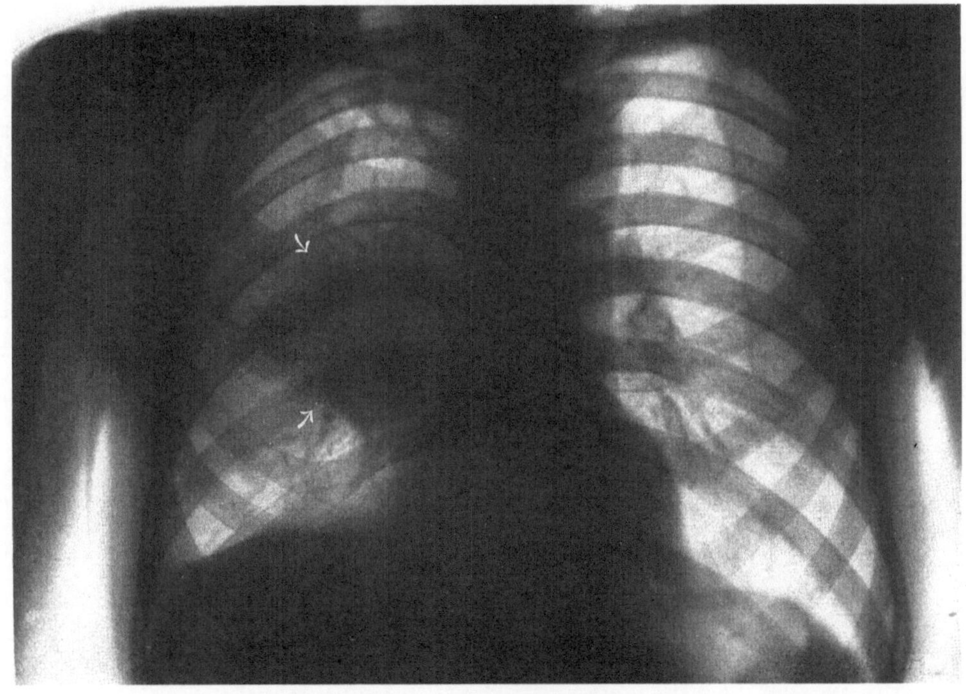

Abb. 106. Lungenwurzelkrebs.

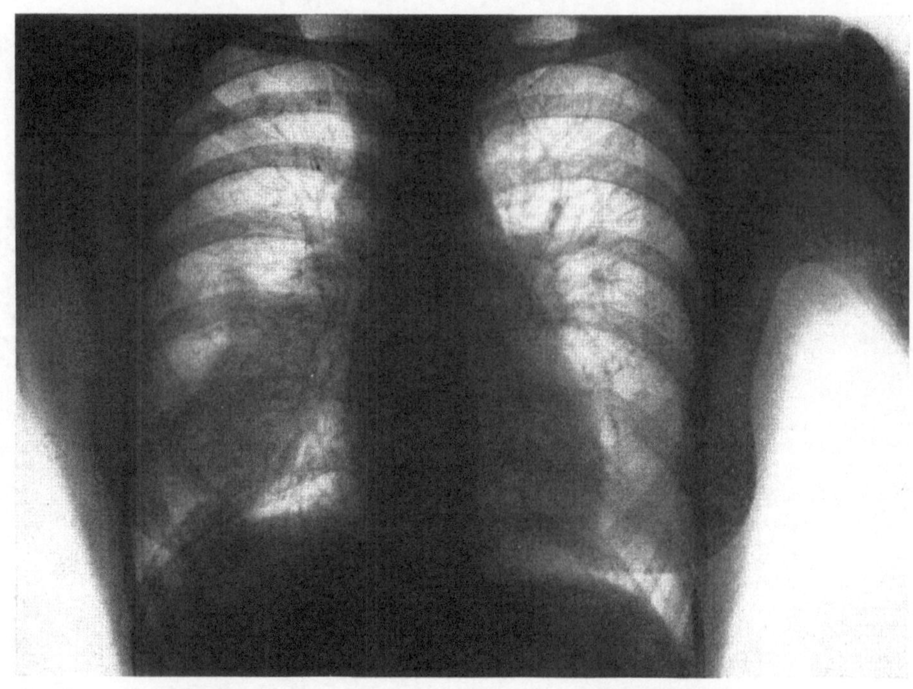

Abb. 107. Hiluscarcinom mit Ausbreitung in den Unterlappen.

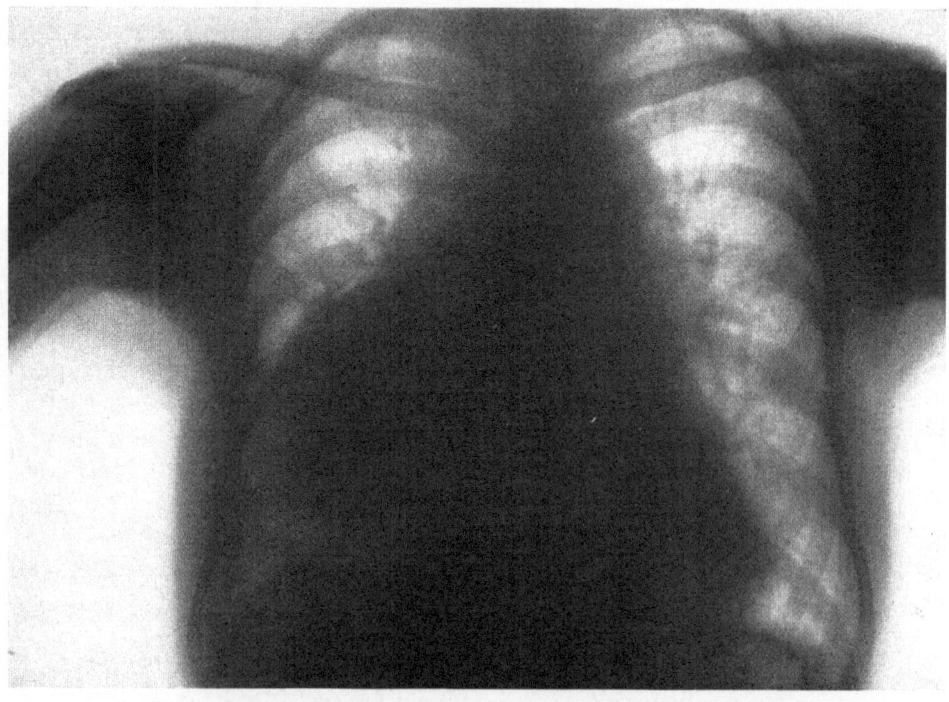

Abb. 108. Derselbe Kranke später. Krebs des rechten Unterlappens.

einen dichten, gleichmäßigen und nach der Seite ziemlich scharf begrenzten Schatten. Die Spitzenteile sind getrübt (Atelektase).

Nachdem solche Carcinome einen ganzen Oberlappen eingenommen haben, können sie auch andere Lungenabschnitte erfassen. Dann ist genaue Abgrenzung nicht mehr möglich (Abb. 105).

Abb. 106 gibt einen Mittellappenkrebs wieder. Der Schatten füllt das dem Mittellappen entsprechende Lungenfeld aus. In unmittelbarer Nachbarschaft sind wieder atelektatische Lungenbezirke an der geringeren Trübung erkennbar.

Abb. 107 zeigt ein vorwiegend den Unterlappen angreifendes Hiluscarcinom. Im weiteren Krankheitsverlaufe ging die Geschwulst auf die übrigen Lungenteile über.

Abb. 108 stellt diesen Zustand dar. Die Neubildung ist sowohl nach unten wie nach oben gewuchert.

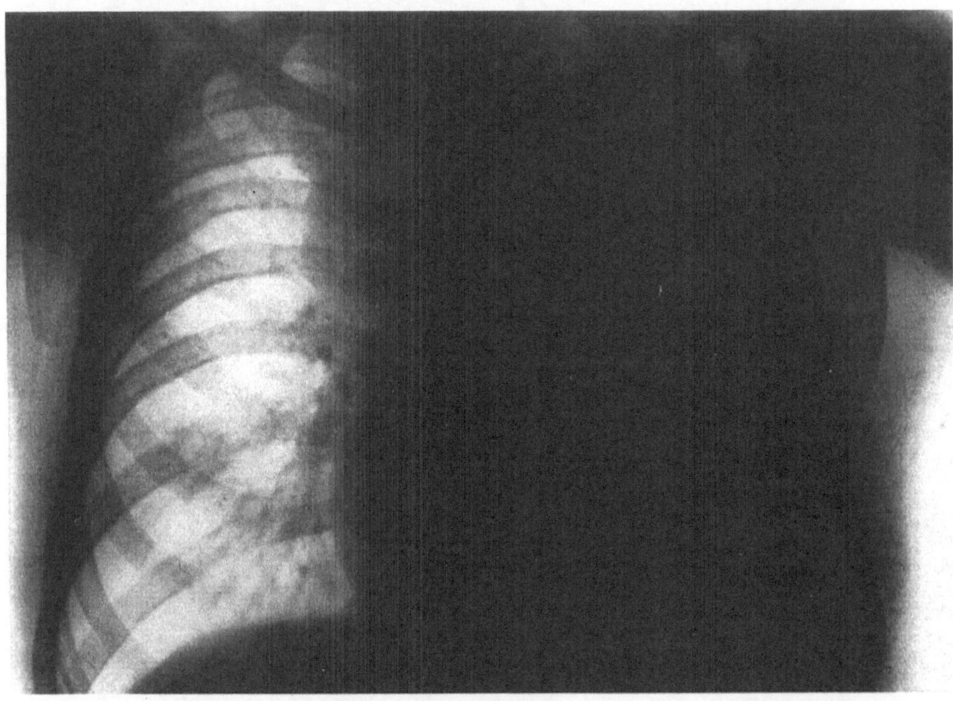

Abb. 109. Krebs der ganzen linken Lunge mit Übergreifen auf die rechte.

Wenn ein Hiluscarcinom nach und nach die ganze Lunge einbezogen hat, so findet man im Röntgenlichte allseitige, tiefe Verdunkelung; Lungen- und Mittelfellschatten sind voneinander nicht mehr zu trennen.

Solche Bilder dürfen nicht zu der Annahme verleiten, daß die gesamte Verschattung lediglich auf carcinomatöser Infiltration beruhe. Sie ist vielmehr zu einem großen Teile durch pneumonische Verdichtung des corticalen Lungengewebes und sekundäre Atelektase bedingt (Abb. 109).

Seltener ist das vom Alveolarepithel ausgehende zentrale Lungencarcinom. Im Gegensatze zum Bronchialkrebse besitzt es zunächst keine Beziehungen zur Lungenwurzel. Diese Gegend wird erst später auf dem Wege der Lymphbahnen erreicht. Der Alveolarkrebs zeigt ausgesprochene Neigung, auf das Brustfell überzugreifen. Er kommt als scharf umrissener, nicht besonders dichter, meist rundlicher Schatten zur Röntgendarstellung. Zwischen der Herdverdunkelung und dem Hilusbilde liegt normale Lungenzeichnung. Dagegen sieht man ihn allmählich in die Brustkorbumrisse übergehen (Abb. 119—124).

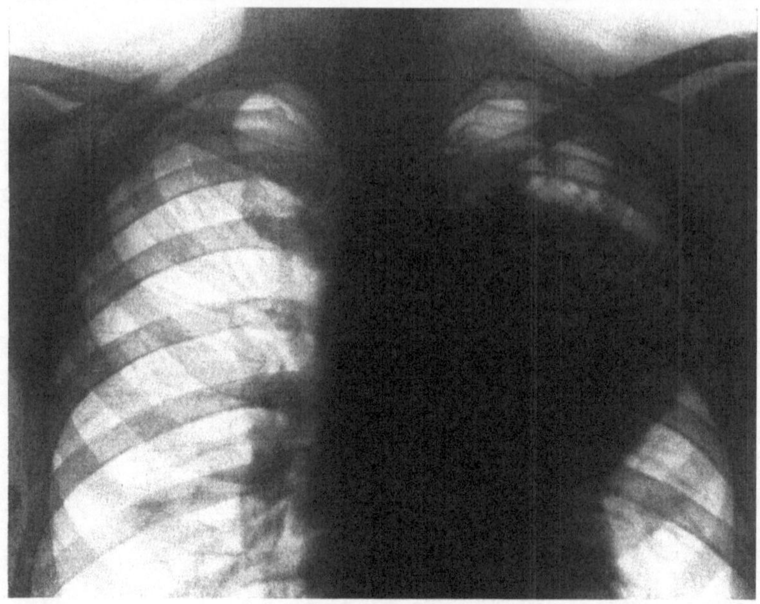

Abb. 110. Krebs der linken Lunge mit Atelektase und starker pneumonischer Infiltration in der Umgebung der Geschwulst.

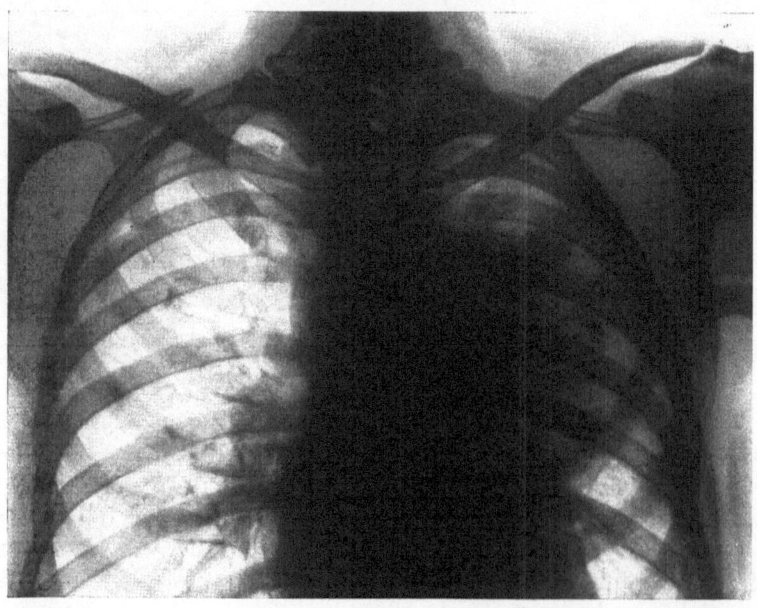

Abb. 111. Derselbe Kranke 3 Monate später. Beginnende zentrale Nekrose. Teilweise Rückbildung der pneumonischen Infiltration und der umgebenden Atelektase.

Da die Aussichten der Frühoperation gerade dieser peripher gelegenen Carcinome nicht ungünstig sind (SAUERBRUCH), ist rechtzeitige Erkennung von größter Bedeutung.

Sobald sich bei zunehmendem Wachstum im Innern der Geschwulst Ernährungstörungen einstellen, machen sich Nekrose und Einschmelzung auch im Röntgenbilde

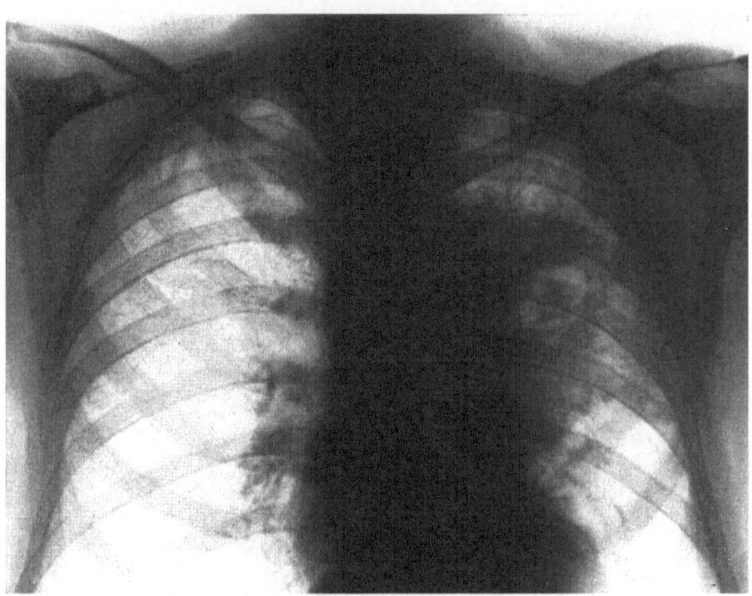

Abb. 112. Derselbe Kranke 4 Wochen später. Höhlenbildung mit eingeschlossenem Sequester. Deutlicher Rückgang der pneumonischen Infiltration.

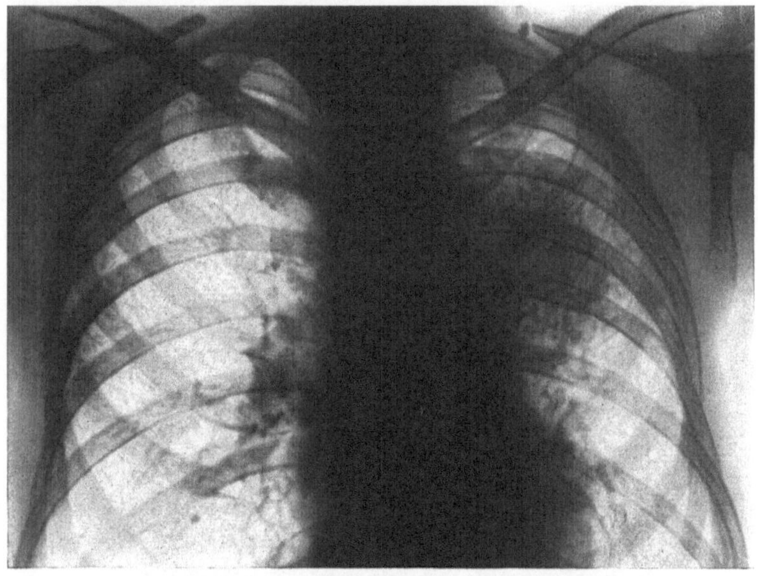

Abb. 113. Derselbe Kranke 8 Wochen später. Höhle mit Sequester nicht mehr vorhanden. Dichter Geschwulstschatten im Bereiche des Oberlappens. Nur noch geringe pneumonische Infiltration und Atelektase.

bemerkbar, und zwar durch Aufhellung wie bei einer Höhlenbildung. In diesem Stadium gehen nach Aushusten der Sequester Atelektase und Infiltration zurück, erstere weil mit Freiwerden der Bronchen die Luft auch zu den Rindenabschnitten wieder Zutritt hat, letztere weil die Reizwirkung des abgestorbenen Gewebes fortfällt.

7*

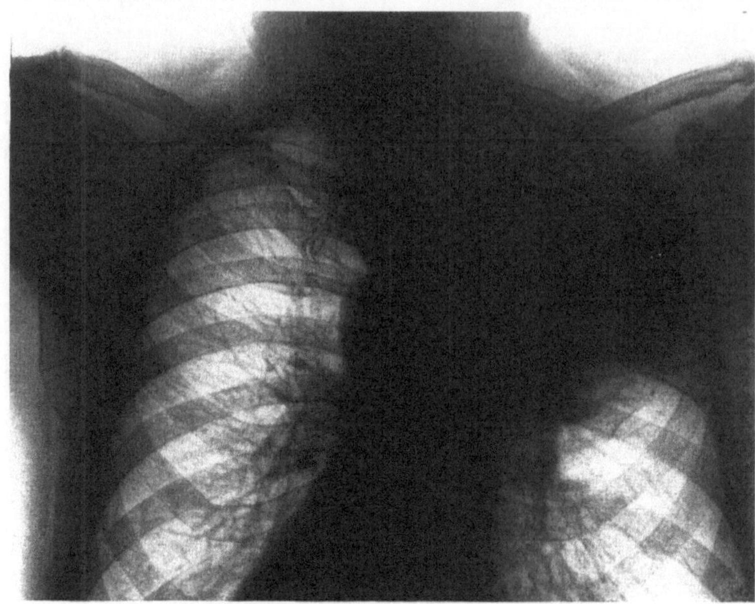

Abb. 114. Oberlappenkrebs (sagittale Aufnahme).

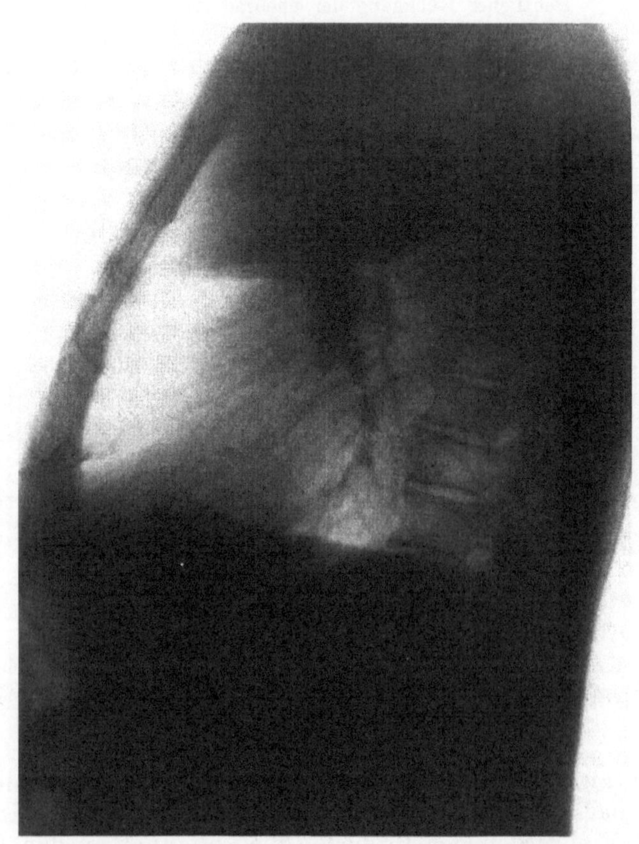

Abb. 115. Derselbe Kranke (frontales Bild).

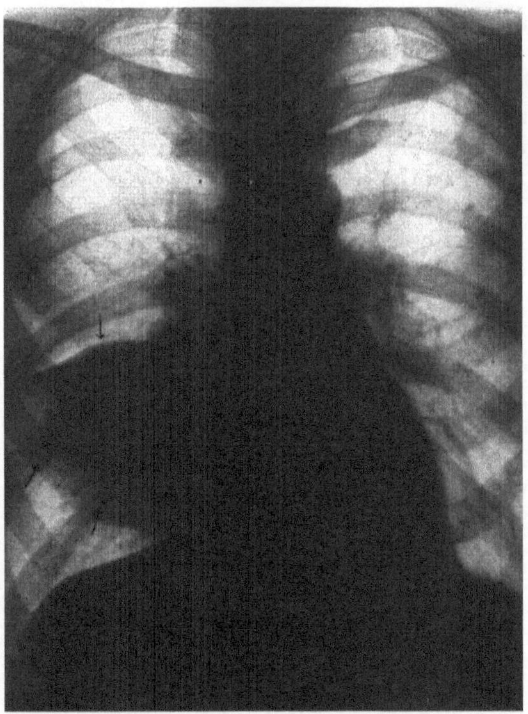

Abb. 116. Krebs des rechten Mittellappens (sagittale Aufnahme).

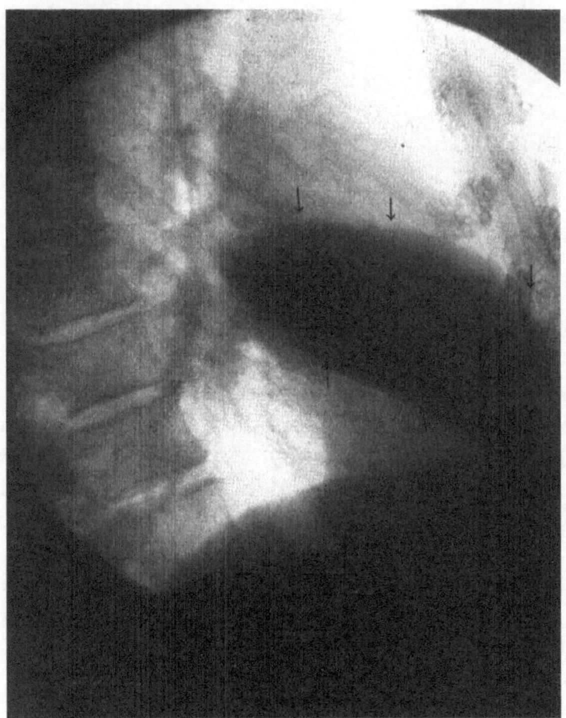

Abb. 117. Derselbe Kranke (frontales Bild).

Als Beispiel dient die Bilderreihe (Abb. 110—113).

Abb. 110: Befund bei der ersten Untersuchung. Ein mächtiger in das linke mittlere Lungenfeld vorspringender dichter Schatten reicht fast bis zur seitlichen Brustwand. Um die Geschwulst herum, besonders an den Spitzen, geringfügige Trübung.

Abb. 111: 3 Monate später: Der massige Schatten des ersten Bildes hat an seinen Rändern an Dichtigkeit verloren. Er erscheint im ganzen kleiner als früher. In der Mitte verrät eine rundliche Aufhellung beginnende Nekrose. Es hat also bereits Rückbildung der Atelektase und der begleitenden pneumonischen Infiltration eingesetzt.

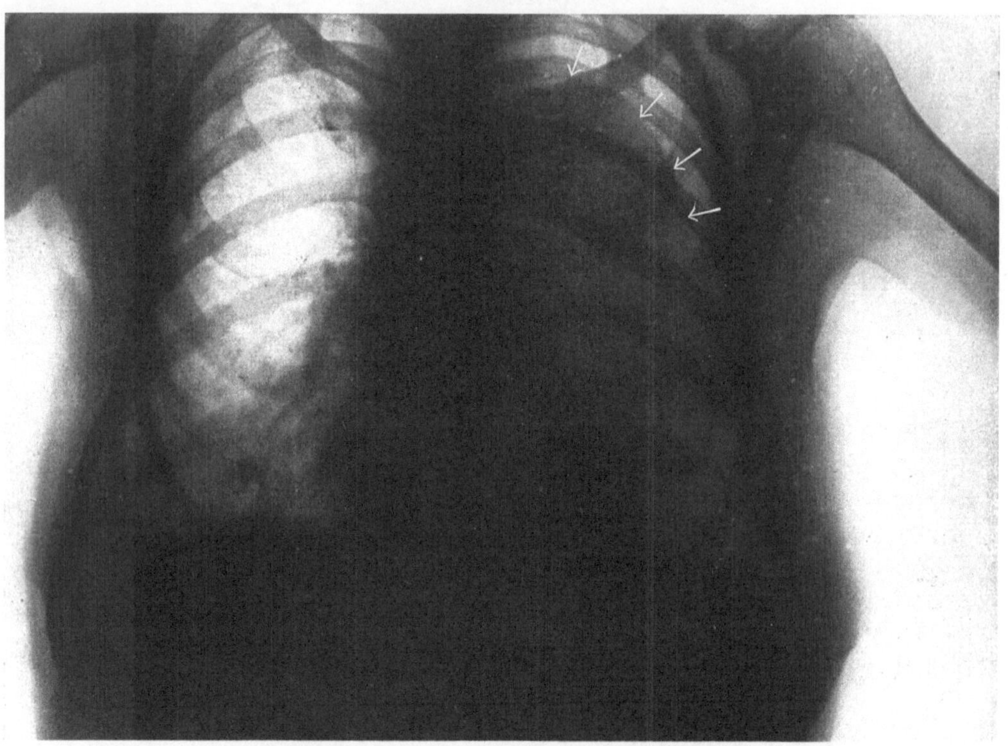

Abb. 118. Mächtiges Aortenaneurysma (Pfeile). Durchbruch in die Lunge, Atelektase ihrer unteren Abschnitte.

Abb. 112: 4 Wochen später. Ausgeprägte Höhle, die den Rest eines Lungensequesters enthält.

Abb. 113: 8 Wochen später. Höhle und Sequester nicht mehr nachweisbar. Der hilusnahe, tiefe Schatten hat sich im Vergleiche zur ersten Aufnahme wesentlich aufgehellt. Es ist in seiner Umgebung nur mehr leichte Trübung des Lungenfeldes zu erkennen, die geringgradiger Atelektase und Infiltration entspricht. Trotz dieser scheinbaren Besserung, die an der Diagnose zweifeln ließ, erlag der Kranke seinem Carcinom.

Eine ähnliche Beobachtung haben wir bereits in dem Abschnitte „Lungenabsceß" (S. 58) beschrieben. Auch hier stellte sich im Verlaufe des Leidens zentrale Höhlenbildung mit gleichzeitigem Rückgange des Geschwulstschattens ein (vgl. Abb. 74—77).

Im Gegensatze zu den eben beschriebenen Schattenformen von Lungenkrebsen, die gegen ihre Umgebung unregelmäßig und verschwommen begrenzt sind, finden sich andere mit auffallend scharfen Umrissen. Dann handelt es sich um diffuse Carcinome eines ganzen Lappens. Dieser Ausdehnung entspricht das Röntgenbild. Wertvolle

Aufschlüsse erhalten wir bei diesen Formen durch seitliche Aufnahme, weil sich hierbei die Lappenränder weniger überschneiden als bei sagittaler Sicht (Abb. 114—117).

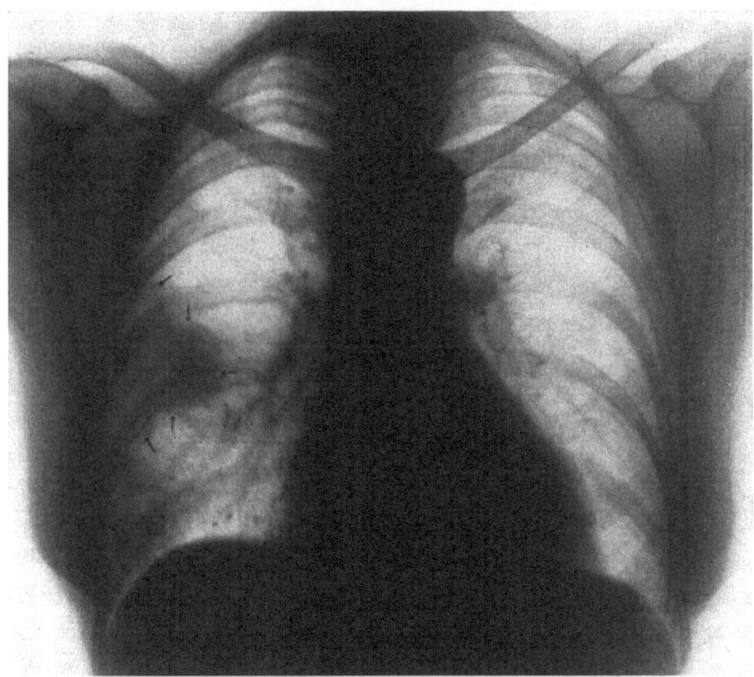

Abb. 119. Zentraler Krebs der rechten Lunge, übergreifend auf das Brustfell.

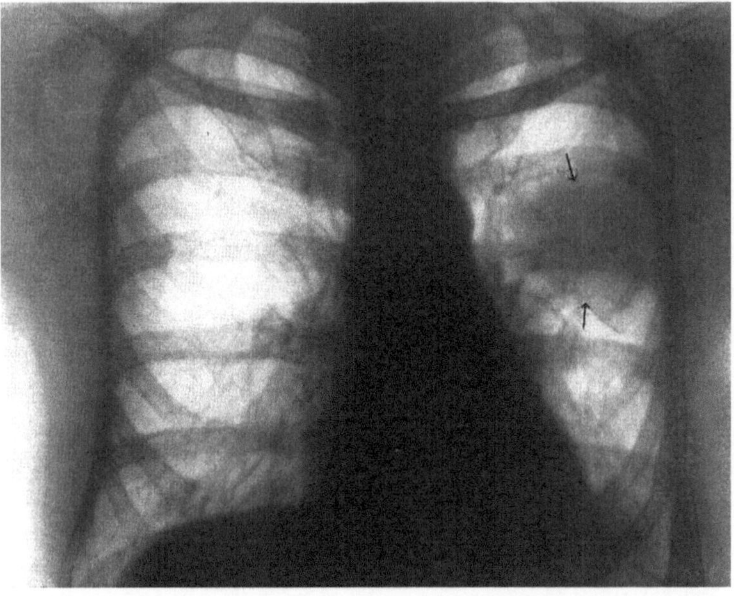

Abb. 120. Zentraler Krebs der linken Lunge.

Man versteht, daß das besondere anatomische Verhalten des Bronchialkrebses im Röntgenbilde zu Verwechslungen mit Lungenabsceß führt.

Differentialdiagnostisch kommt in erster Linie der Lungenabsceß in Betracht, namentlich dann, wenn das Leiden erst kurze Zeit spielt, wenn die Vorgeschichte unklar ist und wenn eindeutige klinische Zeichen fehlen. Große Schwierigkeiten

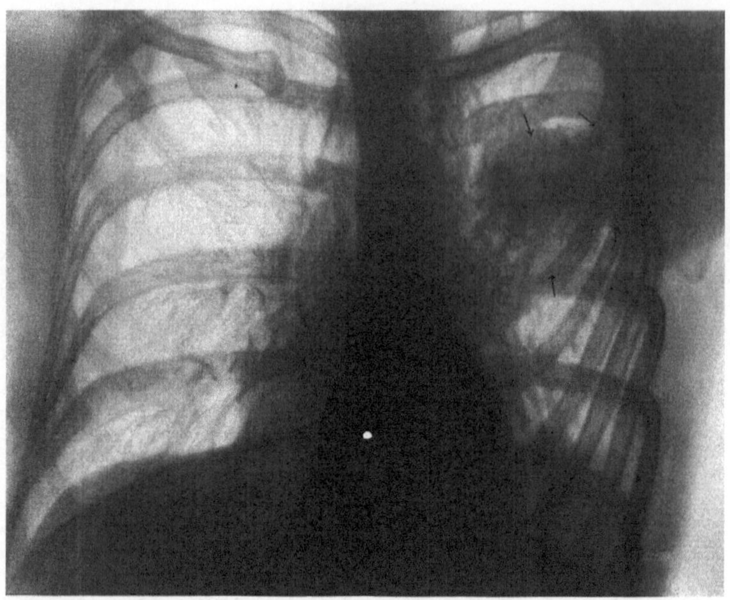

Abb. 121. Derselbe Kranke. Aufnahme in leichter schräger Stellung.

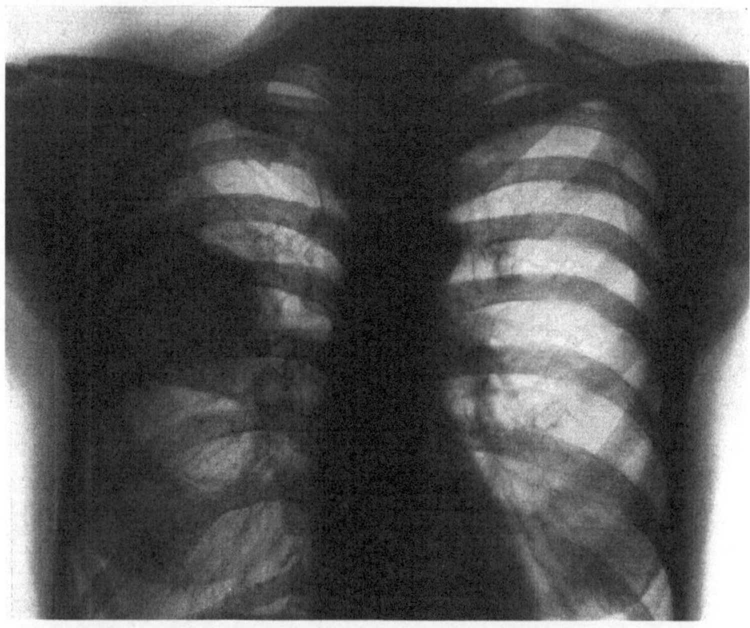

Abb. 122. Zentraler Lungenkrebs.

ergeben sich auch bei ausgesprochenem Höhlenbefunde (vgl. S. 57). Ausgedehnte Gewächse sind leichter zu erkennen; aber auch sie täuschen oft einen interlobären oder abgekammerten Erguß vor, infolge ihrer oft auffallend scharfen Begrenzung. Wenn die Ausdehnung des Carcinoms dem Verlaufe eines interlobären Spaltes

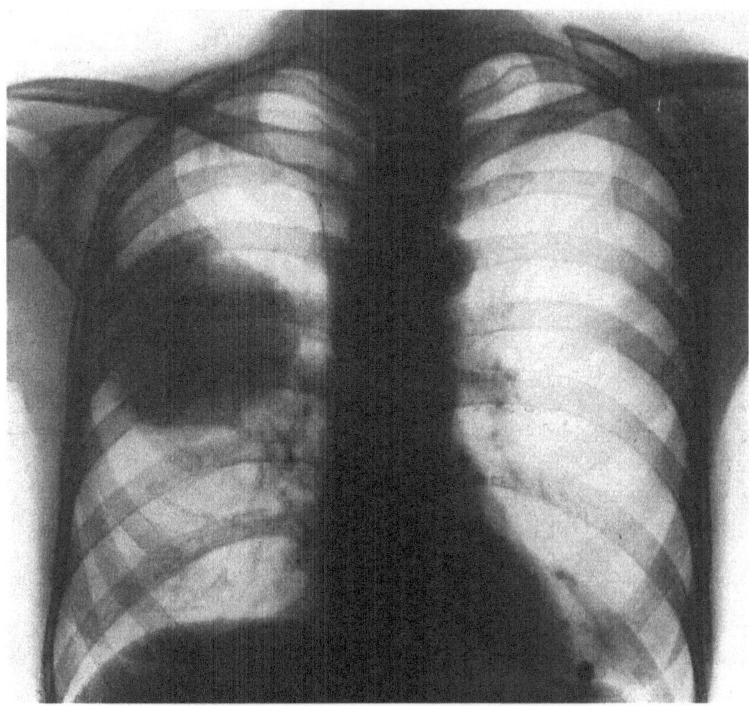

Abb. 123. Derselbe Kranke. Aufnahme einige Wochen später.

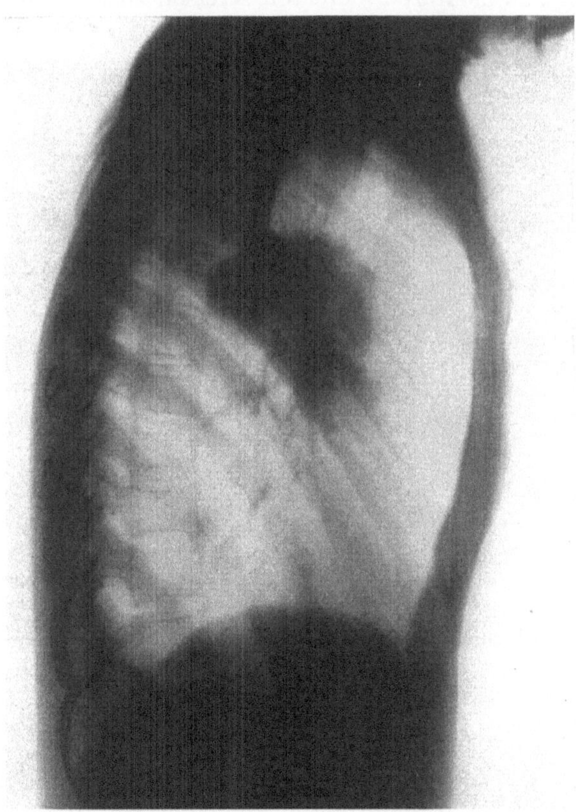

Abb. 124. Derselbe Kranke (frontales Bild).

entspricht, so kann die Unterscheidung von Empyem geradezu unmöglich werden. Bei einem von uns untersuchten Kranken lieferten sagittale (Abb. 116) wie frontale Aufnahme (Abb. 117) einen dem interlobären Ergusse so täuschend ähnlichen Befund, daß die Diagnose Krebs verfehlt wurde.

Große Ergüsse im Brustfellsacke führen ebenfalls zur Verwechslung mit ausgedehnten Carcinomen. Fehlen der Verdrängung spricht dann doch für Krebs. Außerdem stehen klinische Hilfsmittel, z. B. Punktion, zur Klärung zur Verfügung.

Hilusdrüsentuberkulose täuscht hie und da ein Bronchialcarcinom vor. Alter des Kranken und klinischer Befund verhindern falsche Deutung.

Schließlich kann ein ausgedehntes Aortenaneurysma, das eine ganze Brustkorbhälfte verschattet, einen diffusen Lungenkrebs vortäuschen (Abb. 118). Bei stark verdickter Wandung des Blutsackes mißlingt häufig der Nachweis der kennzeichnenden Pulsation. Atelektasen der benachbarten zusammengedrückten Lungenteile bedingen unscharfe Begrenzung. Kleine Blutungen können Schattenbilder erzeugen, die die Aneurysmaränder verwischen. Doch wird mit Hilfe der Durchleuchtung in schrägem Durchmesser die Gefäßerweiterung wohl richtig erkannt werden.

Viel seltener als das Carcinom ist das Sarkom der Lunge. Es nimmt seinen Ursprung meist von den peribronchialen Lymphgefäßen. Häufig beteiligt sich das Brustfell mit einem hämorrhagischen Ergusse.

Das Lungensarkom ruft im Röntgenbilde besonders tiefe und, seiner anatomischen Form entsprechend, scharf begrenzte runde Schatten hervor. Oft scheint sich die Verdunkelung aus mehreren kleineren Kreisen zusammenzusetzen (Abb. 125).

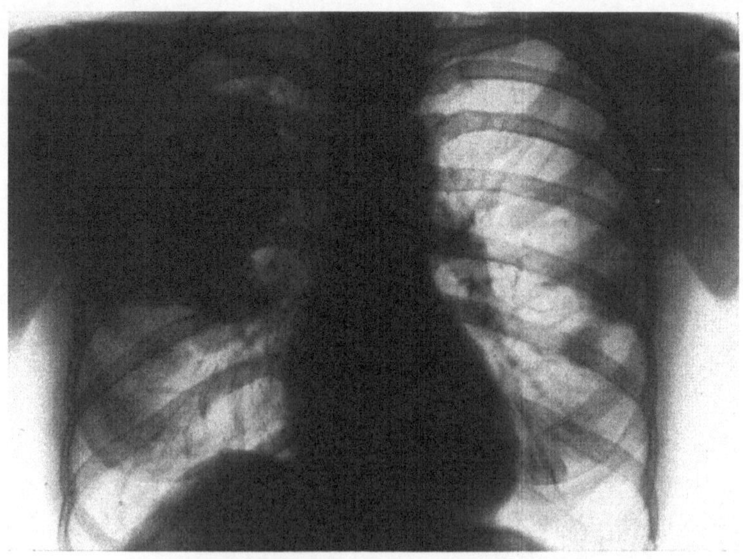

Abb. 125. Sarkom des rechten Lungenflügels mit vielfachen Metastasen auch im linken.

9. Metastatische Lungengeschwülste.

Durch Einbruch in Venen, in den Ductus thoracicus oder sonstige Lymphgefäße können Krebse und Sarkome der verschiedensten Organe Metastasen in der Lunge erzeugen. So bilden sich vielfache Herde in ihren beiden Hälften aus.

Für ihren Nachweis ist das Röntgenverfahren von hohem Werte, da besonders kleine Nester der klinischen Untersuchung leicht entgehen. In der Regel sieht man runde, ziemlich regelmäßig begrenzte Schatten von Erbsen- bis Kindkopfgröße. Die Kreisform der Tochtergeschwülste kennzeichnet vor allem das Sarkom

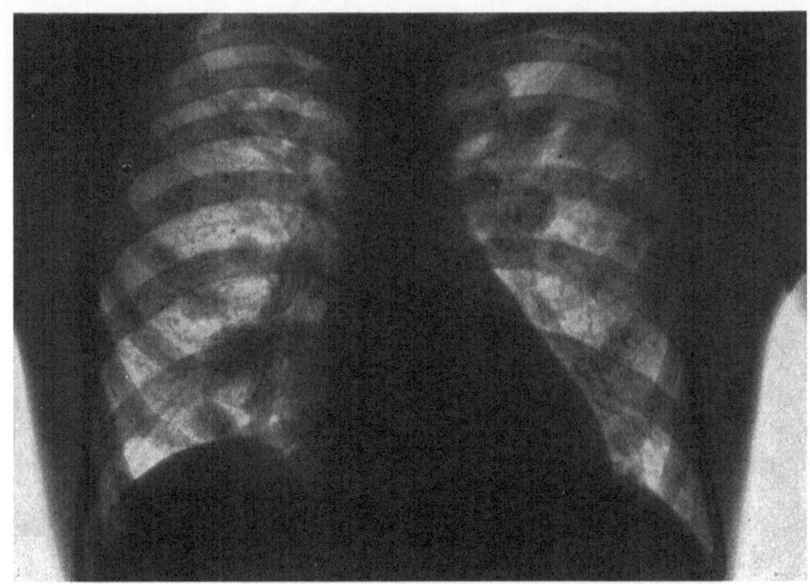

Abb. 126. Sarkommetastasen der Lunge.

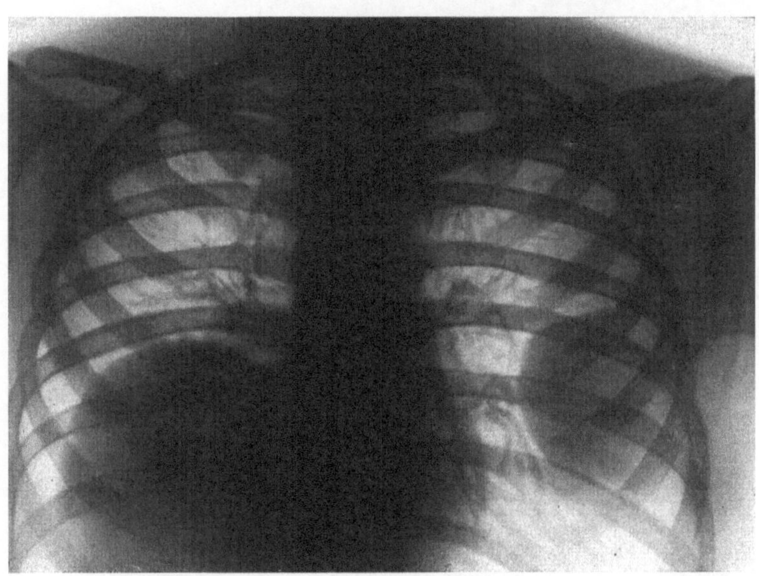

Abb. 127. Große Sarkommetastasen der Lunge.

(Abb. 126 u. 127), während beim Carcinom diese Gesetzmäßigkeit nicht gilt. Gewöhnlich sind die Lungenfelder derart mit Flecken übersät, daß man sie fast mit einer Glasplatte vergleichen könnte, an der nasse Schneeflocken hängen geblieben sind. Einzelne scharf begrenzte und rundliche Gebilde lassen über die Art der Erkrankung keinen

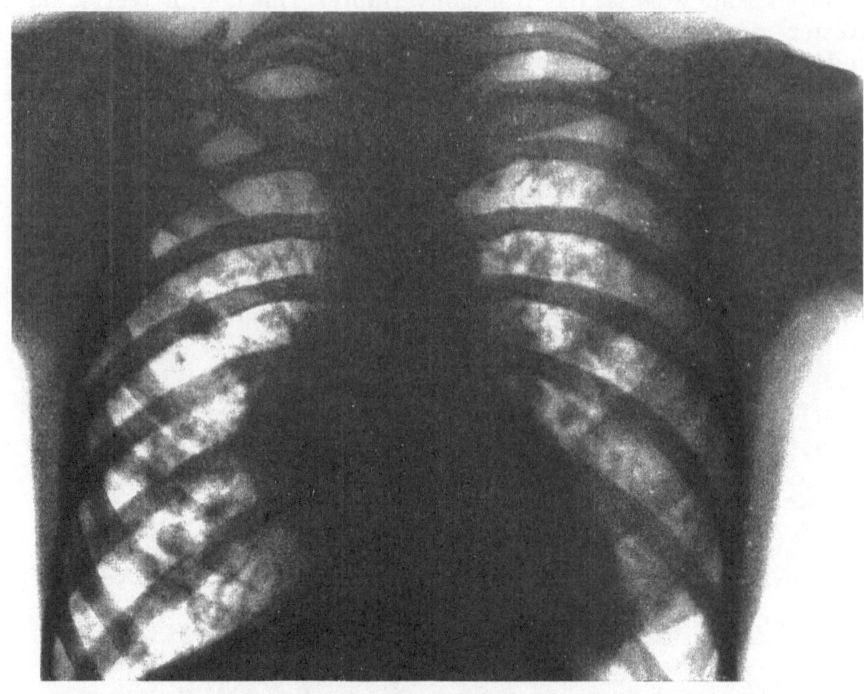

Abb. 128. Krebsmetastasen, die zum Teil zu größeren Herden zusammengeflossen sind.

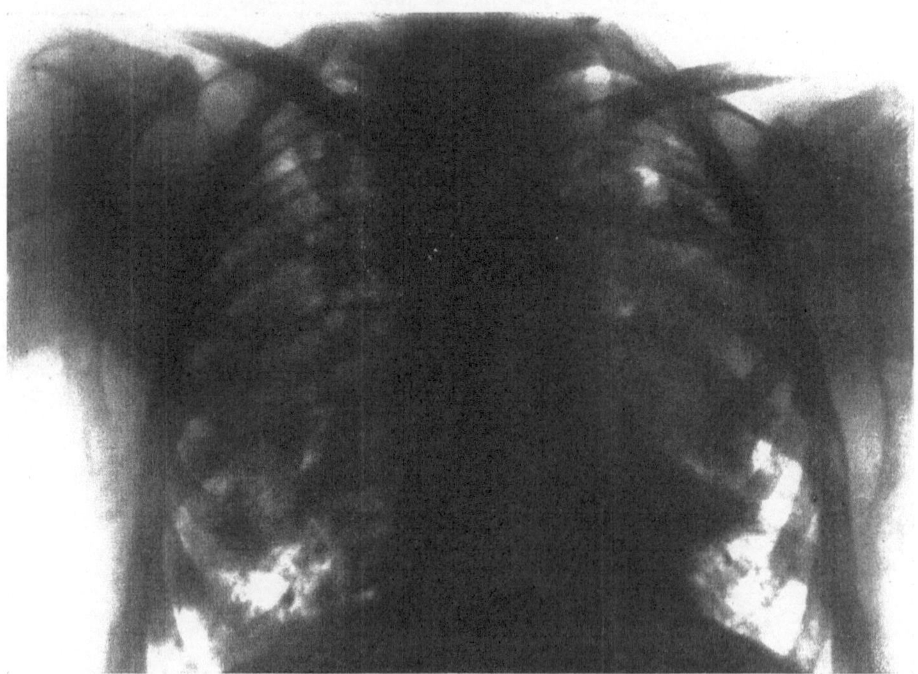

Abb. 129. Krebsmetastasen, die beide Lungenflügel fast ganz einnehmen.

Zweifel (Abb. 128). Bei weiterem Wachstume fließen sie zu ausgedehnten Verdunkelungen zusammen. Ungleichmäßige Tönung verrät ihre Entstehung aus einzelnen Herden (Abb. 129).

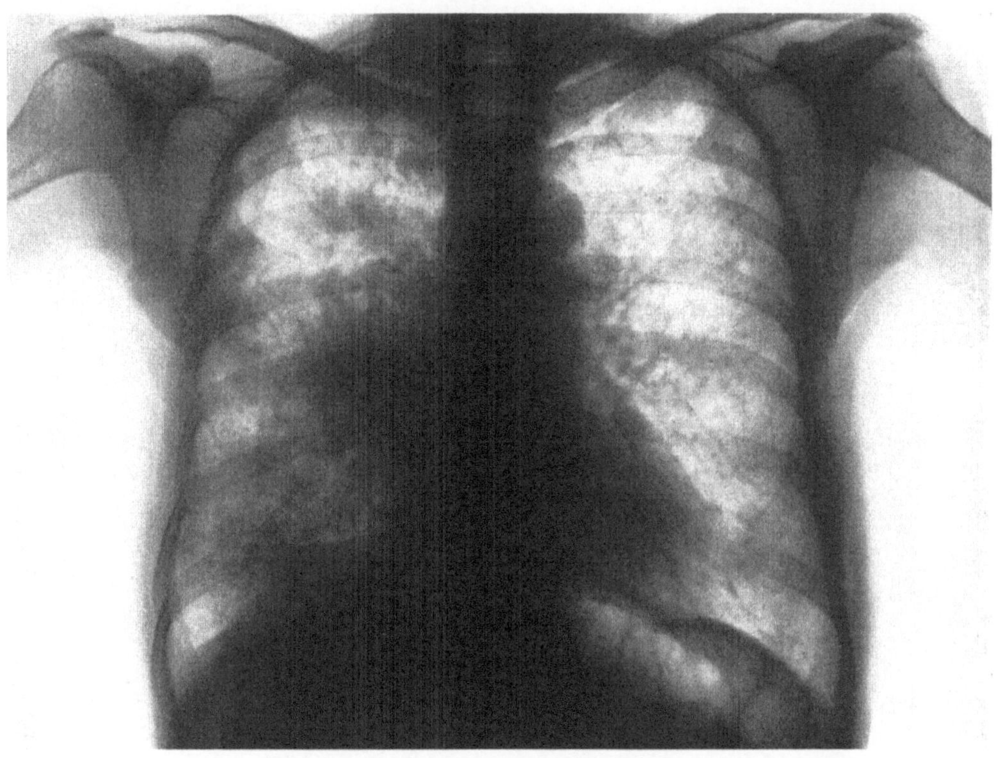

Abb. 130. Sarkomatose der Lunge.

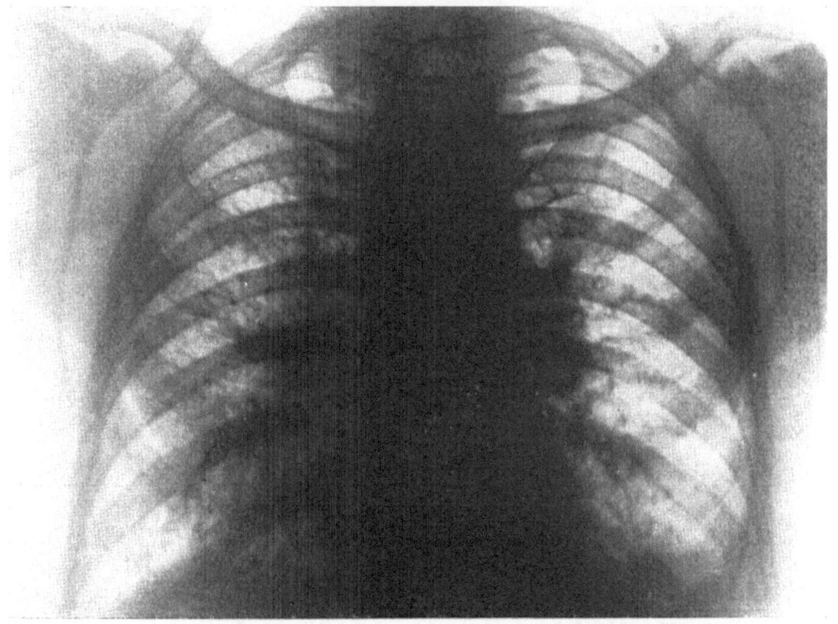

Abb. 131. Diffuse krebsige Lymphangitis der Lungen. Dorsoventrale Aufnahme.

Seltener als die noduläre Form ist die miliare. Die Bilder der Miliarcarcinose oder -sarkomatose sind denen einer Miliartuberkulose ähnlich. Über die ganzen

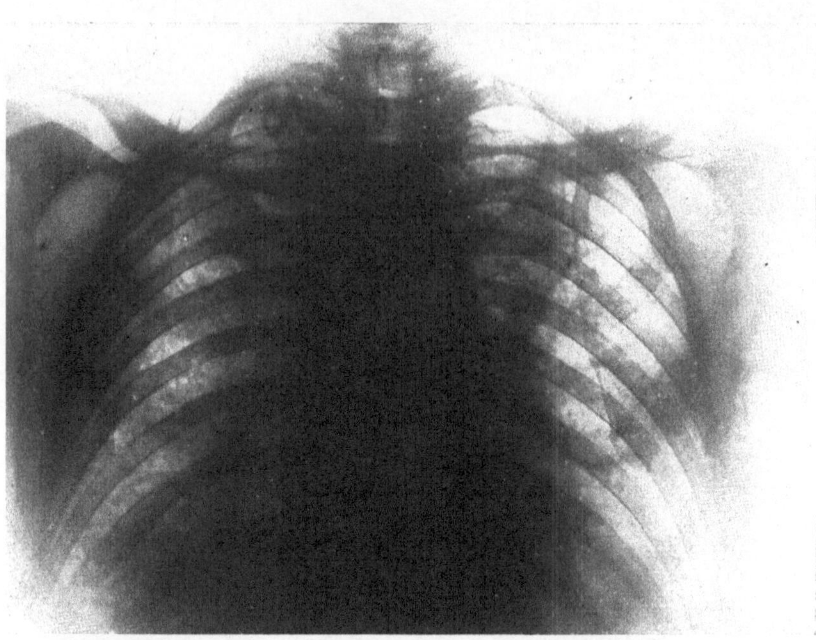

Abb. 132. Derselbe Kranke. Ventrodorsale Aufnahme.

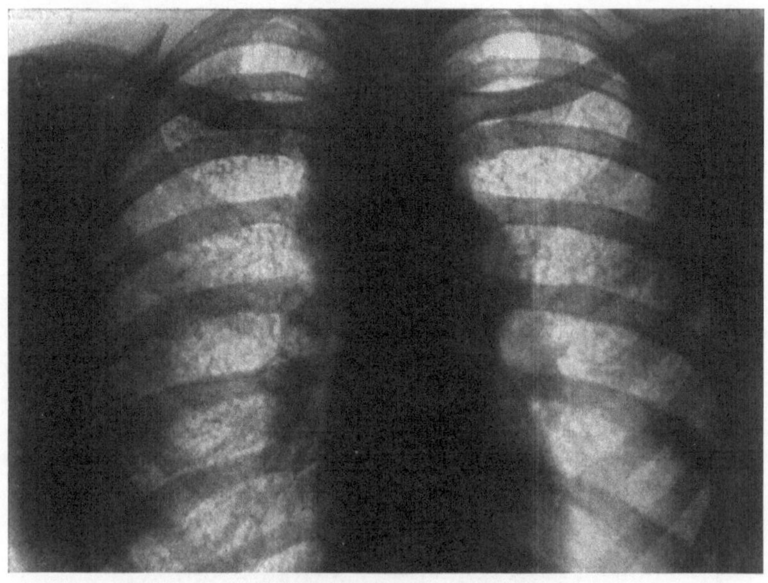

Abb. 133. Lymphogranulomatöse Lymphangitis.

Lungenfelder verstreut, finden sich geringfügige und größere runde Flecke (Abb. 130). Solange die einzelnen Herde klein sind, sind sie von tuberkulösen schwer abzutrennen. Erst der größere Herd gibt sowohl in der Schattentiefe, als namentlich in der Randschärfe ein Unterscheidungsmerkmal.

Kennzeichnende Bilder liefert die sogenannte diffuse carcinomatöse Lymphangitis. Beide Lungen werden von ihrer Wurzel aus von feinen Schattenstreifen durchzogen. Die Hilusgegend ist in der Regel am dunkelsten, und zwar infolge der Überlagerung der einzelnen Gebilde (Abb. 131 und 132).

Diffuse metastatische Lymphangitis kann, wenn auch sehr selten, bei Lymphogranulomatose eintreten. Wir haben einen solchen Kranken beobachtet. Die Ansicht (Abb. 133) ähnelt der der carcinomatösen Lymphangitis.

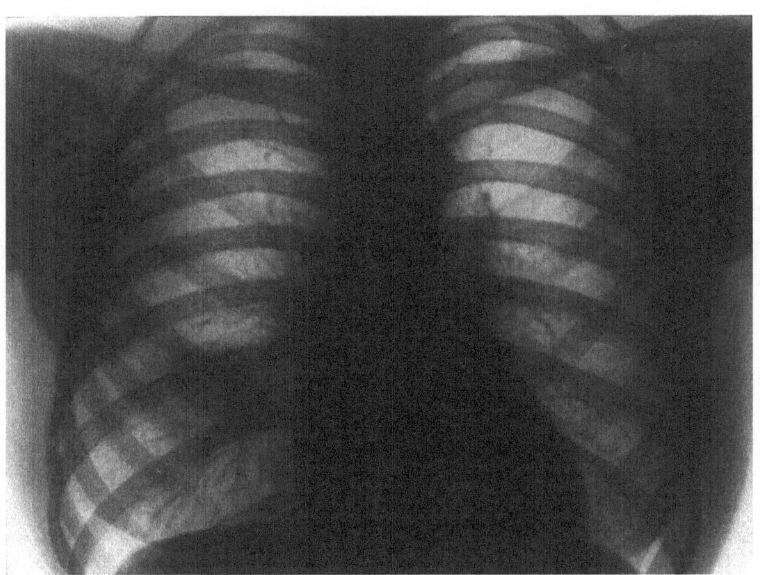

Abb. 134. Lungenmetastase (einzelne Geschwulst).

Nicht immer stellen sich Lungenmetastasen verstreut ein. Zuweilen liegt nur eine einzige Tochtergeschwulst vor (Abb. 134). Dann ist das Röntgenbild nicht bezeichnend. An die Möglichkeit, daß eine Verschleppung vorliegt, wird man zwar wegen der runden Gestalt des Schattens und seiner scharfen Begrenzung denken. Aber erst der Nachweis der primären Neubildung vermittelt richtige Deutung.

10. Die Lungentuberkulose.

Die verschiedene anatomische Form der Tuberkulose wird bestimmt durch die Eigenart der örtlichen geweblichen und der allgemeinen humoralen Reaktion des Körpers. Es ist Aufgabe des Arztes, in seinem klinischen Urteil beides gegeneinander abzuschätzen. Dann wird Überwertung sowohl des anatomischen Befundes wie auch dispositioneller und konstitutioneller Faktoren andererseits vermieden.

Vor Einführung des Röntgenverfahrens waren Vorgeschichte und klinische Untersuchungsergebnisse ausschlaggebend, während man dem anatomischen Befunde weniger Gewicht beimaß. Heute sind wir durch das Röntgenverfahren befähigt, selbst kleinste gewebliche Veränderungen der Lunge während des Lebens darzustellen. Dieser Fortschritt hat zu einer weitgehenden Ausgestaltung der ganzen Tuberkulosediagnostik geführt. Bei vielen Ärzten besteht sogar zu Unrecht die Neigung, das Röntgenverfahren mehr gelten zu lassen als die klinische Untersuchung.

So wertvoll das Röntgenbild für Deutung der anatomischen Abweichungen in der Lunge ist, so entspricht doch die streng durchgeführte Scheidung der drei Formen, in der die Phthise morphologisch im Schattenfelde zum Ausdrucke kommt, keineswegs immer den Erfahrungen am Krankenbett. Darum muß die Röntgendiagnostik ergänzt werden durch gründliche klinische Untersuchung. Es wäre beispielsweise gewagt, die Prognose einer fibrös proliferativen Tuberkulose günstig zu stellen bei einem Kranken, der erblich belastet ist. Außerdem zeigen gerade fortlaufende Beobachtungen im Röntgenlichte, in Übereinstimmung mit pathologisch-anatomischen Befunden, daß fibröse Phthisen ihre Art ändern, ebenso wie exsudative Formen durch Bindegewebswucherung gutartiger werden können.

Bevor wir die Röntgenbefunde der verschiedenen morphologischen Entwicklungsformen der Tuberkulose beschreiben, die auf Grund vergleichender pathologisch-anatomischer und röntgenologischer Untersuchungen gewonnen wurden, muß betont werden, daß ebensowenig, wie am Sektionspräparat, auch im Schattenbilde die eine oder die andere Form der Tuberkulose rein zur Beobachtung kommt. Fast immer handelt es sich um verwickelte Herdreaktionen, bei denen allerdings meist eine Form ausgesprochen im Vordergrunde steht.

Unter dieser Einschränkung besprechen wir

die morphologisch faßbaren Veränderungen der Lungentuberkulose im einzelnen, und zwar den exsudativen Herd, den produktiven Herd, den indurativen Herd, die Kaverne, die tuberkulöse Veränderung des Lymphsystems;

die aus den einzelnen Veränderungen zu einem Gesamtbilde verschmolzenen Hauptformen der Lungentuberkulose.

Schließlich muß als besonderer Wert der Röntgenuntersuchung hervorgehoben werden, daß mit ihr Entstehung, Ausbreitung und Rückbildung der Krankheitsherde so gut wie mit keinem klinischen Verfahren verfolgt werden können.

Die morphologisch faßbaren Veränderungen der Lungentuberkulose im Röntgenbilde.

Pathologisch-anatomisch tritt die Tuberkulose in zwei Formen auf: als produktive oder als exsudative Entzündung. Die Eigenart beider Veränderungen wird bestimmt durch die Reaktionsfähigkeit des befallenen Körpers. Alles, was wir unter Konstitution, Abwehrfähigkeit, Immunität und ähnlichen Schlagworten verstehen, spielt hier eine mehr oder minder große Rolle. Es war ein Fortschritt, diese eigenartigen Veränderungen der produktiven und der exsudativen Reaktion im Röntgenbilde wiederzugeben (GRÄFF und KÜPFERLE).

Neben genauer Feststellung des einzelnen Herdes lassen sich aus Lage, Form und Ausdehnung der Schattenzeichnung, sowie aus den Beziehungen der einzelnen Trübungen zueinander weitgehend Schlüsse ziehen auf pathologisch-anatomische Art, oft sogar auf klinischen Verlauf der tuberkulösen Erkrankung.

Verkäsung, fibröse Umwandlung, Verkalkung können ebensogut wie Kavernenbildung im Röntgenlicht erkannt werden.

Vor röntgenologischer Beschreibung der verschiedenen Herdbildungen seien ihre anatomisch-pathologischen Merkmale kurz erwähnt.

Die exsudative Entzündung kennzeichnet sich durch ein fibrinhaltiges, zelligflüssiges Exsudat innerhalb der Alveolen. Es fällt mit dem angrenzenden Lungengewebe bald der Verkäsung anheim (käsige Pneumonie). Der exsudative Herd kann verschiedene Größen annehmen. Sind nur wenige Alveolen ergriffen, so liegt miliare käsige Pneumonie vor. Sind dagegen, was meistens zutrifft, mehrere Acini oder ganze Lobuli befallen, so entsteht die Bronchopneumonie. Weitere Ausdehnung des Krankheitsvorganges führt schließlich zur lobär-exsudativen oder käsigen Pneumonie.

Die produktive Entzündung bildet den Tuberkel als ein festgefügtes Gewebe.

Im Gegensatze zum exsudativen Herde sitzt der produktive im Lungengerüste: bei bronchogener Ansteckung in der Wand eines Bronchiolus respiratorius,

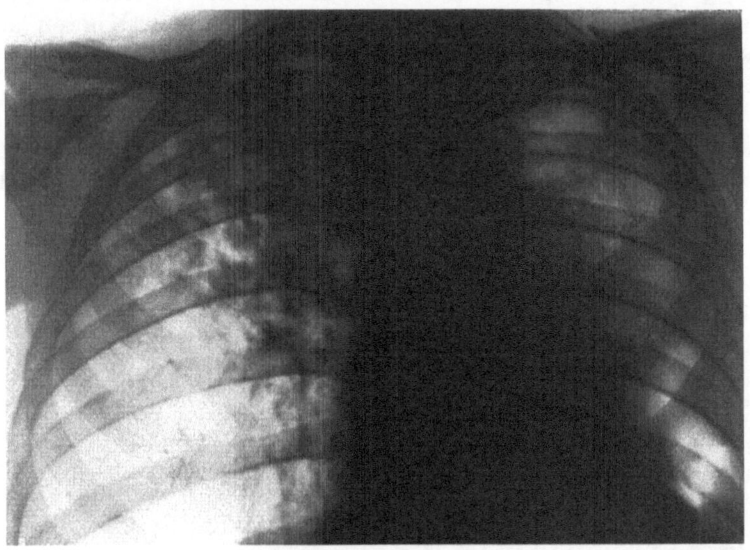

Abb. 135. Exsudativ-käsige Herdbildungen der rechten oberen Lunge. Große Zerfallshöhlen in der linken Lunge.

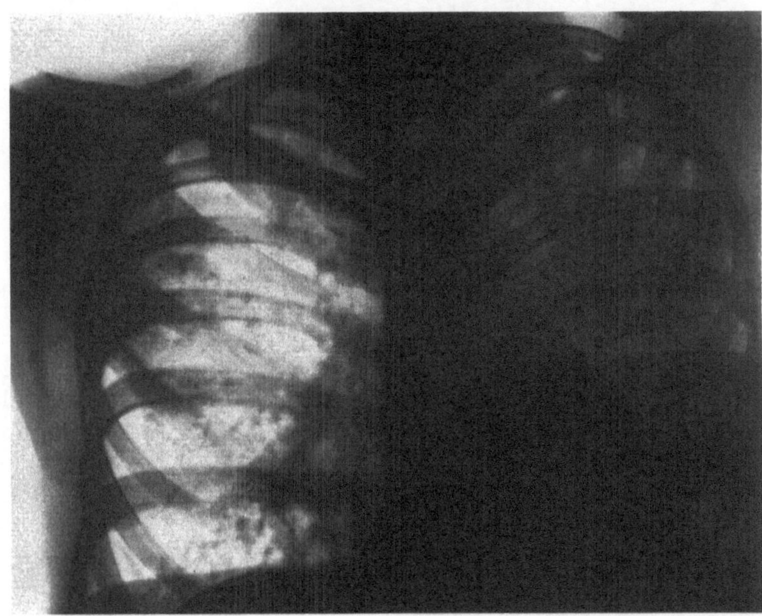

Abb. 136. Lobär-käsige Phthise der linken Lunge mit zahlreichen Zerfallschatten. Lobulär-exsudative und nodös-produktive Herde rechts.

bei hämatogener Aussaat als miliarer Tuberkel im interalveolären Gewebe. Eine interacinöse Ausbreitung kann jedoch nach Durchbruch eines Tuberkels in eine Alveole stattfinden.

Nach Wesen und Sitz stellt sich der produktive Herd makroskopisch auf dem Schnitt als ein Knötchen von gleichmäßig derber Beschaffenheit dar, das sich gegen das benachbarte Gewebe scharf absetzt (GRÄFF). Je nach seiner Ausdehnung zeigt es kleeblattartige Anordnung, entsprechend dem Baue des Acinus (acinös-produktiver Herd), oder es erscheint als größerer mehr, umschriebener Knoten (acinös-nodöser Herd) (GRÄFF und KÜPFERLE, BEITZKE).

Sowohl produktive wie exsudative Herde zerstören das Gewebe. Es verfällt der Nekrose und der Verkäsung. Im allgemeinen neigt aber der produktive Vorgang durch reaktive Narbenbildung zur Ausheilung, während der exsudative durch fortschreitenden Zerfall gekennzeichnet ist. Bei beiden Formen kann aber durch narbige

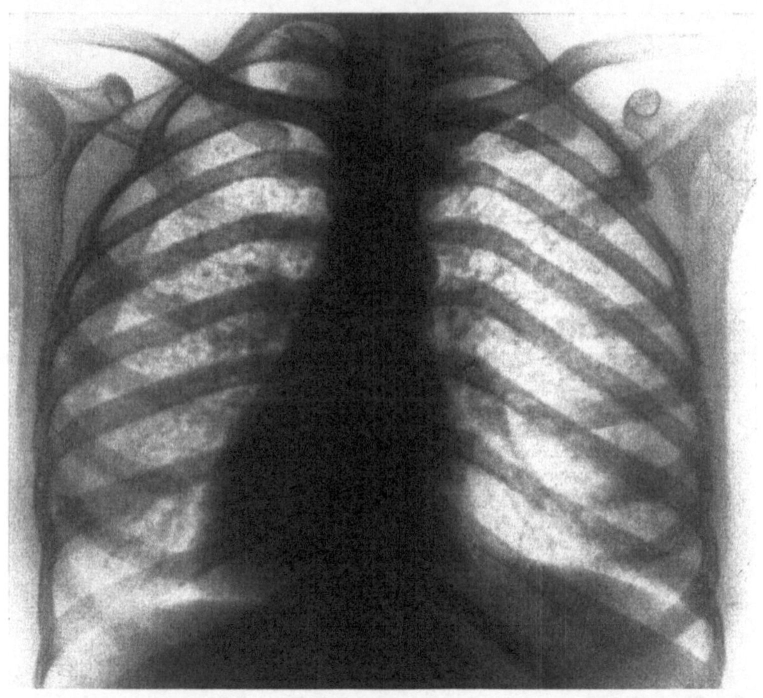

Abb. 137. Hämatogen disseminierte, acinös produktive Phthise. Miliartuberkulose (Bild seitenverkehrt).

Abkapselung, Schrumpfung und schließliche Verkalkung die Krankheit zum Stillstande kommen. Diesen natürlichen Heilungsbestrebungen unterliegen kleine produktive Herde leichter als ausgedehnte lobuläre oder gar lobäre. Hier kann meist erst nach Ausstoßung der verkästen Teile und Höhlenbildung Wiederherstellung einsetzen.

Eine besondere Form der proliferativen Tuberkulose ist die Induration. Sie entsteht, wie die Untersuchungen NICOLs gelehrt haben, durch Verwachsung und bindegewebige Verödung luftleerer Alveolen, die zwischen acinös-nodösen Herden verteilt sind. Hinzu kommt entzündliche Bindegewebsbildung, die ihre Ausbreitung längs den zwischen den Alveolen verlaufenden Gefäßen nimmt.

Die Vernarbung ist folglich ein reaktiver Vorgang, der nur in mittelbarem Zusammenhange mit dem eigentlichen tuberkulösen Krankheitsherde steht. Sie stellt die Art der Ausheilung einer proliferativen Tuberkulose dar.

Je nach Form und Ausdehnung des Leidens kann die Cirrhose knotig oder mehr verschwommen sein. Häufig führt sie zu band- oder streifenförmigen Narbensträngen, die die Lunge durchfurchen. Bindegewebszüge, mit indurierten Knoten durchsetzt, finden sich oft neben gesundem Lungengewebe.

Liegen fibröse Herde in großer Zahl nebeneinander, so breiten sich in dem dazwischen liegenden Gewebe Schrumpfungen aus; sie ergeben das Bild der fibrösen Phthise.

Es seien nun die Merkmale beschrieben, die im Röntgenlichte die verschiedenen Formen der Tuberkulose kennzeichnen.

Der exsudative Herd erscheint als ein Fleck, der sich um so deutlicher ausprägt, je weiter die Verkäsung fortgeschritten ist. Da sie meistens zentral liegt, so ist auch dort der Schatten am dichtesten.

Entsprechend der verschwommenen Begrenzung des verhältnismäßig großen Herdes erstreckt sich die Trübung über ausgedehnte Lungenbezirke, ohne gleichmäßige scharfe Absetzung gegen das Gesunde (Abb. 135).

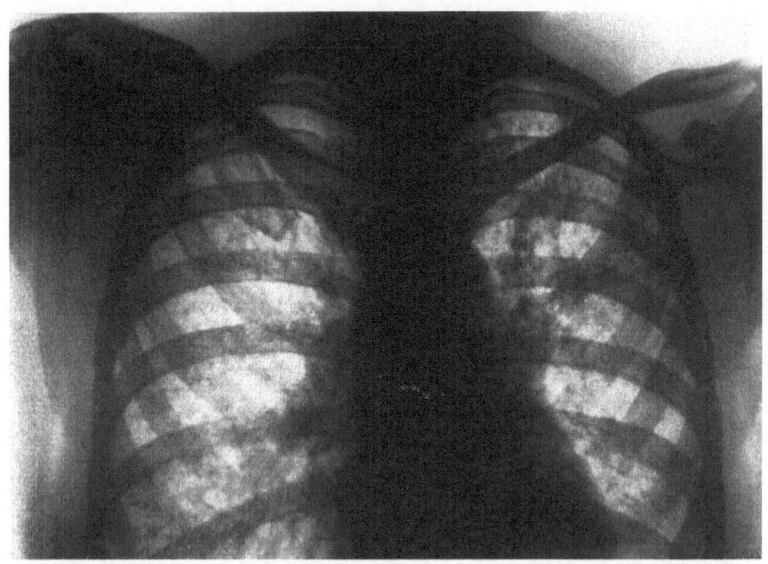

Abb. 138. Acinös-produktive und nodös-produktive Herde, zerstreut über beide Lungen.

Ein Lungenabschnitt birgt regelmäßig mehrere solcher Herde, die, neben- und übereinander gelegen, sich in der Projektion überdecken können. Dadurch erscheinen ganze Lungenfelder mehr oder weniger fleckig getrübt. Häufig sind in der verstreuten Verschattung dieser lobulär-exsudativen Formen noch einzelne Inseln als leichte Verdunkelungen sichtbar. Bei nicht sehr ausgedehnter Erkrankung zeigen sich zwischen den exsudativen Stellen oft noch gesunde Teile als Aufhellungen von wechselnder Größe.

Bei weiterer Ausbreitung der Exsudation, die einen ganzen Lappen, ja einen ganzen Lungenflügel befallen kann, wird dieser gleichmäßig getrübt. Übereinander gelagerte Verkäsungsherde verursachen stärkere, verwaschene Flecke, wodurch Dichtigkeitsunterschiede in der allgemeinen Verschattung erzeugt werden. Es ist das Bild der lobären Pneumonie (Abb. 136). Mit fortschreitender Verkäsung nehmen auch Tiefe und Gleichmäßigkeit der Schattentönung zu (käsige Pneumonie).

Im Gegensatze zum exsudativen stellt sich der produktive Herd als ein kleinerer runder Fleck dar, dessen Grenzen sich scharf gegen seine Umgebung absetzen. Doch ist auch seine Dichtigkeit nicht gleichmäßig. Entsprechend dem meist zu innerst gelegenen kleinzellig infiltrierten oder verkästen Gebiete und der größeren zentralen Masse erscheint er in der Mitte dunkeler, um nach den Seiten zu abzublassen (GRÄFF und KÜPFERLE). Er kann verschieden groß sein, je nachdem, ob ein acinöser oder ein acinös-nodöser Herd vorliegt.

Winzige Schatten geben die auf hämatogenem Wege entstandenen miliaren

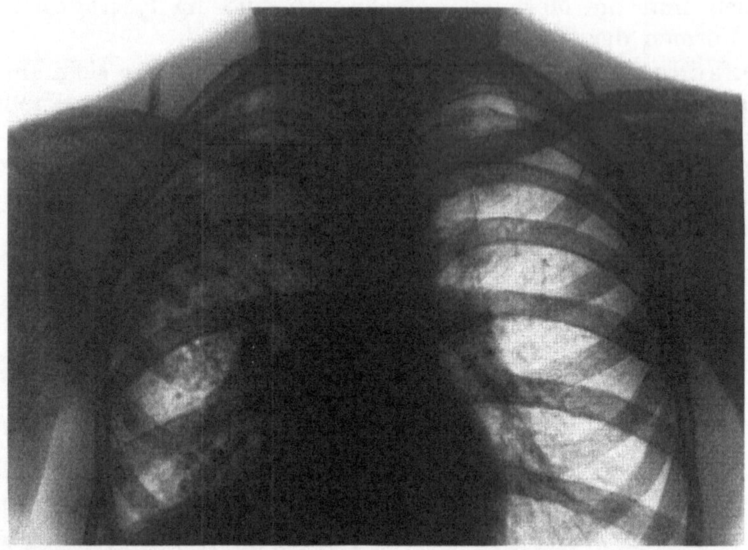

Abb. 139. Zahlreiche größere und kleinere fibröse Herde, zerstreut über die ganze rechte Lunge. Indurierte Drüsen im linken Lungenstiele.

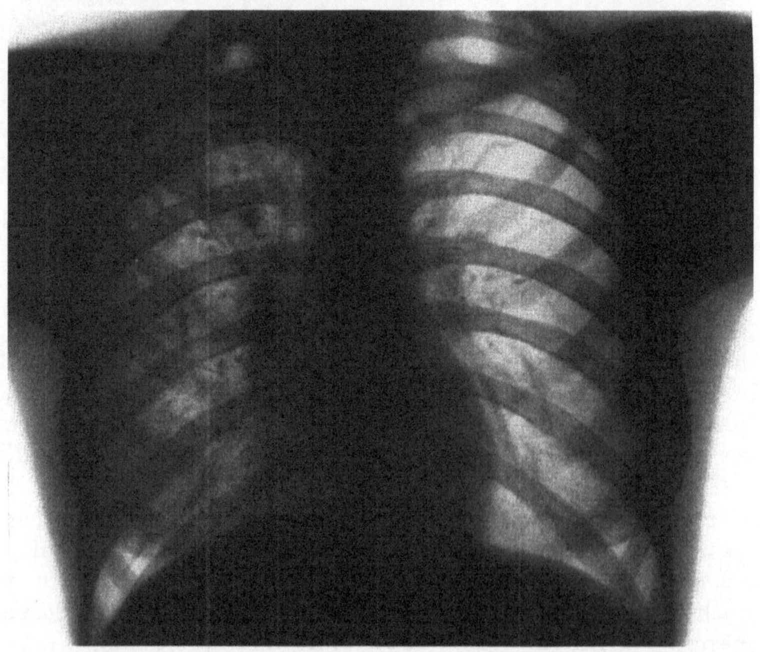

Abb. 140. Ausgedehnte fibröse Herde in der rechten Lunge.

Tuberkel. Sie sind bei frischer Aussaat infolge ihrer Kleinheit und geringen Dichtigkeit röntgenologisch oft nicht greifbar. Erst wenn sie wachsen oder infolge von Verkäsung mehr Strahlen absorbieren, werden sie sichtbar. Sie verursachen rundliche, kleine Flecke, die, über die ganze Lunge verstreut, ihr ein feinmarmoriertes Aussehen verleihen (Abb. 137).

Abweichend von den exsudativen Herdschatten gehen die produktiven nicht ineinander über. Selbst wenn sie in größerer Zahl vorhanden sind, können die einzelnen Gebilde gut unterschieden werden, weil gesundes, lufthaltiges Lungengewebe sie trennt. Der Gesamteindruck ist härter, körniger als der der exsudativen Bezirke, die verwaschen aussehen (Abb. 138).

Produktive und exsudative Formen werden in der Regel gleichzeitig angetroffen. Nur überwiegt manchmal die eine, manchmal die andere Form. Der Kliniker kann darum bei den meisten Kranken von „vorwiegend exsudativer" oder „vorwiegend produktiver Tuberkulose" sprechen, eine Bezeichnung, die den praktischen Bedürfnissen Rechnung trägt, zumal wertvolle Schlüsse auf den weiteren Verlauf der Erkrankung möglich sind.

Als besondere Form der produktiven Tuberkulose gilt die sogenannte fibröse. Sie bietet ebenfalls eigene Merkmale.

Der dichte Schatten des indurativen Herdes setzt sich gegen seine Umgebung scharf ab. Ist ein größerer Lungenabschnitt fibrös umgewandelt, so entstehen tiefschwarze, breite Bänder, die die Lungenfelder durchstrahlen (Abb. 139). Meist gehen derartige Gebilde aus größeren fibrös veränderten Herden hervor (Abb. 140). Häufig sind an diesen Vorgängen nicht nur Lungengewebe, sondern auch Brustfell, insbesondere die interlobären Spalten beteiligt. So können völlig dunkele Streifen von beträchtlicher Breite entstehen. Auch in der Umgebung der Kavernen sind sie häufig als schalenförmige Gebilde sichtbar.

Die Kaverne.

Im weiteren Verlaufe der meisten Tuberkulosen kommt es durch Aushusten verkäster Massen zu Kavernenbildung. Von hanfkorn- bis zu mannfaustgroßen Löchern werden alle Übergänge beobachtet. Die Lunge kann sogar in einen oder mehrere große Säcke verwandelt werden.

Sitz der Kaverne ist meistens das obere Lungenfeld. Sie entsteht in den rückwärtigen Teilen des Lappens und schreitet nach vorne und unten fort. Bei weiterem Ausmaße vermag sie den ganzen sagittalen Durchmesser des Brustkorbes auszufüllen. Seltener finden sich Höhlen in den mittleren und den unteren Gegenden der Lunge.

Wenn ausgedehnte käsig-pneumonische Vorgänge im Vordergrunde stehen, so zerbröckelt das Gewebe in ganzen Stücken. Die Wände sind zerklüftet und rauh; sie stellen frische Bruchflächen dar, die mit schmierigen, brandigen oder morschen Massen belegt sind. Im Innern finden sich oft Sequester. Diese Veränderungen der „galoppierenden Schwindsucht" führen durch schnell zunehmenden Zerfall, durch Hämoptoe oder Durchbruch einer Kaverne in den Brustfellraum in wenigen Wochen zum Tode.

Bei den chronisch verlaufenden Formen der Lungentuberkulose sind die Höhlen anfangs klein. Sie vergrößern sich nach und nach durch Einschmelzung ihrer Umgebung oder durch Zusammenfließen mehrerer Kavernen. So entstehen Buchten, die mit Blut, Eiter oder käsigen Massen erfüllt sind. Die Wände sind von schmierigem Granulationsgewebe ausgekleidet. Häufig durchziehen Lungengefäße, die der Zerstörung am längsten Widerstand leisten, wie aufgespannte Seile den Hohlraum. Meist sind diese Gefäße verödet.

Mit dem Eintreten narbiger Veränderungen beginnt die Reinigung der Kaverne. Die Wände werden glatt; sie verlieren den tuberkulösen Einschlag und wandeln sich in derbes, schieferiges Bindegewebe um. Dieser Heilungsvorgang kann durch weitere Narbenschrumpfung abgeschlossen werden.

Der röntgenologische Nachweis der Kaverne ist wichtig für die Beurteilung der Form der tuberkulösen Erkrankung. Die Feststellung selbst einer kleinen Höhlenbildung deutet auf ein bereits fortgeschrittenes Leiden hin, dessen Prognose ernst zu stellen ist. Ist der Arzt von der Anwesenheit einer Kaverne schon

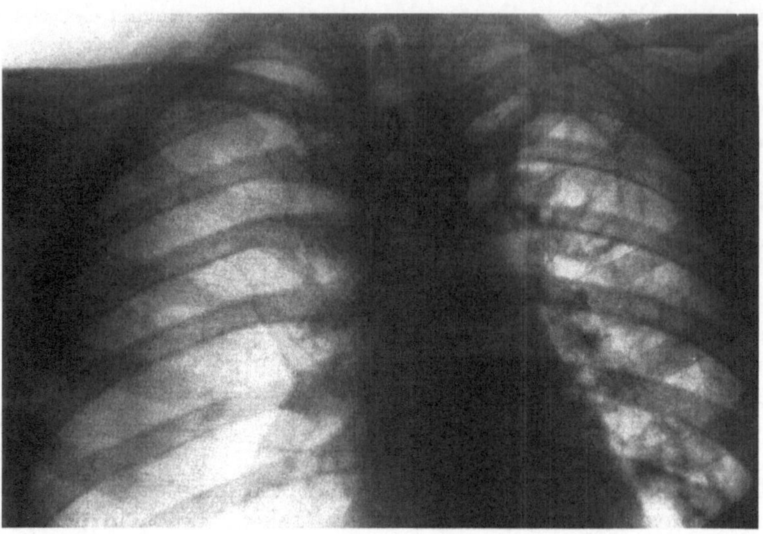

Abb. 141. Kaverne von geringem Tiefendurchmesser im linken Oberlappen. In ihrer Lichtung zeichnet sich das nicht zerfallene Lungengewebe ab.

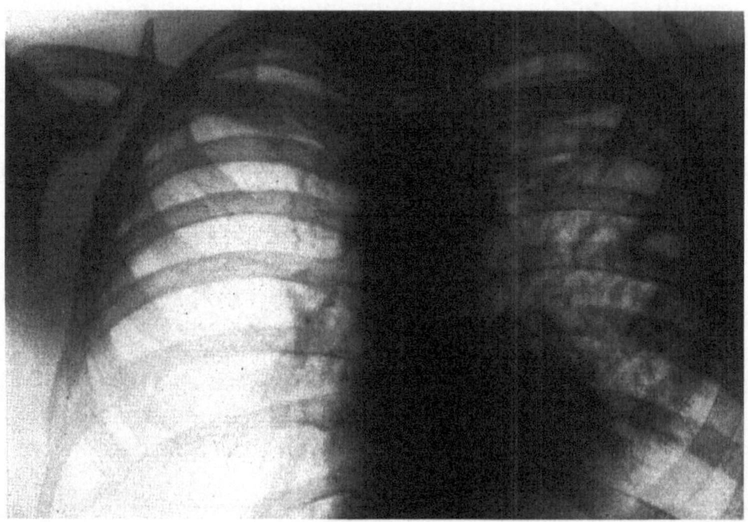

Abb. 142. Kaverne des linken oberen Lungenfeldes, deren Tiefendurchmesser sich von der vorderen bis zur hinteren Brustwand erstreckt. — Keine Lungenzeichnung in ihrer Lichtung wahrnehmbar.

unterrichtet, dann bestätigt das Röntgenbild den klinischen Untersuchungsbefund und ergänzt ihn in bezug auf Sitz und Größe der Höhle. Aber nicht allzu selten entgehen Kavernen dem Kliniker trotz genauester Nachforschung, weil sie entweder zu klein sind und zu tief liegen oder infolge zufälliger Füllung sich durch Auscultation und Perkussion von dem umliegenden infiltrierten Lungengewebe nicht unterscheiden lassen.

Indessen sind auch der Röntgendiagnose Grenzen gesetzt. Sie kann versagen, wenn beispielsweise die Verflüssigung des Käseherdes eben erst eingesetzt hat, wenn also eine eigentliche Höhle noch fehlt. Dies trifft namentlich dann zu, wenn sich die Kaverne im Innern eines infiltrierten größeren Lungenabschnittes entwickelt.

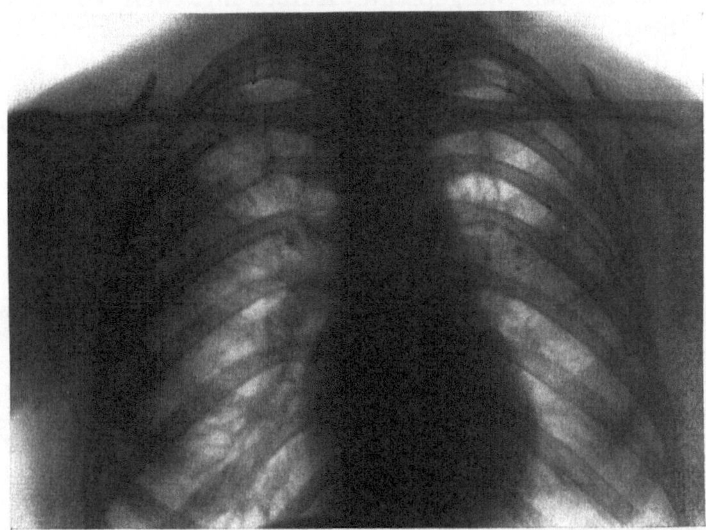

Abb. 143. Produktive Tuberkulose beider oberen Lungenabschnitte. In der rechten Spitze Bildung einer Kaverne; man erkennt in Mitte des ringförmigen Schattenstreifens Lungengewebszeichnung.

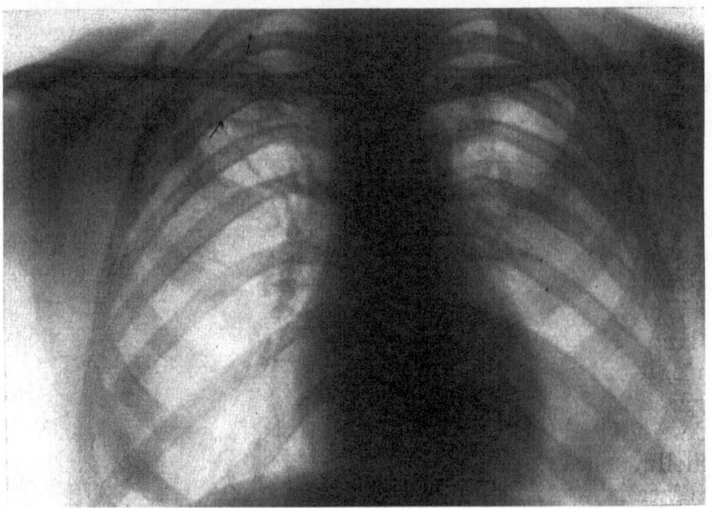

Abb. 144. Der gleiche Kranke 6 Monate später. Die Lungenzeichnung im ringförmigen Schattenstreifen ist fast völlig verschwunden; es tritt an ihre Stelle die Kavernenaufstellung.

Selbst ein kleiner lufthaltiger Raum braucht nicht zur Darstellung zu gelangen, wenn die starken Schatten der umgebenden Infiltrationen die geringfügige Aufhellung überlagern. Sogar größere Zerfallskammern inmitten käsig-pneumonischer Lungenbezirke entgehen hie und da der Feststellung. Das gleiche gilt für kleinere Hohlräume, die hinter dicken Brustfellschwarten oder stark fibrös induriertem Lungengewebe versteckt sind.

Auf dem Röntgenbild erscheint bald eine kreisrunde, bald eine eiförmige, mehr oder weniger scharf umschriebene Schattenaussparung im Lungenfelde. Die Helligkeit hängt von der Größe, dem Inhalt und nicht zuletzt den Veränderungen ab, die das umliegende Lungengewebe und das benachbarte Brustfell betroffen haben. Enge Höhlen zeigen meist keine ausgeprägte Aufhellung, weil vor und hinter ihnen Lungengewebe liegt, dessen Zeichnung dann deutlich erkennbar ist (Abb. 141). Besitzt dagegen die Kaverne einen großen Tiefendurchmesser, so tritt sie besonders klar hervor; von Lungenzeichnung ist nichts mehr wahrzunehmen (Abb. 142).

Bei wiederholten Röntgenuntersuchungen in gewissen Zeitabständen läßt sich die Entwicklung einer Kaverne eindrucksvoll zur Darstellung bringen.

Bei rasch fortschreitenden Formen, z. B. bei exsudativen Tuberkulosen, zeigt ein im übrigen dicht verschatteter Lungenabschnitt bereits innerhalb von Tagen

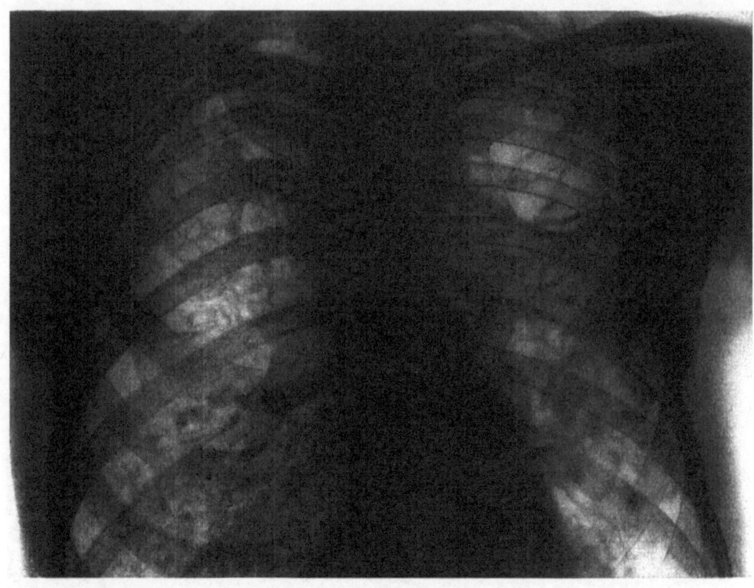

Abb. 145. Große Kaverne im linken oberen Lungenabschnitte bei ausgedehnter, doppelseitiger, fibröser Phthise. In der Lichtung der Höhle sind dünne Streifen erkennbar, die sie durchziehen.

oder wenigen Wochen deutliche Aufhellung, die der rasch wachsenden Höhle entspricht. Der langsamere Zerfall bei produktiven Formen dagegen läßt in der Regel zuerst einen ringförmig gestalteten Streifen erkennen, dessen Mitte noch Lungengewebsbau aufweist. Erst nach Monaten wird die Parenchymzeichnung durch das Bild der Höhle völlig ausgelöscht (Abb. 143, 144.)

Den Aufhellungsbezirk einer Kaverne durchziehen nicht selten dünne und dickere Streifen, wie aufgespannte Stränge (Abb. 145). Es sind die Reste fibrös umgewandelten Gewebes, meist obliterierte Gefäße, die balkenartig angeordnet sind.

Ist die Höhle noch nicht völlig gereinigt, liegt noch Gewebschutt in ihr, so bieten sich im Bereiche der Aufhellung unscharfe Flecke dar (Abb. 146).

Die Umgrenzung einer Kaverne ist verschieden, je nachdem ob Ausheilungs- oder Zerfallsvorgänge sich in ihren Wänden abspielen. Bei alten in Vernarbung begriffenen Höhlen, deren Einfassung fibrös-hyalin verändert ist, prägt sich scharf ein manchmal sehr schmaler, manchmal breiterer Ring aus, der die Kaverne oft plastisch hervortreten läßt (Abb. 147, 148).

Ist hingegen der Zerfall noch nicht abgeschlossen, so zeigen sich unscharfe Grenzen, deren Schatten meist von der Verdunkelung des umgebenden stark infiltrierten Lungengewebes kaum zu unterscheiden ist. Die Höhle weist häufig unregelmäßige Gestalt auf (vgl. Abb. 146).

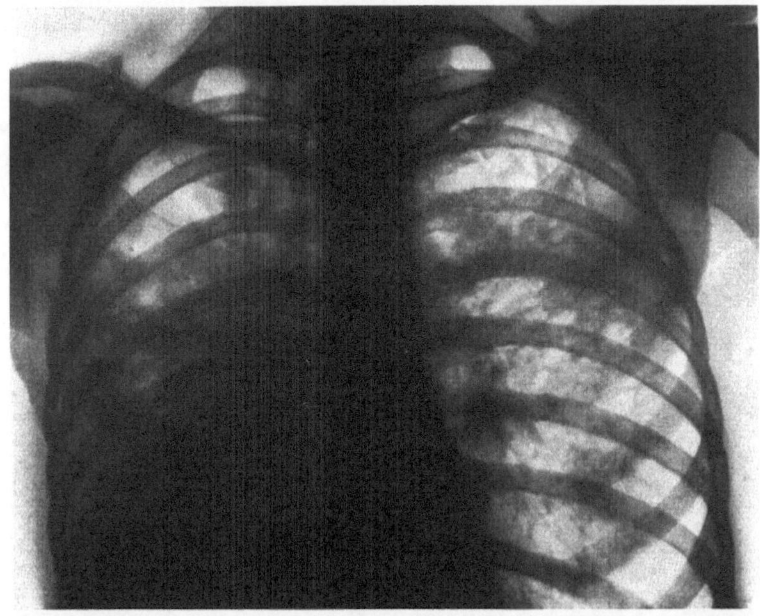

Abb. 146. Ausgedehnte Höhlenbildung der rechten Lunge bei vorwiegend exsudativer Phthise. Der Zerstörungsvorgang ist noch nicht abgeschlossen. Die Kaverne, deren Grenzen unscharf sind, zeigt in ihrer Lichtung große, verschwommene Schattengebilde.

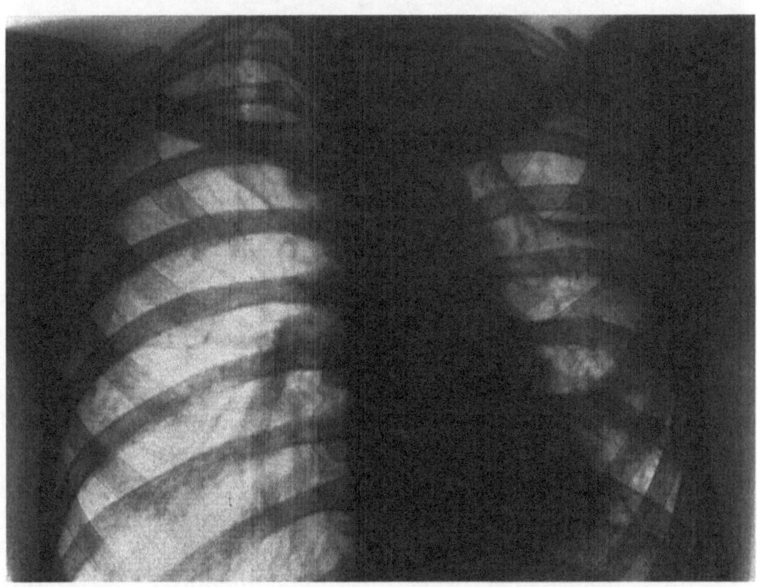

Abb. 147. Im linken oberen Lungenabschnitte große Höhle mit schmalen ringförmigen Grenzstreifen. Auf ihrem Grunde kleiner Flüssigkeitsspiegel. Linke Lunge und rechte Spitze zeigen acinös-nodöse und nodös-indurierte Herde.

Die beiden erwähnten Begrenzungsarten der Kaverne, die scharf gezeichnete und die verschwommene, ermöglichen weitgehende Schlüsse auf die Eigenart des

Leidens. Die erstere gehört der produktiven, somit der prognostisch günstigeren Form der Tuberkulose an; die letztere ist der exsudativen eigen.

Doch gilt auch für diese Unterscheidung die bereits früher gemachte Einschränkung. Aus der Beurteilung der Wandgrenzen allein ist ein sicheres Urteil über die eine oder andere Art nicht immer zu fällen. Betrachtung und Abschätzung des gesamten Lungenbildes sind erforderlich.

Zur Bestimmung der Lage einer Kaverne sind Aufnahmen in verschiedener Strahlenrichtung nötig. Indessen können auch durch Vergleich der dorsoventralen und der ventrodorsalen Bilder unter Berücksichtigung der Lungen- oder Septenzeichnung im Innern der Hohlräume und ihrer verschiedenen Größe gewisse Schlüsse auf den Sitz gezogen werden. Je kleiner und je schärfer sich diese Gebilde darstellen, desto plattennäher sind sie gelegen.

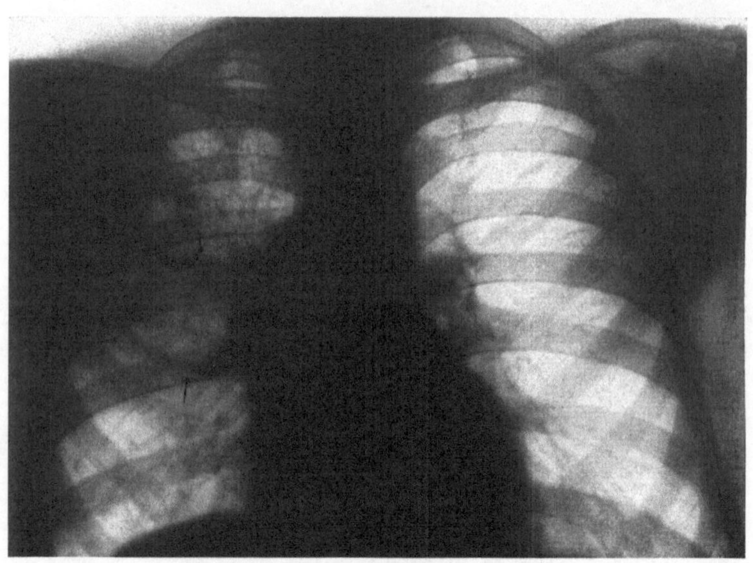

Abb. 148. Rechtseitige cirrhotisch-kavernöse Phthise mit großer Höhle in Lungenwurzelnähe und einer zweiten im oberen Lungenabschnitte.

Am häufigsten sitzen die Kavernen im oberen Lungenabschnitt, nur ausnahmsweise im Unterlappen. Im mittleren Lungenfelde kommen sie nicht gerade selten vor, namentlich in der Nähe der Lungenwurzel (Hiluskavernen, Abb. 148, 149). Die von ihr ausgehenden fibrösen bogenförmigen Stränge dürfen nicht mit Kavernengrenzen verwechselt werden (Abb. 150). Die Unterscheidung kann zuweilen große Schwierigkeiten bereiten.

Als Vorteil der Röntgendiagnostik gegenüber der Perkussion und der Auscultation wurde bereits die Darstellbarkeit einer Höhle auch im gefüllten Zustande erwähnt. Selbst vollständige Füllung der Höhle mit eitrigem oder schleimigem Inhalt vermag die für den Röntgennachweis ausschlaggebende Schattenaufhellung nicht ganz zu verwischen. Es besteht ein Dichtigkeitsunterschied zwischen Kern und Umgebung fort. Ferner erzeugt der tuberkulöse Kavernenbrei nur ausnahmsweise im Bilde Flüssigkeitsspiegel (vgl. Abb. 73), wie dieses bei Lungenabscessen so häufig der Fall ist.

Nicht nur über Fortschreiten einer Höhlenbildung, sondern auch über Heilungsvorgänge werden wir durch regelmäßig wiederholte Röntgenaufnahmen unterrichtet. Kleinere Kavernen können nach TURBAN und STAUB in einen kalkig-fibrösen oder verkreideten Knoten umgewandelt werden. Die Verkalkung nimmt ihren Ausgang, wie Reihenaufnahmen erweisen, von der Wand. Auch Eindickung des Kavernensekretes nach Verschluß des zugehörigen Bronchus kann zur Verkreidung führen. Narbige Umwandlung selbst größerer Höhlen, Verkleinerung, ja sogar Verschwinden der Lichtung ist keine große Seltenheit.

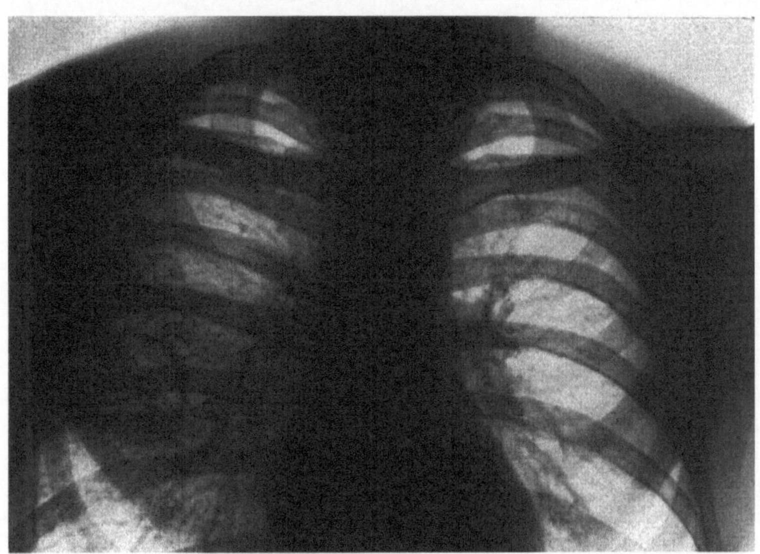

Abb. 149. Tuberkulöse Kaverne im mittleren Lungenabschnitte rechts.

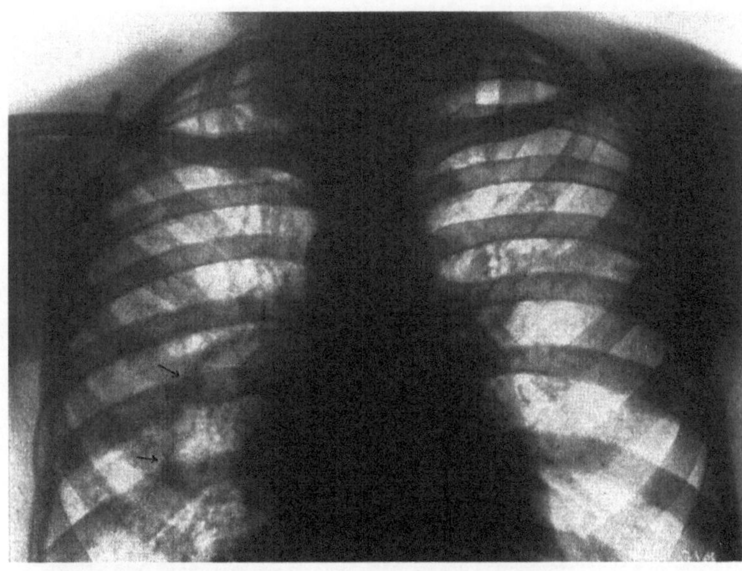

Abb. 150. Produktiv-cirrhotische Phthise mit einem bogenförmig gestalteten fibrösen Strang in Lungenstielnähe, eine Kaverne vortäuschend.

Differentialdiagnostisch kommt gegenüber größeren Lungenkavernen ein Teilpneumothorax in Betracht. Auch er zeigt eine durch Luft bedingte, strukturlose Aufhellung des Lungenfeldes inmitten einer Verschattung. Im Gegensatze zur Kaverne aber, deren heller Kreis unmittelbar den Schattenring der Höhlenwand umgibt, ist beim Pneumothorax das benachbarte Lungenfeld gleichmäßig verdunkelt infolge der durch ihn verursachten Atelektase. Weiter erscheint ein Teilpneumothorax mehr

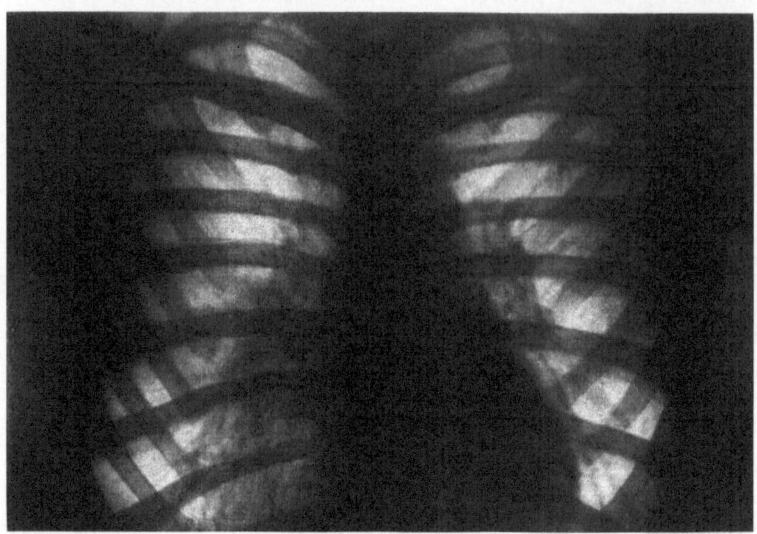

Abb. 151. Beidseitige tuberkulöse Hilusschwellung, Vergrößerung des Lungenstielschattens besonders rechts. Hier sind die einzelnen Lungengefäße nicht mehr voneinander zu unterscheiden. Der gewöhnlich helle Spalt zwischen Pulmonalgefäßen und Herz ist völlig getrübt.

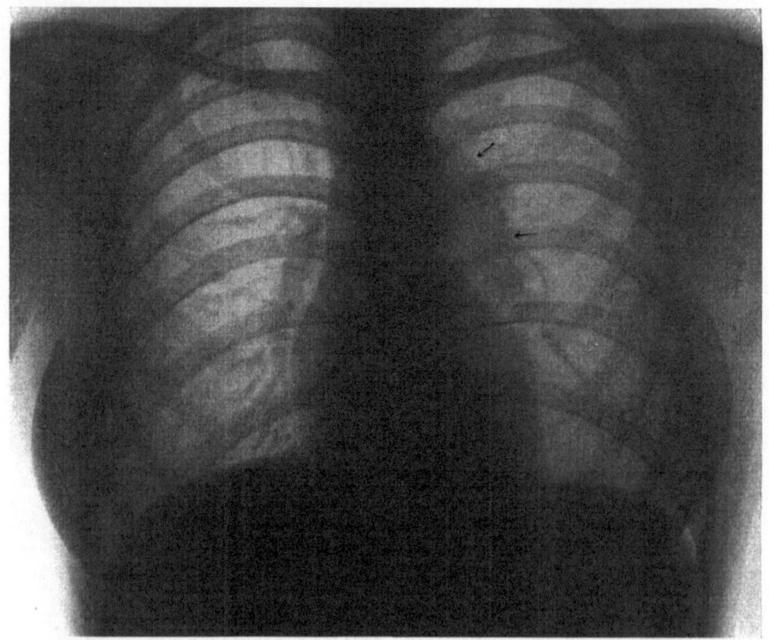

Abb. 152. Geschwulstartige Hilusdrüsenschwellung links teilweise mit beginnender Verkäsung.

eiförmig und seltener von Schrumpfungserscheinungen des Mittelfelles begleitet. Immerhin kann die Differentialdiagnose zuweilen schwer sein.

Die Tuberkulose des Lymphsystemes.

Die Anschauung, daß die Lungentuberkulose mit der Erkrankung des Lymphsystemes, vor allem der Hilusdrüsen beginnt, ist auf Grund pathologisch-anatomischer Forschung der letzten Jahre hinfällig geworden.

Trotzdem spricht man mit einiger Berechtigung von Tuberkulose des Lymphsystems, weil seine Beteiligung während eines gewissen Abschnittes der Erkrankung im Vordergrunde steht. Dieses gilt namentlich für die von RANKE als erstes und als zweites Stadium der Tuberkulose bezeichneten Zyklusvorgänge.

Im Primärkomplex sind außer dem stets vorhandenen Anfangsherde, der im Lungengewebe liegt, regelmäßig die örtlichen Lymphbahnen längs der Bronchen an der Lungenwurzel und der Luftröhre betroffen.

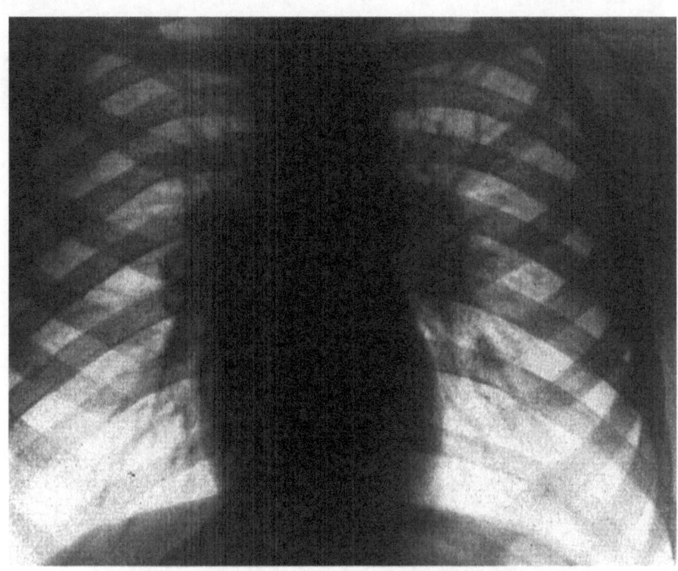

Abb. 153. Geschwulstartige Hilusdrüsenschwellung links teilweise mit beginnender Verkäsung.

Der anatomischen Anordnung der Drüsen entsprechend erkranken zuerst die Bronchial- und die Hilusdrüsen. Sie vergrößern sich und lösen auch im benachbarten Gewebe entzündliche Reaktionen aus. Mächtige Drüsenpakete können gelegentlich den Eindruck einer Geschwulst erwecken.

Oft ist der Primärinfekt schon mehr oder weniger in Rückbildung begriffen, während die Drüsenerkrankung unbehindert fortschreitet.

Die Art der Ausheilung einer tuberkulösen Drüse wechselt mit dem Stadium des Leidens. Drüsenverkalkung ist dem Primärkomplex eigen, während Lymphome bei generalisierter Erkrankung nach Verflüssigung verschwinden (RANKE).

Die tuberkulösen Veränderungen der Drüsen.

Die einzelnen anatomischen Formen der tuberkulösen Erkrankung der Drüsen ergeben verschieden gestaltete und verschieden dichte Schattenbilder. Entzündliche Schwellung, Verkäsung, Verkalkung und fibröse Umwandlung lassen sich darnach unterscheiden. Der Umfang der Trübung hängt von der Größe der Drüse, die Dichtigkeit dagegen vor allem von der Art der histologischen Veränderung ab.

Im allgemeinen ist sie gering bei einfach entzündlicher Schwellung. Der Hilusschatten ist dann unscharf begrenzt, verbreitert und dunkeler als gewöhnlich; die hellen Spalten zwischen den Gefäßen, sowie zwischen diesen und dem Herzrand sind verwischt. Die einzelnen Äste der herznahen Lungengefäße lassen sich nicht mehr voneinander trennen, sondern verlieren sich in der allseitigen Trübung (Abb. 151).

Bei sehr ausgedehnten geschwulstähnlichen Drüsenpaketen nimmt die Schattendichte zu, so daß man an ein Lungen- oder Mittelfellgewächs denken kann (Abb. 152, 153).

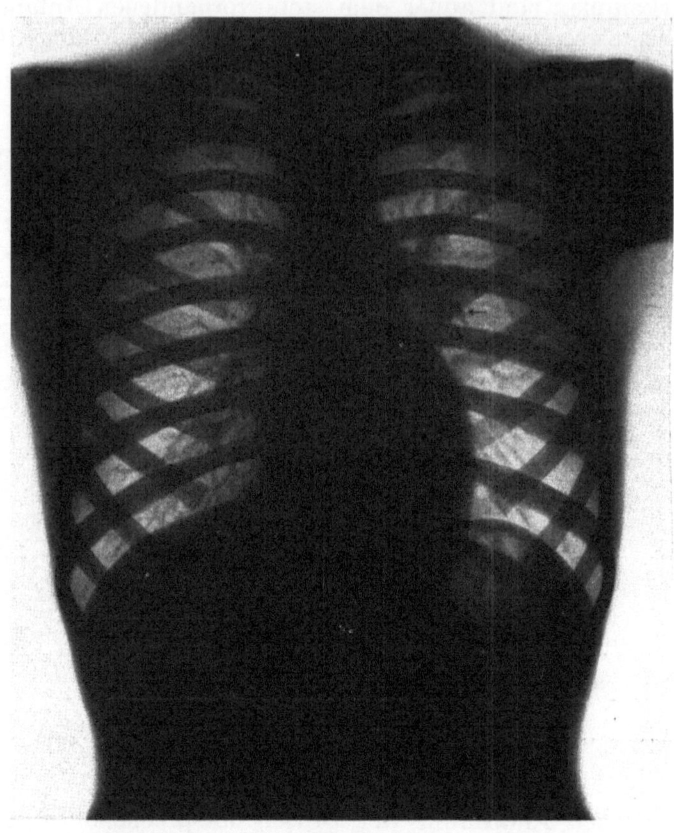

Abb. 154. Hilusdrüsentuberkulose. Am linken Lungenstiele eine größere verkäste Drüse, umgeben von Periadenitis.

Innerhalb dieser verschwommenen Schatten sind oft mehr oder weniger dichte Flecke sichtbar, die häufig in der Mitte gelegen sind. Sie verraten bereits beginnende Verkäsung.

Die verkäste Drüse, die in der Mitte eine tiefere Tönung zeigt, ist in der Regel von einem ringförmigen, unscharf begrenzten, dunklen Hof umgeben, der nach den Seiten zu abblaßt (perifokale Entzündung, Abb. 154). In der Mehrzahl entstehen umfangreiche mehr oder weniger gleichmäßige Formen, deren Dichtigkeit von der Masse der Drüsen abhängt.

Viele, recht dunkle, deutlich umrissene Flecke kennzeichnen die verkalkten Drüsen. Die Mineralablagerung ist nicht zu verkennen (Abb. 155). Ein abgekapselter Lymphknoten erscheint im Röntgenlichte von einem scharf gezeichneten, schmalen Saum umgeben (vgl. Abb. 158).

Die fibrös umgewandelte Drüse zeichnet sich durch einen tiefen gleichmäßigen und gut abgegrenzten Schatten aus.

Die tracheo-bronchialen Drüsen liefern, sobald sie zu Paketen zusammenschmelzen, sehr anschauliche Bilder. Sie erzeugen Vorbuchtungen, die in bezeichnender Weise rechts oberhalb der Herzverdunkelung bogenförmig aus dem Gefäßschatten vorspringen (Abb. 156). Kleinere paratracheale Drüsen sind oft im schrägen Durchmesser besser sichtbar.

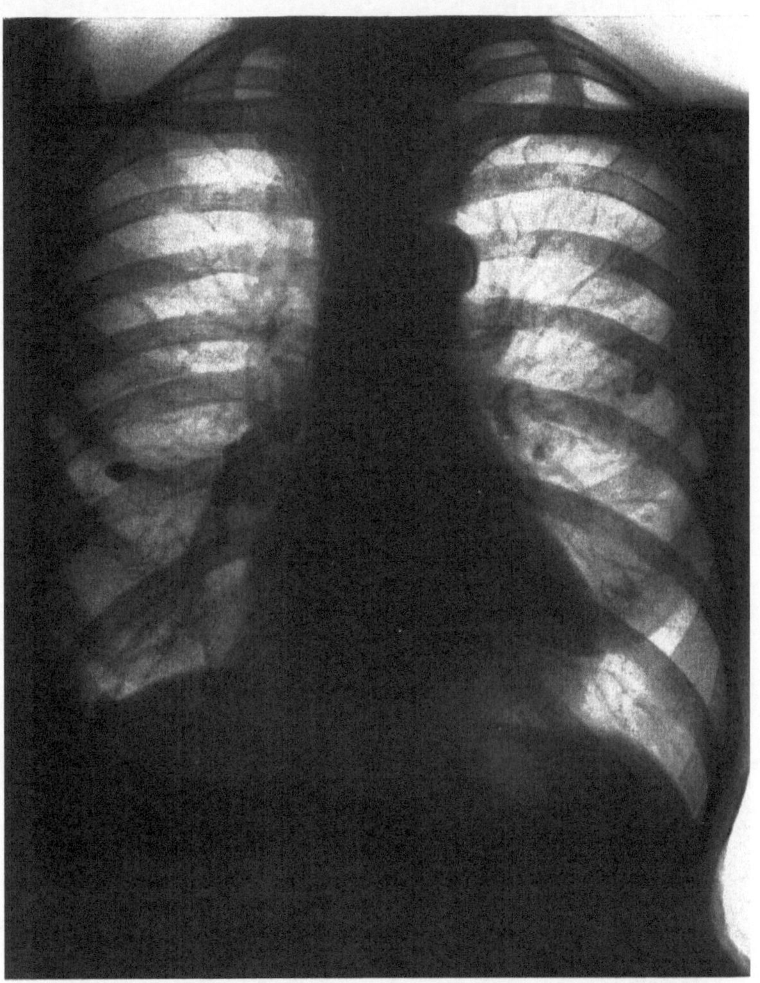

Abb. 155. Verkalkte Drüsenkette der rechten Lungenpforte. In der rechten Lunge im mittleren Abschnitt in der Nähe des Lungenstieles und dicht an der Zwerchfellkuppe verkalkte Herde (Primärinfekt?). In der linken Lunge in Höhe der vierten vorderen Rippe ebenfalls ausgeheilter Herd.

Abb. 157 verrät eine ausgesprochene tracheobronchiale Drüsentuberkulose, bei der durch Einbruch in einen Bronchus ausgedehnte käsige Pneumonie entstanden ist.

Bemerkenswert ist die Mitbeteiligung der Lymphgefäße.

Bei chronisch-aktivem Primärkomplex befinden sich nach RANKE zwischen dem Primärherd und der Lungenpforte Stränge von Bindegewebswucherungen, die von den Lymphscheiden der Gefäße und der Bronchen ausgehen.

In der Röntgenaufnahme erscheinen sie entsprechend ihrem anatomischen Aufbau als Streifen, die bald vereinzelt, bald in Bündeln von den Seiten nach der Lungenwurzel zusammenstrahlen. Diesen Gebilden entlang sind oft kleinere knötchenförmige Flecke perlschnurartig angeordnet (vgl. Abb. 158, 159, 160). Laufen die Stränge nebeneinander, so können sie eine verdickte Bronchuswand vortäuschen.

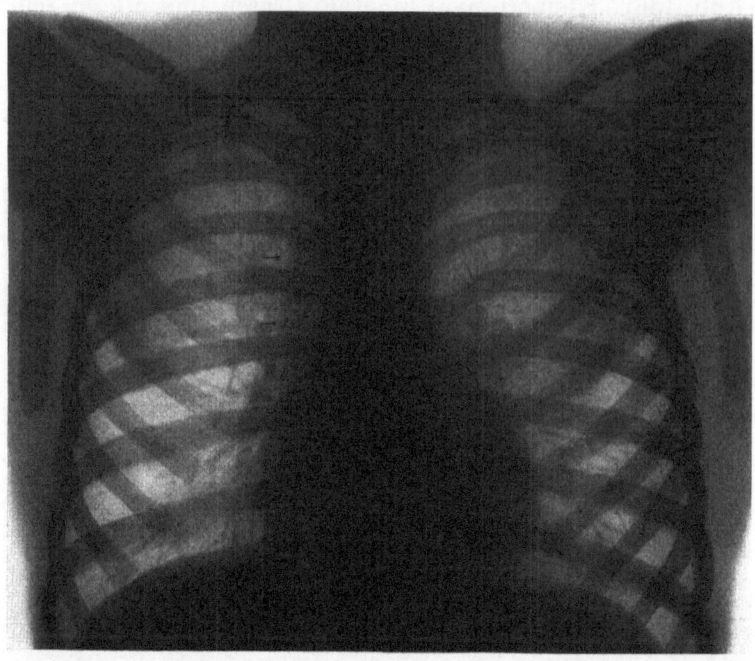

Abb. 156. Tracheobronchialtuberkulose. Rechts vom Gefäßbande bogenförmiger Schattenvorsprung.

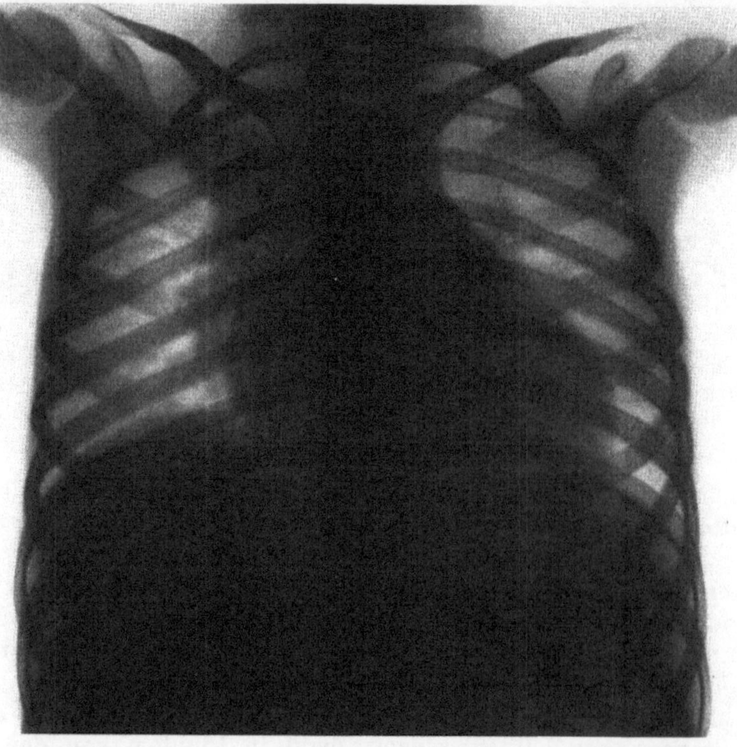

Abb. 157. Tracheobronchialtuberkulose mit Einbruch in den Bronchus und anschließender käsiger Pneumonie.

A. Das Gesamtbild der einzelnen Hauptformen der Lungentuberkulose.

Die neuere Forschung kehrt zu der Auffassung der alten Ärzte zurück, nach der die Lungentuberkulose ein gesetzmäßig verlaufendes Leiden ist, das den ganzen Körper befällt. Die in der Lunge auftretenden Veränderungen sind danach nur Teilbilder der allgemeinen Erkrankung. Nur wird mehr als früher der Vorgang der Infektion betont.

Ausschlaggebend für die Art, wie der Körper die Ansteckung beantwortet, sind weder Virulenz noch Menge der Tuberkelbacillen, sondern die ganze Eigenart des Betroffenen. Sie bestimmt auch die besondere Reaktion des Gewebes und der Säfte. Von ihr hängt es ab, ob exsudative, produktive oder cirrhotische Vorgänge überwiegen. Trotz dieser Verschiedenheiten vollzieht sich der Beginn des Leidens grundsätzlich in derselben Art und Weise. Wir folgen in der Darstellung der Entwicklung und des Verlaufes den Arbeiten RANKEs. Er grenzt voneinander ab: den Primärkomplex, das sekundäre und das tertiäre Stadium.

Der Primärkomplex stellt die Veränderungen nach der ersten Ansteckung dar. In irgendeinem Abschnitte der Lunge entwickelt sich der Ausgangsherd.

Regelmäßig sind die zugehörigen Lymphbahnen und die Lymphdrüsen beteiligt. Primärherd und lymphogene Metastasen können durch „Kontaktwachstum" zur weiteren Ausdehnung führen.

Im zweiten Stadium schreitet die Erkrankung gleichzeitig durch Überschwemmung des ganzen Körpers auf dem Blutwege fort. Es kommt zu hämatogener miliarer Aussaat. Sie kann akut, subakut oder chronisch in Erscheinung treten. Auch Übergang auf intrakanalikulärem Wege mit Herdbildung in anderen Organen, z. B. Lunge, Kehlkopf, ist häufig (RANKE).

In diesem Abschnitte der Krankheit, der mit einer Anaphylaxie einhergeht, treten die exsudativen Vorgänge in den Vordergrund. Die einzelnen Herde und besonders die lymphogenen Metastasen des Primärherdes sind umgeben von einer entzündlichen Randzone (perifokale Entzündung). Auch in den benachbarten Bronchen spielen sich Entzündungen ab, die klinisch zu dem von RANKE beschriebenen „tuberkulösen Hiluskatarrh" führen (subfebrile Körperwärme, Hustenreiz, Bronchialkatarrh).

Überwindet der Körper diesen Zustand, so klingen die allgemeinen Krankheitserscheinungen ab. Er wird gewissermaßen immunisiert. Bei neuer Infektion vermag er den Krankheitsvorgang auf das befallene Organ zu beschränken. So entsteht in der Lunge als drittes Stadium die chronische Phthise, die sich dann wieder endobronchial oder durch Kontakt weiter ausdehnen kann.

Diese Auffassung RANKEs, selbst wenn sie umstritten ist, erleichtert dem Arzte jedenfalls die klinische Betrachtung der Tuberkulose. Auch die röntgenologische Deutung hat durch sie viel gewonnen. Das gilt vor allem für die beginnende Phthise und die Drüsentuberkulose.

v. ROMBERG hat die chronischen tertiären Lungentuberkulosen nach den großen anatomischen Grundzügen in verschiedene Formen abgesondert. In Anlehnung daran unterscheidet er

    a) die exsudative Lungentuberkulose:
        α) die broncho-pneumonische Form,
        β) die pneumonische Form,
        γ) den isolierten infraclaviculären Tuberkuloseherd,
    b) die proliferative (produktive) Lungentuberkulose:
        α) die rein proliferative Form,
        β) die proliferativ-cirrhotische Form,
    c) die cirrhotische Lungentuberkulose.

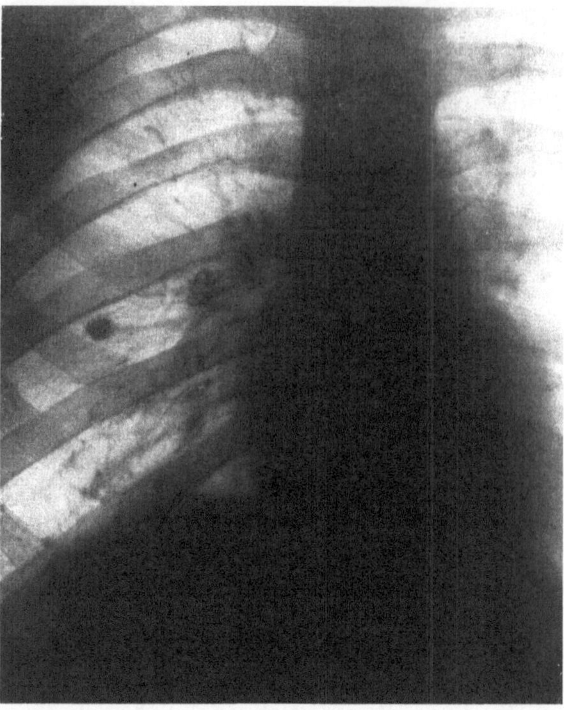

Abb. 158. Primärkomplex: In der rechten Lunge in Hilusnähe verkalkter Herd (Primärinfekt). Im rechten Lungenstiele verkalkte Drüse.

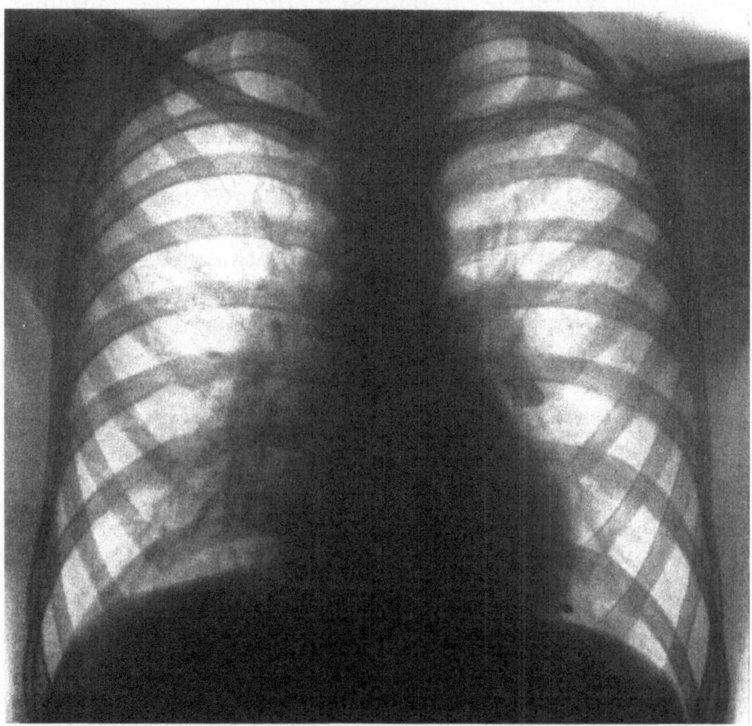

Abb. 159. Primärkomplex: Ausgeheilter Herd links im Herz-Zwerchfellwinkel, verkalkte Drüsenpakete im linken Hilus.

1. Der Primärkomplex.

Der Primärkomplex, der besonders in der Jugend bei der ersten Infektion, aber auch im reiferen Alter vorkommt, setzt sich zusammen aus dem Primärinfekt und der Hiluserkrankung.

Der frische Primärinfekt stellt einen meist im Acinus gelegenen miliaren

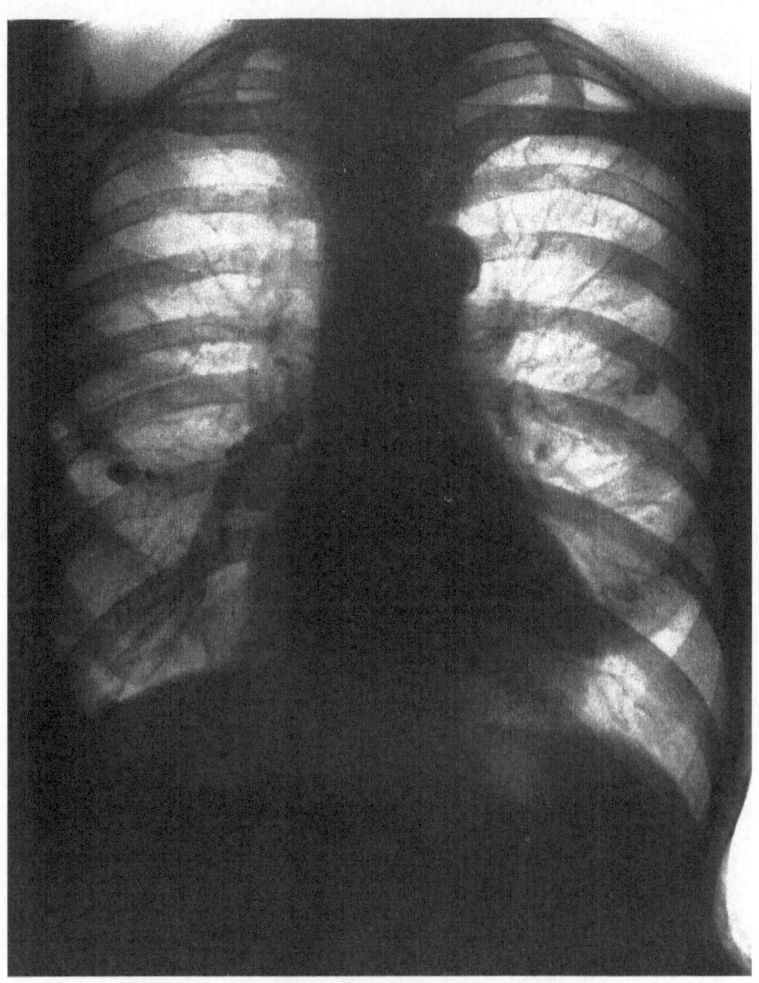

Abb. 160. Primärkomplex: Ausgeheilte Herde im mittleren und unteren Lungenabschnitte. Rechts der Lungenpforte kettenweise angeordnete verkalkte Drüsen. Links einzelne ausgeheilte Lungenherde.

pneumonischen Herd dar, der sich bei längerem Bestehen zu einem runden Konglomerattuberkel mit käsig-pneumonischem Kern abkapselt (RANKE). Seine Größe entspricht nach GHON gewöhnlich der einer Erbse. Oft ist er so klein, daß er makroskopisch nur schwer nachweisbar ist. Meist ist ein einziger solcher Herd vorhanden; manchmal werden aber auch zwei, sogar drei beobachtet.

Auf dem Wege der Lymphangitis werden nunmehr die Hilusdrüsen befallen. Die tuberkulöse Ausbreitung erfolgt stets zentripetal, nicht — wie früher angenommen wurde — in umgekehrter Richtung. Diese sekundären tuberkulösen Veränderungen des zugehörigen Lymphstromgebietes und der Lymphdrüsen sind meist viel ausgesprochener und schwerwiegender als die Erkrankung des Lungengewebes selbst.

In dem peribronchialen und dem perivasculären Bindegewebe, in dem die Lymphgefäße verlaufen, finden sich kleinere oder größere knotige Herde, die durch Bindegewebstränge untereinander verbunden sind.

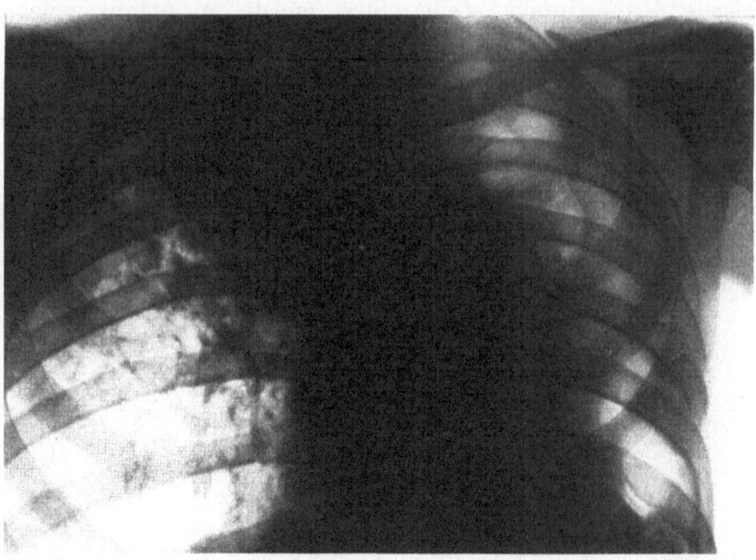

Abb. 161. Exsudative Phthise. Im oberen rechten Lungenfelde zahlreiche ineinander übergehende
broncho-pneumonische Herde. Links ausgedehnter kavernöser Zerfall.

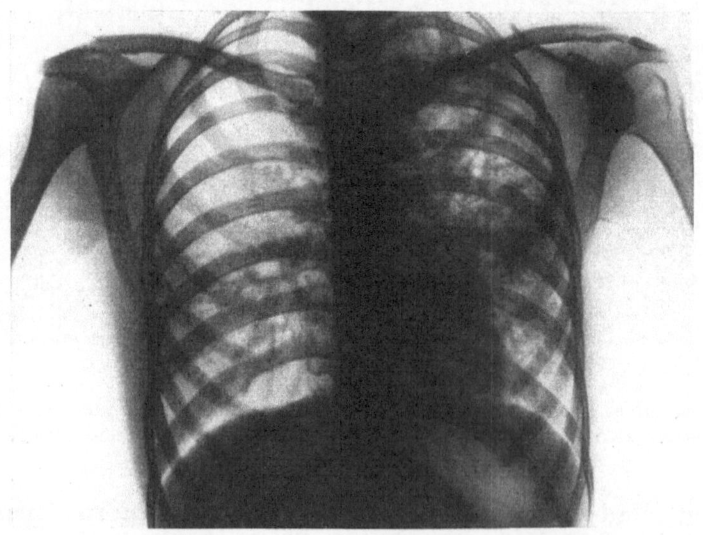

Abb. 162. Ausgedehnte exsudative Phthise in der ganzen linken Lunge. Zahlreiche bronchopneumonische
Herde. An der Spitzengegend kleinere Kavernen. Im rechten mittleren Abschnitt in Lungenwurzelnähe
kleinere nodös-produktive und indurierte Herde.

Bei ausgesprochen exsudativen Formen ist diese entzündliche Verdickung der
Saftgefäße nur angedeutet, während die Erkrankung der Drüsen im Vordergrunde
steht. Außer einzelnen Knoten kann das ganze Lymphsystem längs der Bronchen
und der Luftröhre die Zeichen tuberkulöser Erkrankung aufweisen.

Stärkere entzündliche Veränderungen in der Umgebung können zunächst fehlen. Bei weiterem Fortschreiten durch Kontaktwachstum vergrößern sich jedoch Ausgangsherd wie lymphogene Metastasen; dann geht das erste in das zweite Stadium über.

Ausheilung durch Verkalkung ist beim Primärkomplex die Regel [Petrefakt des primären Komplexes (RANKE)].

Seine Erkennung und richtige Deutung im Röntgenlichte ist durch pathologisch-anatomische Untersuchungen ermöglicht worden. Früher hat der Röntgenologe allein den auffallenden Veränderungen der Lungenwurzeldrüsen seine Aufmerksamkeit geschenkt und die kleinen, bereits verkalkten Lungenherde wenig oder gar nicht beachtet. Es wurde von verkalkten Hilusdrüsen gesprochen. Die Eigenart dieses Befundes blieb jedoch im großen und ganzen unklar; ein Zusammenhang mit dem Lungenherd wurde nicht vermutet.

Die pathologisch-anatomischen Forschungen der letzten Jahre, insbesondere die grundlegenden Arbeiten RANKEs, haben dazu geführt, auch auf diese unscheinbaren Herde bei Beurteilung des ganzen Bildes Wert zu legen. In der Regel kommt der Primärkomplex im Stadium der Abheilung zur Beobachtung. Ausgangsherd und Drüsenmetastasen sind dann verkalkt. Im Röntgenlichte liefern sie einen dichten, gegen die Umgebung scharf abgesetzten Schatten.

Als Beispiel eines bereits abklingenden Primärkomplexes diene Abb. 158. Die dunkelen, teilweise zusammenhängenden Schatten an der rechten Lungenpforte entsprechen verkreideten Drüsen. Im rechten mittleren Lungenfelde läßt sich in Hilushöhe deutlich der schon verkalkte Ausgangsherd in der Lunge erkennen.

Ähnliches zeigen die Abb. 159 und 160. In Abb. 159 ist ein ausgeheilter Primärherd links in der Gegend des Herz-Zwerchfellwinkels sichtbar. Die zugehörigen Lymphdrüsen an der Lungenpforte sind verkalkt. In Abb. 160 liegen zwei abgeheilte Primärherde im mittleren und im unteren rechten Lungenabschnitte vor. Die zugehörigen verkalkten Drüsen sind kettenweise im Lungenwurzelgebiet angeordnet. Links ist außerdem in Höhe der 4. Rippe ein weiterer Kreideherd vorhanden.

2. Chronische Lungentuberkulose.

a) Exsudative Lungentuberkulose.

Die exsudative Lungentuberkulose zeichnet sich aus durch einen mehr oder weniger plötzlichen Beginn, durch rasches Fortschreiten bei meist hohem, gewöhnlich remittierenden oder intermittierenden Fieber.

Im Gegensatze zur proliferativen sind hier größere Lungenabschnitte befallen; sie tragen Anzeichen zahlreicher Zerfallsvorgänge.

Die Prognose ist schlecht.

α) Die broncho-pneumonische (lobulär-käsige) Form.

Die tuberkulöse Bronchopneumonie erscheint im Röntgenlicht in Gestalt verschieden ausgedehnter Flecke. Die Herde weisen die bereits früher beschriebenen Merkmale der exsudativen Zustände auf. Ein dichter Kern blaßt nach den Seiten ab und verliert sich ohne scharfe Grenze. Derartige Flecke laufen ineinander über und überdecken sich. Je zahlreicher sie sind, desto ungleichmäßigere Verschattungen größerer Lungenabschnitte entstehen. Bereits verkäste Stellen geben entsprechend ausgedehnte dunkele Tönung (Abb. 161, 162).

Das Bild einer Bronchopneumonie ist indessen nie rein exsudativ. Zumeist finden sich in der übrigen Lunge verstreut noch einige kleinere, schärfer umrissene dunklere Flecke als Ausdruck proliferativer oder fibröser Herde.

Bei exsudativer Tuberkulose entwickeln sich Kavernen ziemlich rasch. Hat man Gelegenheit, die Untersuchung in verschiedenen Zeitabständen zu wiederholen, so ist der „galoppierende“ Zerfall im Bereiche der Herde leicht erkennbar. Zunächst erscheint die Höhle als eine wenig ausgeprägte Aufhellung. Es sind in ihr unregelmäßige, verwaschene Flecke sichtbar, die von Trümmermassen im Innern herrühren.

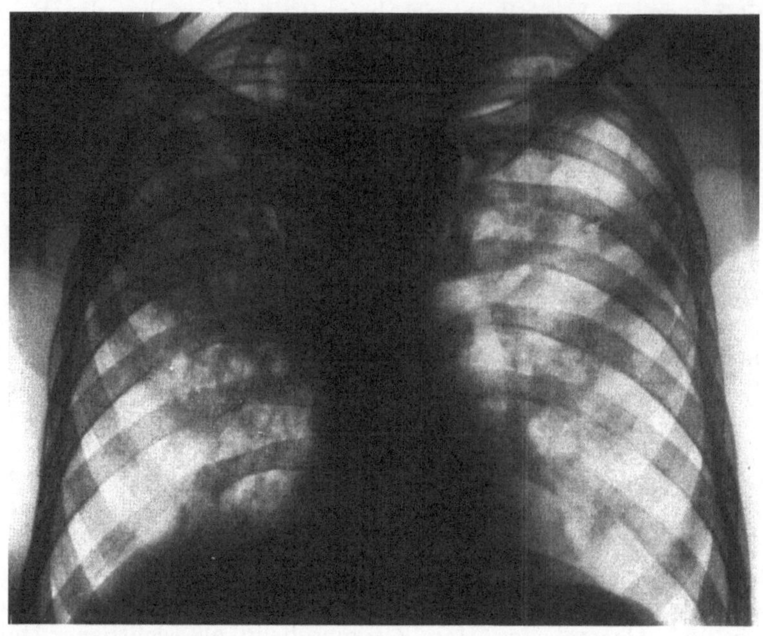

Abb. 163. Lobär exsudative Phthise der rechten oberen Lunge mit zahlreichen Zerfallsvorgängen. Oben bereits eine größere Kaverne im Bereiche der ausgedehnten Infiltration. In ihrer Umgebung eine Anzahl kleinerer ungleichmäßig gestalteter Aufhellungen als Ausdruck der weiteren Einschmelzung.

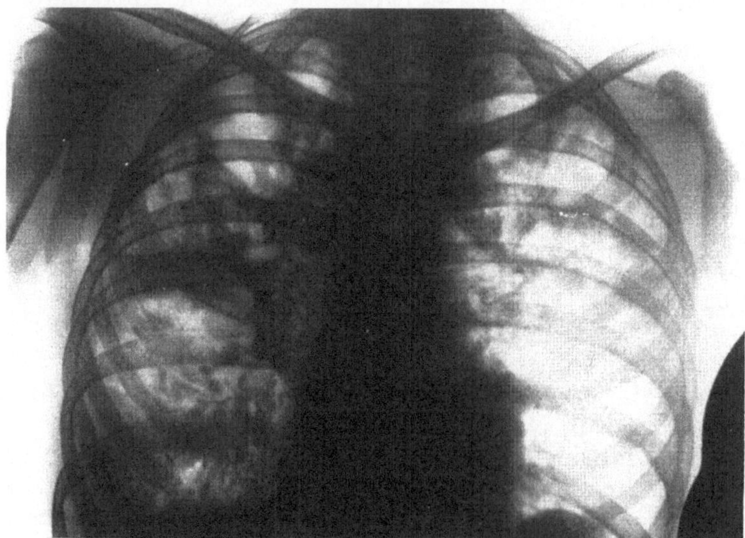

Abb. 164. Ausgedehnte doppelseitige käsig-exsudative und kavernöse Tuberkulose beider Lungen. Zahlreiche große ineinanderübergehende und unscharf begrenzte Höhlen in der oberen Hälfte der rechten Lunge.

Bei Kavernenbildung in größeren, käsig-pneumonischen Lungenteilen beginnt die Einschmelzung meist an mehreren Stellen gleichzeitig (Abb. 163). Oft sind anfänglich einzelne kleine Hohlräume wahrnehmbar, die bei späterer Untersuchung

untereinander verbunden erscheinen. Bindegewebige Stränge und infiltrierte Gewebsteile stellen noch eine gewisse Trennung des Höhlensystemes dar, das auf dem Röntgenbilde den Eindruck eines groben Siebes hervorruft. Weitere Einschmelzung und Ausstoßung der Zerfallsmassen führen dann zu mächtigen Löchern, deren Begrenzung
unscharf und von verschiedener Dichtigkeit ist (Abb. 164). Vielzahl, große Ausdehnung und unregelmäßige Gestalt derselben sprechen für exsudativen Vorgang.

β) Exsudative (lobär-käsige) Pneumonie.

Werden tuberkulöse Zerfallmassen in einen Bronchus oder seine Verzweigungen
aspiriert, so bildet sich eine sogenannte Aspirationspneumonie aus. Bei Kindern wird
sie infolge des Durchbruches verkäster Pfortendrüsen als selbständige Krankheit

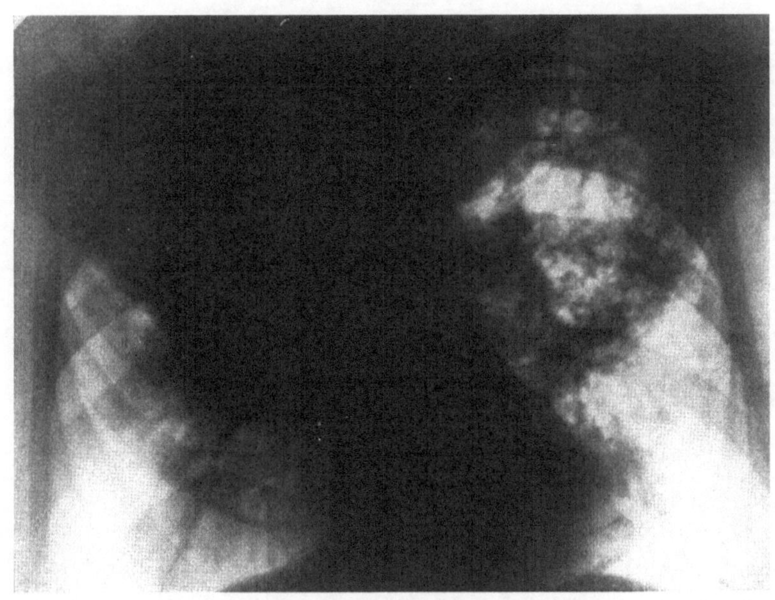

Abb. 165. Exsudative Phthise. Rechts oben käsige Pneumonie, links acinös-exsudative Herde und
Zerfallshöhlen.

beobachtet, während sie bei Erwachsenen in der Regel im Verlauf einer chronischen
Phthise entsteht.

Die Aspiration bewirkt Bildung einer pneumonischen Erkrankung, die sich über
einen Lappen oder sogar über den ganzen Lungenflügel erstrecken kann.

Der erkrankte Abschnitt zeigt sich auf dem Röntgenbilde als verwaschene,
ziemlich starke Verschattung, wie sie Abb. 165 wiedergibt. In der Regel sind in den
nicht pneumonisch veränderten Lungenteilen die kennzeichnenden Bilder chronischer
Phthise zu sehen.

Der röntgenologische Nachweis von Höhlenbildungen ist bei der käsigen
Pneumonie schwer. Das erklärt sich aus dem rasch zum Tode führenden Verlaufe
der Erkrankung, der größere Kavernen nicht entstehen läßt, während kleinere infolge
der hochgradigen Strahlenabsorption des pneumonisch veränderten Gewebes oft
nicht zur Darstellung kommen.

γ) Isolierter infraclaviculärer Tuberkuloseherd.

Der exsudativen Tuberkulose gehört auch eine als Frühform auftretende
Infiltration der Lunge an, die im infraclaviculären Raum, also im Mittelfeld,
gefunden wird. Nach H. ALEXANDER, der schon 1916 auf diese eigenartige und

typische Lokalisation hinwies, haben dann später ASSMANN und REDEKER in ausführlichen Arbeiten klinische Bedeutung und röntgenologische Besonderheit des infraclaviculären Infiltrates erkannt und beschrieben. In den letzten Jahren fanden diese Befunde gesteigerte Beachtung durch ULRICI, VON ROMBERG, ICKERT u. a. Diese Kliniker bezeichnen das Frühinfiltrat schlechtweg als die Anfangsform der Lungentuberkulose.

Pathologisch-anatomisch handelt es sich um einen exsudativen, tuberkulösen Prozeß mit oder ohne Verkäsung. Häufig tritt zentraler Zerfall mit Bildung einer sogenannten „Frühkaverne" ein (Abb. 166). Allgemeine und örtliche klinische

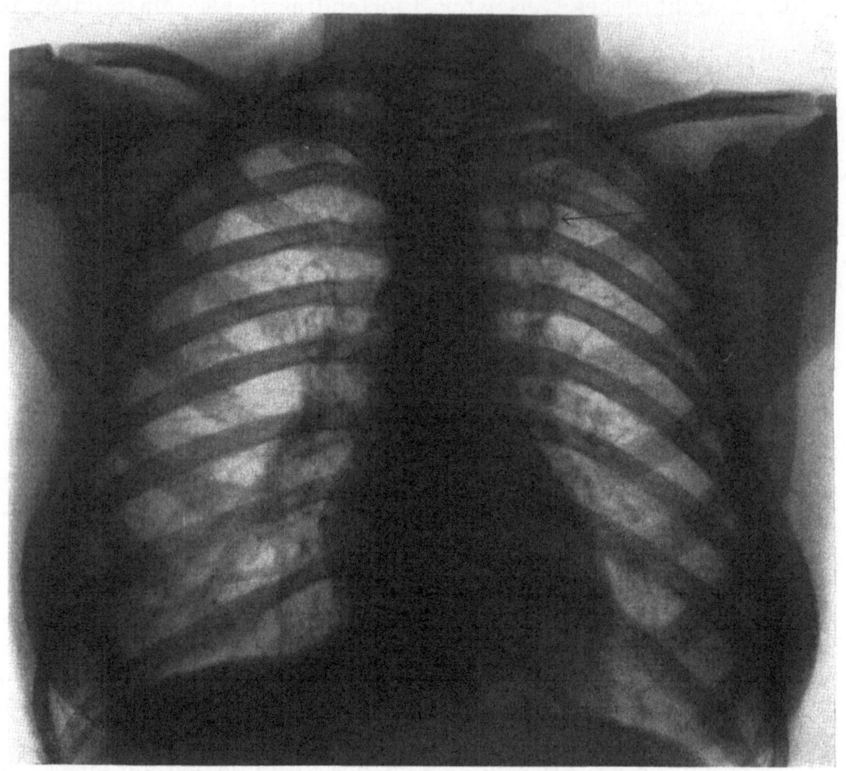

Abb. 166. Isolierter infraclavicularer Herd links.

Erscheinungen des Herdes sind meist gering. Erst, wenn sich aus dem Frühherd die „Spätkaverne" entwickelt hat, sind die Symptome eindeutig.

Die Auffassung, daß die bisherige Lehre vom Beginn der Lungentuberkulose des Erwachsenen durch diese Befunde erschüttert sei, hält kritischer Prüfung nicht stand. Man sollte auch hier die Ergebnisse der Röntgenuntersuchung nicht überschätzen, vor allem aber nicht gesicherte pathologisch-anatomische Feststellungen einfach ausschalten. Auch heute noch sind erfahrene pathologische Anatomen überzeugt, daß die Lungenphthise in der Regel durch Erstherde in der Spitze eingeleitet wird. Diese können so klein sein, daß sie der Röntgenuntersuchung auch bei bester Technik entgehen (GRAEFF).

b) Proliferative Tuberkulose.

Proliferative Tuberkulose läßt sich klinisch von exsudativer, weniger durch den örtlichen physikalischen Befund, der kaum merkliche Unterschiede aufweist, als durch den schleichenden Beginn und den langsamen Verlauf trennen. Sie weist vor allem niedrigeres Fieber mit nur geringen Schwankungen auf.

Die Neigung der proliferativen Form zu Bindegewebsentwicklung bietet die Möglichkeit, operativ unterstützend einzugreifen. Da aber eine aussichtsvolle Einengungsbehandlung an vorwiegende Einseitigkeit des Krankheitsvorganges gebunden ist, so ist von größter chirurgischer Bedeutung genaue Kenntnis der Form, des Sitzes und der Ausdehnung der Erkrankung. Darüber gibt nur das Röntgenbild weitgehend Aufschluß.

Die röntgenologischen Merkmale des produktiven Herdes sind bereits eingehend beschrieben worden. Geringere Ausbreitung, größere Dichtigkeit, schärfere,

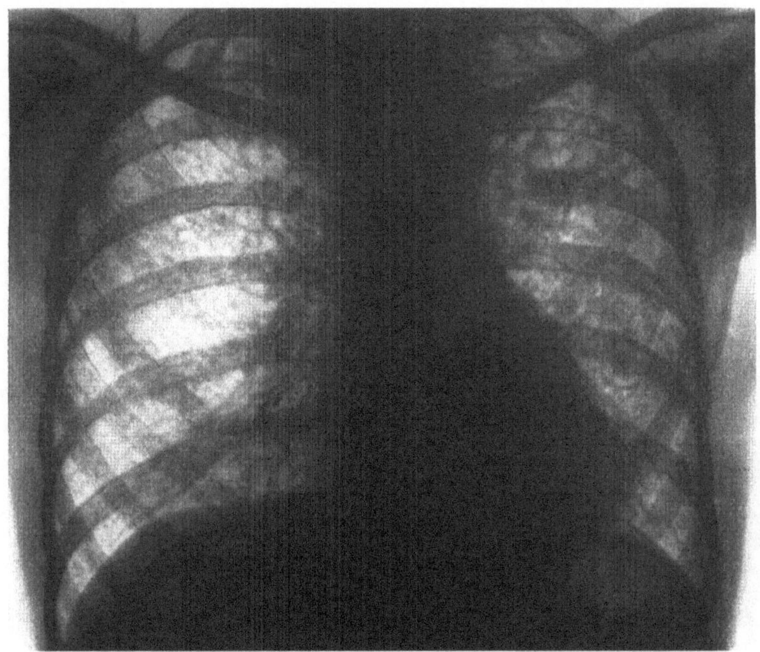

Abb. 167. Produktive Phthise. Über beide Lungen zerstreut und besonders in den oberen Abschnitten acinöse und nodöse produktive Herde. Links oben beginnende Höhlenbildung.

gegen das lufthaltige Gewebe deutlich wahrnehmbare Abgrenzung des Schattens erlauben, wenn auch nicht bei jedem einzelnen Flecke, so doch bei Betrachtung einer größeren Anzahl die produktive Spielart festzustellen (Abb. 167).

Freilich wird die Deutung dadurch erschwert, daß neben produktiven Herden fast regelmäßig exsudative oder cirrhöse vorhanden sind. So entstehen häufig verwickelte Bilder.

Einzelne für sich liegende Schatten finden sich meist bei produktiver Spitzentuberkulose. Bei weiter fortgeschrittenen Erkrankungen sind in der Regel größere Teile eines Lungenflügels oder beider von zahlreichen Schatten durchsetzt, die in Form und Größe den produktiven Nestern entsprechen. Infolge ihrer bronchogenen Entstehung zeigen diese Herdbildungen kranial-caudal gerichtete Ausbreitung, so daß gewöhnlich die oberen Lungenabschnitte von größeren und älteren Veränderungen betroffen sind als die unteren. Ja, es können in dem unteren Lungenfelde noch alle Anzeichen tuberkulöser Erkrankung fehlen, während das obere schwerste Umwandlungen aufweist.

Je älter die produktive Phthise ist, desto weniger treten exsudative Herde hervor. Vielmehr finden sich dunkele, scharf begrenzte Schatten entsprechend der Induration und der Cirrhose (proliferativ-cirrhotische, cirrhotisch-proliferative Form). Solche Befunde gestatten weitgehende Schlüsse auf günstigen Verlauf des Leidens.

Bei vielen Kranken sieht man neben den beschriebenen Veränderungen in der Spitze die Kavernen. Sie vergrößern sich nur langsam. Setzt in ihren Wandungen hyalinfibröse Vernarbung ein, so ist die Höhle von einem scharf begrenzten, oft auffallend zart gezeichneten Ringe umgeben.

Bei beginnender Cirrhose zeigt die ganze Lungenspitze Trübung, von der auch das Kavernengebiet befallen ist. Auch Brustfellschwarten tragen zu dieser Verschattung bei. Oft sieht man als Ausdruck fibröser Umwandlung Schrumpfung im Bereiche der Kaverne.

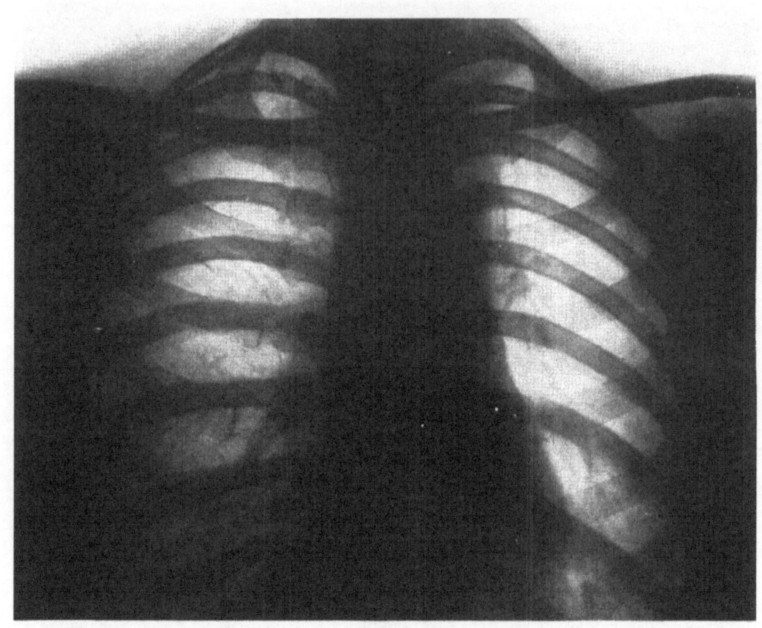

Abb. 168. Doppelseitige Lungenspitzentuberkulose. Trübung beider Spitzen, vor allem der linken.
In der rechten Spitze ein bereits indurierter Herd.

Seit langem bemüht man sich mit allen Mitteln verfeinerter Lungendiagnostik, die oft sehr geringfügige Spitzenveränderung nachzuweisen. Erst durch die Röntgenuntersuchung ist frühzeitige Wahrnehmung möglich geworden. Darum ist das Strahlenbild heute unentbehrliche Ergänzung der Auscultation und der Perkussion.

Vor der Beschreibung der verschiedenen Schattenbilder, die bei der Spitzentuberkulose in Erscheinung treten können, soll der Röntgenbefund der gesunden Lungenspitze berücksichtigt werden. Seine Kenntnis ist wichtig, weil außerhalb der Lunge gelegene Veränderungen durch Projektion eine Erkrankung der Lunge vortäuschen können.

Die gesunde Lungenspitze prägt sich als helles Feld aus, das zuweilen von längsverlaufenden Gefäßschatten durchzogen wird. Die Höhe der Spitzen ist innerhalb physiologischer Grenzen gewissen Schwankungen unterlegen. Gleiches gilt für den Helligkeitsgrad, so daß leichte Trübung nicht unbedingt Ausdruck einer Erkrankung zu sein braucht.

Der Einfluß der Ein- und der Ausatmung auf Höhe und Helligkeitsgrad des Spitzenfeldes ist sehr gering. Die Bewegungen sind so klein, daß bei oberflächlicher Atmung selbst Zeitaufnahmen scharfe Bilder erzeugen.

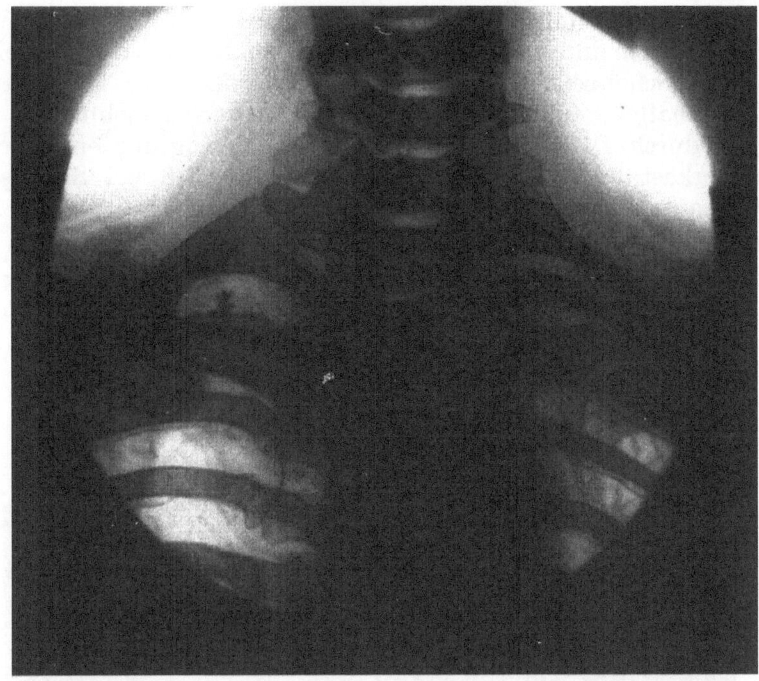

Abb. 169. Der gleiche Kranke. Ventrodorsale Spitzenaufnahme.

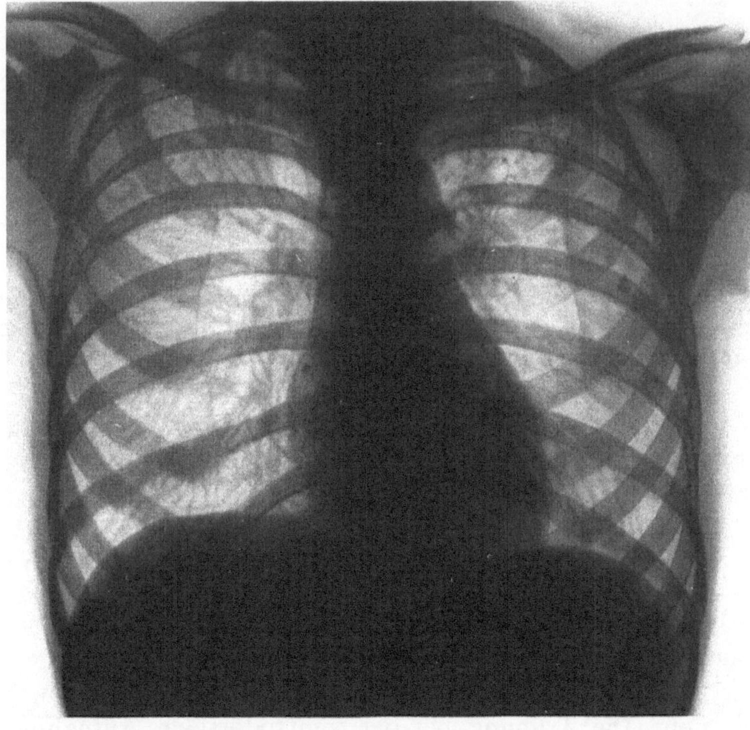

Abb. 170. Beidseitige Spitzentuberkulose mit peribronchitischen Strängen zwischen Spitze und
Lungenstiel.

Das Spitzenfeld hellt sich normalerweise beim Husten etwas auf (KREUZFUCHS). Dieses Verhalten fehlt bei infiltrativen oder narbigen Veränderungen. Verdunkelung kann unter Umständen durch nahe beieinanderliegende Schatten der beiden obersten Rippen und des Schlüsselbeines hervorgerufen werden. Sie ist selbstverständlich dann kein krankhafter Befund. Gelegentlich kann auch gleichmäßige oder fleckige Verschleierung durch Drüsen der oberen Schlüsselbeingrube entstehen, wenn sie geschwollen, verkäst, induriert oder verkalkt sind. Auch bei Skoliosen, Kröpfen, selbst bei stark ausgebildeter Halsmuskulatur sind Verschattungen des Spitzenfeldes wahrnehmbar.

Während der ersten katarrhalischen Erscheinungen der Spitzentuberkulose weist das Röntgenbild schon kennzeichnende Veränderungen auf. Als Folgen acinös-nodöser Herdbildungen sind kleinere, über die Spitze verteilte, runde oder längliche,

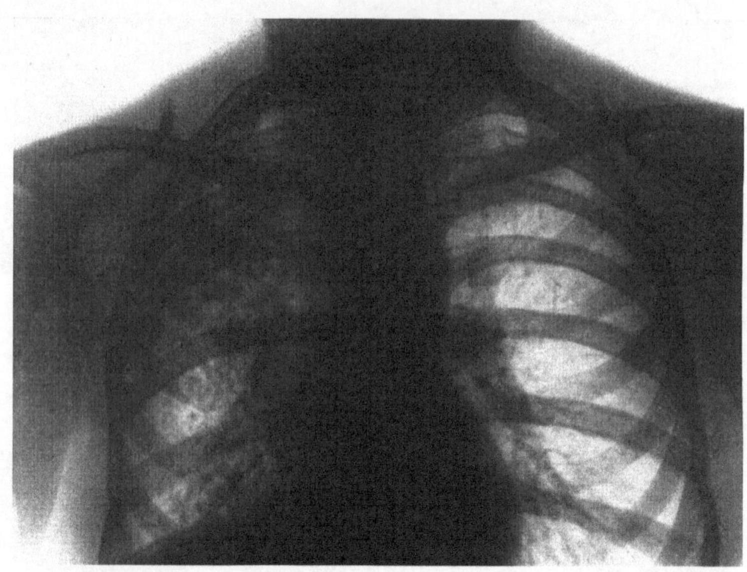

Abb. 171. Nodös-indurierende Phthise der rechten Lunge. Kavernenbildung im oberen rechten Lungenabschnitt. Am linken Lungenstiel einzelne indurierte Drüsen.

zuweilen auch kleeblattförmige Flecke sichtbar (Abb. 168 und 169). Sind sie dunkeler und schärfer begrenzt, so liegt Induration vor. Sie spricht für Heilung oder Latenz, wenn klinische Symptome fehlen (Abb. 170 und 171).

Neben solchen Flecken ist oft wechselnd starke, gleichmäßige Trübung des Spitzenfeldes nachweisbar. Dann hat sich das Brustfell sekundär schwielig verdickt. Trübung kann auch Folge einer Induration sein, die sich an Aufsaugung der Alveolarluft anschließt.

Unterscheidung beider Zustände ist bisweilen durch Vergleich von ventrodorsaler und dorsoventraler Aufnahme möglich. Sitzt z. B. die Schwarte vorn, so ist die Verschleierung bei Aufnahme von hinten deutlicher und umgekehrt. Hingegen bieten bei Retraktionsinduration die Aufnahmen in verschiedenen Strahlenrichtungen meist gleich starke Verschattung dar.

Dieser Unterschied ist aus den Abb. 168 und 169 ersichtlich, die denselben Kranken betreffen. Die Trübung bei der ventrodorsalen Aufnahme ist viel ausgeprägter. Das erlaubt den Schluß, daß die Spitzentrübung im wesentlichen durch eine dorsal gelegene Brustfellschwarte bedingt ist.

c) Cirrhotische Lungentuberkulose.

Die vorwiegend cirrhotische Lungentuberkulose ist durch besondere Neigung zur Ausheilung gekennzeichnet. Sie entwickelt sich meist aus der produktiven, seltener aus der exsudativen Form.

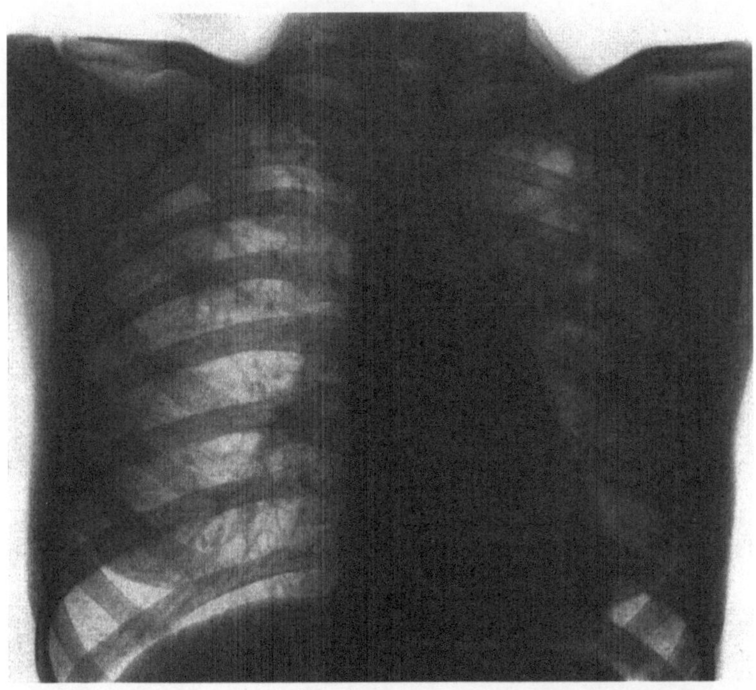

Abb. 172. Cirrhotische Phthise. Über der linken Lunge größere cirrhotische Herde. An der Spitze ein größerer Kavernenkomplex. Über der rechten Lunge vorwiegend in dem oberen Abschnitte nodös indurierte Herde. Diffuse Trübung der Spitze. Mittelfellgebilde nach links verzogen.

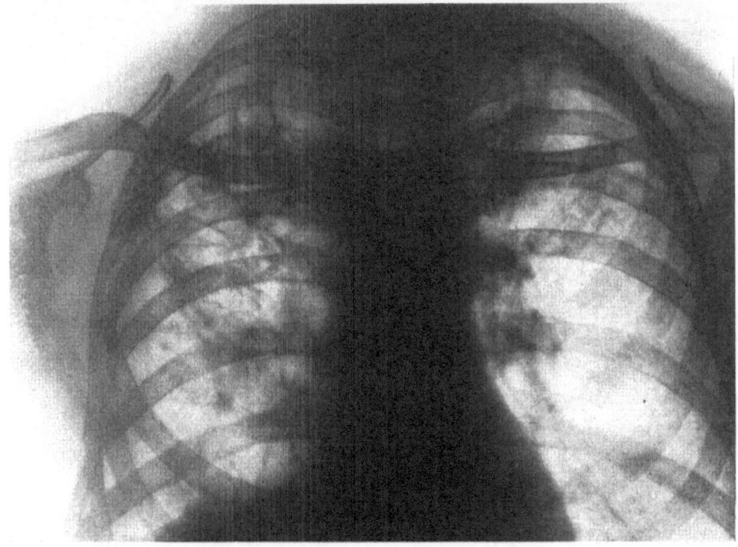

Abb. 173. Cirrhotische Phthise. Rechte Lunge enthält einzelne cirrhotische Herde. Sie ist durchzogen von einer großen Anzahl fibröser Schattenstreifen. An der Spitze Kavernensystem. Linke Lunge enthält einzelne nodös-indurierte Herde. An der Spitze ein kavernöser Vorgang.

Ihre klinische Erkennung bietet kaum Schwierigkeiten. Schleichender Verlauf der Erkrankung, nur geringes Fieber, leidlicher Allgemeinzustand, zunehmende Schrumpfung des Brustkorbes und die physikalischen Befunde liefern eindeutige Anhaltspunkte.

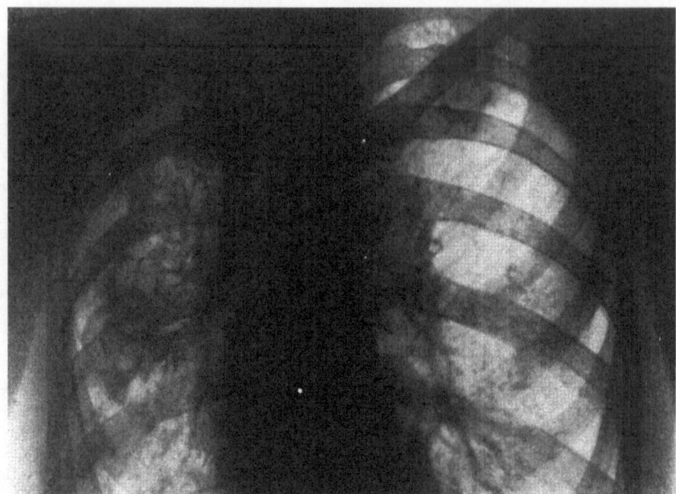

Abb. 174. Ausgedehnte cirrhotische Tuberkulose. Über der rechten Lunge zahlreiche, kreisrunde, kleinere Aufhellungen (Bronchialerweiterung). Daneben im Lungenstielbereich auch größere Kavernen.

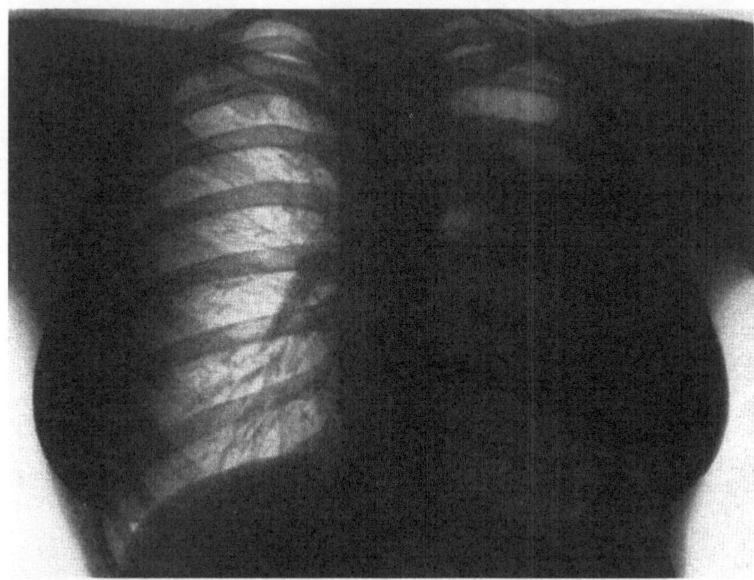

Abb. 175. Ausgedehnte einseitige cirrhotisch-kavernöse Phthise der linken Lunge. Mächtige Kaverne mit scharfer Begrenzung im oberen linken Lungenabschnitte. Trübung des ganzen linken Lungenfeldes. Verziehung der Mittelfellgebilde nach links. Rechts einzelne kleinere indurierte Herde.

Bei noch nicht vollentwickelter cirrhotischer Umwandlung bleiben im Vordergrunde die Reste indurativer Herdbildung (Abb. 172). Bei weiterem Fortschreiten findet man schmale oder breite, dunkle Streifen, die meist größere Herde miteinander verbinden (Abb. 172, 173). Oft verlaufen sie bandartig von der Lungen-

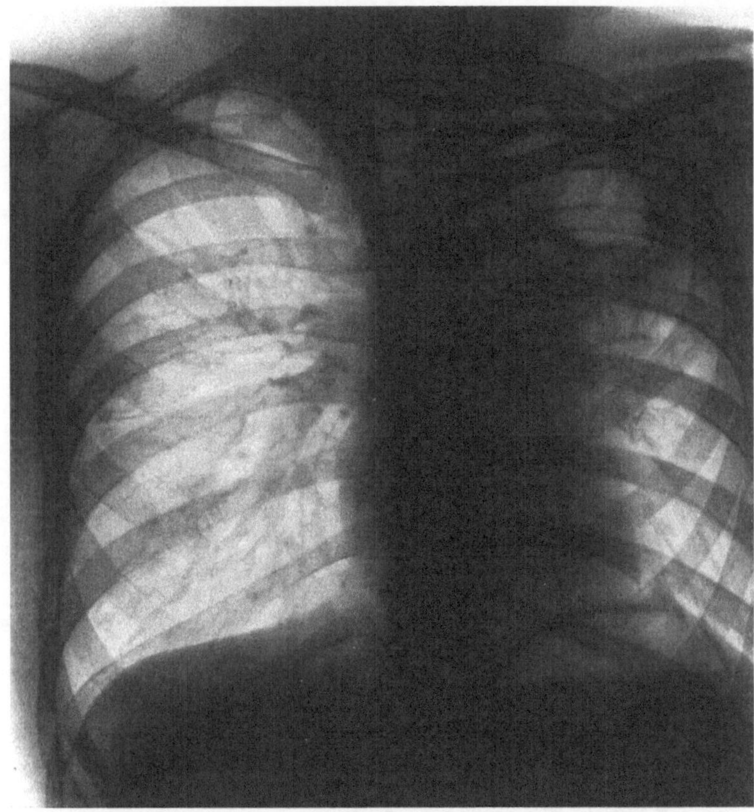

Abb. 176. Cirrhotische Phthise, besonders ausgeprägt links oben. Hier allgemeine Trübung, in der sich noch die Kaverne durch leichte Aufhellung unterscheiden läßt. Verziehung der Mittelfellgebilde in ihrem oberen Teile nach links.

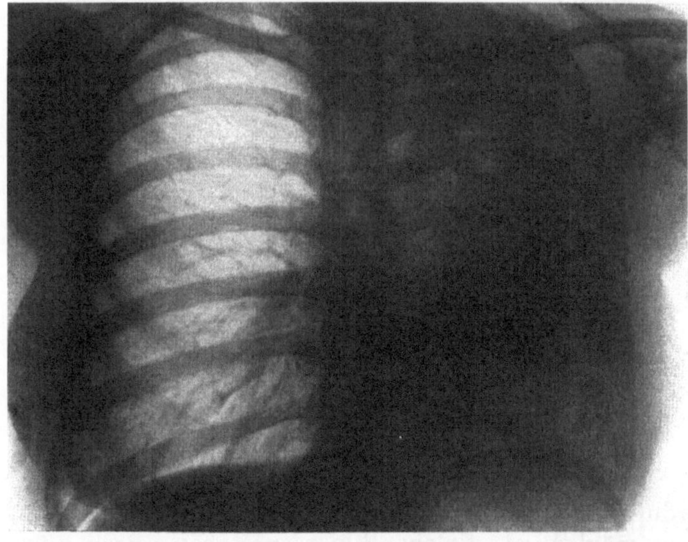

Abb. 177. Ausgedehnte linkseitige cirrhotische Tuberkulose. Linkes Lungenfeld völlig verdunkelt, im oberen Abschnitte kreisrunde Kavernenaufhellung. Herz fast völlig in der linken Brustseite verschwunden. Luftröhre bogenförmig nach links verzogen. Verschmälerung der Zwischenrippenräume.

wurzel zur Rinde oder auch im Bereich eines interlobären Spaltes. Der Hilusschatten ist in der Regel vergrößert, so daß die Pulmonalgefäße schwer zu erkennen sind. Häufig sieht man kleinere helle Stellen als Merkmale sekundärer Bronchektasen (Abb. 174).

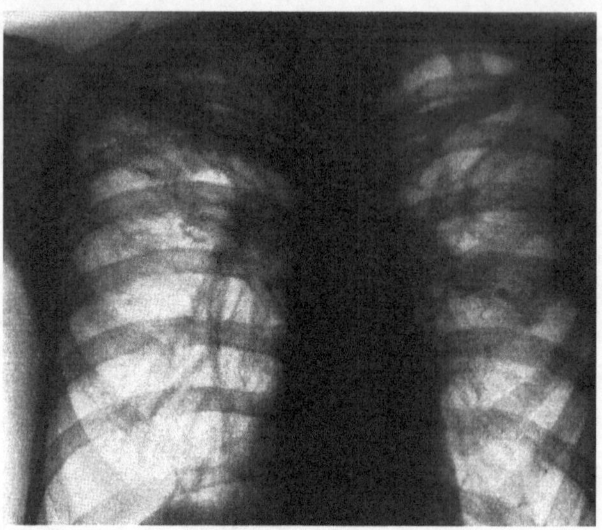

Abb. 178. Doppelseitige cirrhotische Phthise der beiden oberen Lungenabschnitte. Der rechte Lungenstiel samt seinen Gefäßen kopfwärts verzogen.

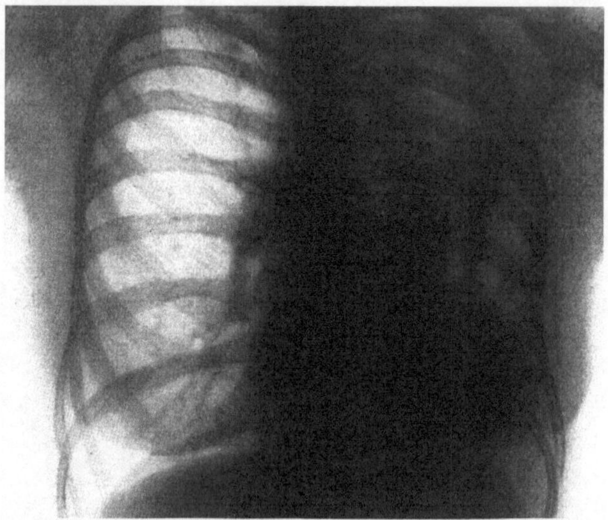

Abb. 179. Linkseitige exsudative Tuberkulose, eine cirrhotische Phthise vortäuschend.

Bei ausgeprägten Erkrankungsformen ist das Lungenfeld in weiter Ausdehnung gleichmäßig verdunkelt. Hie und da sind dichtere Flecke zu sehen, deren genauere Abgrenzung nicht möglich ist. Solche Bilder entstehen durch fibröse Umwandlung größerer Lungenabschnitte, an die sich fortschreitende Schrumpfung und Atelektase in der Umgebung anschließen. Zu dieser allgemeinen Verschattung des Lungenfeldes tragen noch Verschwartungen des Brustfelles bei.

Höhlen in ausgedehnter cirrhotischer Umgebung liefern ungemein kennzeichnende Bilder. Die Kavernenaufhellung liegt im oberen Abschnitt eines meist gleichmäßig verdunkelten Lungenteiles. In der Regel ist sie nicht sehr stark. Sie wird durch Verdickung des Brustfelles und des benachbarten Parenchyms getrübt. Infolgedessen ist Abgrenzung der Höhle nicht immer deutlich (Abb. 175 und 176).

Besonders eindrucksvoll wirkt auch im Strahlenlichte die für fibröse Phthisen kennzeichnende Schrumpfung der erkrankten Brustkorbhälfte. Die Zwischenrippenräume sind verschmälert, die Rippen stärker abwärts geneigt. Die Wirbelsäule ist nach der gesunden Seite konvex verbogen. Das Zwerchfell ist nach oben, Mittelfell, Herz und Luftröhre sind nach der kranken Seite verzogen (Abb. 177).

Eine wenig beachtete Erscheinung bei fibrösen Phthisen, die im oberen Lungenteile nisten, ist Verzerrung der großen Bronchen und der Lungenstielgefäße, deren Schatten dann kopfwärts verlagert erscheinen. Die Gefäße sind an ihrer Ursprungsstelle abgeknickt (Abb. 178).

Ausnahmsweise verbirgt sich hinter hochgradiger Schrumpfung exsudative Phthise, wenn alte, überstandene Brustfellentzündungen durch mächtige Schwielen eine Cirrhose vortäuschen (Abb. 179). Solche Beobachtungen zeigen, wie vorsichtig Röntgenbilder einer Lungentuberkulose beurteilt werden müssen.

3. Akute Miliartuberkulose.

Die akute Miliartuberkulose entsteht durch Ausschwemmung tuberkulöser Keime in den Kreislauf. Sie führt fast immer in kurzer Zeit zum Tode, entweder unter schweren allgemeinen Vergiftungserscheinungen oder als räumlich umschriebene tuberkulöse Erkrankung (meningeale und pulmonale Form).

Die Tuberkelbacillen gelangen mit einbrechenden Käsemassen in eine Vene oder mit den Trümmern eines Intimatuberkels in den Ductus thoracicus.

Im Gebiete des kleinen Kreislaufes gehen von tuberkulöser Aussaat miliare oder submiliare Knötchen aus, die sich meist ziemlich gleichmäßig über beide Lungen verteilen. Sie sind interstitiell gelegen oder bestehen aus Granulationsgewebe, das zuweilen von einem exsudativen Hof umgeben ist (tuberkulär-exsudative Herde nach GRÄFF). Auch als produktive Herde mit intraalveolärem Sitz und selbst als exsudative in Form der miliaren Pneumonie kommen sie vor [hämatogen disseminierte, lobulär exsudative Phthise (GRÄFF)].

Diese verschiedenen Formen sind auch im Röntgenlichte wahrzunehmen; doch hat ihre Unterscheidung mehr pathologisch-anatomischen als klinischen Wert.

Die miliare hämatogene Tuberkulose hebt sich eigentümlich ab. Auf den ersten Blick fallen die kleinen, dichten Flecke auf, die einander völlig gleichen und regelmäßig über beide Lungenfelder verstreut sind. Die oberen und die mittleren Teile der Lungen sind damit meist stärker besetzt als die unteren. Doch kann auch das Gegenteil der Fall sein. Die Erklärung ist darin zu suchen, daß die unteren Lungenteile einen größeren Durchmesser haben. Infolgedessen projizieren sich die in zahlreicheren verschiedenen Schichten liegenden Herde in einer Ebene nebeneinander, wodurch Vielheit und Dichte vorgetäuscht werden.

Die hämatogene disseminierte Phthise ist also im Gegensatze zur bronchogenen durch gleichmäßige Verteilung der Schatten über beide Lungenflügel und durch Gleichartigkeit der einzelnen Flecke gekennzeichnet. Doch bestehen Unterschiede je nach dem Entwicklungszustand und der Form der Erkrankung.

Frische miliare Aussaat ist im Strahlenlichte nicht immer leicht zu erfassen. Gelingt der Nachweis ihrer Knötchen doch selbst dem Pathologen manchmal nur bei genauester Untersuchung. Besonders auf dem Leuchtschirme können beginnende Formen übersehen werden.

Ein 20jähriger Kranker wurde wegen Verdachtes einer Hilusdrüsentuberkulose zur Untersuchung eingewiesen. Er klagte über Mattigkeit und hatte geringes Fieber. Sonst war kein krankhafter Befund zu erheben. Sein Allgemeinzustand erlaubte ihm, zu Fuß in die Klinik zu kommen. Die Durchleuchtung der Lungen gab zuerst für Miliartuberkulose keine Anhaltspunkte.

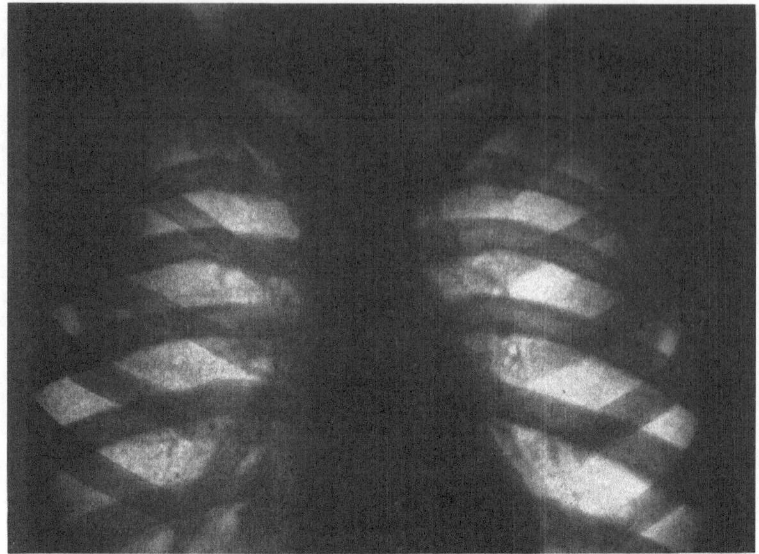

Abb. 180. Hämatogen disseminierte Phthise (Miliartuberkulose) im Beginne. Beide Lungenfelder, besonders das rechte, zeigen feine Marmorierung.

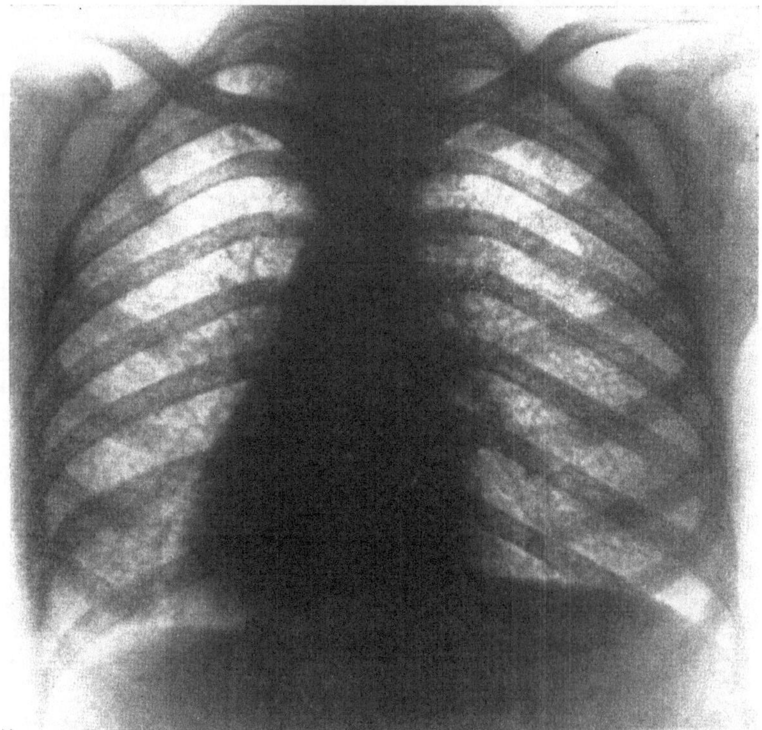

Abb. 181. Hämatogen disseminierte acinös-produktive Phthise.

Auffallend war nur fast völlige Aufhebung der respiratorischen Verschieblichkeit des Zwerchfelles. Die Aufnahme bot außer einem rechts stärker als links ausgeprägten Befunde am

Lungenstiele nur bei sorgfältigster Beobachtung eine ganz feine fleckige Marmorierung beider Lungen dar (Abb. 180). Die Vermutungsdiagnose beginnender Miliartuberkulose wurde eine Woche später durch Auftreten einer Meningitis gesichert und vier Tage darauf durch Autopsie bestätigt.

Derartige Vorkommnisse sind indessen selten. In der Regel wird die miliare Tuberkulose vom Röntgenologen leicht erkannt.

Auffallend kleine, fast punktförmige und scharf abgegrenzte Schatten kennzeichnen interstitielle Tuberkel (Abb. 181, 182). Sind sie größer und dichter, aber

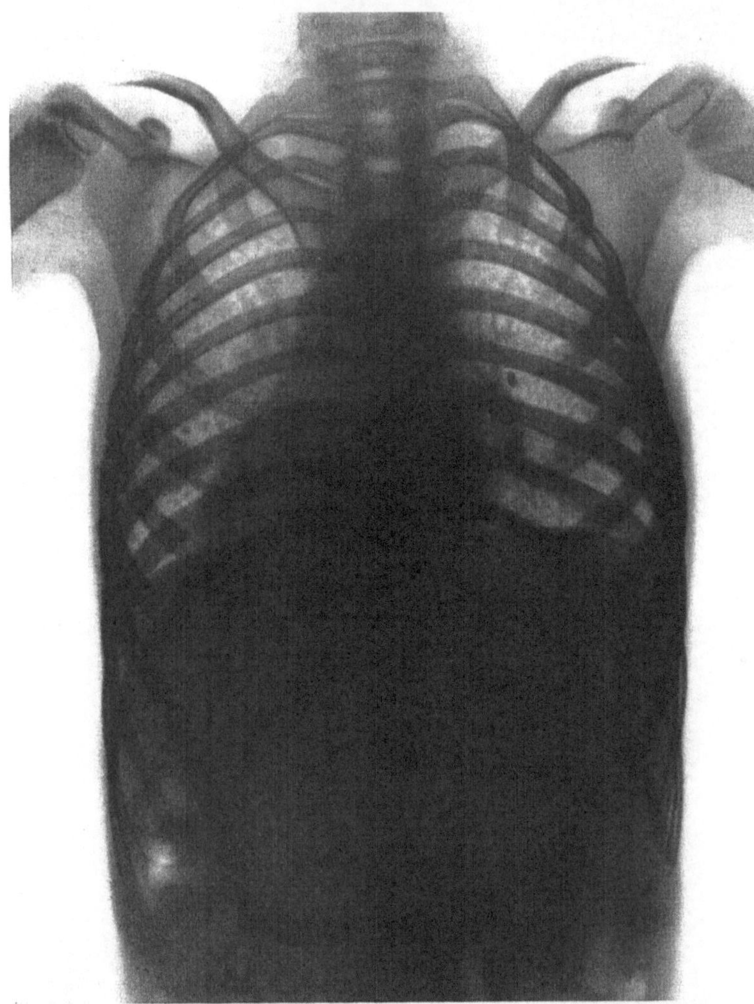

Abb. 182. Hämatogen disseminierte, acinös-produktive Phthise.

scharf abgegrenzt, so handelt es sich um nodös-produktive Herde (Abb. 183, 184). Sobald sich Exsudation hinzugesellt, liegt der einzelne Herd in einem trüben Hofe, der den ganzen Lungenabschnitt verschleiert.

Bei Miliartuberkulose können exsudative Vorgänge derart überwiegen, daß größere bronchopneumonische Herde entstehen. Es sind dann umfangreiche Schatten von wechselnder Ausdehnung sichtbar, die zu Verdunkelungen zusammenfließen. Rasche Verkäsung und Zerfall liefern infolge der Dichtigkeitsunterschiede sehr kontrastreiche Bilder (Abb. 185).

Die Aufnahme gestattet aber nicht nur auf Grund der Form und der Größe,

der Stärke und der Ausbreitung der einzelnen Herdschatten Miliartuberkulose zu
erkennen.　Sie gibt unter Umständen auch wertvolle Hinweise auf den Ursprung

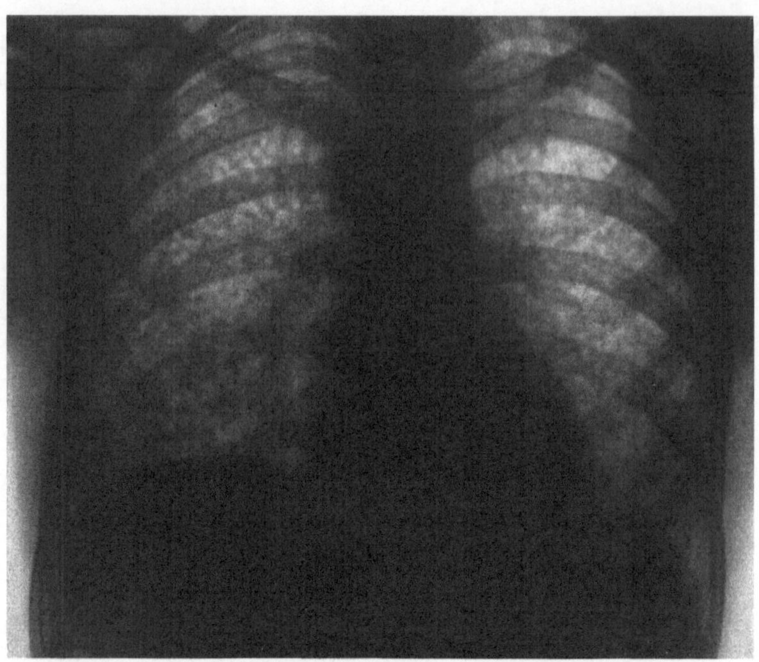

Abb. 183. Hämatogen disseminierte, nodös-produktive Phthise.

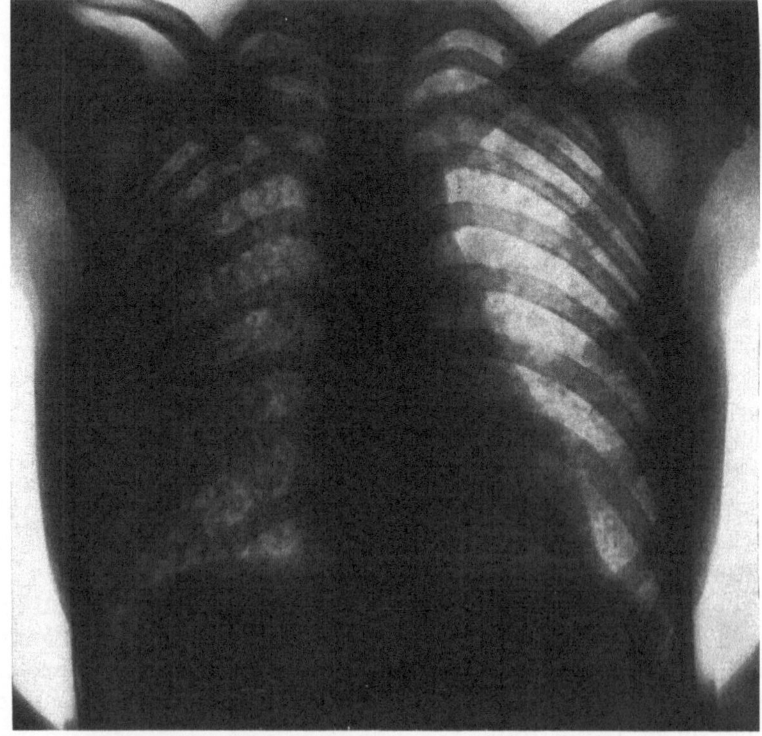

Abb. 184. Derselbe Kranke (ventrodorsale Aufnahme).

der akuten Erkrankung. Außer dem der Miliartuberkulose eigenen Lungenbefunde können stark vergrößerte Drüsen im Hilus oder besonders häufig bei Kindern längs der Luftröhre vorliegen, die durch tiefe Verschattung Verkäsung verraten. Abb. 186 ist ein Beispiel einer solchen tracheo-bronchialen Drüsenerkrankung bei einem Kinde. Infolge Durchbruches in den Kreislauf kam es zu disseminierter Miliartuberkulose.

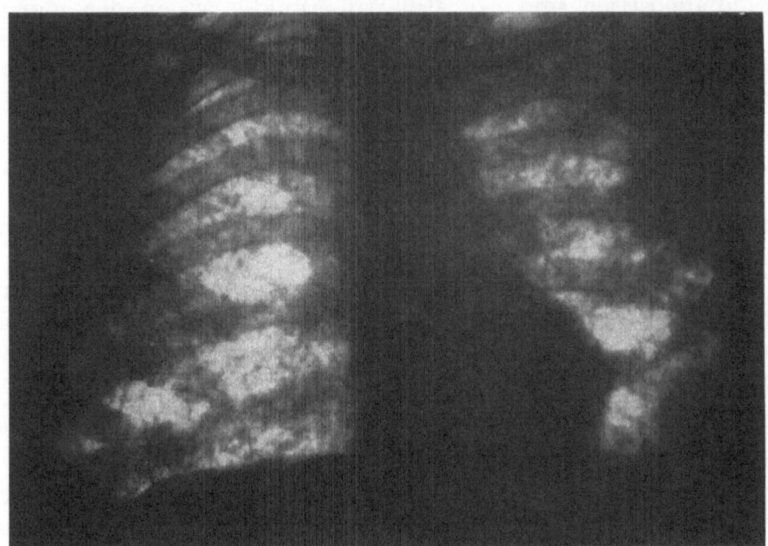

Abb. 185. Hämatogen disseminierte, exsudative Phthise.

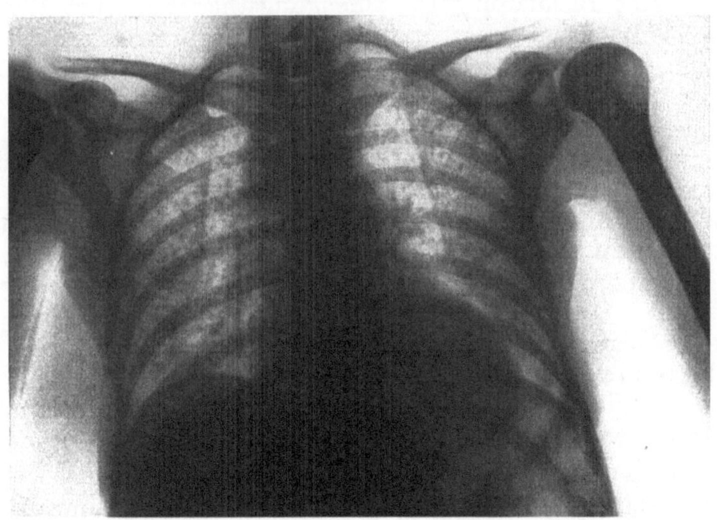

Abb. 186. Hämatogen disseminierte Phthise (Miliartuberkulose). Großes tracheobronchiales Drüsenpaket rechts vom Gefäßschatten.

Chronische Miliartuberkulose. Neben der akuten und der subakuten Form der Miliartuberkulose sei kurz auch die seltenere und weniger bekannte chronische Abart besprochen.

Nicht jede Aussaat führt zu schweren klinischen Erscheinungen, die raschen Tod verschulden. Von verschiedener Seite ist in letzter Zeit über chronischen Verlauf berichtet worden. Assmann teilt mit, daß bei einem Kranken physikalisch nichts, im Röntgenlicht aber miliare Ausstreuung nachweisbar war. Das Leiden begann mit nur langsam ansteigendem Fieber. Erst nach Monaten trat die Miliartuberkulose auch· klinisch in Erscheinung. Solche Beobachtungen führten zu der Annahme, daß Ausheilung der Miliartuberkulose zwar selten, aber immerhin möglich sein könne. Daß miliare Tuberkel zum Stillstande kommen, beweist ihre autoptisch öfters festgestellte bindegewebige Abkapselung.

Differentialdiagnostisch sind bei Miliartuberkulose wegen der manchmal auffallenden Ähnlichkeit des Röntgenbefundes Miliarsarkomatose, Carcinose und unter Umständen auch Pneumokoniose in Erwägung zu ziehen.

Bei Sarkomatose und Carcinose können miliare Herde über beide Lungen verstreut sein (vgl. Abb. 130, 131), so daß röntgenologische Deutung gelegentlich versagt. Klinischer Nachweis der Ursprungsgeschwulst bringt dann Klärung.

Ähnliche Bilder liefert die Pneumokoniose. Auch hier sind kleine Schattenflecke über beide Lungen zerstreut, als Ausdruck von Staubablagerung im Lungengewebe.

Ernstere differentialdiagnostische Schwierigkeiten werden bei dem Fehlen akuter Allgemeinerscheinungen aber kaum in Betracht kommen. Die Vorgeschichte macht die Entscheidung leicht.

B. Bedeutung des Röntgenverfahrens für die chirurgische Behandlung der Lungentuberkulose.

Die chirurgische Behandlung der Lungentuberkulose, deren praktische Bedeutung heute allgemein anerkannt wird, ist ohne Röntgenverfahren kaum durchführbar. Bei der Anzeigenstellung erleichtert es die Entscheidung. Nach der Operation ermöglicht es Überprüfung des Erfolges.

Jede chirurgische Behandlung ist Einengungstherapie. Ihre Wirkung besteht in Entspannung des Lungengewebes, Ruhigstellung des Organes, Änderung der Blut- und Säfteströmung und vor allen Dingen in Verstärkung natürlicher anatomischer Heilungsvorgänge.

Hauptsächliche Vorbedingung jeder operativen Behandlung ist Einseitigkeit der Erkrankung; d. h. die andere Seite muß, wenn nicht ganz unberührt, so doch wenigstens ruhig, praktisch gesund sein.

Unentbehrliches Hilfsmittel zur Entscheidung dieser Frage ist die Röntgenuntersuchung. Sie zeigt nicht selten Krankheitsherde in der anderen Seite, die klinisch nicht erfaßbar waren. Wiederholte Nachschau stellt den Befund der „gesunden" Lunge sicher.

Auch die Art der Tuberkulose auf der kranken Seite wird am besten durch das Röntgenbild bestimmt.

Produktive und fibröse Formen eignen sich besonders zur operativen Behandlung. Ihr Nachweis erleichtert darum den Entschluß zum Eingriffe.

Auf verschiedenen Wegen kann die Lungeneinengung erreicht werden:
1. durch Füllung des Brustfellraumes mit Gas (Pneumothorax),
2. durch Veränderung der Brustwand (Zwerchfellähmung und Thorakoplastik),
3. durch extrapleurale Plombierung.

Je nach der vorliegenden Erkrankung, ihrer Lage und Ausdehnung werden die einzelnen Verfahren gelegentlich miteinander vereinigt. Ihre Befunde sollen an Hand der Erfahrung der SAUERBRUCHschen Klinik kurz beschrieben werden.

1. Der künstliche Pneumothorax.

Ein einfaches und schonendes Mittel zur Erzielung der Einengung und der Ruhigstellung tuberkulös erkrankter Lungen ist Anlegung eines künstlichen Pneumothorax. Er kommt vorwiegend in Betracht bei einseitiger, produktiv-cirrhotischer Tuberkulose (Abb. 187, 188). Breite Verwachsungen, die diese Form häufig begleiten, und die im Röntgenbilde an Verziehungen der Luftröhre, des Mittel- und des Zwerchfelles zu erkennen sind, schließen ihn aus.

Erfolge sind auch bei mittelschweren exsudativen Formen zu beobachten.

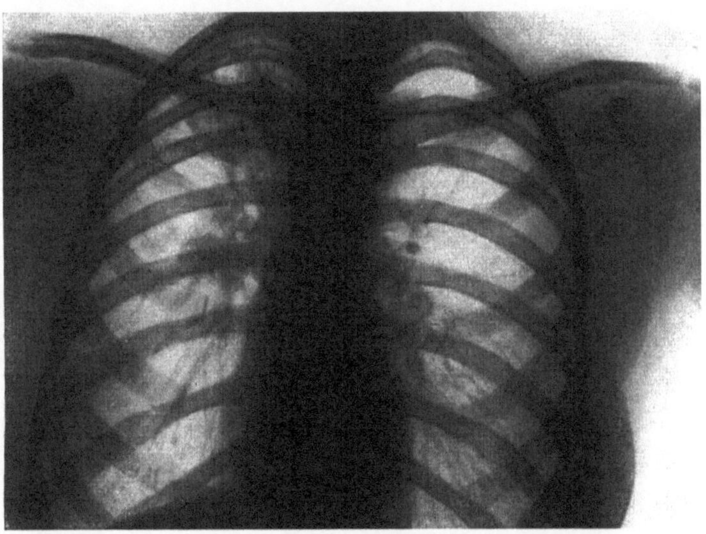

Abb. 187. Fibröse Tuberkulose des rechten oberen und mittleren Lungenfeldes. Fibröse Herde in der Umgebung des linken Lungenstieles.

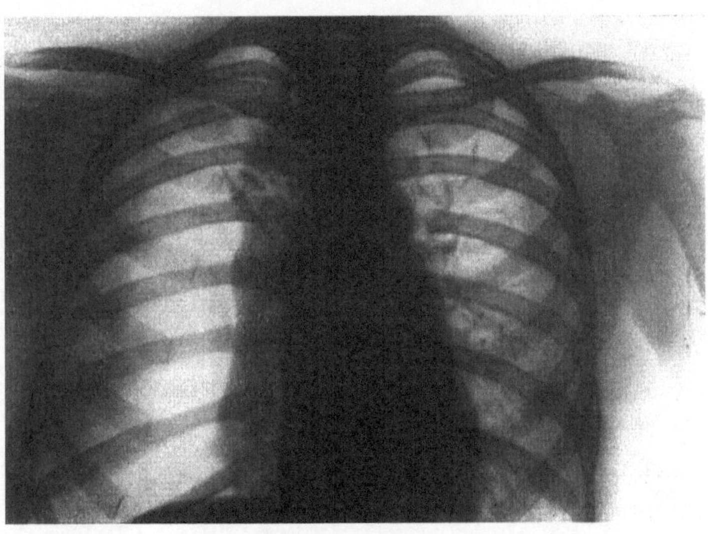

Abb. 188. Der gleiche Kranke nach Anlegung des Pneumothorax. Herz nach links verdrängt. Retraktion der rechten Lunge.

Aus später gewonnenen Röntgenplatten kann man häufig den Rückgang der Veränderungen als erstes Zeichen beginnender Heilung verfolgen.

Ein vorsichtiger Versuch kann mit dem Pneumothorax bei schwerer, einseitiger acinös-exsudativer und lobulär-käsiger Tuberkulose gemacht werden.

Wie bei allen Verfahren operativer Behandlung ist Gesundheit der anderen Seite erforderlich. Vereinzelte produktive Herde, ja selbst kleine exsudative Erkrankungen bilden indessen kein unbedingtes Hindernis.

Chronische Bronchitis, Bronchektasen, Emphysem und Asthma, die die Tätigkeit des anderen Lungenflügels beeinträchtigen, engen die Anwendung des Pneumothoraxverfahrens ein.

Ausgedehnte Verschattungen, die eine lobäre Pneumonie verraten, bilden

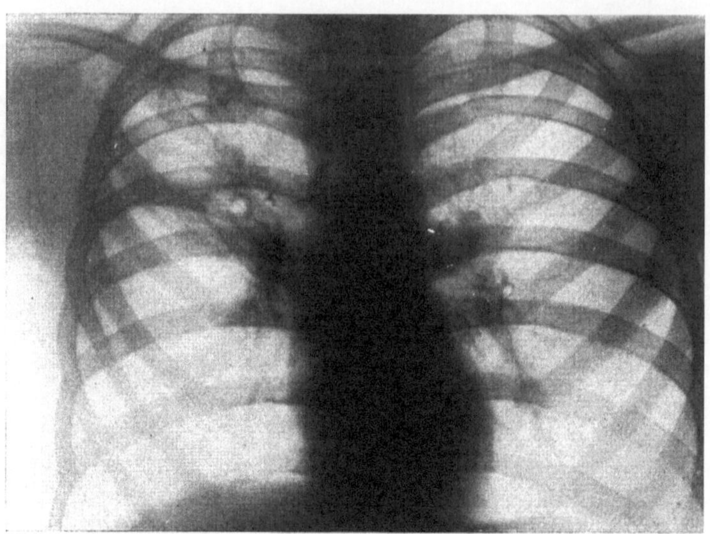

Abb. 189. Fibröse Tuberkulose des linken oberen Lungenfeldes mit interlobärer Schwartenbildung.

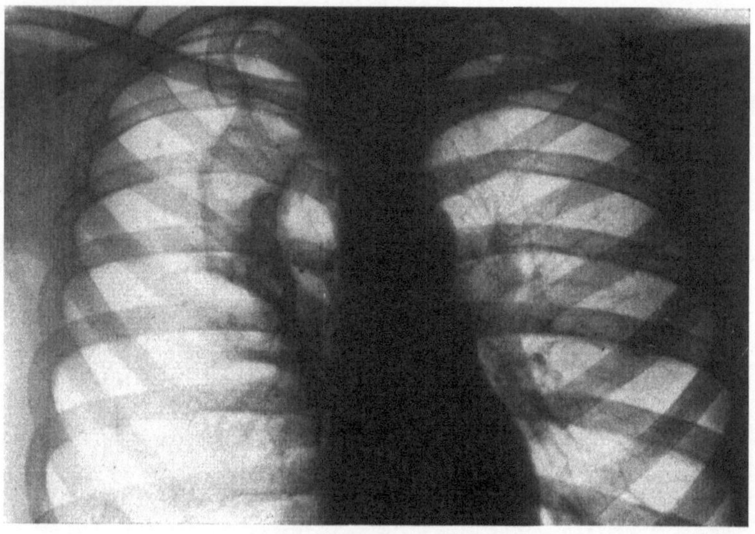

Abb. 190. Der gleiche Kranke nach Anlegung des Pneumothorax. Letzterer unvollkommen infolge von Verwachsungen im Bereiche der interlobären Schwartenbildungen.

eine Gegenanzeige. Plötzlicher Zerfall mit anschließender Aspirationspneumonie ist zu befürchten.

Entscheidend, ob bei gegebener Anzeige die Anlage eines Pneumothorax überhaupt ausführbar ist, ist die Röntgenuntersuchung:

Spitzentrübungen als Ausdruck von Rippenfellschwarten, interlobäre Streifen, starke Verschmälerung der Zwischenrippenräume, ausgesprochene Verziehungen des Herzens und des Mittelfelles, Verlötung der Zwerchfellwinkel lassen Verwachsungen der Brustfellblätter vermuten, die völlige Lungenretraktion verhindern (Abb. 189 und 190). Erfahrungsgemäß bedingen auch Höhlenbildungen und infiltrative Vorgänge, die nahe der Brustkorbwand liegen, Verwachsungen mit dem Rippenfelle. Hingegen sind zipfelförmige Zwerchfellausziehungen im allgemeinen nicht Zeichen ausgedehnter Verlötungen.

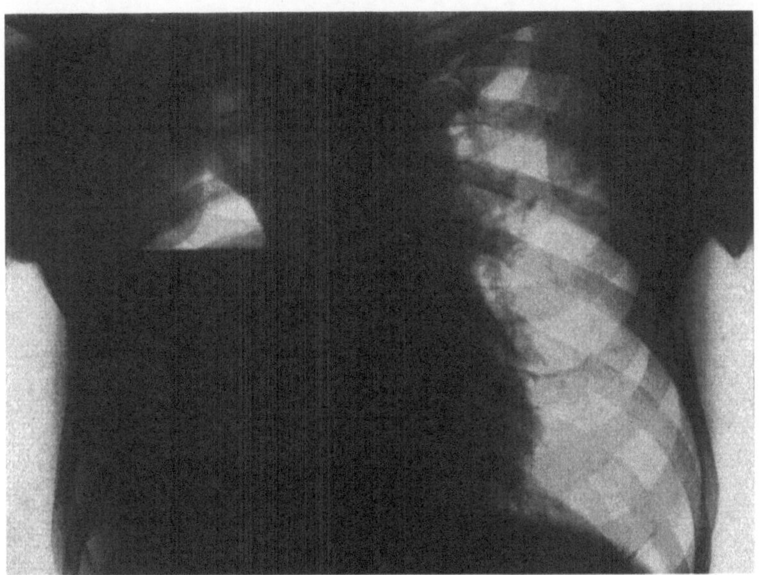

Abb. 191. Pyopneumothorax mit adhärenter Spitzenkaverne.

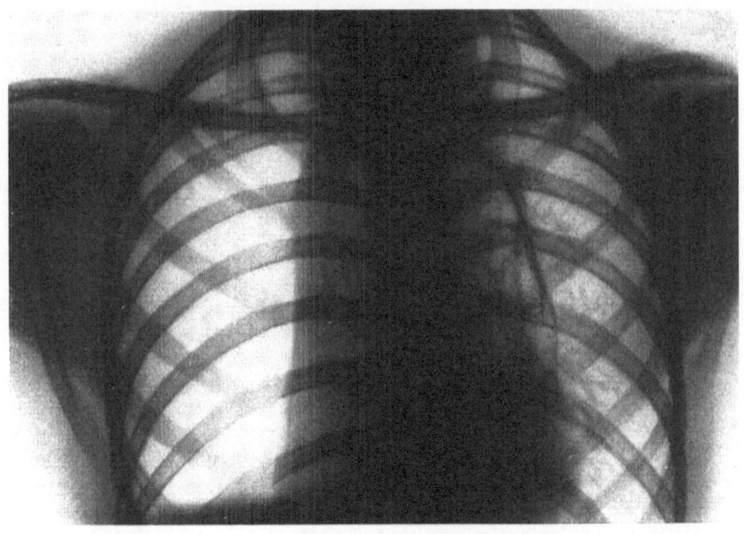

Abb. 192. Vordere Überblähung des Mittelfelles. Pneumothoraxerguß.

Freilich kann Röntgenuntersuchung täuschen. Nur der Pneumothoraxversuch entscheidet.

Gelingt er, so empfiehlt sich grundsätzlich vor der ersten Nachfüllung Durchleuchtung, die über Größe, Lage und Gestalt der Gasblase aufklärt.

Bedeutungsvoll sind die Beziehungen des Pneumothorax zu seitlich gelagerten Kavernen. Fast regelmäßig bestehen in ihrem Bereiche Verklebungen, die durch

Drucksteigerungen einreißen können, so daß dünnwandige Höhlen eröffnet werden. Es folgt Pyopneumothorax, der ohne richtige chirurgische Behandlung sehr oft tödlich ist (Abb. 191).

Es kommt alles darauf an, zu hohe Druckwerte zu vermeiden. Diese Werte sind nicht mit festen Zahlen wiederzugeben. Der Druck hängt ab von der

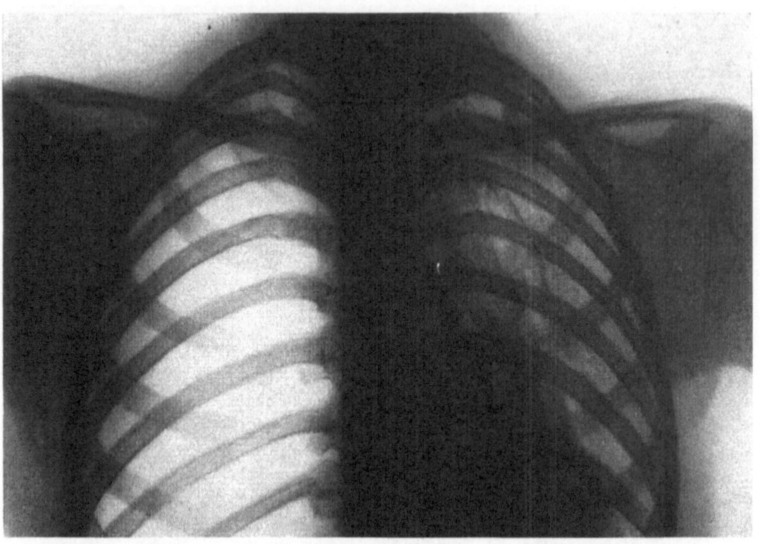

Abb. 193. Vordere und hintere Überblähung des Mittelfelles bei vollständigem Pneumothorax.

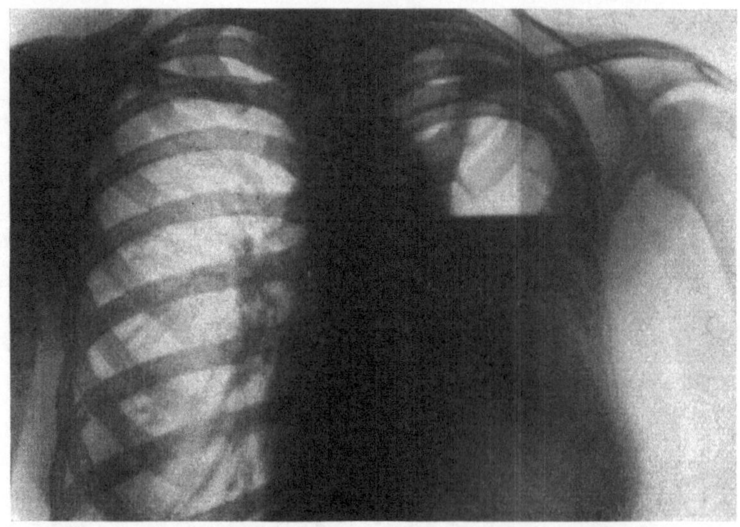

Abb. 194. Seropneumothorax mit Verdrängung des Herzens und angehefteter Spitzenkaverne.

anatomischen Beschaffenheit des Mittelfelles. Ist es zart, nachgiebig, so überbläht es sich schon bei negativem Drucke nach der anderen Seite. Sein Verhalten ist am besten im Röntgenbilde zu erkennen.

Es kann dabei als Ganzes verdrängt sein. Außer entsprechender Verlagerung des Herzens sieht man eine feine scharfbegrenzte Linie, die sich konkav nach der gesunden Seite vorbuchtet. Sie stellt die äußere Begrenzung des Mittelfelles dar. Eine seltenere Form der Überblähung ist die sogenannte vordere oder hintere Mediastinal-

hernie, d. h. eine umschriebene Vorstülpung der beiden schwachen Stellen des Mittelfelles. Sie finden sich nach NITSCH hinter dem oberen Brustbeine zwischen zweiter
und vierter Rippe, entsprechend der Lage des Thymusrestes, und im hinteren unteren
Mittelfellraume zwischen Aorta und Speiseröhre. Abb. 192 zeigt eine schwere
vordere Überblähung.

Sowohl nach der Lage im oberen Retrosternal- oder im unteren Retromediastinal-
raum als auch an der Längsausdehnung lassen sich die beiden Überblähungsarten im

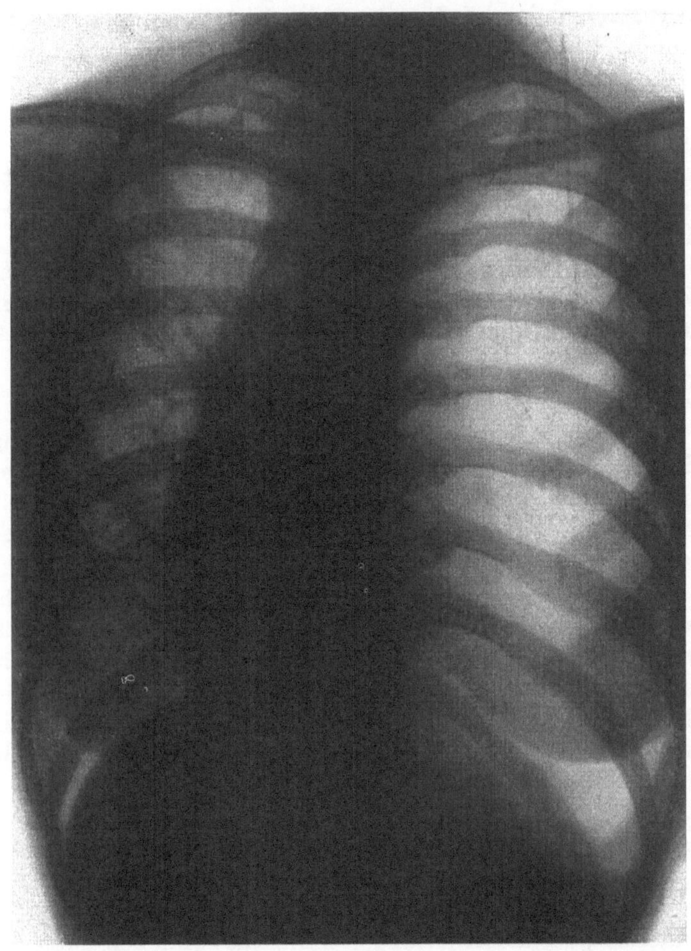

Abb. 195. Linkseitiger Spannungspneumothorax mit Verdrängung der Luftröhre, des Mittelfelles und
des Herzens. Tiefstand des Zwerchfelles.

Röntgenlichte unterscheiden. Der Längsdurchmesser der hinteren ist stets größer
(Abb. 193). Sie gelangt infolge Gasdrucksteigerung am besten bei stärkster Ausatmung zur Darstellung, während sie bei Einatmung mehr oder weniger verschwindet. So entsteht Hin- und Herpendeln des Mittelfelles, das bei verstärkter
Atmung auf dem Schirme gut zu beobachten ist.

Häufige Komplikation des Pneumothorax ist Exsudatbildung (nach SPENGLER
in 50%, nach DEIST sogar in 70%). Der Erguß ist verhältnismäßig harmlos, solange
er serös bleibt und nicht allzu große Ausdehnung annimmt. Er wird gefährlich, sobald
er vereitert.

Im Röntgenbild ist der Seropneumothorax an einem tiefen Schatten erkennbar, der dem Zwerchfell aufsitzt (Abb. 194). Bei tangentialer Projektion können selbst kleine Ergüsse ermittelt werden. Die obere Grenze ist der wagerechte Flüssigkeitspiegel. Darüber befindet sich der helle Gasraum. Mit der Atmung folgt die Höhe des Spiegels den Ausschlägen des Zwerchfelles, die wegen der besonderen Druckverhältnisse meist paradox verlaufen. Umspült die Flüssigkeit das Herz, so übernimmt sie in Wellenform dessen Bewegungen.

Große Ergüsse, die nur bei mehr oder weniger vollständigem Pneumothorax möglich sind, verursachen in der Regel starke Verdrängungen des Zwerchfells und der Mittelfellgebilde. Sie sind im Sinne der Überblähung ausgebuchtet. Das Herz kann bis an die gegenseitige Brustkorbwand gedrückt werden. Durch gleichzeitige Drehung seiner Achse kommt es zu Abknickung der großen Gefäße und zu schweren Kreislaufstörungen.

Eine weitere Gefahr ist der Spannungspneumothorax. Er entsteht, wenn eine Kaverne oder ein emphysematöser Lungenbezirk platzt oder wenn durch Drucksteigerung im Pneumothorax Verwachsungen gesprengt werden. Es bildet sich ein Ventilverschluß. Fehlt schwartige Mittelfellstarre, so kann der Spannungspneumothorax an der Verlagerung der Mittelfellgebilde röntgenologisch erkannt werden. Sie erreicht besonders bei gesunden Lungen die höchsten Maße (Abb. 195).

2. Die künstliche Zwerchfellähmung.

Lähmung des Zwerchfelles bedingt fast vollständige Erschlaffung des Muskels. Er folgt passiv den auf ihn wirkenden mechanischen Kräften: dem Lungenzug und dem auf seine Unterseite wirkenden abdominellen Drucke. Beträchtlicher Hochstand ist die Folge. Der betreffende Lungenflügel wird durch ihn eingeengt und in seiner Tätigkeit behindert (STUERTZ, SAUERBRUCH).

Unter den vielen Anzeigen, die sich für Anwendung der künstlichen Zwerchfellähmung im Laufe der Jahre herausgebildet haben, steht die zur therapeutischen Beeinflussung tuberkulös erkrankter Lungen im Vordergrunde. Hier hat sie dieselbe Aufgabe wie alle einengenden Operationen: das erkrankte Organ ruhig zu stellen und sein Gesamtvolumen einzuengen. Indessen ist der mechanische Erfolg beschränkt, so daß die Phrenikotomie nur ganz ausnahmsweise selbständige Bedeutung hat. An dieser Auffassung halten wir fest, obwohl auch wir nach der Phrenikotomie allein erhebliche Besserung gesehen haben.

Zur Entspannung von Zwerchfell und Herz, die nicht selten durch bandförmige Schwarten fixiert sind, hat sich ebenfalls die Phrenikotomie bewährt.

Eine besondere Anzeige fand SAUERBRUCH zur diagnostischen Klärung des Befundes der anderen „gesunden" Lunge, wenn die üblichen Methoden ihre Tragfähigkeit nicht klarstellen können. Als Testoperation ist sie dann besonders wertvoll.

Der Zustand nach Phrenikotomie tritt im Röntgenbilde deutlich hervor: Hochstand des Zwerchfelles und Verdrängung des Herzens (Abb. 196, 197). Ersterer nimmt zu mit wachsender Stärke des Lungenzuges und des intraabdominalen Druckes, z. B. in der Einatmung und beim Husten (LANGE). Die gelähmte Zwerchfellhälfte kann die gesunde um 10 cm überragen.

Vollkommener Stillstand ist selten. In der Regel beobachtet man paradoxe passive Bewegung. Saugwirkung des Brustraumes und auch Innendruck bedingen sie. Auf der Höhe der Einatmung kann infolge von Erweiterung der unteren Brustkorböffnung eine leichte Abflachung sichtbar werden, die durch den Zug der gesunden Hälfte noch verstärkt wird. Flächenhafte Verwachsungen besonders in den Zwerchfellwinkeln, hemmen diese Erscheinung. Ruhigstellung und Verkleinerung der Lunge sind im Röntgenbilde an den verminderten Bewegungen der Gefäßumrisse erkennbar. Hingegen ist trotz Einengung Verschleierung nicht nachzuweisen, weil die Volumenverminderung nur 300—400 ccm der Gesamtkapazität beträgt.

Die Test-Phrenikotomie erlaubt schon im Röntgenbilde wichtige Feststellungen. Wenn nach der Lähmung neue Schatten auftreten, bereits vorhandene Lungenherde sich ausbreiten und der klinische Befund damit übereinstimmt, so sind weitere operative Eingriffe für das erste wenigstens ausgeschlossen.

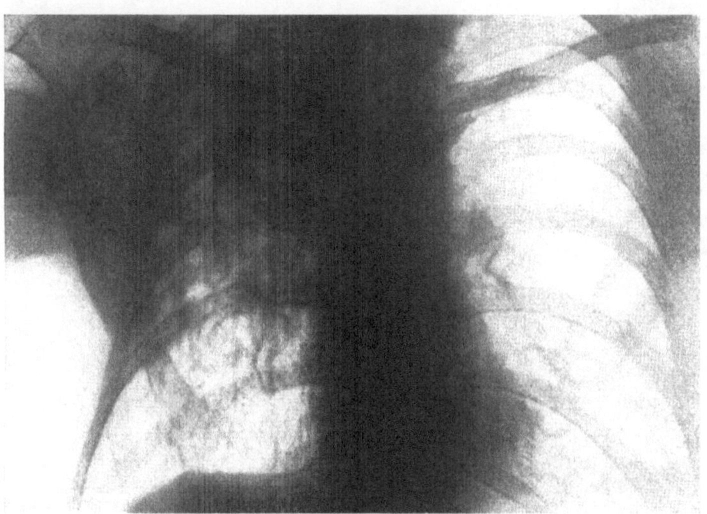

Abb. 196. Rechtseitige fibröse Phthise mit Zipfelbildung des Zwerchfelles.

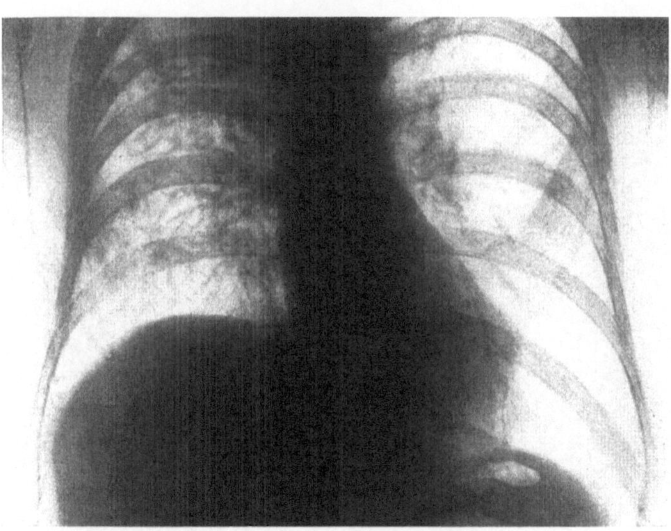

Abb. 197. Der gleiche Kranke nach Phrenikotomie. Zwerchfellhochstand. Der Zwerchfellzipfel
ist verschwunden.

3. Operative Einengung des Brustraumes durch ausgedehnte Rippenresektion (extrapleurale, paravertebrale Thorakoplastik).

Dieser Eingriff besteht in mehr oder minder ausgedehnter paravertebraler Resektion der 1. bis 11. Rippe. Er kann in einer Sitzung, in zwei und mehreren ausgeführt werden. Sein Hauptanwendungsgebiet sind chronisch-fibröse und kavernöse einseitige Phthisen. Er ist auch bei leichteren Erkrankungen geboten, wenn

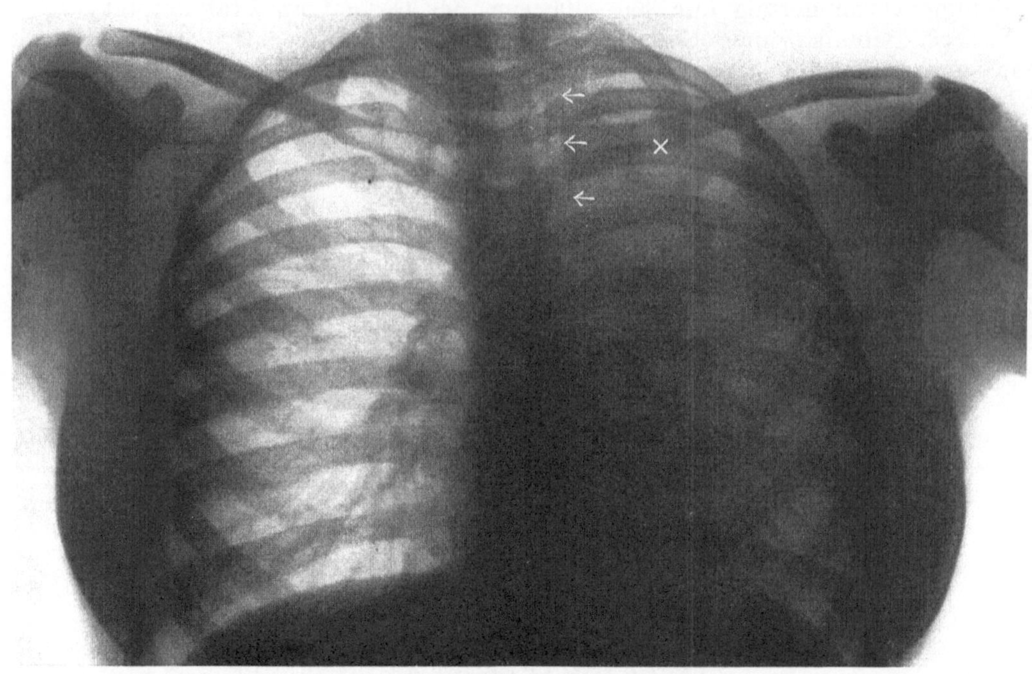

Abb. 198. Fibröse kavernöse Phthise mit ausgesprochener Schrumpfungsneigung. Verziehung der Luftröhre (Pfeile), des Herzens und des Zwerchfelles. Kreuz: Kaverne.

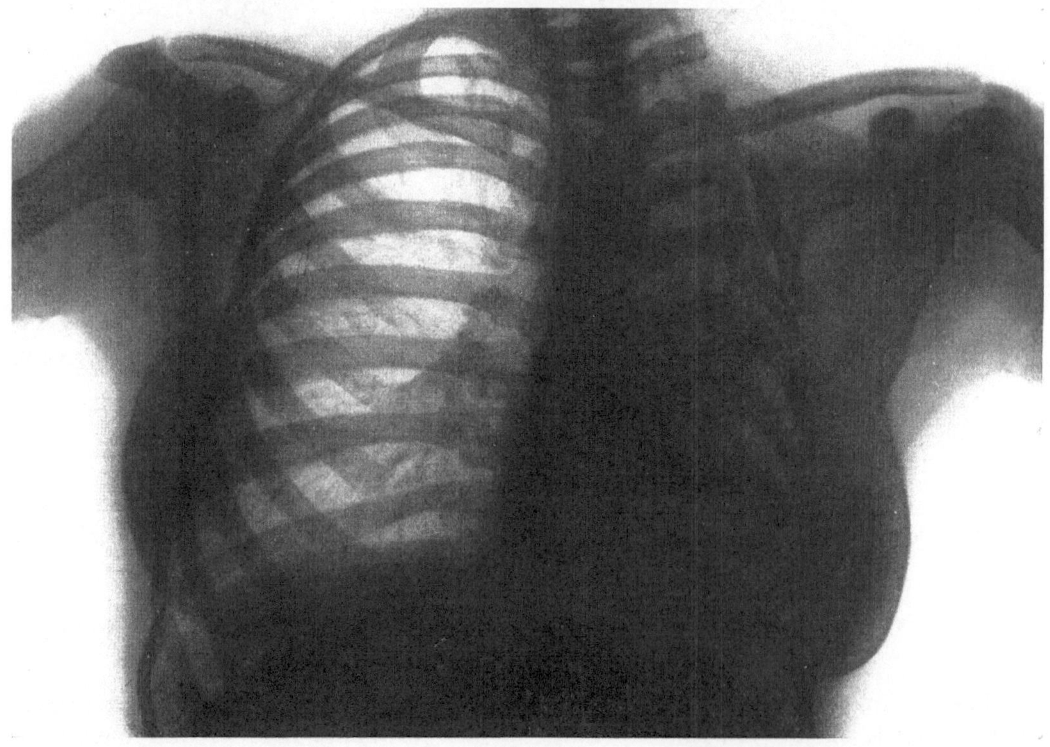

Abb. 199. Derselbe Kranke, 10 Monate nach vollständiger linkseitiger Thorakoplastik. Kaverne verschwunden.

Verziehungen des Mittelfelles Herz- oder Atembeschwerden auslösen.   Selbst bei schweren, exsudativen, aber einseitigen Phthisen darf mehrzeitige plastische

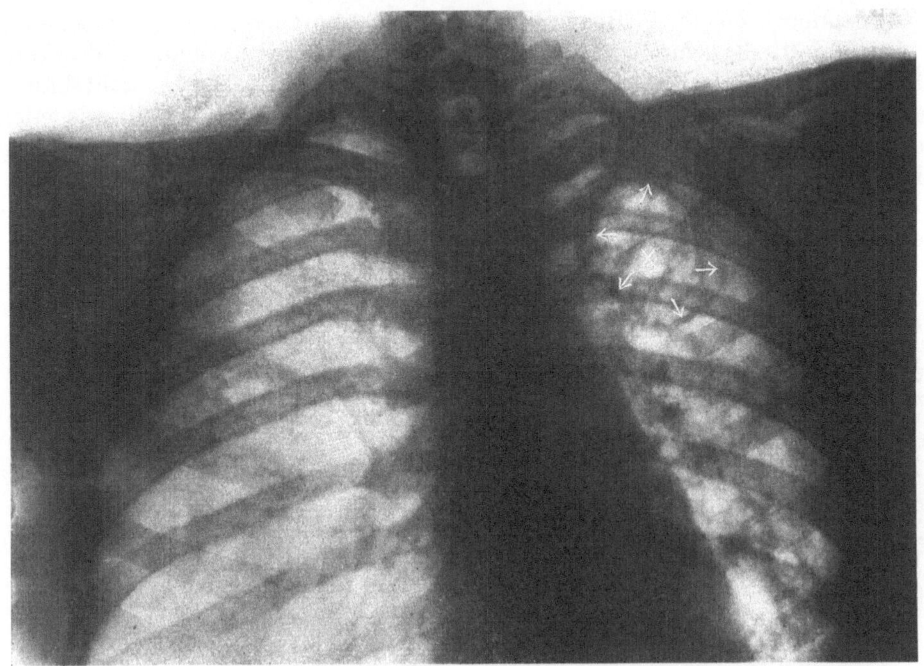

Abb. 200. Kavernöse Phthise.   Mächtige Kaverne im linken Oberlappen (Kreuz).

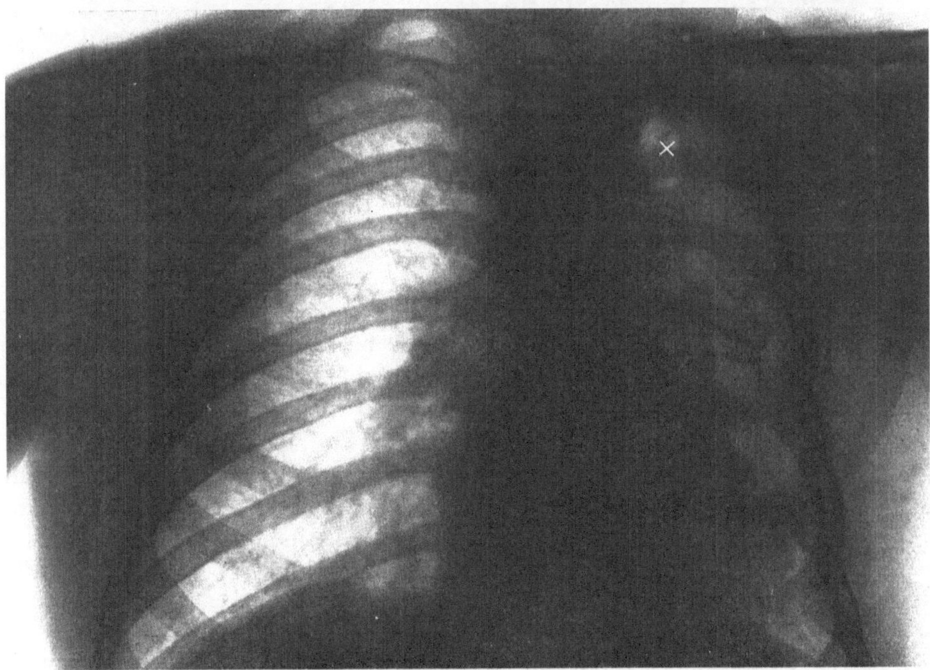

Abb. 201. Derselbe Kranke nach Thorakoplastik. Kollaps der linken Brusthälfte. Kaverne viel kleiner.

Einengung nach vorausgeschickter Zwerchfellähmung versucht werden, wenn Pneumothoraxbehandlung versagt hat. Besondere Bedeutung hat bei Spitzenverwachsungen die Oberlappenplastik in Verbindung mit umschriebenem Pneumothorax über dem Unterlappen erlangt.

Als Gegenanzeige sind ausgedehnte fortschreitende Herde des anderen Lungenflügels zu nennen. Zu ihrer Beurteilung genügt einmalige Röntgenuntersuchung nicht. Nur eine Reihe von Aufnahmen in größeren Zeitabständen läßt erkennen, ob die Erkrankung zur Induration oder zur Exsudation neigt. Die Zwerchfellähmung als Testoperation kann die Beantwortung der Frage beschleunigen. Sehr ausgedehnte lobuläre und alle lobär-käsigen Pneumonien kommen nicht in Betracht, da Einengung hepatisierter Lungenteile mechanisch nicht möglich ist. Die Gefahr schnell zunehmenden Zerfalles mit folgenden Aspirationspneumonien und schweren toxischen Allgemeinerscheinungen ist bei ihnen ernst zu würdigen.

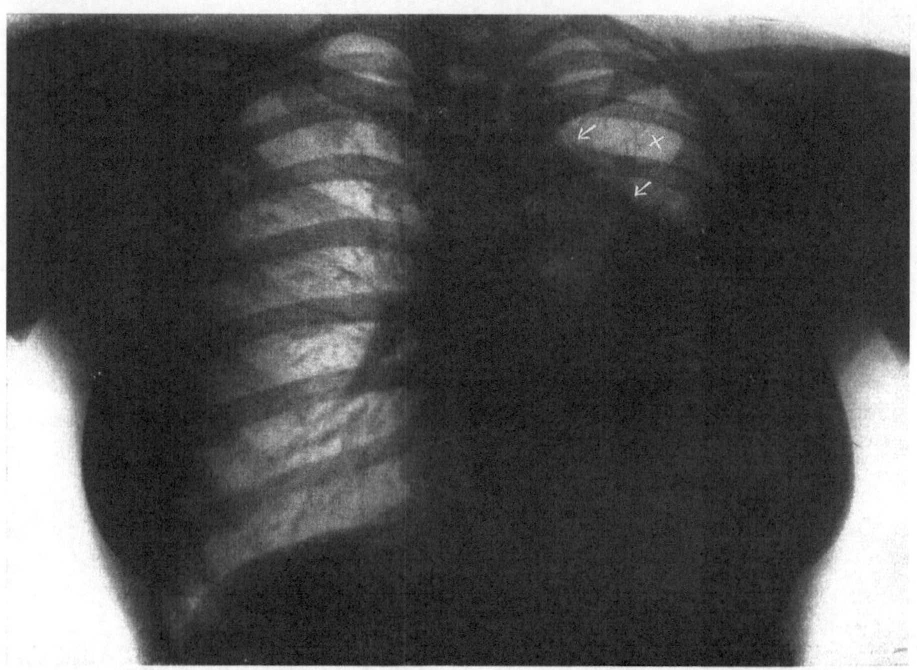

Abb. 202. Mächtige Kaverne des linken Oberlappens (×), unterhalb ausgedehnte, dicke Schwarten.

Ob in einer Sitzung oder in mehreren operiert werden soll, hängt vom klinischen Befunde ab. Unsere Klinik bevorzugt tunlichst einzeitiges Vorgehen. Es ermöglicht beste, gleichmäßigste und schnellste Gesamteinengung der erkrankten Lunge. Das geht aus den Vergleichsbildern (198, 199 und 205—207) deutlich hervor.

Die Rippenregeneration, die selbst bei schnell aufeinanderfolgenden Sitzungen zwischen den Knochenstümpfen sperrende Callusbrücken bauen kann, verhindert oft ausgiebige und allseitige Einengung. Korrekturplastiken werden dann erforderlich. Über die notwendige Ausdehnung dieser mühsamen Operationen belehrt am besten das Röntgenbild, das die Spangen häufig in Form gewaltiger Platten wiedergibt.

Neugebildeter Knochen, Brustfellschwarten und entspannte Lunge liefern ausgedehnte Verschattung. Erkennung der feineren Lungenzeichnung ist allerdings nicht mehr möglich. Trotzdem gelingt es meistens, sich über Größe und Form der erreichten Einengung hinreichend zu unterrichten (Abb. 198—201).

Wie sehr operative Einengung der Lunge die natürlichen Heilungsvorgänge einer fibrösen Phthise zu unterstützen vermag, ist namentlich an Bildern von Kavernen zu verfolgen. Man sieht wie nach der Brustwandmobilisation die Narbenschrumpfung langsam die Höhlen zusammenzieht, bis sie im Laufe von Monaten schließlich verschwinden (Abb. 202, 203 u. 204).

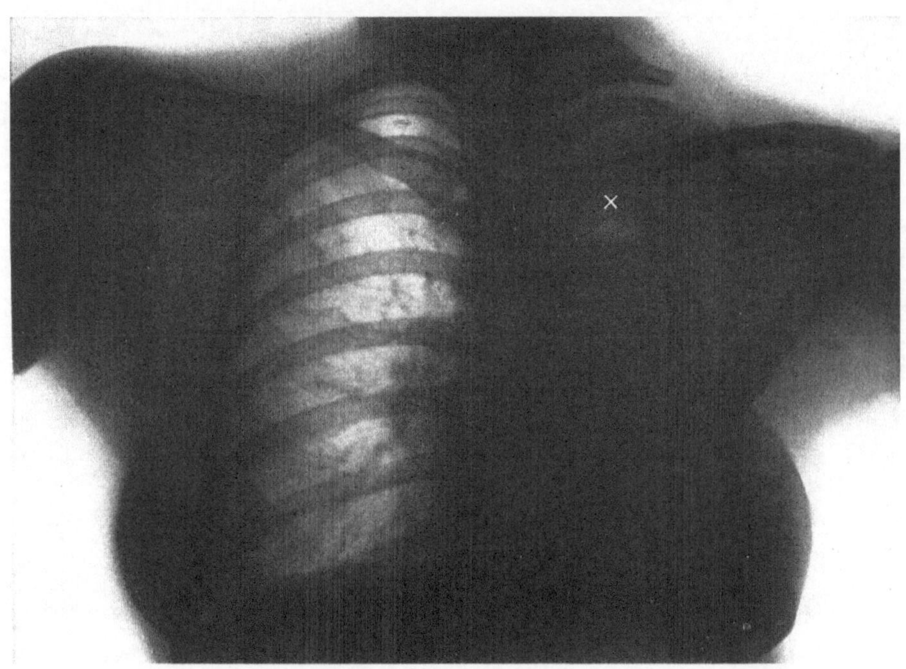

Abb. 203. Dasselbe nach Thorakoplastik.   Kaverne (×) stark verkleinert.

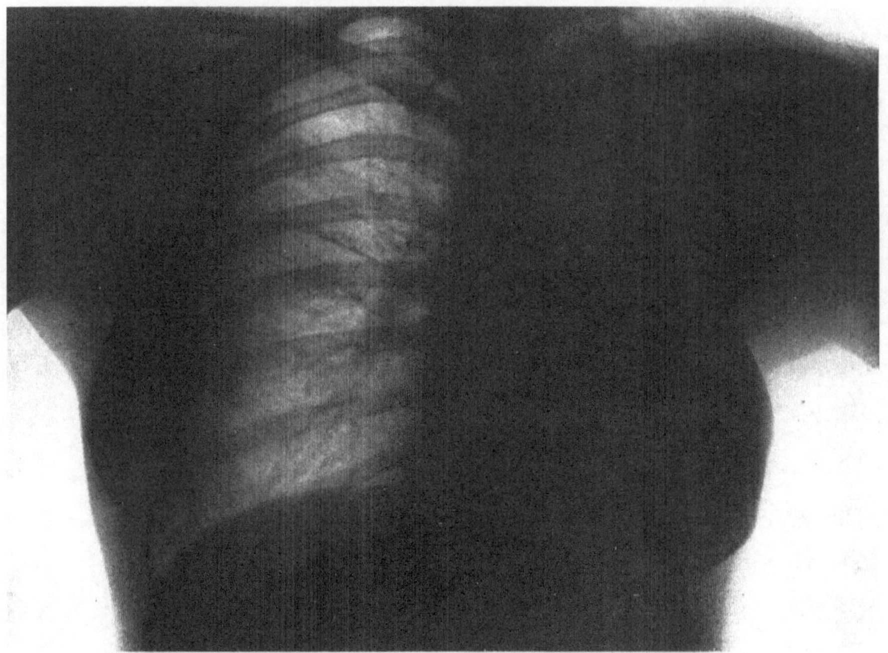

Abb. 204. Derselbe Kranke, später. Kaverne verschwunden. Schrumpfung der ganzen linken Brustseite (Kranker geheilt).

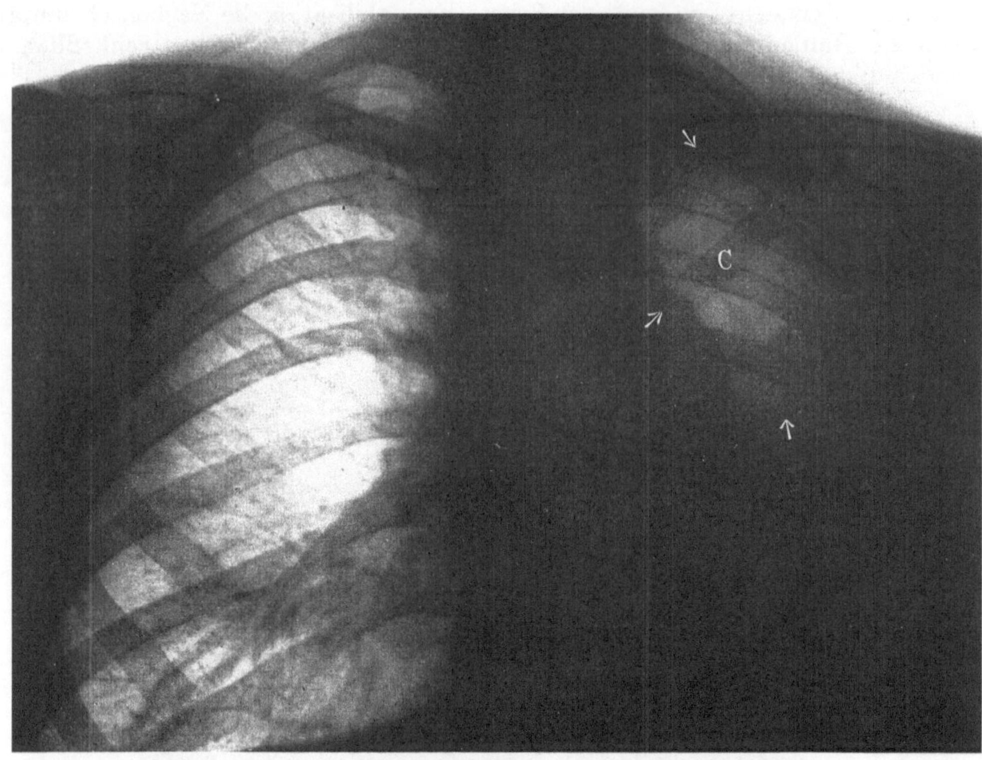

Abb. 205. Mächtige Kaverne des linken Oberlappens im Bereich ausgedehnter dicker Schwarten.
C und Pfeile: Kaverne.

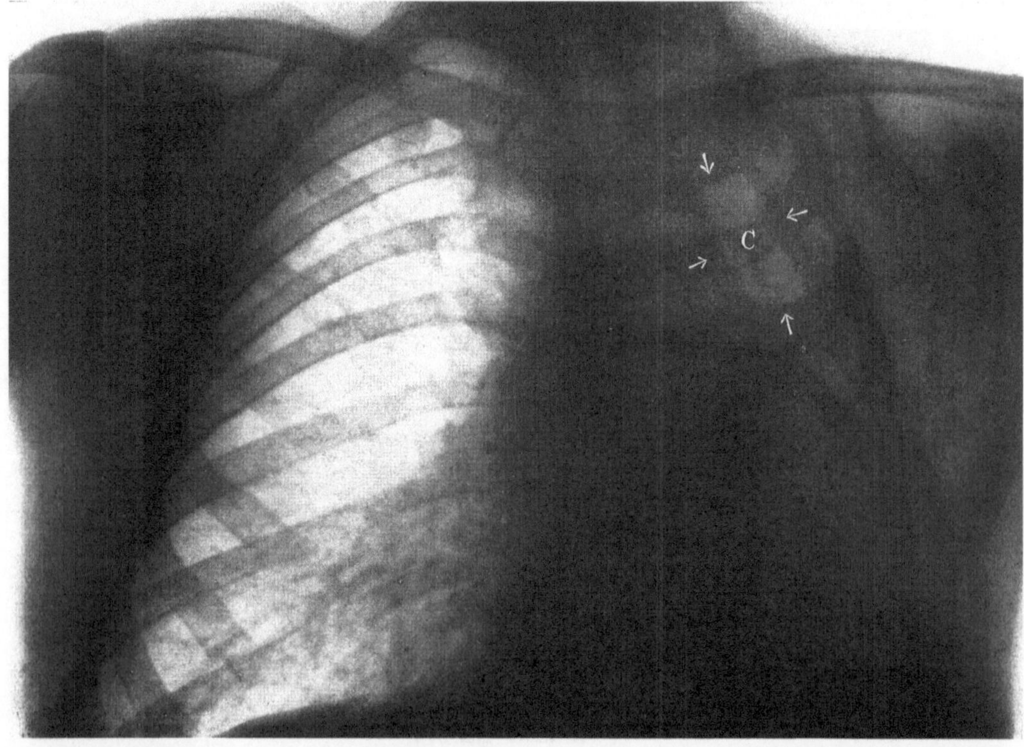

Abb. 206. Derselbe Kranke nach Thorakoplastik. Die Kaverne ist um ein Vielfaches kleiner.
C und Pfeile: Kaverne.

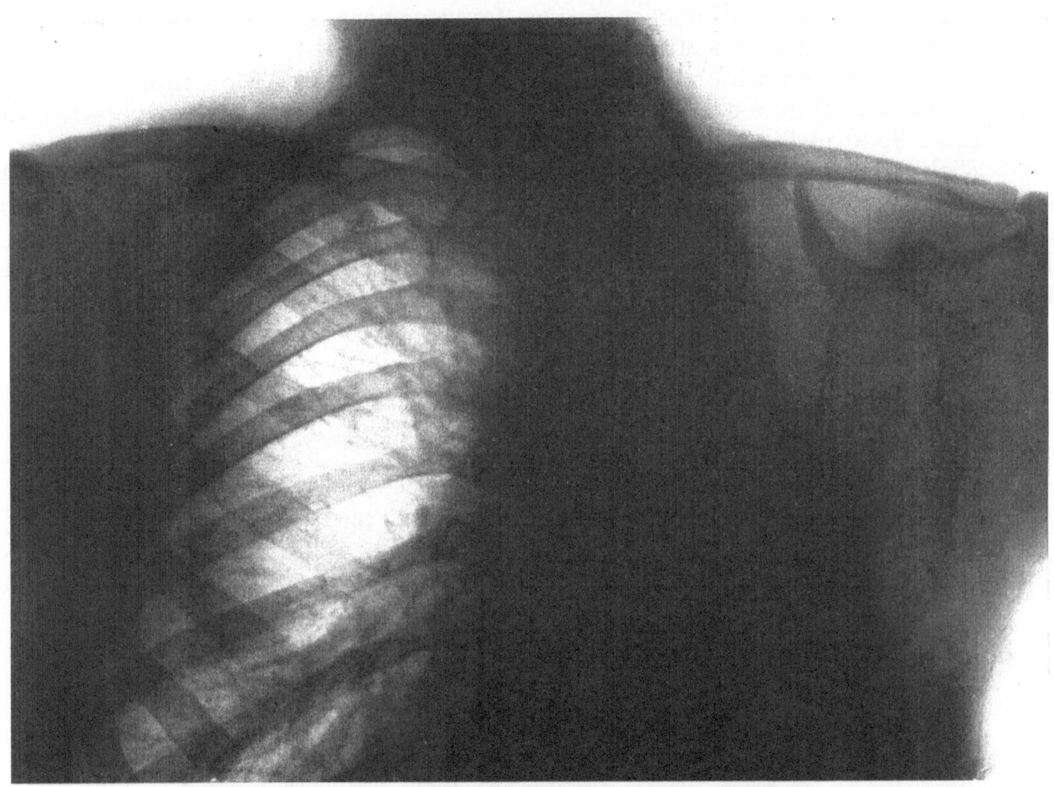

Abb. 207. Die gleiche Kranke 3 Monate später nach Korrekturplastik. Die Kaverne ist verschwunden. (Kranke geheilt.)

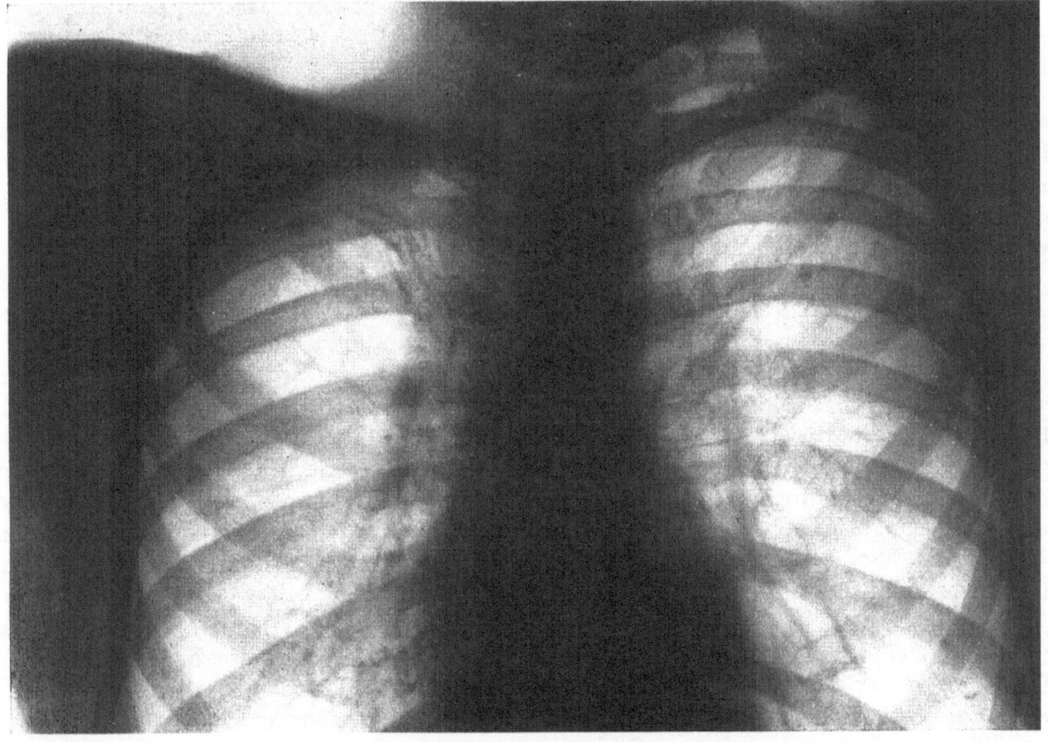

Abb. 208. Ergebnis einer teilweisen oberen Plastik mit Ablösung des Rippenfelles und Tamponade. Die erkrankte rechte Lungenspitze scheint infolge vollständiger Kompression verschwunden.

Die mechanische Wirkung operativer Lungeneinengung hängt in hohem Maße von der Beschaffenheit des Mittelfelles ab. Je derber es ist, desto mehr vermag es vermehrte Belastung nach der Operation zu tragen. Eine zarte Membran weicht aus, engt die gesunde Seite ein und hebt die mechanische Einwirkung der Operation auf die kranke Seite nicht selten geradezu auf.

Wichtige Voraussetzung für das Gelingen des Eingriffes ist darum Mediastinalstarre. Sie ist im Röntgenbilde zuweilen an längsverlaufenden Schattenbändern erkennbar, die entlang der Grenze des Mittelfelles von der Lungenspitze zum Herzen ziehen. Auch angrenzende Trübungen im Lungenfelde, mögen sie auf Brustfellschwarten oder Lungeninfiltrationen zurückzuführen sein, sind Ausdruck entzündlicher Verdickung und Verziehung des Mediastinums.

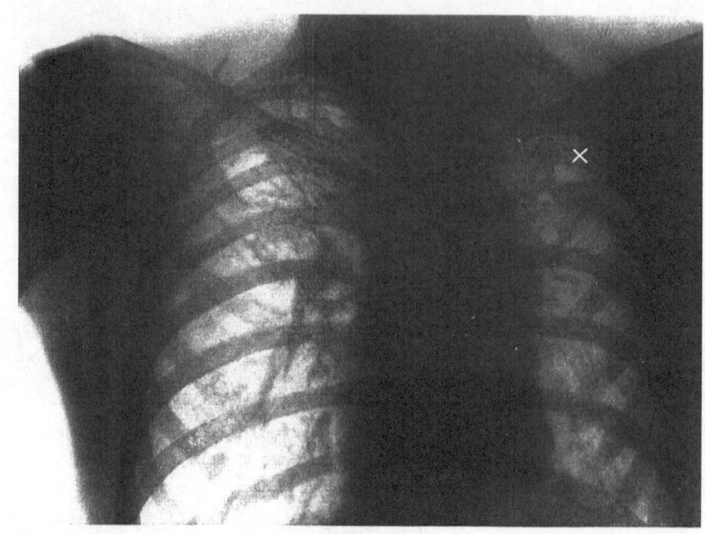

Abb. 209. Linkseitige kavernöse Phthise.

Noch sichereren Anhalt gewinnt man, wenn man vor dem Röntgenschirme die Stellung des Kranken wechselt. Liegt er auf seiner gesunden Seite, so weicht nach dieser hin der Herzschatten deutlich aus, falls das Mittelfell unverändert ist; er verharrt dagegen an seinem ursprünglichen Orte oder verschiebt sich nur ganz wenig bei schwartigem Mediastinum.

Große starrwandige Höhlen sinken manchmal ungenügend zusammen. Trotz allgemeiner Verschleierung sind die ei- oder spaltförmigen Räume noch erkennbar. Dann sind Korrekturplastiken oder Plomben erforderlich (Abb. 205—207).

Teilplastik dient am häufigsten der Ergänzung des Pneumothorax, wenn ein solcher durch strang-, band- oder flächenförmige Brustfellverwachsungen sich nicht voll ausgestalten kann. Diese verhindern dann die Retraktion gerade der ausgespannten kranken Lungenteile. Besonders bei Spitzenerkrankungen beobachtet man häufig gut gelungenen Pneumothorax der unteren Bezirke, während die Lunge im oberen Felde angeheftet bleibt. In solchen adhärenten Lungenspitzen befinden sich oft Höhlen. Das Röntgenbild, zumal die Durchleuchtung in verschiedenen Ebenen gibt dann den besten Aufschluß über notwendige Größe der Ergänzungsplastik.

Es ist bereits erwähnt worden, daß bei starrwandigen Höhlen die Einengung nicht selten mißlingt. Auch Korrekturplastik vermag hier oft nicht das mechanische Ergebnis zu verbessern. Es empfiehlt sich unterstützende extrapleurale Tamponade oder Plombierung. Abb. 208 zeigt das Erreichte. Eine frühere Höhle einschließlich des ganzen Spitzenfeldes ist verschwunden. Abbildungsreihe 209—211 erläutert, wie eine durch eine Thorakoplastik nicht ausreichend beeinflußte Kaverne durch eine Plombierung geheilt wurde.

Tamponade oder Plombierung werden hie und da als selbständige Eingriffe ausgeführt. In der Spitze gelegene Höhlen bei an sich ausgeheilter Tuberkulose kann man auf diese Weise unschwer verkleinern (Abb. 212—215).

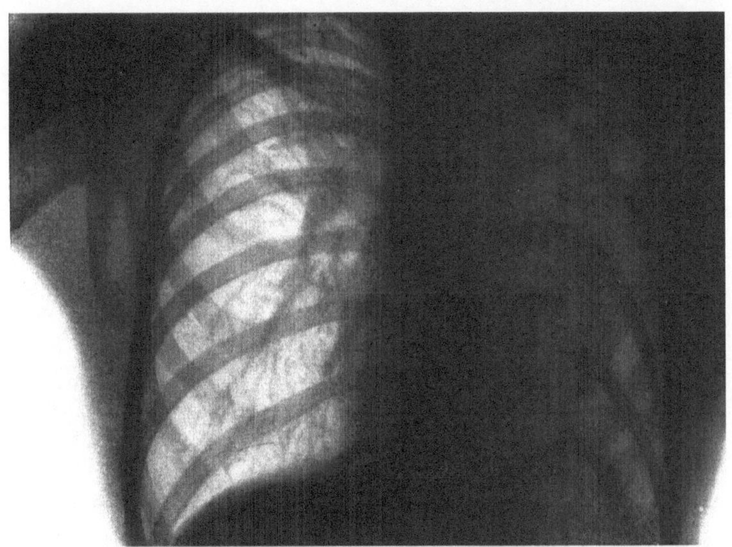

Abb. 210. Derselbe Kranke nach Thorakoplastik. Die Kaverne ist noch vorhanden.

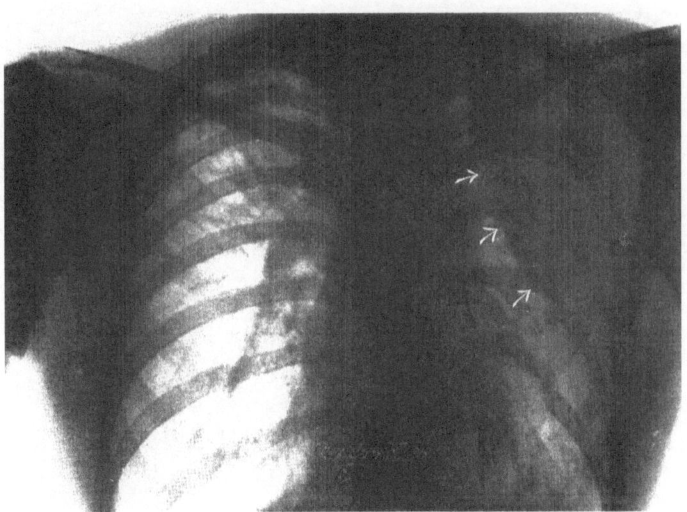

Abb. 211. Derselbe Kranke nach Plombierung (Pfeil). Kaverne verschwunden.

Voraussetzung für beide Verfahren sind Verwachsung des Brustfelles und genügende Widerstandsfähigkeit der Kavernenwand. Ihr Einreißen bedeutet Nachteil für den Kranken. Die Tragfähigkeit der Wand läßt sich im Röntgenbilde abschätzen.

Breite und Stärke der ringförmigen Schatten, die die Aufhellung umgrenzen, kennzeichnen ihre anatomische Beschaffenheit: je schmäler und je heller der Kreis, desto dünner die Wandung der Höhle.

Eine besondere Aufgabe hat die Röntgenuntersuchung vor beabsichtigter Kaverneneröffnung zu erfüllen.

Dieser Eingriff ist nach mißlungener plastischer Einengung bei großen subpleuralen Höhlen angezeigt, deren Wandung so dünn ist, daß sie bei der Pneumolyse höchstwahrscheinlich einreißen würde. Besonders für mischinfizierte Höhlen, die

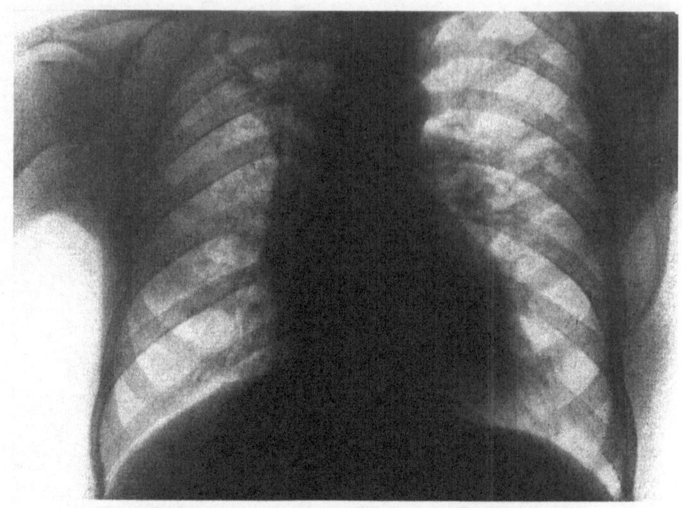

Abb. 212. Vorwiegend rechtseitige fibrös-kavernöse Phthise des Oberlappens.

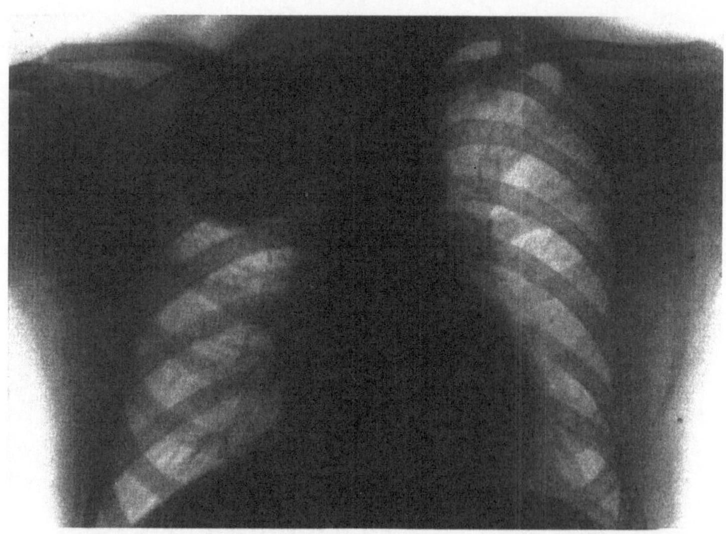

Abb. 213. Der gleiche Kranke nach der Plombierung.

klinisch einem chronischen Lungenabscesse gleichen, eignet sich das Verfahren (SAUERBRUCH). Es ist notwendig, ähnlich wie beim Lungenabsceß, die Lage der Höhle genau zu bestimmen. Die Erfolge sind gut.

4. Lues der Lunge.

Die angeborene Lungenlues (Pneumonia alba der Neugeborenen) kommt für die Röntgendiagnostik kaum in Betracht. Erworbene Lungensyphilis ist selten und wird noch seltener erkannt. DEUTSCH, LINDWALL und TILLGREN, ASSMANN, ULRICI, KRAUSE haben Beobachtungen mitgeteilt.

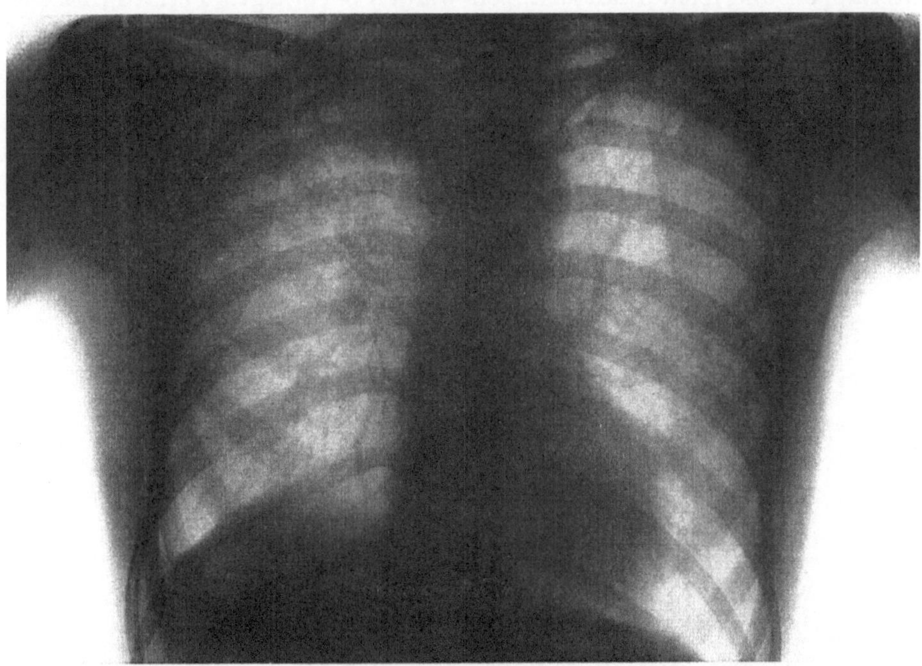

Abb. 214. Infiltrativ kavernöse Phthise der rechten Spitze.

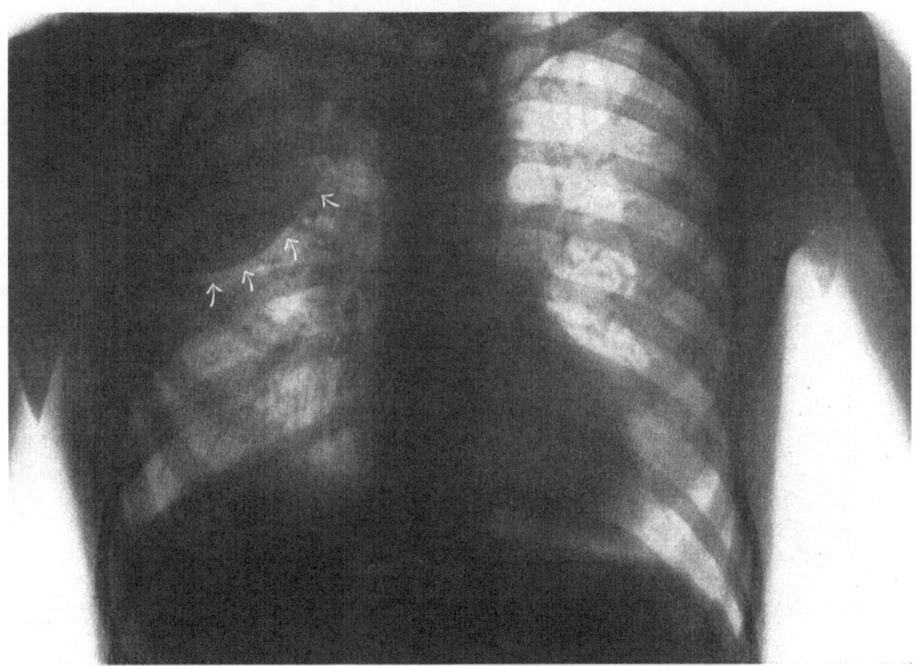

Abb. 215. Derselbe Kranke nach Plombierung.

Pathologisch-anatomisch kennzeichnet sich die Erkrankung in Form einzelner oder multipler Gummata von Erbsen- bis Walnußgröße. Die Knoten sind in der Mitte

verkäst und gehen gern in Schwielen und schrumpfende Narben über. Zerfall und
Höhlenbildung sind nicht häufig. Verkalkung bleibt im Gegensatze zur Tuberkulose
aus. Unterlappen und rechter Mittellappen werden bevorzugt. Periarteriitische und
periphlebitische Rundzelleninfiltrate ermöglichen im Mikroskop Erkennung des seltenen und erst wenig durchforschten Krankheitbildes (BEITZKE).

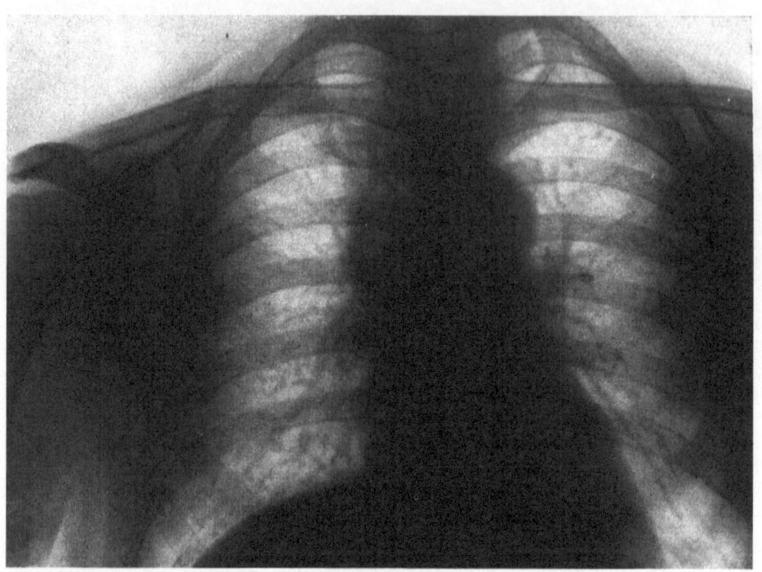

Abb. 216. Lues der Lunge. Interstitielle pneumonische Infiltration der rechten Lunge in ihrem oberen
und medialen Abschnitte.

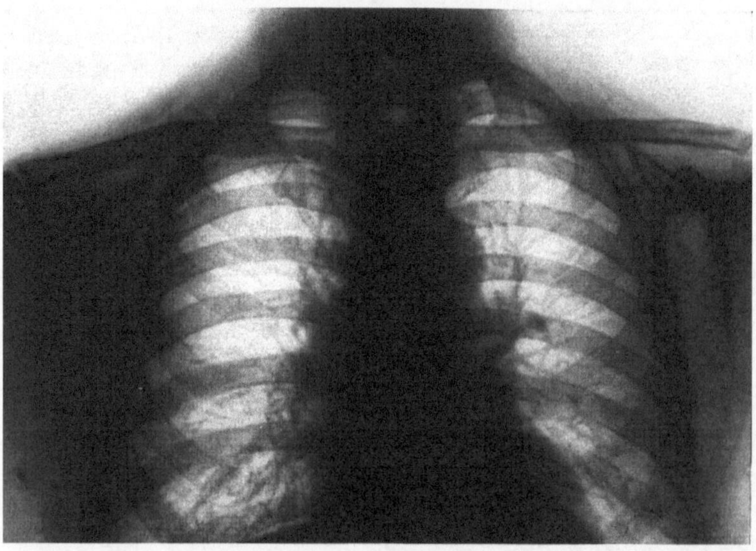

Abb. 217. Derselbe Kranke später nach spezifischer Behandlung. Infiltration fast völlig verschwunden.

Überraschend ist, daß diese klaren, pathologisch-anatomischen Befunde, die
diffuse oder knotige Gummenbildung, im Röntgenlichte bisher kaum dargestellt
wurden. Dagegen ist die interstitielle Infiltration im Bereiche der Lungenwurzel
des öfteren beschrieben worden. Eine Schwierigkeit besteht immer in Verwechse-
lung einzelner Gummen mit tuberkulösen Herden.

Auf dichte, ziemlich gut abgesetzte Schattengebilde mit Ausläufern in die Randabschnitte ist aufmerksam gemacht worden. Aufhellungen in diesen Verdunkelungen, die bronchektatischen Höhlen ähnlich sind, wurden von DEUTSCH beschrieben.

Bei einem unserer Kranken glich das Röntgenbild dem eines Hilusabscesses. Erst klinische Untersuchung und positive WASSERMANNsche Reaktion ließen die Veränderungen als Lues erkennen (Abb. 216). Weiterer Verlauf, besonders Rückbildung der Lungenerkrankung unter spezifischer Behandlung, bestätigte die Diagnose (Abb. 217).

Es bedarf noch weiterer Erfahrung, ehe allgemeingültige und einheitliche Regeln für das Röntgenbild der Lungenlues aufgestellt werden können.

III. Das krankhaft veränderte Brustfell.

1. Pneumothorax.

Unter Pneumothorax verstehen wir Luft- oder Gasansammlungen im Brustfellraume.

Sie kommen, wenn man von den seltenen gasbildenden Empyemen absieht, in der Hauptsache dadurch zustande, daß vorübergehende oder dauernde Verbindung des Brustfellraumes mit der atmosphärischen Luft vorhanden ist. Diese Kommunikation tritt von selbst ein (Spontanpneumothorax), sobald Erkrankungsvorgänge in Lunge oder Brustwand das zwischen Pleuraraum und äußerer Luft liegende Gewebe zerstört haben. Am häufigsten tragen tuberkulöse Lungenveränderungen, z. B. das Einreißen tuberkulöser Kavernen, Schuld. Seltener bringen krankhafte Hustenanfälle bei Kindern oder Emphysematikern oberflächliche Lungenalveolen zum Platzen. Hin und wieder vermag ein zerstörendes Leiden in der Brustwand, z. B. Tuberkulose, bösartige Geschwulst, den Verbindungsweg zwischen Atmosphärenluft und Pleurasack herzustellen.

Eine zweite, für den Chirurgen besonders wichtige Form ist der traumatische Pneumothorax. Er tritt auf bei jeder operativen Eröffnung des Brustraumes nach perforierender oder penetrierender Verletzung. Die Luft kann bei ihm sowohl durch die Brustwand- wie durch die Lungenwunde hindurch eintreten.

Eine besondere Form des traumatischen Pneumothorax ist der therapeutische, bei dem durch Punktionshohlnadel hindurch künstlich Gas in die Brustfellhöhle eingebracht wird.

Die Folge jedes Pneumothorax ist Volumenverkleinerung der Lunge. Durch Eindringen der Luft wird die Adhäsion beider Pleurablätter gesprengt, so daß die eigene Retraktionskraft der Lunge in einem, der Luftmenge entsprechenden Ausmaße zur Geltung kommt. Der Grad der Lungenverkleinerung hängt also im allgemeinen von der Masse des eindringenden Gases ab.

Wir unterscheiden danach zunächst einen vollständigen Pneumothorax, bei dem die ganze Retraktionskraft der Lunge sich auswirken kann.

Kleinere Gasmengen vermögen wohl die Lunge von der Thoraxwand abzuheben. Aber durch die schmale Luftschicht hindurch gewinnt der inspiratorisch gerichtete Zug der Brustwand noch Einfluß auf die Lunge. So entsteht der unvollständige Pneumothorax. Die Luft liegt dann in einem Mantel um das Organ herum (Mantelpneumothorax).

Bei anderen Kranken verhindern strang- oder flächenhafte Verwachsungen zwischen Lunge und Pleura parietalis das Zusammenfallen des Organes, so daß nach Eindringen der Luft die Retraktion nur streckenweise sich auswirkt (partieller

Pneumothorax). Je nach seiner Lokalisation spricht man dann z. B. von einem apikalen oder basalen Pneumothorax.

Diese drei Arten von Pneumothorax stellen Zustandsbilder dar, die sich klinisch

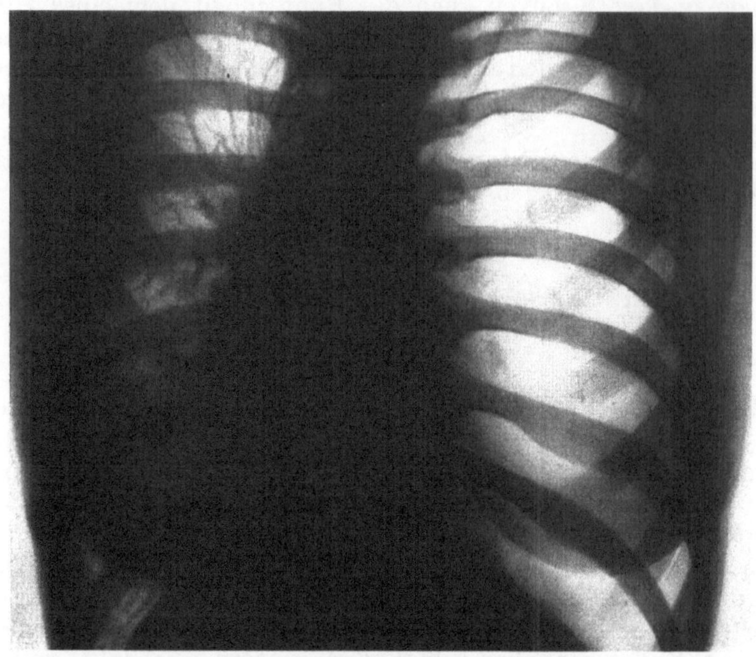

Abb. 218. Totaler Pneumothorax links mit Verdrängung der Mittelfellgebilde nach der gesunden Seite und des Zwerchfelles nach unten.

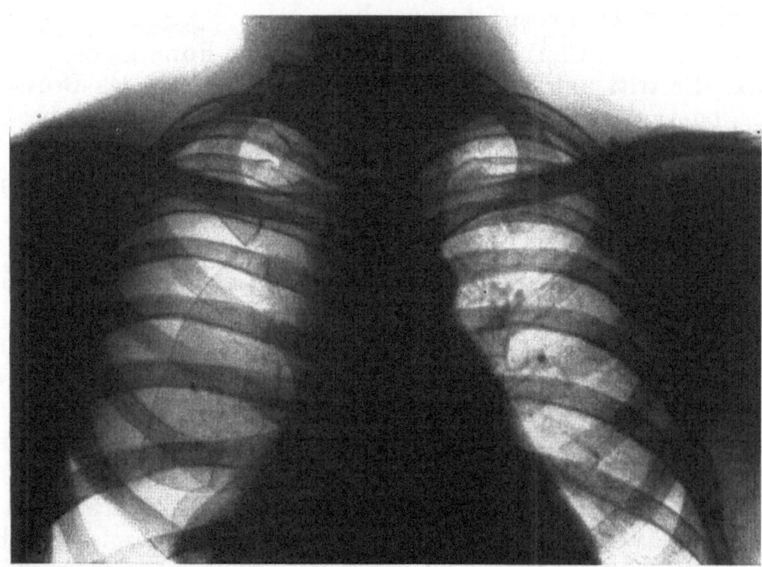

Abb. 219. Unvollständiger Pneumothorax. Begrenzung der einzelnen Lungenlappen sichtbar.

durch den physikalischen Befund nur in beschränktem Maße erkennen lassen. Im Röntgenlichte aber geben sie ein besonders eindrucksvolles Bild. Überall dort, wo sich zwischen Lungenoberfläche und Brustwandinnenfläche die Luftschicht eingeschoben hat, besteht gleichmäßige Aufhellung; die Lungenzeichnung ist verschwunden.

Bei vollständigem Pneumothorax ist der Bürzel des retrahierten Organes manchmal noch als kleiner Schatten im Lungenwurzelgebiete zu erkennen. Oder er verschwindet ganz hinter dem Medianschatten (Abb. 218).

Beim unvollständigen Pneumothorax folgt auf den Schatten der Brustwand ein leichter, mehr oder weniger breiter Saum, der allseitig den in seinen Rändern scharf herausgearbeiteten Lungenschatten umgibt. Nicht selten hebt sich in Strichform die Umgrenzung der einzelnen Lappen heraus (Abb. 219, 220). Die Tönung des Lungenschattens ist gemäß dem geringeren Luftgehalte des Organes dunkeler.

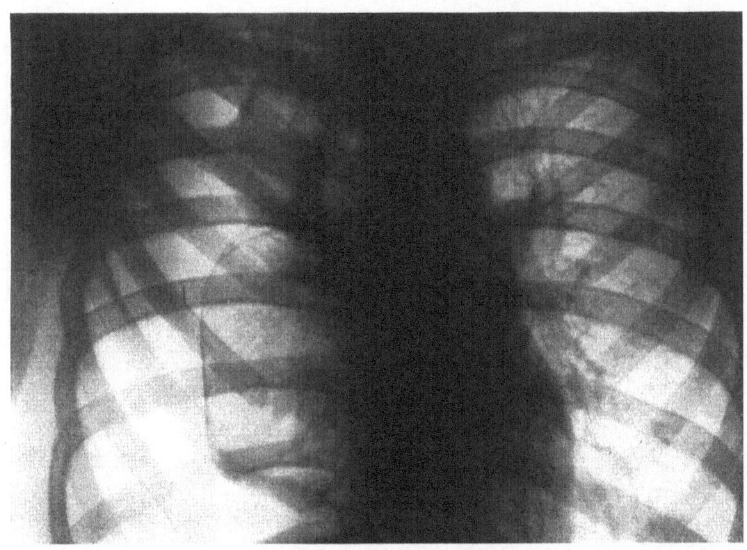

Abb. 220. Mantelförmiger Pneumothorax. Interlobärspalten als zarte Schattenstreifen sichtbar.

Der partielle Pneumothorax zeigt ein der Luftausdehnung entsprechend aufgehelltes Feld, das vom Brustwand- und Lungenrandschatten begrenzt wird.

Besonders kontrastreich wird das Bild bei gleichzeitiger Erkrankung der Lunge. Entzündliche oder narbige Veränderungen erzeugen tiefere Tönungen in ihrem Gewebe, die sich deutlich gegen den Luftraum abheben. Da ein derartiges Organ sich auch durch stärkeren Druck nicht zusammendrängen läßt, bewahren die einzelnen Lappen annähernd ihre Gestalt. Winkelige Vorsprünge des Mittelfeldschattens werden im Röntgenlichte sichtbar.

Sehr häufig verhindern bei der Tuberkulose Stränge oder flächenförmige Verwachsungen einen vollkommenen Pneumothorax. Von schmalen, kaum sichtbaren Bändern zwischen Lunge und Brustwand bis zu breiten Platten kommen alle Übergänge vor (Abb. 221—224). Besonders häufig ist der obere Lungenabschnitt festgeheftet, wenn eine Spitzenkaverne vorliegt (Abb. 225).

Ein ungemein kennzeichnendes Röntgenbild entsteht nach Rippenresektion wegen Pleuraempyems. Im unteren äußeren Abschnitte des Lungenfeldes ist eine dreieckige Aufhellung mit leicht bogenförmigen Grenzen sichtbar. Die äußere entspricht der Brustwand, die untere dem Zwerchfelle. Medianwärts schließt sich ein verschwommener Schleier an, der durch die zusammengefallene Lunge und zum Teile wohl auch durch schwartige Veränderungen des Brustfelles hervorgerufen wird (Abb. 226).

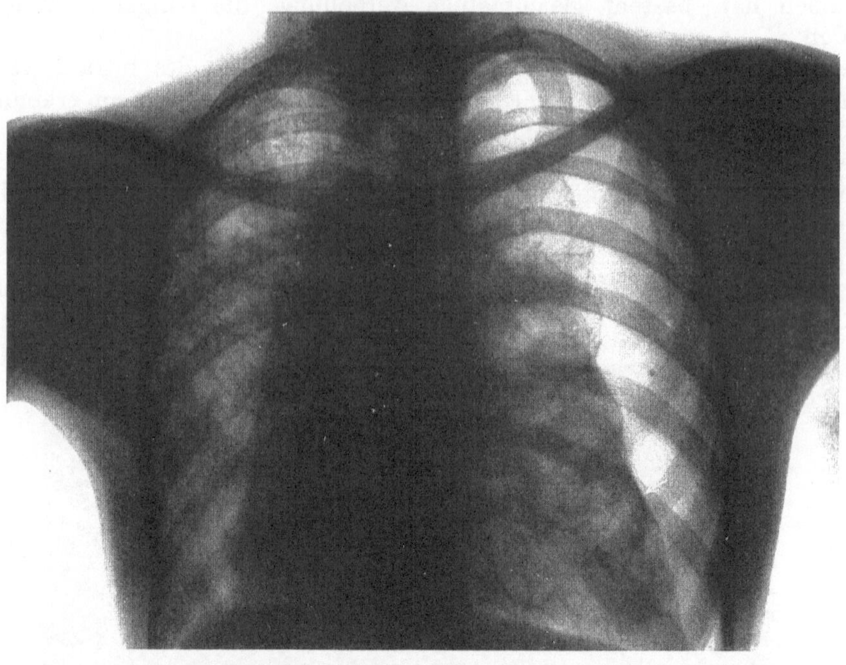

Abb. 221. Mantelförmiger linkseitiger Pneumothorax mit flächenhaften Verwachsungen an der
Lungenunterfläche und mit Verdrängung des Herzens nach rechts.

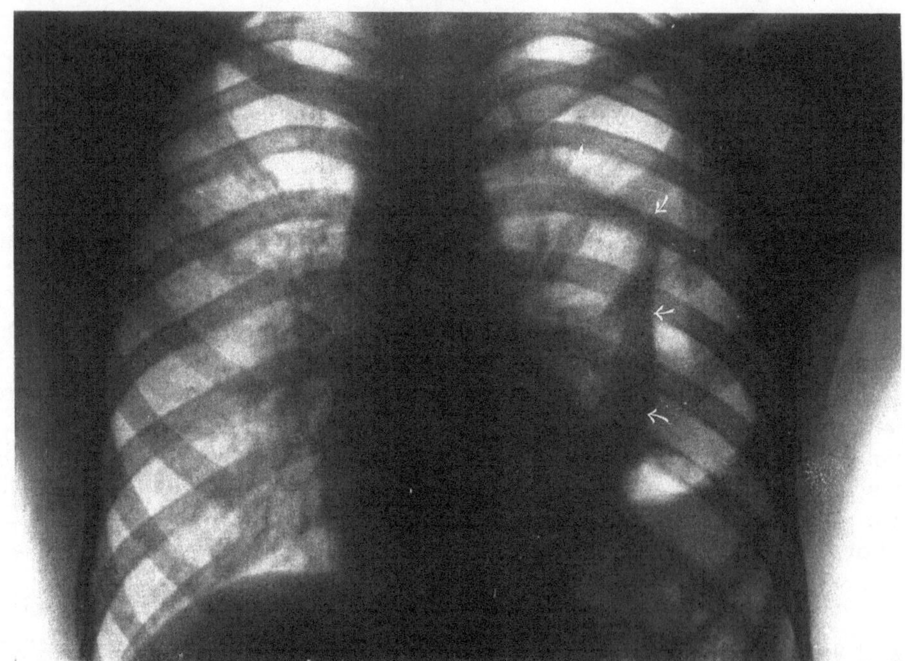

Abb. 222. Unvollständiger Pneumothorax. Lunge durch flächenhafte Verwachsungen an völliger
Retraktion verhindert. (Pfeile: Lungengrenze.)

Es ist nicht immer leicht, Form und Ausdehnung von Empyemresthöhlen aus der
gewöhnlichen Röntgenansicht zu ermitteln. Besonders bei schmalen spaltförmigen,

mehrkammerigen Hohlräumen, die teilweise miteinander in Verbindung stehen und von schwartigen Brustfellblättern umrahmt sind, kann die Diagnose schwer werden.

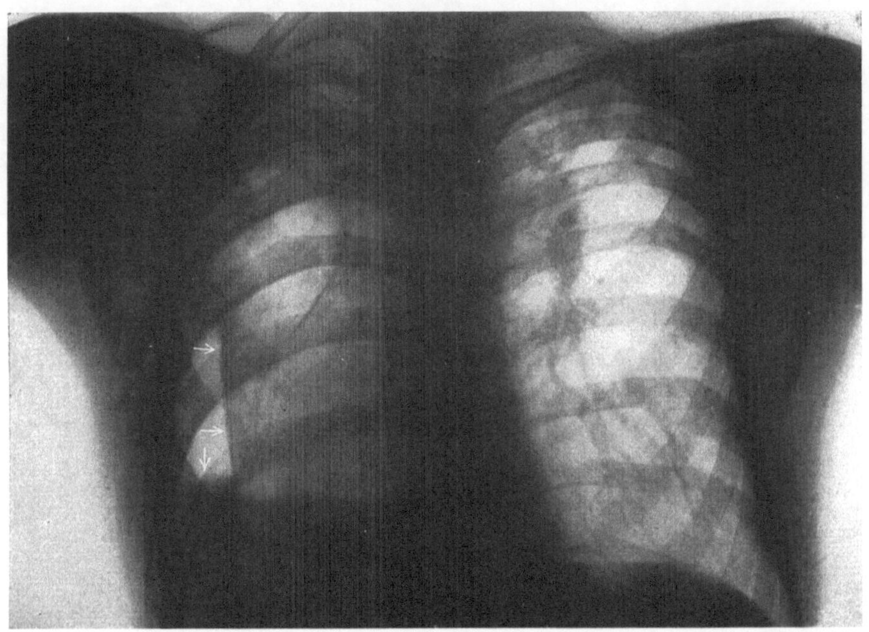

Abb. 223. Partieller Pneumothorax rechts. Lunge durch Verwachsungen an Retraktion verhindert. Wagerechte Pfeile: Lungengrenze, senkrechter Pfeil: Erguß.

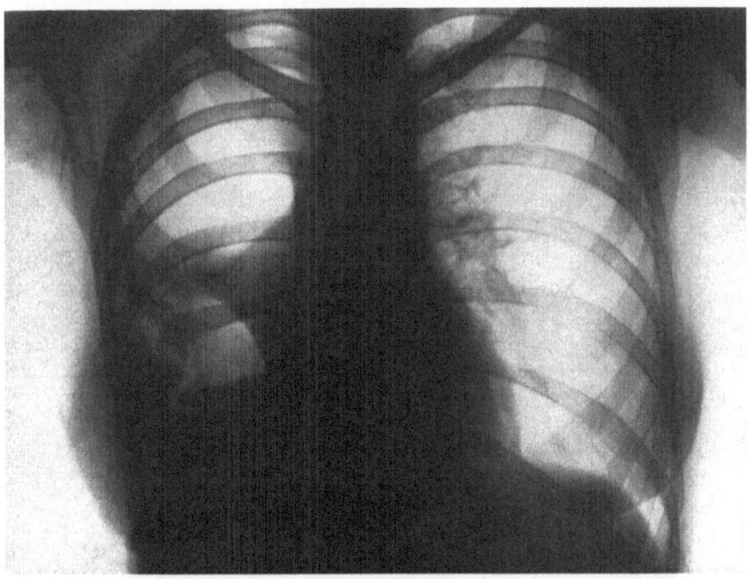

Abb. 224. Rechtseitiger Pneumothorax. Strangförmige Fixation der Lunge an der seitlichen Brustkorbwand.

Jodipinfüllung, die die Luftsäcke sehr gut sichtbar macht und sie von den übrigen Lungenbezirken abhebt, kann hier oft wertvolle Dienste leisten (Abb. 227—229).

Genaue Bestimmung der Lage und der Größen eines partiellen, vorn oder hinten gelegenen Pneumothorax ist manchmal schwer. Denn der entsprechende Lungen-

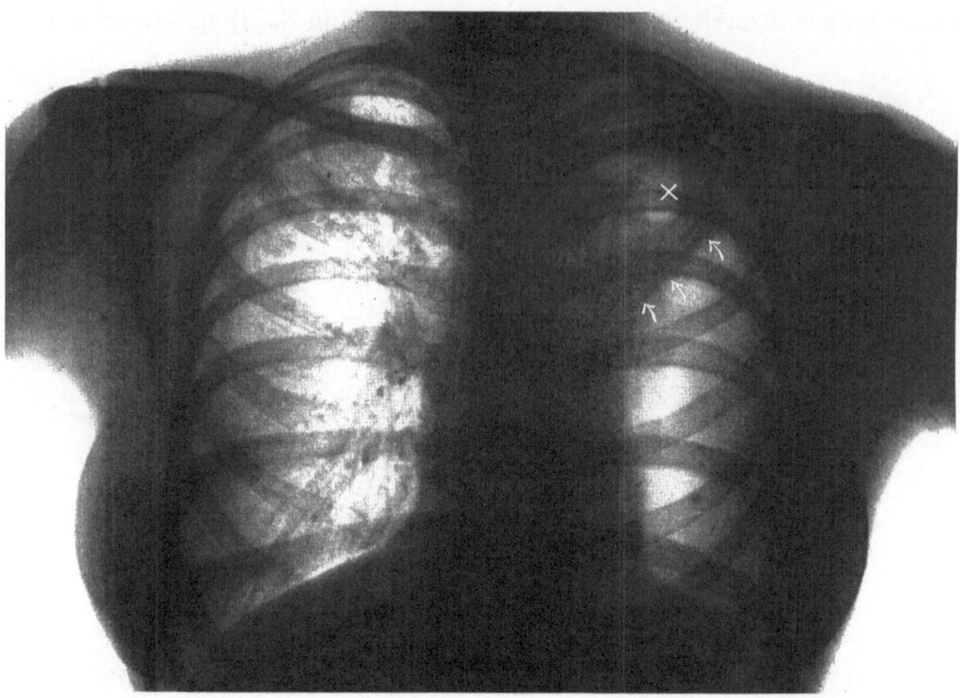

Abb. 225. Linkseitiger Pneumothorax. Oberer Lungenabschnitt infolge von Verwachsungen an Retraktion
verhindert. Pfeile: Grenze zwischen Pneumothorax und nicht retrahierter Lunge. × Kaverne.

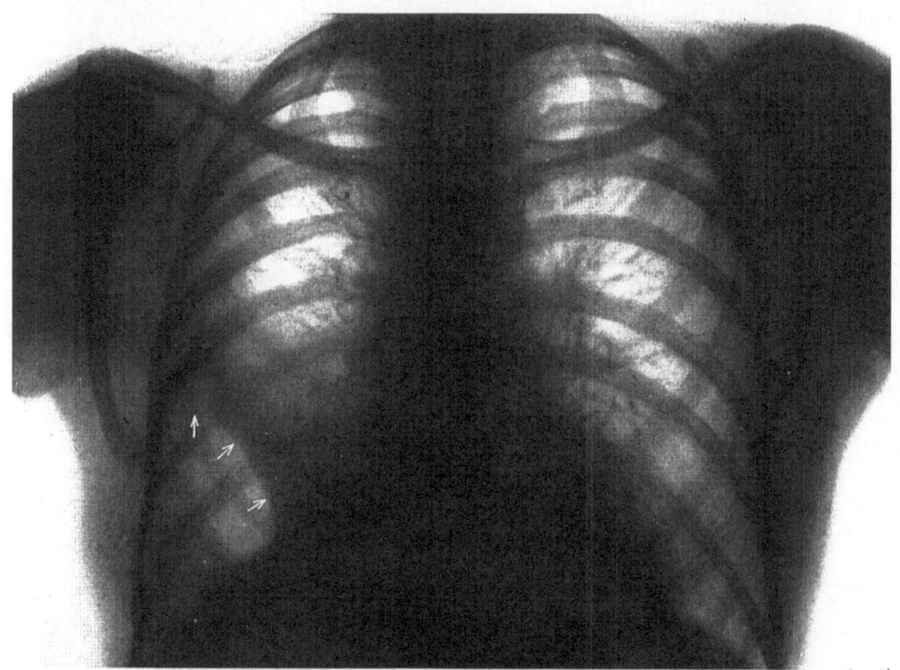

Abb. 226. Partieller Pneumothorax nach Entleerung eines Empyems durch Rippenresektion.
Pfeile: Lungengrenze.

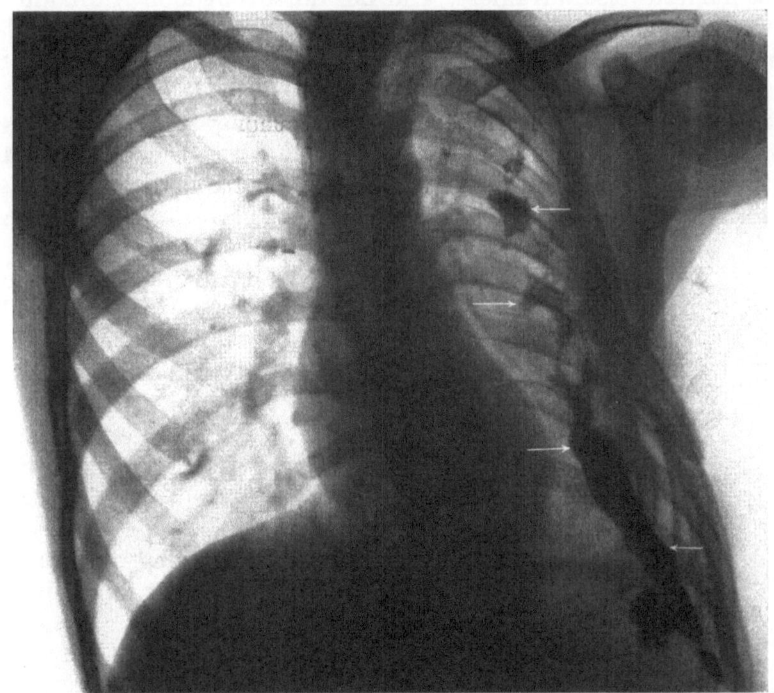

Abb. 227. Empyemresthöhle (Jodipinfüllung).

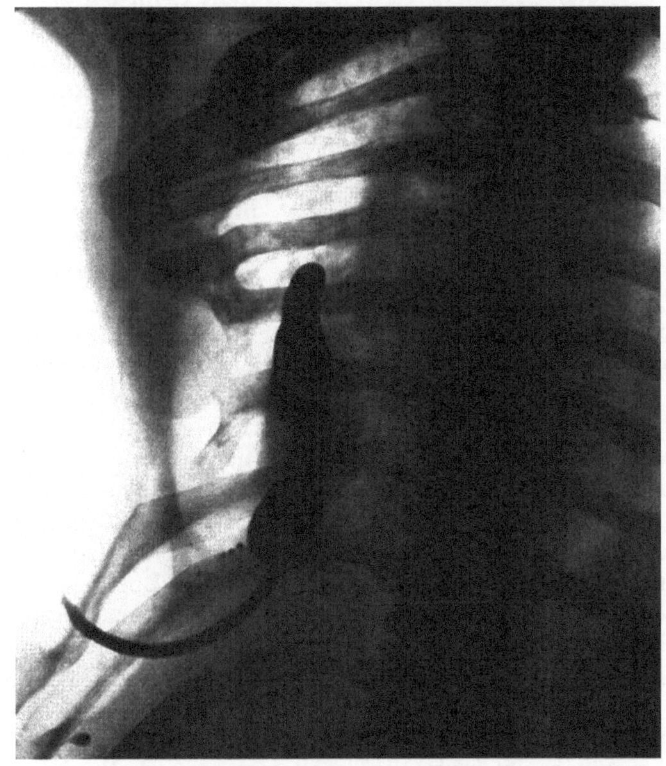

Abb. 228. Empyemresthöhle (Jodipinfüllung).

abschnitt ist nur teilweise retrahiert. Auf der dorsoventralen Aufnahme ist die Luftblase von der Lungenzeichnung überlagert. Frontale Untersuchung klärt auf. Am besten lassen sich die Grenzen durch Drehen des Kranken hinter dem Schirme feststellen.

Bei mediastinalem oder interlobärem Pneumothorax, den die Lunge völlig umkleidet, kommen Verwechselungen mit sekretfreien Absceß- oder tuberkulösen Höhlen innerhalb der Organe vor. Erstreckt sich ein teilweiser Pneumothorax bis zum Mittelfell, so wird der Nachweis der früher beschriebenen Pulsationsart des Herzens die Diagnose erleichtern.

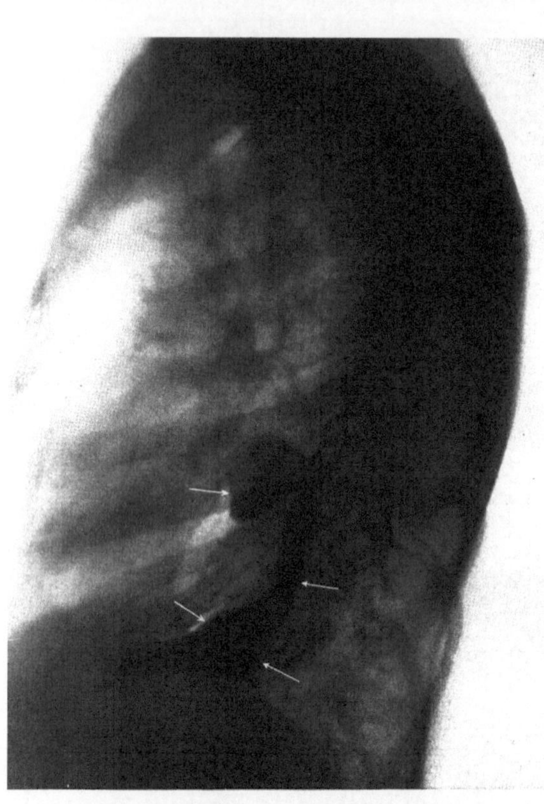

Abb. 229. Derselbe Kranke (frontales Bild).

Differentialdiagnostisch stehen große tuberkulöse Kavernen in Frage. Das gilt besonders beim Sitze des partiellen Pneumothorax in den oberen Abschnitten des Brustkorbes. G. MICHELS machte darauf aufmerksam, daß vor allem Schrumpfungsmerkmale, z. B. Verziehungen des Herzens nach der kranken Seite, höherer Stand der unteren Lungengrenzen, eher für tuberkulöse Hohlräume sprechen. Ein genügend großer Pneumothorax pflegt die Nachbarorgane zu verdrängen.

Schrumpfungserscheinungen sind jedoch nach unseren Erfahrungen kein gesetzmäßiges Unterscheidungmerkmal; denn bei ausgedehnten Brustfellveränderungen, Verwachsungen u. dgl., die zur Verziehung des Mittelfelles geführt haben, kann ein Pneumothorax nur partiell sein. Ein Beispiel dafür ist Abb. 230: linkseitiger oberer Pneumothorax mit Verziehung des Herzens und des Mittelfelles nach der kranken Seite, zugleich Verbiegung der Wirbelsäule als Ausdruck starker Brustkorbschrumpfung.

Für die röntgenologische Differentialdiagnose sind Grad der Aufhellung und Form der angrenzenden Schattengebilde maßgebend. Im Vergleiche zum Pneumothorax ist die Aufhellung einer Kaverne meist durch bereits vorhandene Brustfellschwarten getrübt; gelegentlich kann in ihr auch Lungenzeichnung sichtbar sein. Die Form einer Kaverne ist in der Regel rundlich, die der Gasbrust eher eiförmig. Schließlich erscheint das zusammengedrängte umgebende Lungengewebe beim Pneumothorax stark und gleichmäßig verschattet, während um Kavernen herum oft noch mehr oder weniger regelrechte Lungenzeichnung wahrnehmbar ist.

Der seltene basale Pneumothorax kann mit Luftansammlungen unterhalb des Zwerchfelles verwechselt werden, z. B. mit einem gashaltigen, subphrenischen Absceß oder bei linkseitigem Sitze mit einer Relaxatio oder Hernia diaphragmatica. Kontrastuntersuchungen des Magendarmkanales werden die Diagnose fördern.

Ab und zu enthält ein Pneumothorax Fibringerinnsel, die in den unteren Abschnitten, in den Komplementärräumen oder auf dem Zwerchfelle liegen. Sie erscheinen als rundliche gleichmäßige Schatten innerhalb der Pneumothoraxaufhellung. Bei der Schirmbeobachtung sieht man diese Gebilde ballähnlich mit jeder Bewegung des Kranken auf dem Zwerchfelle hin- und herrollen oder in den Komplementärraum hinabgleiten (Abb. 231).

Beobachtung im Röntgenlichte läßt die bei den verschiedenen Arten des Pneumothorax herrschenden Druckschwankungen im Brusträume gut erkennen. Es kommt unter ihrem Einflusse zu eigenartigen Lage- und Bewegungstörungen seiner einzelnen

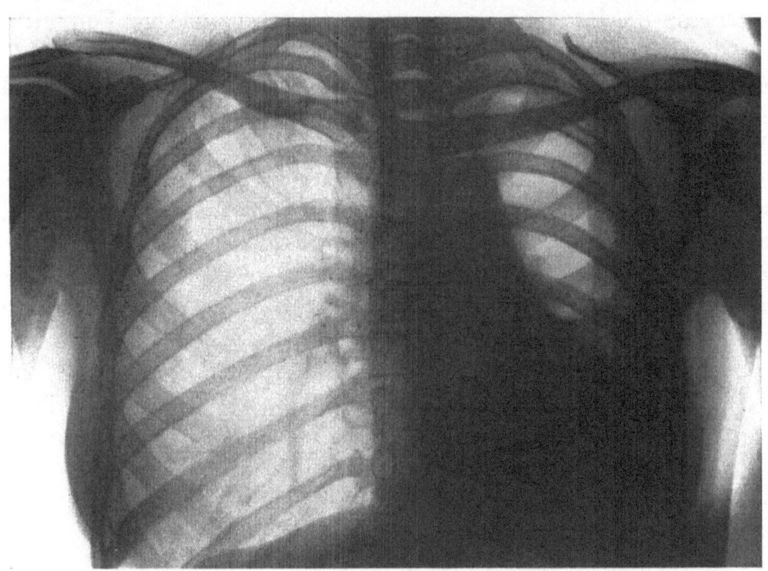
Abb. 230. Oberer partieller linkseitiger Pneumothorax.

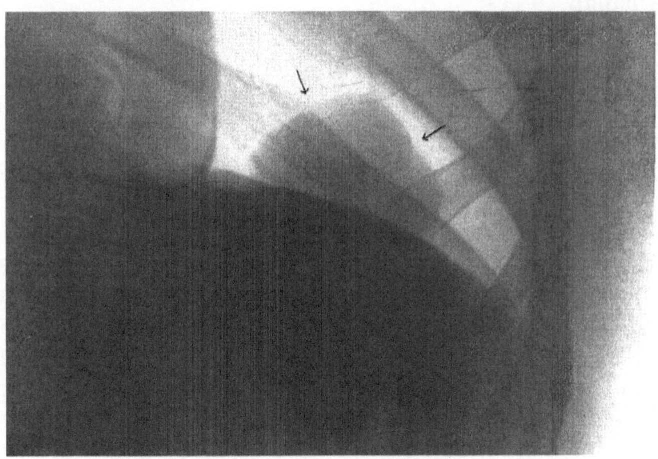
Abb. 231. Fibringerinnsel bei Pneumothorax.

Gebilde, die vor dem Röntgenschirm in ähnlich klarer Weise erfaßt werden können wie durch unmittelbare Besichtigung.

Jede, durch die besondere Art der Druckverhältnisse bedingte Form des Pneumothorax zeigt eigenartige Bewegungsvorgänge.

Beim nach innen offenen Pneumothorax, wie er z. B. nach Kavernendurchbruch auftritt, befindet sich die kranke Brusthöhle unter Atmosphärendruck, die andere dagegen unter physiologischem, negativem Drucke. Es kommt also, wenn nicht Brustfellverwachsungen es verhindern, zur vollständigen Retraktion der Lunge.

Respiratorische Volumenveränderungen des Organes sind kaum erkennbar, weil Druckdifferenz zwischen ihrer Oberfläche und der Bronchialluft in keiner Atemphase mehr besteht.

Das Mittelfell gibt der ansaugenden Kraft der gesunden Brustfellhöhle nach. Sein Schatten ist nach der gesunden Seite ausgebuchtet. Bei der Inspiration nimmt die Schattenwölbung zu. Bei der Exspiration flacht sich der Bogen wieder ab. Es entsteht dadurch die im Röntgenlichte gut verfolgbare mäßige Pendelbewegung des Mediastinums.

Eindrucksvoll — und bei allen Pneumothoraxarten wiederkehrend — ist die Änderung der Bewegungen des Herzens. Es findet unter physiologischen Verhältnissen an der geblähten Lunge eine Stütze, die wie ein elastischer Luftpuffer wirkt. Beim Pneumothorax dagegen zeigt sein Randschatten in Systole und Diastole flatternde und wellenförmige Pulsationen, wie ein teilweise mit Wasser gefüllter Gummisack, der durch leichte Stöße erschüttert wird (CHAOUL).

Der Zwerchfellschatten tritt in Ruhelage etwas nach abwärts. Er macht die Atembewegungen in physiologischer Richtung, wenn auch in verkleinertem Ausmaße, mit.

Beim weit nach außen offenen Pneumothorax bleibt die Lunge während der Einatmung in stärkstem Retraktionszustande. Bei der Ausatmung wird aus der gesunden Hälfte Luft in sie eingepreßt (Pendelluft); ihr Volumen nimmt zu. Wir sehen also bei der Exspiration Vergrößerung und leichte Aufhellung ihres Schattens.

Das Mittelfell wird während der Inspiration nach der gesunden Seite angesaugt; sein Schatten buchtet sich also dorthin vor. Der exspiratorische Druck treibt das Mediastinum wieder zur Pneumothoraxseite hin. Sein Rand wölbt sich dann zur kranken Brusthöhle hin vor. Diese Bewegungen des Mittelfelles erreichen oft ein erhebliches Ausmaß.

Der Zwerchfellschatten der kranken Seite tritt tiefer. Seine Atmungsbewegungen sind gering, aber denen der gesunden Muskelhälfte gleichsinnig. Bei schwersten Graden des offenen Pneumothorax kann es zu tetanischer Kontraktion des Muskels kommen (SAUERBRUCH). Man sieht dann nur mehr kleinste, unregelmäßige Bewegungen des in Inspirationstellung befindlichen Schattens.

Beim geschlossenen Pneumothorax ist für die Verlagerung der Organe der in ihm herrschende Druck wesentlich. Ist sein Druck noch negativ, dann weist die retrahierte Lunge inspiratorisch Dehnung und exspiratorisch Verkleinerung auf.

Das Mittelfell weicht, da der Druck in der gesunden Brustfellhöhle geringer ist, dorthin aus. Infolge Erweiterung des Brustkorbes und Senkung des Zwerchfelles fällt der Druck in der Pneumothoraxseite während der Einatmung. In diese wird dann das Mittelfell hineingesogen. Während der Ausatmung pendelt es in die gesunde Hälfte zurück. Sein Schatten macht also die respiratorischen Bewegungen der Brustwand gleichsinnig mit.

Das Zwerchfell, das häufig Bewegungs- und Lageveränderungen gegenüber den physiologischen Verhältnissen nicht erkennen läßt, weist bei anderen Kranken paradoxe Tätigkeit auf, deren Ursache nicht restlos geklärt ist. Diese Erscheinung hat KIENBÖCK zuerst beobachtet und beschrieben. Er nahm an, daß der Muskel aus irgend einem Grunde gelähmt sei. Indessen ließ sich beweisen, daß trotz paradoxer Atmung eine Lähmung fehlen kann. BITTORF zeigte, daß inspiratorische Erhöhung des negativen Druckes allein genügt, um das Zwerchfell während der Einatmung nach oben zu ziehen; denn die Saugkraft kann am Zwerchfelle weit stärker im luftgefüllten Pleuraraume zur Geltung kommen, als dann, wenn das Lungengewebe dem Muskel anliegt.

Indessen glauben wir doch, daß Innervationstörungen, die vielleicht durch den Eintritt des Pneumothorax bedingt sind, bei Auslösung der Erscheinung eine Rolle spielen.

ASSMANN beschreibt ferner eine Art von Zwerchfellwellen während der Atmung. Sie seien dadurch bedingt, daß das Centrum tendineum nur passiv bewegt wird. Bei stark negativem Drucke wird es inspiratorisch hinaufgesaugt, während die seitlichen Zwerchfellteile sich zusammenziehen und abflachen.

Wird der Druck im geschlossenen Pneumothorax positiv, dann fallen die

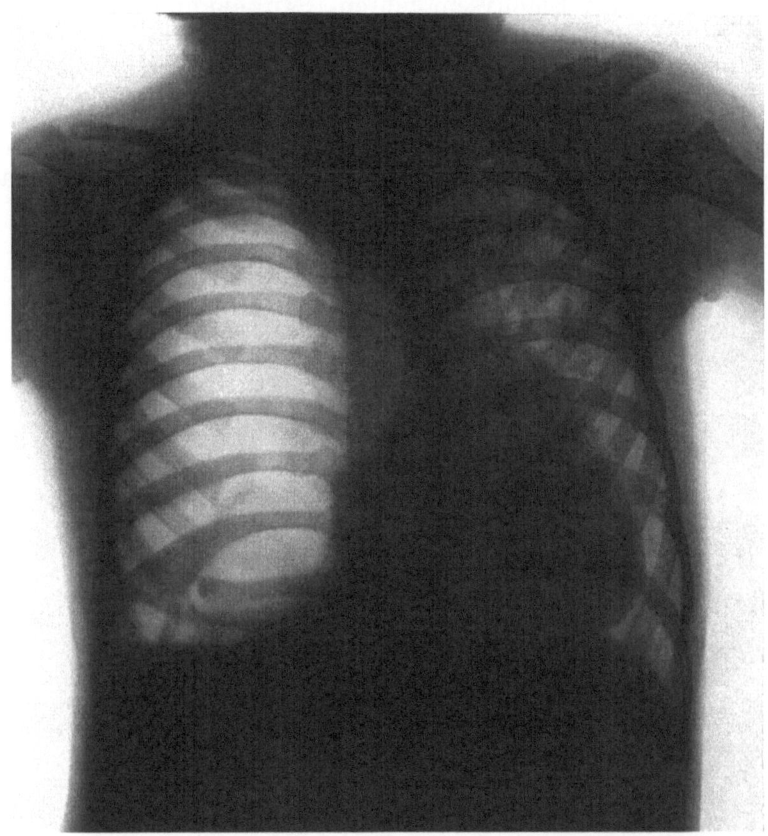

Abb. 232. Rechtseitiger Spannungspneumothorax. Inspiratorische Erweiterung des Brustkorbes. Tiefstand und Abflachung des Zwerchfelles. Bogenförmige Verdrängung des Mittelfelles nach links. Hintere Überblähung.

respiratorischen Volumenveränderungen der Lunge weg. Das Mittelfell wird entsprechend der Drucksteigerung nach der gesunden Seite verlagert; sein Schatten buchtet sich aus. Die respiratorischen Pendelbewegungen werden in der gleichen Weise wahrgenommen, wie beim negativen Pneumothoraxdrucke. Nur verläßt das Mittelfell bei der Einatmung kaum mehr die gesunde Brusthälfte.

Der Zwerchfellschatten liegt tiefer als unter normalen Verhältnissen. Er kann unter Umständen bauchwärts ausgebuchtet sein. Dann treten paradoxe respiratorische Bewegungen auf; die Wölbung nimmt während der Exspiration zu; während der Inspiration wird sie durch Erweiterung der unteren Thoraxapertur ausgeglichen.

In gesteigertem Maße beobachtet man die Erscheinungen beim Spannungspneumothorax. Die Ausbuchtung des Mediastinalschattens ist weit ausgeprägter; seine respiratorischen Bewegungen fallen ganz fort. Herz und Gefäße sind nach der gesunden Brusthälfte verschoben (Abb. 232). Dabei wird das Herz nicht nur seitwärts gedrückt, sondern auch um seine Längsachse gedreht.

Ein zartes Mittelfell kann derartig überbläht werden, daß es zu vorderer oder hinterer Mediastinalhernie kommt. Sie sind bei tiefer Exspiration besonders schön sichtbar (s. S. 140, 141).

Die Umstülpung des Zwerchfelles kann höchste Grade annehmen.

Häufigste Ursache des Spannungspneumothorax ist ein Ventilmechanismus, der durch die Art der Lungen- oder Brustfellwunde gegeben ist.

Spannungspneumothorax kann bei gleichzeitiger Verletzung der mediastinalen Pleura zum mediastinalen Emphysem führen (SAUERBRUCH).

2. Pleuritis sicca fibrinosa und adhaesiva.

Beginnende Pleuritis sicca fibrinosa gibt gewöhnlich keine auffallenden Schattenveränderungen. Dagegen lassen sich die Störungen der Atmung, die meist auch klinisch

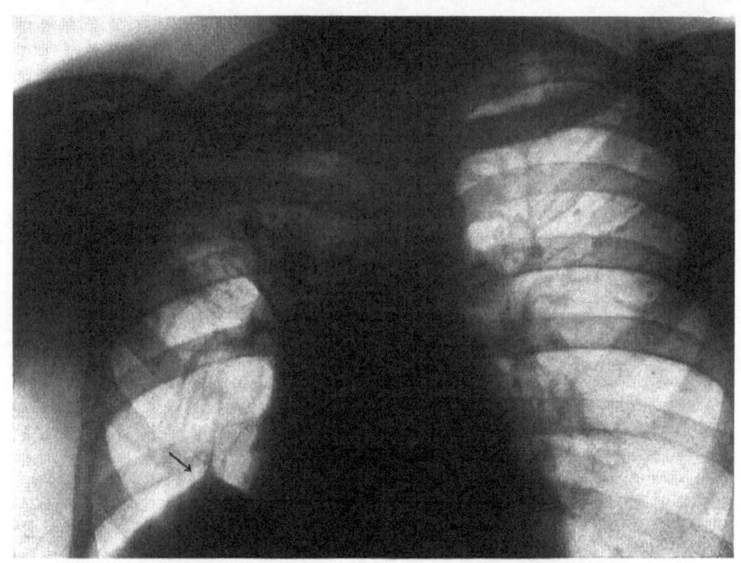

Abb. 233. Zipfelförmige Anheftung des Zwerchfelles.

nachweisbar sind, vor dem Leuchtschirme gut beobachten. Verminderte Zwerchfellausschläge und herabgesetzte Erweiterung der Zwischenrippenräume sind eindrucksvoller als bei Betrachtung des Kranken im Tageslichte. Im weiteren Verlaufe kommt es oft zu Schwartenbildung. Dann sind die Röntgenbilder besonders eindeutig. Hat die Rippenfellentzündung zu dickeren Auflagerungen geführt, so können mehr weniger ausgesprochene Schleier mit verschiedener Dichtigkeit und Ausdehnung bei wechselnder Strahlenrichtung entstehen. Besonders bei Durchleuchtung werden Verwachsungen der Brustfellblätter in den unteren Abschnitten deutlich. Sie sind umschrieben oder flächenhaft. Es zeigen sich Unregelmäßigkeiten der Bogenlinie des Zwerchfelles, das sich oft zipfel- oder zeltförmig ausbuchtet. Bei der Einatmung scheint es wie an einem Strang aufgehängt zu sein (Abb. 233). Ausgedehntere Verklebungen zwischen Pleura pulmonalis und diaphragmatica bedingen Hochstand der ganzen Zwerchfellhälfte. Ihre Bewegungsausschläge werden dadurch beträchtlich eingeschränkt. Am häufigsten findet sich Verödung der Zwerchfellwinkel. Sind die Verwachsungen mehr seitlich gelegen, so fehlt während der Einatmung die regelrechte, dreieckige

Aufhellung des Sinus: die Zwerchfellinie verläuft mehr oder weniger wagerecht (Abb. 234).

Der Nachweis dünner Brustfellschwarten gelingt meistens nicht; höchstens sind sie an einem leichten Schleier erkennbar. Erst dickere Schwielen erzeugen tiefere gleichmäßige Verdunkelung.

Zur Unterscheidung gegenüber Lungenherden empfiehlt es sich, in verschiedenen Strahlenrichtungen zu untersuchen. Folgt bei Drehung des Kranken vor dem Schirme der Schatten den Rippen und läßt er sich von ihnen nicht trennen, so liegt in der Regel eine Brustfellschwarte vor. Vergleiche zwischen ventrodorsaler

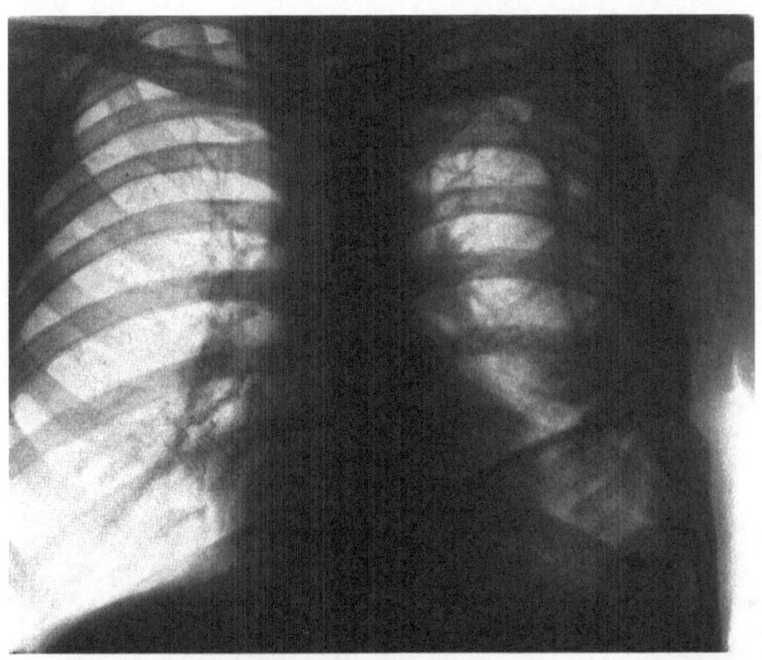

Abb. 234. Hochstand und Fixation des Zwerchfelles, besonders in seinen seitlichen Bezirken.

und dorsoventraler Aufnahmen ermöglichen oft Erkennung und Bestimmung ihrer Lage. Je näher sie der Platte ist, desto tiefer ist die von ihr erzeugte Trübung.

Größere Schwarten gehen in der Regel mit erheblichen Schrumpfungen einher. Herz und Mittelfell werden nach der erkrankten Seite verzogen; das Zwerchfell steht hoch und bewegt sich nur wenig. Die Wirbelsäule wird unter Drehung der Wirbel skoliotisch verbogen. Die Zwischenrippenräume verkleinern sich.

Nicht eben häufige Kalkablagerungen innerhalb von Brustfellschwielen zeigt Abb. 235.

3. Flüssigkeitsansammlungen im Brustfellraume.

Pleuritis exsudativa. Die klinischen Zeichen eines größeren Brustfellergusses sind in der Regel leicht zu deuten. Betrachtung und Betastung, Perkussion und Auscultation sowie schließlich Punktion geben meist genügende Hinweise.

Die Diagnose kleinerer Flüssigkeitsansammlungen gestaltet sich schwieriger; sie wird durch das Röntgenbild wesentlich gefördert.

Es ist ferner von erheblicher Bedeutung für Feststellung und Lagebestimmung bei abgekapselten und interlobären Ergüssen. Hier erweist es sich den übrigen Untersuchungsverfahren weit überlegen und oft maßgebend für die Wahl chirurgischen Vorgehens.

Beginnende Ergüsse pflegen sich in den hinteren und den seitlichen Abschnitten des Brustfellspaltes auszubreiten. Dabei liegen sie nach den Untersuchungen Aschoffs

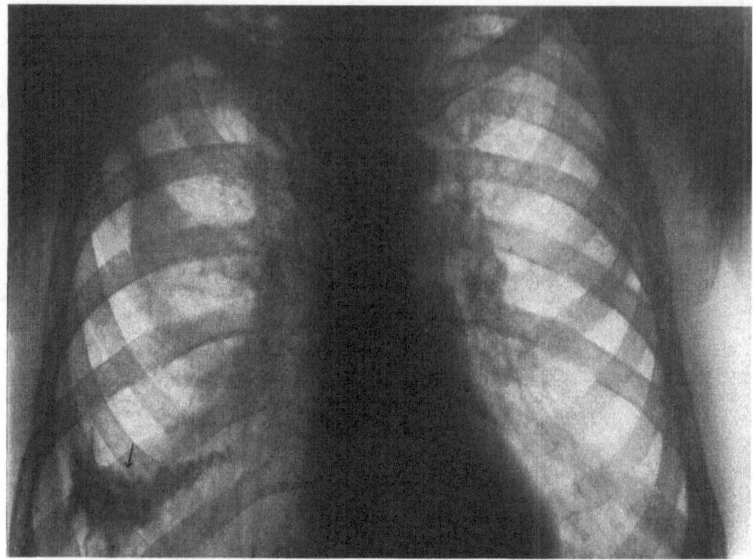

Abb. 235. Kalkablagerung in eine Brustfellschwarte rechts unten.

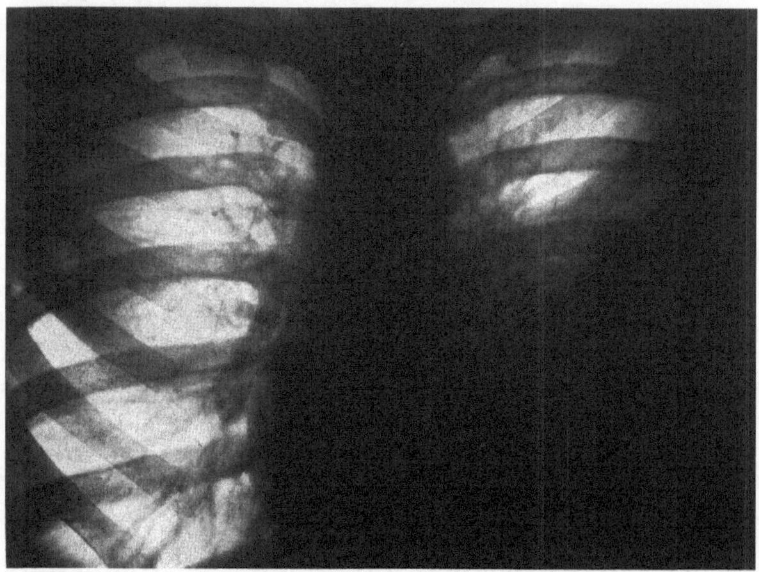

Abb. 236. Pleuritis exsudativa links.

an der Leiche zunächst nicht im Sinus, sondern etwas höher und sind daher bei der Röntgenuntersuchung in sagittaler Strahlenrichtung nicht ohne weiteres sichtbar. Ihr Schatten wird durch das Zwerchfell teilweise überlagert. Der Nachweis gelingt durch ventrodorsale Durchleuchtung bei hochgestellter Röhre, wobei die hintere Zwerchfellwölbung annähernd tangential getroffen wird. Beim Vergleiche mit der gesunden Seite ist dann der Sinusabschnitt verdunkelt. Noch übersichtlicher kann der untere Brustfellraum bei tangentialer Strahlenrichtung und langsamer Drehung des Kranken um seine Achse vor dem Schirme geprüft werden.

Nimmt der Erguß zu, so füllt sein Schatten den unteren Teil des Brustfellsackes immer mehr aus, wobei seine obere Begrenzungslinie an der seitlichen Wand emporsteigt und sein Spiegel einen merkwürdigen Verlauf annimmt. Im sagittalen Lichte verläuft sie bogenförmig mit kopfwärts gerichteter Konkavität von innen unten nach außen oben (Abb. 236, 237). Sie entspricht der sogenannten ELLIS-

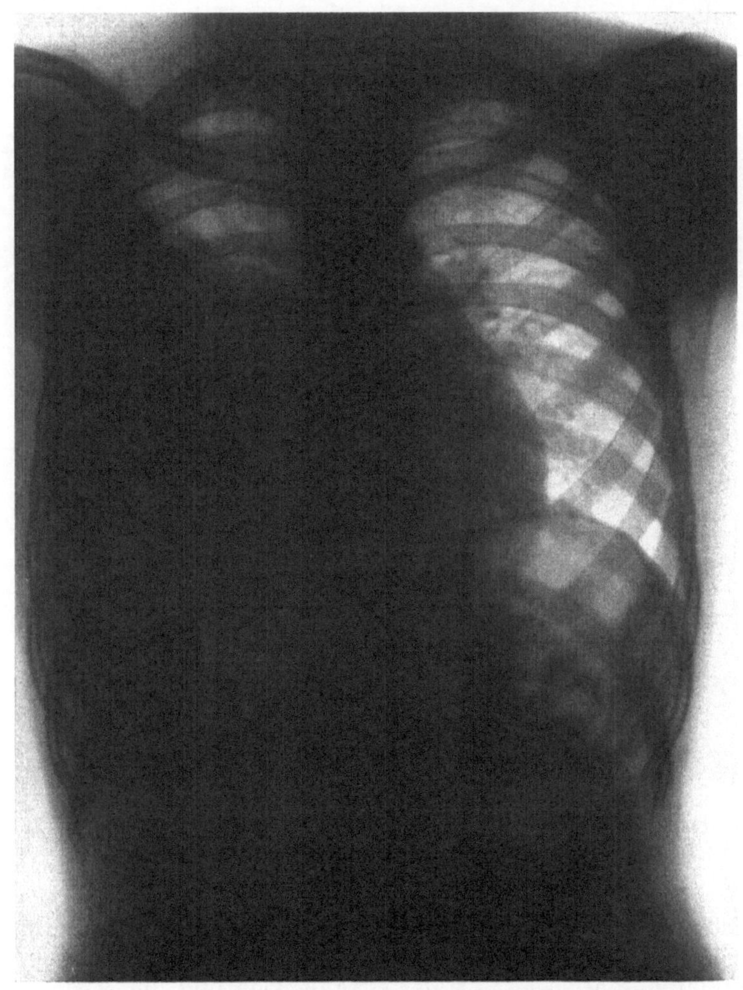

Abb. 237. Rechtseitige Pleuritis exsudativa. Verdrängung des Herzens nach links.

DAMOISEAUschen Linie. Sie stellt sich unscharf dar, weil die benachbarten Lungenabschnitte sich zusammengezogen haben und die der vorderen und der hinteren Brustwand anliegenden Exsudatschichten oben einen nur geringen Tiefendurchmesser besitzen. Die Lungenzeichnung wird daher lediglich verschleiert.

Diese eigenartige Form des Ergusses hat mehrere Ursachen. Der Schwere folgend hat die Flüssigkeit die Neigung, sich in dem tiefsten Abschnitte der Brustfellhöhle, nämlich dem hinteren Spalt, anzusammeln. Weiterhin erfüllt sie die Räume, die ihrem Vordringen die günstigsten Bedingungen bieten. Am leichtesten geben ihr die Lungenteile nach, die fern von der Wurzel des Organes unter dessen größtem Retraktionszuge stehen, also die unteren und die Rindenabschnitte.

Nach ASSMANN drückt das von unten aufsteigende Exsudat zunächst auf den Unterlappen. Dieser gibt ihm Raum, indem er sich nach der Lungenwurzel zurückzieht. Ober- und Mittellappen werden dagegen erst eingeengt, wenn der durch den retrahierten Unterlappen geschaffene Platz nicht mehr ausreicht. Nähere Beweise für diese Annahmen liegen jedoch nicht vor. Im Gegenteile, bei beginnender Ausschwitzung fehlt Kompression, da die Flüssigkeit noch unter negativem Drucke steht. Nur dieser, der von der Retraktion der Lunge abhängt, bedingt die Art der Ausbreitung des Ergusses.

FLEISCHNER und SANDERA haben in letzter Zeit durch Einspritzungen von $8\,^0/_0$iger Jodipinlösung in abgeschlossene Exsudate die Meinung widerlegt, der axillare Hochstand des Schattens sei durch den höheren Flüssigkeitsspiegel in den Brustkorbseiten verursacht; der Exsudatschatten soll vielmehr ventral oder dorsal am höchsten,

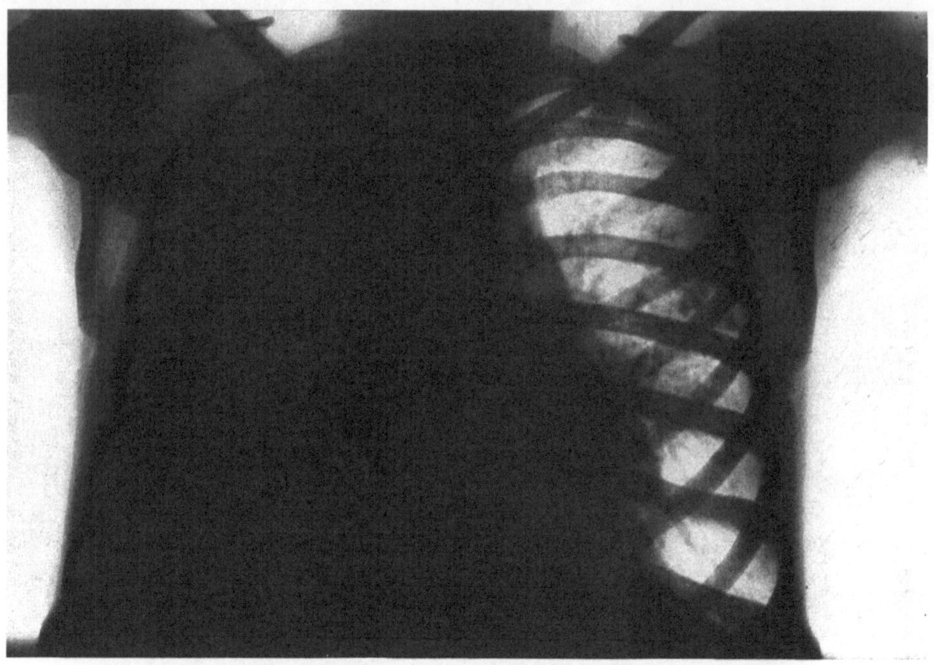

Abb. 238. Großer rechtseitiger Brustfellerguß. Verdunkelung des ganzen Lungenfeldes. Verdrängung des Herzens nach links.

lateral am tiefsten stehen. Daß man trotzdem bei gewöhnlichen Aufnahmen eine nach oben sich verjüngende Trübung vorfindet, läßt sich nach unserer Ansicht vielleicht damit erklären, daß bei sagittaler Strahlenrichtung die seitliche Flüssigkeitschicht, die tangential also in größerer Schichtdicke durchleuchtet wird, einen tieferen Schatten wirft, als die vorderen und die hinteren senkrecht durchstrahlten dünnen Strecken.

Die beschriebenen Eigentümlichkeiten gelten ebenso für größere Ergüsse. Auch diese zeigen in der Regel die eigentümliche obere Grenze. Nur pflegt der Bogen weniger gekrümmt zu sein und weniger steil abzufallen. Reicht die Flüssigkeit bis zur Spitze, so erscheint das ganze Lungenfeld getrübt. Eine Begrenzungslinie ist nicht mehr zu sehen (Abb. 238).

Jedoch haben wir Abweichungen beobachtet. Brustfellverklebungen, zusammengedrücktes Lungengewebe, fibrinöse und fibröse Veränderungen der Serosa, wie sie bei Aufsaugung von Empyemen entstehen, können die Schattenlinien unscharf und unregelmäßig gestalten. Infolge von Verwachsung der Brustfellblätter verläuft die obere Grenze bisweilen steiler. Es findet sich sogar ein Bogen, dessen Krümmung nach oben gerichtet ist (Abb. 239, 240).

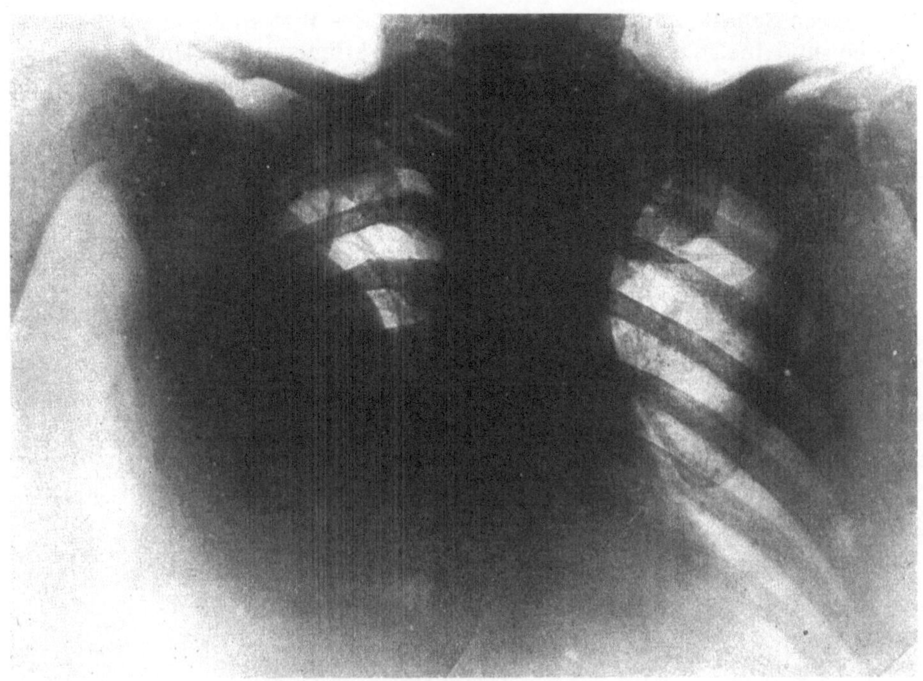

Abb. 239. Brustfellerguß rechts. Obere Grenzlinie des Schattens atypisch infolge von Verwachsungen.

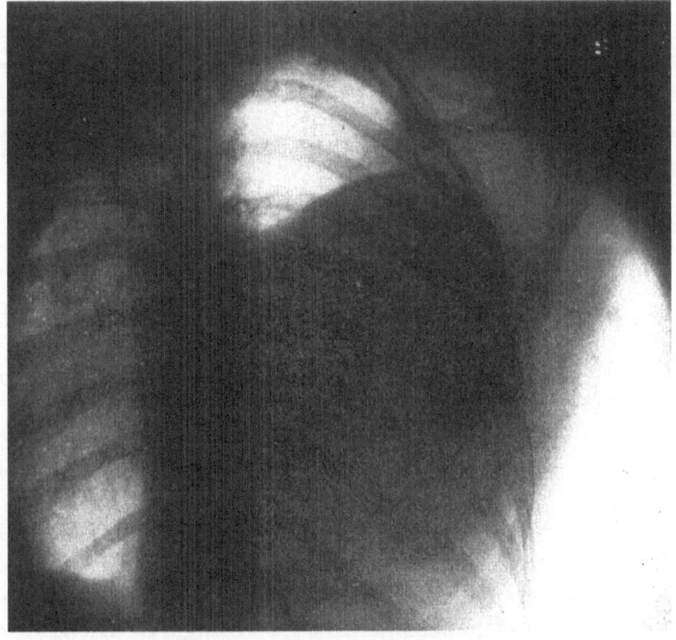

Abb. 240. Brustfellerguß mit scharfer, nach oben bogenförmiger Begrenzung.

Die Gleichmäßigkeit der Tönung eines Ergusses hebt sich gegen Schattenformen ab, die Lungenherden zukommen.

Das eindrucksvollste Röntgenbild innerhalb der Erkrankungen der Brustorgane gibt eine Flüssigkeitsansammlung im Pneumothorax. Sein helles Feld setzt sich scharf wagerecht gegen den Spiegel des Ergusses ab. Unten und median verliert sich dessen Schatten in den des Zwerch- und des Mittelfelles (Abb. 241). Die seitlichen Teile sind meist etwas heller infolge des geringeren Durchmessers der durchstrahlten Schicht. Der Spiegel ist leicht beweglich. Er stellt sich bei Seitwärtsneigen des Kranken stets in die Wagerechte ein. Wird dieser geschüttelt, so sieht man Flüssigkeitswellen. Sie sind der Ausdruck der hör- und fühlbaren „Succussio Hippokratis". Auch die Herztätigkeit vermag gelegentlich Pulsation auf den Erguß zu übertragen. Sie verläuft gleich mit denen der Herzbewegungen.

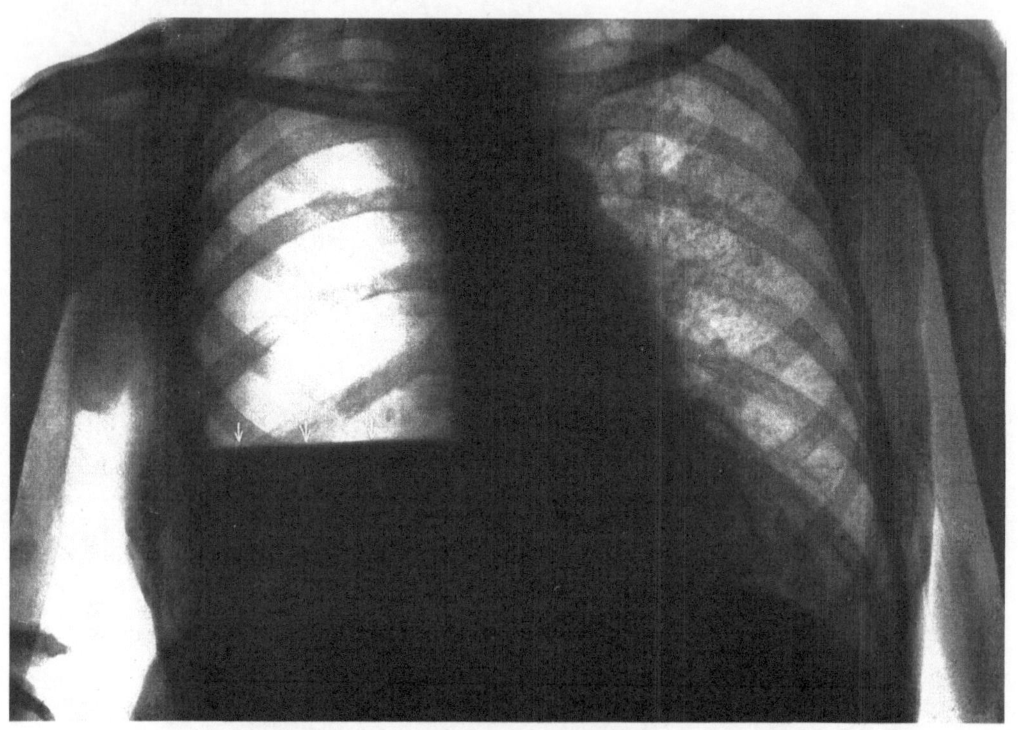

Abb. 241. Pyopneumothorax rechts. Pfeile: Spiegel des Ergusses. Verdrängung des Mittelfellgebietes und des Herzens nach links.

Verdrängungserscheinungen treten nur unter ganz bestimmten physikalischen Bedingungen ein. Die Spannung einer Flüssigkeit hängt nicht nur von ihrer Menge und ihrem Gewichte ab, sondern richtet sich auch nach dem Drucke der umschließenden Wände.

Diesen Gesetzen unterliegen auch die Exsudate im Brustfellraume. Solange der Brustkorb auf der betreffenden Seite atmet und darum negativer Druck im Innern der Brusthöhle besteht, können die Exsudate keinen Eigendruck ausüben. Erst wenn der Thorax stillsteht und seine inspiratorische Erweiterung fortfällt, tritt positiver Druck ein. Dann wird die Lunge völlig zusammengepreßt und mit dem Mittelfelle nach der anderen Seite verschoben, das Herz um seine Achse gedreht und bei rechtseitigen Ergüssen besonders weit verlagert. Die Zwischenrippenräume sind erweitert. Das Zwerchfell wird nach unten ausgebuchtet und in seiner Beweglichkeit beeinträchtigt. Bei Pneumothoraxexsudaten treten zuweilen gegenüber der Atmung paradoxe Ausschläge des Spiegels auf (KIENBÖCKsches Zeichen). Das durch die Schwerkraft der Flüssigkeit bereits nach unten vorgestülpte Zwerchfell kann bei der Einatmung nicht noch tiefer treten. Die Überspannung des Muskels wird durch die Dehnung der unteren Brustkorböffnung noch erhöht. Mithin steigt er inspiratorisch etwas herauf, und mit ihm der Flüssigkeitsspiegel.

Manche wollen aus den verschiedenen Schattentiefen auf seröse oder eiterige Art des Ergusses schließen. Dem vermögen wir nicht beizupflichten.

Die röntgenologischen Erscheinungen der seltenen beidseitigen Ergüsse richten sich nach der Menge des Exsudates. Verschiedene Größe führt zur Mittelfellverschiebung nach der Seite geringeren Druckes hin. Bemerkenswert ist, daß bei gleicher Druckhöhe der Exsudate es nicht zu einer gleichmäßigen Mediastinalkompression kommt. Das Mittelfell wird viel mehr nach rechts hin verdrängt,

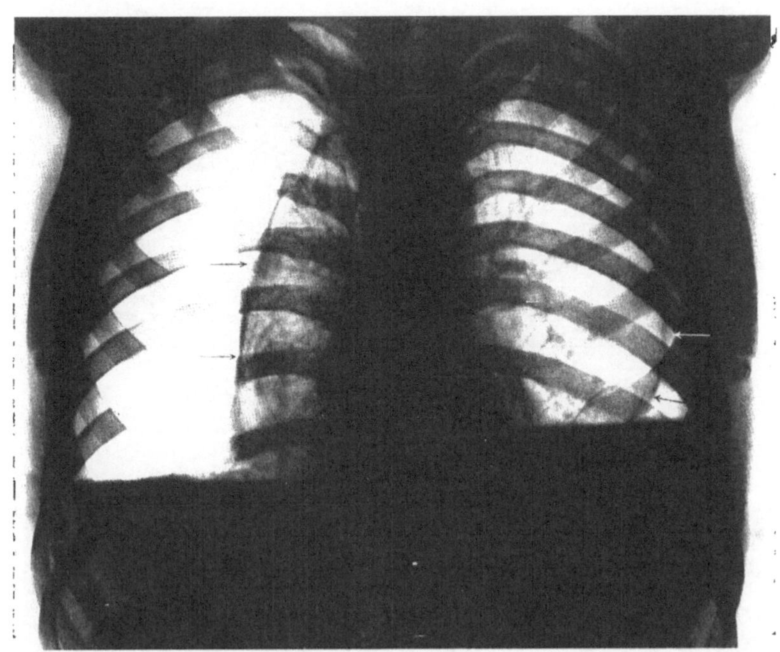

Abb. 242. Beidseitiges Pneumothoraxexsudat.

so daß klinisch und anatomisch die bei doppelseitigen Ergüssen auftretende Kreislaufstörung der bei rechtseitigen Ergüssen entspricht (NISSEN). Das nämliche Bild findet man, wenn der Erguß mit Pneumothorax vergesellschaftet ist (Abb. 242). Erreicht die Spannung in beiden Brustfellhöhlen hohe positive Werte, dann wird der Mittelfellraum allerdings gleichmäßig zusammengedrückt, das Gefäßband wird gestreckt, die Luftröhre mitunter zusammengequetscht. Gleichzeitig bestehende Ergüsse im Perikard, wie sie im Verein mit Transsudaten beider Brustfellblätter nicht selten bei dekompensierten Herzfehlern oder Nephritiden vorkommen, entziehen sich dann nicht nur häufig der klinischen, sondern auch der röntgenologischen Erkennung.

Abgekapselte Ergüsse. Bei Verklebungen der Brustfellblätter kann die Form des Flüssigkeitsschattens von der beschriebenen Gestalt des gewöhnlichen Ergusses beträchtlich abweichen. Diese abgekammerten Exsudate weisen je nach Sitz und Größe mannigfaltigste Formen auf. Häufig entstehen sie im Anschluß an Grippepneumonie (LIEBMANN und SCHINZ).

Es sind meist wandständige (Abb. 243), seltener apikale oder basale Ergüsse. Sie verraten sich durch ihren tiefen, in der Regel scharf begrenzten, bogenförmigen Schatten. Solche Exsudate werden in der Regel aufgesaugt, ohne daß sichtbare

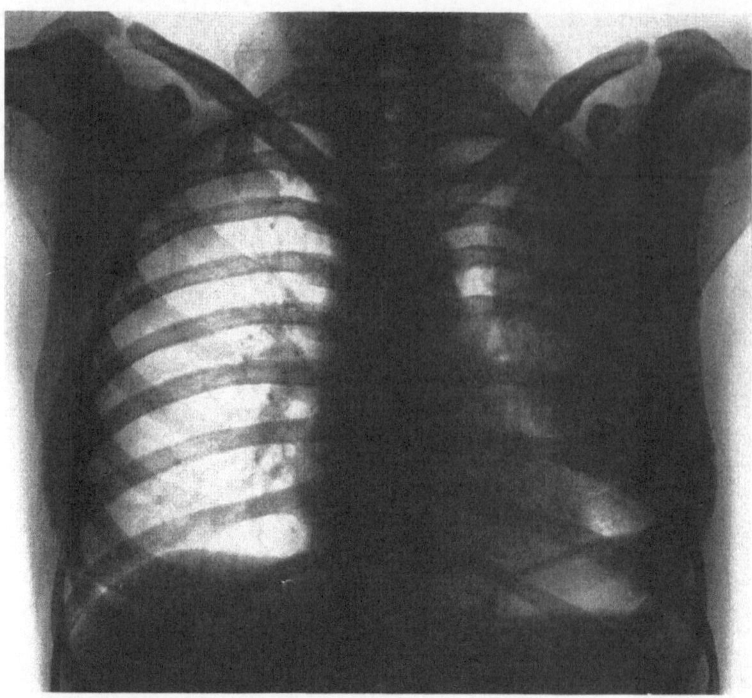

Abb. 243. Abgekapselter wandständiger Erguß.

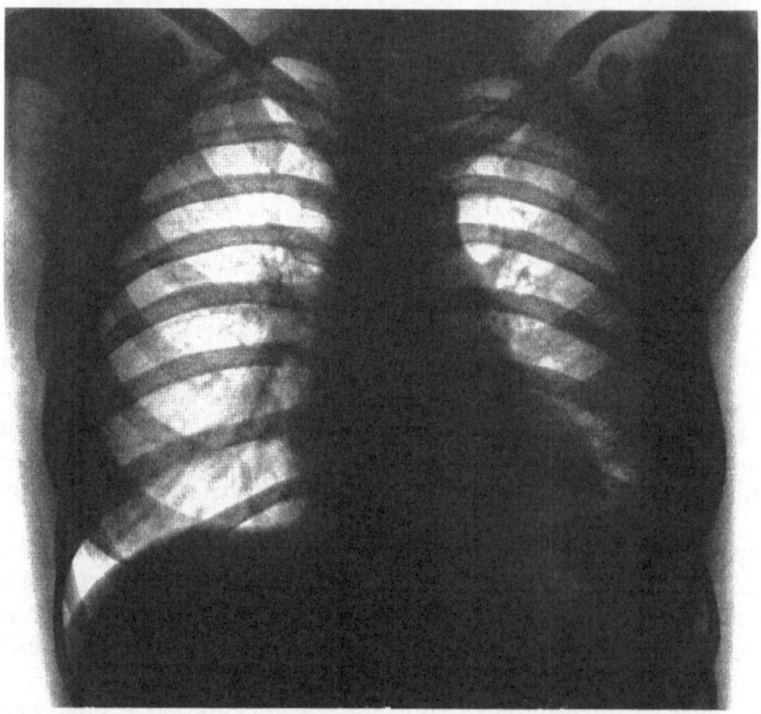

Abb. 244. Derselbe Kranke nach Rückbildung des Ergusses.

Spuren auf dem Röntgenbilde zurückbleiben (Abb. 244). Manchmal jedoch verrät sich das abgeklungene Leiden durch Verschmälerung einzelner Zwischenrippen-räume, durch Trübung infolge von Schwartenbildung und insbesondere bei basal gelegenen Ergüssen durch Unregelmäßigkeit der Zwerchfellkuppel und Verödung des phrenikocostalen Winkels.

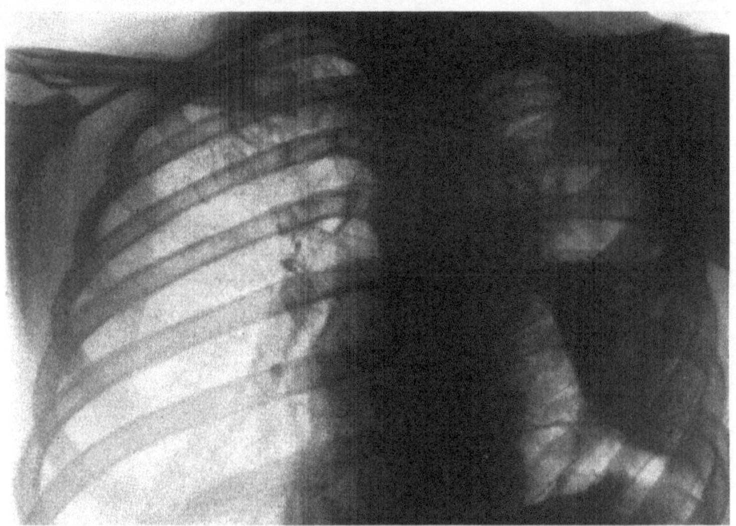

Abb. 245. Abgekapselter wandständiger Pyopneumothorax.

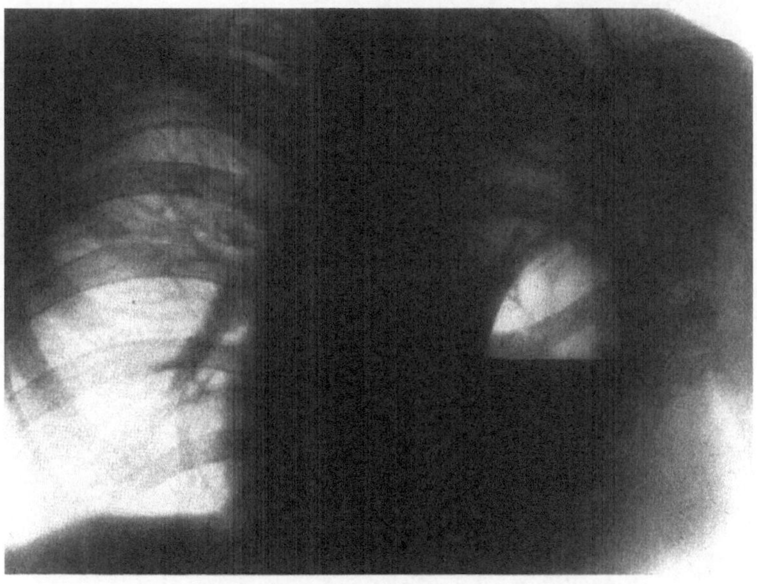

Abb. 246. Basaler Pyopneumothorax.

Ihre Lagebestimmung, die für chirurgische Eingriffe notwendig ist, wird am genauesten bei Durchleuchtung erzielt.

Ähnlich wie der gewöhnliche Brustfellerguß kann auch ein Pneumothorax-exsudat abgekapselt sein und basal, apikal oder wandständig sitzen. Die erzielten Bilder sind in der Regel sehr bezeichnend und unschwer zu deuten (Abb. 245, 246). Abgekammerte, miteinander in Verbindung stehende Pneumothoraxergüsse werden ebenfalls gelegentlich beobachtet (Abb. 247, 248). Bei entsprechender Bewegung des Kranken vor dem Schirme kann ein Strom aus einer Kammer in die andere fließen. Man mag diese mit „Kaskadenerguß" bezeichnen.

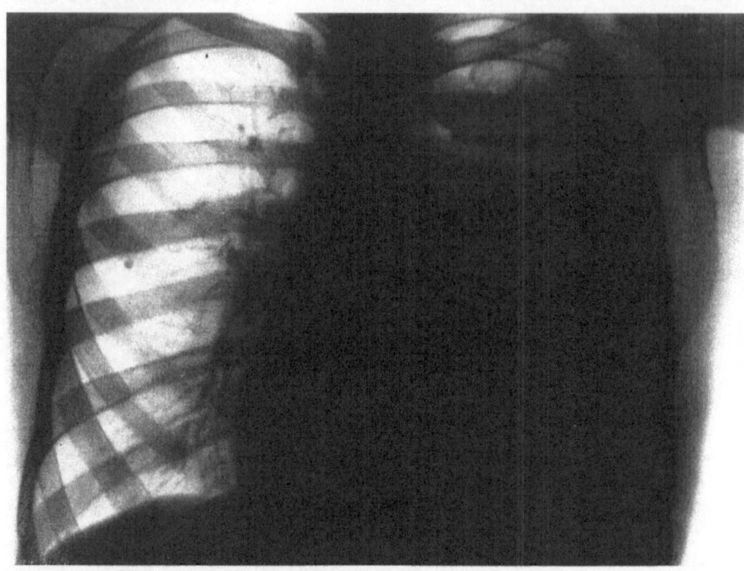

Abb. 247. Abgekapselter vielkammeriger Pyopneumothorax.

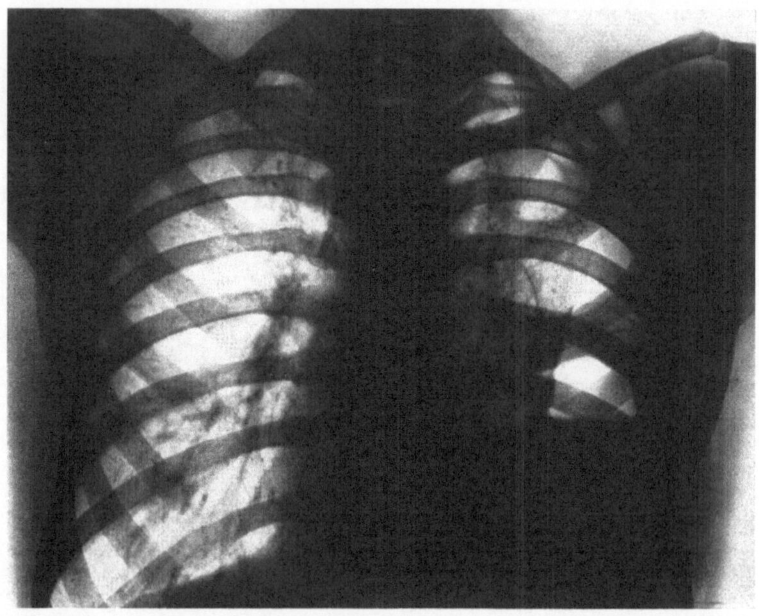

Abb. 248. Vielkammeriger communicierender Pyopneumothorax.

Mediastinale Ergüsse und Schwarten. Eine besondere, allerdings seltenere Gruppe abgekapselter Ergüsse sind die zwischen Pleura mediastinalis und Pleura pulmonalis gelegenen. Bei Ausdehnung im vorderen Abschnitte der Brustfellhöhle erzeugen sie nach SAVY einen Schatten, der seitwärts die Verdunkelung des Herzens überlagert. Dadurch entsteht gleichsam ein doppelter Herzschatten (Abb. 249, 250). Große

Ergüsse bewirken dreieckige Trübung, die dem Zwerchfell aufsitzt. Breitet sich die Ausschwitzung nach hinten aus, so kann ein paravertebrales Band beobachtet werden.

Werden die Ergüsse resorbiert oder handelt es sich von vornherein um fibröse Pleuritis, so entstehen derbe Schwielen; sie verlöten Mittelfell mit Pleura pulmonalis.

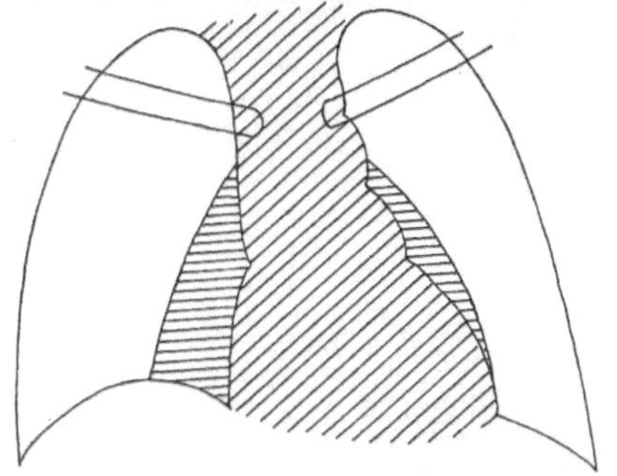

Abb. 249. Beiderseitige vordere Pleuritis mediastinalis. (Nach Savy.) Scheinbare Verdoppelung der Herzumrisse.

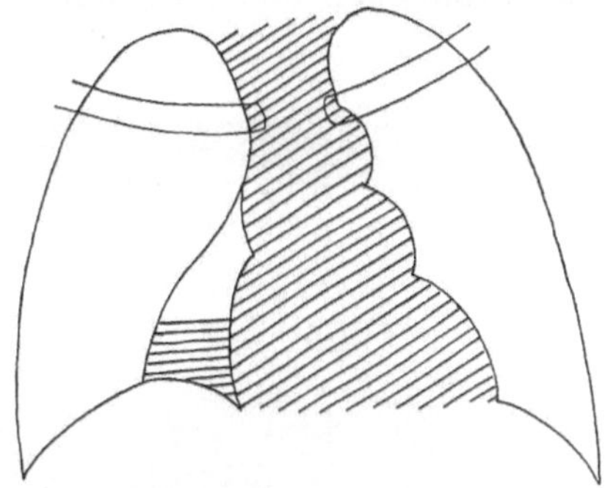

Abb. 250. Pyopneumothorax mediastinalis anterior dexter. (Nach Devic und Savy.)

Umschriebene Schwarten, die auf das Mittelfell beschränkt sind, verraten sich durch feine zeltförmige Zacken an dessen Rande. Sie fließen bei weiterer Ausdehnung gelegentlich zu breiten paravertebralen Dreiecken zusammen. Die Entscheidung, ob es sich nur um Schwarten handelt, oder ob dahinter ein Erguß steckt,

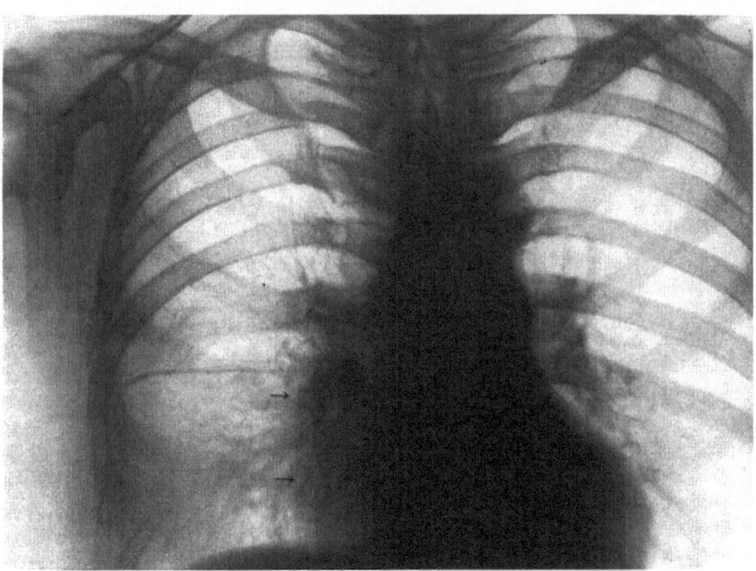

Abb. 251. Pleuritis mediastinalis posterior (Schwarte).

kann an Hand des Röntgenbildes allein nicht mit Sicherheit getroffen werden. Umgekehrt wird oft ein Erguß angenommen, wenn dicke Schwielen bestehen. Das zeigt folgende Beobachtung.

Abb. 251 wurde in leichter Schrägstellung eines Kranken gewonnen. Auf der rechten Herzseite wölbt sich ein ziemlich scharf begrenzter, dunkeler Schatten hohl gegen das rechte Lungenfeld vor. Abb. 252 ist im zweiten schrägen Durchmesser

aufgenommen. Ähnlich wie bei einem paravertebralen Senkungsabscesse füllt ein
Schatten den hinteren Mittelfellraum aus. Die wegen Absceßverdacht vorgenommene
Operation ergab nur dicke Schwielen.

Bemerkenswert ist, daß gelegentlich Mediastinalschwarten im Röntgenbild ein
Carcinom vortäuschen und umgekehrt. Einschlägige Beobachtungen unserer Klinik
liegen vor.

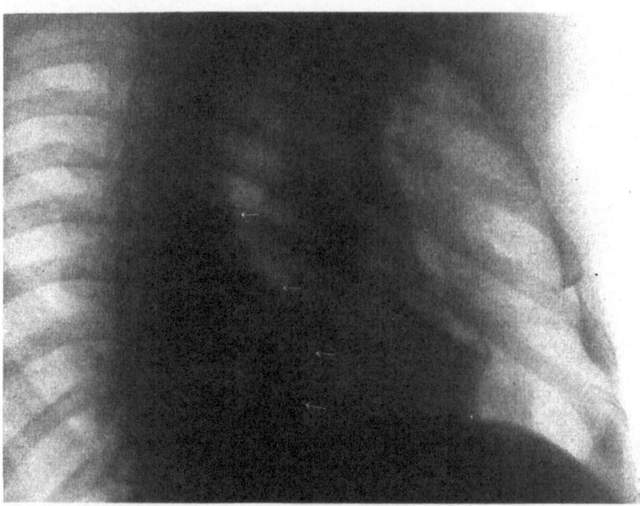

Abb. 252. Derselbe Kranke — Aufnahme im zweiten schrägen Durchmesser.

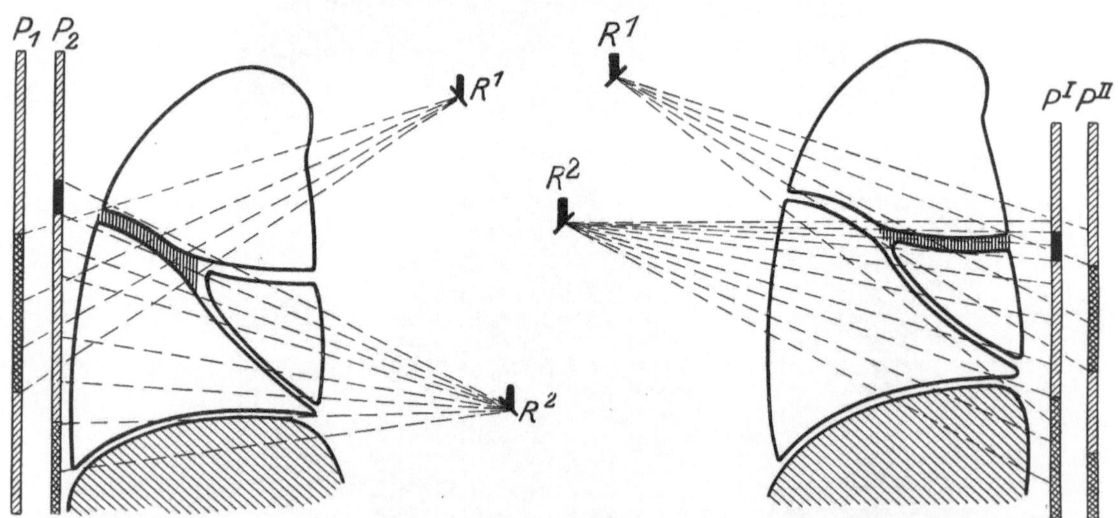

Abb. 253. Erguß zwischen Ober- und Unterlappen.   Abb. 254. Erguß zwischen Ober- und Mittellappen.
R² günstige Röhrenstellung.   R² günstige Röhrenstellung.

Interlobäre Ergüsse. Rechtzeitige Erkennung eines interlobären Ergusses ist
für das Schicksal des Kranken von größter Bedeutung. In der Regel entgeht das
Exsudat infolge seiner versteckten Lage klinischer Untersuchung. Die Schwierigkeiten
der Röntgendiagnose beruhen namentlich auf der Mannigfaltigkeit des örtlichen
Befundes. Genaue stereometrische Vorstellungen, sowie genaue Kenntnis der Topographie der Lungenlappen und ihrer Grenzspalten sind zur richtigen Deutung der
Dämpfung erforderlich.

Die radiologischen Zeichen des interlobären Empyems können bei seinem wechselnden Sitze und seiner verschiedenen Tiefe nicht einheitlich sein. Hinzukommt, daß die Schattenbildung auch in hohem Maße von der Lage des Kranken und der Stellung der Röhre abhängt. Wichtig ist, daß flächenhafte Flüssigkeitsansammlung

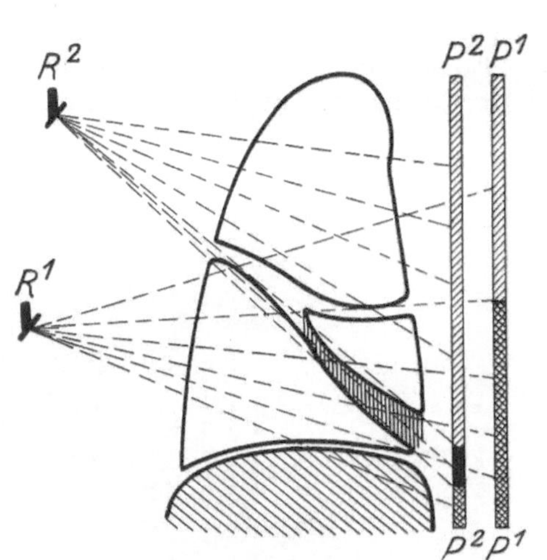

Abb. 255. Erguß zwischen Mittel- und Unterlappen. R² günstige Röhrenstellung.

Abb. 256. Erguß zwischen Ober-, Mittel- und Unterlappen.

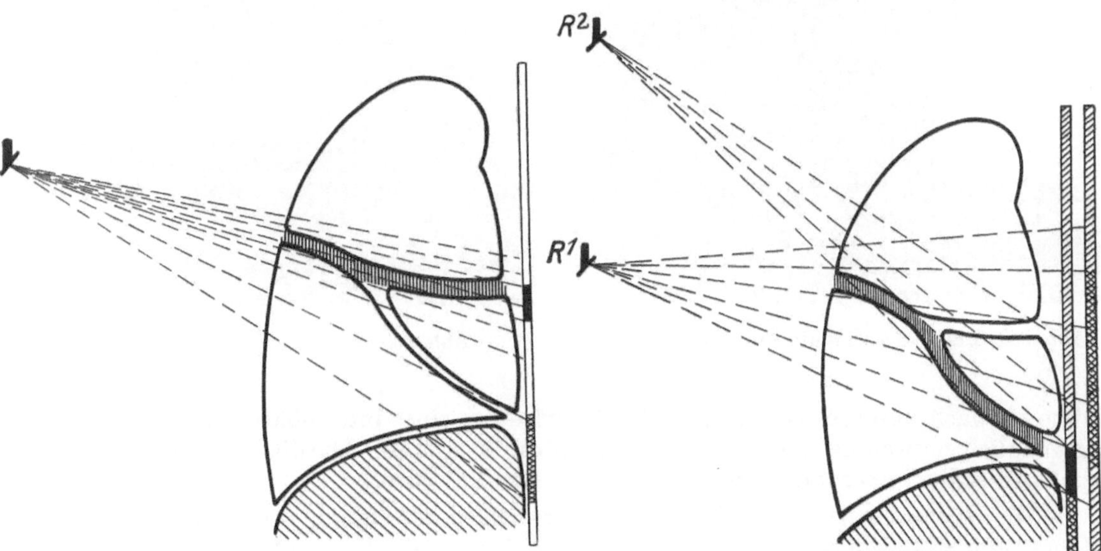

Abb. 257. Erguß zwischen Ober-, Unter- und Ober-Mittellappen.

Abb. 258. Erguß zwischen Ober-, Unter- und Mittel-Unterlappen. R² günstige Röhrenstellung.

sich in mehreren Ebenen verschieden darstellt. Erfolgt die Aufnahme tangential zu ihr, so ist der Schatten tief und bandförmig; treffen die Strahlen auf die Fläche, so entsteht ein größerer gleichmäßiger Schatten von geringerer Dichte; dazwischen sind alle Übergänge möglich.

Aus den schematischen Abb. 253—258 sind diese Verhältnisse klar ersichtlich. Bei R_1 ist das Röhrenlicht annähernd senkrecht auf die Ebene des Ergusses, bei R_2 tangential eingestellt.

Diese zweckmäßige Anordnung der Röntgenuntersuchung läßt sich in der Praxis leider nicht immer durchführen. Es gelingt oft nicht, die Röhre so zu heben, daß der Strahlengang mit der Ebene der Flüssigkeit zusammenfällt; nur bei gewissen Lokalisationen, z. B. bei solchen zwischen Ober- und Mittellappen, ist das technisch möglich. Die Skizzen (S. 178, 179) machen es verständlich, daß bei allen übrigen Formen unüberwindliche Schwierigkeiten bestehen. Der Zwischenlappenspalt verläuft zu steil.

Man wird sich deshalb für die Diagnose solcher Exsudate neben Verwertung des sagittalen Bildes vor allem an den Befund in frontaler Strahlenrichtung halten.

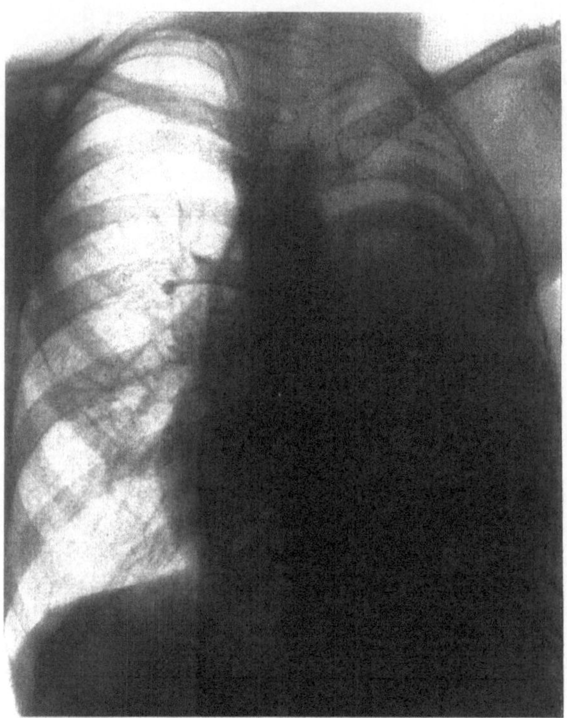

Abb. 259. Linkseitiges interlobäres Empyem.

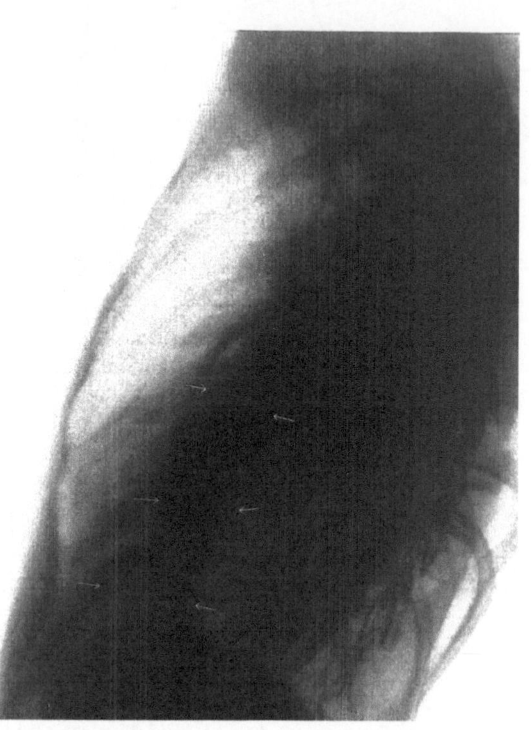

Abb. 260. Dasselbe.   Frontales Bild.

Diese ist nach unseren Erfahrungen für Darstellung eines interlobären Empyems unumgänglich notwendig und ermöglicht allein die Diagnose. Darüber hinaus gibt sie auch Aufschluß über Sitz und Ausdehnung des Ergusses.

Die Röntgenmerkmale eines interlobären Exsudates werden auch von Lage und Menge der Flüssigkeit bestimmt. Erstreckt sich z. B. ein größerer, linkseitiger Erguß zwischen zwei Lappen von hinten bis vorn, so liegt sagittal über dem Lungenfelde bei dorsoventraler Strahlenrichtung bis zur Spitze hinauf ein schwacher, mehr oder weniger gleichmäßiger Schleier. Er kann dann leicht zur Annahme eines Ergusses der wandständigen Brustfellhöhle verleiten.

Hier bringt frontale Aufnahme Klarheit. Sie läßt ein von hinten nach vorn abfallendes und dem interlobären Spalte entsprechendes Band erkennen (Abb. 259, 260).

Von den interlobären Ergüssen der rechten Lunge gibt der zwischen Mittel- und Unterlappen ein eigenartiges Bild. Sagittal sieht man im unteren Lungenfelde vom Mittelfelle bis zur seitlichen Brustkorbwand hin einen Keil, dessen Spitze nach außen gerichtet ist. In seinem unteren und mittleren Abschnitte geht er in die

Zwerchfelltrübung über. Bezeichnend für den Sitz dieser Ergüsse ist das Freibleiben eines dreieckigen seitlichen phrenikocostalen Lungenbezirkes (Abb. 261).

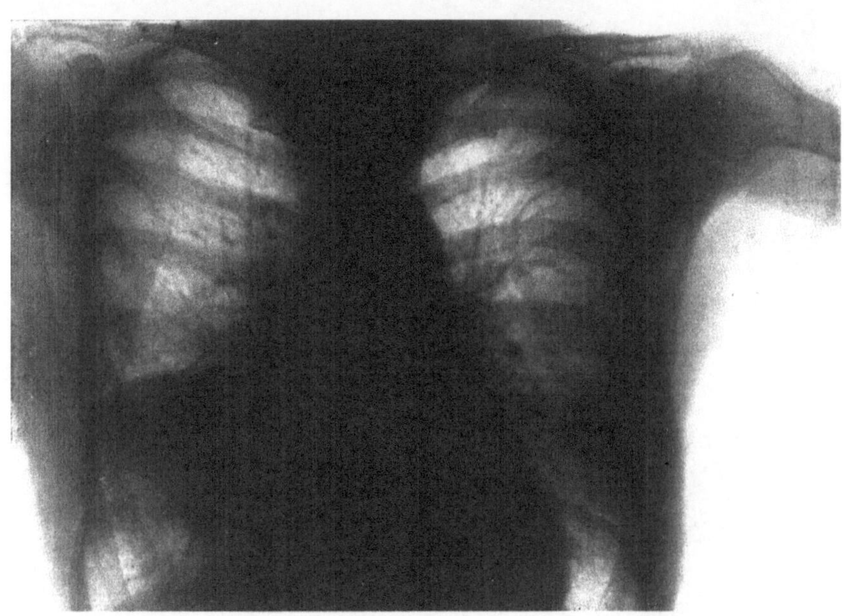

Abb. 261. Interlobärer Erguß zwischen Mittel- und Unterlappen. Sagittales Bild bei gewöhnlicher Röhrenstellung.

Abb. 262. Bild bei Hochstand der Röhre. Obere Grenze schärfer.

Bei Hebung der Röhre nehmen Schattendichtigkeit und Schärfe der oberen Begrenzung zu (Abb. 262). Wird der Kranke während der Durchleuchtung langsam aus der sagittalen Strahlenrichtung in die frontale gedreht, so geht die dunkele Fläche zuerst in ausgesprochene Keil- (Abb. 263), dann in Bandform über (Abb. 264). Ein

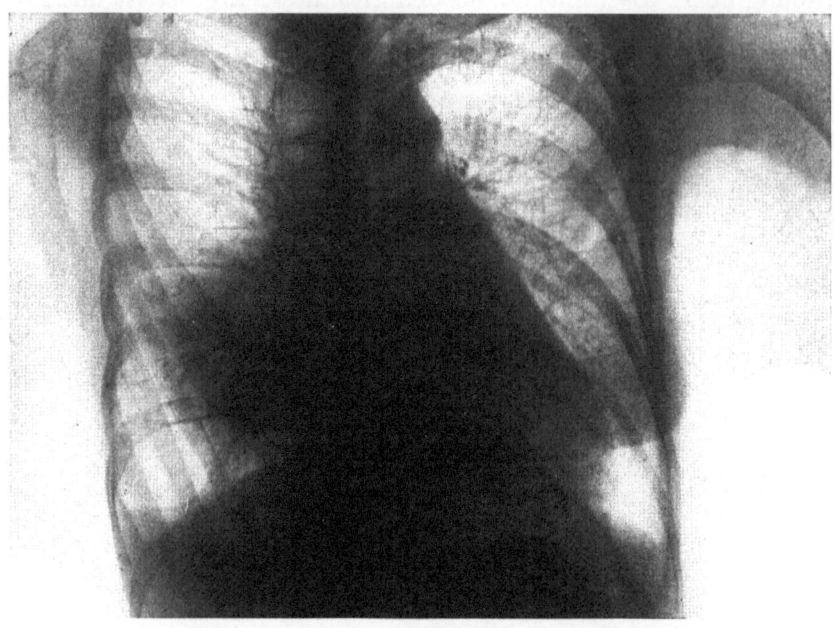

Abb. 263. Bild bei Drehung in Schrägstellung.

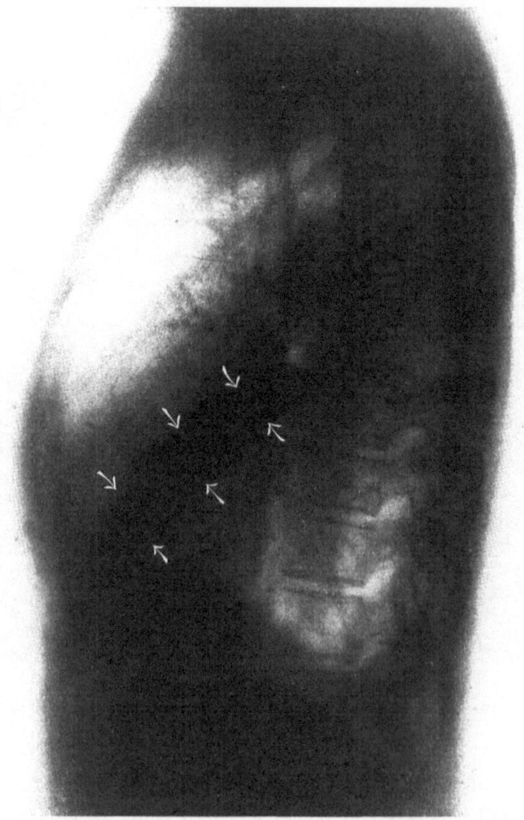

Abb. 264. Bild in frontaler Strahlenrichtung.

bei frontalem Lichtgange von der Lungenwurzel schräg nach vorn unten zum
Zwerchfell verlaufender Schatten ist solchen Exsudaten eigentümlich. Mit welcher

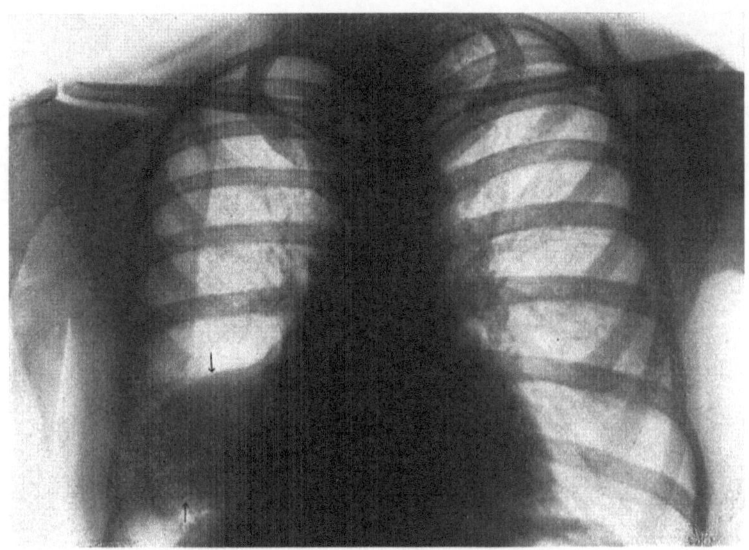

Abb. 265. Rechtseitiges interlobäres Empyem zwischen Mittel- und Unterlappen.

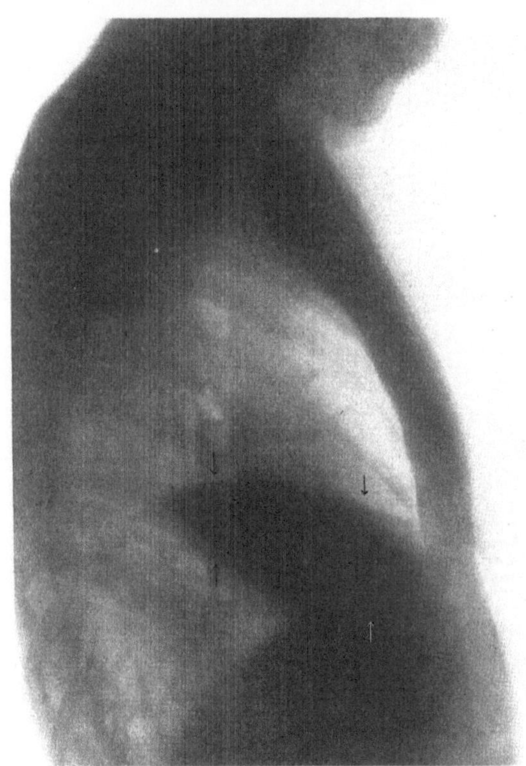

Abb. 266. Dasselbe. Frontales Bild.

Regelmäßigkeit immer der gleiche Befund bei diesem Sitze des Ergusses vorgefunden
wird, zeigen Abb. 265, 266 und 267, 268, die von zwei anderen Patienten stammen.

Die zwischen Ober- und Mittellappen gelegenen Ergüsse gleichen im Bilde im großen und ganzen den eben beschriebenen. Nur liegt ihr Schatten bei sagittaler

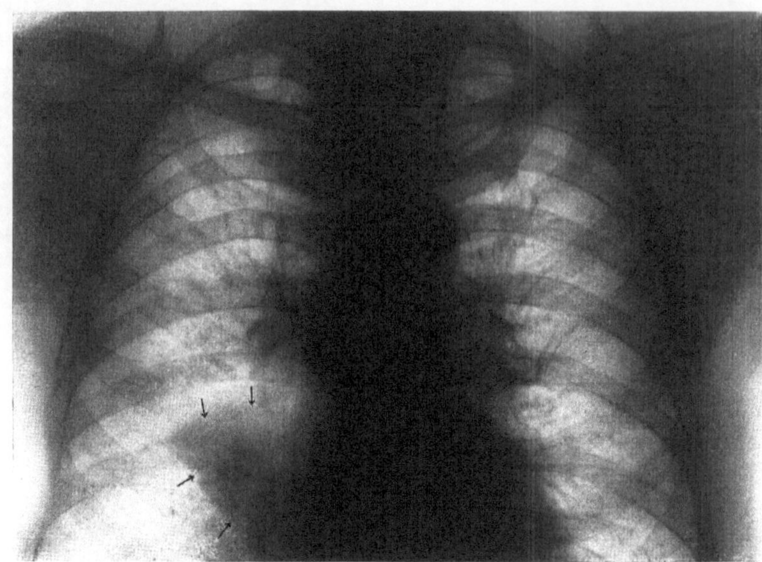

Abb. 267. Rechtseitiges interlobäres Empyem zwischen Mittel- und Unterlappen.

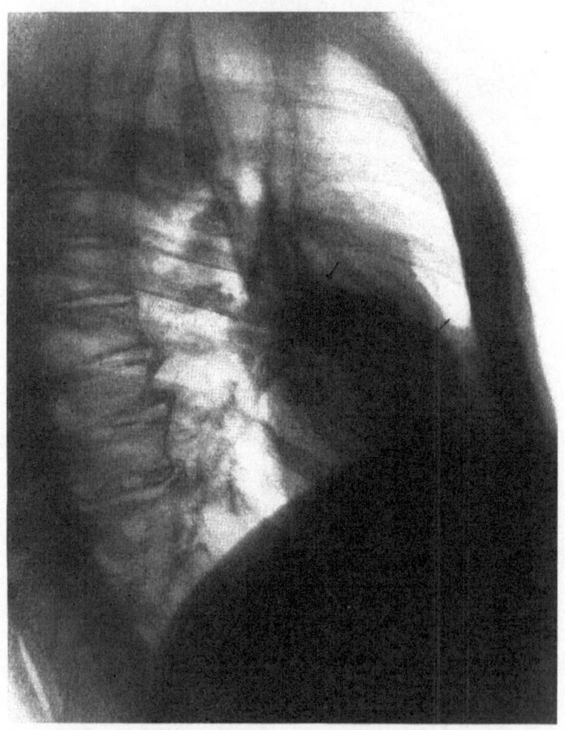

Abb. 268. Dasselbe. Frontales Bild.

Strahlenrichtung etwas höher. Hier läßt sich noch am ehesten infolge der geringeren Neigung des Spaltes bei entsprechender Röhrenlage ein Band darstellen. Diese topographischen Verhältnisse kommen auch frontal zur Geltung. Der Streifen verläuft von der Lungenpforte zur vorderen Brustwand fast wagerecht. Zwischen Zwerchfell und Exsudat besteht im Gegensatze zu anderen Lokalisationen ein schattenfreier Abschnitt.

Die Haltung der Röhre spielt bei frontaler Untersuchung eine Rolle. Bei ihrem Tiefstande projiziert sich die ihr nahe Zwerchfellhälfte höher in das Lungenfeld. Dann geht das dunkele Band eines Ober- und Mittellappengusses in den Zwerchfellschatten über und führt leicht zu falscher Lagebestimmung. Es empfiehlt sich daher, stets so zu untersuchen, daß der Zentralstrahl frontal in die Höhe des Interlobärraumes fällt.

Bei Ergüssen in den übrigen Spalten finden wir, abgesehen von dem verschiedenen Sitze, im großen ganzen ähnliche Verhältnisse vor. Ausschlag gibt stets frontale Untersuchung.

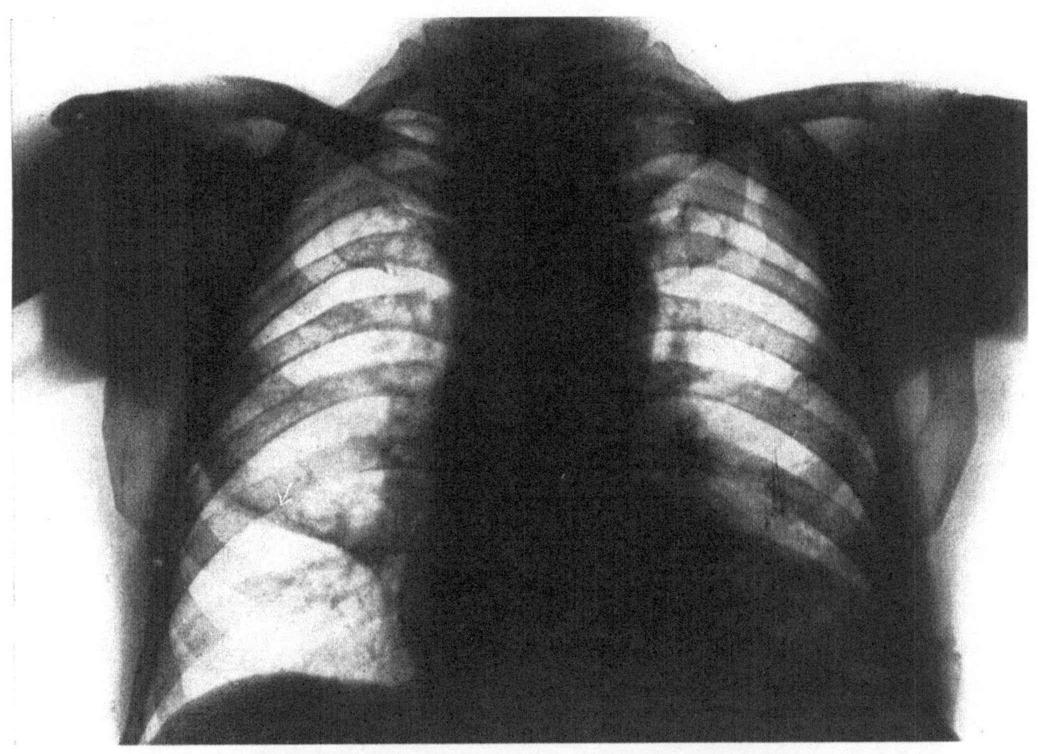

Abb. 269. Schmale interlobäre Schwarte. (Pfeile.)

Auch interlobäre Ergüsse können im Röntgenlichte mit Schwarten verwechselt werden. Diese verraten sich allerdings häufig durch feine Schattenlinien (Abb. 269).

Ganz abweichende, schwer zu deutende Bilder geben zuweilen interlobäre Empyeme, die innerhalb des Spaltes noch besonders abgekapselt sind.

Ein in die Bronchen durchgebrochener Erguß führt in der Regel zu einer durch Luftblase verursachten Aufhellung im Ergußschatten, die an ihrer unteren Grenze einen wagerechten Flüssigkeitsspiegel zeigt. Er ist besonders deutlich auf der Frontalaufnahme zu sehen; auf der Sagittalaufnahme kann er einen Lungenabsceß vortäuschen (Abb. 270, 271).

Manchmal bietet das sagittale Bild eines interlobären Exsudats die Merkmale einer Pleuritis exsudativa. Die seitliche Aufnahme allein klärt die Sachlage (Abb. 272, 273).

Carcinome können unter Umständen mit interlobären Empyemen verwechselt werden. Klinische Untersuchung ist hier zur Erkennung von wesentlicher Bedeutung.

Nicht selten ist ein interlobäres Empyem mit einem Lungenabscesse vergesellschaftet. Dann läßt sich auch im Bilde nicht entscheiden, ob ein in die Lungen durch-

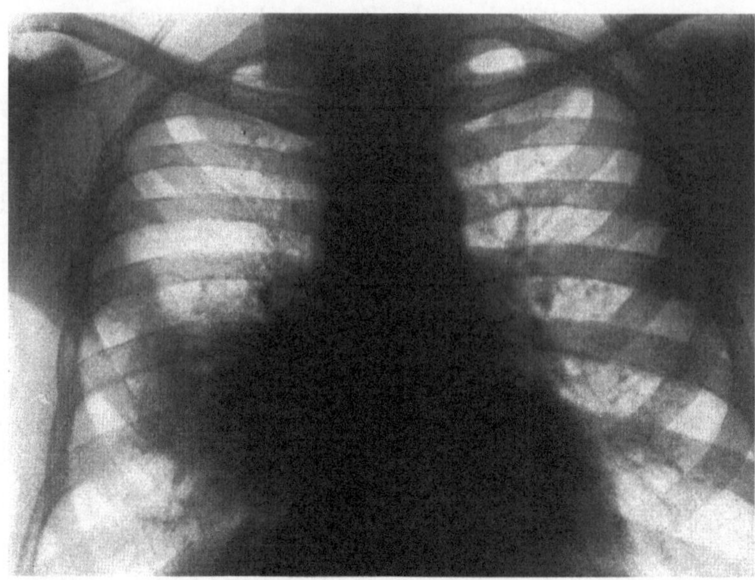

Abb. 270. Rechtseitiges interlobäres Empyem zwischen Mittel- und Unterlappen.

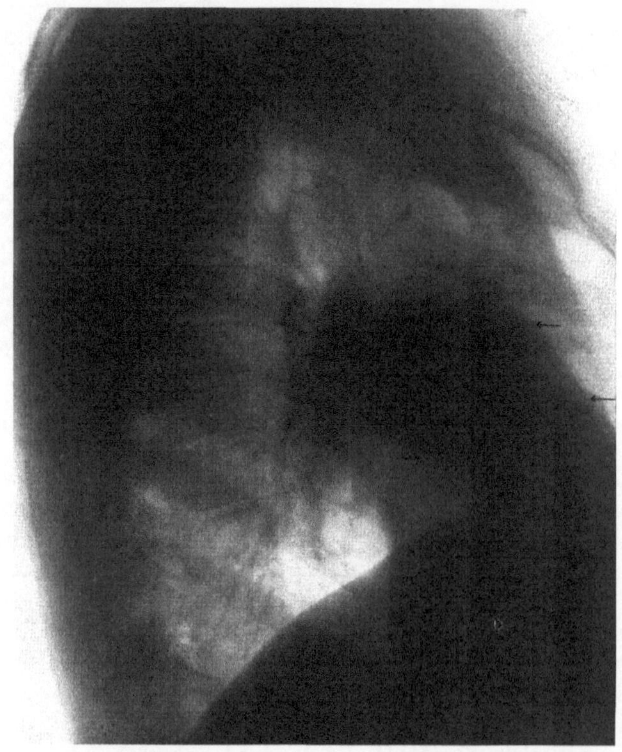

Abb. 271. Dasselbe. Frontales Bild.

gebrochenes Empyem oder ein im Anschluß an das Empyem aufgetretener Absceß
vorliegt. Wir haben bereits im Abschnitte „Lungenabsceß" darüber eingehend berichtet.

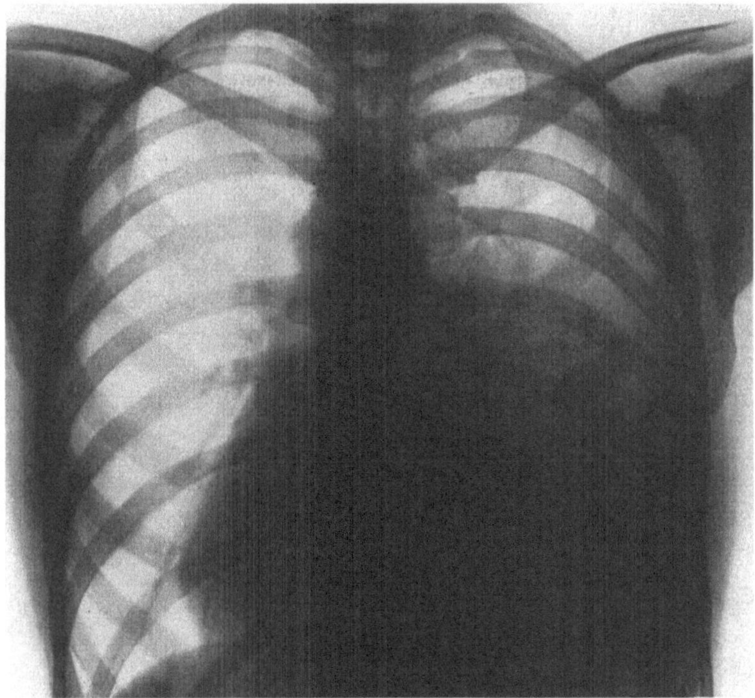

Abb. 272. Interlobäres Empyem zwischen Mittel- und Unterlappen.

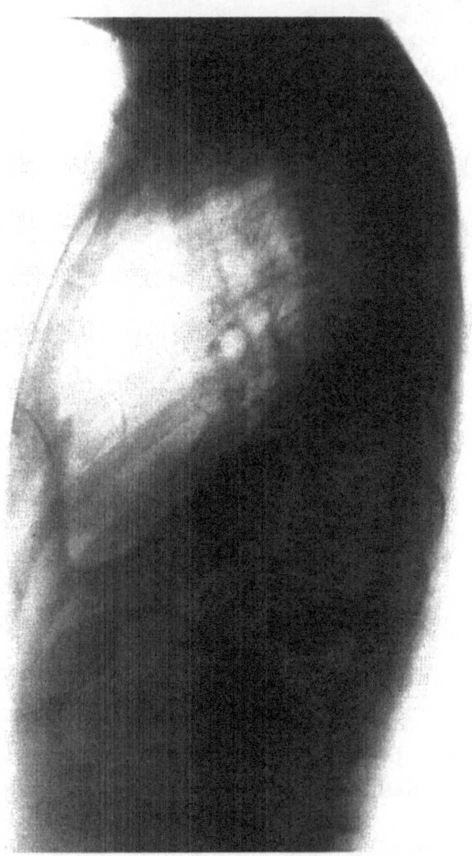

Abb. 273. Derselbe Kranke (frontales Bild).

4. Geschwülste des Brustfelles.

Gegen das Brustfell dringen besonders gutartige Neubildungen der Brustwand oder der Lunge, Lipome, Fibrome, Chondrome, Osteome vor. Oder es wird von fernher befallen in Form einer bösartigen Tochtergeschwulst (Carcinom, Sarkom).

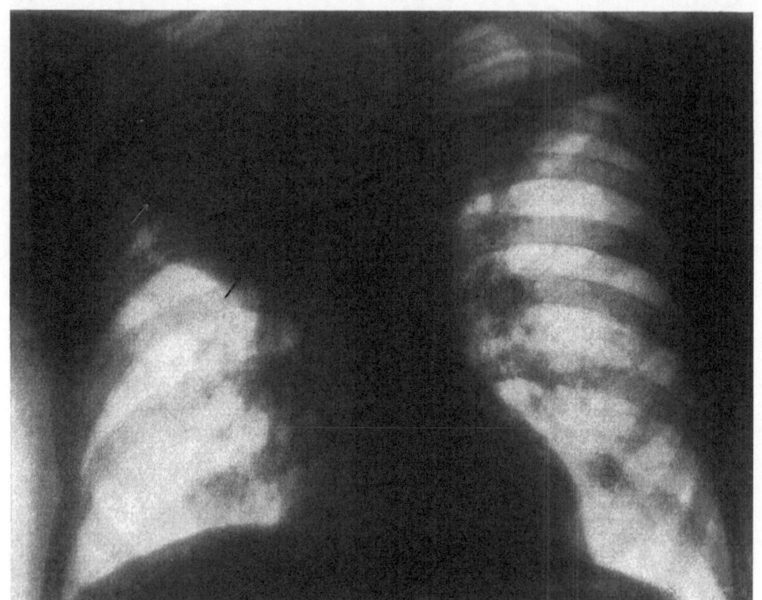

Abb. 274. Endotheliom des rechten Brustfelles im apikalen Abschnitte.

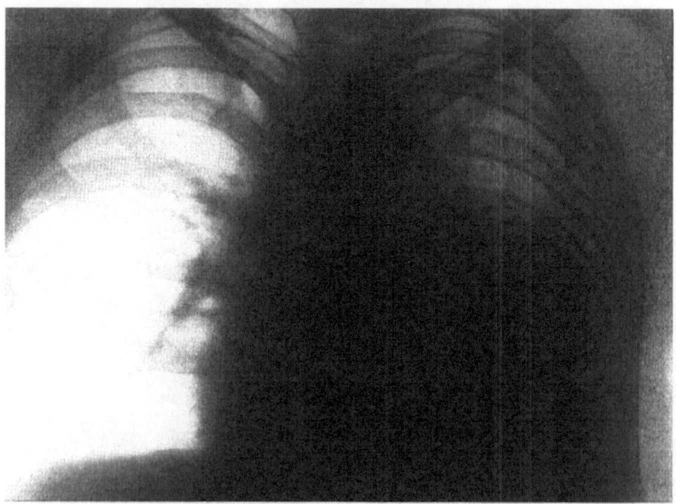

Abb. 275. Endotheliom des Brustfelles im basalen Abschnitte.

Primäre Geschwülste des Brustfelles sind sehr selten. Höchstens ist das Endotheliom zu nennen, das sich pathologisch-anatomisch als dicke Brustfell-schwarte äußert. Es greift in der Regel auf die benachbarten Organe über.

Das Röntgenbild des Pleuraendothelioms hat nur wenige Kennzeichen.

Einer unserer Kranken wies ein Gewächs der rechten Spitzengegend auf. In seinem Bereiche war das Lungenfeld bis in den Mittelfellraum hinein stark verschattet bei schärferer unterer Grenze (Abb. 274).

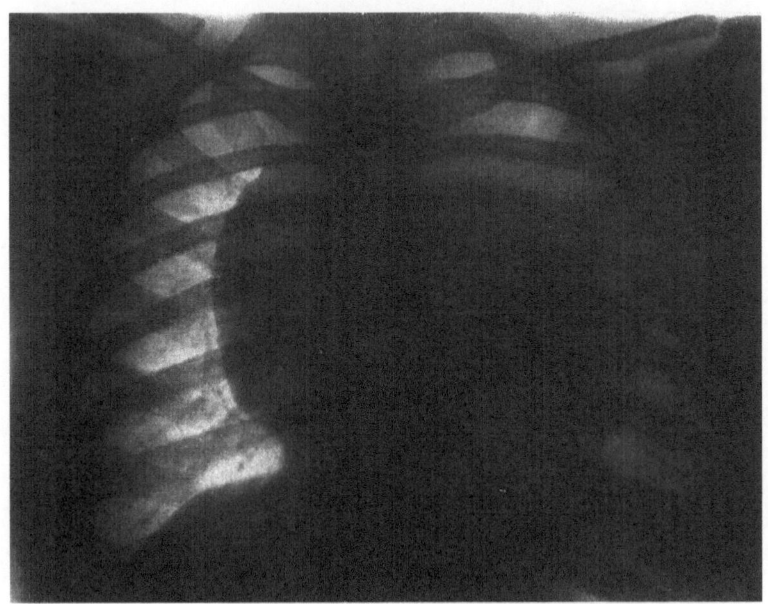

Abb. 276. Endotheliom des Brustfelles im mediastinalen Abschnitte.

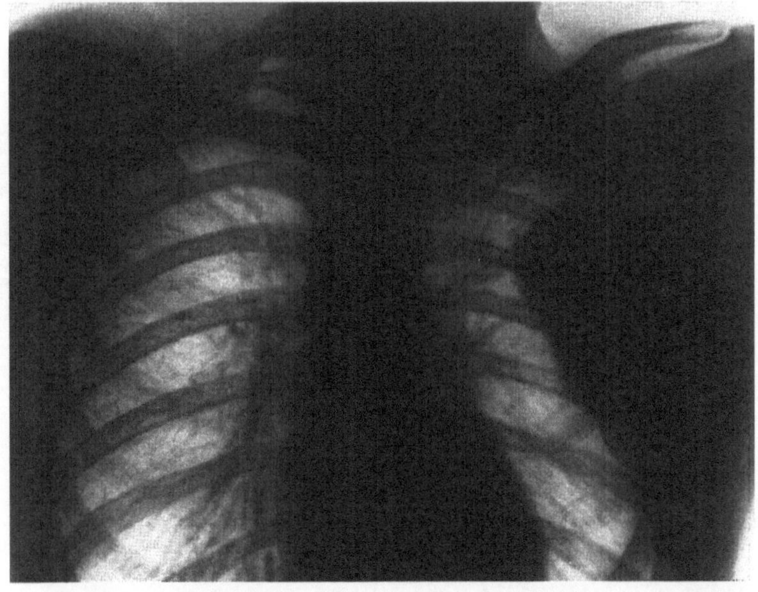

Abb. 277. Brustwandgeschwulst links.

Bei einem anderen Kranken, dessen Geschwulst basal saß, zeigte das untere Lungenfeld tiefe Verdunkelung, die sich im Zwerchfelle verlor. Die obere Umrandung war verschwommen, das obere Lungenfeld allseitig verschleiert (Abb. 275).

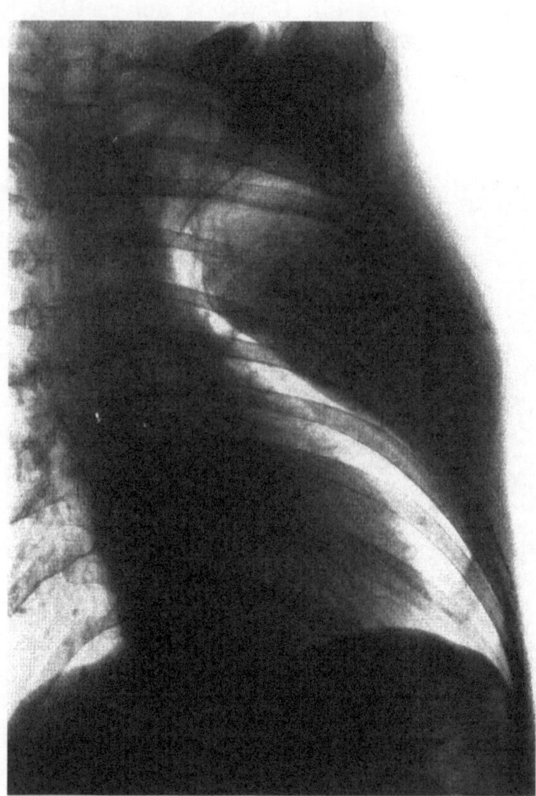

Abb. 278. Derselbe Kranke (Aufnahme in schräger Stellung).

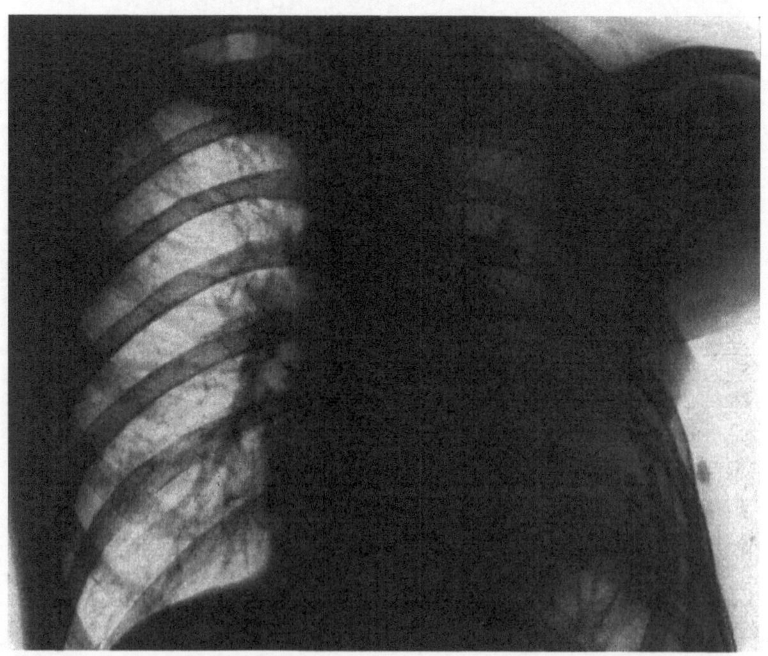

Abb. 279. Derselbe Kranke nach Entfernung der Geschwulst.

Bei einem dritten war die Pleura mediastinalis ergriffen. Ein mächtiger Geschwulstschatten überlagerte beiderseits das Mittelfeld. Er war abgerundet und

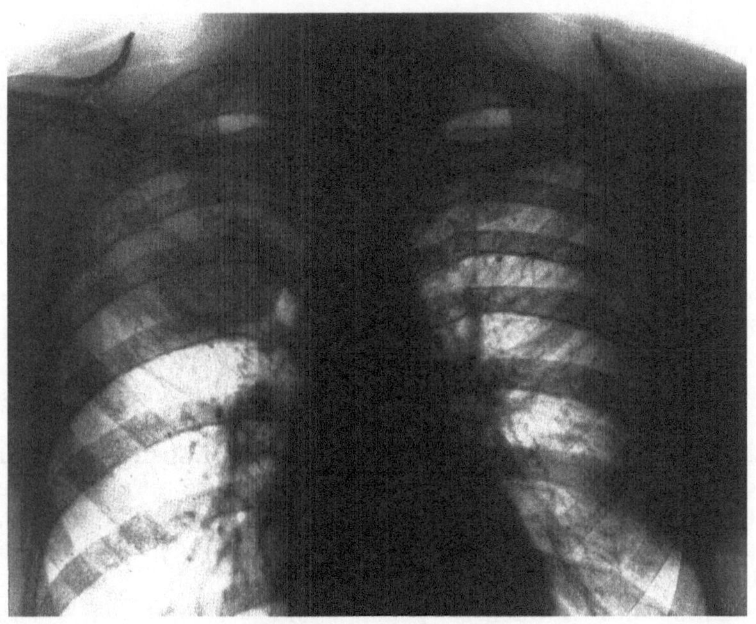

Abb. 280. Brustwandgeschwulst rechts.

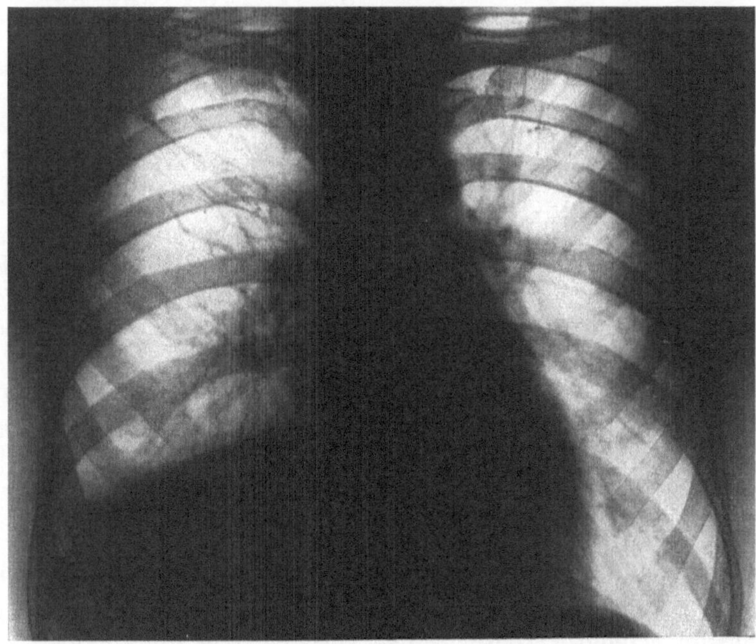

Abb. 281. Derselbe Kranke nach operativer Entfernung der Geschwulst.

bis auf eine kleine Stelle ziemlich regelmäßig und scharf abgesetzt. Herz und Gefäße waren im sagittalen Lichte nicht erkennbar; im frontalen füllten sie den ganzen retrosternalen Raum und große Teile des hinteren Mittelfellgebietes aus (Abb. 276).

Das gesamte klinische und röntgenologische Bild glich völlig dem einer großen mediastinalen Geschwulst. Erst bei der Operation wurde die richtige Diagnose gestellt.

Die angeführten Beobachtungen zeigen, daß in der Tat ein Pleuraendotheliom keine besonderen Merkmale hat, und daß bei Deutung der Befunde Vorsicht angezeigt ist.

Von großer praktischer Wichtigkeit sind gut- oder bösartige Brustwandgewächse, die auf Brustfell und Lunge übergreifen. Aus den reichhaltigen Beobachtungen der SAUERBRUCHschen Klinik seien einige bezeichnende Bilder beschrieben.

Abb. 277 zeigt die Brustwandgeschwulst eines 23jährigen Mannes. In der Achsellinie war ein apfelgroßes Gewächs zu tasten. Die Röntgenaufnahme weist an der seitlichen Brustwand in Höhe der dritten Rippe einen bis fast zur achten Rippe reichenden, in das linke Lungenfeld weit vorspringenden dichten Schatten auf. Er ist gegen das Lungengewebe scharf abgesetzt; brustwandwärts geht er in die Verdunkelung der Weichteile über. Innerhalb dieses Schattens der Neubildung erkennt man die von ihr zum Teil schon aufgelösten Rippen (Abb. 278).

Die Geschwulst wurde operativ mit Erfolg entfernt. Den Zustand bei der Entlassung zeigt Abb. 279.

Abb. 280 stellt das Brustwandgewächs eines 30jährigen Mannes dar, das unterhalb des rechten Schlüsselbeines als derbe Schwellung von der Größe eines Hühnereies zu tasten war. Ein kreisrunder Schatten liegt zwischen 1. und 3. Rippe vorn. Darunter zeigt das Lungenfeld normale Struktur. Dagegen ist es seitlich und nach oben getrübt infolge begleitender Pleuritis.

Herausnahme des Gewächses gelang. Man erkennt den Zustand nach der Operation in Abb. 281.

Schließlich kann das Brustfell auch noch in Form von Tochtergeschwülsten von vorneherein befallen werden. Das Röntgenbild zeigt, abgesehen von dem meist sich einstellenden Exsudat, keine besonderen Merkmale.

IV. Der Mittelfellraum.

1. Der normale Mittelfellraum.

Unter Mediastinum oder Mittelfellraum verstehen die Anatomen ein Gebiet, das vorn durch das Brustbein, hinten durch die Brustwirbelsäule, nach rechts und links seitlich durch die Pleura mediastinalis, unten durch das Zwerchfell und oben durch die Kehlgrube begrenzt ist. Sein vorderer Abschnitt liegt vor, sein hinterer dorsal von Luftröhre und Lungenwurzel.

Diese anatomische, etwas schematische Einteilung bietet aber dem Röntgenologen nur ungenügende Anhaltspunkte. Denn die Strahlenuntersuchung beruht auf Schattenbetrachtung. Luftröhre und Bronchen sind oft kaum angedeutet und bestenfalls nur als Aussparungen erkennbar. Es fehlt somit die notwendige Schärfe. Man war deshalb gezwungen, eine den praktischen Bedürfnissen des Röntgenologen entsprechende Gliederung des Mittelfellraumes zu suchen.

Wird der Brustkorb vor dem Schirme frontal betrachtet, so ergibt sich ohne weiteres eine Trennung in einen vorderen und einen hinteren Abschnitt, die der Herzgefäßschatten erzeugt. Dieser selbst verläuft von hinten oben, sich allmählich verbreiternd, nach vorn unten. Er teilt den Brustkorb in ein vorderes dreieckiges Feld mit caudal gelegener Spitze und in ein hinteres Feld, das sich bandförmig zwischen Herz und großen Gefäßen einerseits und Wirbelsäule anderseits erstreckt. Das erstere wird als retrosternales, das letztere als retrokardiales Feld bezeichnet. Dieses entspricht annähernd dem hinteren Mittelfellraume der Anatomen

und enthält Luftröhre samt Lungenwurzel und Lymphdrüsen, Speiseröhre, Aortenbogen und Brustteil der Aorta, Ductus thoracicus und Nerven. Im Retrosternal-
felde dagegen liegt der Thymus. Der Mittelschatten, der die beiden Felder scheidet,
birgt das Herz samt den Anfangsteilen der großen Gefäße, Aorta, Arteria pulmonalis,
Vena cava superior und inferior.

Die Untersuchung des Mittelfellraumes gehört zu den schwierigsten Aufgaben
der Röntgendiagnostik. Man hat es mit Organen zu tun, die dicht übereinander
liegen, deren Schatten sich bei üblicher sagittaler Richtung überdecken und über-
kreuzen. Jede Änderung des Strahlenganges ruft neue Projektionen hervor, trifft
neue Organteile. Man bedarf großer Übung, um diese wechselnden Gebilde richtig
zu deuten.

Deshalb seien die Mittelfelluntersuchung gebräuchlichsten Richtungen und
die damit am gesunden Menschen erzielten Aufnahmen kurz beschrieben.

Sagittale Strahlenrichtung. Bei sagittaler Betrachtung
des Mittelfellraumes (Abb. 282) verläuft vom Halse her in
der Mittellinie ein schmales doppelt begrenztes helles Band
abwärts. Es liegt der Wirbelsäule auf und verliert sich in
dem dichten Schatten der großen Gefäße und des Herzens.
Es ist die Luftröhre, die zuweilen noch eine Strecke weit
hinter den Gefäßen zu verfolgen ist, so daß günstigenfalls
die Gabelung mit den beiden Hauptbronchen erkennbar
wird.

Mit Ausnahme der Trachealaufhellung erscheint das
Mittelfeld durch den bogenförmig begrenzten, gleichmäßig
dichten Schatten der großen Gefäße und des Herzens
überdeckt, der sich von der Brustkorböffnung bis zum
Zwerchfelle herab, oben enger, nach unten an Breite zunehmend, hinzieht. An Form, Bewegungen seiner Grenzen
und Schattendichtigkeit können einzelne Abschnitte unterschieden werden. Besonders eindrucksvoll wirken vor dem
Schirme die systolischen und die diastolischen Ausschläge.

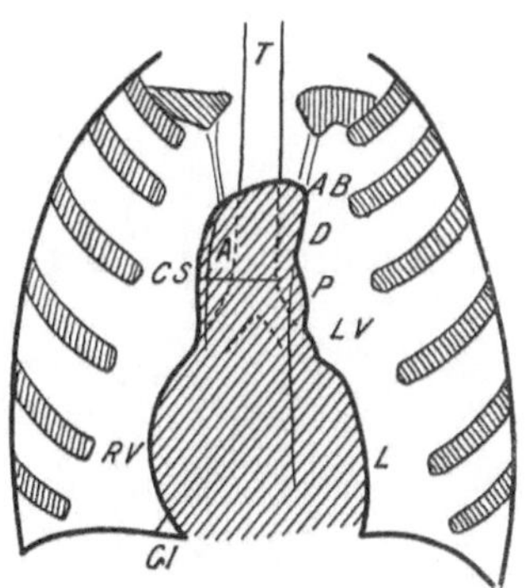

Abb. 282. Dorso-ventrales
Sagittalbild des Herzens und
großen Gefäße. L linker
Kammerbogen. LV linker Vorhofbogen. RV rechter Vorhofbogen. P Pulmonalisbogen. A
Aorta ascendens. AB Aortabogen. D Aorta descendens.
CS rechter Gefäßbogen (Vena
cava sup.). Cl Cava infer.
T Luftröhre.

Welches sind nun die Gebilde, die den Mittelschatten
hervorrufen? Zum leichteren Verständnisse mag an Hand
zweier schematischer Abbildungen (Abb. 283, 284) eine Er-
läuterung der von vorn betrachteten Mittelfellgebilde gegeben sein.

Der rechte untere Bogen entspricht dem rechten Vorhofe, der linke der linken
Kammer. Der kleinere Bogen darüber gehört dem linken Herzohr an, während die
rechte Kammer, die sich in die Mitte des Herzschattens projiziert, bei sagittaler
Strahlenrichtung keine Schattengrenzen aufweist.

Etwas verwickelter sind die Verhältnisse beim Gefäßschatten. Hier verlaufen
nebeneinander und sich überkreuzend Arteria pulmonalis, Aorta und Vena cava
superior. Die Pulmonalis erscheint auf kurze Strecke als begrenzende Schattenlinie
oberhalb der kleinen Krümmung des linken Herzohres. Auf ihr reitet der Bogen der
Aorta, dessen aufsteigender Teil zwar den größten Abschnitt des Gefäßschattens einnimmt, dessen rechte Begrenzung aber von der weiter nach außen befindlichen Verdunkelung der Vena cava superior überlagert wird. Der Bogen der Aorta bildet den
eigentlichen Abschluß des oberen Mittelfellgebietes.

In dem Raume zwischen oberem Aortenbogenrand und erstem Brustwirbel ist
eine annähernd parallelrandige Verdunkelung sichtbar, die beiderseits die Wirbelsäule, rechts mehr als links, überragt. Dieser Schatten, dem meist wenig Aufmerksamkeit geschenkt wird, spielt bei Erkrankungen des oberen Mittelfellraumes,

besonders bei Kröpfen, Aneurysmen, Schrumpfungsvorgängen u. dgl., eine wichtige
Rolle. Seine anatomische Unterlage sind die Organe des oberen Mittelfellraumes:
Luft- und Speiseröhre, vor allem aber die großen Arterien und Venen. Rechts ergibt
sich in der Regel eine schärfere Begrenzungslinie, die kranial etwas nach außen um-
biegt. Es ist der Umriß der Vena anonyma dextra.

Frontale Strahlenrichtung. Ein übersichtliches Bild des Mittelfellraumes liefert
frontale Untersuchung, und zwar in dextro-sinistraler Projektion, d. h. bei An-
näherung der linken Seite des Kranken an den Schirm. Bei umgekehrter Stellung
erscheint das Herz wegen seiner weiteren Entfernung von der Platte übertrieben groß.

In dextro-sinistraler Projektion wird der helle Brustkorb durch den dunkelen
Herzgefäßschatten geteilt, der von hinten oben schräg nach vorn unten verläuft
(Abb. 285).

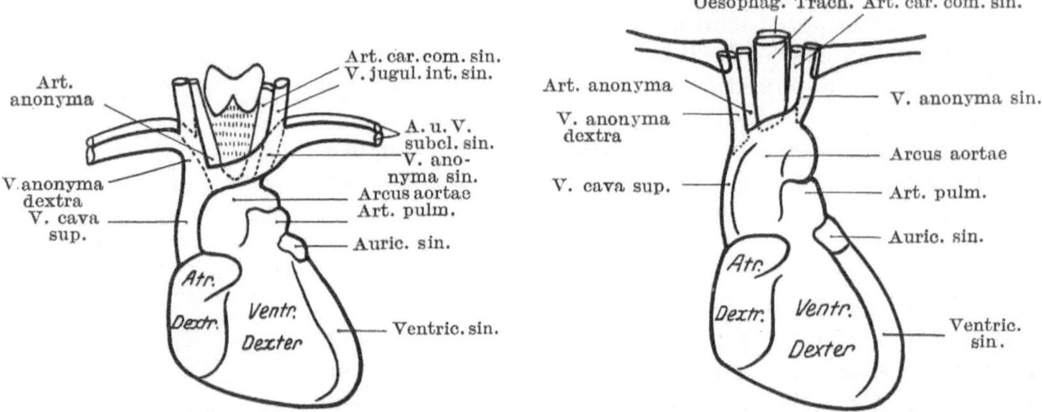

Abb. 283. Herz und Gefäße.   Abb. 284. Mittelfellgebilde, schematisch gezeichnet
(Nach Corning.)   am Mittelschatten eines Röntgenbildes.

So entsteht ein lichtes, dreieckiges retrosternales Feld, das vorn von der Brustwand und hinten von dem Herzgefäßschatten umsäumt wird. Hinter diesem befindet
sich mit caudal gelegener Basis das retrokardiale Feld, das von Wirbelsäule und
Zwerchfell abgeschlossen wird.

Unter günstigen Bedingungen können im oberen Teile des retrokardialen Feldes
Luftröhre und Bronchen erkannt werden. Letztere sind im Bereiche der Lungenwurzel im queren Durchmesser getroffen. Sie treten innerhalb eines dunkelen Ringes
kreisförmig hervor. Fällt die Projektion der Lungenpforte in den Herzgefäßschatten,
so ist sie in dessen Mitte durch runde Aufhellungen erkennbar.

Unter Umständen kann man namentlich bei arteriosklerotischen Veränderungen
auch den Aortenbogen und die Aorta descendens mehr oder weniger weit verfolgen.

Von den einzelnen Teilen, die den Herzgefäßschatten erzeugen, ist oben und
vorn der Aortenbogen zu erwähnen. Unmittelbar unter ihm liegt die gekrümmte
Pulmonalis, der sich die Vorbuchtung der rechten Kammer anschließt. Hinten wird
der obere Bogen durch den linken Vorhof, der untere durch die linke Kammer verursacht. In dem spitzen Winkel, den sie mit dem Zwerchfell eingeht, erscheint
auf kurze Strecke die Vena cava inferior.

Man gewinnt in dieser Projektionsrichtung gute Übersicht über den Mittelfellraum zur Lagebestimmung mancher Erkrankungen. Genauere Untersuchung ist
dagegen nur in anderen Strahlenrichtungen möglich.

Erster schräger Durchmesser, dorsoventral. Zur Prüfung der im hinteren Mittelfellraume gelegenen Organe wird am häufigsten der erste schräge Durchmesser

angewandt. Dabei gelingt es, Herz- und Wirbelsäulenschatten zu trennen, so daß der retrokardiale Raum zur Darstellung gelangt.

Wird der vor dem Schirm in der üblichen dorsoventralen Strahlenrichtung stehende Kranke derart gedreht, daß bei Anlehnung der rechten Schulter an den Schirm seine linke sich immer mehr von dessen Ebene entfernt, so entwickelt sich allmählich ein helles Band, das zwischen Wirbelsäule und Herzgefäßschatten gelegen ist (Abb. 286). Es verbreitert sich mit Zunahme der Drehung bis zu einem Winkel von 45°. So werden drei helle Felder zwischen zwei dunkeleren erkennbar. Das rechts vom Untersucher gelegene dunkle, birnförmige entspricht dem Herzen und den großen Gefäßen, das links davon verlaufende bandförmige der Wirbelsäule. Das lichte Feld links vom Wirbelsäulenschatten wird durch einen Teil der rechten Lunge verursacht. Das am weitesten rechts gelegene helle stellt einen kleineren Abschnitt der vorderen linken Lunge dar. Das dritte hellere zwischen Wirbelsäulen- und Herzgefäßschatten entspricht der hinteren linken und der vorderen rechten

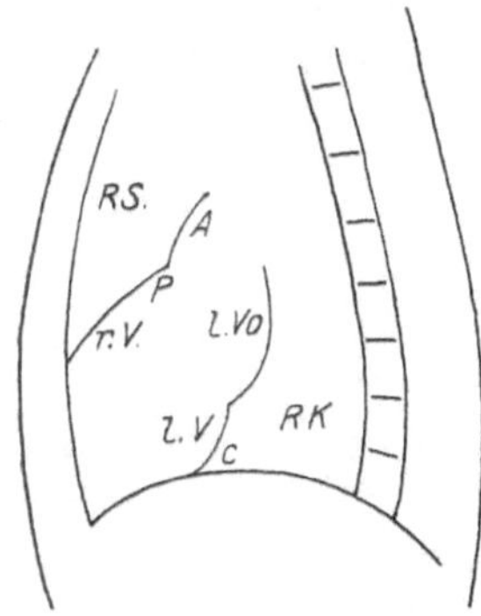
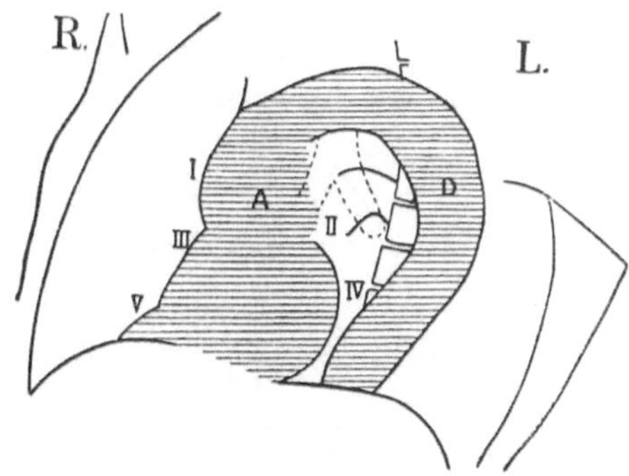

Abb. 285. Brustkorb in frontaler Strahlenrichtung. A Aortenbogen. P Pulmonalbogen. RV rechter Ventrikelbogen. LVo linker Vorhofbogen. LV linker Ventrikelbogen. C Cava inf. RS Retrosternalfeld. RK Retrokardialraum.

Abb. 286. Brustkorb im ersten schrägen Durchmesser. AA Aorta ascendens. D Aorta descendens. C Vena cava sup. Ci Vena cava inf. P Pulmonalisbogen. LV linker Ventrikelbogen. LH linker Vorhof. RH rechter Vorhof. ML mittleres Lungenfeld. T Trachea.

Abb. 287. Aufnahme im dorso-ventralen zweiten Durchmesser (pathologischer Fall). Links: IV linke Kammer, II Pulmonalis. Rechts: I Aorta, III rechter Vorhof, V Vena cava.

(Aus GROEDEL: Atlas der Röntgendiagnostik.)

Lunge. In ihm erscheinen alle Eingeweide des hinteren Mittelfellgebietes. Bei Erkrankungen im hinteren Mediastinum kommt dem Raume besondere Bedeutung zu. Bei Speiseröhrenleiden und Lymphdrüsenvergrößerung bieten sich deswegen im ersten schrägen Durchmesser sehr günstige Untersuchungsbedingungen. Die der vorderen Brustkorbwand zugekehrte untere Grenze des Mittelfeldes entspricht der linken Kammer. Darüber ist der Pulmonalisschatten sichtbar, der caudalwärts in den konischen Zapfen der Aorta ascendens ausläuft. Von den der Wirbelsäule zugewandten Schattenteilen entspricht der untere Bogen dem rechten, der obere dem linken Vorhofe.

Der der Wirbelsäule zugekehrte Saum der Gefäßtrübung wurde noch bis vor kurzem irrtümlicherweise als Aorta descendens gedeutet. Indessen, da diese anatomisch unmittelbar dem Rückgrat anliegt, kann sie in keiner Strahlenrichtung durch ein so breites Feld von seinem Schatten getrennt sein, wie es die Bilder im ersten schrägen Durchmesser zeigen. Wie THOYER-ROZART bewies, gehört der Schatten der Vena cava inferior an. Er verschwindet weiter unten in dem rechten Vorhof, um im Herzzwerchfellwinkel wieder auf kurze Strecke sichtbar zu werden.

Zweiter schräger Durchmesser, dorsoventral. Eine weitere Strahlenrichtung, die bei der Untersuchung des Mittelfellraumes wertvolle Dienste leisten kann, ist der zweite schräge Durchmesser. Der Kranke berührt den Schirm mit der linken vorstehenden Schulter derart, daß seine biaxillare Ebene mit der des Schirmes einen Winkel von 45° bildet.

Der Herzschatten kann dabei in seinem unteren Abschnitte kaum von der Wirbelsäule getrennt werden. In dem dem Rückgrat zugewandten Rand erkennt man unten die linke Kammer, oben den linken Vorhof; auf der anderen Seite heben sich vorn unten die rechte Kammer, über ihr der rechte Vorhof und noch höher Aorta ascendens heraus (Abb. 287).

Bei krankhaften Zuständen der Aorta, namentlich bei Sklerose und aneurysmatischer Erweiterung, kann die Schlagader auf weitere Strecke hin verfolgt und an ihr aufsteigender Teil, Bogen und absteigender Teil unterschieden werden.

Unter günstigen Verhältnissen sind sogar die Luftröhre und ihre Gabelung sichtbar.

Diese Projektion eignet sich besonders zur Prüfung der großen Gefäße.

Die ventrodorsale Strahlenrichtung in beiden schrägen Durchmessern gibt ein Spiegelbild der dorsoventralen.

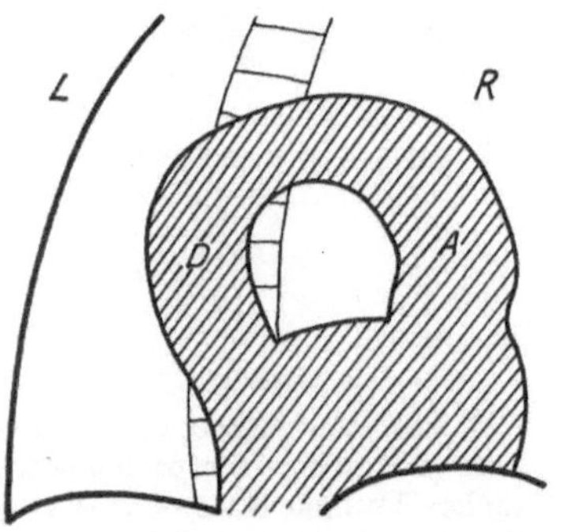

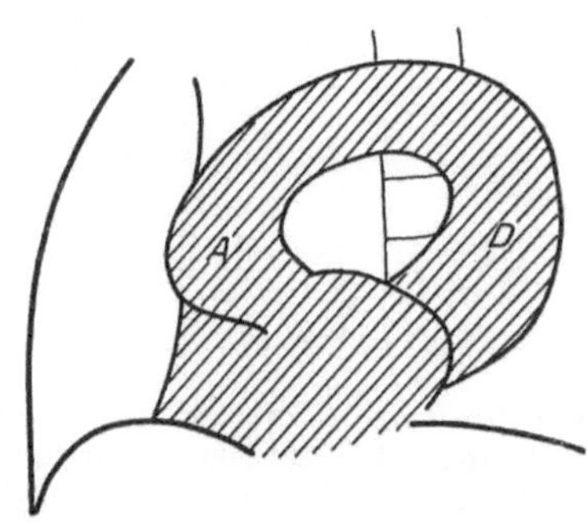

Abb. 288. Herz und Aorta bei ventrodorsaler linksexzentrischer Projektion. A Aorta ascendens. D Aorta descendens.

Abb. 289. Herz und Aorta bei dorsoventraler rechtsexzentrischer Projektion. A Aorta ascendens. D Aorta descendens.

(Aus GROEDEL: Atlas der Röntgendiagnostik.)

Exzentrische Projektion. Zur Darstellung der Aorta empfiehlt sich außer dem schrägen Durchmesser besonders die von GROEDEL vorgeschlagene sogenannte exzentrische Projektion (Abb. 288, 289).

Bei der linksexzentrischen ventrodorsalen befinden sich Platte und Schirm am Rücken des Kranken, die Röhre links vorne. Die krankhaft veränderte Aorta ist dann oft in ihrem ganzen Verlaufe zu sehen. Besonders die Pars descendens, die der Platte nahe liegt, zeichnet sich sehr deutlich ab.

Der rechtsexzentrische dorsoventrale Strahlengang ist zur schärferen Erfassung der aufsteigenden Aorta vorzuziehen, da sie sich dabei in der Nähe der Platte befindet.

2. Die Krankheiten der Mittelfellorgane.

Von großer Bedeutung für die röntgenologische Untersuchung sind alle die Erkrankungen des Mittelfellraumes, die mit Vergrößerung oder mit Einengung seiner Organe verbunden sind. In erster Reihe ist das bei reinen Geschwulstbildungen der Fall, kommt aber auch bei mannigfachen entzündlichen Erkrankungen vor. Senkungsabscesse, Vergrößerung des Thymus, Kröpfe können auf diese Weise bezeichnende Krankheitsbilder hervorrufen, deren diagnostische Erfassung durch die Röntgenuntersuchung erleichtert wird.

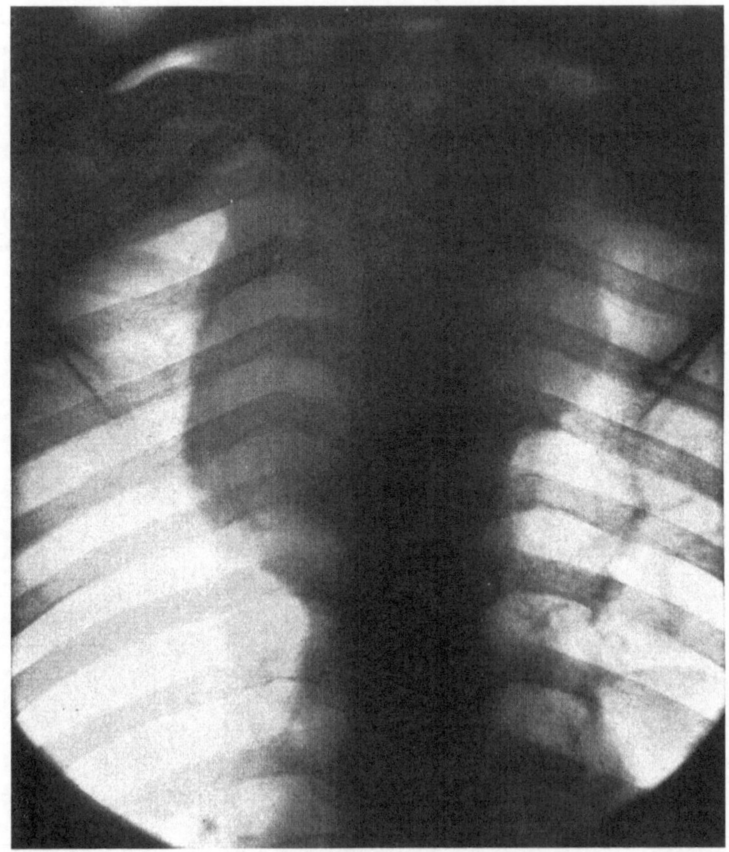

Abb. 290. Dermoidcyste des Mittelfellraumes.

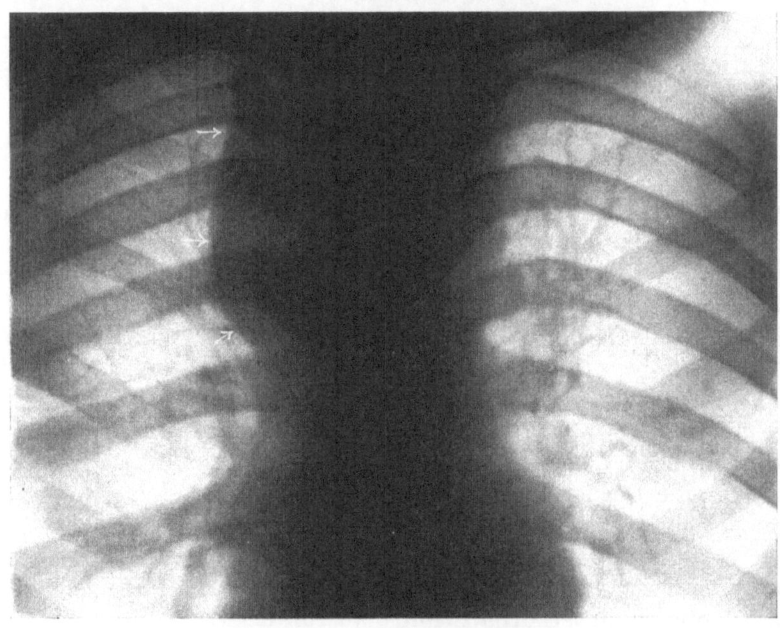

Abb. 291. Der Befund nach Punktion.

Besonders wertvoll ist frühzeitige Erkennung der Geschwülste für ihre operative Fortnahme. Auch therapeutische Bestrahlung, die gerade bei Lymphogranulomen und Lymphosarkomen des Mittelfellraumes aussichtsvoll ist, wird erst nach röntgenologischer Feststellung möglich und dann zumal am Beginne der Erkrankung nützlich.

a) Gutartige Erkrankungen des Mittelfellraumes.

Die Mediastinalcyste. Unter den gutartigen Mittelfellgeschwülsten ist die Dermoidcyste die häufigste und wichtigste. Ihre Größe ist verschieden. Kindskopfgroße Cysten verdrängen Lungen, Herz, große Gefäße oder gleichzeitig alle zusammen.

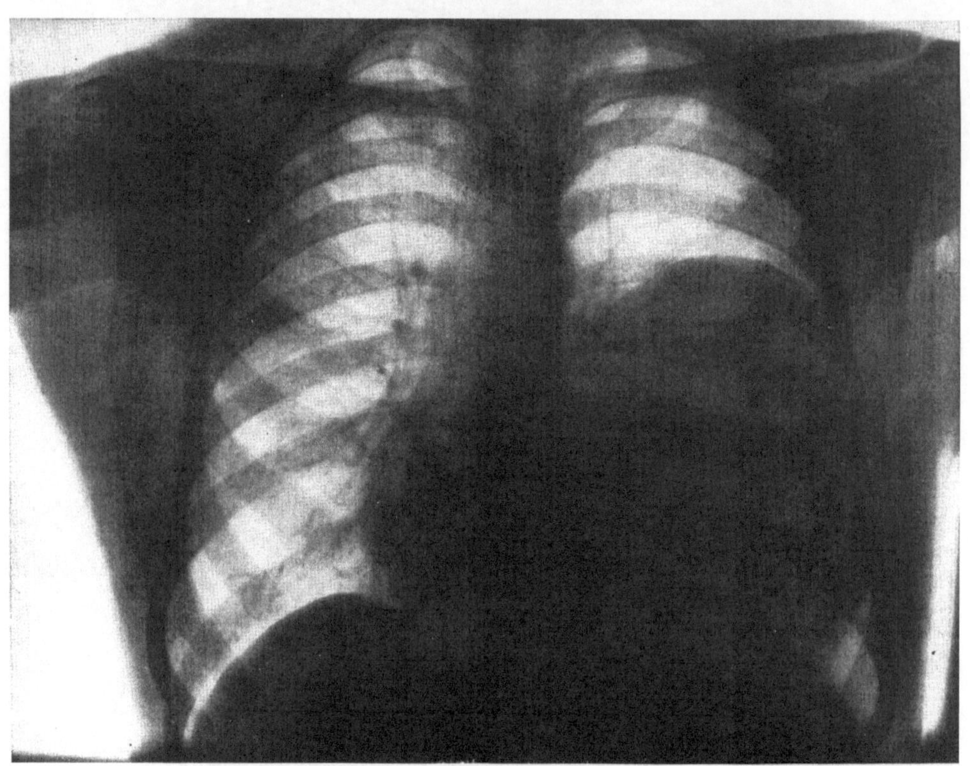

Abb. 292. Flimmerepithelcyste des Mittelfellraumes.

Durch den Druck des prall gefüllten Sackes können Nekrose der Nachbarorgane und Perforation verschuldet werden.

Die Dermoidcysten sitzen im vorderen, seltener im hinteren Mittelfellgebiete. Die oberen Abschnitte werden in der Regel bevorzugt.

Röntgenologische Befunde sind nur sehr spärlich mitgeteilt worden.

KAESTLE fand bei frontaler Untersuchung einen Kreisschatten, den ein Stiel mit den großen Gefäßen verband.

Bei dem von ASSMANN beobachteten Kranken bewirkte die Cyste auf dem Sagittalbilde eine scharf begrenzte Trübung.

Wir sahen eine Dermoidcyste, die ebenso wie die beiden erwähnten im Retrosternalraume gelegen war. Sie wurde zuerst für einen vom Brustbein ausgegangenen tuberkulösen Senkungsabsceß gehalten. Erst im Verlaufe des Leidens klärte sich die Diagnose. Die Cyste verursachte einen länglichen, becherförmigen, tiefen Schatten, der den ganzen oberen Brustkorbabschnitt ausfüllte (Abb. 290, 291). Seine scharfen Randbögen reichten von der Brustkorböffnung bis zur vorderen dritten Rippe.

Bei frontaler Untersuchung zeigte sich völlige Verdunkelung des Retrosternalbezirkes. Herzverdrängung war nicht nachweisbar.

Flimmerepithelcysten sind entweder angeborene Absprengungen oder Abschnürungen des Bronchialbaumes (STILLING, SAUERBRUCH, LOTZIN, JEHN) oder sie gehen von Divertikeln der Luftröhre aus. Eine solche hat SAUERBRUCH erfolgreich operiert.

42jähriger Mann. Vor 10 Jahren Fall mit der linken Lendengegend gegen ein Wagenrad. Anschließend an den Unfall einige Wochen lang blutiger Urin und starke Schmerzen. Dann bis vor einem halben Jahr völlig gesund. Damals stellten sich geringe Kurzatmigkeit beim Treppensteigen und stechende Schmerzen beim tiefen Atmen in der linken Brustseite ein; Husten und Auswurf fehlten.

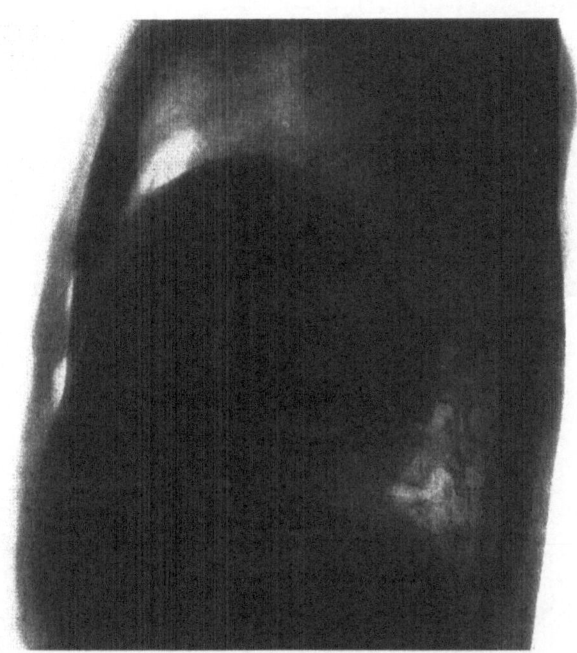

Abb. 293. Derselbe Kranke. (Frontale Strahlenrichtung.)

Das Röntgenbild zeigte einen mächtigen Schattenkreis, der, vom Mittelfell ausgehend, das ganze untere Lungenfeld ausfüllte. Das Herz war deutlich nach rechts verdrängt (Abb. 292, 293). Die seitliche Aufnahme ließ stärkere Entwicklung nach vorn zu erkennen. Vorn und lateral erreichte der Schatten unmittelbar die Brustwand.

Ein Aortenaneurysma konnte beim Fehlen jeglicher Pulsationsbewegungen und in Anbetracht der tiefen Lage des Schattens bei normaler Aortenbreite ausgeschlossen werden.

Die Differentialdiagnose gegen Echinokokkus war durch Röntgenuntersuchung unmöglich.

Ganglionneurom. Eine seltene gutartige Neubildung ist das Ganglionneurom des Sympathicus. In der Münchener Klinik wurden bei zwei Kranken derartige Geschwülste aus dem hinteren Mediastinum mit Erfolg entfernt. Je ein anderer von GULEKE und EINAR KEY. Von besonderer klinischer Bedeutung ist die Geschichte unseres ersten Kranken.

Im Röntgenlichte (Abb. 294) zeigte sich ein ausgedehnter, vom Mittelfell über die ganze Länge des Brustraumes sich vorwölbender Schatten mit scharfer, nicht pulsierender Begrenzung. Auf dem Seitenbilde ließ er sich vom Herz- und Gefäßschatten nicht trennen. In schräger und in frontaler Strahlenrichtung sprang er mit

breiter Unterlage aus dem Mittelfelle heraus (Abb. 295, 296).   Der Krankheitsverlauf war außerordentlich bemerkenswert.

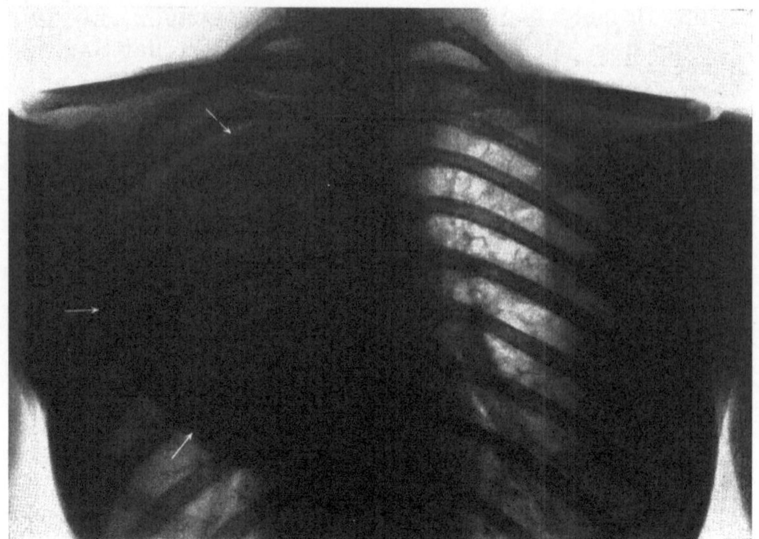

Abb. 294. Ganglionneurom des Sympathicus.

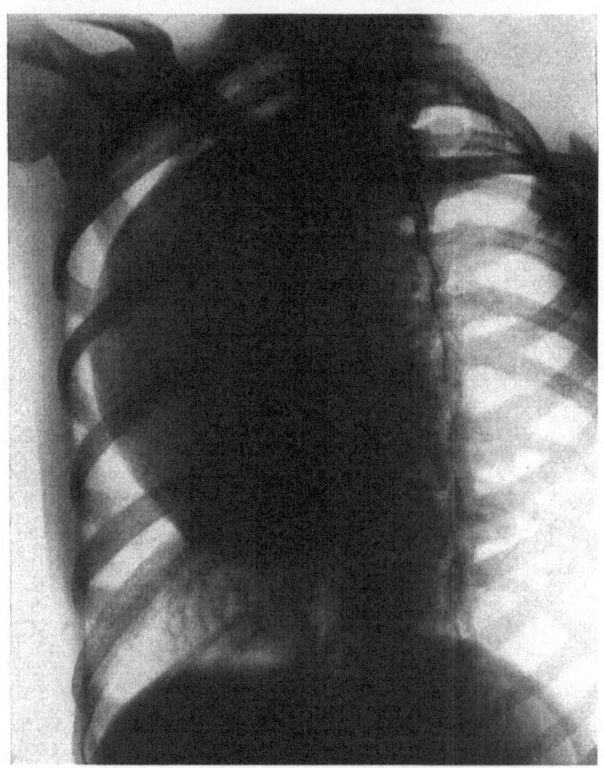

Abb. 295. Die gleiche Kranke in schräger Stellung aufgenommen.

Nach glücklicher Operation kam es zur Nekrose und später zur vollständigen Ausstoßung
der linken Lunge.

Die Kranke ist heute, 5 Jahre nach dem Eingriffe, geheilt. Zur Beseitigung der Rest-
höhle war dann Exstirpation der linken Brustkorbhälfte notwendig.

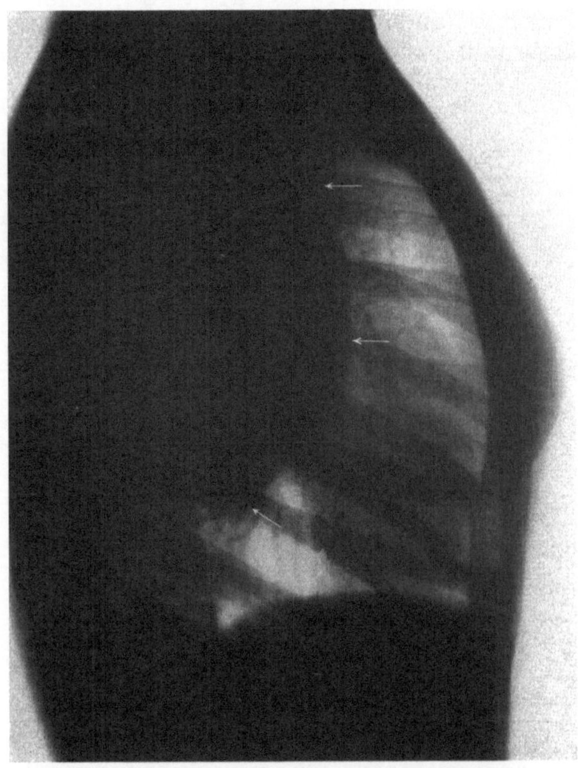

Abb. 296. Die gleiche Kranke in frontaler Stellung. Die Geschwulst dehnt sich in den hinteren Teilen des Mittelfellraumes von der Lunge aus.

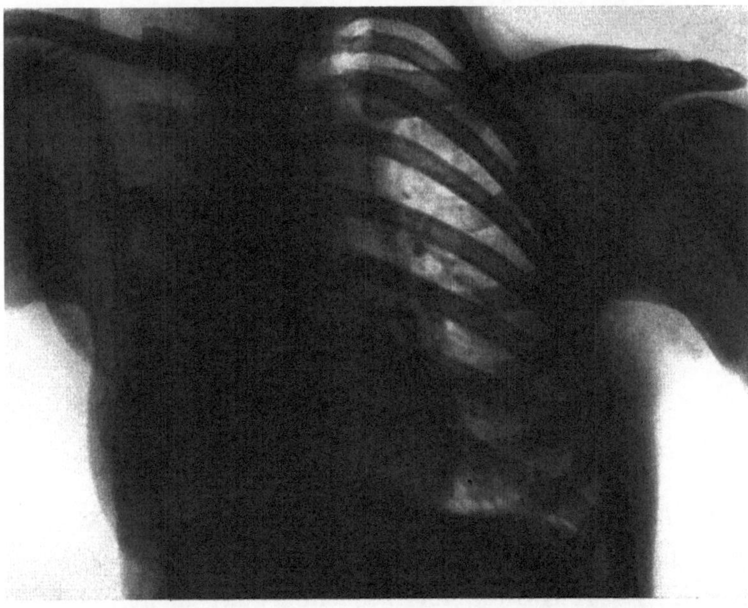

Abb. 297. Die gleiche Kranke nach vollendeter Operation (Exstirpation des Tumors, ausgedehnte Thorakoplastik wegen Restempyemhöhle nach vollständiger Lungensequestrierung).

Abb. 297 zeigt das Endergebnis dieser gewaltigen Eingriffe.
Abb. 298 stellt den Befund bei der zweiten Kranken dar.
Thymushyperplasie und Thymuspersistenz. Der röntgenologische Nachweis des

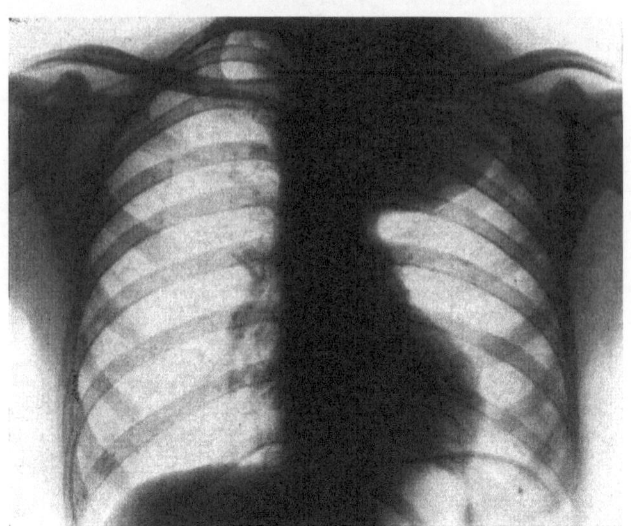

Abb. 298. Ganglionneurom des Sympathicus.

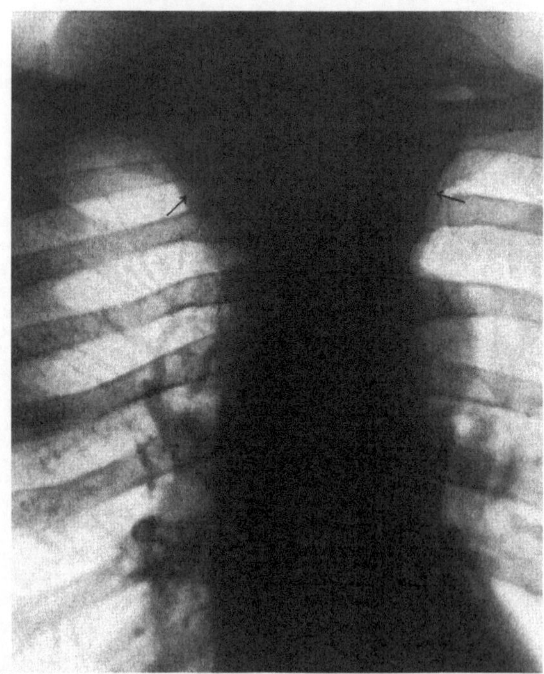

Abb. 299. Kleiner substernaler Kropf. Starkes Vorspringen des Aortenknopfes.

Thymus gelingt im Säuglingsalter überraschenderweise nicht. Nur seine Persistenz und andere pathologische Vergrößerungen sind an einem beidseitigen Schatten erkennbar, der die Mitte des obersten Brustkorbabschnittes einnimmt. Der Schatten des Mittelfellraumes wird nach rechts und links etwas überlagert. Bei schräger oder frontaler Strahlenrichtung kann bisweilen eine der Thymusausdehnung entsprechende Verdunkelung des retrosternalen Feldes festgestellt werden.

Struma substernalis. Von großer praktischer Bedeutung sind die Kröpfe des Mittelfellraumes.

Ihre klinische Erkennung ist nur dann schwierig, wenn der Kropf als Ganzes im Brustkorbe verborgen ist. Die Folgen der Verdrängung sind nicht immer so eindeutig, daß sie ohne Röntgenbild klar erfaßt werden können. Dieses aber zeigt uns Lage, Ausdehnung, Beziehung zu benachbarten Organen, zur Luftröhre und zu den großen Gefäßen.

Kennzeichnend für den substernalen Kropf ist ein becherförmiger Schatten, der sich von der Halsgegend bis zum Aortenbogen erstreckt. Seine Ränder werden bei kleineren Kröpfen durch die auseinandergedrängten Gefäße, die Arteria anonyma und die Arteria subclavia sin., gebildet (Abb. 299). Größere Strumen erzeugen die Begrenzung selbst (Abb. 300).

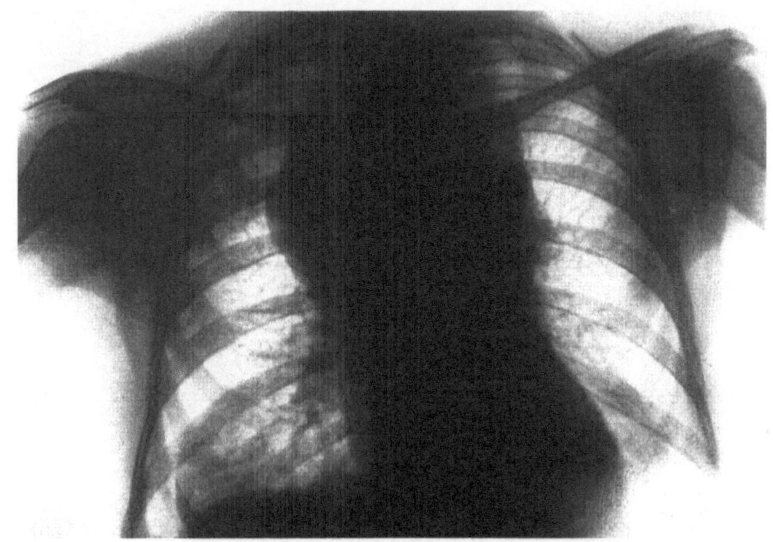

Abb. 300. Großer intrathorakaler Kropf.

Häufig drücken solche Kröpfe auf die Aorta. Durch erhebliche Verdrängung kommt es zu Verkürzung des Mittelfellschattens, zu starkem Vorspringen des Aortenknopfes nach links.

Bei einlappiger intrathorakaler Entwickelung der Struma ist die Verdunkelung schmal. Liegen beide Lappen im Brustraume, so ist sie breiter und immer mehr oder weniger symmetrisch. Scharflinige Umgrenzung ist bezeichnend. Sie beginnt im allgemeinen oberhalb der Schlüsselbeine und verliert sich, langsam abnehmend, im Mittelschatten (Abb. 301).

Wertvolle Aufschlüsse über Lage des Kropfes und seine Beziehungen zu den benachbarten Organen gibt frontale Untersuchung. Sie zeigt das Gebilde im Retrosternalraume und die Verdrängung der großen Gefäße und des Herzens nach hinten (Abb. 302).

Eine fast nur einseitig entwickelte, außerordentlich große Struma profunda stellt Abb. 303 dar.

Abb. 304 gibt den Befund nach Operation wieder.

Im Vordergrunde der klinischen Erscheinungen einer Struma profunda steht die Verengung der Luftröhre, die meist mit seitlicher Abweichung verbunden ist.

Je nach dem Sitze des Kropfes wird die Luftröhre von vorn, von hinten oder von den Seiten her gedrosselt. Sie ist im Röntgenbilde als schmales, helles Band seitlich

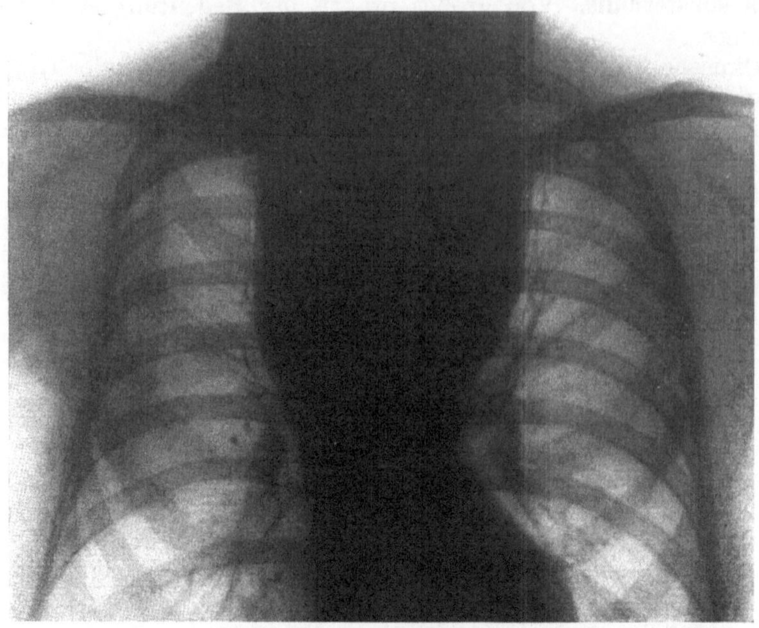

Abb. 301. Großer intrathorakaler Kropf.

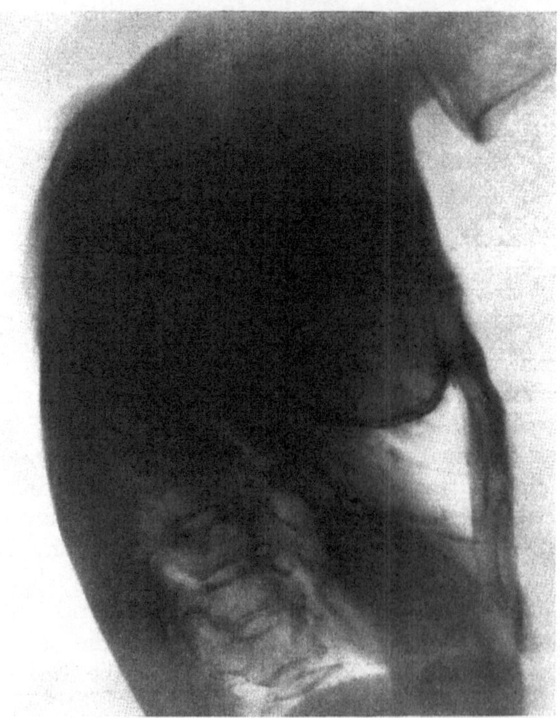

Abb. 302. Derselbe Kranke bei frontaler Untersuchungsrichtung.

vom Kropfschatten sichtbar (Abb. 305). Kommt zur Verdrängung noch Verschmälerung der Lichtung, so findet sich röntgenologisch Verdünnung des hellen

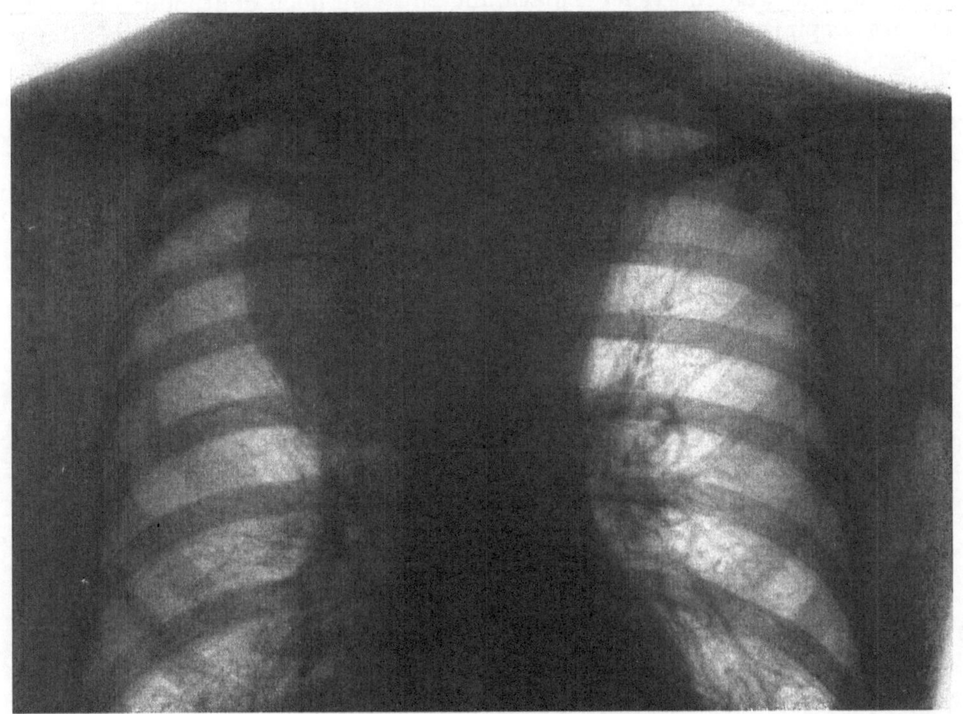

Abb. 303. Intrathorakaler Kropf.

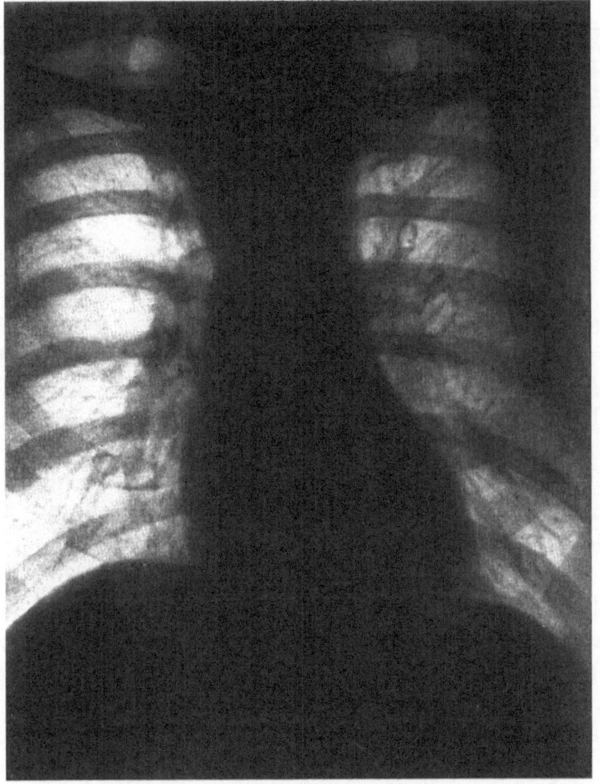

Abb. 304. Derselbe Kranke nach der Operation.

Streifens. Er wird während tiefer Einatmung zuweilen noch deutlicher. Bei Tracheomalacie ist inspiratorisches Ansaugen der erweichten Luftröhrenwände besonders ausgeprägt.

Durch Kompression der Speiseröhre können gelegentlich Schluckbeschwerden ausgelöst werden. Die Ursache solcher klinisch zunächst meist unklaren Schlingstörungen deckt dann Röntgenuntersuchung auf.

Kalkeinlagerungen im Kropfe sind nicht selten. Zuweilen stellen sie sich als zierliche Schalen dar (vgl. Abb. 302), oder sie erzeugen runde Verdunkelungen. Beide sind unverkennbar und für einen Kropf beweisend.

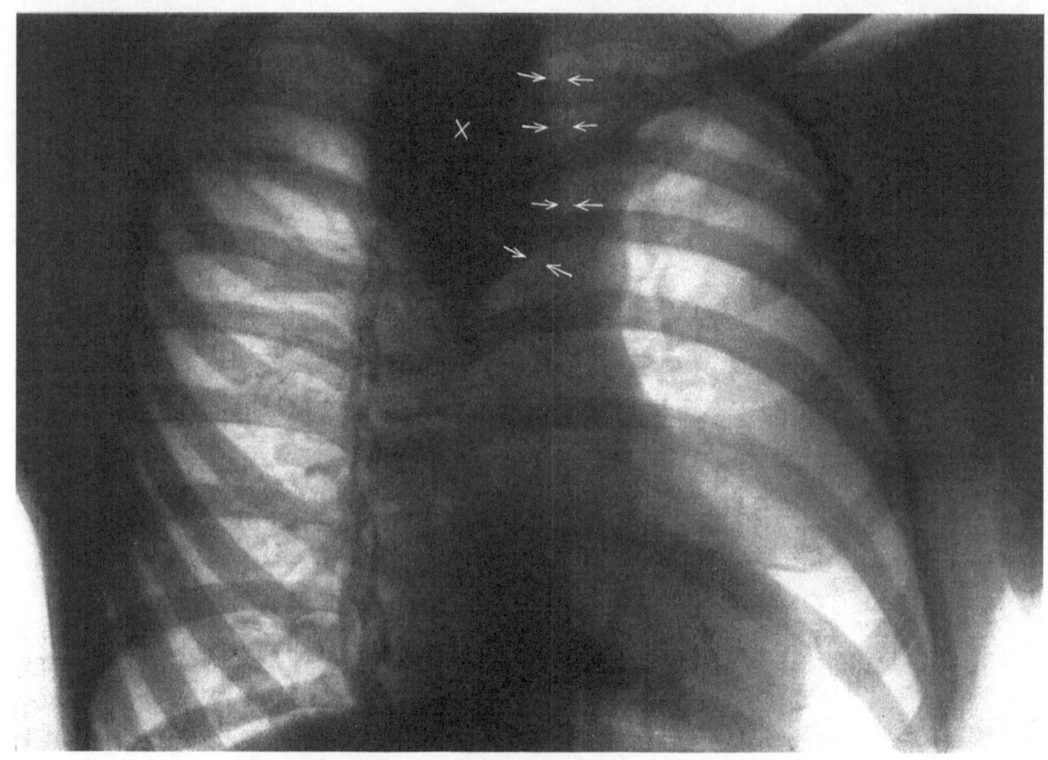

Abb. 305. Intrathorakaler Kropf (×) bei schräger Projektion. Verlagerung der Luftröhre (Pfeile).

So leicht im allgemeinen eine Struma profunda im Röntgenlichte festzustellen ist, so kann es manchmal doch sehr schwer sein, sie von einer Mittelfellgeschwulst zu unterscheiden. Auch Dermoidcysten, Senkungsabscesse, selbst Speiseröhrenkrebse täuschen oft Schilddrüsenvergrößerung vor (Abb. 306). Die Lagebeziehung des Schattens zur Luftröhre, vor allem aber sein Emporsteigen während des Schluckens, das den intrathorakalen Kröpfen eigen ist, ermöglichen dann die Diagnose. Verwechslungen mit gutartigen Lungengeschwülsten kommen vor. Bei einem unserer Kranken zeigten die Röntgenbilder Abb. 307 und 308 einen mächtigen scharf abgegrenzten runden Schatten, der das ganze rechte obere Lungenfeld einnahm. Die Luftröhre war deutlich nach links verdrängt. Die großen Gefäße wiesen jedoch keine Veränderungen ihrer Form und Lage auf. Die Verdunkelung zwischen ihnen und der oberen Thoraxapertur schien nur durch die große Ausdehnung des Tumors bedingt zu sein. Es wurde die Diagnose: „Cystische Lungengeschwulst" gestellt.

Bei der Operation fand man einen mächtigen intrathorakalen Kropf.

Schwierig ist Abgrenzung eines pulsierenden Kropfes von einem Aneurysma der Aorta oder der Anonyma.

Der intrathorakale Senkungsabsceß. Der intrathorakale Senkungsabsceß ist keineswegs immer an die anatomische Begrenzung des Mittelfellraumes gebunden.

Seine klinische Erkennung ist noch schwieriger als die der Mittelfellgeschwülste. Das liegt daran, daß sogar große Eiteransammlungen selten Verdrängungserscheinungen machen. Auch das tuberkulöse Grundleiden, meist Spondylitis, kann mangels klinischer Merkmale selbst genauer Untersuchung entgehen. Nach BRENNERS Statistik fanden sich auf dem Sektionstisch unter 39 Spondylitiden 22 mal (56%) schwere Wirbelveränderungen, die zu Lebzeiten keine oder nur unklare Zeichen verursacht hatten.

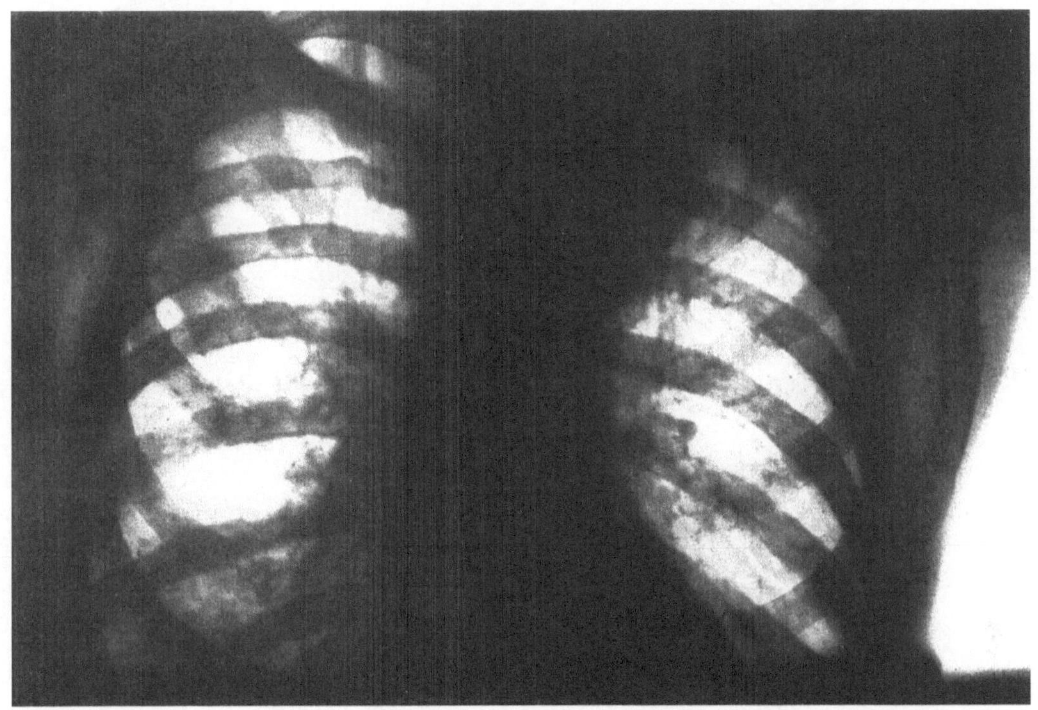

Abb. 306. Mittelfellgeschwulst (Oesophaguscarcinom), eine Struma profunda vortäuschend.

CHAOUL und LANGE entdeckten im Röntgenlichte 15 mal große intrathorakale Abscesse, die klinisch nicht erkannt worden waren.

Die radiologische Darstellung der Senkungsabscesse ist bei ihrem versteckten Sitze, meist neben der Wirbelsäule, an einige technische Voraussetzungen gebunden. Die übliche ventrodorsale Brustkorbaufnahme genügt nur, wenn der Absceß in den mittleren Teilen der Brust gelegen ist und sich nach der einen Seite oder nach beiden so weit ausdehnt, daß er mit seinen Umrissen das Gefäßband überragt (Abb. 309, 310). Gewöhnlich trifft man aber die Eiteransammlungen tiefer an. Dann verdeckt der Mittelfellschatten den des Abscesses. Diesem Übelstande kann durch harte Aufnahmen begegnet werden. Die mit rahmigem Eiter und mit käsigen Zerfallsmassen gefüllten Höhlen, die oft von dicken, pyogenen Häuten umgeben sind, verursachen sehr dichte Schatten. Die Abscesse gelangen auch dann noch zur Darstellung, wenn Herz und große Gefäße durch die Härte der Aufnahme schon durchstrahlt sind. Auf diese Weise können auch tiefe Abscesse in ventrodorsaler Richtung erfaßt werden. Sie genügt aber nicht, wenn der Schatten des Eiterherdes sich als schmales Band längs des Rückgrates erstreckt oder nur einseitig vorhanden ist. Auch gibt sie keinen

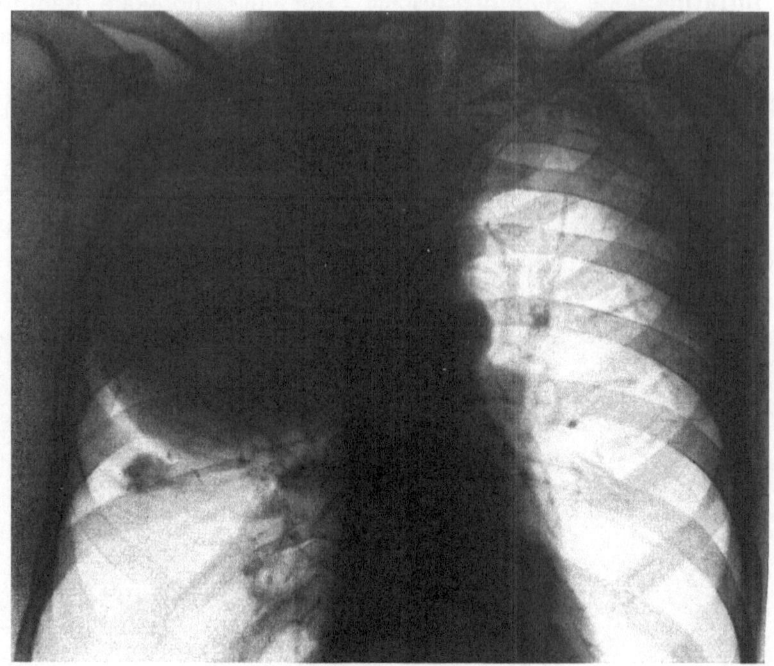

Abb. 307. Intrathorakaler Kropf, eine Lungengeschwulst vortäuschend.

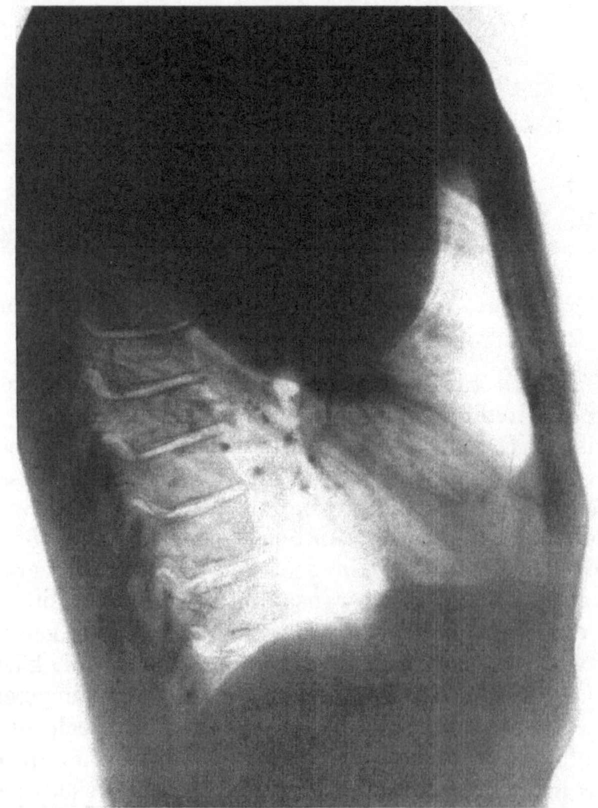

Abb. 308. Derselbe Kranke. (Frontales Bild.)

Aufschluß über Tiefe des Abscesses und Beziehungen zur Wirbelsäule. Hier werden Aufnahmen in schräger und vor allem in seitlicher Stellung notwendig (Abb. 310—312).

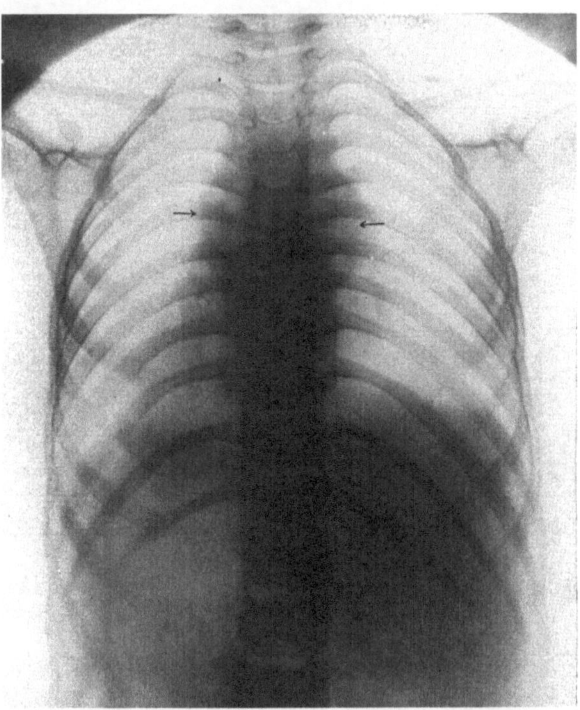

Abb. 309. Paravertebraler Senkungsabsceß im oberen Brustkorbabschnitte.

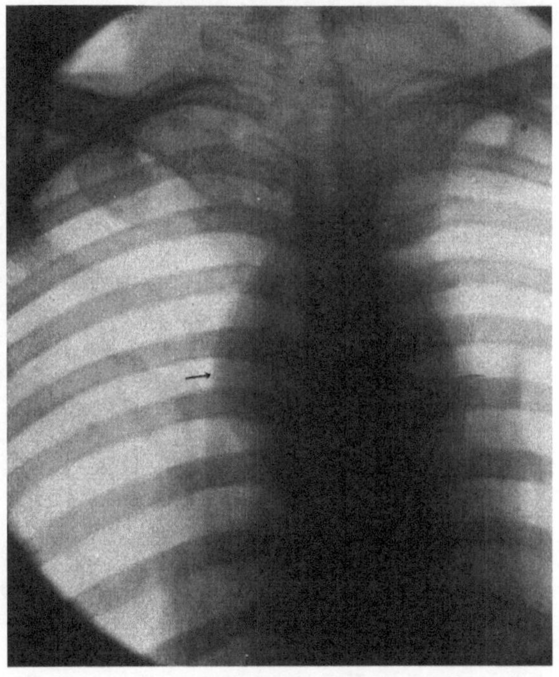

Abb. 310. Paravertebraler Senkungsabsceß, vom 7. Hals- und 1. Brustwirbel ausgehend.

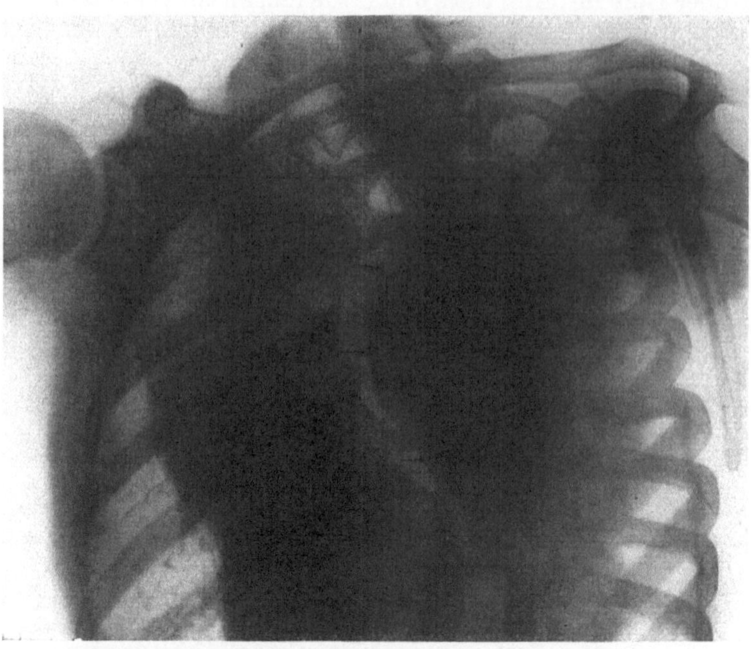

Abb. 311. Aufnahme desselben Kranken in schräger Stellung. Verdrängung der Mittelfellgebilde.

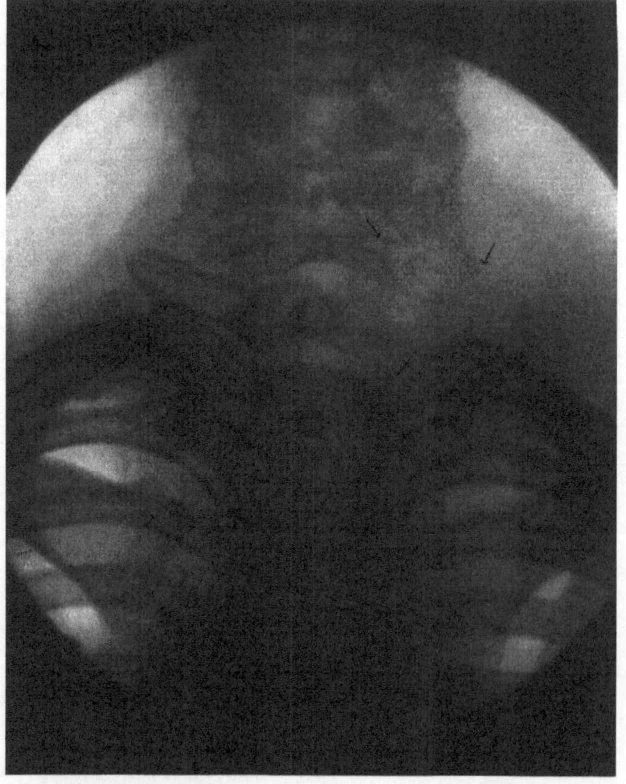

Abb. 312. Aufnahme desselben Kranken. Sitz des Herdes in Höhe des 1. Brustwirbels.

Zur Erzielung brauchbarer frontaler Röntgenbilder ist genaue seitliche Lagerung erforderlich. Zur möglichst vollständigen Ausschaltung des Schattens der Schulter-

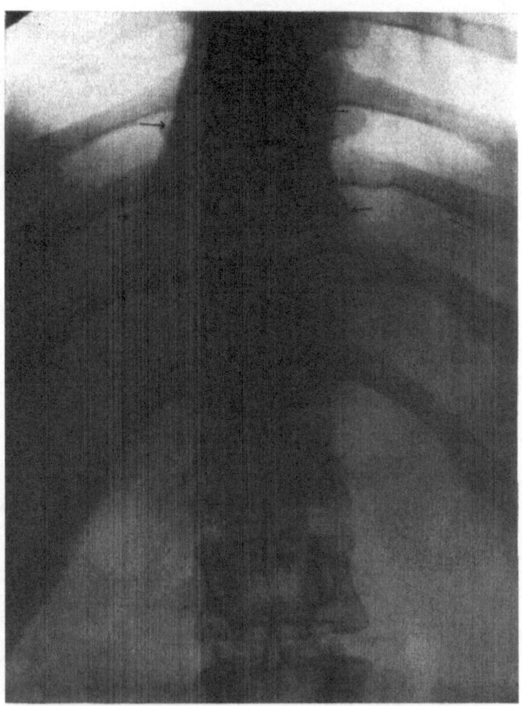

Abb. 313. Caries des 12. Brustwirbels mit aufsteigendem intrathorakalen Abscesse.

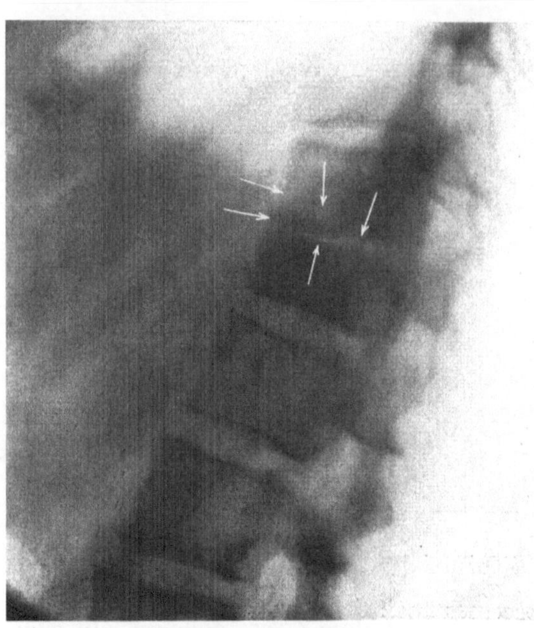

Abb. 314. Die frontale Aufnahme des gleichen Kranken zeigt die Zerstörung des 12. Brustwirbels.

weichteile müssen die Arme des Kranken erhoben werden. Anwendung der beweglichen BUCKY-POTTER-Blende ist unerläßlich. Mit ihrer Hilfe gelangen Tiefe,

Ausdehnung des Abscesses und Einzelheiten der Wirbelsäule zur Darstellung. Keilförmige Zerstörungen der Wirbelkörper, die sagittal nicht sichtbar sind, zeigen sich deutlich bei seitlicher Aufnahme (Abb. 313 und 314).

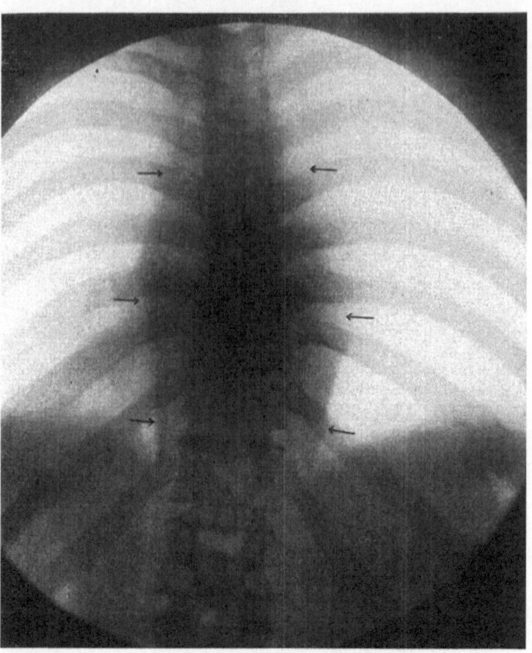

Abb. 315. Caries des 9. Brustwirbels mit paravertebralem Abscesse.

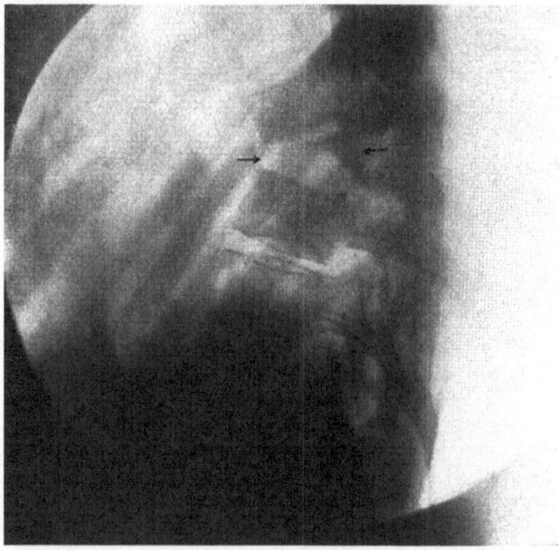

Abb. 316. Der gleiche Kranke im frontalen Bild.

Senkung des Abscesses nach dem Zwerchfelle zu läßt sich ebenfalls im Röntgenbilde verfolgen. Gewöhnlich macht die Eiterung vor dem Zwerchfelle halt. Erst später, wenn sie bestimmte Größe erreicht hat, bricht sie in die Psoasscheide ein. Manchmal dagegen schlägt der Absceß den umgekehrten Weg ein und steigt in den Brustraum hinauf.

Das wurde zuerst von BRENNER an Leichenbefunden festgestellt.
SGALITZER bestätigte am Lebenden BRENNERs Beobachtung.
CHAOUL und LANGE wiesen nach, daß nicht nur von den unteren Brustwirbeln,

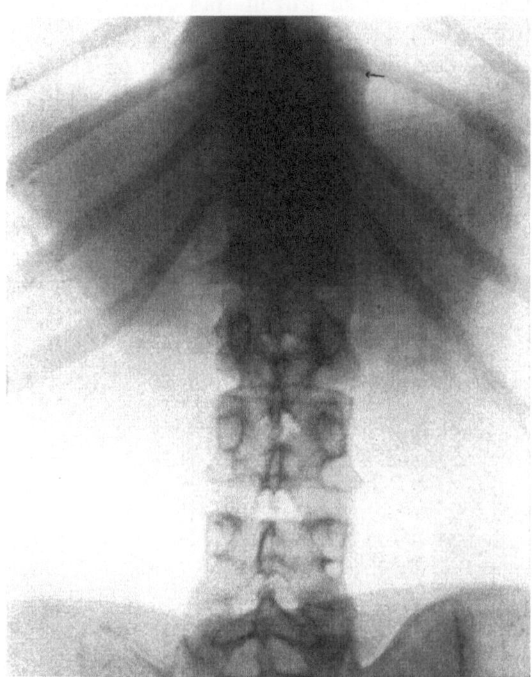

Abb. 317. Intrathorakale aufsteigende Abscesse, vom XI. Brustwirbel ausgehend.

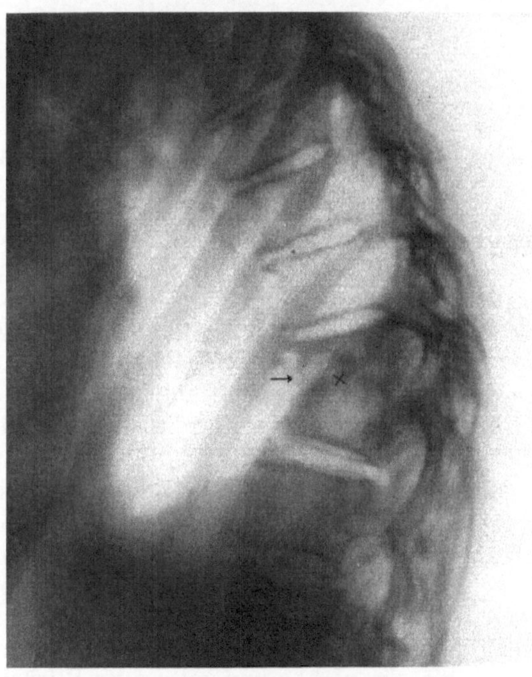

Abb. 318. Der gleiche Kranke in frontaler Strahlenrichtung (keilförmige Zerstörung des Wirbelkörpers).

sondern auch von den ersten zwei Lendenwirbeln aus Eiter in die Brusthöhle emporzukriechen vermag. Voraussetzung ist rein mediale Lage des Knochenherdes, so daß der Einbruch unter das vordere Längsband der Wirbelsäule erfolgen kann. Dann gelangt der Eiter nicht in die Psoasscheide, sondern steigt kopfwärts in den trichterförmigen Schacht, der vorn durch das Zwerchfell, hinten durch die Wirbelsäule und seitlich durch die Fascia endothoracica begrenzt wird. Im sagittalen Lichte betrachtet, gibt der Absceß wiederum einen birnenförmigen, nach oben sich verjüngenden Schatten. Da das untere Trichterende im Leberdunkel aufgeht, scheint es breit auf dem Zwerchfelle zu ruhen. Dessen Bewegungsfähigkeit fanden wir nie beeinträchtigt (Abb. 317, 318, 319).

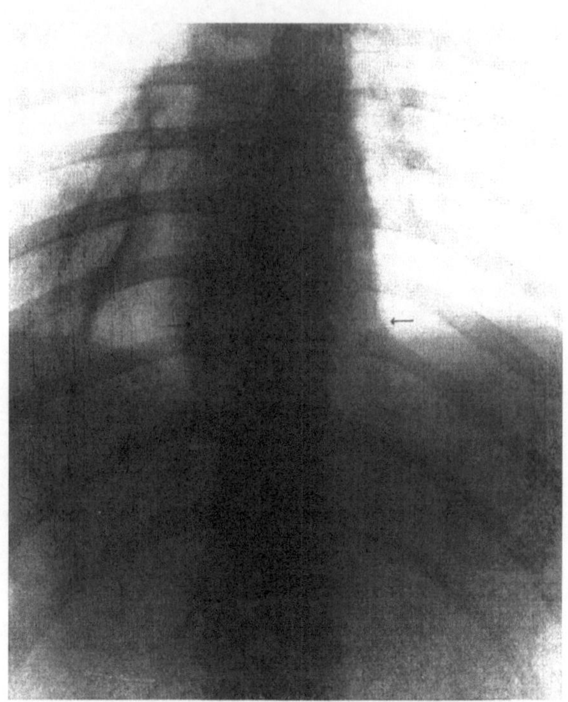

Abb. 319. Caries des 1. Lendenwirbels mit aufsteigendem intrathorakalen Abscesse.

Form und Lage des Abscesses sind bei diesen Bildern so eigenartig, daß sie ohne weiteres Schlüsse auf den Sitz des Knochenherdes zu ziehen gestatten. Die Caries muß die untersten Brust- oder die oberen Lendenwirbelkörper ergriffen haben. Den Zusammenhang zu kennen ist insofern wichtig, als in dieser Gegend seitliche Aufnahme infolge des verdeckenden Leberschattens unter Umständen im Stiche läßt.

Zur Darstellung der Abscesse genügt in der Regel einfache ventrodorsale Strahlenrichtung. Für Umgrenzung des Herdes ist das seitliche Bild vorteilhaft. Gelingt auch damit der Nachweis der Caries nicht, so wird man sich daran erinnern, daß die größte Breitenausdehnung des Abscesses meist der Höhe des Herdes entspricht.

Vorherige Durchleuchtung ist stets angezeigt. Sie klärt über beste Stellung des Kranken und über Zugehörigkeit der Verdunkelung zum Rückgrat auf (Abb. 320, 321). In keiner Richtung gelingt es, den Absceßschatten von der Wirbelsäule zu trennen. Dagegen ergibt sich ein freier Raum zwischen ihm und dem Mittelfell. Auch die parallaktische Verschiebung liefert Anhaltspunkte für die Tiefenlage des Schattens. Alle Gebilde, die nicht unmittelbar die Wirbelsäule berühren, können dabei ausgeschlossen werden (Kröpfe, Mittelfellgeschwülste, Lungengewächse usw.).

Schwierigkeiten entstehen zuweilen bei Abgrenzung spindelförmiger [Aneurysmen der Aorta descendens (Abb. 322). Doch wird man, selbst wenn die für ein Aneurysma bezeichnende Pulsation nicht vorgefunden wird, stets wenigstens den Zusammenhang des abgedunkelten Bezirkes mit dem Aortenbogen verfolgen können.

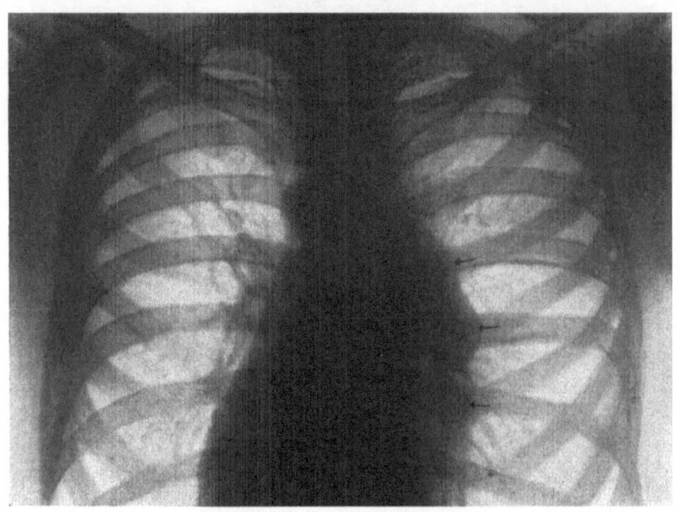

Abb. 320. Intrathorakaler Senkungsabsceß. (Bild seitenverkehrt.)

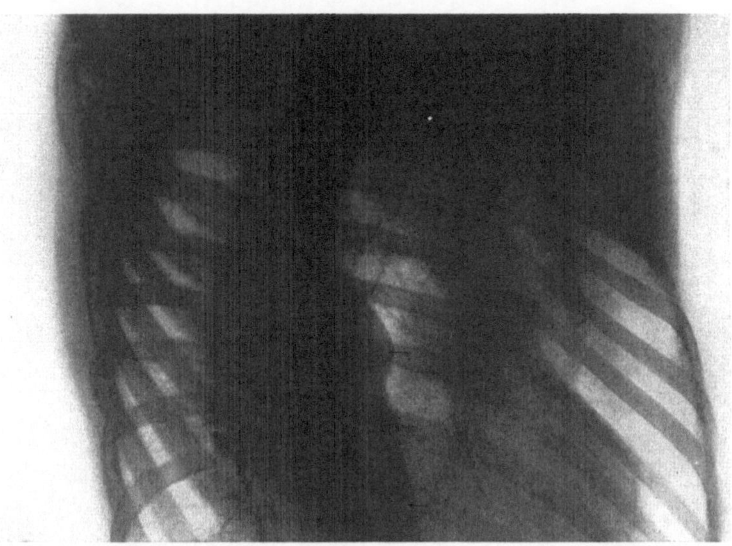

Abb. 321. Der gleiche Kranke im ersten schrägen Durchmesser. Der Absceßschatten liegt der Wirbelsäule an.

Hier seien die glattrandigen, schmalen KANKELEIT-Streifen erwähnt, die parallel der Wirbelsäule verlaufen und angeblich durch besondere optische Brechungsverhältnisse entstehen (MACH, WALTER).

Nichttuberkulöse Wirbelabscesse können ähnliche Röntgenbilder erzeugen. So hat SGALITZER eine durch Steckschuß entstandene Osteomyelitis des zehnten Brustwirbels mit mannsfaustgroßer Abscedierung beschrieben.

Ist die Feststellung der Senkungsabscesse im mittleren und im unteren Brustkorbabschnitte im allgemeinen leicht, so bereiten höhergelegene, zumal wenn sie groß sind und den oberen Brustraum füllen, Schwierigkeiten.

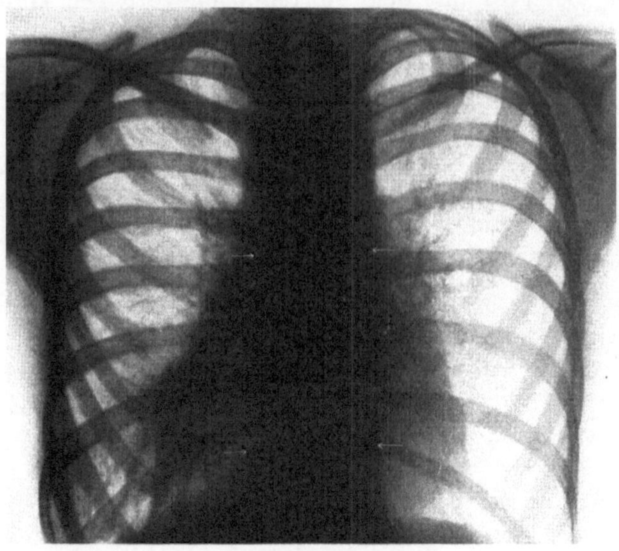

Abb. 322. Schmaler, bandförmiger, paravertebraler Senkungsabsceß. (Bild seitenverkehrt.)

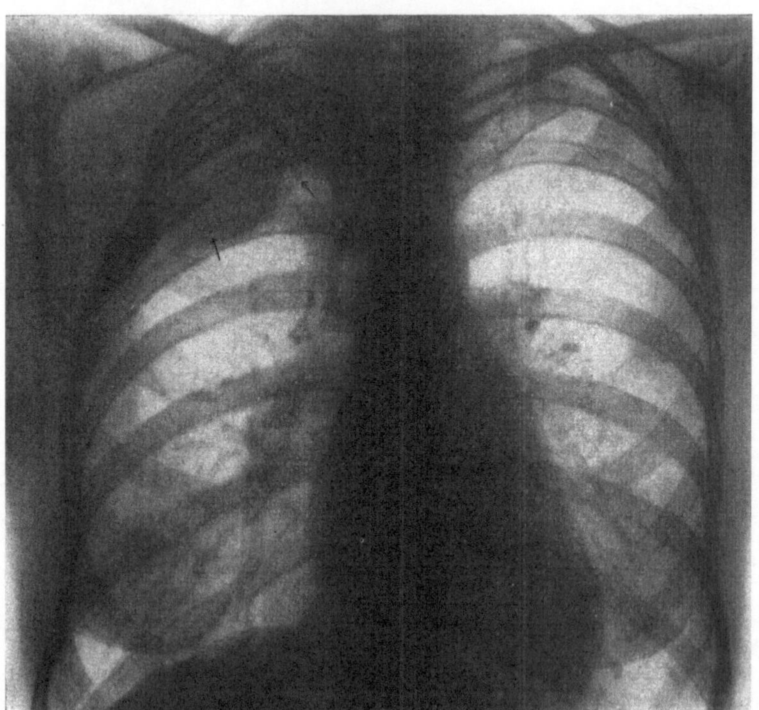

Abb. 323. Intrathorakaler extrapleuraler Senkungsabsceß, von den oberen Rippen ausgehend, mit Durchbruch nach der Achselhöhle.

Besonders die Bestimmung der Zugehörigkeit des Schattens zur Wirbelsäule läßt bei der Enge der oberen Brustkorböffnung öfter im Stiche, zumal genaue Abgrenzung durch die verdeckende Trübung des Schultergürtels sehr erschwert wird. Infolgedessen ist man gezwungen, mehr aus der Form der Veränderungen Schlüsse auf ihre Art zu ziehen.

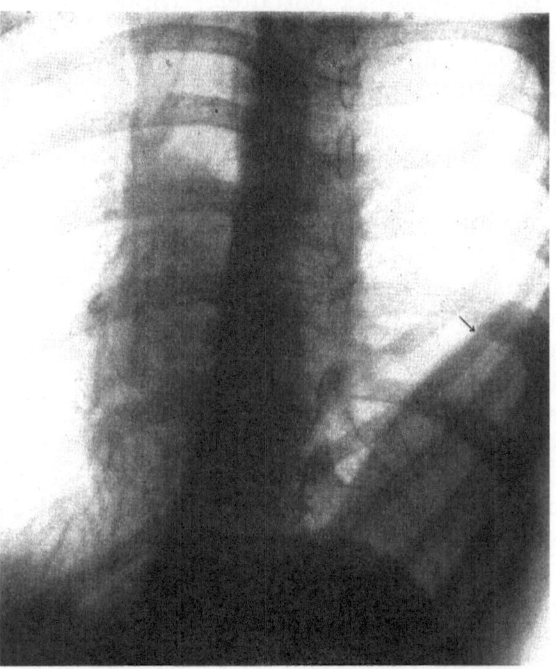

Abb. 324. Intrathorakaler, extrapleuraler Senkungsabsceß, von den unteren Rippen ausgehend.

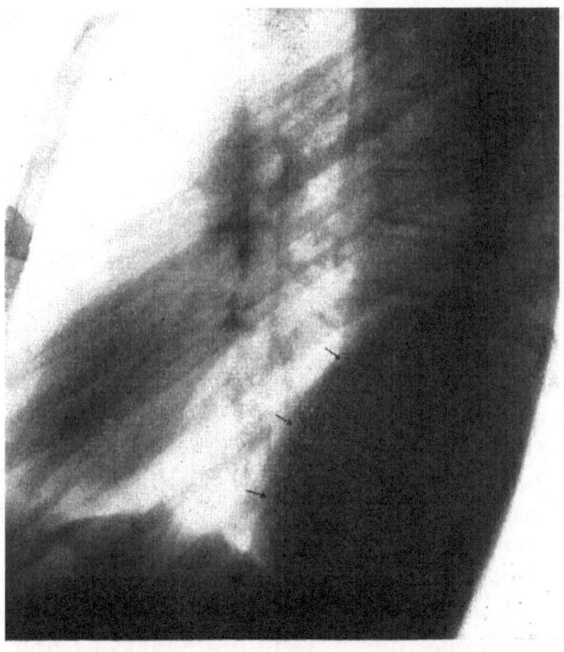

Abb. 325. Der gleiche Kranke in frontaler Stellung.

Außer von der Wirbelsäule stammen extrapleurale, in den Brustraum sich vorwölbende Abscesse von Rippen- oder Brustbeincaries her. Zwar dringt der Eiter bei diesem Sitze der Tuberkulose öfters nach außen, so daß er als kalter Absceß durch Besichtigung und Betastung kenntlich wird. Doch kann er sich auch nach innen ausdehnen; diese Form ist häufiger bei Brustbein- als bei Rippentuberkulose. Umgekehrt schickt ein endothorakal entfalteter Rippenabsceß manchmal durch eine Muskellücke einen Fortsatz unter die Brusthaut.

Röntgenplatte oder Schirm zeigen einen vorderen Mittelfellschatten, der sich von der Brustbeinbegrenzung nicht trennen läßt. Seine Umrisse sind gewöhnlich glatt und regelmäßig. Die Form wechselt je nach Ausdehnung der Eiteransammlung. Dieses Schattenbild ist jedoch für Senkungsabsceß nicht bezeichnend. Verwechslungen mit anderen, unter gleichen Merkmalen einhergehenden Geschwülsten, wie z. B. Cysten, sind nicht immer zu vermeiden.

Auch wir unterlagen einmal einem solchen Irrtume. Klinische und röntgenologische Untersuchung sprach zugunsten eines retrosternalen Senkungsabscesses. Die Punktion, die rahmigen Eiter förderte, schien die Diagnose zu bestätigen. Bei der Operation zeigte sich eine vereiterte mediastinale Cyste (vgl. Abb. 290, 291).

Ebenso schwierig ist gelegentlich die Erkennung eines von einer Rippe ausgehenden Abscesses, wenn er sich ausnahmsweise rein endothorakal entwickelt. Er kann das Rippenfell abheben und perkutorisch, auscultatorisch und röntgenologisch einem abgekapselten Empyeme gleichen (Abb. 323—325). Das Lungenfeld ist meist völlig frei, selten durch Atelektasen verdichtet. Fast stets ist die Zwerchfellbewegung gut erhalten. Entscheidung bringt der Nachweis des cariösen Herdes.

b) Bösartige Neubildungen des Mittelfellraumes.

Bösartige Geschwülste pflegen infolge ihres infiltrierenden Wachstumes frühzeitig Kreislaufstörungen hervorzurufen. Gefäßstauungen, Ödeme, Cyanose können vorhanden sein, bevor Verdrängung auftritt. Auch baldige Nervenlähmungen (Sympathicus, Recurrens, Phrenicus) sprechen für Bösartigkeit der Geschwulst. Oft geben Allgemeinzustand und Dauer der Erkrankung wertvolle Fingerzeige.

Leider treten aber diese Unterschiede keineswegs immer zutage. Trotz sorgfältigster klinischer Untersuchung mißlingt nicht selten frühzeitige Erkennung. Das Röntgenverfahren kann hier aushelfen.

Form und Sitz ermöglichen die Unterscheidung der Cysten, der intrathorakalen Kröpfe und der Senkungsabscesse von bösartigen Neubildungen. Schwieriger gestaltet sich die Differentialdiagnose gegenüber Lipomen, Fibromen und Neurinomen; denn ihre Umgrenzung kann der bösartiger Geschwülste ähnlich sein. Immerhin aber sprechen Einheitlichkeit, Gleichmäßigkeit, Tiefe des Schattens und seine regelmäßige Randform für gutartigen Tumor, während unregelmäßig umsäumte und zusammengesetzte Bilder von wechselnder Tiefe Merkmale bösartiger Neubildungen sind.

Eindeutig wird das Röntgenbild erst, wenn die Geschwulst infiltrierend auch auf die benachbarten Organe, vor allem die Lunge übergreift. Dann entstehen Schatten mit unscharfer und unregelmäßiger Begrenzung. Entsprechend der Größe und der Ausdehnung der Geschwulst ragt der Schatten über den Mittelfellraum hinaus. Oft aber ist er nur in frontaler oder in schräger Strahlenrichtung sichtbar.

Fast nie gelingt es, die anatomische Eigenart der Geschwulst im Röntgenlichte zu erkennen. Immerhin wird die Besprechung der einzelnen Formen bösartiger Geschwülste Anhaltspunkte für ihre Ermittlung abgeben.

Sarkome und Lymphosarkome. Lymphosarkome und Sarkome verraten sich meist durch auffallende Größe, durch Tiefe des Schattens und durch Schärfe ihrer Ränder.

Das Lymphosarkom zeigt ausgedehnte Verdunkelung, die häufig das gesamte Mittelfellgebiet erfaßt. Sie ist Ausdruck infiltrierenden Wachstumes, das den Lymphosarkomen im besonderen Maße zukommt. In der großen mehr oder weniger regelmäßigen Trübung, die die ganze Länge des mittleren Brustraumes beansprucht, gehen Herz-, Gefäß- und Geschwulstschatten ineinander auf.

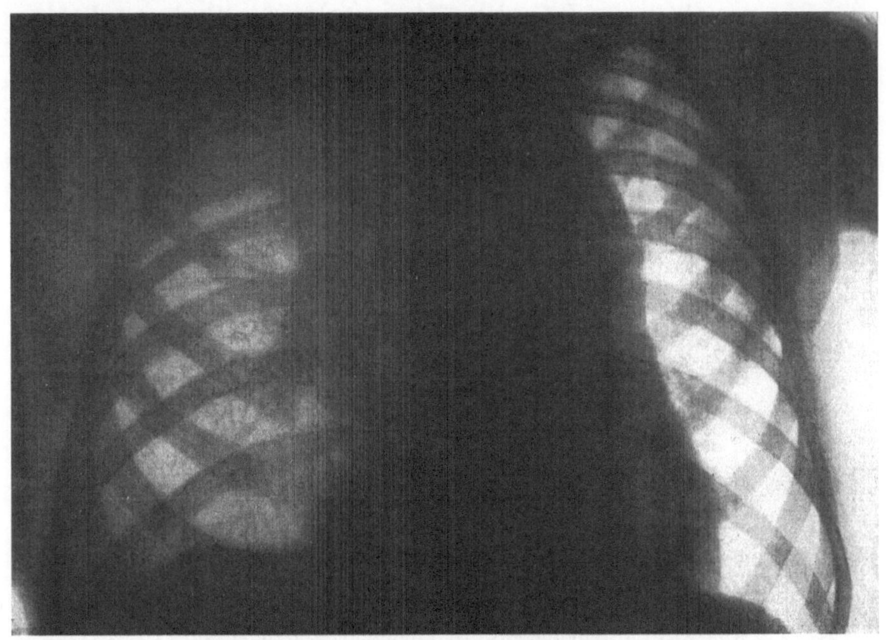

Abb. 326. Lymphosarkom des Mittelfellraumes mit Ausbreitung in der rechten Lunge und Brustfellhöhle.

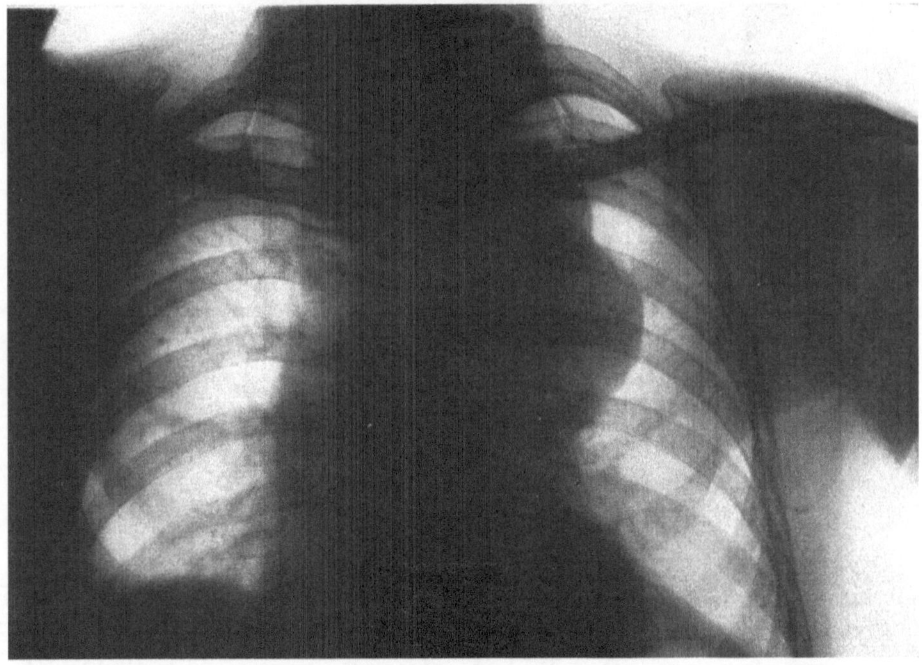

Abb. 327. Mittelfellgeschwulst (Sarkom).

Ausbreitung des Gewächses längs der Bronchen in das Lungengewebe kann bei Lymphosarkom röntgenologisch verfolgt werden. Der Geschwulstschatten greift stellenweise auf das Lungenfeld über und verwischt die Zeichnung des betreffenden Abschnittes (Abb. 326). Der Saum der Neubildung ist infolge der begleitenden Atelektase meist unscharf.

Alle anderen, nicht vom Lymphgerüst ausgehenden Sarkome liefern, ihrer

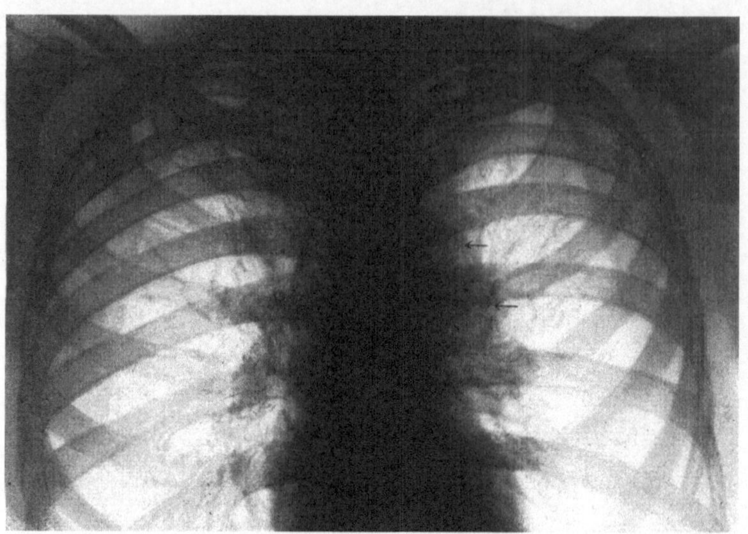

Abb. 328. Mittelfellgeschwulst (Lymphogranulomatose).

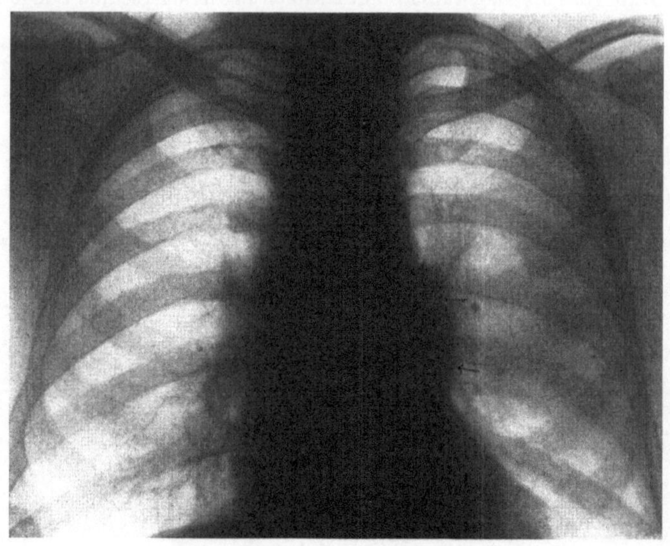

Abb. 329. Mittelfellgeschwulst (Lymphogranulomatose).

anatomischen Eigenart entsprechend, einen umschriebenen Schatten, dessen Rand mit einem Bogen oder mehreren meist nur nach einer Seite vorspringt (Abb. 327).

Lymphogranulomatose. Das Bild der Lymphogranulomatose hebt sich nach unseren Erfahrungen durch geringere Ausmaße der Mittelfellverschattung heraus. Auch die meist kugeligen Gebilde, die gewöhnlich längs der großen Gefäße im oberen Abschnitte des Mediastinums angeordnet sind, haben mäßige Schattentiefe (Abb. 328, 329).

Granulomatöse Lungeninfiltration bietet die bereits beim Lymphosarkom beschriebenen Merkmale. Der Schatten strahlt reiserbesenartig von der Wurzel in die Lungenfelder hinein und verliert nach den Seiten zu an Dichtigkeit. Zeichen der Bronchostenose und der Atelektase sind hier ebenso wie beim Lymphosarkom wahrzunehmen (Abb. 330).

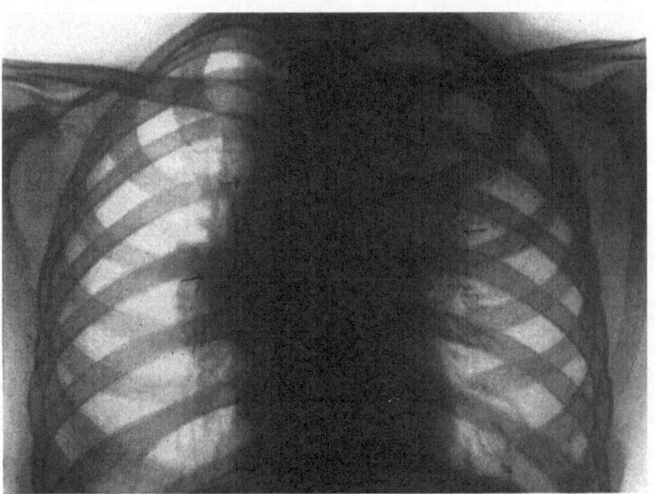

Abb. 330. Mittelfellgeschwulst. Lymphogranulomatose mit Übergreifen auf Lunge und Atelektase des oberen linken Lungenabschnittes.

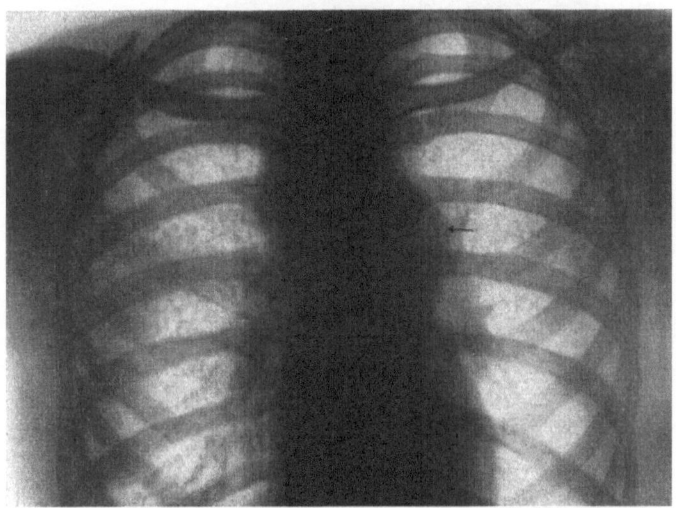

Abb. 331. Mittelfellgeschwulst. Lymphogranulomatose mit allseitiger lymphatischer Infiltration beider Lungenfelder.

Bei weit fortgeschrittenen Erkrankungen kann ein ganzes Lungenfeld fast völlig getrübt sein. Oft führt ein die Lungeninfiltration begleitender Erguß des Brustfelles zu dichterer Verschattung.

Wir beobachteten einmal eine fein verstreute wabenartige Zeichnung des gesamten Lungenfeldes (Lymphangitis granulomatosa, Abb. 331). Die Marmorierung war Ausdruck lymphogener Ausbreitung der Geschwulst. Auf Bestrahlung bildeten sich die Veränderungen in kurzer Zeit zurück.

Das Carcinom. Mittelfellcarcinome liefern keine bezeichnenden Schatten. Da sie häufig von der Speiseröhre her übergreifen, wird Kontrastuntersuchung die Diagnose ermöglichen (Abb. 332, 333).

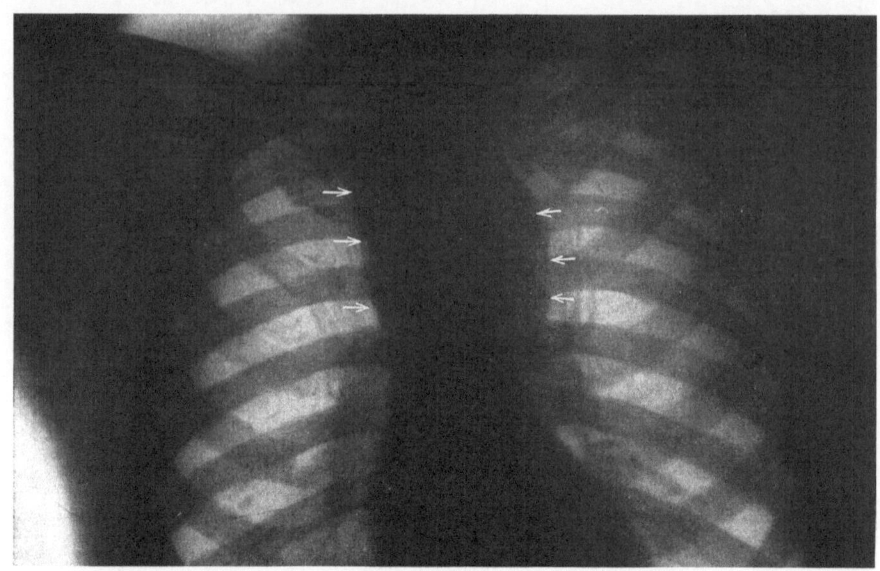

Abb. 332. Mittelfellgeschwulst. Von der Speiseröhre ausgehender Krebs (Pfeile).

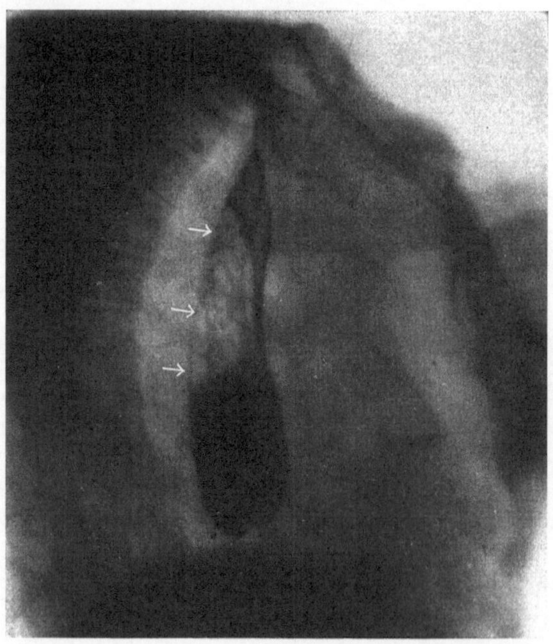

Abb. 333. Derselbe Kranke. Aufnahme der Speiseröhre. Füllungslücke in der Höhe der Geschwulst.

Bilder von Krebsmetastasen sind kaum von denen der Sarkome zu unterscheiden (Abb. 334).

Die **Endotheliome** der Pleura können, zumal wenn sie von der Pleura mediastinalis ausgehen, auch das Mittelfell einbeziehen. Bei einem unserer Kranken war

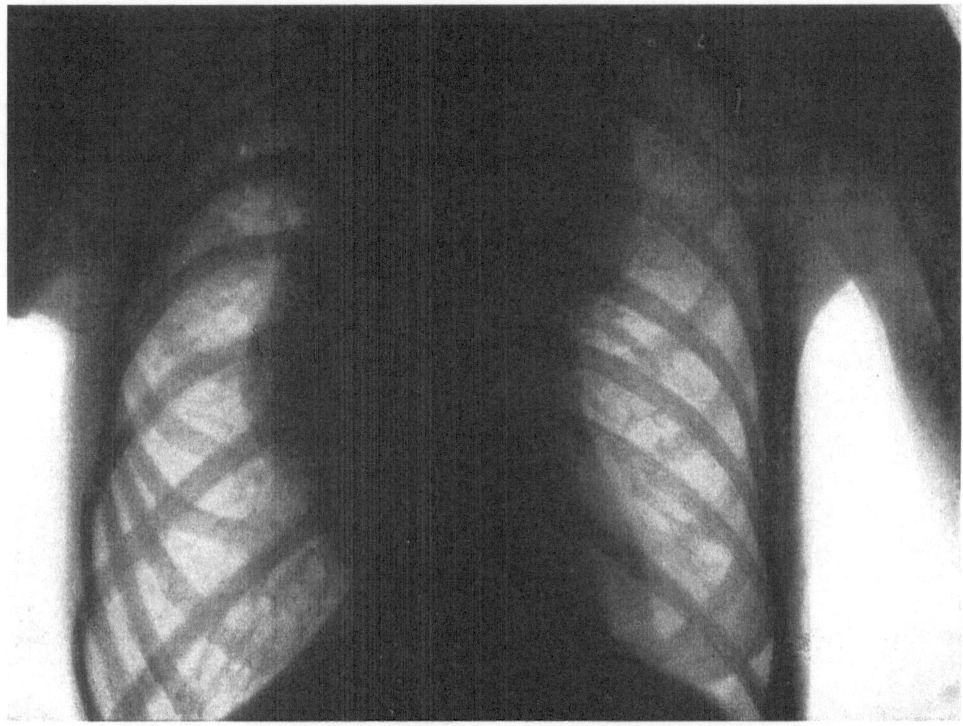

Abb. 334. Mittelfellgeschwulst (Metastase eines Brustwandkrebses).

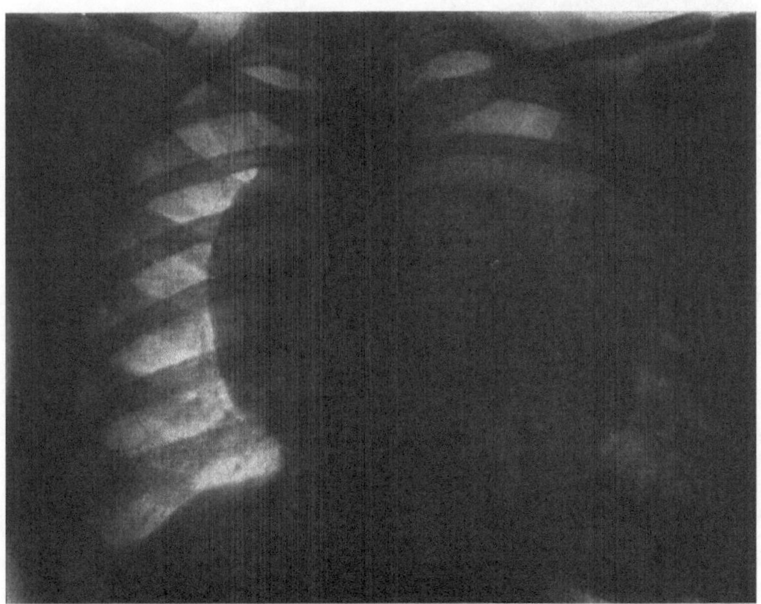

Abb. 335. Endotheliom des Brustfelles im mediastinalen Abschnitte.

mächtige Verdunkelung vorhanden, die den Mittelfellschatten rechts und links überlagerte. Die Grenzen der Geschwulst, die sich auf das vordere und das hintere
Mediastinum erstreckten, waren bis auf eine kleine Strecke scharf (Abb. 335).

3. Die Speiseröhre.

Methodik der Röntgenuntersuchung.

Die Speiseröhre entzieht sich infolge ihrer versteckten Lage im Mittelfellraume unmittelbarer klinischer Untersuchung. Zur Feststellung krankhafter Veränderungen ist man infolgedessen auf besondere Verfahren angewiesen. Aber auch deren Anwendung ist beschränkt.

Zwar gestattet die Ösophagoskopie das Innere des Schlundrohres zu besichtigen. Die Unbequemlichkeiten und gelegentlichen Gefahren dieses Vorgehens sind bekannt. Man wird es darum nur benutzen, wenn die anderen Untersuchungsarten versagt haben.

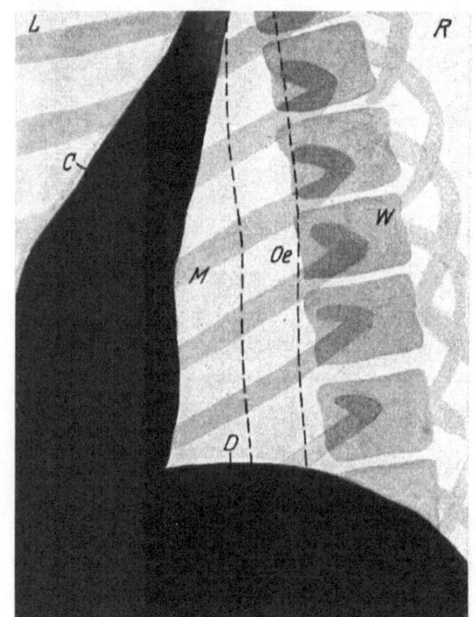

Abb. 336. Ventrodorsale Durchleuchtung im ersten schrägen Durchmesser. (Röhre rechts vorn, Schirm links hinten.) (Nach GROEDEL.)

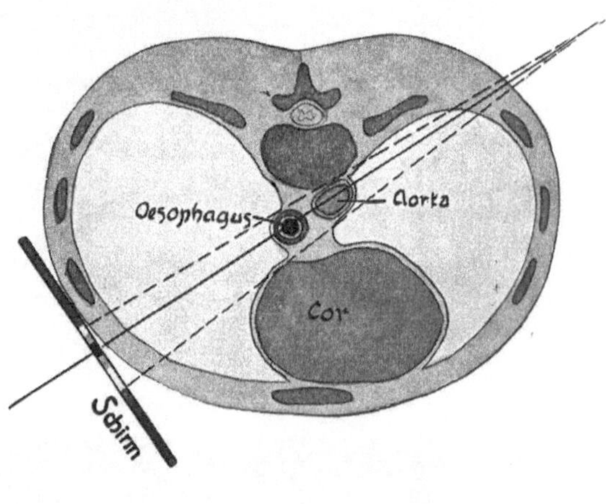

Abb. 337. Frontalschnitt durch den Thorax in der Höhe des VII. Brustwirbels. Dorsoventrale Durchleuchtung im ersten schrägen Durchmesser. (Nach GROEDEL.)

Die an sich einfache Sondierung gestattet nur Sitz und Grad einer Speiseröhrenverengerung ausfindig zu machen. Überdies haftet ihr die Gefahr der Speiseröhrenverletzung an.

Kaum auf einem anderen Gebiete hat die Röntgendiagnostik solche Fortschritte gebracht wie hier. Leichtigkeit, Einfachheit, Gefahrlosigkeit der Untersuchung und Sicherheit ihrer Ergebnisse erheben sie weit über alle anderen hinaus und machen sie zum Verfahren der Wahl.

Die Methodik gründet sich auf das besondere anatomische und physiologische Verhalten der Speiseröhre. Ihre Lage zwischen der Wirbelsäule und dem Herzen mit seinen großen Gefäßen erschwert die Darstellbarkeit in sagittalem Lichte außerordentlich. In frontaler und in schräger Strahlenrichtung aber werfen Rückgrat, ausgefüllte Speiseröhre und Herz mit den Gefäßen drei getrennte Schatten. Der Oesophagus stellt sich dann als ein im Retrokardialfeld abwärts verlaufender, länglicher Streifen dar (Abb. 336, 337).

Frontale Strahlenrichtung eignet sich also zur Erkennung mancher Erkrankungen der Speiseröhre besser als sagittale. Sie hat aber den Nachteil, daß das Röntgenlicht einen viel längeren Weg im Körper zurückzulegen hat. Am besten gelingt Untersuchung in schräger Stellung des Kranken, und zwar entweder im ersten schrägen Durchmesser, von rechts vorne nach links hinten, der sogenannten Fechterstellung nach HOLZKNECHT, oder im zweiten schrägen Durchmesser von rechts hinten nach links vorne. Den subphrenischen Teil des Oesophagus, der unter dem linken Leberlappen verborgen liegt, die Pars diaphragmatica und die Pars abdominalis kann man besser sichtbar machen, indem man nach dem Vorschlage von STÜRTZ den Magen mittels einer Brausemischung aufbläht. Der linke Leberlappen wird dadurch verdrängt. Die Durchleuchtung erfolgt von rechts hinten nach links vorn bei tiefer Einatmung. In dem hellen subphrenischen Felde sieht man dann die kontrasthaltige Pars subphrenica oesophagi sich deutlich abzeichnen.

Die Zusammensetzung des Kontrastmittels verdient noch kurz Erwähnung. Früher wurden vielfach Pillen und Kapseln verwendet, die Bismut enthielten. Da aber solche Gebilde auch an den physiologischen Engen stecken bleiben, so eignen sie sich zu diagnostischen Zwecken wenig. Dünne Bismut- oder Bariumaufschwemmungen, wie sie für Magendarmuntersuchungen gebräuchlich sind, gehen durch mäßige Stenosen anstandslos hindurch und sind daher ebensowenig zu gebrauchen. Dagegen sind dicke, „steife" Breie zu empfehlen. Ob sie mit Stärke, Grieß, Kakao oder Marmelade hergestellt sind, ist Sache des Geschmackes. Um dichten Schatten zu erreichen, ist es ratsam, die Kontrastmahlzeit möglichst unverdünnt zu geben.

Die Röntgenuntersuchung der Speiseröhre wird zweckmäßig mit Schirmbeobachtung begonnen. Der im ersten oder zweiten schrägen Durchmesser stehende Kranke hat den Brei löffelweise zu schlucken. Man verfolgt dabei den Weg des Bissens durch die ganze Speiseröhre.

Nun wird die Aufnahme angeschlossen. Je nach dem besonderen Befunde verabreicht man unmittelbar vorher nochmals Bariumbrei.

Die Aufnahmen werden in der Regel im Stehen gemacht. Wenn wir dabei einen ausgedehnten Schatten auf der Röntgenplatte erhalten, so können wir mit Sicherheit auf Verengerung irgendwelcher Art schließen; denn für gewöhnlich durcheilt die verschluckte Speise den Oesophagus so rasch, daß im Röntgenlichte fast keine Verdunkelung zu sehen ist. Anders bei Aufnahmen im Liegen, die unmittelbar nach Bariummahlzeit gemacht werden. Der Breidurchgang verzögert sich dann etwas und es kann so ein ununterbrochenes Schattenbild auch der gesunden Speiseröhre oder eines großen Teiles zustande kommen. Diese Besonderheit der Aufnahme in Bauchlage machen wir uns zunutze, wenn es gilt, auch den unterhalb einer Verengerung gelegenen Abschnitt darzustellen, was zur Beurteilung der Länge einer Stenose und ihrer Operabilität wichtig ist.

Freilich gelingt der Nachweis kleiner Entzündungsherde, wie er am Magen und Darm röntgenologisch möglich ist, in der Regel nicht. Die Röntgenographie ist vor allem auf jene Zustände des Rohres beschränkt, die zu Ausbuchtung oder Verengerung führen. Vielleicht bringt weitere Ausbildung kinematographischer Technik Beiträge für Physiologie und Pathologie der Speiseröhre. Schon jetzt kann man jedoch an Hand von Reihenaufnahmen und namentlich mittels Durchleuchtung den Schluckvorgang prüfen.

Der Schluckvorgang im Röntgenlichte.

Durch die Tätigkeit der Zunge gelangt der Bissen von der Mundhöhle in den Rachen (bucco-pharyngealer Zeitabschnitt). Seine Rückkehr wird dabei durch Heben des Zungenrückens und straffes Anspannen der vorderen Gaumenbögen verhindert. Sobald er sich hinter diesen befindet, wird das Cavum pharyngo-nasale reflektorisch abgesperrt und der Eingang zum Kehlkopfe verschlossen. Ist er am Nasenrachenraum

und am Kehlkopfeingange vorbeigeglitten, so gelangt er in die Gegend der mittleren
und der unteren Schlundschnürer, die ihn in die eigentliche Speiseröhre hineintreiben
(pharyngo-ösophagealer Zeitabschnitt).   Dann beginnen peristaltische Zusammenziehungen der glatten Muskulatur des Oesophagus, die eine Abwärtsbewegung des
Bissens zum Magen verursachen (ösophagealer Zeitabschnitt).   Flüssigkeiten werden
nach KRONECKER und FALK allein durch die starken Kontraktionen der Mund-
höhlenschließer durch den Rachen und die Speiseröhre hindurchgespritzt.

Die Schnelligkeit, mit der die flüssigen und die festen Speisen das Schlundrohr
durcheilen, wechselt innerhalb weiter Grenzen.   Große zeitliche Schwankungen des
Schluckvorganges sind bedingt durch Verschiedenheit der Bissen in Größe, Konsistenz,

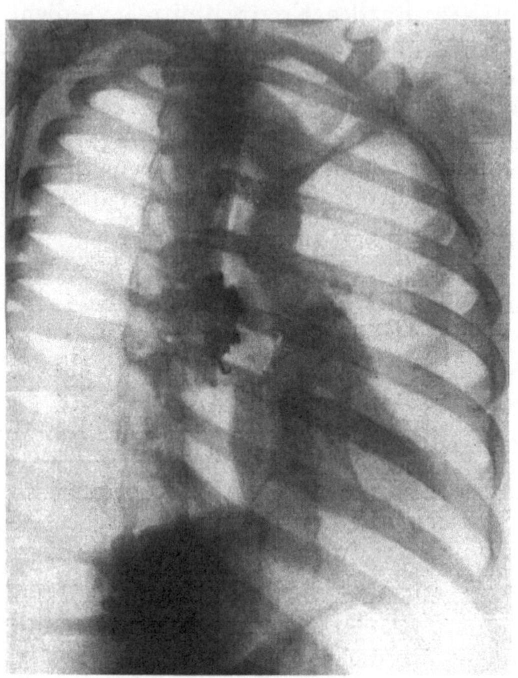

Abb. 338. Verschlucktes, im oberen Abschnitte der Speiseröhre steckengebliebenes Gebiß.
(Züricher Klinik.)

Geschmack, Temperatur, ferner durch Eßlust, Hunger- und Durstgefühl. SCHREIBER
hat auf Grund von Beobachtungen an Menschen und Hunden nachgewiesen, daß der
Schluckvorgang in Übereinstimmung mit der früher herrschenden Ansicht eine Art
peristaltischer Bewegung ist. Röntgenuntersuchung von CANNON und MOSER an
Menschen und Tieren haben unsere Kenntnisse erweitert.

Im Gegensatze zur übrigen Speiseröhre zeigt die der Kardia infolge ihrer
Ganglien selbständige Tätigkeit (SINNHUBER, STARK und v. OPENCHOWSKY).

Aus zahlreichen klinischen und anatomischen Arbeiten (v. MIKULICZ, KELLING,
BRAUNE, HIS, HASSE), vor allem aber aus den experimentellen Untersuchungen SAUER-
BRUCHs geht hervor, daß der Abschluß zwischen Speiseröhre und Magen durch die
Kardia auf dreierlei Weise zustande kommt: zunächst durch den selbständigen
Kardiaringmuskel, zweitens durch einen rein mechanischen Ventilverschluß und
drittens durch die sogenannte Zwerchfellzwinge. Der physiologische Schluckvorgang läßt sich im Röntgenbilde gut verfolgen. Im ganzen dauert er nach kine-
matographischen Feststellungen (KRAUSE, SCHREIBER, RIEDER, ROSENTHAL u. a.)
4—6 Sekunden.

Sehr schön stellt sich im Schirmbilde die Peristaltik der Speiseröhre dar, wenn der Kranke ein halbflüssiges Kontrastmittel schluckt. Man sieht dann von oben nach unten rasch verlaufende wellenartige Bewegungen der Wände. Dabei erscheint das Rohr an verschiedenen Stellen vorübergehend eingeschnürt und leicht geschlängelt. Manchmal bleibt der Bissen an einem Kontraktionsringe mehrere Sekunden stecken. Aufnahmen in diesem Augenblicke können den Eindruck einer Stenose hervorrufen. Vor dem Sphincter cardiae findet regelmäßig ein kurzer Aufenthalt des Bissens statt; es braucht stets eine gewisse Zeit, bis sich der Schließmuskel öffnet.

Unterhalb eines Krankheitsherdes entleert sich die Speiseröhre langsamer als gewöhnlich. Mithin gelingt dann ihre röntgenologische Darstellung im ganzen

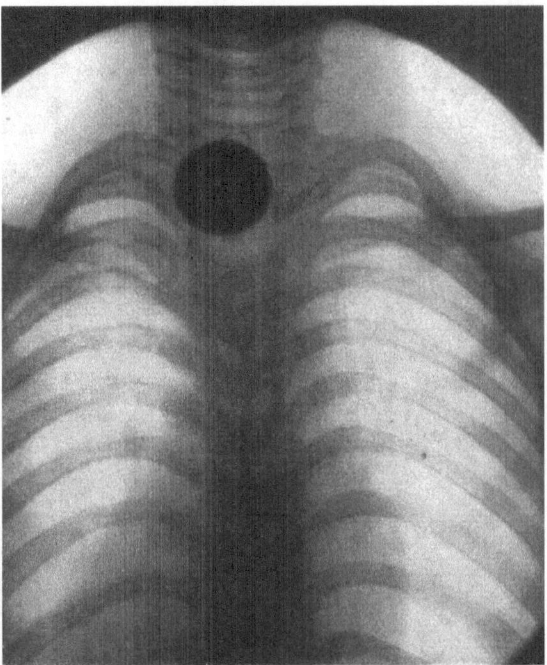

Abb. 339. Verschluckte Münze in der Speiseröhre.

Verlaufe. Kommt also ein solches Bild zustande, so ist das ein Hinweis auf eine krankhafte Veränderung oberhalb des Sphincter cardiae. Keineswegs darf aber wegen verzögerter Entleerungszeit Spasmus oder gar ein anatomisches Hindernis im Bereiche der Kardia angenommen werden.

Die krankhaft veränderte Speiseröhre.

1. Fremdkörper in der Speiseröhre.

Die verschiedenartigsten Gegenstände werden gelegentlich verschluckt und bleiben in der Speiseröhre stecken. Bevorzugte Stellen sind ihre drei physiologischen Engen: im Beginne, in der Gegend der Bronchusgabelung und an der Durchtrittstelle durch das Zwerchfell.

Je höher das spezifische Gewicht des Fremdkörpers ist, desto ausgeprägter ist sein Röntgenschatten. Am deutlichsten sind metallene Gegenstände nachzuweisen, wie Münzen, Metallknöpfe, Nadeln, Nägel usw. Doch auch Glasperlen, Steine, Knochen können bisweilen gut erkennbar sein. Zu ihrer Darstellung genügt jedoch die Durchleuchtung meist nicht. Aufnahmen sind notwendig. Strahlendurchlässige Fremdkörper, wie Knorpel und spongiöse Knochen, werden nach Kontrastaufschwemmung sichtbar. Das Mittel schlägt sich auf ihnen nieder.

Die heutigen künstlichen Gebisse sind auf dem Röntgenbilde leicht faßbar. Sie bleiben mit ihren Zacken und Kanten, Spitzen und Häkchen gern hängen

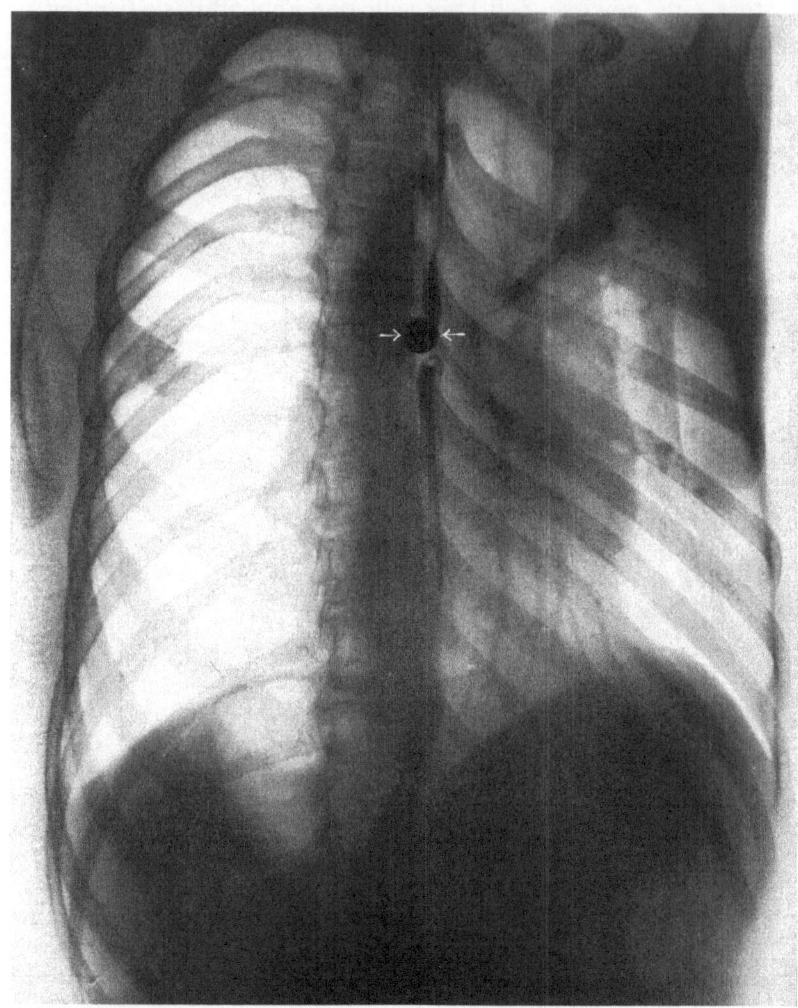

Abb. 340. Fremdkörper in der Speiseröhre.

und verletzen die Schleimhaut. Dadurch entsteht reflektorisch Spasmus, der die Weiterbeförderung des Fremdkörpers hindert. Das Röntgenbild zeigt außer Lage und Sitz noch die Verhakungsart an. Bei Entfernungsversuchen wird man an diese denken.

So gelang es bei einem 43jährigen Manne ein Gebiß, nachdem man es gedreht hatte, mit der Sonde vorsichtig herunter zu stoßen. Es war mit einem Häkchen versehen und hatte sich mit dessen nach oben gerichteter Spitze in der Wand verankert (Abb. 338).

Auch bei runden, glatten Fremdkörpern, wie z. B. Münzen, ermöglicht Röntgendurchleuchtung Nachweis (Abb. 339) und Herunterstoßen unter Leitung des Auges.

Ganz selten muß der Röntgenologe entscheiden, ob ein Fremdkörper, insbesondere ein Geschoß, in der Speiseröhre oder der Luftröhre haftet. Es empfiehlt sich dann, erstere durch Bariumbrei oder durch Sonde sichtbar zu machen. Der Fremdkörper zeigt sich hierauf inner- oder außerhalb des Kontrastschattens.

Abb. 340 läßt eine Schrapnellkugel zwischen den Enden des unterbrochenen Speiseröhrenschattens erkennen. In Abb. 341 stößt der Schatten der Kugel

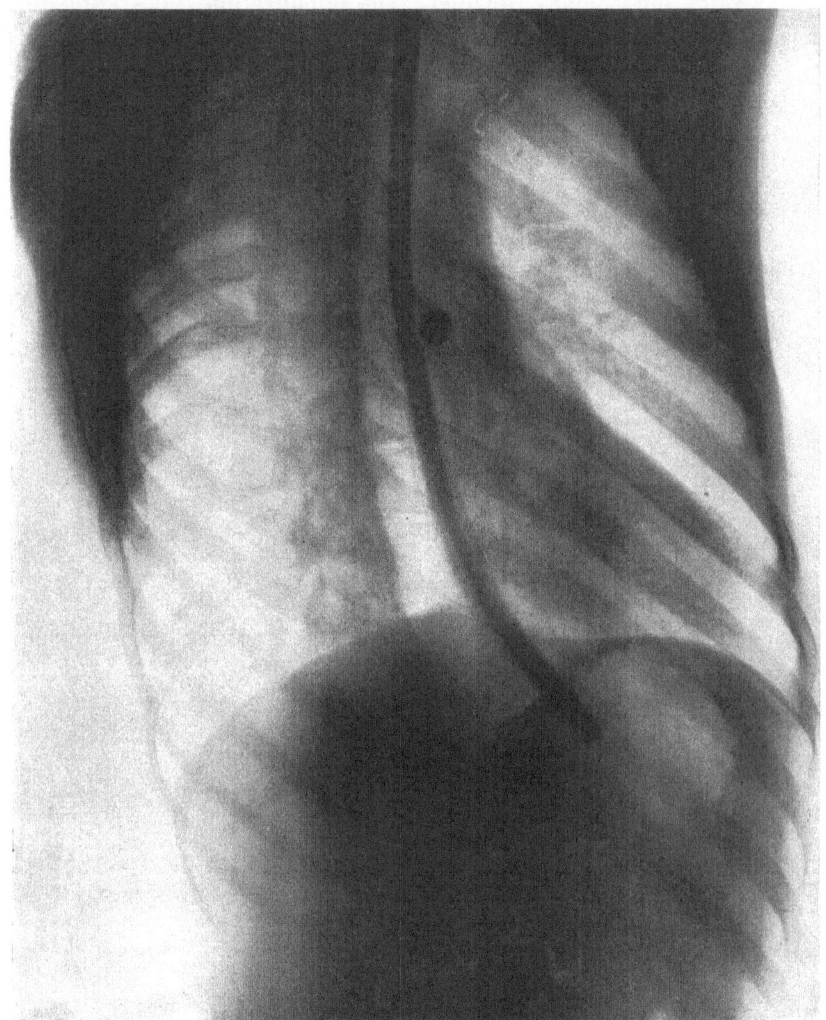

Abb. 341. Derselbe Kranke nach Sondeneinführung.

unmittelbar an den der eingeführten Schlundsonde; folglich muß das Geschoß in der Speiseröhre stecken. Wir verdanken diese lehrreichen Bilder Herrn Prof. RIEDER.

2. Narbige Verengerungen der Speiseröhre.

Sie entstehen meistens im Anschluß an Verätzungen. Nach ihrer anatomischen Form unterscheidet man leistenförmige, halbring- und klappenartige, ring- und röhrenförmige Strikturen. Mit Vorliebe sitzen sie an den drei physiologischen Engen der Speiseröhre. Nicht selten sind mehrere vorhanden. Besonders häufig sind die von der Kardia aufsteigenden. Sie erklären sich durch die Stauung der ätzenden Flüssigkeit oberhalb der Kardia infolge eines reflektorischen Kardiospasmus (v. MIKU-LICZ). Über der Stenose kommt es im Laufe der Zeit regelmäßig zur Erweiterung.

Die röntgenologische Untersuchung gibt in schonender Weise vollen Aufschluß über Sitz und Ausdehnung der Enge. Wir sehen oberhalb des Passes einen mehr oder weniger breiten Schatten, der sich nach unten kegelförmig verjüngt. Er kann plötzlich abbrechen oder fadenförmig sich verlieren.

Abb. 342 zeigt ein solches Beispiel. Die hochgradige Verätzungstenose machte Anlegung einer Magenfistel nötig.

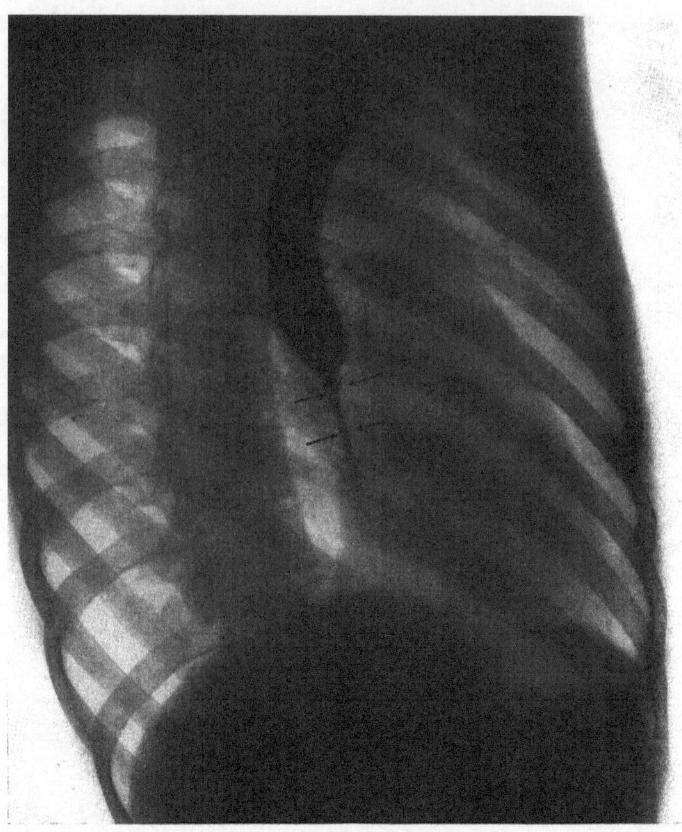

Abb. 342. Verätzungstenose, in Höhe der Luftröhrengabelung beginnend.

Einen ähnlichen Befund bei einem Kinde gibt Abb. 343 wieder.

Nicht so sicher ist die Art der Enge zu erkennen. In der Regel läßt sich jedoch, wie z. B. bei Verätzungen, durch Erhebung der Vorgeschichte die Diagnose ergänzen.

Die Länge einer Striktur ist aus dem Speiseröhrenschatten nicht immer zu ermessen. Der durch die Stenose getretene Brei sickert auch im gesunden Rohre als dünner Faden weiter.

Ein eindrucksvolles Beispiel dafür bietet uns die Abb. 344. Man könnte glauben, daß der dünne fadenförmige Schatten unterhalb des erweiterten Speiseröhren-anteiles in seiner ganzen Ausdehnung einer Verengerung entspräche. Das trifft nicht zu. Aus Operations- und aus Leichenbefunden weiß man, daß diese fast niemals so große Abschnitte befällt.

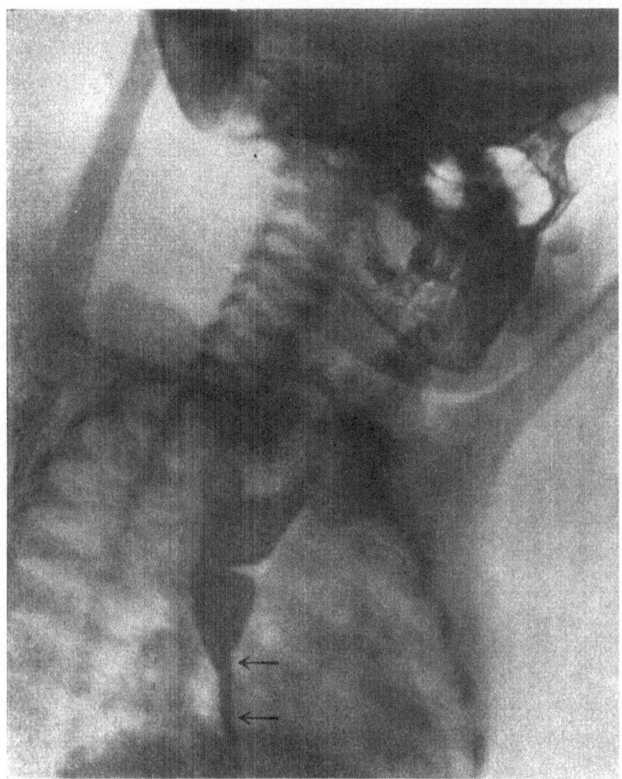

Abb. 343. Verätzungstenose bei einem 4jährigen Knaben.

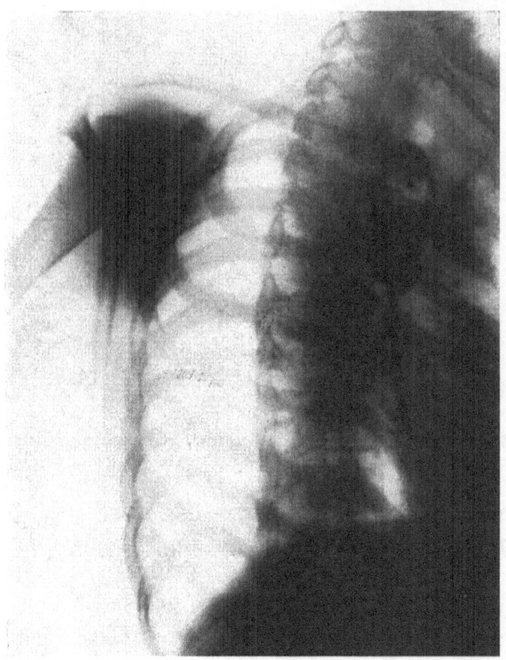

Abb. 344. Verätzungstenose in Höhe der Luftröhrengabelung.

3. Lage- und Formveränderungen der Speiseröhre durch Erkrankung in der Umgebung.

Verdrängung und narbige Verziehung der Speiseröhre sind häufig. Als Ursachen kommen in Betracht Verwachsungen infolge entzündlicher Vorgänge in der

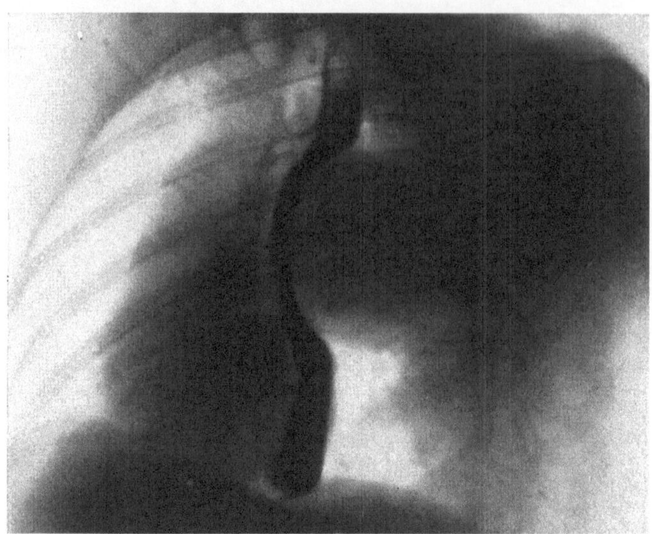

Abb. 345. Verdrängung und Kompression der Speiseröhre durch Aortenaneurysma (Bild im 2. schrägen Durchmesser).

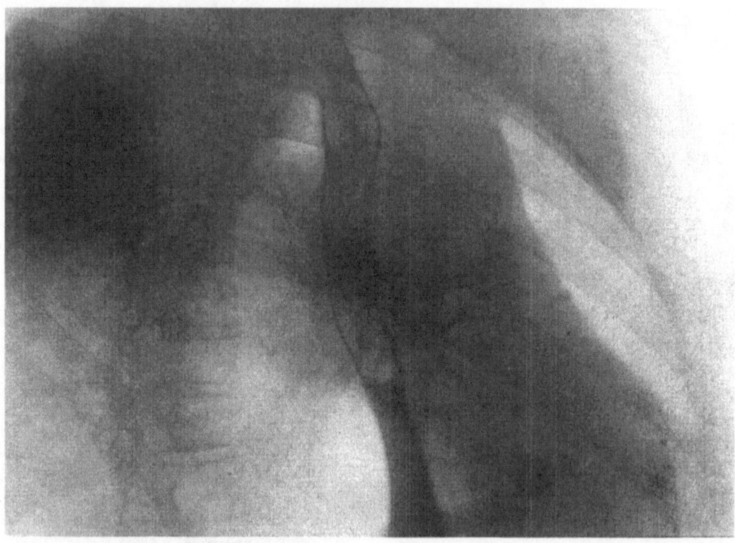

Abb. 346. Derselbe Kranke (Bild im 1. schrägen Durchmesser).

Umgebung, pleuritische und perikarditische Ergüsse, Mittelfellgeschwülste, namentlich Kröpfe, Verkrümmungen der Wirbelsäule, Aneurysmen, besonders der Aorta descendens.

Auch bei Herzerkrankungen, die zur Erweiterung des linken Vorhofes führen, kommen Verschiebungen der Speiseröhre infolge der Vergrößerung des linken Vorhofes nach hinten vor (KOVASC und STOERK). Sie führen jedoch kaum zu nennenswerten Schluckstörungen.

Kompressionserscheinungen der Speiseröhre bei Aortenaneurysma sind nicht häufig und hängen vor allem von seinem Sitze und seiner Größe ab. Die anatomischen Beziehungen der Speiseröhre zu Aorta descendens und Aortenbogen lassen erwarten, daß bei Aneurysmen dieser Abschnitte am ehesten Verdrängung und Kompression eintreten. Man wird sie seltener finden bei Aneurysma der aufsteigenden Aorta.

Schluckbeschwerden, die allerdings selten sind, können zu differentialdiagnostischen Schwierigkeiten führen. Röntgenuntersuchung ist dabei unerläßlich.

Ein 51jähriger Kaufmann wurde wegen Schluckbeschwerden und zunehmender Kurzatmigkeit unter Annahme einer Mittelfellgeschwulst der Klinik überwiesen. Er war erfolglos

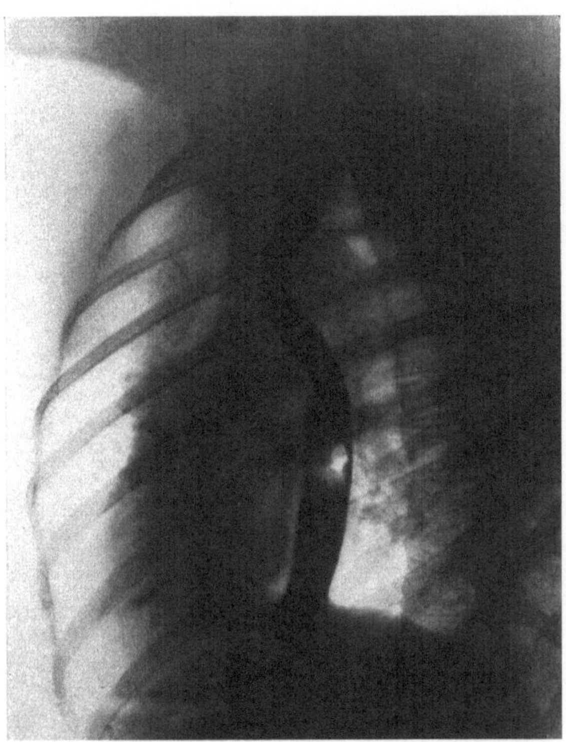

Abb. 347. Bogenförmige Verdrängung der Speiseröhre durch eine Mittelfellgeschwulst.

bestrahlt. Vor 25 Jahren war antiluetische Kur durchgeführt worden. Die klinische Untersuchung zeigte einen gut genährten, cyanotischen Mann mit stridoröser Atmung. Im Vordergrunde stand starke Verbreiterung des Herzens nach links. Man hörte ein systolisches Geräusch über der Aorta. Blutdruck war erhöht.

Die Röntgenuntersuchung klärte diesen Befund auf. Es zeigte sich ein faustgroßer, pulsierender, scharf begrenzter Schatten, der vom hinteren Mittelfeld in das rechte Lungenfeld vorsprang. Die Geschwulst war vom Schatten der Aorta descendens nicht zu trennen, saß sehr breit auf und zeigte allseitige Pulsationen. Es handelte sich also um Aneurysma der Aorta descendens. Es lag nahe, die Schluckbeschwerden auf Druck zu beziehen. Die Aufnahme ergab Eigentümlichkeit in Gestalt und Verlauf der Speiseröhre. Der äußeren Geschwulstbegrenzung entsprechend war sie bogenförmig von links hinten nach rechts vorn verdrängt. Ihre Lichtung war in diesem Bereiche zusammengedrückt (Abb. 345, 346).

Ein 25jähriger Kaufmann erkrankte mit Schmerzen, die vom Brustbein gegen den Hals und nach beiden Seiten ausstrahlten. In der Folge stellten sich Schlingbeschwerden ein. Er hatte das Gefühl, daß größere Bissen mitten in der Speiseröhre hängen blieben. Für Lues ergaben sich keine Anhaltspunkte. Der Kranke wurde unter der Diagnose Speiseröhrendivertikel der Klinik überwiesen. Bei der klinischen Untersuchung wurde nichts Wesentliches gefunden.

Dagegen zeigte das Röntgenbild (Abb. 347) im Bereiche des hinteren Mittelfellgebietes etwas oberhalb der Bronchusteilung einen apfelgroßen, runden und glatten Schatten. Bei Kontrastfüllung war hier die Speiseröhre nach vorn bogenförmig abgedrängt und deutlich, wenn auch nicht hochgradig verschmälert. Der Schatten entsprach also wohl einer Neubildung des hinteren Mittelfellgebietes.

Manchmal werden Art, Ausmaß und Form der Verdrängung der Speiseröhre Anhaltspunkte geben für die anatomische Art der raumbeengenden Ursache. Aneurysmen und gutartige Neubildungen (Struma substernalis, Sympathicusneurome,

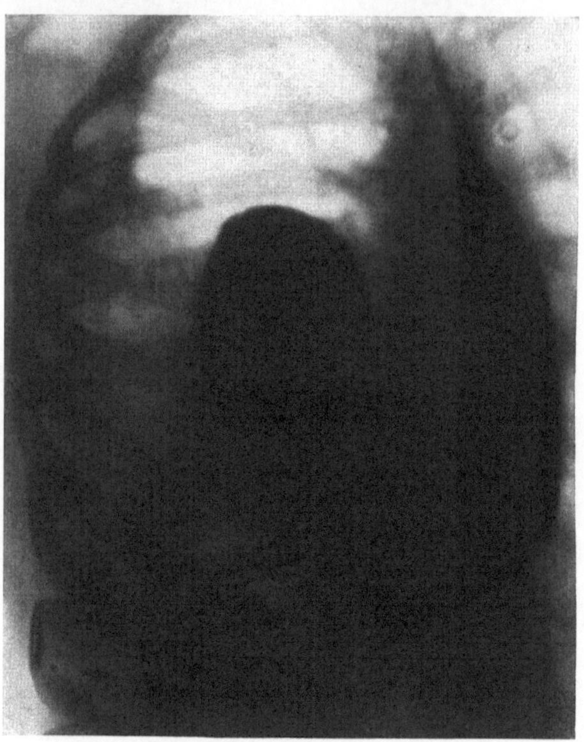

Abb. 348. Abknickung des unteren Abschnittes der Speiseröhre infolge von Verlagerung des Magens bei Hernia diaphragmatica.

Cysten usw.) verursachen die größte, bösartige, infiltrierend wachsende Geschwülste dagegen geringere Verdrängung. Letztere verraten sich eher durch Unregelmäßigkeiten der Speiseröhrenwand und ungleichmäßige Schattenlücken.

Abknickungen der Speiseröhre sind selten beobachtet worden. Ihr Grund liegt meistens in angeborener oder erworbener Veränderung des Zwerchfelles (Hernia diaphragmatica oder Relaxatio) (LEICHTENSTERN, G. SCHWARZ, FALTER und FREUD).

Auch wir hatten mehrfach Gelegenheit, solche Befunde zu erheben, insbesondere bei einem Kranken, der einen angeborenen, linkseitigen Zwerchfellbruch besaß (Abb. 348). Die Speiseröhre war in ihrem unteren Teile U-förmig stark abgeknickt. Der Magenkörper lag im linken Brustraum und war gleichzeitig um seine Längsachse gedreht, so daß die große Kurvatur, die in die Höhe gerückt war, den oberen Pol des Magens bildete. Dieses eigentümliche Bild legten wir uns folgendermaßen zurecht: Beim Emporsteigen des Magens durch die Zwerchfellbruchpforte wird sein Körper in die Brusthöhle verlagert. Die Pars cardiaca macht nur einen Teil dieser

Bewegung mit, da die Speiseröhre nur wenig nachgibt. Dann tritt an entsprechender Stelle die Knickung ein. Weitere Verlagerung erfolgt dann auf Kosten der beweglicheren und leichter dehnbaren großen Kurvatur.

4. Oesophagusdivertikel.

Man unterscheidet 2 Formen: das Pulsions- und das Traktionsdivertikel.

Das Pulsionsdivertikel sitzt mit Vorliebe im oberen Abschnitte der Speiseröhre an ihrem Übergange in den Pharynx (pharyngo-ösophageales oder Grenzdivertikel). Seltener wird es in den tieferen Abschnitten der Speiseröhre angetroffen (ösophageales, epiphrenales Divertikel). Ausgangspunkt ist meist die hintere Wand.

Die Größe kann recht verschieden sein. Es sind Erweiterungen von einer Länge bis zu 10 cm und mehr beschrieben worden.

SAUERBRUCH operierte einen Kranken, der einen Sack von 10 cm Längen- und 3 cm Querdurchmesser in ungefülltem Zustande hatte, einen anderen mit einer faustgroßen Ausbuchtung.

Das Pulsionsdivertikel wird oft jahrelang übersehen oder nicht richtig gedeutet. Seine Druckerscheinungen werden auf einen tiefen Kropf, auf eine Mittelfellgeschwulst, auf Drüsenpakete bezogen oder für nervöse Beschwerden gehalten. Die Sonde vermag, wenn sie anstandslos an dem Eingange des Sackes vorbeigleitet, den Irrtum nicht immer zu beseitigen. Auch der Zweisondenversuch versagt oft.

Das Traktionsdivertikel entsteht infolge chronischer Entzündungen und Schrumpfungen in der Umgebung der Speiseröhre.

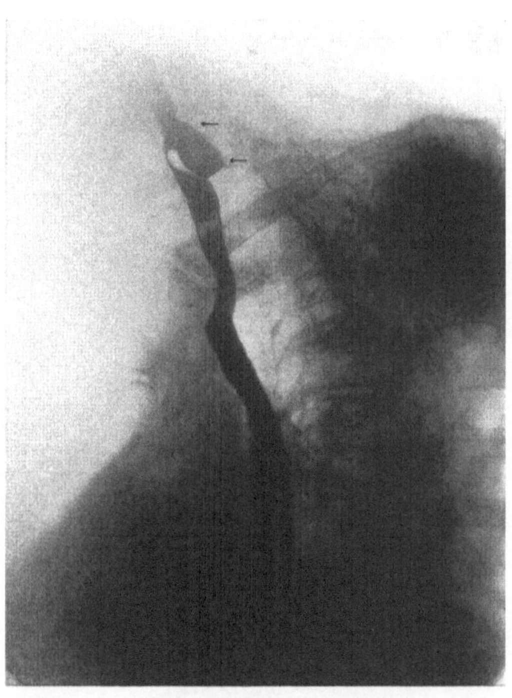

Abb. 349. Pulsionsdivertikel mit deutlich sichtbarem Abgang des Stieles (Pfeile: Divertikeltasche).

Am häufigsten sitzt es an der vorderen Wand in verschiedener Höhe. Klinisch wird es gewöhnlich erst nach Durchbruch in die Lunge oder in den Brustfellsack erfaßt.

Beide Formen lassen sich im Röntgenbilde darstellen. Das ist besonders wertvoll, wenn das Leiden mit unklaren Schluckbeschwerden beginnt, für die eine anatomische Unterlage zu fehlen scheint. Auffüllung mit Kontrastmassen verrät genau ihre Größe und ihre Form. Freilich gelingt die Füllung nicht immer, weil der Brei an der Nebenöffnung vorbeigleitet. Darum ist Einführung des Breies in verschiedenen Stellungen, besonders in Rückenlage, empfehlenswert. Manchmal muß die Untersuchung wiederholt werden.

Das pharyngo-ösophageale Pulsionsdivertikel gibt einen mehr oder weniger ei- oder kreisrunden Röntgenschatten, der sich von der oberen Brustkorböffnung abwärts erstreckt. In der sagittalen Ebene erscheint er infolge von Überlagerung meist als Ausbuchtung des Schattenbandes der Speiseröhre. Doch glückt es oft, beide Schatten bei Untersuchung in verschiedenen Strahlenrichtungen voneinander zu trennen, so daß der Stiel des Sackes sichtbar wird (Abb. 349). Kennzeichnend ist das Verweilen des Kontrastbreies in der Tasche auch nach vollständiger Entleerung der Speiseröhre.

Eine 60 jährige Gepäckträgerswitwe klagte seit vier Jahren im Anschluß an eine Kehlkopferkrankung über Schluckbeschwerden. Sie mußte häufig ohne Räuspern Speichelmassen ausspucken. Die Schluckbeschwerden nahmen in der Folge zu. Sie hatte das Gefühl eines Hindernisses im unteren Halsbereiche, das namentlich den Durchgang fester Bissen erschwerte. Öfters mußte sie auch bereits genossene Speisen wieder erbrechen, die nicht sauer rochen. Häufig war sie gezwungen, beim Essen nachzuschlucken. Tage, an denen sie verhältnismäßig gut zu schlingen vermochte, wechselten mit solchen, an denen der Durchgang wieder stärker behindert war.

Man gelangte mit mittelstarker, weicher Sonde 16 cm von der vorderen Zahnreihe entfernt auf einen Widerstand. Nach dessen Überwindung kam man in einen Blindgang von 4 cm Länge.

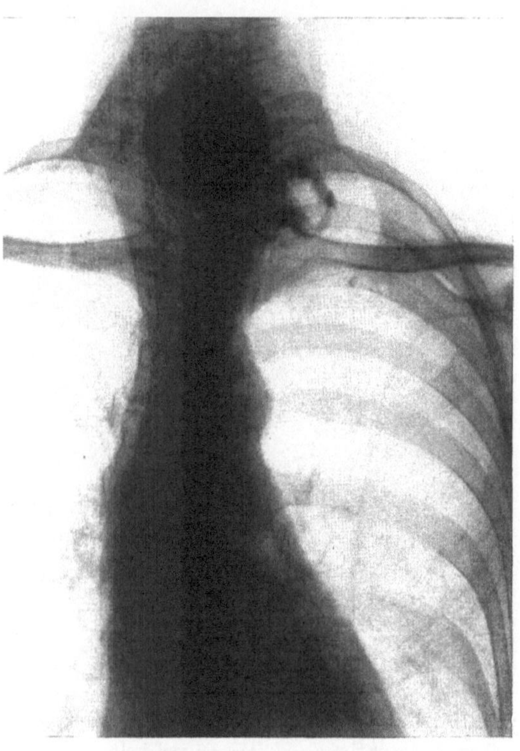

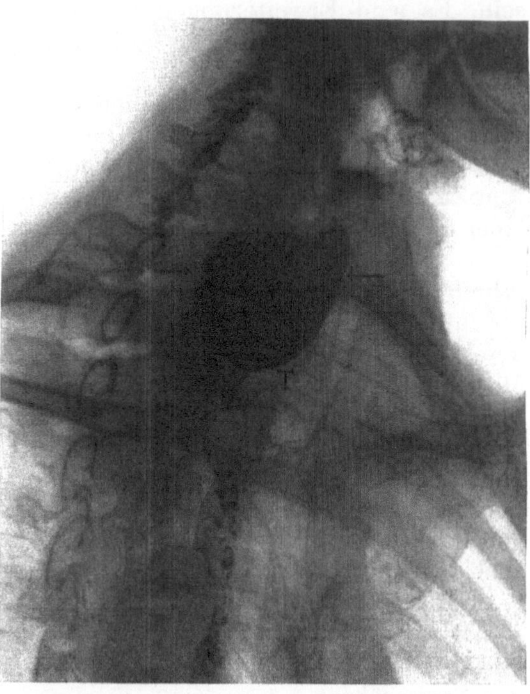

Abb. 350. Pulsionsdivertikel der Speiseröhre. Das Divertikel bleibt gefüllt, während die Speiseröhre bereits entleert ist.

Abb. 351. Dieselbe Kranke im ersten schrägen Durchmesser (Pfeile: Divertikel, T Trachea).

Röntgenuntersuchung (Abb. 350, 351) ergab in dem Halsabschnitte der Speiseröhre einen kleinapfelgroßen runden Schatten, der nach Entleerung des übrigen Speiseschlauches noch lange Zeit sichtbar blieb. Die Umrisse waren scharf und regelmäßig. Die Röntgen- und die klinische Diagnose lauteten übereinstimmend auf Pulsionsdivertikel im pharyngo-ösophagealen Abschnitte.

Besonders große Ausdehnung eines Divertikels zeigt Abb. 352.

Sie stammt von einem 55jährigen praktischen Arzt, der seit 6 Jahren wegen Lungenerkrankung öfters in Sanatorien war. Vor 4 Jahren traten zum ersten Male Schluckbeschwerden auf. Beim Essen Hustenreiz und Druckgefühl. In der Folgezeit nahmen die Beschwerden zu. Seit zwei Jahren vermochte er feste Speisen, wie Brot und Äpfel, nicht mehr zu schlucken. Entsprechende Abmagerung. Vor 3 Jahren wurde nach Sondierung und Röntgenaufnahme ein Speiseröhrendivertikel angenommen. Da aber bei dem schlechten Allgemeinzustand und der starken Gewichtsabnahme Krebsverdacht bestand, wurde bestrahlt.

Einweisung in die Klinik. Schlecht und leidend aussehender Mann in stark abgemagertem Körperzustande. Ausgesprochene Schluckbeschwerden. Er vermag zur Not noch breiige Speisen unter Nachtrinken herunterzubringen. Nach dem Essen lästiger Druck, der in die Magengegend verlegt wird. Gefühl des Wiederkauens und fortwährendes Aufstoßen. Bei Rückenlage Erbrechen eben genossener Speisen. In der rechten Oberschlüsselbeingrube fühlte man vorn und medial eine scharf abgrenzbare, rundliche und leicht druckempfindliche Vorwölbung, die aber nicht immer vorhanden ist. Die Untersuchung der inneren Organe ergab keine Besonderheiten.

Röntgenuntersuchung: Nach Einnahme der Kontrastaufschwemmung zeigt sich, daß diese in Höhe der oberen Thoraxöffnung stecken bleibt. Bei erneutem Schlucken weitet sich der Schatten immer mehr aus, bis er schließlich zu Faustgröße angewachsen ist. Keine Verdunkelung in der unteren Speiseröhre (Ventilverschluß). Die Umrisse des Sackes sind, besonders im unteren Abschnitte, äußerst scharf, abgerundet und von regelmäßiger Gestalt. Die Trübung, die zuerst links auftrat, erstreckt

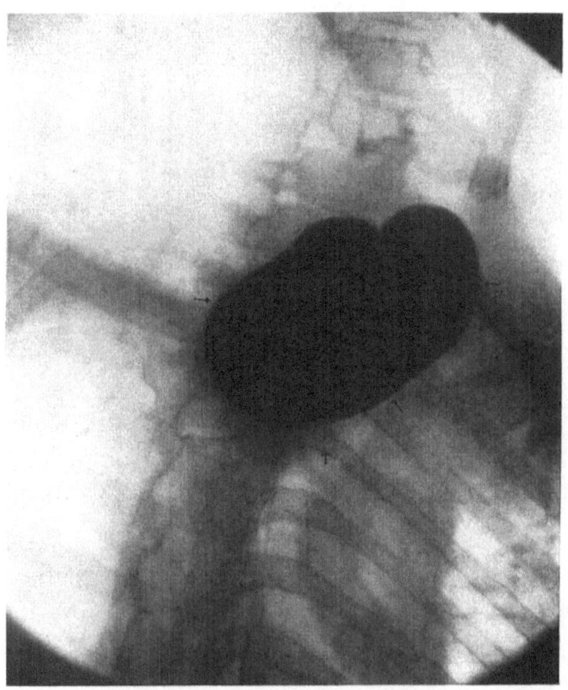

Abb. 352. Mächtiges Pulsionsdivertikel der Speiseröhre mit Ventilstenose.

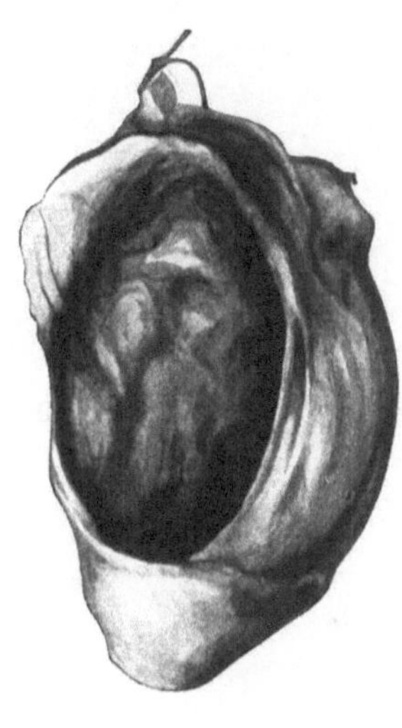

Abb. 353. Entferntes, großes Speiseröhrendivertikel (geschrumpftes, gehärtetes Operationspräparat zu Abb. 488).

sich immer mehr nach rechts und liegt schließlich vorwiegend nach hinten und rechts von der Speiseröhre (Abb. 352).

Es saß also ein ungewöhnlich großes Divertikel im pharyngoösophagealen Abschnitte.

Wegen des geschädigten Körperzustandes wurde zur Entfernung des Divertikels schrittweise vorgegangen. Zunächst Anlegen einer Magenfistel, durch die der Kranke ernährt wurde. Dann Vorlagerung des Divertikels durch Mediastinotomia anterior. Vier Monate darauf Resektion und Verschluß. Nach weiteren 4 Monaten wurde auch die Magenfistel operativ beseitigt. Nach der Operation in kurzer Zeit Gewichtszunahme von 11 Pfund. Heilung.

Das freilich sehr geschrumpfte Operationspräparat zeigt Abb. 353.

Pulsionsdivertikel werden oft durch spastische Zustände im oberen Abschnitte der Speiseröhre vorgetäuscht. Darauf hat schon STIERLIN hingewiesen. Der zurück-

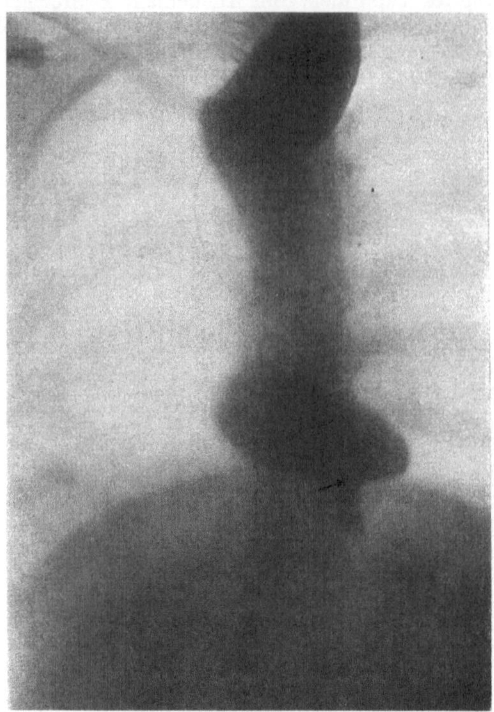

Abb. 354. Pseudodivertikel der Speiseröhre
und Kardiospasmus.

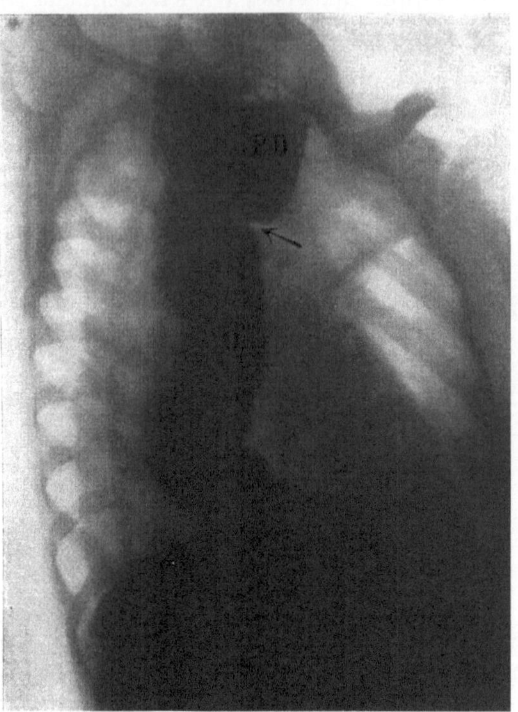

Abb. 355. Dieselbe Kranke. 5 Jahre später. Kardiospasmus. Starke Erweiterung der gesamten Speiseröhre (Ö). Funktionelles oder Pseudodivertikel (PD),
durch eine spastische Einziehung (Pfeil) teilweise
vom Oesophagus abgeschnürt.

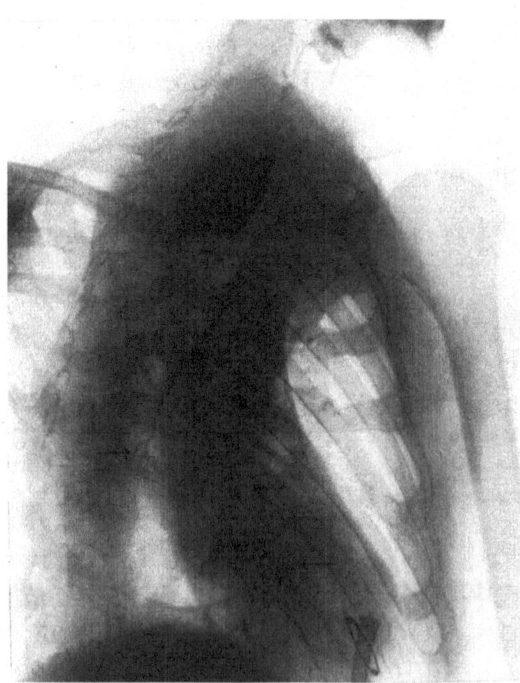

Abb. 356. Pulsionsdivertikel der Speiseröhre mit Durchbruch in die Luftröhre (T Trachea, Pfeile:
Bronchialwand).

gehaltene Kontrastbrei oberhalb der Enge gibt in der Tat ein divertikelähnliches Röntgenbild. Auch örtliches und zeitliches Verweilen des Schattens spricht dafür.

Ein 25jähriges Mädchen wird wegen zunehmenden Erbrechens sämtlicher Speisen, verbunden mit zeitweiligen Erstickungsanfällen, in die chirurgische Klinik Zürich gebracht. Das

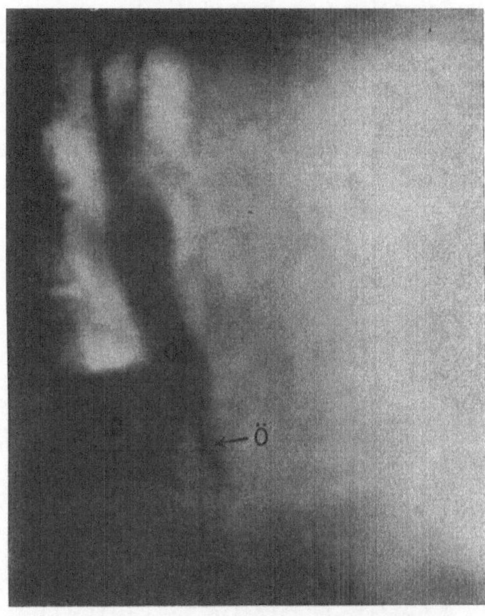

Abb. 357. Epiphrenales Speiseröhrendivertikel, dicht über dem Hiatus von der hinteren Wand ausgehend.

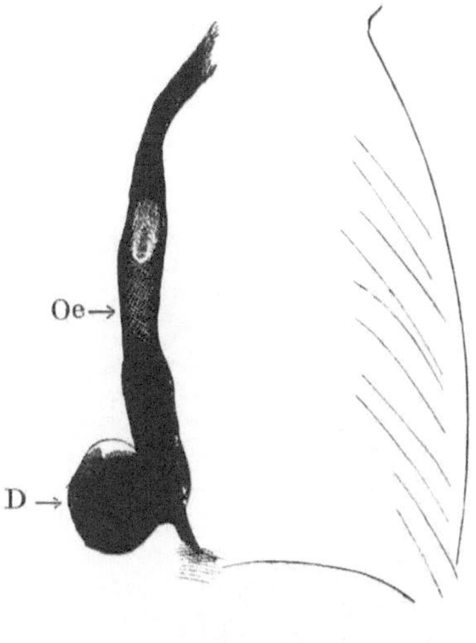

Abb. 358. Dieselbe Kranke. Strichpause der vorigen Platte. D Divertikel, Oe Oesophagus.

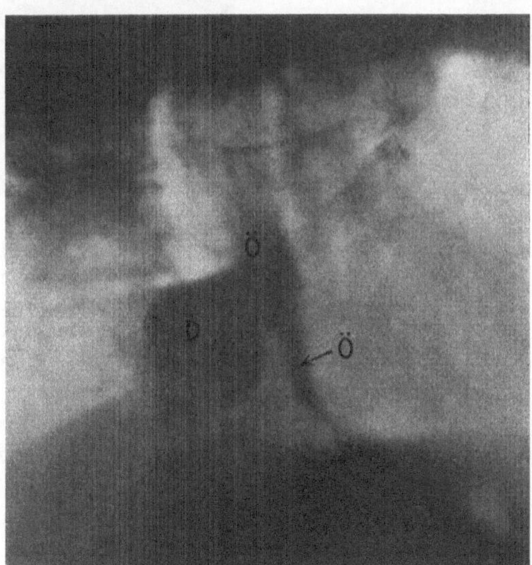

Abb. 359. Derselbe Kranke 5 Minuten später. Die Speiseröhre hat sich größtenteils entleert. Das Divertikel D ist gefüllt geblieben.

Leiden hat schon während des 13. Lebensjahres mit einem lästigen Drucke hinter dem Brustbeine begonnen, der sofort nach den ersten Bissen einer Mahlzeit auftrat. Im Alter von 20 Jahren wurde sie, da Erbrechen und Atemnot zunahmen, 26 Wochen lang mit der GOTTSTEINschen Sonde behandelt. Die Besserung war nur vorübergehend. Vor dem Erbrechen trat bisweilen eine Schwellung an der linken Seite des Halses auf. Schon deswegen wurde an ein Divertikel gedacht.

Die Röntgenaufnahme (Abb. 354) zeigt die Speiseröhre an zwei Orten, dicht über dem Zwerchfell und in der Gegend der oberen Thoraxapertur, stark erweitert und prall gefüllt. 5 Jahre später sieht man (Abb. 355) immer noch Stauung und Dilatation über der Kardia und an Stelle der oberen Erweiterung eine sackartige Ausbuchtung des Speiserohres, die von letzterem durch eine tiefe Einschnürung teilweise getrennt ist. — Bei operativer Freilegung war der Oesophagus im unteren Hals- und obersten Brustabschnitte stark ausgedehnt (4,5 cm breit). Doch war kein Divertikel vorhanden. Im Verlaufe der Operation verschwand die Erweiterung, und die Speiseröhre zog sich zu einem kleinfingerdicken, muskulösen Strange zusammen. Die Ähnlichkeit mit einem funktionellen Magendivertikel (DE QUERVAIN) liegt auf der Hand. In der Folge verdichtete sich das Krankheitsbild immer mehr zum Kardiospasmus. Operative Behandlung war von Erfolg.

Zur Unterscheidung zwischen Pseudodivertikel oder Spasmus und wirklichem Divertikel muß der Kranke in verschiedenen Durchmessern durchleuchtet werden.

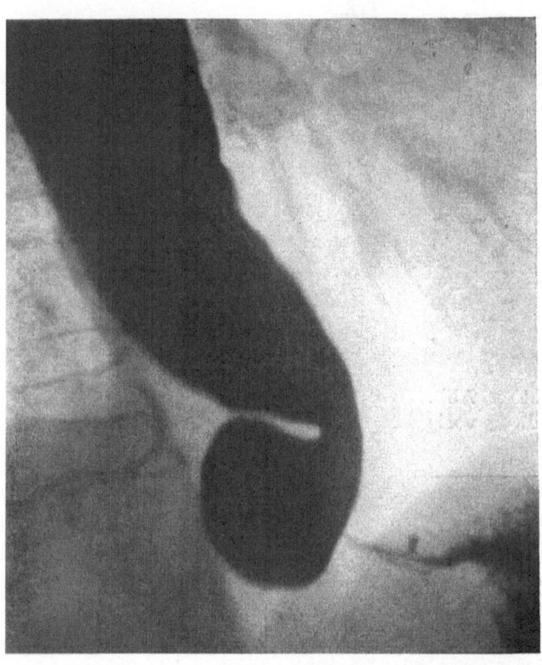

Abb. 360. Epiphrenales Divertikel, das mit Erfolg operiert wurde.

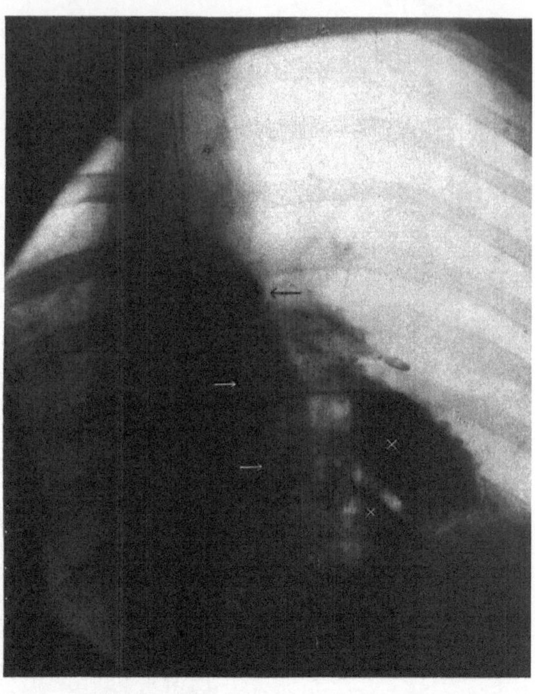

Abb. 361. In die Lunge perforiertes Traktionsdivertikel in Höhe des XII. Brustwirbels mit Absceßbildung. (Oberer Pfeil: Divertikel, untere Pfeile: Perforationskanal. Kreuze: mit Kontrastmasse gefüllte Absceßhöhle in der Lunge.)

Wenn in keiner Strahlenrichtung der fragliche Schatten neben der Speiseröhre liegt, sondern stets in ihrer Achse bleibt, so ist eher Spasmus anzunehmen. Übrigens kann aus einem Pseudodivertikel infolge des andauernden Krampfes ein echtes entstehen (STIERLIN). Auch KILLIAN hat auf den ursächlichen Zusammenhang von Spasmus und Ausbuchtung hingewiesen.

Durchbruch eines Pulsionsdivertikels führt entweder zu peri-ösophagealer Phlegmone oder zu diffuser Mediastinitis. Erfolgt er in die Luftröhre, so ist röntgenologischer Nachweis leicht. Das Kontrastmittel schlägt sich auf der Wand der Luftröhre und der größeren Bronchen nieder, deren Aufhellung dann scharf begrenzt ist. Sogar feinere Bronchen vermag man unter Umständen durch aspirierte Kontrastaufschwemmung bis zu den seitlichen Lungenteilen zu verfolgen (Abb. 356.)

Die seltenen echten epiphrenalen Pulsionsdivertikel können infolge ihrer versteckten Lage nur durch Röntgenbild festgestellt werden. Da ihr Schatten in sagittaler Richtung von dem des Herzens verdeckt wird, empfiehlt sich Durchleuchtung im ersten oder im zweiten schrägen Durchmesser. Die Verdunkelung des Divertikels erscheint dann zwischen Herz und Wirbelsäule (Abb. 357).

Ein 72jähriger Mann gab an, daß er vor etwa 15 Jahren zum ersten Male beim Genusse fester Speisen, beim schnellen Essen oder Reden während einiger Minuten bis zu einer halben Stunde das peinigende Gefühl gehabt habe, als ob in der Speiseröhre eine Blase stecke, die sich auf und ab bewege und den Durchgang hindere. In den letzten Jahren wurden diese „Anfälle" häufiger.

Die Röntgenuntersuchung der Speiseröhre brachte alsbald Klarheit.

Abb. 357, 358 sind sofort nach Schlucken der Bariummischung, Abb. 359 ist 5 Minuten später aufgenommen.

Man sieht etwa 8 cm oberhalb der Zwerchfellkuppe von der Hinterwand der Speiseröhre ein mandarinengroßes Divertikel gegen die Wirbelsäule vorspringen, das größtenteils von Kontrastbrei gefüllt ist und über dem wagerechten Spiegel eine Luftblase zeigt, ähnlich der Magenblase. Vorn an dem Sacke läuft der Speiseröhrenschatten, sich allmählich verjüngend, abwärts, um sich über der linken Zwerchfellkuppe zu verlieren.

In Abb. 359 hat sich das Rohr schon größtenteils in den Magen entleert; das Divertikel ist gefüllt geblieben. Vor ihm steigt der Oesophagusschatten, sich verjüngend, hinunter zur Magenblase.

Nach diesen Bildern kann über die Diagnose kein Zweifel mehr herrschen. Erweiterung der Speiseröhre infolge Kardiospasmus läßt sich ausschließen, weil wir den Divertikelschatten neben dem des Oesophagus sehen. Dadurch, daß dieser durch das gefüllte Divertikel zusammengedrückt wird, staut sich sein Inhalt.

Abb. 360 stellt ebenfalls ein selten schönes epiphrenales Divertikel dar. Pat. wurde mit Erfolg operiert.

Die Röntgendarstellung der Traktionsdivertikel ist schwierig. Eindeutige Bilder entstehen nur nach Perforation in die Lunge.

Wir konnten drei derartige Kranke beobachten. Bei dem einen war das klinische Bild das eines Lungenabscesses. Eine Brustaufnahme wies die Lungenverdichtung nach. Speiseröhrenuntersuchung wurde nicht vorgenommen, da man zunächst an Divertikeldurchbruch nicht dachte. Diese Diagnose wurde erst nach Eröffnung des Abscesses gestellt.

Bei einer anderen Beobachtung hatten wir Gelegenheit, eine Röntgenuntersuchung vor der Operation vorzunehmen.

32jähriger Dienstknecht, 1915 akut erkrankt mit Schüttelfrost, Stechen und Fieber. Erholung nach Lazarettaufenthalt. Husten, Auswurf und Nachtschweiße bleiben bestehen. Sanatoriumsbehandlung wegen Verdacht auf Lungentuberkulose. 1920: Auswurf bekommt sauren Geschmack. Regelmäßig nach den Mahlzeiten Aufstoßen, krampfartiger Husten und häufig Aushusten sauer schmeckender Speisemassen. 1921 Einweisung in die chirurgische Klinik München unter richtiger Diagnose (Dr. ROSSBACH †). In den rechten Unterlappen durchgebrochenes Traktionsdivertikel in Höhe des achten Brustwirbels.

Röntgenuntersuchung: Der eingenommene Brei fließt glatt in den Magen. In der Höhe des achten Brustwirbels entsteht dabei eine leichte, nach rechts abgerundete, dem Speiseröhrenschatten aufsitzende Vorbuchtung. Bei weiterer Einnahme des Breies zeigt sich im rechten Unterlappen ein an Größe immer zunehmender Schatten, der fast ein Drittel des unteren Lungenfeldes erfaßt. Er ist unregelmäßig gestaltet und reicht bis zur rechten Zwerchfellkuppe. Die Art seiner Entstehung und seine Dichte lassen keinen Zweifel, daß es sich um aus der Speiseröhre stammende Bariumaufschwemmung handelt, die eine in der Lunge befindliche Höhle langsam vollstopft. Bei näherer Betrachtung zeigt sich ein schmaler Faden, der von der gefüllten Absceßhöhle bis zu dem Schattenvorsprunge der Speiseröhre zieht, den man als Oesophagusdivertikel deuten muß (Abb. 361).

Röntgendiagnose: Speiseröhrendivertikel in Höhe des achten Brustwirbels mit Durchbruch in die rechte Lunge und Absceßbildung.

Die operative Behandlung bestätigte die Röntgendiagnose.

Bei einem dritten Kranken konnten Perforation in die Lunge und Absceßbildung röntgenologisch nachgewiesen werden; das Divertikel dagegen ließ sich nicht darstellen. Auch dieser Kranke wurde geheilt.

5. Funktionelle Störungen der Speiseröhre.

a) Schlucklähmung und Atonie der Speiseröhre.

Die Schlucklähmung, d. h. die Unfähigkeit den Bissen vom Munde durch die Speiseröhre in den Magen zu treiben, kann ihre Ursache sowohl in Veränderungen

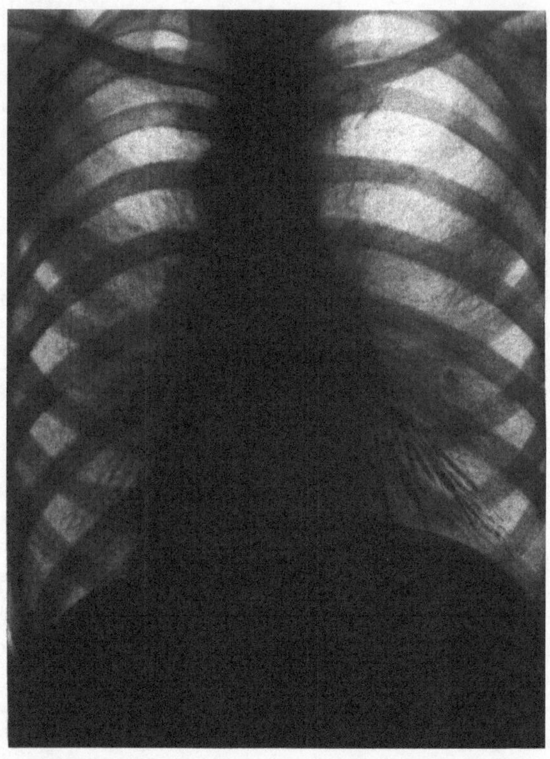

Abb. 362. In das Bronchialrohr aspirierter Kontrastbrei.

des Zentralnervensystems oder der peripheren Nerven, wie in Innervationstörungen der glatten Muskulatur der Speiseröhre selbst haben.

Die erste Form ist bedingt durch Lähmung der willkürlich beweglichen Muskulatur, die von der Mundhöhle aus den Bissen in den oberen Abschnitt des Oesophagus eintreibt. Sie tritt bei Bulbärparalyse, multipler Sklerose und Geschwülsten im Bereiche des Hirnstammes auf. Die gleiche Lähmung bewirken, an den peripheren Nerven angreifend, schwere infektiöse Erkrankungen, besonders Diphtherie.

Immer gehen mit ihr Unfähigkeit des Glottisschlusses und Störung der sensiblen Innervation des Kehlkopfes einher. Damit ist der Übertritt von Speisen in die Luftwege möglich geworden.

Es drohen Aspirationspneumonie und ihre Folgen. Die Herabsetzung der Sensibilität der oberen Luftwege bringt es mit sich, daß beim Eintritte der Speisen ein Hustenreflex oft nicht kräftig genug ausgelöst wird. Der klinische

Nachweis einer solchen Schlucklähmung ist nicht immer leicht. Um so eindrucksvoller zeigt den Speiseabweg das Röntgenbild.

So wurde unter der Diagnose eines Oesophaguscarcinoms eine Kranke der Klinik zugewiesen. Sie brachte ein Röntgenbild mit, das die Füllung der beiden Unterlappenbronchen mit der Bariumaufschwemmung zeigte. Man hatte auf Grund dieser Aufnahme an einen in die Lunge durchgebrochenen Speiseröhrenkrebs gedacht.

Die Kranke wurde durchleuchtet. Beim Trinken der Kontrastflüssigkeit verschluckte sie sich und aspirierte den Brei. Im Röntgenlichte zeigte sich, daß dieser bis in beide untersten Lungenbezirke gelangt war (Abb. 362).

Man legte, um den Ernährungszustand zu heben und weiterhin die bedrohliche Aspiration zu vermeiden, eine Magenfistel an. Die Kranke starb aber doch.

Bei der Sektion fand sich eine Geschwulst des Hirnstammes, die zur Schlucklähmung geführt hatte.

Die andere Form der Schlucklähmung beruht darauf, daß der Bissen wohl von der Pharynxmuskulatur in die Speiseröhre eingetrieben wird, daß aber diese selbst nicht imstande ist, ihn zum Magen weiterzubefördern.

Dieser Zustand, der als Atonie der Speiseröhre beschrieben wurde, soll nach ZUSCH als Ursache eine von Geburt an „vorhandene organische Schwäche der Wandungen des untersten Oesophagusteiles ohne abnorme Formverhältnisse" oder „eine rein funktionelle, den Nervmuskelapparat betreffende Schwäche des Endabschnittes der Speiseröhre" haben.

Klinisch sind Würgen, Regurgitation der Speisen bezeichnend.

Röntgenologisch zeigt sich nach HOLZKNECHT und OLBERT, daß bei geringer Kontrastmittelmenge die weitere Beförderung magenwärts sehr langsam ist, während größere Massen noch gut fortgeschafft werden können. Da der Speiseröhre die Fähigkeit ausgiebiger Zusammenziehung fehlt, bleiben kleinere, streifenförmige Reste des Kontrastmittels regelmäßig an ihrer Wand hängen. Immerhin dürfte röntgenologische Erkennung des Leidens ebenso schwierig sein, wie klinische Abgrenzung gegenüber den anderen Innervationstörungen des Speiserohres.

b) Ösophagospasmus (Kardiospasmus), Megaoesophagus.

Unter Ösophagospasmus versteht man krankhaft starke und langdauernde Kontraktionen der Speiseröhrenmuskulatur. Ihnen liegt Überempfindlichkeit der Speiseröhre zugrunde, die durch die verschiedensten Umstände veranlaßt ist.

So kann der Krampf des Oesophagus eines der Merkmale allgemeiner nervöser Übererregbarkeit sein. Organische Veränderungen fehlen. Von dieser neuropathischen Gesamtveranlagung, deren Teilerscheinung dann der Ösophagospasmus ist, unterscheidet man die Form, die auf örtlich begrenzter Reizbarkeit nur des Speiserohres beruht. Ein Beispiel dieser Art von Ösophagospasmus gibt die auf S. 239 mitgeteilte Krankengeschichte.

Der Oesophagus ist im ganzen stark dilatiert und geschlängelt und zeigt zwei starke spastische Einschnürungen, die während der Röntgenbeobachtung dauernd bestehen bleiben, auch von der Kranken als Sitz krampfhafter Schmerzen gut lokalisiert werden. Die eine Einschnürung, die während einer Beobachtungszeit von fast 4 Jahren regelmäßig sich wieder fand, saß in Höhe der Thoraxapertur, die zweite an der Kardia.

Eine dritte Gruppe spastischer Zustände in der Oesophaguswand ist zurückzuführen auf Veränderungen, die meist schon rein mechanisch die Speisendurchfuhr behindern. Durch krampfhafte Kontraktionen vor oder im Bereiche der Verengerung erfährt dann der Durchgang eine weitere wirksame Erschwerung. Gerade diese Formen des Ösophagospasmus legen den Vergleich mit ähnlichen Zuständen am Magen nahe. Wir sehen oft bei ganz geringfügigen organischen Veränderungen der Magenwand ausgedehnte spastische Zusammenziehungen. Hierher gehören der spastische Sanduhrmagen bei Ulcus der kleinen Kurvatur, Spasmen in der Umgebung kleinster Excisionsnarben der Magenwand, und im Bereiche der Ampulla duodeni beim Zwölffingerdarmgeschwür.

Die organischen Veränderungen, die den Ösophagospasmus auslösen, können mannigfaltig sein: Geschwüre, Verätzungen und ihre narbigen Reste, in der Wand eingekeilte Fremdkörper, periösophageale Entzündungen, verkalkte Drüsen der Lungenwurzel (ASSMANN und QUIRINGS), epiphrenale Divertikel.

Eine eigene Beobachtung soll mitgeteilt werden:

40jährige Kaufmannsgattin, die sich vor 15 Jahren die Speiseröhre mit Essigsäure verätzte. 3 Jahre war diese wieder vollkommen durchgängig, so daß alle Speisen ohne Beschwerden geschluckt werden konnten. Eines Tages trat plötzlich während des Essens von Rindfleisch ohne besonderen äußeren Anlaß ein quälendes Druckgefühl hinter dem Brustbein auf. Die Kranke mußte würgen, ohne daß es zum Erbrechen kam. Auch Schleim und Speichel wurden herausbefördert.

Einweisung in die Klinik. Untersuchung ergibt vollkommenen Verschluß der Speiseröhre.

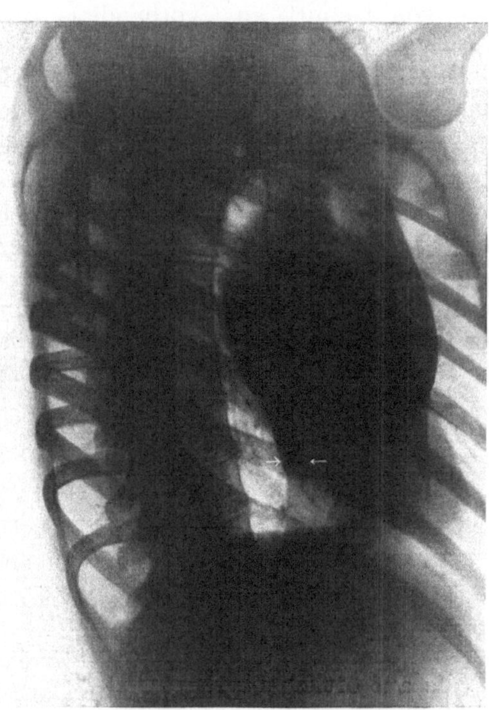

Abb. 363. Umschriebener Spasmus der Speiseröhre nach alter Verätzung.

Sofortige Röntgendurchleuchtung: Speiseröhrenschatten in der oberen Hälfte deutlich verbreitert, verjüngt sich in der unteren Hälfte bis zu Fingerdicke, um etwa in der Mitte des unteren Drittels plötzlich abzuschneiden (Abb. 363).

Nach Vorgeschichte und Röntgenbefund konnte man Narbenverengerung infolge der alten Verätzung annehmen. Das erwies sich aber im weiteren klinischen Verlauf als irrtümlich. Einen Tag nach der Einlieferung in die Klinik löste sich plötzlich der Spasmus, und die Kranke war in der Lage, breiige Speisen ohne weiteres zu schlucken. Der vorher völlig verschlossene Oesophagus war jetzt für Sonde 27 gut durchgängig. In den folgenden Tagen konnte die Kranke auch feste Speisen, wie Fleisch und Brot, anstandslos schlucken. Eine Woche später gelangte man sogar mit Sonde 36 in den Magen.

Es handelte sich also sicher nicht um organische Stenose, sondern um örtlichen Spasmus, der einige Tage andauerte. Daß er nicht ohne allen Zusammenhang mit der früheren Verätzung war, ist wahrscheinlich; denn zweifellos bestand nach ihrer Ausheilung eine Narbe, die den umschriebenen Spasmus bedingte.

Neben diese Beobachtung kann man die anatomischen Sanduhrmägen stellen, zu denen sich zeitweise Sanduhrspasmus gesellt.

Alle diese, auf verschiedenen Ursachen beruhenden spastischen Zustände des Speiserohres treten an Häufigkeit und praktischer Bedeutung zurück gegenüber dem **Kardiospasmus.**

Seine Entstehungsbedingungen decken sich vollkommen mit denen krankhaft spastischer Kontraktionen der übrigen Oesophaguswand. Es handelt sich um einen Krampf, der auf die Kardia oder, genauer, auf das unterste Oesophagusende, seine Pars abdominalis und Pars diaphragmatica (Epikardia SCHREIBER), beschränkt bleibt.

Das durch den Spasmus gesetzte Austreibungshindernis führt ähnlich, wie die Pylorusstenose am Magen, zu allmählicher Überdehnung des Speiserohres. Wohl versucht seine Muskulatur die gestauten Speisen mit starken peristaltischen Bewegungen durch die Enge hindurchzutreiben; aber oberhalb der Stenose mißlingt die die Lichtung vorübergehend vollständig verschließende Ringkontraktion, die zur Fortbewegung der Speisen notwendig ist. So wird die Peristaltik teilweise unwirksam. Der Inhalt der Speiseröhre fließt zurück. Der zur Überwindung des Kardiatonus notwendige Druck kann nicht aufgebracht werden.

Die klinischen Störungen, in denen sich der Kardiospasmus äußert, stimmen mit denen einer tiefliegenden Oesophagusstenose in mancher Hinsicht überein. Häufig aber lassen sich aus der Vorgeschichte Anhaltspunkte für die funktionelle Grundlage des Leidens gewinnen. Rasche Entstehung, häufig im Anschluß an Gemütserregungen, Wechsel in der Stärke der Erscheinungen sind pathognomonisch. Weiterhin kann Untersuchung mit der Schlundsonde dadurch Aufklärung bringen, daß der durch den kontrahierten Sphincter verursachte Widerstand plötzlich verschwindet, worauf dann gerade dickste Sonden durch die Kardia leicht hindurchgeleitet werden können. Dieser Versuch gelingt indessen nicht immer. Oft ist die Abgrenzung gegenüber der organischen Stenose nur mit dem Ösophagoskop oder im Röntgenbilde möglich. Denn auch die übrigen klinischen Merkmale, wie häufiges Erbrechen, das fast sofort nach der Mahlzeit auftritt und kaum veränderte Speisen zutage treten läßt, sind beiden Verengerungsarten, der funktionellen wie der organischen, eigen.

Für die Röntgendiagnose des Kardiospasmus sind drei Besonderheiten bezeichnend: 1. die große Breite des Oesophagusschattens, 2. sein regelmäßiges konisches oder abgerundetes Ende, das nach links abbiegt und bis weit unter die Zwerchfellkuppe reicht, 3. die Schlängelung des Schattenbandes als Ausdruck der Längsdehnung. Manchmal sieht man vor dem Röntgenschirm eine plötzlich einsetzende, rasche Entleerung eines großen Teiles der Speiseröhre. Diese Sturzentleerungen sind entscheidend für Kardiospasmus. Man kann sie auslösen, indem man schluckweise kaltes Wasser nachtrinken läßt. Bei einigen Kranken schwindet oder vermindert sich der Spasmus auf Gaben von Atropin oder besser noch von Papaverin. Bei anderen wiederum versagen die Mittel vollkommen.

Dem Schirmbeobachter fallen die oft außerordentlich lebhaften peristaltischen Bewegungen des erweiterten Speiserohres auf. Sehr eindrucksvoll ist es, wenn der ursprünglich gefüllte untere Teil plötzlich schmal wird und der Inhalt rückläufig in den oberen Abschnitt steigt. Dieses Spiel kann sich einige Male wiederholen.

Mittels der Röntgenuntersuchung kann man auch den Erfolg der Behandlung genau überprüfen.

Geradezu typisch für den Kardiospasmus ist seine Hartnäckigkeit. Selbst wenn bereits klinisch Heilung so weit erreicht ist, daß der Kranke wieder gemischte

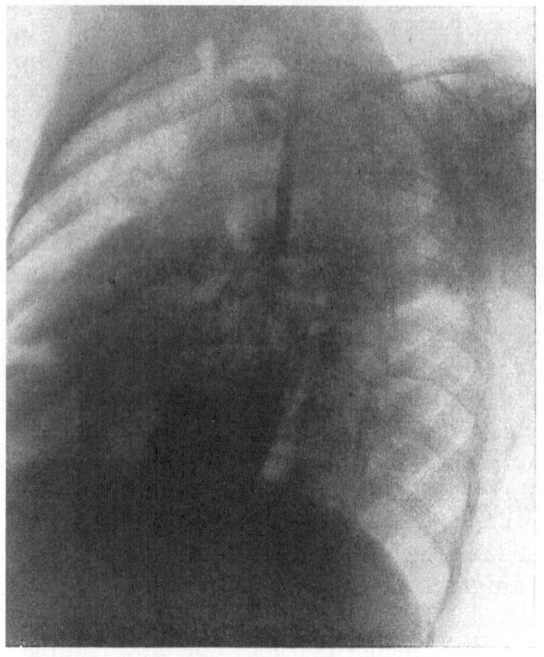

Abb. 364. Kardiospasmus mit hochgradiger
Erweiterung der Speiseröhre.

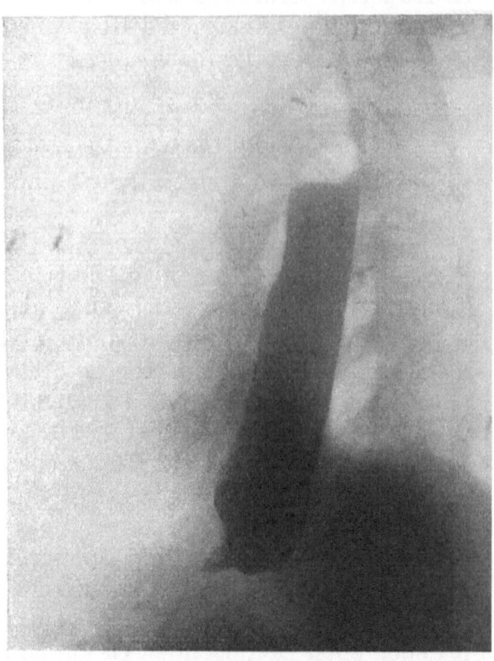

Abb. 365. Kardiospasmus. Die Speiseröhre erschei
als breiter bandförmiger Schatten mit glatten U
rissen. Der kardiale Abschnitt endigt spitz. E
Übertritt des Kontrastbreis in den Magen ist nic
wahrzunehmen.

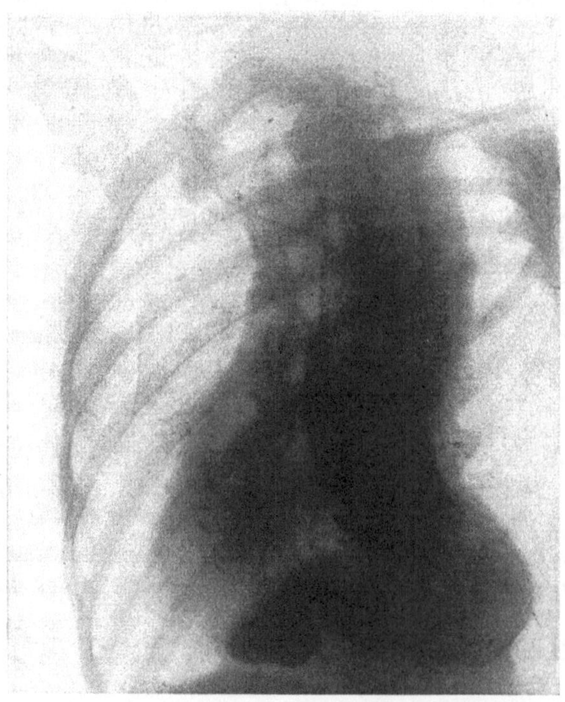

Abb. 366. Kardiospasmus mit hochgradiger Erweiterung und Schlängelung der Speiseröhre.

Nahrung ohne Beschwerden zu sich nimmt, läßt sich manchmal noch nach Jahren Neigung zu Spasmus oder Hypertonie der Epikardia röntgenologisch feststellen; irgendein schreckhaftes Ereignis oder eine sonstige lebhafte psychische Erregung kann den Krampf auch klinisch wieder auslösen.

Es seien nunmehr einige röntgenologisch verfolgte Beobachtungen von Kardiospasmus angeführt:

28jähriger Dienstknecht. Vor 2 Jahren nach Genuß von kaltem Bier heftige Schmerzen hinter dem Brustbein. Seitdem erzeugt der erste Bissen krampfartigen Schmerz, während der zweite glatt und schmerzlos hinuntergeht. Der letzte Bissen bleibt stecken und muß erbrochen werden. Kein Gewichtsverlust. Stets arbeitsfähig.

Sondierung: Hindernis in 22 cm Abstand von der Zahnreihe, das nur mit Mühe überwunden wird. Zweites Hindernis in 40 cm Entfernung.

Röntgenbefund: Bei Einnahme der Kontrastaufschwemmung füllt sich sofort der untere Abschnitt des Speiserohres. Dieser verbreitert sich zunehmend mit weiterem Schlucken des Breies. Die Umrisse sind dabei glatt, zeigen keine peristaltischen Bewegungen. Das untere Speiseröhrenende stellt einen kegelförmig zulaufenden, leicht abgerundeten Schatten dar (Abb. 364).

Abb. 365 stellt eine ähnliche Beobachtung dar.

Sie stammt von einem 56jährigen Maler, bei dem sich im Anschluß an seelische Erregungen vor 10 Wochen während des Genusses kalter Getränke Schluckbeschwerden einstellten. Die Röntgenaufnahme zeigt die Speiseröhre als breiten, bandförmigen Schatten mit glatten Umrissen. Der kardiale Abschnitt endet spitz. Der Kranke hatte das Gefühl eines plötzlich einsetzenden Krampfes am unteren Speiseröhrenende und mußte wiederholt schlucken, ehe er den Nahrungsdurchgang erzwingen konnte. Dabei häufiges Regurgitieren. Die Schlingbeschwerden, die vorwiegend bei dem Genusse kalter Getränke auftraten, verstärkten sich bei Erregungen und nach Rauchen. Die geklagten Schluckstörungen hatten sich in den letzten Wochen vorübergehend so gebessert, daß er zeitweise feste Bissen mühelos herunterschlingen konnte. Trotzdem nahm das Gewicht um 40 Pfund ab.

Beim Schlucken von Bariumbrei vor dem Schirme füllt sich der im untersten Abschnitte stark erweiterte Oesophagus. Lebhafte Peristaltik, ohne daß Brei in den Magen übertritt. Erst nach drei Minuten öffnet sich die Kardia, wobei sich der in der Speiseröhre gestaute Brei auf einmal in den Magen entleert. Bei Nachfüllung wiederholt sich das gleiche Spiel.

Die Röntgenaufnahme (Abb. 365) zeigte die Speiseröhre als breiten, bandförmigen Schatten, mit glatten Umrissen.

Die Behandlung bestand in Dehnung des Magenmundes mit der GOTTSTEINschen Sonde. Die Beschwerden wurden dadurch wesentlich gebessert.

Welch große Ausdehnung und eigentümliche Verlaufsrichtung die Speiseröhre beim hochgradigen Kardiospasmus einnehmen kann, zeigt Abb. 366.

Sie stammt von einer 41jährigen Kranken, die seit ihrem 18. Lebensjahr über Magenbeschwerden klagte. Sie hatte das Gefühl, als wenn jeder Bissen in der Speiseröhre stecken bliebe. Nach dem Essen häufig Erbrechen unverdauter Speisen. Besonders stark war es während ihrer Regel. Sie wurde jahrelang mit Magenspülungen und Elektrisieren behandelt, vorübergehend auch mit Bestrahlungen, die sie angeblich besonders nervös machten. Keine Besserung.

Die klinische Untersuchung ergab völligen elastischen Widerstand gegen die eingeführte Sonde, 35 cm von der Zahnreihe entfernt. Die Speiseröhre war außergewöhnlich weit, die Sondierung schmerzhaft.

Röntgenbefund: Bei Einnahme des Breies füllt sich die Speiseröhre in ihrer ganzen Ausdehnung. Bei weiterem Schlucken vergrößert sich der Oesophagusschatten bis auf Handbreite. Das untere Drittel ist etwas schmaler und erleidet eine rechtwinkelige Knickung nach links, so daß der Endabschnitt der Speiseröhre vollständig wagerecht verläuft. Völliger Verschluß der Kardia. Keine Füllung des Magens.

Differentialdiagnostische Schwierigkeiten kann selbst im Röntgenbilde die Abgrenzung des Kardiospasmus gegen das Kardiacarcinom machen. Während aber der Kardiospasmus absolut scharfen Schattenabschluß zeigt, ist dieser beim Krebs unregelmäßig zerklüftet. Ferner ist die Oesophaguslichtung bei der carcinomatösen Stenose oberhalb dieser nur ganz selten so stark erweitert, wie es beim Kardiospasmus der Fall ist. Schließlich weist auch der Entleerungsmechanismus Verschiedenheiten auf. Beim Kardiospasmus ist der Abschluß der Bariumsäule im Sphincterbereich in der Regel vollständig. Ihr Weiterwandern nach dem Magen geschieht schubweise und plötzlich. Diese ruckweise Entleerung läßt sich, wie bereits oben erwähnt, durch Nachtrinken von kaltem Wasser hie und da erzwingen. Beim Krebs bleibt entsprechend dem Grade der Einengung ein Verbindungskanal zwischen Speiseröhre und Magen bestehen, der seinen Ausdruck in einem ständigen Schattenstreifen findet. Der Bariumbrei läuft langsam, aber stetig durch die Enge nach dem Magen ab.

Scharf zu scheiden von der durch Kardiospasmus bedingten Erweiterung des ganzen Oesophagusrohres ist der idiopathische Megaoesophagus. Als primäre, meist angeborene Dilatation, ähnelt er in seiner Entstehung und seinem Wesen dem Megacolon (SAUERBRUCH).

Die Speiseröhre ist in allen Ausmaßen vergrößert. Die ungewöhnliche Zunahme der Breite und der Länge führt zu Schlängelungen des Organes, dessen unterster Teil meist wagerecht verläuft.

Stauung der Speisen vor der Kardia beruht bei diesen Formen des Megaoesophagus wohl immer auf einer Art Ventilstenose, die durch Schleimhautfaltung oberhalb des Magenmundes verursacht ist (ZAIJER).

Das Röntgenbild gleicht in allen Punkten dem des Kardiospasmus. Das Fehlen neuropathischer Zeichen wird vielleicht hin und wieder den idiopathischen Megaoesophagus von den durch Ringmuskelkrampf bedingten abgrenzen lassen.

6. Speiseröhrenkrebs.

Der Krebs ist die häufigste Erkrankung der Speiseröhre. Er bevorzugt die drei physiologischen Engen: Höhe des Ringknorpels, der Bronchusteilung der Zwerchfellpforte. Nach SAUERBRUCH saßen laut Sektion von 189 Oesophaguscarcinomen 117 zwischen Lungenwurzel und Magenmund.

Die mechanischen Störungen, die ein Speiseröhrenkrebs hervorruft, hängen bis zu einem gewissen Grade von seinem geweblichen Aufbau ab. Meist liegen verhornte Plattenepithelkrebse vor; sie schnüren infolge ihrer harten Beschaffenheit die Lichtung am ehesten ein. Die weichen Adenocarcinome engen die Speiseröhre seltener ein. Außerdem neigen sie mehr zum Zerfall; auf diese Weise kann sogar bereits bestehende Stenose vorübergehend wieder freier werden.

Die Diagnose läßt sich gewöhnlich aus den klinischen Erscheinungen mit großer Wahrscheinlichkeit stellen. Treten bei einem älteren Kranken langsam zunehmende Schlingbeschwerden, Abmagerung und Siechtum auf, so wird man „in 9 unter 10 Fällen recht haben, wenn man die Diagnose auf maligne Neubildung stellt" (BUTLIN). Sind die Merkmale weniger typisch, so bildet Sondenuntersuchung wertvolle diagnostische Hilfe. Ein gutes Aufklärungsmittel ist, zumal in Verbindung mit Probeausschnitt die Ösophagoskopie. Sie ist aber nicht immer gefahrlos; ferner erfordert sie technische Übung und diagnostische Erfahrung.

Angenehmer für den Kranken, unbedenklich, bequem und einfach zu handhaben, zuverlässig in den Ergebnissen ist Röntgenuntersuchung. Sowohl Radioskopie, wie Radiographie führen zum Ziele. Erstere hat den Vorzug, daß man die Peristaltik des Oesophagus und die Bewegungen der Speisen verfolgen und außerdem durch Drehung des Kranken vor dem Schirme das Organ von verschiedenen Seiten betrachten kann. Die Aufnahme hat den Vorteil größerer Bildschärfe. Meist gehen wir so vor, daß wir uns durch Schirmbeobachtungen über die Lage der Verengerung unterrichten und eine Aufnahme anschließen.

Von den zwei klinisch wichtigen Ausbreitungsformen des Krebses, der wandständigen und der ringartigen, ist erstere an der unregelmäßigen Begrenzungslinie der Speiseröhre erkennbar. Die peristaltische Welle ist unterbrochen. Der Kontrastbrei bewegt sich infolgedessen langsam fort und läßt so Veränderungen der Wand ablesen, die durch die Infiltration bedingt sind. In den Buchten der Krebsgeschwulst bleiben hin und wieder Teile der Bariummasse hängen, so daß man einen eigenartigen unterbrochenen Schatten im Geschwulstbereiche sieht. Er ist nach Entleerung des übrigen Speiserohres noch längere Zeit sichtbar.

51jähriger Kranker, seit 1½ Jahren unter zunehmender Abmagerung und Schluckbeschwerden erkrankt. Tage, an denen er gar nichts zu schlucken vermochte, wechselten mit solchen, an denen er breiige Speisen hinunterbrachte. Bei Sondierung fand sich in 35 cm Entfernung von der Zahnreihe ein Hindernis.

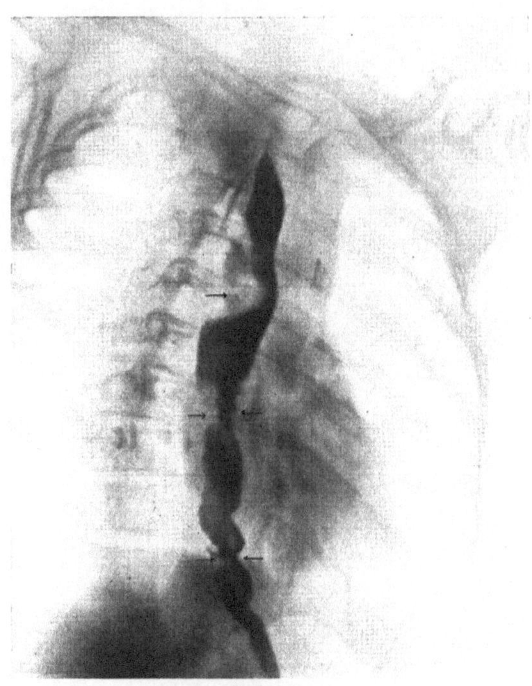

Abb. 367. Über die ganze Länge der Speiseröhre sich erstreckender, wandständiger Speiseröhrenkrebs.

Röntgenbefund: In ihrem ganzen Verlaufe, besonders aber in ihrem unteren Drittel zeigt die Speiseröhre unregelmäßige, zackige Begrenzungslinien mit Lücken im Bereiche der Kontrastschatten der Lichtung, ohne daß jedoch eine Stenose hervortritt. Kardia durchgängig (Abb. 367).

Einen ähnlichen Befund gibt Abb. 368 wieder.

Die Erkennung der zweiten Form, der ringartigen Verengerung, im Röntgenlichte bietet in der Regel keine Schwierigkeiten. Der Schatten der Speiseröhre verjüngt sich ziemlich plötzlich im Bereiche der Striktur. Je nach ihrem Grade ist er unterbrochen, oder er setzt sich unterhalb in einen fadenförmigen Streifen fort, der bis zum Magen reicht (Abb. 369).

Von der narbigen oder der spastischen läßt sich die carcinomatöse Verengerung meist durch die Unregelmäßigkeit der unteren Grenze unterscheiden. Nur selten ist ihr Ende konisch und regelmäßig.

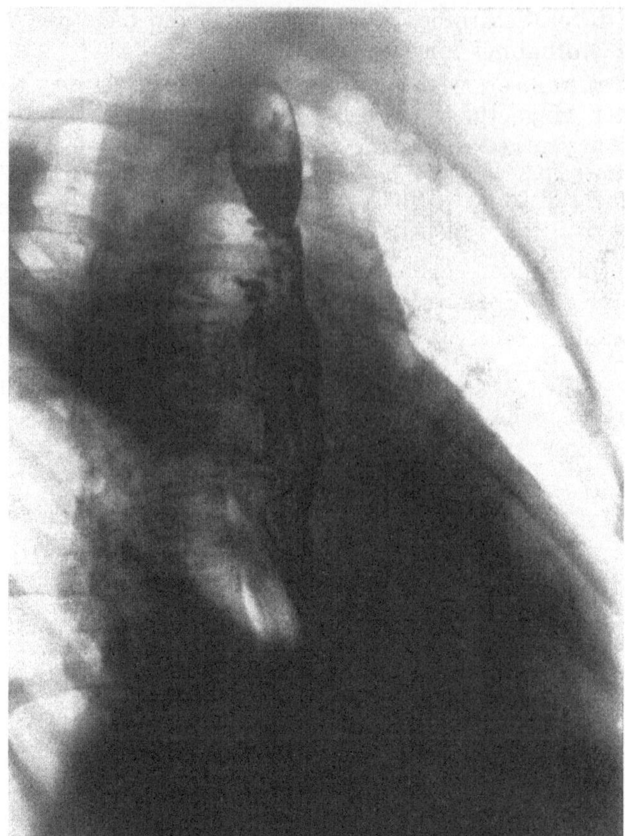

Abb. 368. Nicht stenosierender wandständiger Speiseröhrenkrebs.

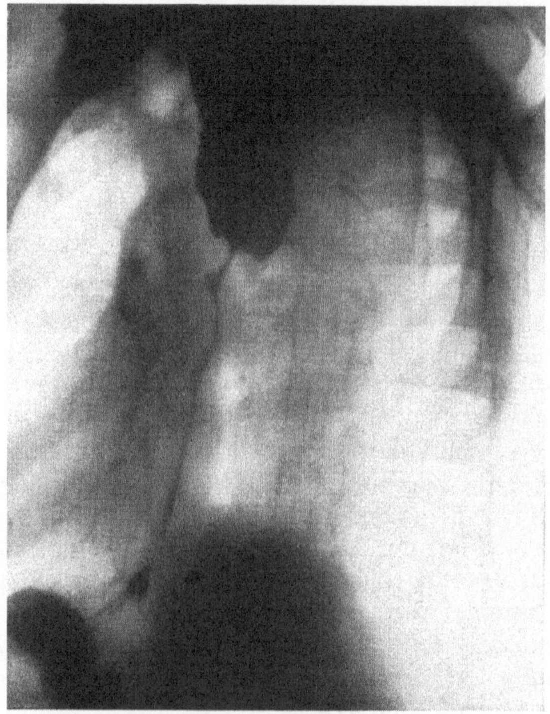

Abb. 369. Stenosierender Speiseröhrenkrebs.

Sekundäre Erweiterung oberhalb der Striktur, wie sie bei gutartigen Krankheitsursachen vorkommt, ist beim Carcinom selten, kann jedoch beobachtet werden. Wir sehen z. B. in Abb. 370 eine krebsige Verengerung in der Höhe der Bronchusteilung unterhalb einer mächtigen Ausweitung.

Das Carcinom der Kardia liegt entweder rein intraabdominal, oder es wächst durch das Zwerchfell in die Brusthöhle hinein. Die Krankheitserscheinungen können denen eines Kardiospasmus oder eines sonstigen hochsitzenden Magenleidens gleichen.

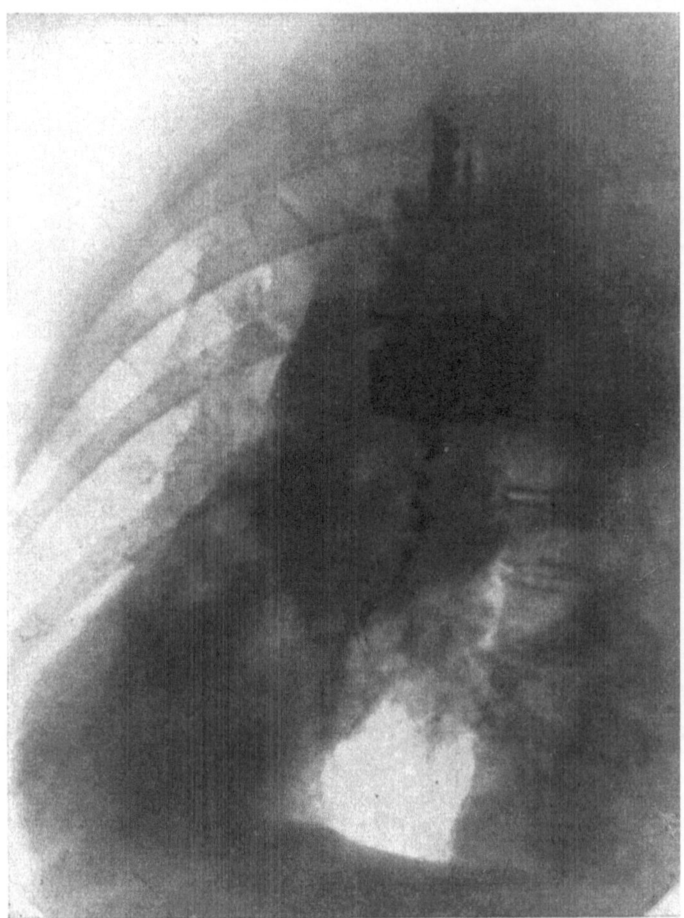

Abb. 370. Stenosierender Speiseröhrenkrebs.

Das Röntgenbild des beginnenden Kardiakrebses weist nicht selten ununterbrochene Verbindung zwischen dem Speiseröhren- und dem Magenschatten auf (Abb. 371, 372). Dieser Befund ist Folge einer Insuffizienz, die durch Tumorinfiltration verursacht wird. Eine unregelmäßige Aussparung in Höhe des Magenmundes kennzeichnet den Sitz der Geschwulst.

Ist die Stenose hochgradiger, so schließt gewöhnlich der Speiseröhrenschatten in Höhe des Zwerchfelles oder darunter unregelmäßig ab. Bestehen Zweifel, so kann man aus dem Gesamtverlaufe gegenüber gutartigen Veränderungen Schlüsse ziehen. Beim Spasmus erscheint das Rohr geschlängelt und erweitert; es liegt vor der Kardia auf eine kurze Strecke wagerecht dem Zwerchfell auf. Beim Krebs dagegen ist es gestreckt.

Die genaue Feststellung der Ausdehnung der Speiseröhrenkrebse nach oben hat im Hinblick auf ihre Operabilität Bedeutung. Man darf vorläufig an einen Eingriff wohl nur bei den Geschwülsten denken, die nicht mehr als 5 cm vom Magenmund aufwärts reichen. Im Röntgenlichte entspricht dieses ungefähr dem Punkte, in dem der Oesophagusschatten die Zwerchfellkuppe in Mittelstellung schneidet. Allerdings hat nur bei ganz wenigen dieser verhältnismäßig günstig gelegenen Krebse die Operation bisher Erfolg gehabt.

Für den Eingriff ist wichtig, festzustellen, ob das Carcinom streng auf den Magenmund beschränkt ist oder ob die Kardia erst nachträglich von einem hochsitzenden Magencarcinom ergriffen wurde. Dies läßt sich leicht beurteilen, wenn

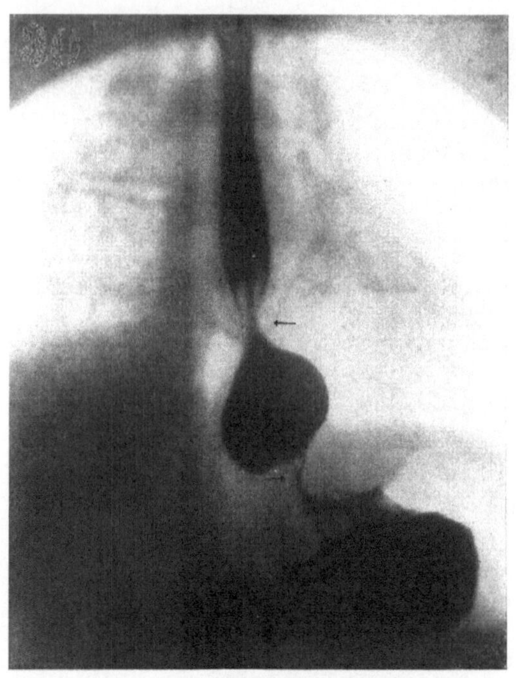

Abb. 371. Krebs der Kardia (Pars abdominalis).
Oberer Pfeil: Kontraktion der Speiseröhre; unterer
Pfeil: Ca, M Magen.

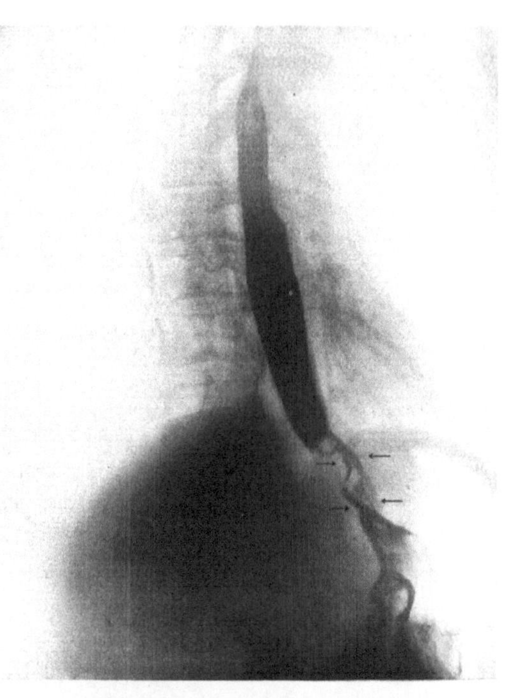

Abb. 372. Krebs der Kardia.
(Pars abdominalis.)

wir außer dem Oesophagus auch den Magen röntgenologisch darstellen, und zwar in TRENDELENBURGscher Schräglage zur Sichtbarmachung der Pars cardiaca. Wir brauchen also 2 Bilder: das erste fertigen wir nach dem Vorschlage von STUERTZ im zweiten schrägen Durchmesser mit aufgeblähter Kardia, das zweite nach Kontrastfüllung des Magens in Beckenhochlagerung an. Diese Aufnahme muß unmittelbar nach dem Schlucken des Breies erfolgen.

Auch am übrigen Speiserohr läßt sich neben dem Sitze die Ausdehnung des Krebses im Röntgenlichte erkennen. Das hat Bedeutung für therapeutische Maßnahmen. Nur bei hochgradigen Stenosen, die weder Brei noch Aufschwemmung mehr durchlassen, ist die Ausbreitung des Carcinoms nicht faßbar. Geht jedoch das Barium durch den Engpaß durch, so kann es darunter den Oesophagus wieder füllen. So entsteht ein getreues Bild des eingeschnürten Teiles.

In Abb. 373 hat das Carcinom das Rohr in einer Ausdehnung von etwa 2 cm auf einen feinen Kanal verengt. Die Sonde stieß 26 cm hinter der Zahnreihe auf Widerstand.

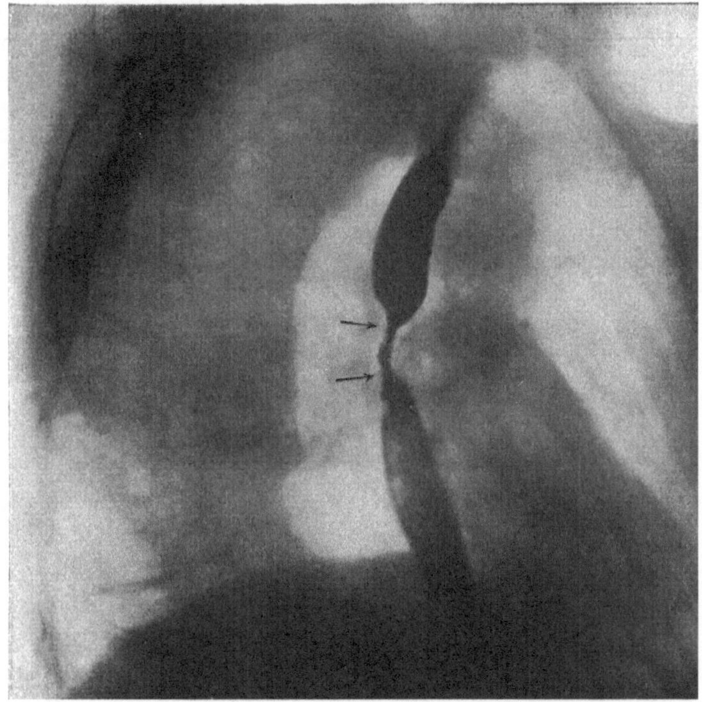

Abb. 373. Speiseröhrenkrebs in Höhe der Luftröhrengabelung, in ganzer Ausdehnung als enger Kanal sichtbar.

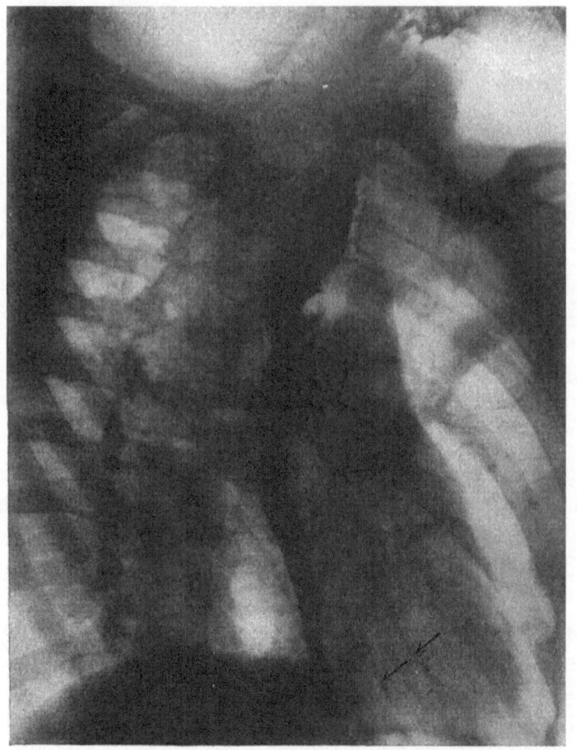

Abb. 374. In die Bronchen durchgebrochener Speiseröhrenkrebs. Von dem breiten Oesophagusschatten gehen sich verzweigende Ausläufer aus (Pfeile). Zwei tief unten liegende Bronchen zeigen ebenfalls Kontrastschatten (untere Pfeile).

Bei stenosierenden Krebsen dürfen Länge und Dicke des fadenförmigen Schattens allein nicht als Maßstab für Form und Ausdehnung des Leidens genommen werden. Er gibt nur den dünnen Strahl wieder, den der Engpaß durchtreten läßt.

Um die Ausdehnung der Geschwulst festzustellen, kann man sich mit Vorteil manchmal einer besonderen Technik bedienen. Es empfiehlt sich, außer einer Aufnahme in aufrechter Stellung noch eine in Bauchlage, am besten in TRENDELENBURG-scher Schräglage, und zwar unmittelbar nach dem Verschlucken des Breies. Dasselbe erreicht man dadurch, daß man den Kontrastbrei durch ein feines, bis nahe zum Magenmund geführtes Rohr spritzt und dann sofort vom Liegenden ein Bild herstellt.

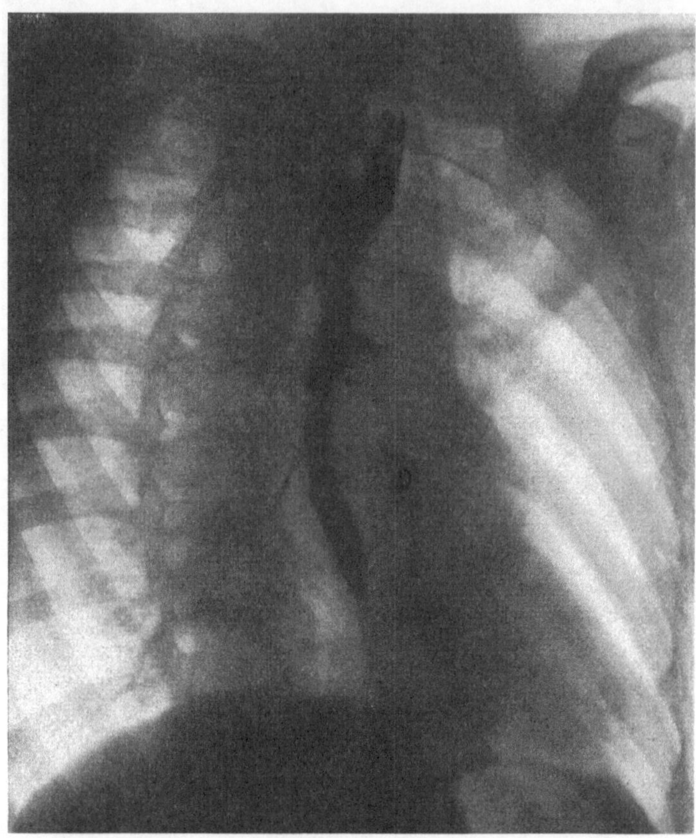

Abb. 375. In die Bronchen durchgebrochener Speiseröhrenkrebs. D ist ein durch Anfüllung des linken perforierten Hauptbronchus mit Barium entstandenes Divertikel.

Das Röntgenverfahren leistet gute Dienste zur Erkennung einer wichtigen Komplikation des Oesophaguscarcinoms, der Perforation. Diese findet am häufigsten in die großen Luftwege, nicht selten auch in Lunge oder in den Brustfellraum statt. Der Durchbruch wird klinisch zuerst oft verkannt, namentlich, wenn sonstige Zeichen eines Speiseröhrenkrebses fehlen. Man diagnostiziert jauchige Bronchitis oder Lungenabsceß. Die Röntgenuntersuchung zeigt dann den richtigen ursächlichen Zusammenhang. Die Bronchen- und Lungenperforation erzeugt unregelmäßige Ausläufer des Oesophagusschattens.

Das sehen wir z. B. in Abb. 374. Bei diesem Kranken lautete die Diagnose zuerst nur auf putride Bronchitis.

Durch Einbruch in die Lunge entstehen große Hohlräume, an denen sich auch Bronchialäste, namentlich der linke Bronchus, beteiligen. Das Röntgenbild solcher

Zerstörungsherde ist eindeutig. Es erscheint ein größer, dunkler Fleck, der manchmal durch einen engen „Hals" mit dem Oesophagusschatten in Verbindung steht. Über dem Kontrastspiegel ist bisweilen eine Luftblase zu sehen.

Abb. 375 stellt eine etwas spätere Aufnahme des eben erwähnten Kranken dar. Der Krebs sitzt etwa in Höhe der Bronchusgabelung und hat dort zu unregelmäßig zerklüfteter Verbreiterung der Speiseröhrentrübung geführt. Schmale Zweige entsprechen offenbar eröffneten, mit Bariumbrei gefüllten Bronchen. Ein von dem Oesophagusschatten getrennter, vorn und unterhalb des Krebses gelegener Fleck, über dessen Kontrastfüllung man eine Luftblase sieht, gibt den eröffneten linken Bronchus wieder.

Der Durchbruch kann in beide Lungen erfolgen.

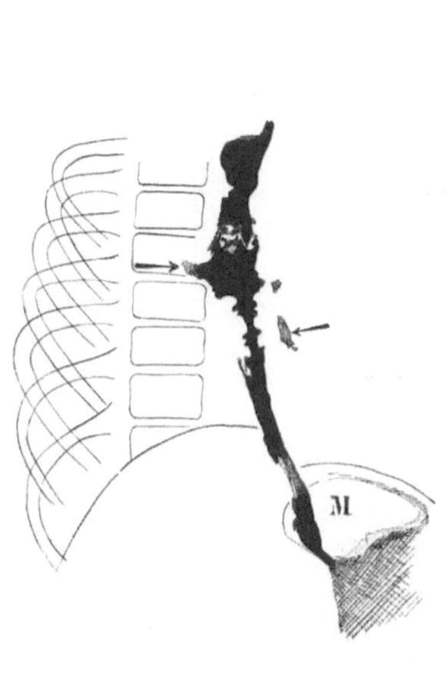

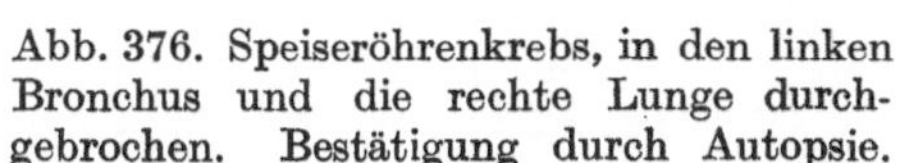

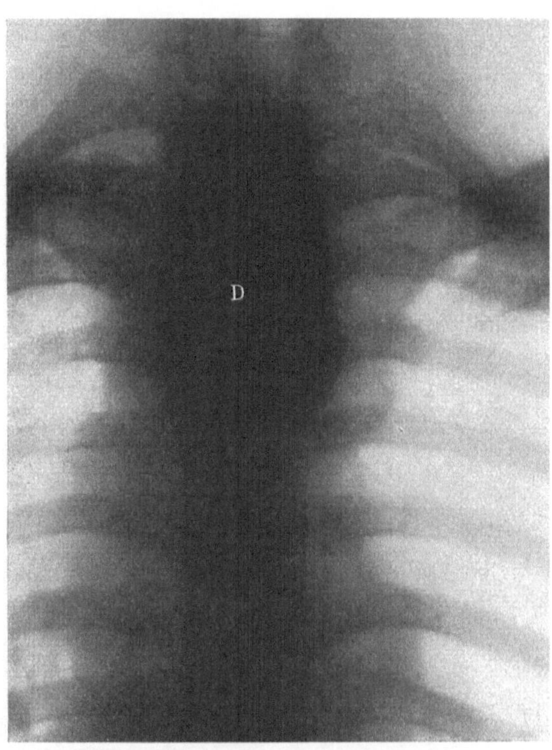

Abb. 376. Speiseröhrenkrebs, in den linken Bronchus und die rechte Lunge durchgebrochen. Bestätigung durch Autopsie.

Abb. 377. Divertikel bei gleichzeitigem Krebs der Speiseröhre.

In Abb. 376 sehen wir ein solches Beispiel. Auch hier war die begleitende putride Bronchitis als zufälliges Leiden angesprochen worden. Die Autopsie ergab Durchbruch in den linken Bronchus 2 cm unterhalb der Gabelung und außerdem eine breite Öffnung in die rechte Lunge.

Der Nachweis eines Durchbruches ist Gegenanzeige gegen jeden Operationsversuch.

Es wurde oben schon erwähnt, daß die Oesophaguswand sich nur ganz ausnahmsweise oberhalb einer carcinomatösen Stenose ausbuchtet. Tritt dieses doch ein, dann kann eine Art Divertikel entstehen, so in Abb. 377.

Man sieht einen großen breiten Sack, der bis zur Zwischenwirbelscheibe des vierten und fünften Brustwirbels herunterreicht. Er schließt nach unten mit runder Linie ab. An diese setzt sich ein feiner, dünner Schattenfortsatz an. Bei der Autopsie fand sich 15 cm unterhalb des Rachens die Speiseröhre in einer Ausdehnung von 3 cm in ein noch für die Knopfsonde durchgängiges starres Rohr verwandelt. Oberhalb war die Speiseröhre in abwärts zunehmendem Maße erweitert und zeigte die divertikelartige Ausstülpung.

4. Die Röntgendiagnostik des Herzens und der großen Gefäße.
Technik der Herzuntersuchung.

Schon frühzeitig wurde versucht, Röntgenstrahlen für Erkennung der Herzkrankheiten zu verwenden. Diese Bestrebungen scheiterten aber an physikalischen

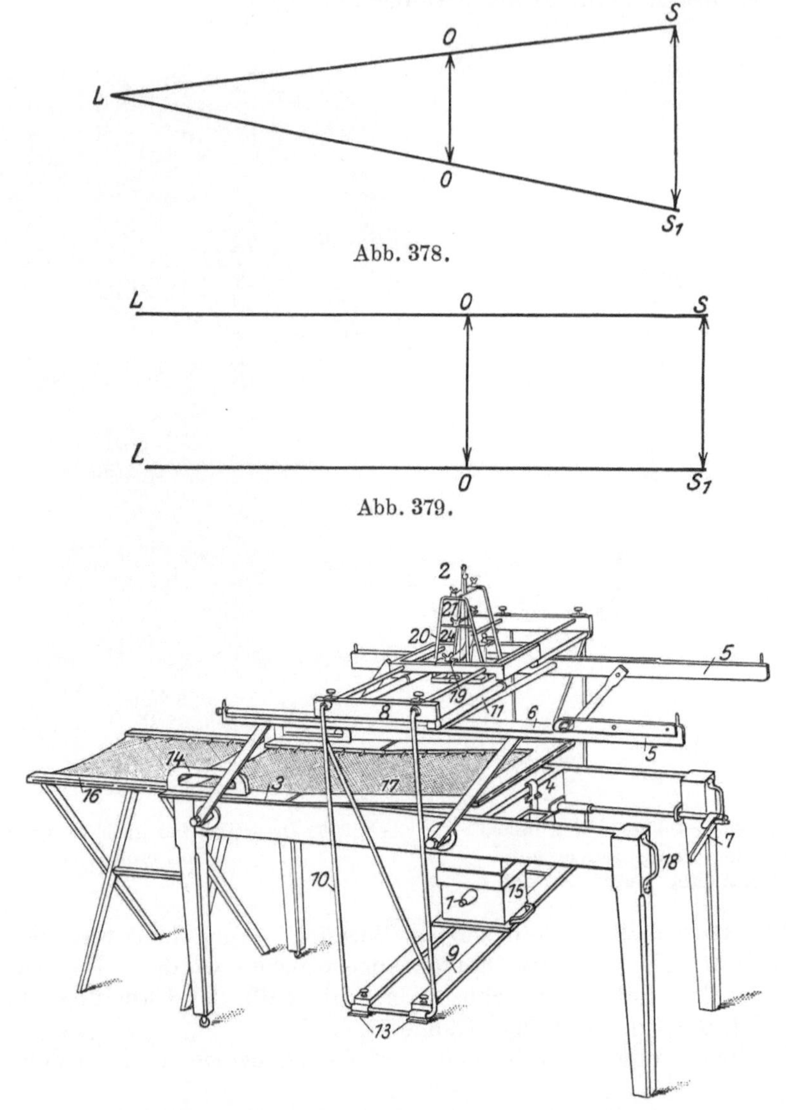

Abb. 378.

Abb. 379.

Abb. 380. Horizontal-Orthodiagraph nach Moritz.

Schwierigkeiten. Vergrößerung des Herzschattens durch zentrale Projektion gibt Verzerrung der Bilder, die nicht zu verwerten sind. Es war Aufgabe der Technik, diese Fehlerquellen auszuschalten.

Die Lichtquelle L (Abb. 378) erzeugt durch radiären Verlauf ihrer Strahlen einen Schatten S—S', der größer ist als der projizierte Gegenstand O—O'. Die

Schattenvergrößerung hängt von den Abständen Lichtquelle, Körper und Körper-Projektionsfläche ab.

Da das Herz infolge seiner anatomischen Lage im Brustkorbe stets in größerer Entfernung von der Projektionsfläche sich befindet, so gelangt bei dem üblichen Röhren-Schirmabstande der Schatten wesentlich vergrößert zur Abbildung.

Zur Beseitigung dieses Fehlers wurden zwei Wege beschritten, die bald allgemeine Anerkennung fanden. Es sind die von MORITZ eingeführte Orthodiagraphie und die von A. KÖHLER angegebene Tele- oder Fernphotographie. Beide Verfahren sind auch heute noch als zuverlässig im Gebrauch.

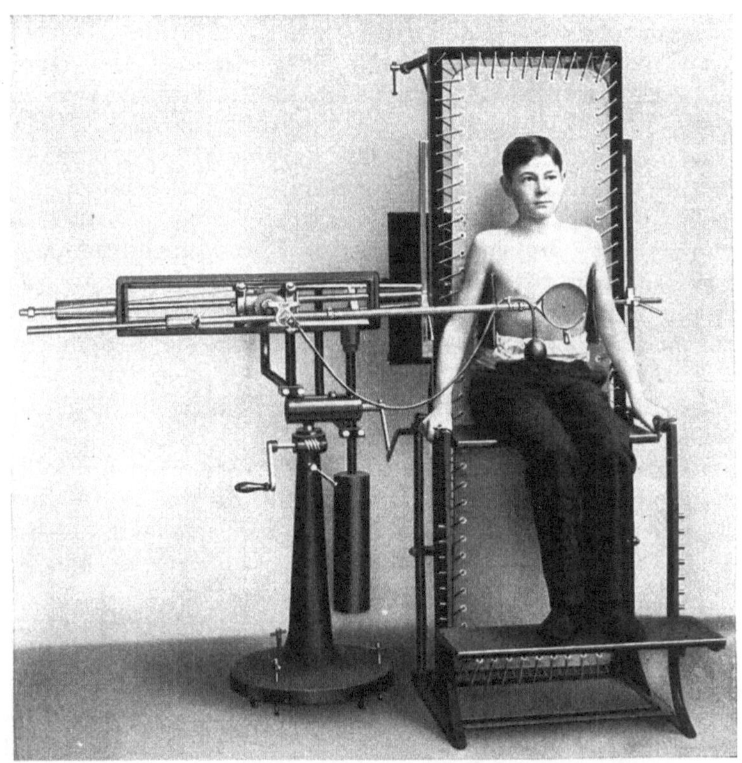

Abb. 381. Vertikal-Orthodiograph. (Nach GROEDEL.)

Orthodiagraphie. Das Wesen der Orthodiagraphie beruht darin, daß das Herzbild nicht durch zentrale Projektion und durch divergierende, sondern durch parallele Strahlen hervorgerufen wird. Die Herzränder werden nacheinander mit ständigem Stellungswechsel der Röntgenröhre tangential von dem zentralen Strahlenbündel getroffen und auf den Schirm projiziert. Dadurch wird Vergrößerung des Schattenbildes vermieden.

Im Gegensatze zu Abb. 378 ist demnach auf Abb. 379, das Schattenbild S—S von der gleichen Größe wie der Körper O—O.

Die erste praktische Anwendung verdanken wir MORITZ, der zu diesem Zwecke seinen sinnreichen Orthodiagraphen gebaut hat. Er ist für die Untersuchung des liegenden Kranken eingerichtet und besteht aus einem leicht beweglichen Doppelrahmen, der die Tischplatte umgreift (Abb. 380). Der unter dem Tische gelegene Teil des Rahmens nimmt den Röhrenkasten auf; der oberhalb gelegene trägt einen kleinen, in der Mitte durchlochten Leuchtschirm. Röhre und Schirm sind fest miteinander verbunden. Das Loch in der Mitte des Schirmes muß zu der Röhre so eingestellt sein, daß es der Richtung des Zentralstrahles entspricht. Über der kleinen Schirmöffnung ist ein Schreibstift angebracht, der auf der Haut des Kranken die nötigen Aufzeichnungen ausführen läßt.

In der Folgezeit ist der MORITZsche Apparat mehrfach abgeändert worden. Erwähnung verdienen die Gestelle von LEVY-DORN und von GROEDEL.

Der GROEDELsche Orthodiagraph (Abb. 381) kann sowohl für Senkrecht- wie für Wagerechtuntersuchungen benutzt werden. Im Gegensatze zu dem Gerät von MORITZ befindet sich hier die Zeichenvorrichtung hinter der Röhre. Mittels eines Gummiballes, der mit einem dünnen Schlauch in Verbindung steht, wird der Schreibstift pneumatisch bedient. Schreibstift, Zentralpunkt des Leuchtschirmes und Öffnung der Blende liegen sämtlich in der vom Zentralstrahle gebildeten Linie. Bei durchbohrtem Leuchtschirme kann so auf der Haut des Kranken die Aufzeichnung erfolgen.

Die Fernphotographie besteht in der Aufnahme des Herzens in einem Abstande von 1,50—2 m. Die einfallenden Strahlen verlaufen dann wie bei weitentfernter gewöhnlicher Lichtquelle, also praktisch parallel. Folglich wird das Schattenbild eines Körpers nicht wesentlich vergrößert oder entstellt.

Diese geringe Verbreiterung des Herzschattens ist belanglos, zumal sie alle Abschnitte gleich- und regelmäßig betrifft. Untersuchungen (LEVY-DORN, DIETLEN, HAMMER) ergaben eine Größenzunahme des Transversaldurchmessers bei Fernaufnahme gegenüber dem Orthodiagramme von ungefähr 1 cm. Zur Vermeidung dieser Fehlerquelle empfehlen VAQUEZ und BORDET die Aufnahmen in 2,50—3 m Abstand auszuführen. Selbstverständliche Voraussetzung ist ein Apparat, der bei diesen großen Entfernungen noch Momentaufnahmen gestattet.

Gegenüber diesen beiden Verfahren treten an praktischer Bedeutung alle anderen zurück. Sie seien darum nur kurz erwähnt.

Ferndurchleuchtung oder Teleradioskopie. Bei ihr sollen die Verhältnisse der Fernaufnahme in Form der Durchleuchtung und der Schirmaufzeichnung nachgeahmt werden. Das Verfahren ist einfach und erscheint auf den ersten Blick verlockend. Da es aber kein Momentbild des Herzens gibt, so hat es große Fehlerquellen.

Nicht viel zuverlässiger ist die sogenannte Orthodiaskopie, bei der mittels einer mit Zentriervorrichtung versehenen Röhre der Zentralstrahl die Herzränder tangential trifft und ihre Aufzeichnung auf dem Schirm ermöglicht.

Die Telekardiographie von HUISMANS hat den Zweck, die Herzumrisse durch eine Einschaltvorrichtung wiederzugeben, die durch den Pulsschlag ausgelöst wird. Auf diese Weise wird eine bestimmte Phase der Herzbewegung festgehalten.

Die röntgenkinematographische Darstellung des Herzens ist von RIEDER, ROSENTHAL, v. ZESCHWITZ, KAESTLE, GROEDEL versucht worden. Indes sind die technischen Schwierigkeiten so groß, daß einwandfreie Aufnahmen der Herzbewegung bis jetzt nicht gelungen sind.

Auch die Röntgenstereoskopie hat keine brauchbaren Ergebnisse gezeitigt, da die gleichmäßig runden Begrenzungen des Organes ein plastisches Bild nicht liefern.

Ausführung der Orthodiagraphie. Die Orthodiagraphie wird am aufrechten oder am liegenden Menschen vorgenommen. Letztere Untersuchung wird von DIETLEN und anderen als Verfahren der Wahl angesehen, weil der Kranke dabei ruhig liegt und weil es möglich ist, die meist unter den gleichen Umständen gefundenen Perkussionswerte mit ihr zu vergleichen.

Allgemeiner Beliebtheit indessen erfreut sich die senkrechte Orthodiagraphie, die vor allem von GROEDEL vertreten wird. Abgesehen von der etwas einfacheren Aufnahmetechnik bekommt man bei der größeren Lungenentfaltung im Stehen kontrastreichere Bilder, die mit anderen durch Fernaufnahme gewonnenen besser verglichen werden können.

Welches Vorgehen auch gewählt wird, jedenfalls muß völlige Ruhighaltung des Kranken während der Untersuchung gesichert sein.

Nachdem er mit seiner transversalen Körperachse streng parallel zu der Ebene des Leuchtschirmes gerichtet ist, wird die Verbindungslinie zwischen Kehlgrube und Schoßfuge bestimmt. Nach Prüfung der Zentrierung und nach allgemeiner Orientierung mittels der Durchleuchtung beginnt die eigentliche Orthodiagraphie, d. h. die Aufzeichnung der Herzränder. Während der Untersuchung wird der Kranke angeleitet, ruhig zu atmen.

Die Öffnung des Leuchtschirmes wird an die Stelle des Herzrandes gebracht, an der die Aufzeichnung begonnen werden soll. Bei genauer Übereinstimmung des diastolischen Herzrandschattens mit der Mitte des Schirmloches tritt der Schreibstift in Tätigkeit. In gleicher Weise werden dann die übrigen Grenzen des Herzens, die großen Gefäße — letztere in systolischer Ausdehnung —, dann die Zwerchfellkuppen während der Ausatmung, die Lungengrenzen und die unteren Ränder beider Schlüsselbeine festgelegt.

Die Aufzeichnung erfolgt während der Diastole, um die größte Ausdehnung des Herzens zu bestimmen. Auch ist die Begrenzung in dieser Phase leichter ausführbar als in der Systole.

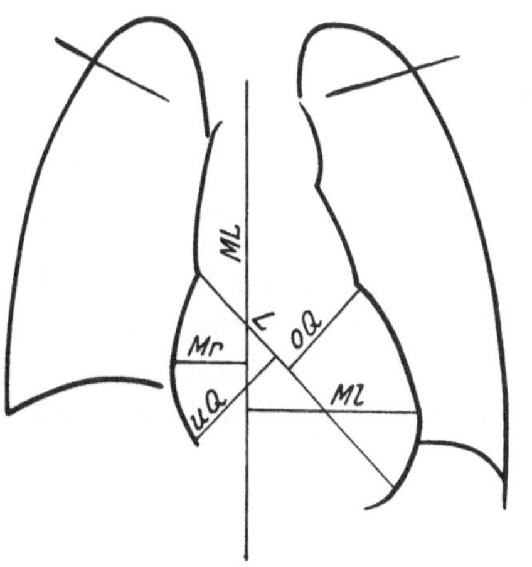

Ausführung der Fernaufnahme. Die Technik der Fernaufnahme bereitet keine besonderen Schwierigkeiten. Allerdings benötigt sie einen leistungsfähigen Apparat, der trotz großer Entfernung bei Momentbelichtungen genügend deutliche Bilder gibt.

Die Röhre befindet sich 2 oder 3 m von der Platte entfernt. Sind keine besonderen Röhren- und Plattengestelle für diese Zwecke vorhanden, so wird am besten ein Doppelsäulengerüst benutzt. Es gewährleistet am besten genaue Zentrierung.

Abb. 382. Herzdurchmesser. L Längsdurchmesser. Mr rechter Medianabstand. Ml linker Medianabstand. Mr + Ml = Tr Transversaldimension. uQ unterer Querabstand. oQ oberer Querabstand. uQ + oQ = Br Breitendurchmesser. ML Medianlinie.

Vor Ausführung der Aufnahme überzeugt man sich mittels Durchleuchtung von richtiger Einstellung. Die Blende des Röhrenkastens soll das Beleuchtungsfeld leicht umrahmt vom Schatten des Blendenschlitzes zeigen. Die Röhre muß so stehen, daß der Zentralstrahl dem Übergange des Herzens in die großen Gefäße entspricht und daß er genau in die Mittellinie der Körperachse fällt. Durch Verkleinerung der Blendenöffnung und vorherige Durchleuchtung kann man sich leicht vergewissern, ob diese Forderungen eingehalten sind.

Die Belichtungszeit soll möglichst kurz sein. Wendet man doppelt begossene Filme mit doppeltem Verstärkungschirm an, so genügen bei harter Strahlung Zeiten von $^{1}/_{10}-^{1}/_{20}$ Sekunden.

Ausmessung des Herzorthodiagrammes. Für die Ausmessung des sagittalen Orthodiagrammes werden allgemein nach dem Vorschlage von MORITZ Breiten- und Längsdurchmesser des Herzens gewählt.

Der Breitendurchmesser setzt sich aus dem größten Abstande des rechten und dem größten des linken Herzrandes von der Mittellinie zusammen (rechter Medianabstand Mr. und linker Medianabstand Ml., Abb. 382).

Der Längsdurchmesser (L) ist die Verbindungslinie des Übergangswinkels des rechten Vorhofes in die Gefäße mit dem entferntesten Punkte der Herzspitze.

Diese sicheren Maße werden allgemein angewandt und genügen den praktischen Zwecken vollauf.

Weniger zuverlässig ist der Breitendurchmesser (Br), der für Bestimmung der Herzbasis verwandt werden kann. Er wird, wie aus der Zeichnung ersichtlich ist, aus der Summe zweier senkrecht zum Längsdurchmesser geführten Linien uQ und oQ gewonnen.

Die Ausmessung des Flächeninhaltes durch Abzählen der Quadrate eines Millimeterpapieres oder eines Planimeters, die unter das Orthodiagramm gelegt werden, hat noch zu keinen praktischen Ergebnissen geführt. Genaue Abgrenzung des Herzens in den unteren und oberen Abschnitten mißlingt an Hand des Orthodiagrammes. Auch nachträglich eingezeichnete Verbindungslinien zwischen rechtem und linkem Herzrand liefern nur ungefähre Werte.

Wägt man die Leistungsfähigkeit der Orthodiagraphie und der Fernaufnahme gegeneinander ab, so fällt das Urteil aller erfahrenen Herzdiagnostiker zugunsten der Orthodiagraphie aus. Die Fernaufnahme bietet dank ihrer raschen und bequemen Ausführbarkeit große Vorzüge, immerhin haftet ihr doch der Nachteil geringerer Genauigkeit an. Die Herzränder zeichnen sich auf dem Bilde bald in dem einen, bald in dem anderen Bewegungszustand ab. Besonders störend wirkt aber die Überlagerung des unteren Teiles des Herzschattens durch den Zwerchfell-Leberschatten. Die Erkennung der Herzspitze ist infolgedessen bei der Fernaufnahme im Gegensatze zum Orthodiagramme meist unmöglich (DIETLEN, HAMMER).

Sollte die stereoskopische Darstellung des Herzens gelingen, so haben beide Verfahren ihre praktische Bedeutung verloren.

Das normale Herz.

Normale Herzgröße. Die angeführten Meßverfahren geben nur relative Werte der Herzgröße. Durch Vergleich vieler Befunde bei gesunden Menschen läßt sich das Schattenbild des normalen Herzens festlegen.

Auch beim Gesunden hängen Form und Größe von vielen Bedingungen ab.

Großen Einfluß haben zunächst Stellung und Haltung des Körpers auf Form und Größe des Herzens. Infolge der geringen Befestigung der Mittelfellorgane paßt sich das Herz jeder mechanischen Einwirkung in Lage und Form sofort an. In stehender Haltung z. B. senkt es sich nach unten, so daß die Herzbasis tiefer rückt. Die großen Gefäße strecken sich. Der Schatten wird darum schmäler und länglicher. In Rücken- oder Bauchlage rückt das Herz wieder hinauf; sein Schatten wird breiter und kürzer (Abb. 383). Der Höhenunterschied seiner Basis beträgt zwischen beiden Stellungen 2—4,5 cm. Diese Verkleinerung des Herzschattens beim Stehen beruht auf wirklicher Größenabnahme des Organes (MORITZ, DIETLEN). Sie wird unter anderem auch dadurch bewiesen, daß beim Übergange von der liegenden in die aufrechte Stellung vorübergehend sich Pulsbeschleunigung einstellt. Man darf der Auffassung MORITZ' zustimmen, daß Anspannung des Herzbeutels und der Vena cava inferior sowie Zunahme des hydrostatischen Druckes in der Cava und Abnahme im Herzen dieses Verhalten bedingen.

In linker Seitenlage nähert sich das Herz der Brustwand, die es sogar oft erreicht (Abb. 384).

Bei rechter Seitenlage schiebt sich die Leber in die rechte Zwerchfellkuppe; sie stützt dadurch das Herz und verhindert seine Verlagerung.

Einfluß der Atmung auf Größe und Form des Herzens. Bei ruhiger Ein- und Ausatmung kann Änderung der Herzgestalt im Schirmbilde kaum wahrgenommen werden. Hingegen verschmälert und verlängert sich der Herzschatten bei tiefer Einatmung, während bei Ausatmung Verkürzung und Verbreiterung eintreten (Abb. 385).

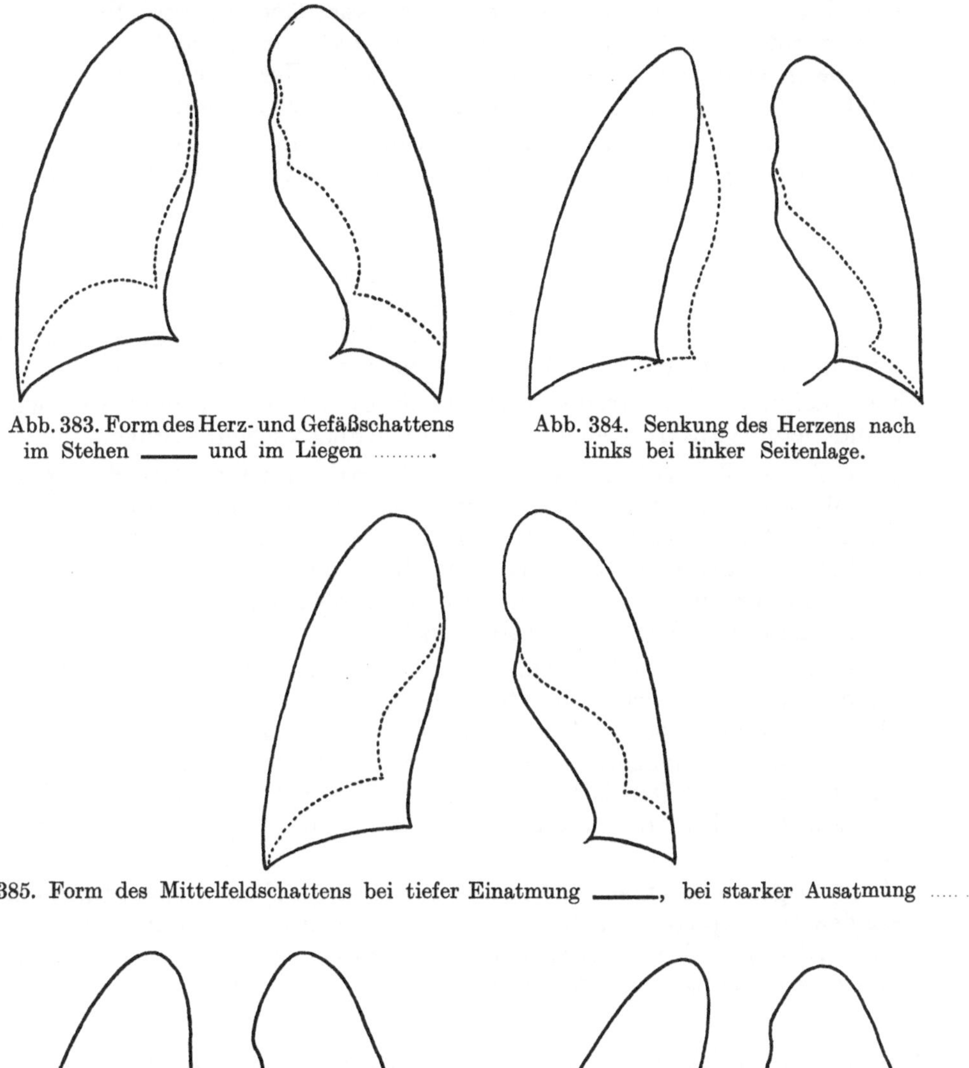

Abb. 383. Form des Herz- und Gefäßschattens im Stehen ———— und im Liegen ………

Abb. 384. Senkung des Herzens nach links bei linker Seitenlage.

Abb. 385. Form des Mittelfeldschattens bei tiefer Einatmung ————, bei starker Ausatmung ………

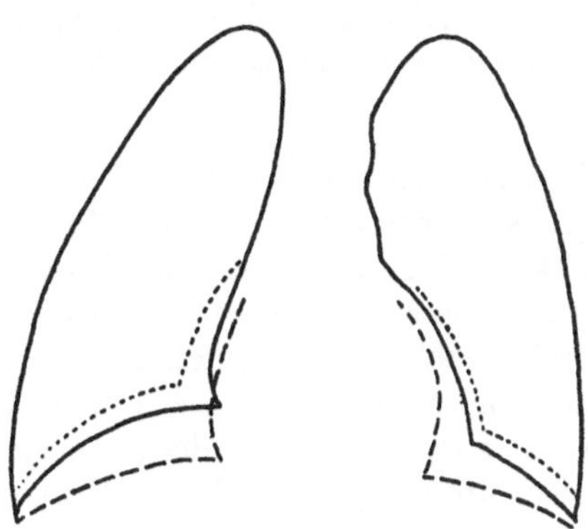

Abb. 386. Form des Mittelfeldschattens im Stehen

Ruhige Atmung ————
Starke Ausatmung ………
Tiefe Einatmung – – –

Abb. 387. Form des Mittelfeldschattens im Liegen

Ruhige Atmung ————
Starke Ausatmung ………
Tiefe Einatmung – – –

Die Ursache ist in starker Hebung und Senkung des Zwerchfelles zu suchen, die die intrathorakalen Raumverhältnisse beeinflussen.

18*

Die bei angestrengter Atmung einsetzenden Gestaltsabweichungen sind im Stehen bei tiefster Ausatmung und im Liegen bei tiefster Einatmung am größten (Abb. 386, 387). Im Stehen nimmt das Zwerchfell schon an sich infolge des abwärts gerichteten Zuges der Baucheingeweide einen gewissen Tiefstand ein. Es kann deshalb bei vertiefter Einatmung nicht wesentlich mehr nach unten rücken als bei ruhiger Atmung. Die gewöhnliche Ausatmung verschiebt das Herz nur um ein geringes nach oben, während bei angestrengter gewaltiges Heraufsteigen eintritt.

In Rückenlage sind dagegen die Verhältnisse umgekehrt. Das Zwerchfell steht jetzt schon von vornherein infolge des Druckes der Baucheingeweide erheblich höher. Es kann bei vertiefter Ausatmung nicht wesentlich mehr emporsteigen. Um so größer ist das Herunterrücken bei angestrengter Einatmung.

Ob die Verschmälerung des Herzschattens während der respiratorischen Zwerchfellsenkung ebenfalls einer tatsächlichen Verkleinerung des Herzens entspricht, ist nicht mit Sicherheit erwiesen. Während der Inspiration erfolgt nämlich leichte Achsendrehung des Herzens, die den Herzschatten beeinflußt.

Eine Steigerung der respiratorischen Schattengröße beobachten wir beim Pressen und beim VALSALVAschen oder beim MÜLLERschen Versuche.

Einfluß des Zwerchfellstandes auf Form und Größe des gesunden Herzens. Mehr als gewöhnliche exspiratorische Hebung und inspiratorische Senkung des Zwerchfelles beeinflussen sein krankhafter Hoch- und Tiefstand Form und Lage des Herzschattens. Der Grad hängt von der Größe des Hochstandes, aber auch vom Tonus des Herzmuskels ab. So kommt es, daß unter sonst gleichen Verhältnissen das atonisch dilatierte Herz am meisten nachgibt.

Herzverdrängungen infolge beidseitigen Zwerchfellhochstandes finden sich bei Fettleibigkeit, in der Schwangerschaft, bei Meteorismus, Ascites und bei Bauchgeschwülsten, besonders bei solchen der Leber. Das Herz ist nach oben und links verschoben, so daß es quergelagert und verbreitert erscheint. Sein Neigungswinkel ist deutlich verkleinert. Dabei handelt es sich aber, wie orthodiagraphische Untersuchungen gezeigt haben, nur um Lageänderung, keineswegs um Vergrößerung des Herzens.

Bei einseitigem Zwerchfellhochstande, wie er durch Nieren- oder Milzgeschwülste und besonders ausgeprägt bei Hernia und Eventratio diaphragmatica, bei subphrenischem Abszeß und bei künstlicher Zwerchfellähmung zur Beobachtung kommt, ist das Herz regelmäßig nach der gesunden Seite verlagert.

Klinische Auswertung der röntgenologischen Herzmasse. Die orthodiagraphisch gewonnenen Zahlen haben nur relativen Wert. Sie müssen in Verhältnis gebracht werden zunächst zur Körperlänge oder zum Körpergewicht. Diese beiden Maßverhältnisse sind insofern gleich zu bewerten, als sie meist in enger Beziehung zueinander stehen. Stimmen sie nicht überein, so ist das Körpergewicht mehr in Rechnung zu stellen. Für die Praxis hat aber die Berücksichtigung der Körperlänge größere Verbreitung gefunden, da sie im Gegensatze zum Körpergewicht für den einzelnen ein unveränderliches Maß darstellt.

Wichtiger als Körpergewicht ist Ausbildung der Muskulatur (DIETLEN, FRANKE, SCHIEFFER).

Ferner hängt die Herzgröße ab vom Lebensalter. Unter gleich schweren und gleich großen Menschen verschiedenen Alters haben die älteren das größere Herz.

Die vergleichsmäßig gewonnenen Zahlen haben DIETLEN, GROEDEL, OTTEN, HAMMER, HAUDEK u. a. in Normaltafeln zusammengestellt. Man kann aus ihnen freilich nur bedingte Schlüsse ziehen.

Durchschnittswerte des Herzorthodiagramms nach GROEDEL, zusammengestellt nach den Tabellen von DIETLEN, GROEDEL, OTTEN, VEITH.

Gruppe	Untersuchung im Liegen					Untersuchung im Sitzen			
	Mr	Ml	Tr	L		Mr	Ml	Tr	L
Kinder I. 102—110 cm	2,4 **2,6** 2,75	5,45 **6,1** 6,7	8,2 **8,7** 9,1	8,85 **9,3** 9,5	Min. **Mittel** Max.	2,0 **2,55** 3,3	5,0 **5,45** 6,2	7,4 **8,0** 8,4	8,0 **8,4** 8,6
II. 111—120 cm	2,15 **2,9** 3,4	5,85 **6,35** 7,0	8,75 **9,25** 9,8	9,35 **9,9** 10,55	Min. **Mittel** Max.	2,2 **2,85** 3,7	5,4 **5,97** 6,8	8,4 **8,82** 9,8	8,6 **9,3** 9,9
III. 121—130 cm	2,25 **3,0** 3,75	6,0 **6,9** 8,25	9,2 **9,9** 11,15	9,9 **10,6** 12,0	Min. **Mittel** Max.	2,2 **3,04** 3,8	5,2 **6,35** 7,5	8,2 **9,4** 10,75	9,0 **10,1** 11,5
IV. 131—140 cm	2,45 **3,3** 4,3	5,8 **6,9** 8,05	9,05 **10,2** 11,6	9,8 **10,9** 12,0	Min. **Mittel** Max.	2,1 **3,08** 4,5	6,1 **6,8** 8,3	8,7 **9,9** 11,4	9,3 **10,9** 12,0
Männer 15—20 Jahre I. 145—154 cm	3,4 **3,5** 3,7	7,1 **7,5** 7,8	10,6 **11,0** 11,2	11,4 **11,8** 12,5	Min. **Mittel** Max.	3,2 **3,9** 4,5	7,0 **7,4** 8,0	10,5 **11,3** 12,0	11,2 **11,8** 12,5
II. 155—164 cm	3,0 **3,8** 4,1	7,4 **8,0** 9,3	10,7 **11,8** 13,1	12,0 **12,7** 14,2	Min. **Mittel** Max.	3,6 **4,4** 5,2	7,2 **7,9** 8,3	11,2 **12,3** 13,5	11,2 **12,4** 13,8
III. 165—174 cm	3,4 **4,2** 5,1	7,0 **8,2** 8,8	11,0 **12,4** 13,8	12,5 **13,6** 15,2	Min. **Mittel** Max.	3,9 **4,3** 4,7	7,0 **7,9** 8,5	11,6 **12,1** 12,5	11,3 **13,1** 14,3
IV. 175—182 cm	3,6 **4,0** 4,3	6,5 **7,9** 8,8	10,4 **11,9** 12,4	12,7 **13,7** 14,4	Min. **Mittel** Max.	4,0 **4,0** 4,0	8,0 **8,0** 8,0	12,0 **12,0** 12,0	13,6 **13,7** 13,8
Männer über 20 Jahre I. 145—154 cm	3,1 **3,7** 4,4	8,2 **8,5** 8,8	11,9 **12,2** 12,6	12,1 **13,4** 14,1	Min. **Mittel** Max.	4,0 **4,7** 5,2	8,0 **8,4** 9,2	12,0 **13,1** 14,4	12,0 **12,9** 14,2
II. 155—164 cm	3,3 **4,2** 5,9	7,4 **8,7** 10,4	11,0 **12,9** 14,5	12,3 **14,0** 15,3	Min. **Mittel** Max.	3,5 **4,5** 5,3	7,4 **8,7** 9,5	12,1 **13,0** 14,1	13,0 **13,9** 15,0
III. 165—174 cm	3,0 **4,3** 5,7	6,8 **8,8** 9,7	11,3 **13,1** 15,3	12,5 **14,2** 15,9	Min. **Mittel** Max.	3,7 **4,5** 5,6	7,2 **8,7** 10,2	11,4 **13,2** 14,6	12,0 **14,0** 15,3
IV. 175—185 cm	3,5 **4,5** 5,8	8,1 **9,3** 11,0	13,1 **13,8** 15,0	13,4 **14,9** 16,2	Min. **Mittel** Max.	4,0 **4,7** 5,4	7,3 **8,5** 9,0	12,0 **13,2** 13,6	13,3 **14,2** 14,7
Frauen 15—17 Jahre I. 145—154 cm	3,3 **3,5** 4,0	6,5 **7,5** 8,7	10,5 **11,0** 12,0	11,9 **12,4** 12,8	Min. **Mittel** Max.	2,5 **3,1** 4,0	6,5 **7,0** 7,8	9,0 **10,1** 11,0	10,5 **11,2** 12,0
II. 155—164 cm	3,2 **3,5** 4,0	7,0 **8,0** 8,8	10,3 **11,5** 12,5	12,9 **13,2** 14,0	Min. **Mittel** Max.	2,8 **3,8** 5,2	6,5 **7,6** 8,7	9,0 **11,4** 12,7	10,5 **12,3** 14,0
III. 165—174 cm	2,8 **3,4** 3,9	7,0 **7,7** 8,5	10,9 **11,1** 11,3	12,3 **12,7** 13,3	Min. **Mittel** Max.	4,0 **4,1** 4,2	6,6 **7,0** 7,4	10,6 **11,1** 11,6	10,6 **11,8** 13,0
Frauen über 17 Jahre I. 145—154 cm	2,4 **3,5** 4,0	7,2 **8,3** 9,2	10,3 **11,8** 12,8	12,1 **12,8** 13,3	Min. **Mittel** Max.	3,0 **3,8** 4,5	6,2 **8,0** 9,3	10,1 **11,8** 13,1	11,0 **13,0** 13,5
II. 155—164 cm	2,6 **3,5** 5,2	6,8 **8,5** 10,3	10,9 **12,0** 13,7	11,7 **13,3** 15,0	Min. **Mittel** Max.	3,2 **3,8** 5,0	6,4 **8,0** 9,5	10,4 **11,8** 14,3	11,5 **13,0** 14,8
III. 165—174 cm	3,2 **3,9** 4,5	6,8 **8,8** 9,7	11,3 **12,7** 12,9	12,8 **13,6** 14,0	Min. **Mittel** Max.	3,2 **4,0** 4,5	6,5 **8,1** 9,8	10,8 **12,1** 14,0	12,0 **13,2** 14,5

Die Pulsationsbewegungen des Herzens. Es braucht kaum betont zu werden, welche Bedeutung dem Röntgenverfahren für die Erkennung der Herzpulsation zukommt. Kein anderes Untersuchungsmittel gestattet so eindeutig die Beobachtung seiner Tätigkeit und des damit verbundenen Formenwechsels seiner Abschnitte. Infolge technischer Schwierigkeiten ist genaue kinematographische Darstellung des Ablaufes der Herzbewegung bisher nicht gelungen. Dagegen haben Reihenaufnahmen in Verbindung mit dem Elektrokardiograph (GROEDEL) schon einige Fragen des Bewegungsrhythmus geklärt.

Bei Beobachtung vor dem Schirme sind die wechselnden Ausschläge der einzelnen Herzabschnitte nach Stärke und Ausdehnung sofort erkennbar. Die Kontraktionen des linken Kammerbogens sind am ausgesprochensten. Während der Systole erfolgt eine plötzliche, ausgiebige, medianwärts gerichtete Bewegung, die alle Teile der Kammer umfaßt. Ihren besten Ausdruck findet sie in der Spitzengegend. Der Ausschlag erfolgt gleichzeitig mit dem fühlbaren Spitzenstoß sowie mit deutlicher Vorwölbung der Pulmonalis und des Aortenbogens. Bildet die Vena cava den Rand des Gefäßschattens, so ist die Erweiterung der Aorta ascendens kaum sichtbar.

Der systolischen Einwärtsbewegung des linken Kammerbogens schließt sich bald seine diastolische Erweiterung an, während Pulmonalis und Aortenbogen sich langsam abflachen.

Geringer sind die Ausschläge der Vorhöfe. Der rechte zeigt eine kleine präsystolische Zusammenziehung. An seinem unteren Abschnitte sind zuweilen systolische Einengungen vorhanden, die von der Herzkammer erzeugt werden, so daß eine Doppelbewegung des Vorhofbogens entsteht.

Die Kontraktionen des linken Vorhofes sind in der Regel gering, oft kaum wahrnehmbar. Sind sie verstärkt, so laufen sie in der präsystolischen Phase ab.

Die zeitlich verschieden einsetzenden Bewegungen der einzelnen Abschnitte, die rechts und links bald Erweiterung, bald Verkleinerung verursachen, führen zur sogenannten „pulsatorischen Pendelbewegung des Herzens", die THEO und F. GROEDEL an Reihenaufnahmen und Elektrodiagrammen feststellen konnten.

Das kranke Herz im Röntgenbilde.

Hypertrophie und Dilatation des gesamten Herzens. Hypertrophie und Dilatation des Herzens sind röntgenologisch schwer unterscheidbar, zumal sie fast immer vereinigt auftreten. Zuweilen gelingt es aber doch, unter Berücksichtigung des klinischen Bildes und vor allem des Kreislaufes, Überwiegen des einen oder des anderen Zustandes zu erkennen.

Hypertrophie ist an Verlängerung und stärkerer Wölbung des linken Kammerbogens wahrnehmbar. Die Spitze zeigt deutliche Rundung, nähert sich der linken Brustwand und projiziert sich tiefer in den Zwerchfellschatten. Ausgesprochene Vergrößerung des Herzbildes fehlt. Jedoch ist in der Regel der L Durchmesser umfangreicher. Die Grenzen des auffallend dunkelen Herzschattens sind scharf gezeichnet. Die Kontraktionen beim hypertrophischen Herzen sind verstärkt und ausgiebig.

Dilatation gibt sich durch Verbreiterung des Herzschattens kund. Sie ist bei hochgradigen Erweiterungen ausgesprochen. Die Durchmesser sind vergrößert. Dem Schatten fehlt zwar eine ausgesprochene Krümmung; indessen zeigt er am linken unteren Bogen eine angedeutete Rundung. Wie ein schlaffer Sack liegt das dilatierte Herz dem Zwerchfell an. Es folgt willig jedem äußeren Druck und verändert seine Gestalt beim Lagewechsel.

Entsprechend seiner geringen Muskelkraft sind die Kontraktionen klein und schwach.

Für die Erkennung der Hypertrophie der linken Herzkammer legen VAQUEZ und BORDET besonderen Wert auf die Größe des Winkels, den der linke Herzbogen im ventrodorsalen zweiten schrägen Durchmesser mit dem Schatten der Wirbelsäule bildet. Normalerweise verschwindet die Herzspitze hinter dem Rückgratschatten bei einem Winkel von 25—30⁰, den die Biscapularebene mit der Schirmebene bildet (Abb. 388). Vergrößerung dieses Winkels würde also einer Hypertrophie der linken Kammer entsprechen.

Noch einfacher und zuverlässiger hat sich für die Erkennung der beginnenden Hypertrophie der linken Herzkammer das von denselben Bearbeitern angegebene Verfahren ihrer Tiefenbestimmung erwiesen.

Die Vergrößerung der linken Herzkammer erstreckt sich vor allem mittelfellwärts und nach hinten. Ebenso wie bei der Lagebestimmung von Fremdkörpern kann durch Einstellung des Zentralstrahles auf den linken Herzrand und durch

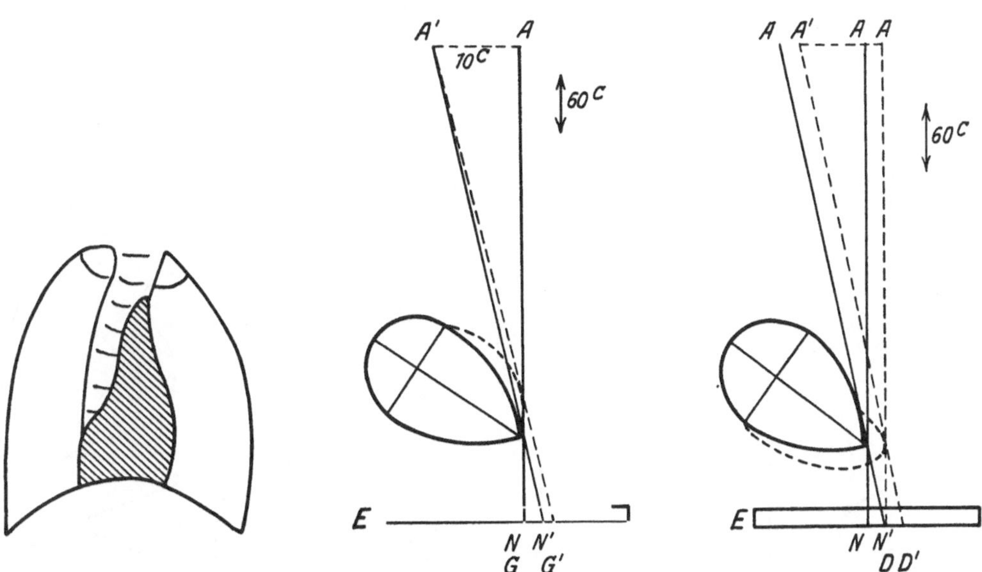

Abb. 388. Orthodiagramm eines normalen Herzens im 2. schrägen Durchmesser bei 30⁰ Winkelstellung. Die Herzspitze verschwindet hinter dem Schatten der Wirbelsäule.
(Nach VAQUEZ und BORDET.)

Abb. 389. Schema der Tiefenbestimmung bei Hypertrophie des linken Ventrikels. AA′ Lage der Röhre, NN′ GG′ Projektion des Zentralstrahls und des divergierenden Strahls.

Abb. 390. Dasselbe bei Volumenvergrößerung des rechten Ventrikels (Index kaum vergrößert). AA Lage der Röhre, NN′ DD′ Projektion des Zentralstrahls und des divergierenden Strahls.
(Nach VAQUEZ und BORDET.)

paralaktische Verschiebung der Röhre um 10 cm die Hypertrophie aus der Tiefenlage berechnet werden. Der Röhrenabstand beträgt dabei 60 cm (Abb. 389). Die auf dem Schirme gewonnenen zwei Punkte geben die Tiefenausdehnung des Herzens an. Ihre Entfernung schwankt gewöhnlich um 7—14 mm. Größere Werte deuten auf Hypertrophie. Im allgemeinen steigen die Maße im geraden Verhältnis zum Herzdurchmesser.

Bleibt der Index der Tiefenbestimmung normal, während der Herzdurchmesser zugenommen hat, so liegt nach VAQUEZ und BORDET Vergrößerung des rechten Herzens vor (Abb. 390).

Es ist leicht verständlich, daß die mittels der beiden Verfahren gewonnenen Ergebnisse nur Aufschluß über etwaige Vergrößerung des Herzens und der linken Kammer ermöglichen. Zur Entscheidung, ob diese Auftreibung vorwiegend auf Hypertrophie oder auf Dilatation beruht, müssen die übrigen klinischen Merkmale solcher Veränderungen berücksichtigt werden.

Die krankhafte Veränderung einzelner Herzabschnitte im Röntgenbilde.

Die linke Herzkammer. Hypertrophie der linken Herzkammer, wie sie z. B. in ausgeprägter Weise bei Schrumpfniere auftritt, ist im Orthodiagramm aus Form- und Größenveränderungen des unteren linken Herzbogens erkennbar. Er zeigt Krümmung und stärkere Abrundung in der Spitzengegend. Dazu gesellt sich wechselnd große Verbreiterung des Herzschattens nach links. Zugleich liegt die Spitze näher der Brustwand und ragt tiefer in den Zwerchfellschatten hinein, von dem sie sich deutlich abhebt (Abb. 391, 392).

Mit der Weite vergrößern sich der Ml- sowie der Tr-Durchmesser, während der Mr-Durchmesser sich nicht verändert.

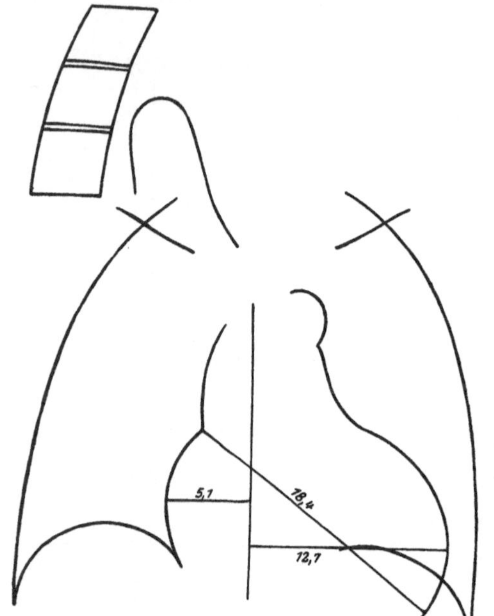

Abb. 391. Zentrale und periphere Sklerose. Arteriolosklerotische Schrumpfniere. Sklerotische Mitral- und Aorteninsuffizienz.   RR 230/90. (Klinik v. ROMBERG.)

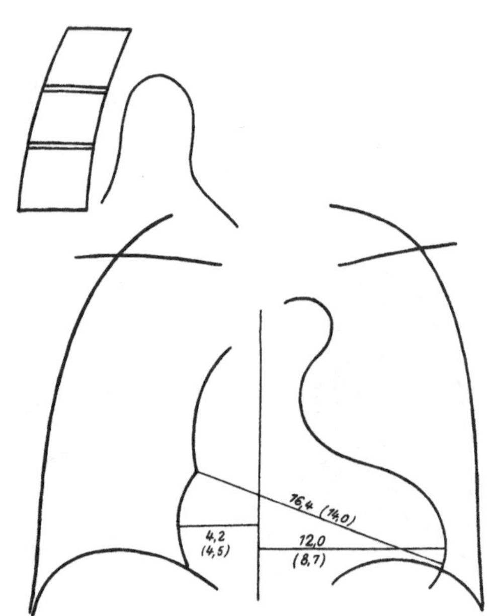

Abb. 392. Arteriolosklerotische Schrumpfniere. RR 195/100. (Klinik v. ROMBERG.)

Da sich die linke Kammer mehr nach hinten zu entwickelt, ist bei beginnender Hypertrophie oder Dilatation auf dem dorsoventralen Bild oft keine krankhafte Abweichung wahrzunehmen. Erst bei seitlicher oder schräger Aufnahme, besonders im zweiten schrägen Durchmesser, ist stärkere Entwicklung des Kammerbogens erkennbar. Man bedient sich hierbei des Meßverfahrens von VAQUEZ und BORDET. Für Vergrößerung spricht bei Tiefenbestimmung Überschreiten der Indexziffer von 15 mm, bei Messung des Herzspitzen-Wirbelsäulenwinkels Überschreiten von 30°.

Die rechte Herzkammer. Da die Ränder der rechten Kammer auf einem sagittalen Herzbilde nicht sichtbar sind, so lassen sich geringe Raumveränderungen oft sehr schwer feststellen. Nur Vergrößerung des Pulmonalisbogens und zuweilen starke systolische Pulsation des rechten Vorhofes führen zur Annahme einer Hypertrophie der rechten Kammer.

Hingegen ist ihre Erweiterung an der nach außen und oben gerichteten Verdrängung der Herzspitze kenntlich, die oberhalb des Zwerchfelles sichtbar ist. Dadurch nähert sie sich der Brustwand. Der linke Kammerbogen ist jedoch nicht verlängert und zeigt auch sonst keine nennenswerte Abweichung seiner Form. Zugleich besteht Verlagerung des rechten Vorhofbogens nach außen und oben

(Abb. 393). Die erweiterte Kammer drückt von oben auf das Zwerchfell, das bei großer Magenblase bogenförmig nach dem Bauchraume zu vorgewölbt wird. Unter Umständen kann der rechte Ventrikel sogar im unteren Drittel des rechten Herzrandes sichtbar werden. Den Beweis, daß es sich dabei um die rechte Kammer handelt, liefern die gleichzeitigen Ausschläge des Radialpulses. Bei sehr starken Erweiterungen kann die rechte Kammer sogar zwischen dem Pulmonalis- und dem linken Kammerbogen randbildend werden.

Fast regelmäßig zeigt sich im dorsoventralen zweiten schrägen Durchmesser eine Vorbuchtung im unteren Bogenabschnitte, während bei frontalem Strahlengange der retrosternale Raum durch den Schatten der erweiterten Kammer größtenteils ausgefüllt ist.

Von den verschiedenen Durchmessern wird bei Erweiterung des rechten Ventrikels L in geringerem Maße beeinflußt, während Tr deutlich vergrößert ist; dies beruht ausschließlich auf Verlängerung des Mr.

Der linke Vorhof. Da eine Vergrößerung des linken Vorhofes im wesentlichen seine rückwärts gelegenen Teile betrifft, ist sie auf einem sagittalen Herzbilde schwer nachzuweisen. Dagegen zeigt sich von der Seite oder noch besser bei der Aufnahme im zweiten schrägen Durchmesser mit ventrodorsalem und dorsoventralem Strahlenverlaufe (VAQUEZ und BORDET) eine Vorbuchtung des oberen Herzbogens im hinteren Mittelfelde.

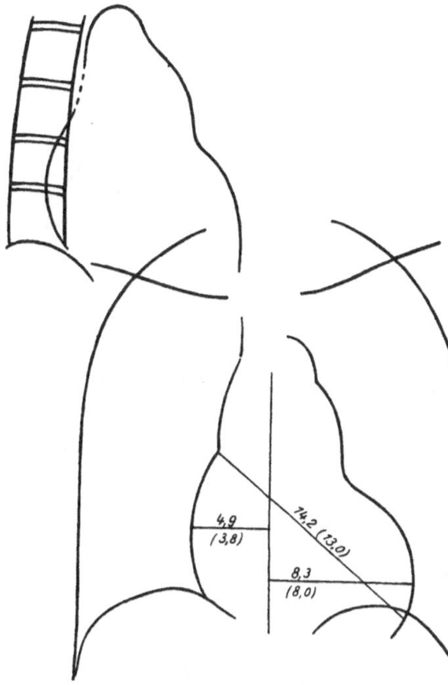

Der rechte Vorhof. Erweiterung des rechten Vorhofes verrät sich auf einem sagittalen Bild in stärkerer Vorwölbung und Verlagerung des rechten Herzbogens. Zugleich liegt der Übergangswinkel des rechten Vorhof- und des Gefäßbogens höher.

Im Gegensatze zur Verlagerung des rechten Vorhofes durch Vergrößerung der rechten Kammer erfolgen hier die Ausschläge des Bogens präsystolisch.

Abb. 393. Pulmonalsklerose, Dilatation und Hypertrophie der rechten Kammer. Vorspringender Pulmonalbogen. Klinisch: Blausucht, Insuffizienz der hypertrophischen rechten Kammer, keine Geräusche (v. ROMBERGsche Klinik).

Auch der ventrodorsale erste und der dorsoventrale zweite Durchmesser ermöglichen gute Darstellung der rechten Vorhofserweiterung.

Von den Durchmessern ist vor allem der Mr vergrößert.

Die erworbenen Klappenfehler.

Herzklappenfehler entwickeln sich aus chronischer Endokarditis nach Infektionskrankheiten. Die Entzündung führt zu Schrumpfung und Verkalkung der Klappen oder zu Verwachsung der Segel, die deren Tätigkeit beeinträchtigen. In ähnlichem Sinne können Atherosklerose und Syphilis wirken.

Jeder Klappenfehler, mag es sich um Insuffizienz oder um Stenose handeln, stellt an den betreffenden Herzabschnitt erhöhte Anforderungen. Diese kann der Muskel, solange er von schweren entzündlichen Vorgängen verschont bleibt, durch einfache Hypertrophie überwinden. Seine Kompensationsfähigkeit versagt, wenn er weiterhin beansprucht wird. Dann setzt Dekompensation mit ihren Kreislauf-störungen ein.

Die durch einen Klappenfehler bedingten Veränderungen einer oder mehrerer Herzhöhlen spiegeln sich im Röntgenlichte in Gestalt von Schattenveränderungen wieder, die über Form und Sitz der Herzerkrankung Aufschluß geben können. Eine Anzahl davon ist so bezeichnend, daß mit gewisser Berechtigung von einem typischen röntgenologischen Herzbilde gesprochen wird, z. B. von einem Mitralherzen oder von einem Aorteninsuffizienzherzen.

Mitralstenose. Stenose des Mitralostiums führt zu Erschwerung des Blut-abflusses aus dem linken Vorhof in die linke Kammer. Hypertrophie und Erwei-terung des linken Vorhofes sind die Folgen. Der Stauung im Lungenkreislaufe schließen sich weiterhin Hypertrophie und Erweiterung der rechten Kammer und endlich des rechten Vorhofes an.

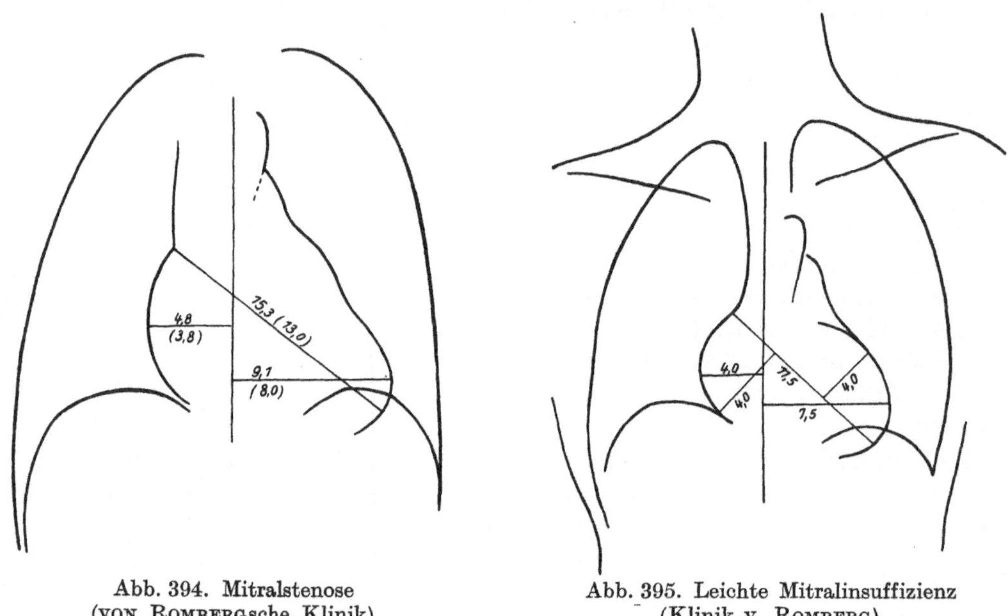

Abb. 394. Mitralstenose
(VON ROMBERGsche Klinik).

Abb. 395. Leichte Mitralinsuffizienz
(Klinik v. ROMBERG).

Diese krankhaften Zustände lassen sich aus dem Röntgenbild ablesen. Man hatte früher allgemein angenommen, daß die verstärkte Ausbuchtung zwischen Pul-monalis und linkem Kammerbogen durch Erweiterung des linken Vorhofes bedingt sei. ASSMANN zeigte durch anatomische Untersuchungen am Situs bei Mitralstenose die Unrichtigkeit dieser Auffassungen.

Bei Entstehung des Mitralstenosenschattens gibt die Erweiterung der rechten Kammer, die eine Drehung des Herzens nach links hinten oben bewirkt, den Aus-schlag.

Durch Vergrößerung der rechten Kammer werden der Conus arteriosus und die Arteria pulmonalis, die bereits infolge der Stauung ausgebuchtet sind, nach links oben verschoben, so daß sie im Schattenbild auffallend stark hervortreten. Gleich-zeitig gerät der erweiterte linke Vorhof nach hinten. Er verschwindet aus dem sagittalen Bild und bleibt nur bei frontalen und schrägen Aufnahmen als starke Vorwölbung sichtbar.

Außerdem verdrängt die vergrößerte rechte Kammer die linke nach hinten, so daß sie bei hochgradiger Erweiterung im oberen Abschnitte des unteren linken Bogens randbildend werden kann.

Erst die Untersuchungen Assmanns ermöglichten klare Deutung der bei Mitralstenose vorhandenen Schattenveränderungen. Das vollständige Verschwinden des linken Herzrohres im sagittalen Strahlengange ist jedoch nicht restlos geklärt.

Der linke mittlere Bogen, der durch den erweiterten Conus arteriosus und die Pulmonalis gebildet wird, ist verstärkt, verlängert und nach oben verlagert. Der darübergelegene Aortenbogen ist wegen der Drehung des Herzens und wegen zuweilen vorhandener Überlagerung des Pulmonalisbogens kleiner und kürzer. Der linke untere, wenig gewölbte Bogen verläuft ziemlich steil abwärts. „Die Herzspitze ist auffallend spitz" (Destot) (Abb. 394).

Durch hochgradige Erweiterung kann die rechte Kammer im unteren rechten Bogen, der stärkere Rundung und Verlängerung aufweist, randbildend werden.

Die Herzlage ist bei Mitralstenose mehr senkrecht: stehende schmale Eiform nach Groedel. Durch Vergrößerung des rechten Herzens schiebt sich der Herzschatten mehr in die Mitte. Daraus erklären sich die Kürze des Tr und das Verhältnis des Mr zum Ml, das nach Dietlen durchschnittlich 1:1,5—1,8 beträgt.

Mitralinsuffizienz. Bei der Insuffizienz des Mitralostiums fließt während der Systole der linken Kammer eine gewisse Blutmenge rückläufig in den linken Vorhof. Infolgedessen erweitert er sich. Umgekehrt aber entleert er eine größere Blutmenge in die linke Kammer; sie hypertrophiert und wird später dilatiert.

Da der vermehrte Blutgehalt des linken Vorhofes den Abfluß aus dem kleinen Kreislauf hemmt und Stauung hervorruft, so entwickeln sich allmählich, genau wie bei der Mitralstenose, Hypertrophie und Dilatation der rechten Kammer.

Die Vergrößerung beider Kammern verleiht dem Herzen eine eigentümliche Kugelform. Damit entsteht eine der bezeichnendsten Schattenveränderungen (Abb. 395).

Bei nicht stark ausgeprägter Mitralinsuffizienz fehlt diese Kugelform. Das Röntgenbild weist dann keine deutlichen, für die Diagnose verwertbaren Merkmale auf.

Bei schwerem Klappenfehler ist der linke Kammerbogen stark gewölbt, sein Rand verlängert und die Herzspitze erheblich nach außen verlagert. Der Bogen der Pulmonalis wölbt sich deutlich vor.

Bei frontaler oder schräger Durchleuchtung ist der linke Vorhof nach hinten vorgebuchtet.

Die Erweiterung der rechten Kammer führt durch Verdrängung einzelner Herzabschnitte zu ähnlichen Veränderungen wie bei Mitralstenose: Verschiebung des Pulmonalis- und Conus arteriosus-Bogens nach oben und links sowie Verdrängung des rechten Vorhofes nach rechts.

Im unteren Abschnitte des rechten Bogens kann zuweilen nach Dietlen, Vaquez und Bordet die rechte Kammer randbildend werden. Man erkennt sie an ihren systolischen Kontraktionen.

Sowohl Längs- wie Transversaldurchmesser sind bei Mitralinsuffizienz vergrößert.

Kombinierte Mitralfehler. Insuffizienz und Stenose der Mitralklappe kommen häufig miteinander vor.

Das Herzbild ist median gestellt, und es fehlt ihm die eigenartige Einschnürung am Übergange der einzelnen Herzabschnitte.

Je nach dem Überwiegen der einen oder der anderen Erkrankung zeigt das Röntgenbild mehr die Merkmale der Insuffizienz oder der Stenose (Abb. 396, 397).

Alle Schattenbilder, die bei Mitralfehlern vorkommen, werden als „Mitralherz" benannt.

Insuffizienz der Aortenklappen. Arteriosklerose oder Lues, Endokarditis sind die Ursachen der Aorteninsuffizienz.

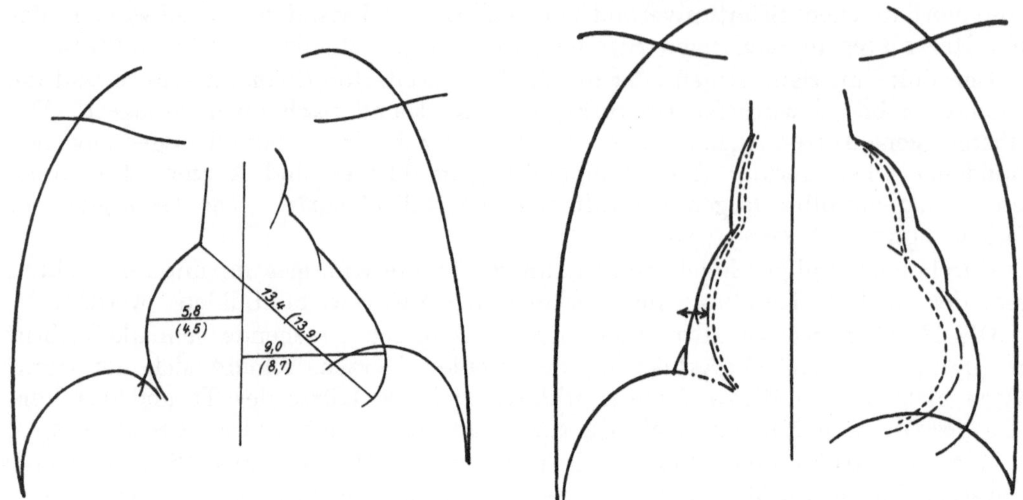

Abb. 396. Mitral-Insuffizienz und Stenose (v. ROMBERGsche Klinik).

Abb. 397. Zunehmende Dilatation und Umformung des Herzens von 1914—1923 bei einer Kranken mit Mitralinsuffizienz und Stenose und ab 1919 feststellbarer relativer Pulmonalinsuffizienz. Übereinander gepauste, nach der Mittellinie orientierte Orthodiagramme aus den Jahren 1914, 1919 und 1923. Unterteilung des rechten unteren Bogens durch den erweiterten linken Vorhof.

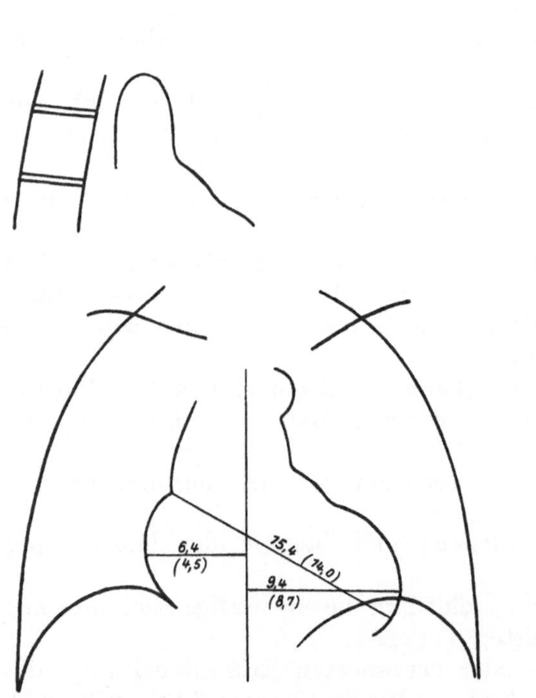

Abb. 398. Endokarditische Aorteninsuffizienz und Stenose.

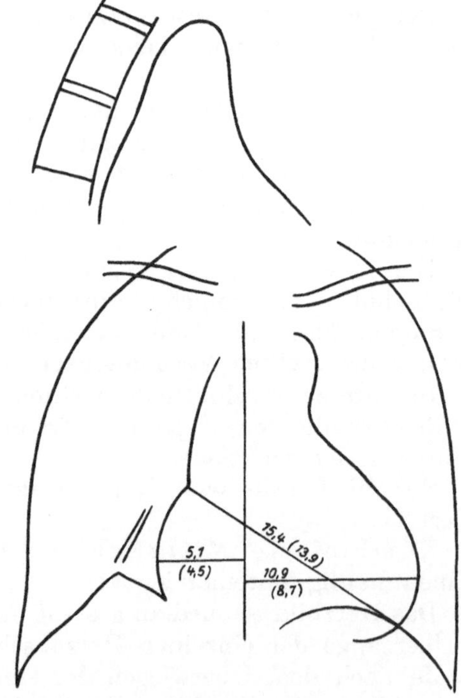

Abb. 399. Aortitis, Aorteninsuffizienz, relative Mitralinsuffizienz. Tütenförmige Zwerchfellausziehung rechts bei Bronchektasen. (v. ROMBERGsche Klinik.)

Während der Diastole fließt ein Teil des durch die Systole in die Aorta getriebenen Blutes in die linke Kammer zurück, die sich erweitert.

Der linke Kammerbogen ist stark gewölbt, vergrößert und zeigt vertiefte systolische Kontraktionen.

Die ungewöhnlich runde Herzspitze hebt sich deutlich vom Zwerchfellschatten ab und nähert sich der linken Brustkorbwand.

So entsteht durch Vergrößerung des linken Kammer- und des Spitzenbogens auffallende Schattenverteilung im Brustbilde. Während das rechte Lungenfeld seine

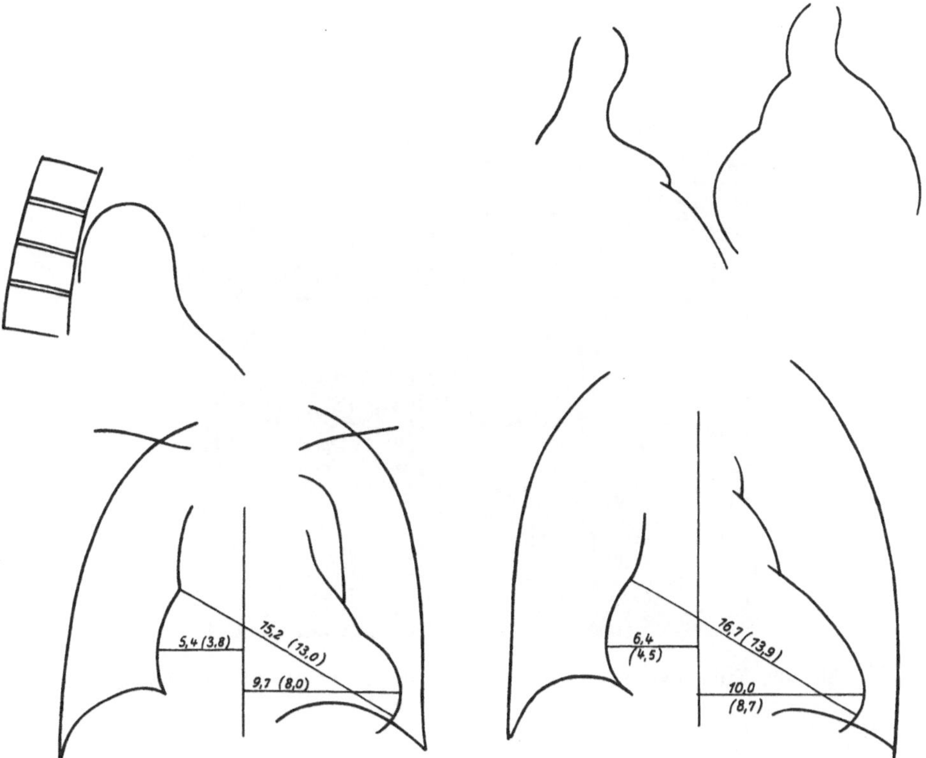

Abb. 400. Aortitis luetica mit diffuser Erweiterung der Ascendens. Aorteninsuffizienz-Mitralinsuffizienz (v. ROMBERGsche Klinik).

Abb. 401. Mitralinsuffizienz und Stenose. Tricuspidalinsuffizienz.

gewöhnliche Größe aufweist, ist das linke in seiner unteren Hälfte durch den Schatten des Herzens weit verdeckt. Dieses liegt in querer Richtung von rechts oben nach links unten (Querherz, querliegende Eiform) im Brustfelde (Abb. 398).

Besteht keine ausgeprägte Vergrößerung der linken Kammer, so gibt ventrodorsale Untersuchung im zweiten schrägen Durchmesser wertvolle Aufschlüsse.

Der Winkel, unter dem die linke Herzspitze hinter dem Wirbelsäulenschatten verschwindet, ist größer als 30⁰. Ebenso ergibt Tiefenbestimmung der Spitze Vergrößerung des normalen „Index" (VAQUEZ und BORDET).

Herzvergrößerung nach links äußert sich auch durch Erhöhung der Werte von Ml.

Die Ansichten über die am Gefäßschatten wahrnehmbaren Abweichungen sind verschieden. Während VAQUEZ und BORDET bei endokarditischer Aorteninsuffizienz eine Veränderung der Aorta nicht beobachten konnten, besteht nach DIETLEN Verbreiterung ihres Schattens. Er konnte sie durch Untersuchung im schrägen Durchmesser nachweisen.

Die eigentümliche Form des Aorteninsuffizienzherzens hat zu der bekannten Namengebung der „Enten"- oder der „Schuhform" geführt.

Die zu Aorteninsuffizienz führende Klappenveränderung kann Teilerscheinung einer Gefäßerkrankung sein. Das gilt vor allem für die durch Lues oder Sklerose erweiterte Aorta.

Die Herzform unterscheidet sich wenig von der durch Endokarditis hervorgerufenen. Ein wesentlicher Unterschied besteht nur in starker Verbreiterung des Gefäßschattens (Abb. 399, 400). Besonders der aufsteigende Teil der Aorta zeigt ausgeprägte und stark pulsierende Wölbung nach rechts.

Die Aortenstenose. Die Aortenstenose läßt sich röntgenologisch kaum von der Aorteninsuffizienz abtrennen.

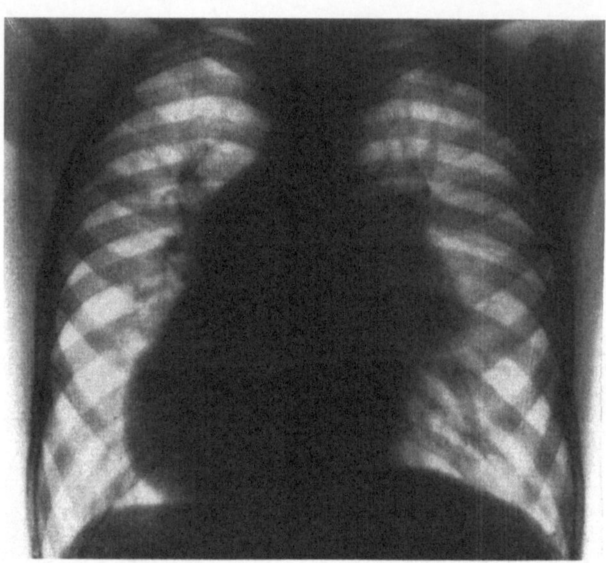

Abb. 402. Pulmonalstenose mit offenem Ductus Botalli (Fernaufnahme).
(Bild seitenverkehrt.)

Die Tricuspidalinsuffizienz. Tricuspidalinsuffizienz ist meist Folge eines Mitralfehlers, bei eingetretener Insuffizienz der Muskulatur. Die dann entstehende Stauung im Lungenkreislaufe führt zu Belastung der rechten Kammer, die ihrerseits das Blut in den Vorhof zurückwirft und ihn dadurch erweitert.

So erklärt sich eine im Röntgenbilde auftretende starke Ausbuchtung des rechten Vorhofbogens (Abb. 401).

Angeborene Herzfehler.

Angeborene Mitral- und Tricuspidalfehler sind verhältnismäßig selten. Besondere Bilder entstehen bei Pulmonalstenose, Persistenz des Ductus Botalli, Septumdefekten, kongenitaler Aortenstenose und Transposition der großen Gefäße.

Pulmonalstenose. Die Pulmonalstenose kommt selten allein vor; meist ist sie mit anderen angeborenen Erkrankungen, insbesondere mit Septumdefekt, vergesellschaftet.

Im Röntgenlichte sind starke Wölbung und Verlängerung des Pulmonalisbogens sowie Vergrößerung der rechten Kammer bezeichnend (Abb. 402, 403).

Das starke Vorspringen der Pulmonalis halten VAQUEZ und BORDET für eine regelmäßige Erscheinung der Pulmonalstenose. Freilich findet man bei Obduktion

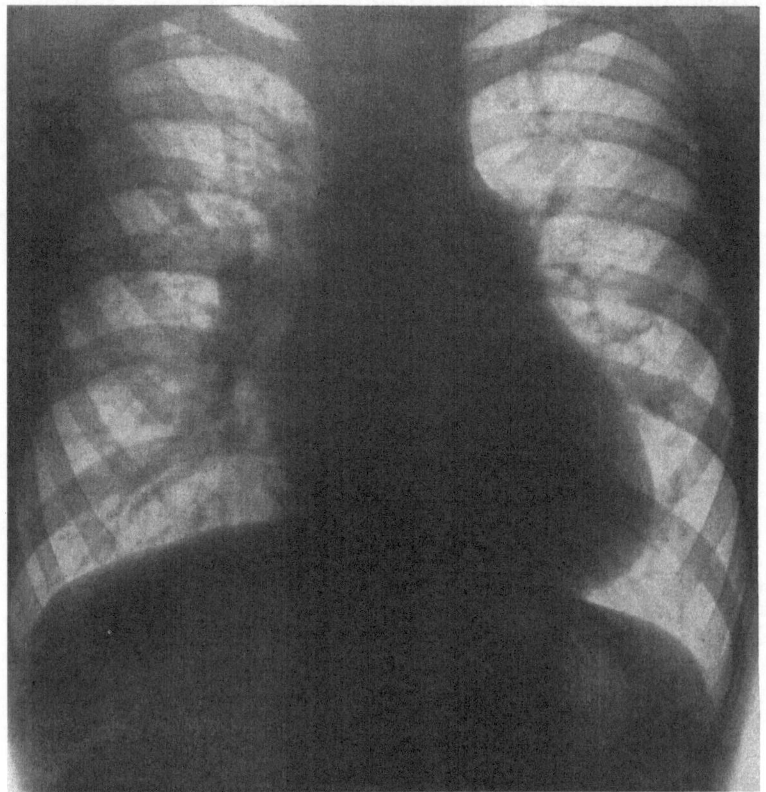

Abb. 403. Pulmonalstenose mit offenem Ductus Botalli.

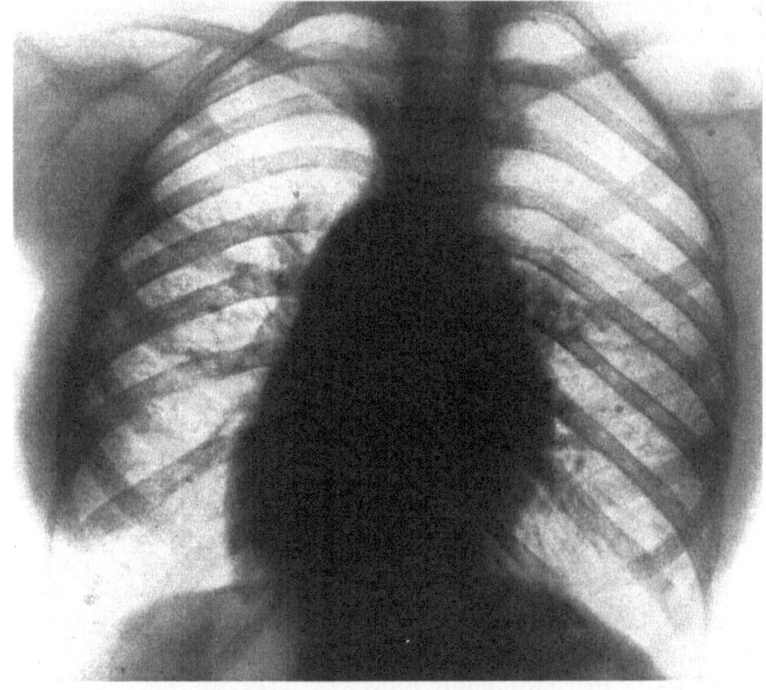

Abb. 404. Offener Ductus Botalli. (Bild seitenverkehrt.)

einen entsprechenden anatomischen Befund nicht. Es muß sich darum um funktionelle Erweiterung handeln.

Ist der Pulmonalstenose ein Kammerscheidewandloch zugesellt, so sind nach

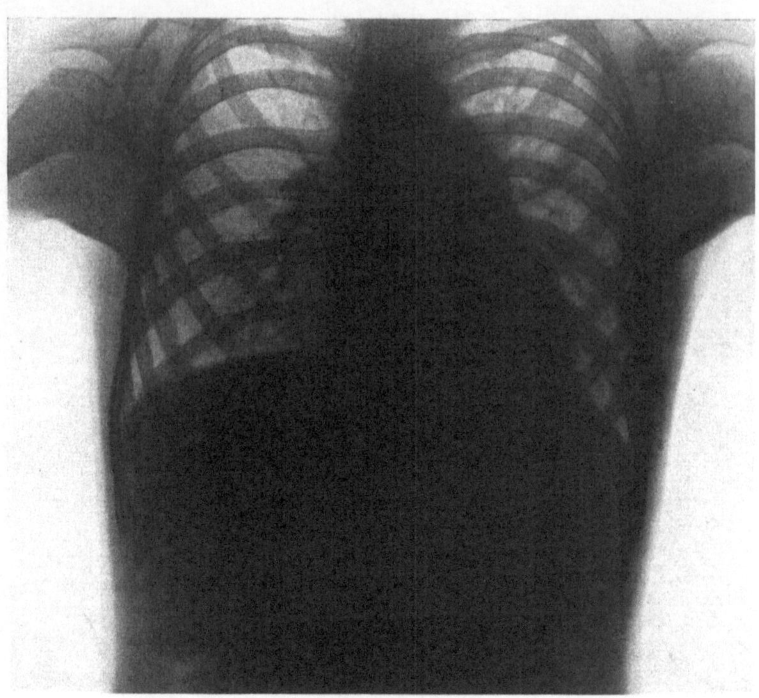

Abb. 405. Offener Ductus Botalli.

VAQUEZ und BORDET außer Vorbuchtung des Pulmonalisbogens und Vergrößerung der rechten Kammer auch Erweiterung der linken Kammer und des rechten Vorhofes vorhanden. Es besteht also Herzvergrößerung nach rechts und links.

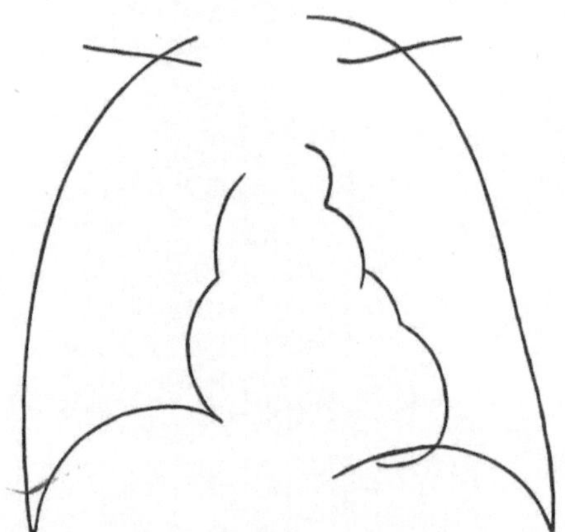

Abb. 406. Offener Ductus Botalli (v. ROMBERGsche Klinik).

Persistenz des Ductus Botalli. Bei offenem Ductus Botalli strömt ständig Blut unmittelbar von der Aorta in die stark erweiterte Pulmonalis (Abb. 404, 405, 406), die auffallend pulsiert. GASSNE und SCHITTENHELM (nach DIETLEN) sahen außerdem häufig Erweiterung der linken Kammer.

Septumdefekte. Bei Kammerscheidewandlücke ist in der Regel der Herzschatten nach beiden Seiten verbreitert, so daß Kugelform entsteht. Nach

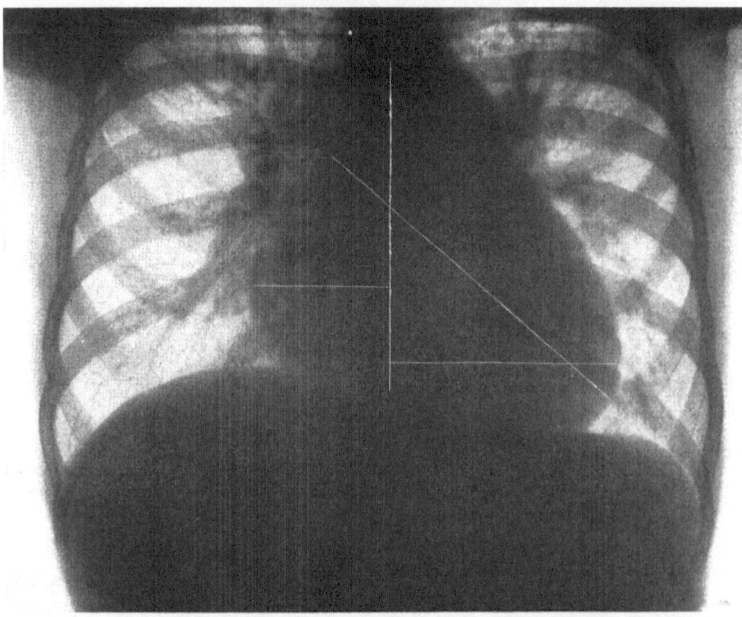

Abb. 407. Septumdefekt (Fernaufnahme).

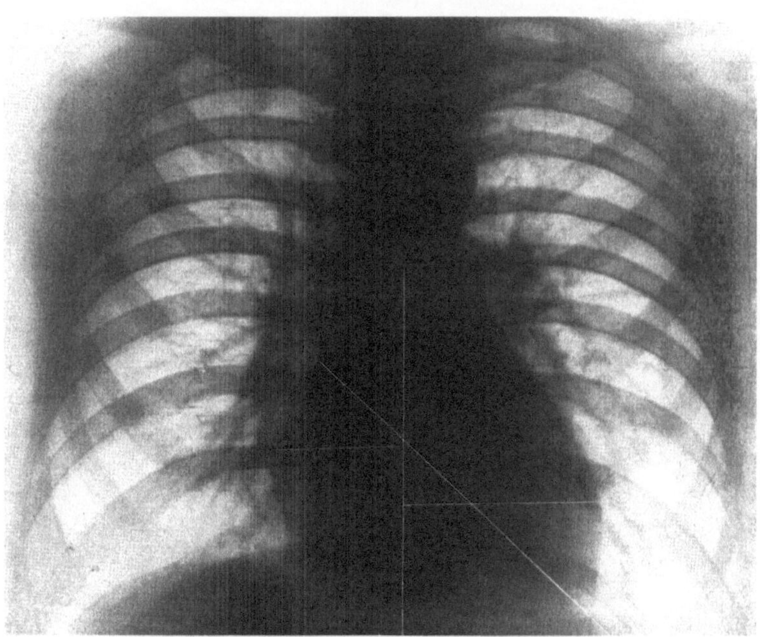

Abb. 408. Offenes Septum.

DENECKE sind außerdem verstärkte systolische Kontraktionen des rechten Randes vorhanden (Abb. 407, 408).

Ein Vorhofscheidewandloch liefert im Schattenbilde keine eindeutigen Merkmale.

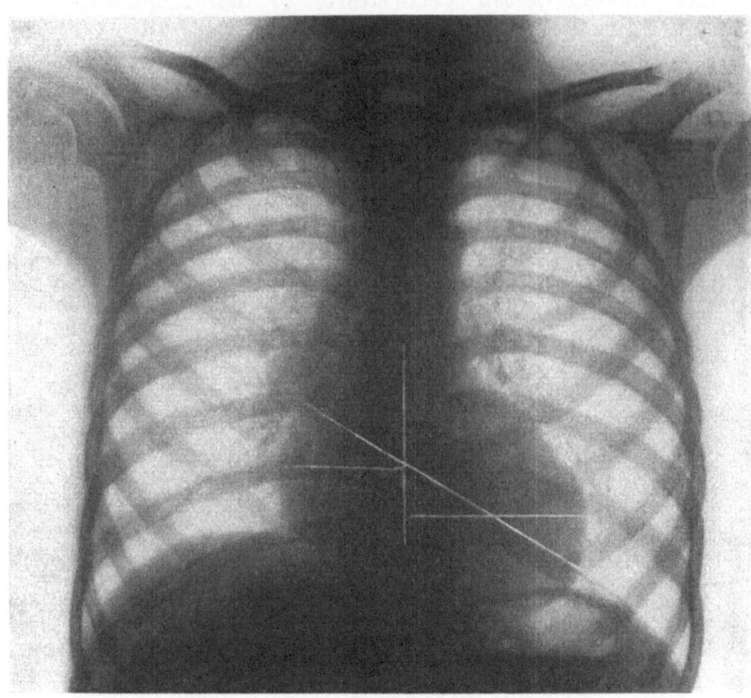

Abb. 409. Aortenstenose (Fernaufnahme).

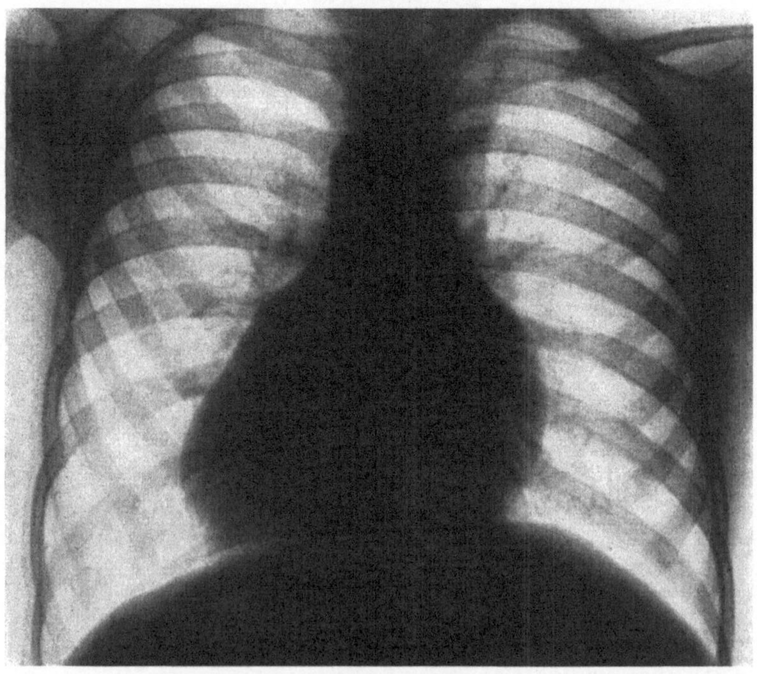

Abb. 410. Transposition der großen Gefäße. (Bild seitenverkehrt.)

Kongenitale Aortenstenose. Die Röntgenaufnahme der angeborenen Aortenstenose läßt außer Vergrößerung der linken Kammer Verlängerung und stärkere Wölbung ihres Bogens erkennen. Die Herzspitze ist abgerundet. Ähnlich wie bei Pulmonalstenose ist die Erweiterung der Aorta funktionell (Abb. 409).

Transposition der großen Gefäße. Das Fehlen des Aortenbogens auf der linken Seite und sein Erscheinen auf der rechten zeigt Transposition der großen Gefäße an (MOHR, DE LA CAMP, RÖMINGER, ASSMANN) (Abb. 410, 411). Bei einem solchen Befunde kann es sich aber auch um eine sogenannte rechtsläufige Aorta handeln.

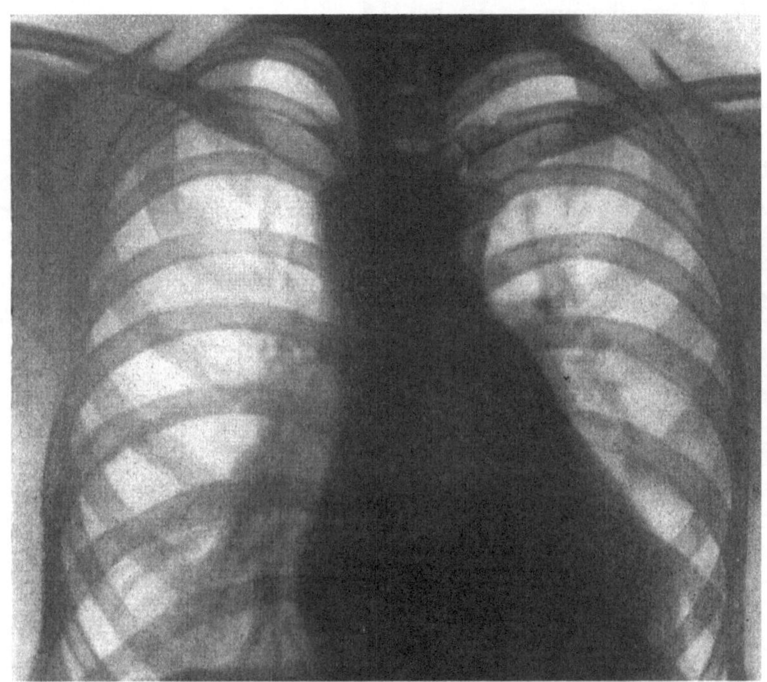

Abb. 411. Transposition der großen Gefäße.

Herzvergrößerungen.

Herzvergrößerung infolge erhöhter körperlicher Arbeitsleistung. Zahlreiche klinische Arbeiten haben sich mit der Vergrößerung des Herzens nach akuten körperlichen Anstrengungen beschäftigt. Aus ihnen geht hervor, daß große Belastung die Arbeit des Herzens nachdrücklich beeinflußt.

Beobachtungen vor dem Röntgenschirme haben nur zum Teile diese klinischen Erfahrungen bestätigt.

ASSMANN konnte bei Feldzugsteilnehmern, die langdauernden, schweren, körperlichen Anstrengungen ausgesetzt waren, keine derartige Abweichung röntgenologisch nachweisen. Lag eine solche vor, so fand sie ihre Erklärung in einer überstandenen Infektionskrankheit (Diphtherie, Typhus, Ruhr usw.).

Mit diesen Beobachtungen stimmen die BINGELs bei Studenten überein. Biergenuß und körperliche Anstrengungen schaffen an sich kein vergrößertes Herz.

Die Frage einer Herzvergrößerung nach einmaliger Anstrengung wird einheitlicher beantwortet. Die Ansicht DE LA CAMPs, daß nur geschädigte Herzen von solchen akuten Dilatationen betroffen werden, wird allgemein anerkannt. Für den Standpunkt SCHOTTs, daß sich ein gesundes Herz unter Einwirkung einer einmaligen übermäßigen Beanspruchung plötzlich erweitern könne, fehlt jede einwandfreie Unterlage.

Akute Myokarditis. Sowohl die primäre Myokarditis, die ohne nachweisbare vorausgegangene Infektionskrankheit entsteht, als auch die viel häufigere sekundäre nach Diphtherie, Scharlach, Typhus, Sepsis, Erysipel usw. rufen schwere Herzstörungen hervor.

Die Herzvergrößerung bei Myokarditis ist allseitig und beruht vorwiegend auf Dilatation.

Da sie bei infektiöser Herzmuskelerkrankung ziemlich bald einsetzt, so kann sie auch frühzeitig an Hand orthodiagraphischer Reihenmessungen verfolgt werden. Nach den Erfahrungen DORNERs und DIETLENs geht die Vergrößerung z. B. bei Diphtherie ziemlich schnell vor sich. Zu ihrer völligen Rückbildung benötigt sie einige Wochen, bei schweren Erkrankungen einige Monate.

DORNER und DIETLEN betonen die Wichtigkeit fortlaufender röntgenologischer Beobachtung während des Leidens und ganz besonders auch während der Genesungszeit. Neu einsetzende Störungen können leicht erkannt und entsprechend behandelt werden.

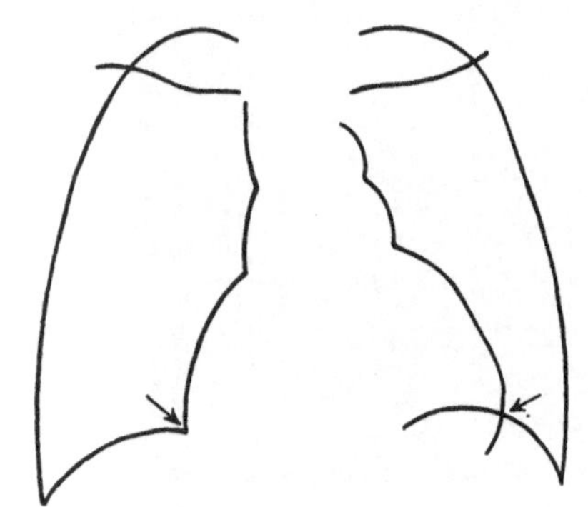

Abb. 412. Chronische primäre Myokarditis (nach DIETLEN).

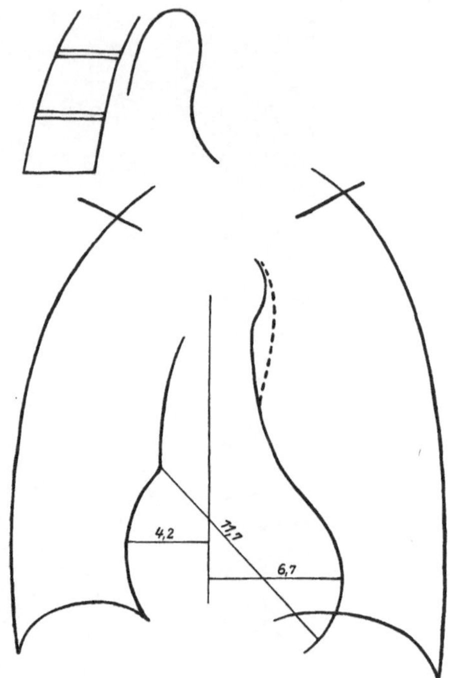

Abb. 413. Emphysem, Aortensklerose (v. ROMBERGsche Klinik).

Chronische Myokarditis. Die chronische Myokarditis schließt sich meist an eine akute an. Sie tritt auch schleichend primär auf, ohne daß sich eine greifbare Ursache auffinden ließe.

Geringe Grade von Herzvergrößerung sind bei Röntgenuntersuchung schwer zu erkennen. Dagegen geben fortgeschrittene Zustände leicht zu deutende Bilder.

Das Herz ist dann auffallend breit; seine vier Durchmesser sind vergrößert. Bald nimmt es kugelige, bald mehr dreieckige Form an. Mit breitem Boden liegt es dem Zwerchfell auf (Abb. 412). Seine Pulsationen sind oft schwach.

Herzvergrößerungen und Lageveränderungen infolge Störungen im kleinen Kreislaufe. Eine chirurgisch besonders wichtige Gruppe von Herzvergrößerungen ist die, die bei den verschiedenen Arten von Atemstörungen und krankhaften Veränderungen des atmenden Gewebes zustande kommt. Es handelt sich immer um Zunahme des rechten Herzens, manchmal auch gleichzeitig um solche beider Herzhälften. Als Anlaß zur Erweiterung der Herzhöhlen nahm man verstärkten Widerstand im kleinen Kreislauf an.

Bei allen Erkrankungen des Lungengewebes, die zum Ausfall oder zu bindegewebiger Einmauerung größerer Abschnitte des Pulmonalisgebietes führen, ist die Erweiterung des rechten Herzens wohl zweifellos als Folge vermehrter Arbeit aufzufassen, und zwar gilt dieses besonders für die pathologischen Vorgänge, die zu Erhöhung des Widerstandes in den kleinsten Gefäßen des Lungenkreislaufes führen. Wohl weiß man aus den Untersuchungen TIGERSTEDTs, daß Ausschaltung mehrerer größerer Pulmonalisäste nicht zur Drucksteigerung in den freigebliebenen Lungenschlagadern führt. Wird aber der Kreislauf in den kleinsten Verzweigungen des Gefäßsystems erschwert, dann ist zum Durchtreiben des Blutes verstärkte Kraft des rechten Herzens unerläßlich.

Wir treffen dementsprechend nach Unterbindung eines Lappenastes der Pulmonalis, wie sie von SAUERBRUCH als vorbereitende Operation für Lungen-

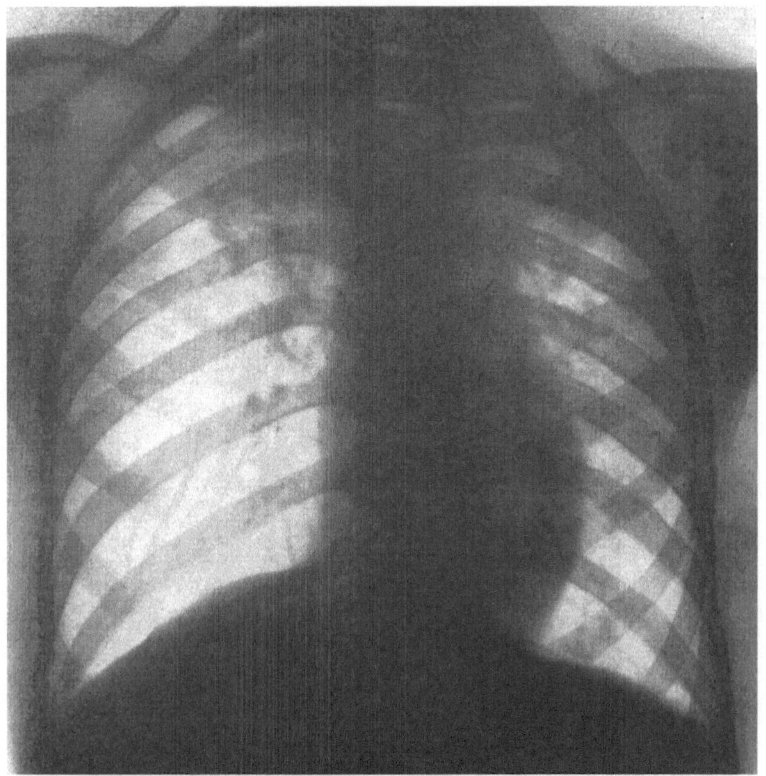

Abb. 414. Verziehung des Herzens und der großen Gefäße bei doppelseitiger, fibröser Spitzentuberkulose.

exstirpation angegeben wurde, nicht auf Vergrößerung des rechten Herzens, sehen sie aber regelmäßig bei den Leiden, die sich im peripheren Ausbreitungsgebiete des Pulmonalissystemes finden und dort durch gewebliche Veränderungen die Gefäße des kleinen Kreislaufes beengen, wie z. B. bei schrumpfender Tuberkulose, Emphysem, Bronchektasen.

Der röntgenologische Nachweis solcher Vergrößerungen wird erheblich erschwert bei gleichzeitigen Lageveränderungen des Herzens, die als Folge schrumpfender Vorgänge im Lungengewebe sich einstellen.

Leichter ist ihre Erkennung beim Emphysemherz (Abb. 413).

Mittelbaren Einfluß auf die Herzgröße gewinnen die Veränderungen der großen Luftwege, die zu wirksamer Störung des Atemmechanismus führen. Die Veränderung der Herzform ist von der besonderen Art der Dyspnoe abhängig.

Inspiratorische Atemnot führt infolge verstärkter Ansaugung während der Einatmung zur Blutüberfüllung der großen Hohlvenen des Vorhofes und damit auch der rechten Kammer. Es kommt also regelmäßig zur Dilatation des rechten Herzens. Diese Form der Atemnot wird am häufigsten bei den verschiedenen Arten von Einengung des Trachealrohres angetroffen. Dementsprechend weisen die Stenosenherzen in der Mehrzahl lediglich Dilatation und nur selten gleichzeitige Hypertrophie auf.

Bei exspiratorischer Dyspnoe ist der Grad der Ausatmungsbehinderung für die Veränderung des rechten Herzens maßgebend.

Bei starker Preßatmung wird der intrapleurale Druck so nachhaltig gesteigert, daß die venösen Zuflußbahnen des rechten Herzens schon in ihrem intrapleuralen

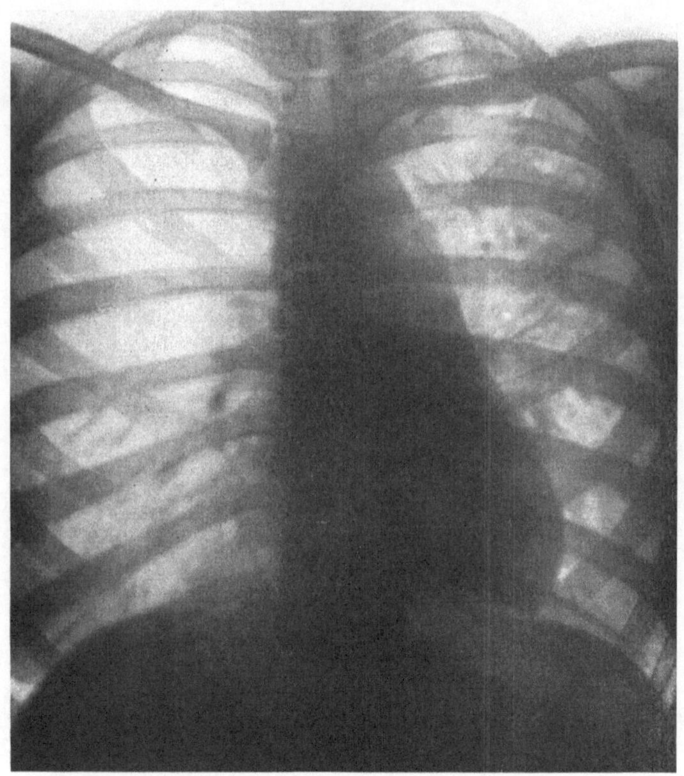

Abb. 415. Verziehung des Herzens nach links bei fibröser linkseitiger Phthise.

Verlauf abgedrosselt werden (NISSEN). Das Herz erhält also zu wenig Blut. Eine Dilatation kommt nicht zustande. Im Gegenteile beobachtet man hin und wieder ausgesprochene Verkleinerung seiner Durchmesser. Diese Art von Kreislaufstörung liegt wahrscheinlich dem „kleinen Emphysemherzen" zugrunde.

Meist aber ist der Exspirationsdruck bei Ausatmungsbehinderung nicht so kräftig, daß eine Einflußstauung vor dem rechten Herzen sich entwickelt. Dann macht sich die exspiratorische Druckerhöhung am nachdrücklichsten in den Alveolen geltend. Es kommt zu Kompression der intraalveolären Gefäße. Das rechte Herz muß unter erhöhtem Widerstande arbeiten; Hypertrophie ist die Folge. Erst wenn die Vorratskräfte erschöpft sind, tritt auch hier Dilatation hinzu.

Wirken die krankhaften Bedingungen, unter denen die Vergrößerung des rechten Herzens sich ausbildet, lange Zeit fort, dann wird auch das linke Herz erweitert.

Besonders häufig findet man diese durch Störung der Atmung bedingten Herz-veränderungen bei der Kropfstenose.

Allerdings sind andere bei der Struma einsetzenden Umbildungen des Herzens nicht mechanisch, sondern toxisch bedingt.

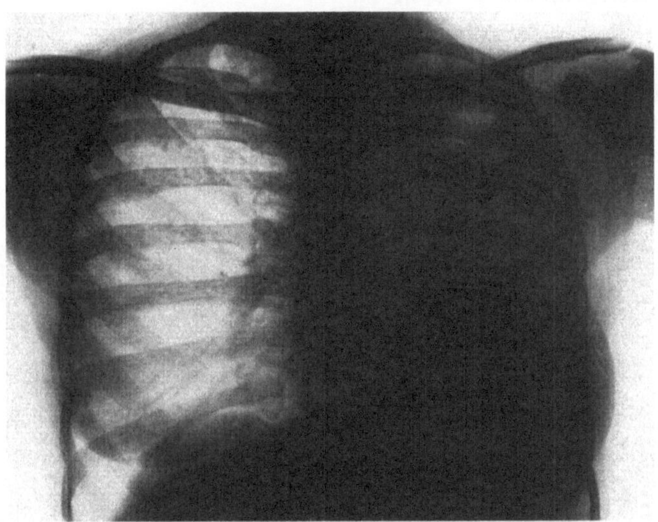

Abb. 416. Verziehung des Herzens und der Mittelfellgebilde bei linkseitiger schrumpfender Phthise.

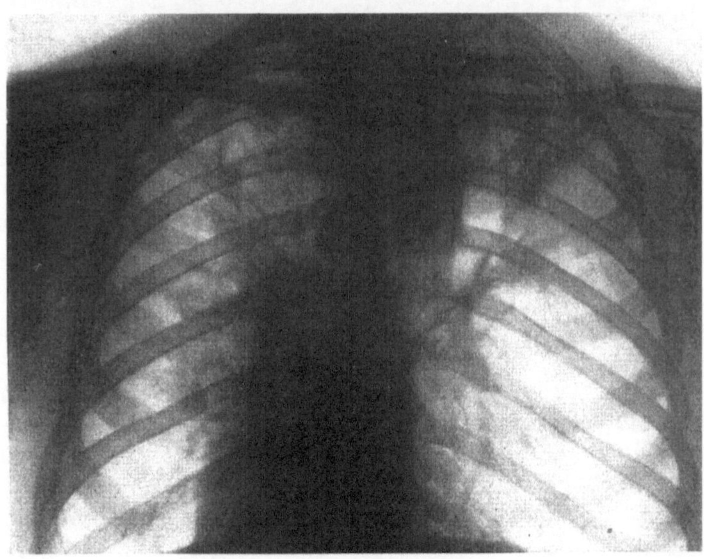

Abb. 417. Verziehung des Herzens nach links und des oberen Mittelfellgebietes nach rechts bei doppelseitiger fibröser Spitzentuberkulose.

Das toxische Kropfherz ist ebenso wie das mechanische durch Vergrößerung seiner Höhlen ausgezeichnet. Freilich erstreckt sie sich hier meist auf alle Herz-abschnitte (KRAUS).

Auch bei Myxödem und Hypothyreoidismus sind nach ZONDEK und ASSMANN häufig mächtige, durch die besonderen Giftstoffe verursachten Vergrößerungen vorhanden. Sie gehen unter Thyreoidinbehandlung oft sichtbar zurück.

Gleichfalls auf Vergiftung beruhen die Herzerweiterungen bei Kohlenoxyd-Intoxikation, vielleicht auch die bei Chlorose, perniziöser Anämie und akutem Blutverlust.

Fast alle Erkrankungen, die mit organischer Veränderung des Lungengewebes einhergehen, führen außerdem noch zu

Lageverschiebungen des Herzens.

Die veränderten intrathorakalen Raumverhältnisse wirken mechanisch auf das Mediastinum und damit auch auf das Herz ein. (Siehe auch S. 458, 471ff., 580ff.)

Chronische Entzündungen, wie Tuberkulose, Lungenabscesse, Bronchektasen, greifen durch Schrumpfung und Narbenzug an kleinen oder größeren Abschnitten

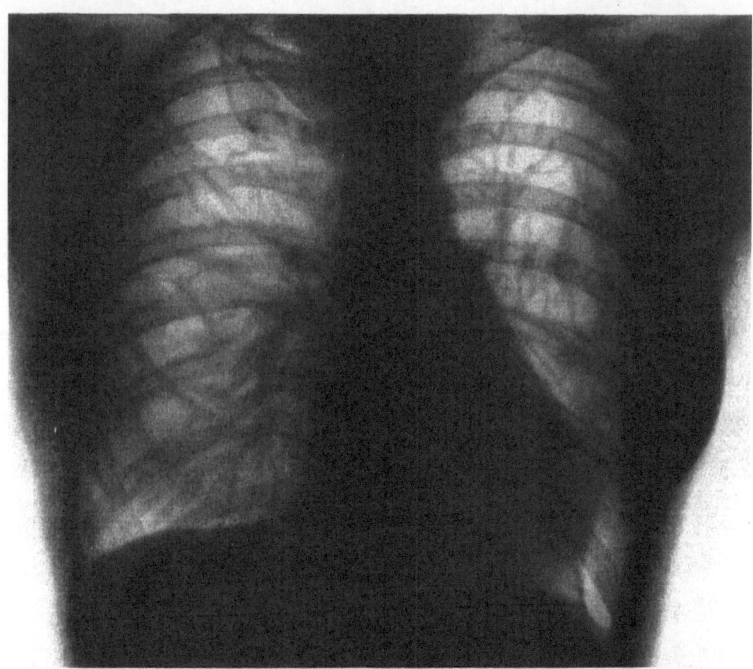

Abb. 418. Verziehung des Herzens nach links infolge von Pleuromediastinoperikarditis.

des Herzens an. Die dadurch bedingte Form- und Lageveränderung des Organes hängt von dem Sitz der Erkrankung ab.

Abb. 414 zeigt Verziehung der oberen Herzabschnitte und der großen Gefäße, z. B. bei einer Spitzentuberkulose. In Abb. 415 ist das ganze Herz verlagert.

Ein Bild, das man oft bei ausgedehnten tuberkulös-cirrhotischen Phthisen antrifft, stellt Abb. 416 dar. Hier ist das ganze Herz nach links verzogen und in der Verdunkelung des linken Lungenfeldes untergegangen. Die Wirbelsäule projiziert sich frei neben dem Herzschatten.

Am weitgehendsten wird die Gestalt der Mittelfellorgane dadurch verändert, daß die Verziehung in einem Abschnitte nach der einen, in einem anderen nach der anderen Seite wirksam wird. Der Gefäß-Herzschatten kann dann die eigenartigsten Formen annehmen, z. B. Bajonettform in Abb. 417.

Eine typische Erscheinung sehen wir bei Bronchektasen des linken Unterlappens. Der Zug setzt hier zuerst an der Herzspitze ein. Diese nähert sich der seitlichen Brustwand (vgl. Abb. 30, 41). Bei längerer Dauer und Zunahme wird er auf das ganze Herz und die großen Gefäße übertragen.

Eine eigene Gruppe bilden die durch Mediastinoperikarditis und Pleuromediastinoperikarditis hervorgerufenen Verlagerungen. Je nach Sitz und Ausdehnung der schwieligen Entzündung erhält das Herz eine mehr oder minder

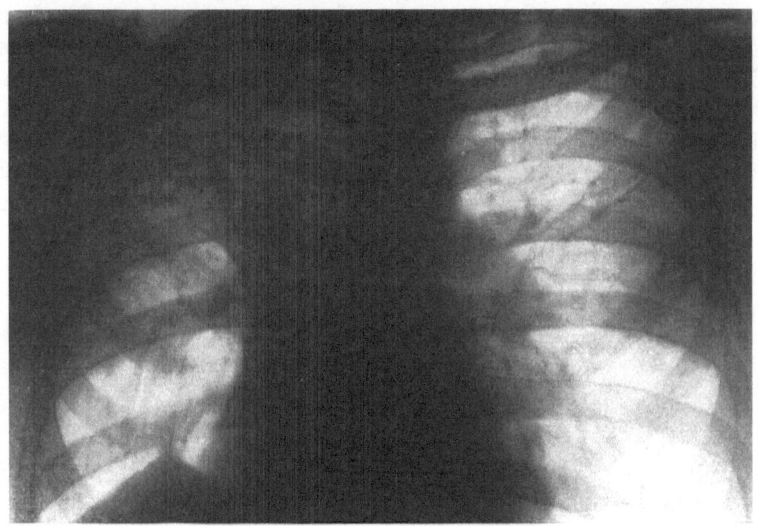

Abb. 419. Mediastinoperikarditis bei rechtseitiger fibröser Tuberkulose.

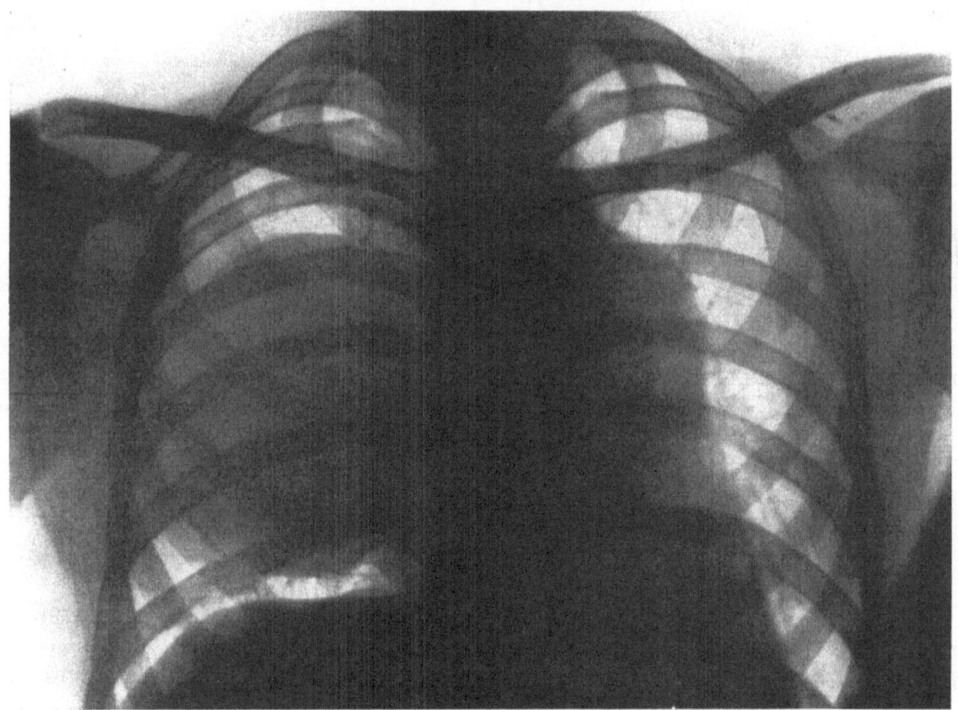

Abb. 420. Verdrängung des Herzens nach links bei Aorten-Aneurysma.

unregelmäßige, zackige Begrenzung. Infolge Schrumpfung des Ligamentum phrenicopericardiacum kann es zu erheblicher Verziehung nach links kommen (Abb. 418). Man erkennt daneben oberhalb der Herzspitze eine strangartige Verbindung mit der seitlichen Brustwand.

Besonders ausgeprägte Veränderungen sehen wir in Abb. 419. Hier hat sich, da an der Verschwartung Pleura mediastinalis, Perikard und Zwerchfell teilnehmen, zur unregelmäßigen Begrenzung der Herzränder noch zipfelförmige Ausziehung des Zwerchfelles gestellt. Die rechtseitige Grenzlinie des Organes ist so verwaschen, daß sie von den Schatten einer cirrhotischen Tuberkulose nicht mehr abzuscheiden ist.

Eine merkwürdige Gestalt- und Lageveränderung erfährt das Herz bei Emphysem. Sie ist bedingt durch Zwerchfelltiefstand und Lungenblähung. Infolge der veränderten Lage des Diaphragmas liegt das Herz als Ganzes tiefer im Brustkorbe. Dadurch erfährt es eine Streckung, die sich auch dem Gefäßbande mitteilt. Auf der Sagittalansicht ist der Herzschatten schmal, lang und median angeordnet. Die Herzspitze erscheint oberhalb des Zwerchfelles. Die linke Kammer sieht auffallend klein aus.

Die Verschmälerung der Gestalt des Herzens wird gleichzeitig auch durch Drehung um seine senkrechte Achse und durch rückwärtige Ausdehnung herbeigeführt (vgl. Abb. 92).

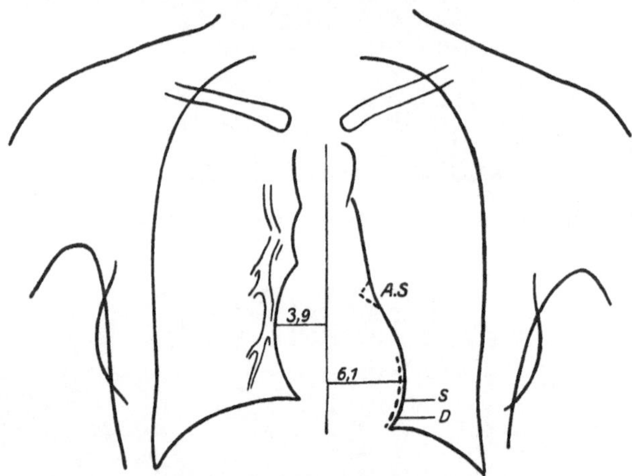

Abb. 421. Tropfenherz-Fernaufnahme. (Nach DIETLEN.)

Die Einfügung des Herzens in den Mittelfellraum bringt es mit sich, daß seine Form und seine Lage auch durch Erkrankungen des Mediastinums selbst nachhaltig beeinflußt werden. Alle raumbeengenden Vorgänge, die sich in diesem abspielen, gewinnen, je nach ihrem Sitze, Einfluß auf die verschiedenen Teile des Herzens. Immer aber ist es so, daß die schwächere Wand der rechten Hälfte mechanischer Bedrängung eher und stärker nachgibt als die des linken.

Abb. 420 zeigt Verlagerung des Herzens nach links durch ein großes bis zur Brustwand reichendes Aneurysma.

Das kleine Herz.

Unter dem Begriffe des kleinen Herzens werden verschiedene Herzformen zusammengefaßt: Tropfenherz, Pendelherz, schmales Steilherz, hypoplastisches und konstitutionell schwaches Herz u. a. m. Ihnen allen ist schmaler, steiler, mehr oder weniger median gestellter Herzschatten eigen (Abb. 421). Am gebräuchlichsten ist hierfür die Bezeichnung „Tropfenherz".

DIETLEN hält nicht jedes schmale, steile und median gestellte Herz, nicht jedes Cor pendulum und nicht jedes Tropfenherz für ein konstitutionell schwaches Herz. Es ist nur dann als solches anzusprechen, wenn außer verringerter Leistungsfähigkeit sonstige konstitutionelle Abweichungen feststellbar sind. Nach DIETLEN ist das kleine Herz verhältnismäßig selten. Bei vielen in senkrechter Körperhaltung tropfenförmig erscheinenden Herzen fand er in liegender Stellung normale oder übernormale Werte. Deshalb verlangt er für die Diagnose „kleines Herz" den Nachweis tatsächlicher Verkleinerung aller Durchmesser sowohl im Stehen wie im Liegen.

Erkrankungen des Herzbeutels.

Perikarditis. Trockene Perikarditis läßt sich durch Röntgenuntersuchung nicht feststellen. Dagegen geben Ergüsse im Herzbeutel sowohl durch Form- und Größenveränderung des Herzschattens als auch durch Störungen der Pulsationserscheinungen leicht zu deutende Bilder.

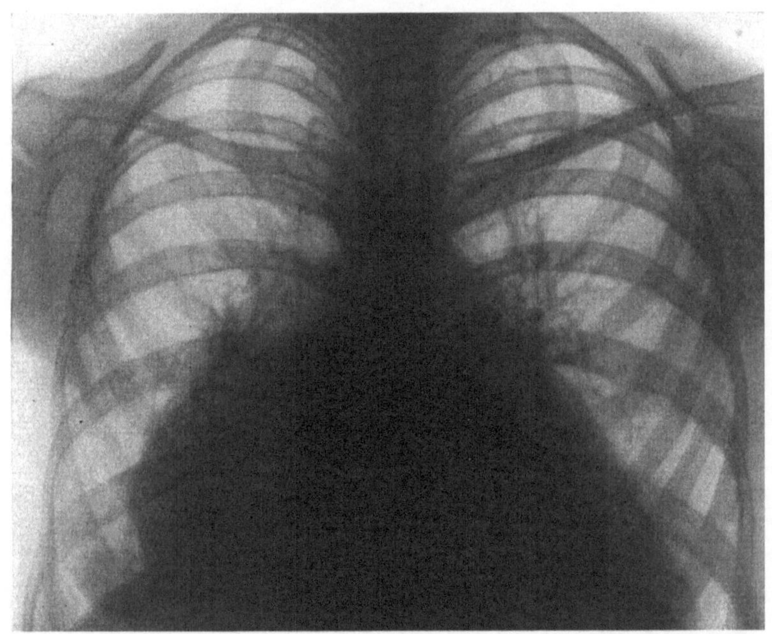

Abb. 422. Herzbeutelerguß.

Bei größeren Ausschwitzungen ist der Herz-Perikardschatten nach rechts, ganz besonders aber nach links verbreitert.

Seine Ränder verlaufen hoch im Brustraume schräg nach außen und nähern sich der seitlichen Brustwand. Es entsteht so eine Dreiecks- oder Beutelform des Herzens, die breit in den Zwerchfellschatten übergeht.

Beide Lungenfelder, vor allem das linke, werden in ihren unteren Teilen weithin durch die Verschattung verdeckt.

Der Gefäßschatten erscheint als kurzer breiter Stiel (Abb. 422, 423).

Die verschiedenen Bögen der Herzränder sind kaum zu unterscheiden; die Flüssigkeitsansammlung löscht ihre Grenzen aus. Infolgedessen kann man auch ihre Pulsationsbewegungen nicht wahrnehmen. Nur kleine systolische Ausschläge sind manchmal zu beobachten, die durch die Herzbewegung verursachte Erschütterungen des Ergusses darstellen.

Pneumo-, Hydro- und Pyopneumoperikard. Die seltenen Krankheitsformen des Pneumo-, des Hydro- und des Pyopneumoperikards geben unverkennbare Bilder.

Bei intraperikardialer Gasansammlung ist der aufgeblähte Herzbeutel als schmaler, von unten nach oben verlaufender Streifen sichtbar, dessen bogenförmige Krümmung das Herz wie einen Ball umfaßt. Innerhalb dieses „Luftbeutels" ist das Organ mit seinen Pulsationen auffallend deutlich wahrnehmbar.

Kommt ein Erguß hinzu, so füllt er die unteren Abschnitte aus. Seine obere Grenze stellt sich als wagerechter Spiegel dar, der infolge der Herztätigkeit Wellen-

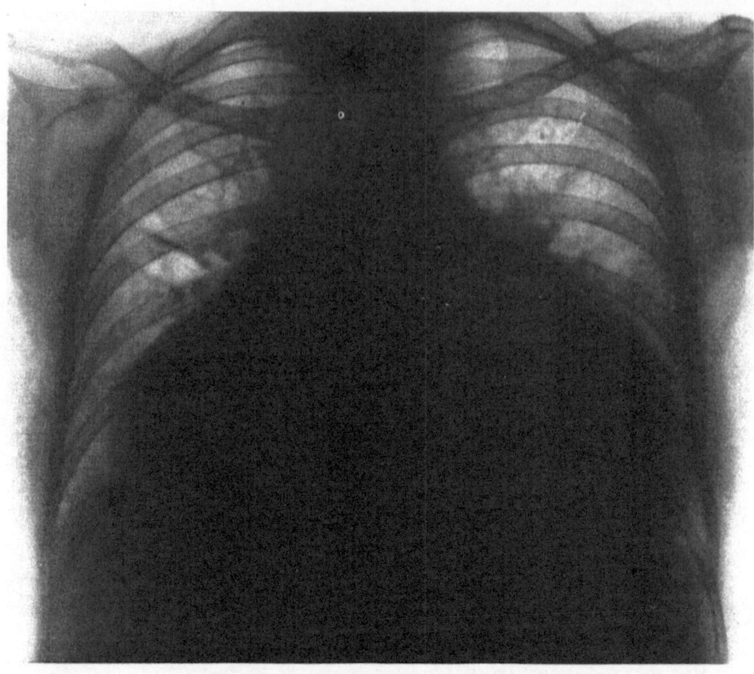

Abb. 423. Großer Herzbeutelerguß.

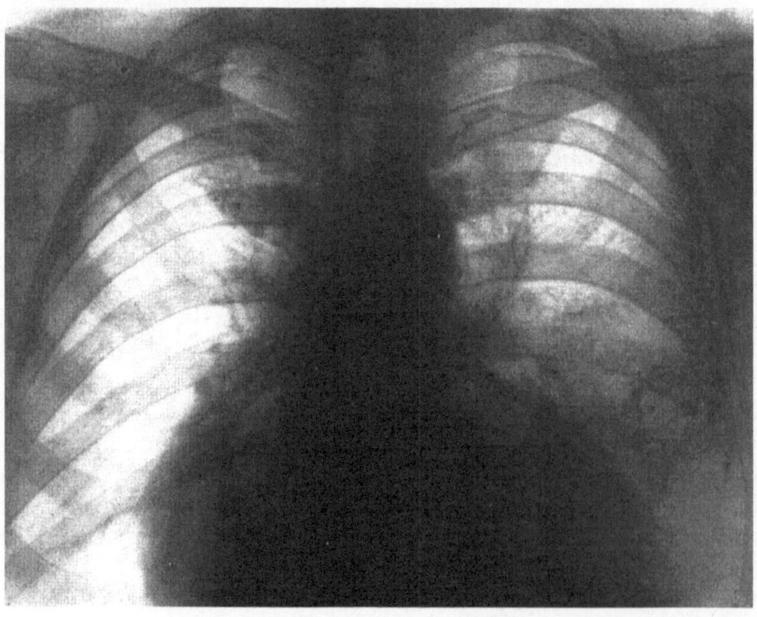

Abb. 424. Pyopneumoperikard.

bewegung zeigt. Die Verhältnisse ähneln sehr denen bei Sero- oder Pyopneumo-thorax (Abb. 424).

Concretio pericardii. Bei Ausheilung einer Perikarditis entstehen meist Verwachsungen der Herzbeutelblätter. Sie können röntgenologisch nicht unmittelbar nachgewiesen werden. Verkalkte Schwielen hingegen sind als dichte, scharf abgegrenzte, der Größe und der Form der Ablagerung entsprechend ausgedehnte Tönungen wahrzunehmen. In der Regel sind sie am Rande der linken Kammer besonders schön ausgeprägt (Abb. 425). Im Bereiche der rechten Kammer, wo sie nach den anatomischen Untersuchungen MÜLLERs häufiger auftreten, sind sie in sagittalem Lichte schwer zu erfassen, da sie sich zu wenig vom Herzschatten abheben.

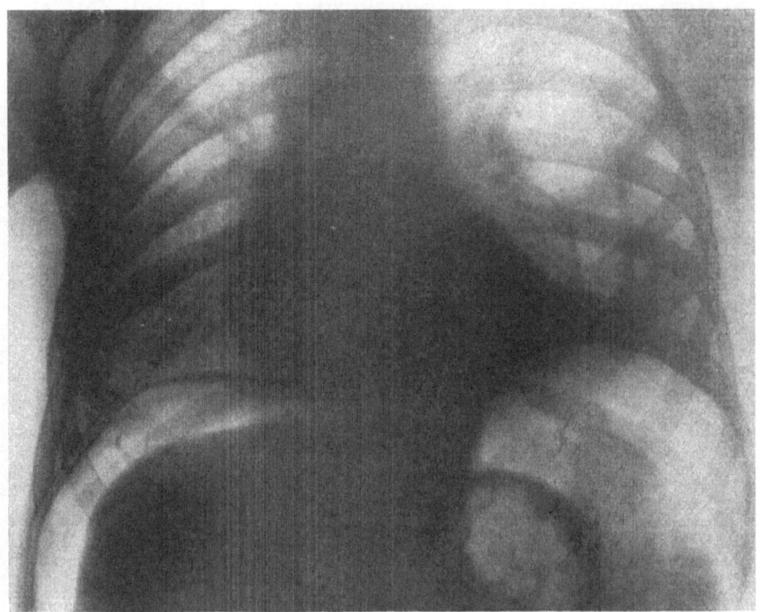

Abb. 425. Concretio pericardis.

Herzbeutelverwachsungen.

Wie die systematischen Arbeiten von ACHELIS gezeigt haben, führen perikardiale Verwachsungen zu Einschränkung der Beweglichkeit des Herzens. Beim Übergange aus der wagerechten Körperstellung in die senkrechte steigt das Herz nur wenig oder gar nicht herab. Die Starre greift auch auf die mittleren Zwerchfellabschnitte über, dessen Ausschläge vermindert oder aufgehoben sind. So werden bei tiefer Einatmung die seitlichen Zwerchfellteile als stark abfallende, gespannte Bögen bei völligem Ruhezustande seiner Kuppen erkennbar.

Durch Übergreifen der Herzbeutelnarben auf das Zwerchfell können auch die phreniko-kardialen Winkel veröden.

Der Größe der Beteiligung der Pleura diaphragmatica an dem Entzündungsvorgang entsprechen die Veränderungen des Herzbeutels und des Brustfelles. Außer dem Verschwinden des phreniko-kardialen Winkels können zackige, unregelmäßige, mehr oder weniger scharfe Stränge hervortreten, die das Herz und zuweilen auch das Zwerchfell verziehen. Solche Narben behindern die Verschiebbarkeit des Herzens nach der Seite oder heben sie völlig auf.

Bei frontalem Strahlengange ist es manchmal möglich, Anheftungen des Herzbeutels an das Brustbein festzustellen. Gelingt der Nachweis nicht, so erschließt man solche Verlötungen mittelbar auch daraus, daß das Herz nicht abwärts gleitet oder daß es während der Einatmung sogar emporsteigt.

Fremdkörper im Herzen.

Fremdkörper gelangen am häufigsten unmittelbar durch Schußverletzungen in das Herz. Meist handelt es sich um Geschosse, die im Perikard, im Myokard oder in einer Herzhöhle liegen bleiben. Sie können auch von fernher durch das Gefäßrohr hindurch in die Herzkammern geschleppt werden.

Bei zwei von SAUERBRUCH beobachteten Kranken verriet nur das Röntgenbild gelegentlich einer Nachuntersuchung die Geschosse in der Herzwand. Beide Männer waren voll arbeitsfähig. Auch nach den Erfahrungen TRENDELENBURGs heilen in das Herz eingedrungene Fremdkörper nach kurzer Zeit ein. Sie können

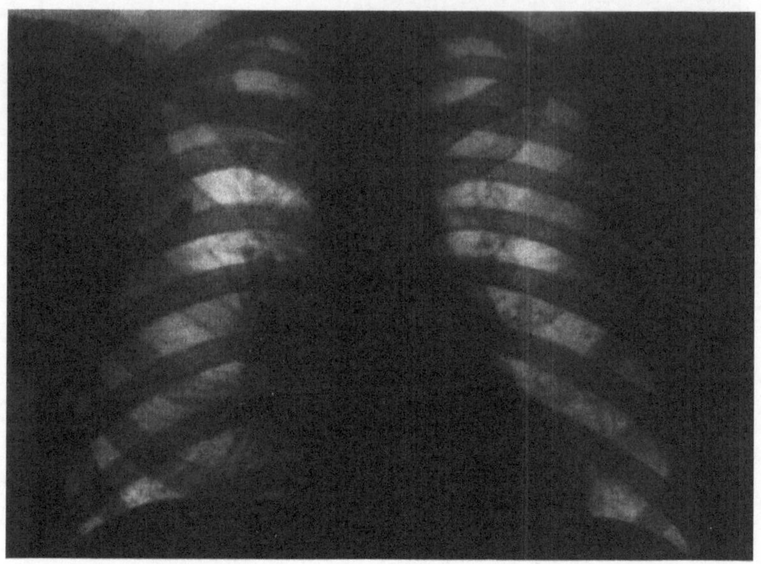

Abb. 426. Granatsplitter im rechten Lungenwurzelgebiet und teilweise im Herzbeutel.

jedoch auch frei im Innern verweilen (KIENBÖCK, KIDERLIN, BORST). Embolische Verschleppung eines Geschosses aus ihm in größere Arterien (Femoralis, Subclavia, Iliaca) ist beobachtet worden.

Wie bei dem Nachweise von Fremdkörpern in anderen Körperteilen, so leistet auch hier Röntgenuntersuchung wertvolle Dienste. Zur Auffindung und zur genauen Lagebestimmung ist sie unentbehrlich. Voraussetzung ist, daß der Fremdkörper Schatten gibt. Größere sind meist ohne Schwierigkeiten zu sehen; kleinere dagegen werden häufig durch das Bild des Herzens überlagert.

Nach Feststellung eines Fremdkörpers in der Herzgegend bleibt zu entscheiden, ob er in der Wand, in einer Höhle oder im Beutel des Herzens liegt. Stereoskopische Aufnahmen wären wünschenswert. Leider aber läßt, wie wir mehrfach betonten, das Herz sich körperlich nicht darstellen. Es gelingt höchstens die örtliche Tiefenlage im Brustkorbe zu ermitteln und daraus die Lage im Herzen zu folgern.

Bessere Ergebnisse liefert Durchleuchtung. Hebt sich ein Fremdkörper im Schatten des Herzens ab, so darf er nur dann als in diesem befindlich betrachtet werden, wenn sich sein Abriß in keiner Strahlenrichtung oder Körperstellung von dem des Herzens trennt. Die weitere Frage, ob der Fremdkörper im Beutel, in der Wand oder in einer Höhle des Organes liegt, ist freilich auch hier nicht immer sicher zu beantworten.

Im freien Herzbeutel sinkt er in der Regel, der Schwere folgend, in den untersten,
dem Zwerchfelle nahe gelegenen Abschnitt. Es gelingt dann oft bei geeigneter Strahlen-

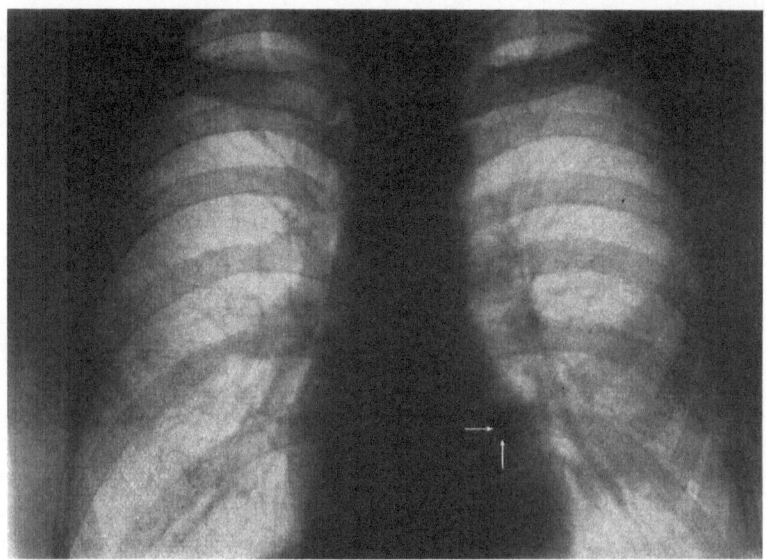

Abb. 427. Geschoß in der Herzwand (Pfeile).

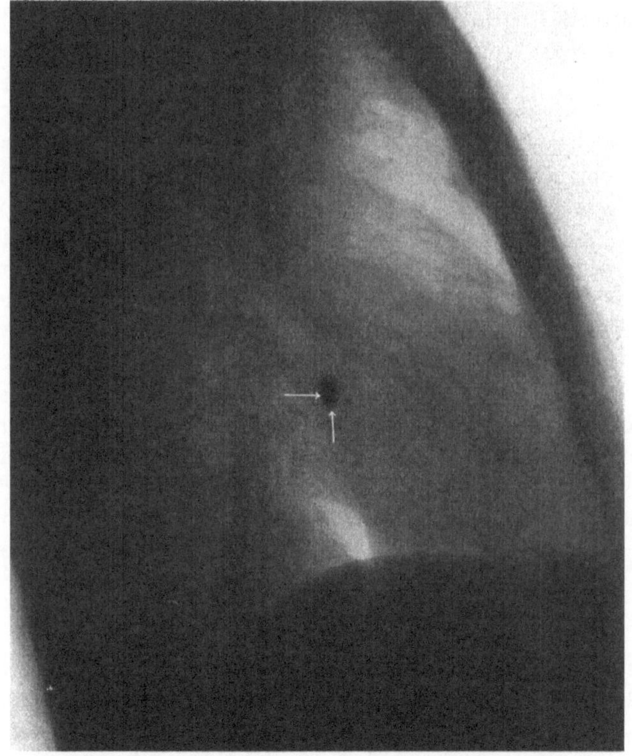

Abb. 428. Derselbe Kranke (frontale Aufnahme).

richtung und Körperstellung, seinen Schatten von dem des Herzens zu scheiden
und die Lage im Herzbeutel zu beweisen. VAQUEZ und BORDET beobachteten bei

einem im unteren Perikardialabschnitte gelegenen Gegenstande Bewegungen, die denen des Herzens synchron, aber ausgiebiger als diese waren; er bewegte sich während der Atmung mit dem Herzen gleichsinnig, dabei stärker als dieses und schwächer als das Zwerchfell.

Zuweilen liegen Fremdkörper in den oberen Abschnitten des Perikardialraumes, sei es, daß sie sich teilweise außerhalb des Herzens befinden oder daß Verwachsungen vorhanden sind. Dann fällt der Fremdkörperschatten nicht völlig mit dem des Herzens zusammen.

Die mitgeteilten Pulsationsbewegungen des Eindringlinges sind deutlich wahrzunehmen und entsprechen dem Herzabschnitt, in dessen Nähe er nistet. Wenn er halb im Herzbeutel, halb in der Lunge steckt, so ist neben der pulsatorischen auch respiratorische Verschiebung zu sehen. Mit der Zeit entstehen Verwachsungen zwischen Herzbeutel und mediastinalem Brustfelle, die die Beweglichkeit des Herzens bei Lagewechsel des Kranken einschränken. Bei einem erfolgreich Operierten fanden wir einen großen Granatsplitter, der teils im Herzbeutel, teils im Mittelfell und der rechten Lungenwurzel saß (Abb. 426). Neigte sich der Kranke nach links, so spannte sich der Herzbeutel im Bereiche des Geschosses zipfelförmig an.

Ähnlich wie im Perikard gelegene, machen auch in der Herzwand steckende Fremdkörper die Herzbewegungen mit. Durch die Art der Pulsation wird ihre Zugehörigkeit zu dem einen oder dem anderen Abschnitte der Herzwand erwiesen.

Nach KIENBÖCK pendeln Geschosse in den Vorhöfen, im Atrioventrikulargebiet und in den unteren Kammerteilen vor allem spitzenwärts. Bei einem von DIETLEN beobachteten Kranken wies ein in der Wand des rechten Vorhofes steckendes Geschoß Bewegungen auf, die denen der Kammer entsprachen.

Einer unserer Kranken trug eine Pistolenkugel in der hinteren oberen Wand der linken Herzkammer (Abb. 427, 428). Auf dem Schirme wies dieser Fremdkörper in sagittaler Strahlenrichtung eine rasche Kreiselung in Richtung des Uhrzeigers, also von rechts nach links, und nach der Spitze auf. Im frontalen Lichte dagegen pendelte er mit dem Herzen mehr wagerecht von vorn nach hinten. Der Geschoßschatten war in keiner Richtung von dem des Herzens zu trennen. Man konnte unmöglich entscheiden, ob er im linken Vorhof oder in der linken Kammer saß, und bestimmt nur sagen, daß er nahe der linken Vorhofkammergrenze, dicht an den Höhlenwandungen stecke. Bei der Operation fand sich das Geschoß im hinteren oberen Abschnitte der linken Kammerwand.

Geschosse, die ganz frei in einer Herzhöhle liegen, betätigen sich meist in doppeltem Sinne. Zunächst sinken sie bei Lagewechsel des Kranken, der Schwere folgend, an die tiefste Stelle. Sodann ist besonders bezeichnend, daß sie nicht nur die Bewegungen ihres Herzabschnittes mitmachen, sondern daneben auch noch auffallend rasch wirbeln oder kreiseln. Das weist schon auf den Innenraum hin. Trotzdem wird man noch in verschiedenen Strahlenrichtungen und Körperstellungen nachschauen.

Die Aorta im Röntgenbilde.

Von der gesunden Aorta sind im Röntgenbilde nur der aufsteigende Teil (Pars ascendens) und der Bogen (Arcus) sichtbar, während der absteigende (Pars descendens) erst bei krankhafter Erweiterung oder bei atheromatöser Entartung der Wand in Erscheinung tritt. Sie wird besonders deutlich im schrägen Durchmesser oder in exzentrischer Projektion (vgl. S. 196).

Auf einer sagittalen Aufnahme bildet die Aorta den größten Teil des Gefäßschattens. Doch gelingt Abgrenzung ihrer einzelnen Abschnitte infolge ihrer gegenseitigen Überlagerung und der anderen großen Gefäße nur an ihren Rändern. Der aufsteigende Teil erzeugt den oberhalb des rechten Vorhofes befindlichen Bogen. Sein Schatten wird, vor allem beim liegenden Kranken, manchmal von dem der Vena cava sup. überragt. Die Unterscheidung beider Gefäße wird ermöglicht durch geringere Schattendichte und Fehlen ausgesprochener pulsatorischer Bewegungen der Hohlvene. Sind an ihr kleine Ausschläge sichtbar, so laufen sie präsystolisch ab.

Der Aortenbogen ist im sagittalen Lichte als der höchste linke Bogen des Gefäßschattens leicht zu erkennen. Bei liegender Stellung ist er stärker gekrümmt als in aufrechter. Der absteigende Teil ist zuweilen noch sichtbar. Er wird bei atheromatöser Wandveränderung sehr deutlich.

Messung der Aorta.

Zur Messung der Aorta eignen sich die von VAQUEZ und BORDET, sowie von GROEDEL vorgeschlagenen Durchmesser.

Der Längsdurchmesser A L (Abb. 429) beginnt am oberen Rande des Aortenbogens und endet in der Mitte einer wagerecht zu ihm verlaufenden Linie, deren Höhe durch den vom rechten Vorhof und Aortenbogen gebildeten Winkel bestimmt wird. Der Breitendurchmesser A T setzt sich aus den beiden Loten zusammen, die von dem äußersten Rande der Aorta ascendens (AMr) und des Arcus (AMl) auf den Längsdurchmesser gefällt werden können. Die Hälfte des A T entspricht nach GROEDEL annähernd der Breite der aufsteigenden Aorta.

In Übereinstimmung mit den anatomischen Forschungen ergeben auch die röntgenologischen Untersuchungen eine mit den Jahren wachsende Breite der Aorta. Die von GROEDEL aufgenommenen Orthodiagramme verschiedener Altersgruppen lassen das deutlich erkennen.

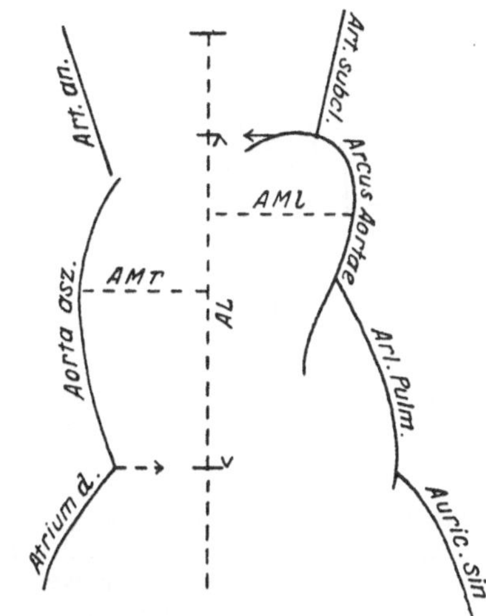

Abb. 429. Ausmessung des Aortenorthodiagramms. (Nach GROEDEL.)

Die Ausmaße des Aorten-Orthodiagrammes bei verschiedenen Altersgruppen nach GROEDEL.

Anzahl	Alter	A M r	A M l	A T	A L	A T + A L
8	5	1,6	1,9	3,5	3,1	6,6
6	6	1,4	2,2	3,6	3,9	7,5
6	7	1,7	2,0	3,7	4,2	7,9
7	8	1,7	2,3	4,0	4,6	8,6
3	9	1,9	2,4	4,3	5,1	9,4
5	10	1,9	2,1	4,0	4,9	8,9
3	18	2,5	2,5	5,0	8,2	13,2
12	19	2,3	3,0	5,3	7,9	13,2
33	20	2,4	3,0	5,4	7,5	12,9
29	21	2,4	2,9	5,3	7,6	12,9
16	22	2,3	3,0	5,3	7,1	12,4
3	23	2,1	3,6	5,7	7,4	13,1
20	29—33	2,5	3,3	5,8	7,1	12,9

Für die Feststellung der Erweiterung der oberen Aorta bedienen sich VAQUEZ und BORDET folgenden Verfahrens. Der stehende Kranke wird langsam aus der dorsoventralen Haltung in den ersten schrägen Durchmesser gedreht. Wenn die Biscapularebene zur Schirmebene ungefähr einen Winkel von 35° bildet, erscheint deutlich der Schatten der Aorta ascendens. Nach vorn zu hebt er sich scharf gegen die Aufhellung des vorderen Mittelfellraumes ab; nach hinten wird er durch die schwächere Verschattung der Hohlvene begrenzt. Orthodiagraphische Aufzeichnung des Abstandes des vorderen und des hinteren Randes, in mittlerer Höhe gemessen, ergibt die Breite der Aorta ascendens (Abb. 430a).

Zur Gegenprüfung empfehlen VAQUEZ und BORDET Nachuntersuchung im zweiten schrägen Durchmesser dorsoventral bei Achsendrehung von etwa 30° (Abb. 430 b).

Die Breite der Aorta ascendens eines Erwachsenen beträgt in der Regel 2 cm nach VAQUEZ und BORDET.

Als weiteres Zeichen einer Aortenerweiterung gilt Vergrößerung „der Sehne des Aortenvorsprunges". Es wird darunter die Entfernung des oberen Randes des Aortenbogens bis zum Schnittpunkte des äußeren Randes der Aorta mit dem Pulmonalisbogen verstanden (Abb. 431).

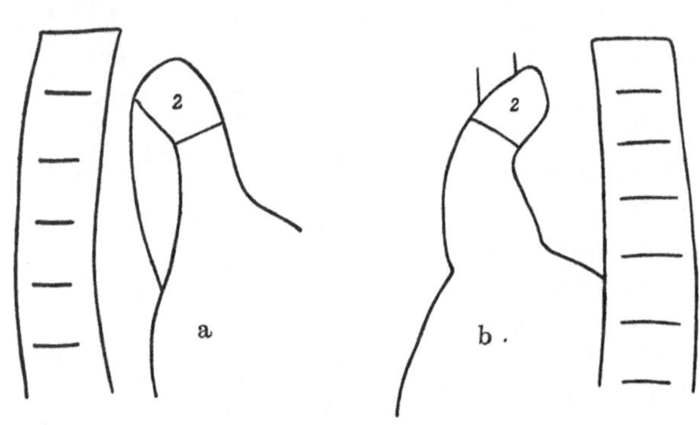
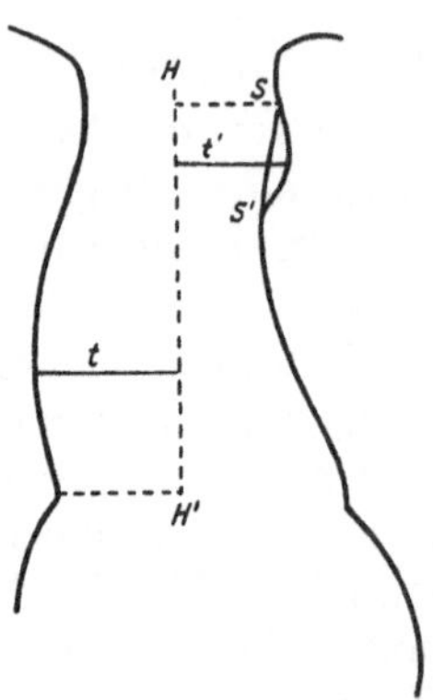

Abb. 430a und b. Messung der Breite der Aorta ascendens. a Untersuchung im dorsoventralen I-schrägen Durchmesser, b Untersuchung im dorsoventralen II-schrägen Durchmesser. (Nach VAQUEZ und BORDET.)

Abb. 431. Messung des Gefäßbandes t + t′ Breitendurchmesser, HH′ Höhe des Bogen-Längendurchmessers, SS′ Sehne des Aortenbogens. (Nach VAQUEZ und BORDET.)

Tafel der drei Maße, aufgenommen bei normalen Menschen (stehende Männer), nach VAQUEZ und BORDET.

Alter von	Breitendurchmesser cm	Sehne des Aortenbogens cm	Breite der Aorta ascendens cm
16—20 Jahren	4—5	0—2,5	1—2
20—30 ,,	5	2,5—2.8	2
30—40 ,,	5—6	2,5—3,3	2—2,5
40—50 ,,	5,5—7	2,8—3,5	2,5—2,8
50—60 ,,	6—7	3—3,7	2,5—3
über 60 ,,	6—8	3—4	3—3,5

Ein wertvolles Maß liefert auch der Abstand zwischen Aortenbogen und Brustbein-Schlüsselbeingelenk. Er gibt die Höhenlage wieder und schwankt bei Gesunden um 2—3 cm. Der Abstand ist kleiner bei kurzem und breitem, größer bei langem und schmalem Brustkorbe.

Aortensklerose. Der klinische Nachweis der Aortensklerose begegnet besonders im Frühzustande großen Schwierigkeiten. Das erhellt schon daraus, daß sie bei gleicher Häufigkeit wie die Aortitis syphilitica selbst in Kliniken mit so reicher Erfahrung, wie sie die v. ROMBERGsche besitzt, dreimal seltener festgestellt werden konnte als luetische Gefäßerkrankung.

Die Aorta erfährt durch Sklerose eine Verlängerung. Sie nimmt ebenso wie die kleinen Gefäße geschlängelten Verlauf an. Während sich aber diese durch Intimawucherung verengern, wird die Aorta breiter.

Sowohl Wandverdickung wie Erweiterung der Lichtung führen durch größere Absorption der Strahlen zu Dichtigkeitszunahme des Gefäßschattens. Untersuchungen von VAQUEZ und BORDET bestätigten dieses. Gesunde Adern, Gefäße mit leichter hyaliner Wandveränderung, mit umschriebener und mit ausgedehnter schwerster atheromatöser Entartung wurden nebeneinander gelegt und photographiert. Die Schattendichte wuchs mit der Stärke der pathologisch-anatomischen Erkrankung.

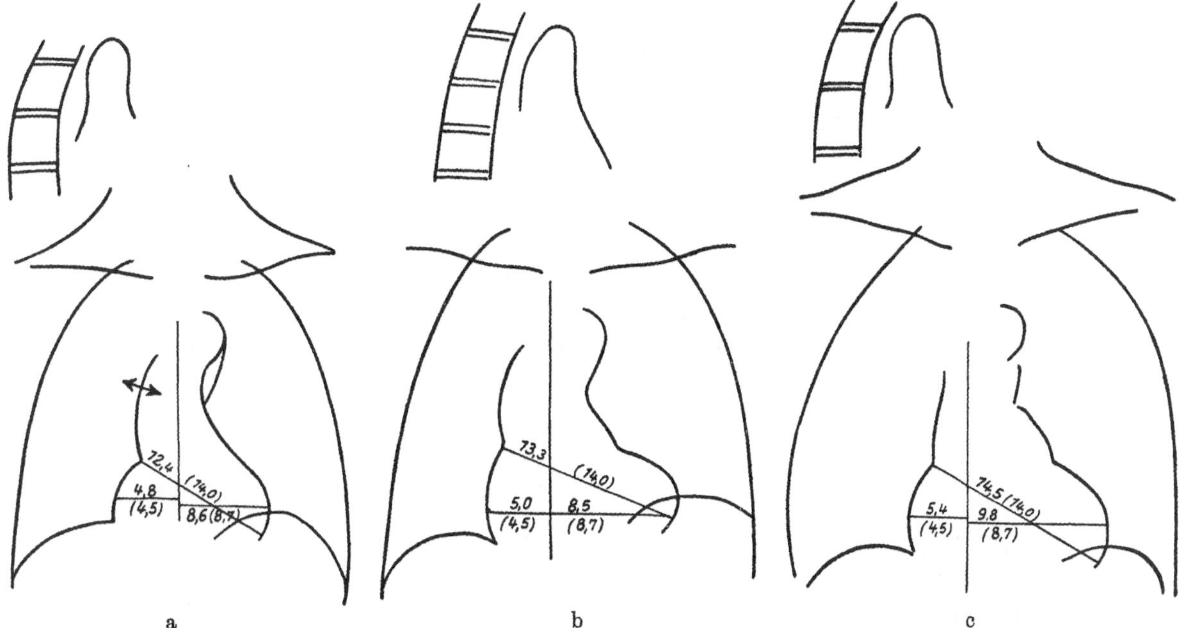

Abb. 432 a—c. Orthodiagramm bei zunehmender Aortensklerose (v. ROMBERGsche Klinik).

Zur Abschätzung der Verdunkelungstärke hat man mehrere Mittel vorgeschlagen, so den Vergleich mit einer Reihe verschieden dicker Bleiplatten oder den Vergleich des Aortenschattens mit dem der nicht vergrößerten linken Kammer oder der Wirbelsäule. VAQUEZ und BORDET unterscheiden sogar an Hand der Sichtbarkeit der Aortenabschnitte in bestimmten Durchmessern Verdunkelungen ersten, zweiten und dritten Grades.

Obgleich wir dieser etwas übertriebenen Schematisierung nicht beipflichten können, so ist doch wechselnde Schattendichtigkeit in den einzelnen Durchmessern als Zeichen krankhafter Wandveränderungen der Aorta anzusprechen. Bei hochgradigen Sklerosen kommt die Aorta descendens sagittal durch den Herzschatten hindurch deutlich zur Darstellung. Vereinzelte Kalkherde geben kleine und große, auffallend tiefe Trübung. Am häufigsten finden sie sich im Bereiche des Aortenbogens. Wenn sie zahlreich sind, erscheint der ganze Aortenabriß unregelmäßig gesprenkelt. Seine Grenzen bilden mehr oder weniger lange, unterbrochene, tiefdunkle Striche.

Erweiterungen und Verlängerungen der Aorta sind im Röntgenlichte leicht zu erkennen (Abb. 432).

Erweiterung äußert sich bei sagittaler Aufnahme durch stärkeres Vorspringen der Aortenkrümmung nach links, sowie durch Vergrößerung seines Breitendurchmessers und der Sehnenwerte des Bogens.

Vermehrung des Aortendurchmessers in schräger Strahlenrichtung um 5 mm entspricht einer Ausbuchtung leichteren Grades, während Vergrößerung um 1 cm bereits schwere Veränderung verrät (VAQUEZ und BORDET).

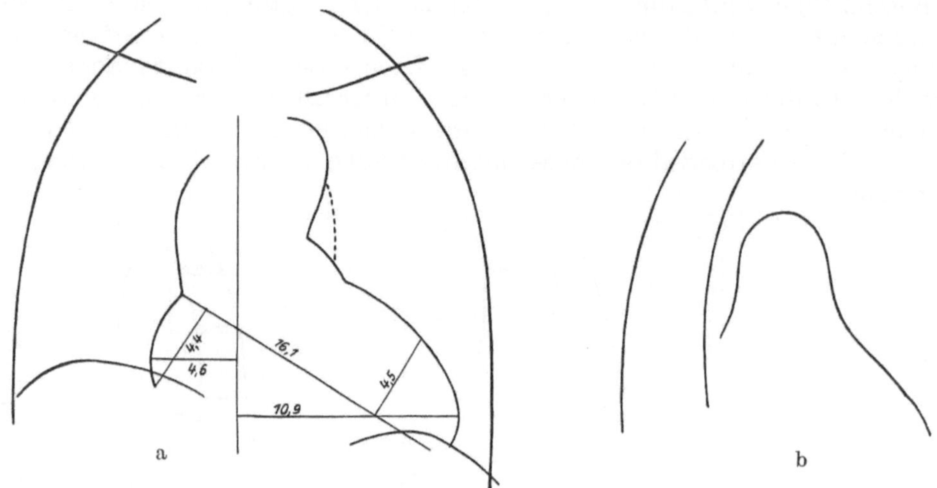

Abb. 433a und b. Aortitis luetica (v. ROMBERGsche Klinik).

Verlängerung der Aorta, die in der Regel mit Erweiterung vergesellschaftet ist, bedingt außer dem Vorspringen des Bogens Vergrößerung des Höhendurchmessers.

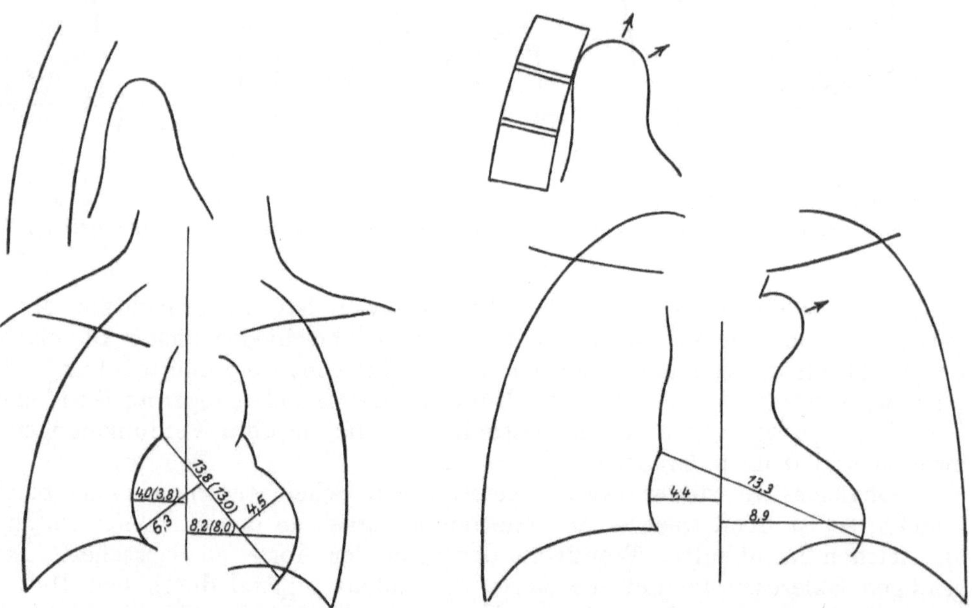

Abb. 434. Aortitis luetica
(v. ROMBERGsche Klinik).

Abb. 435. Aortitis luetica mit Erweiterung der
Ascendens und des Arcus (v. ROMBERGsche Klinik).

Es folgen Hochstand der Schlagader und Verkleinerung des Raumes zwischen ihrem Bogen und dem Brustbein-Schlüsselbeingelenke.

Bei ausgeprägten Erweiterungen und Verlängerungen beobachtet man im sagittalen Bilde stärkere Wölbung des Ascendensbogens nach rechts, im frontalen vermehrte Vorbuchtung des oberen Bogens nach vorn, wodurch der retrosternale Raum verschmälert wird.

Gleichmäßige oder nach oben leicht zunehmende kolbenförmige Erweiterung der aufsteigenden Aorta bei Durchleuchtung im ersten schrägen, dorsoventralen Durchmesser spricht für Sklerose (v. ROMBERG).

Die Pulsationen der sklerotischen Aorta sind besonders an ihrem Bogen kräftiger als sonst (HOLZKNECHT). Zuweilen sieht man infolge mitgeteilter pulsatorischer Kammerkontraktion die Schlagader hin und herpendeln. Auch Herzvergrößerung begleitet die Aortensklerose. Abrundung des linken Kammerbogens kommt vor.

Aortitis luetica. Die Erscheinungen der Aortitis luetica unterscheiden sich röntgenologisch nicht wesentlich von denen der Sklerose. Hier wie dort finden sich Verlängerung und Erweiterung des Gefäßes.

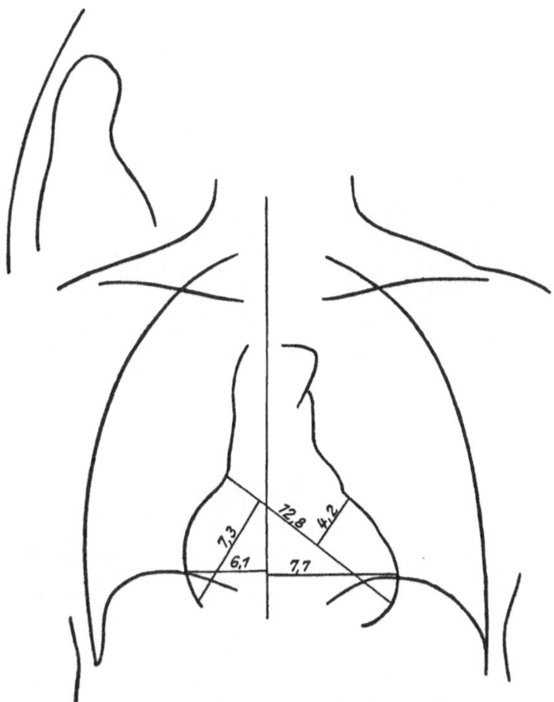

Abb. 436. Aortitis luetica (v. ROMBERGsche Klinik).

Auffallend starkes Vorspringen des Aortenknopfes nach links, unter Umständen auch des Ascendensbogens nach rechts bei sagittaler Betrachtung, Erweiterung des aufsteigenden Rohres im ersten schrägen Durchmesser und besondere Tiefe ihres Schattens sind die bezeichnenden Veränderungen (Abb. 433, 434).

Im Gegensatze zur Sklerose, bei der die krankhaften Erscheinungen vor allem den absteigenden Teil der Aorta befallen, findet sich bei der Lues häufig umschriebene Erweiterung des aufsteigenden Astes (Abb. 435).

Bei noch fehlender Erweiterung hält v. ROMBERG eine Krümmung der Aorta von hinten nach vorn in Form einer COOPERschere für bezeichnend (Abb. 436).

Aortenaneurysma. Wenige Erkrankungen geben bei der Röntgenuntersuchung so eindeutige Bilder wie das Aortenaneurysma. Größe, Ausdehnung und Beziehungen zum Gefäßsystem spiegeln sich genau wieder. Die klinische Erkennung des Aortenaneurysmas bietet manchmal Schwierigkeiten. Kleine und mittelgroße Erweiterungen sind oft nicht zu erkennen. Größere Aneurysmen führen klinisch häufig zu Verwechselungen mit Lungen- und Mittelfellgeschwülsten, namentlich mit

intrathorakalen Cysten und Kröpfen. Besonders beim Fehlen der bezeichnenden
Geräusche können solche Irrtümer unterlaufen, da Dämpfung allein nicht maß-

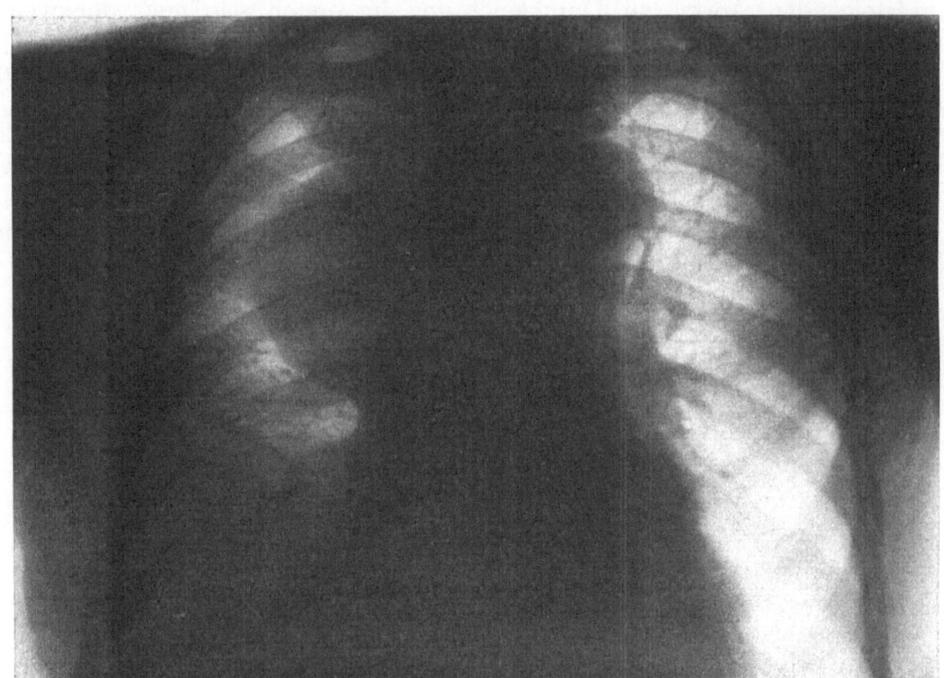

Abb. 437. Sackförmiges Aneurysma der Pars ascendens aortae.

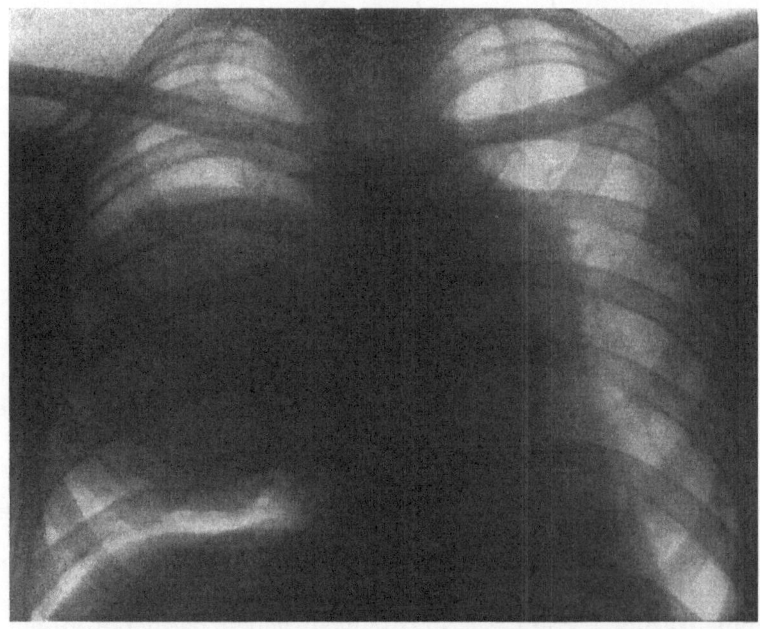

Abb. 438. Gewaltiges Aneurysma der Pars ascendens aortae.

geblich ist. Bei beginnender Erkrankung ist klinische Unterscheidung von luetischer
Aortitis kaum möglich. Röntgenologische Prüfung sollte daher der klinischen
Untersuchung stets hinzugefügt werden.

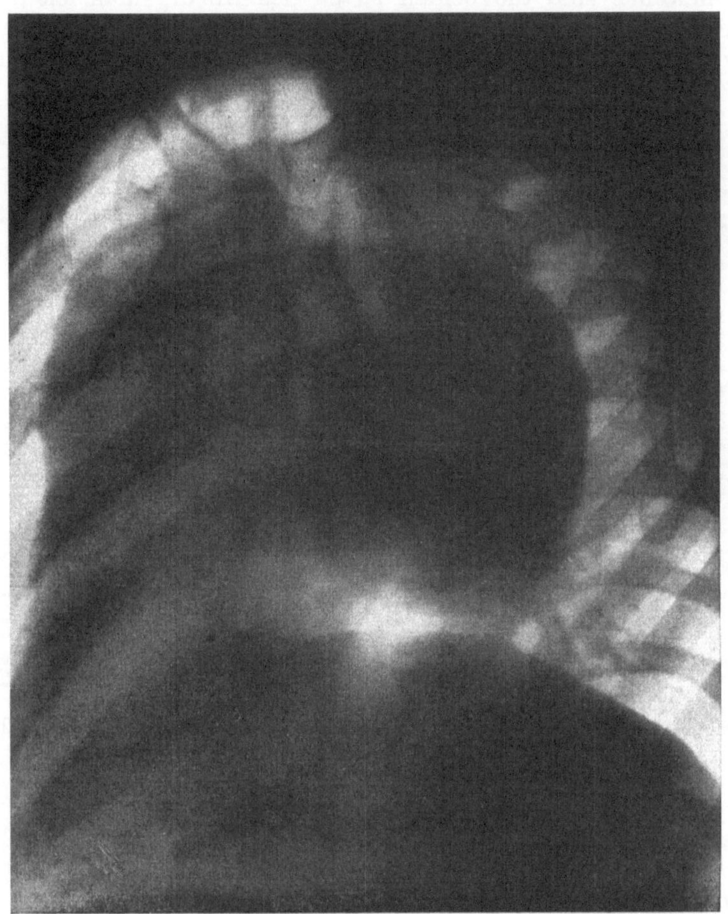

Abb. 439. Derselbe Kranke im ersten schrägen Durchmesser.

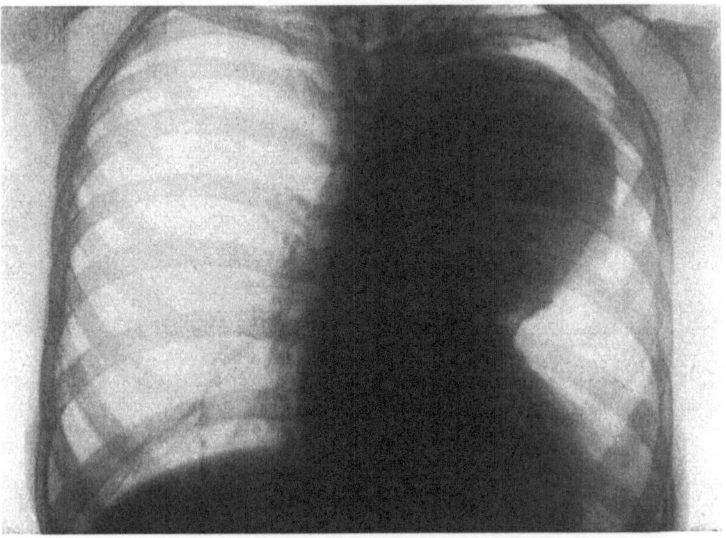

Abb. 440. Sackförmiges Aneurysma des Aortenbogens.

Im Strahlenbilde sind die beiden Arten des Aneurysmas leicht zu erkennen. Das sackförmige gibt einen kugeligen Schatten, der sich aus dem Mediastinum in das Lungenfeld vorwölbt (Abb. 437, 438, 439, 440). Seine Zugehörigkeit zur Aorten-

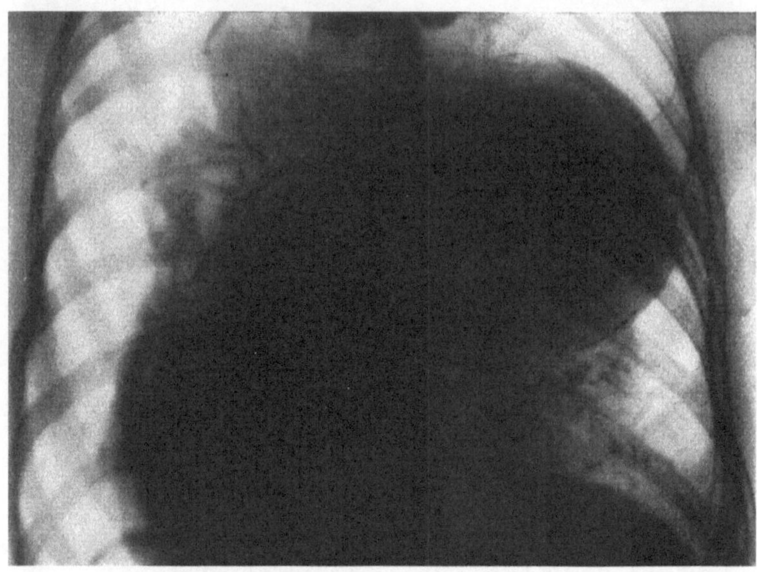

Abb. 441. Großes Aneurysma der Aorta ascendens mit starker Wandverkalkung.

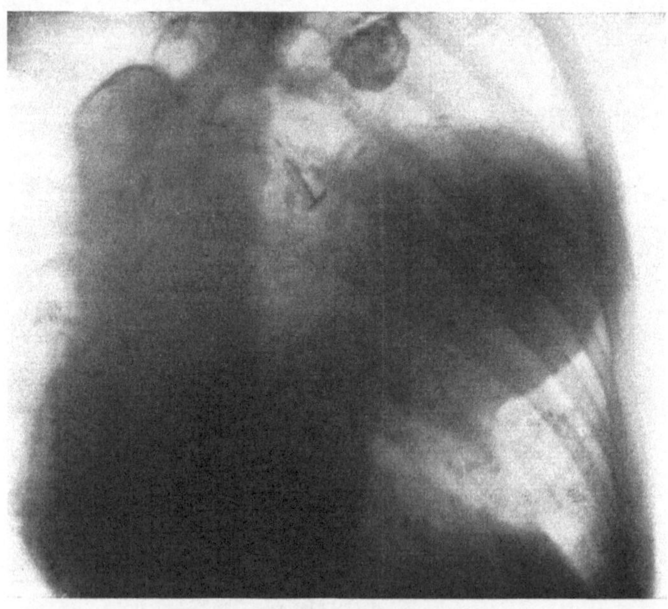

Abb. 442. Derselbe Kranke bei schräger Untersuchung; man erkennt deutlich die Übergangstelle der Aorta ascendens zum Aneurysma.

trübung kann in schräger Lichtrichtung nachgewiesen werden (Abb. 441, 442, 443, 444).

Das spindelförmige Aneurysma erzeugt bei schrägem Strahlengange, manchmal noch besser bei exzentrischer Projektion spindelförmige Verdunkelung. Sagittal ist

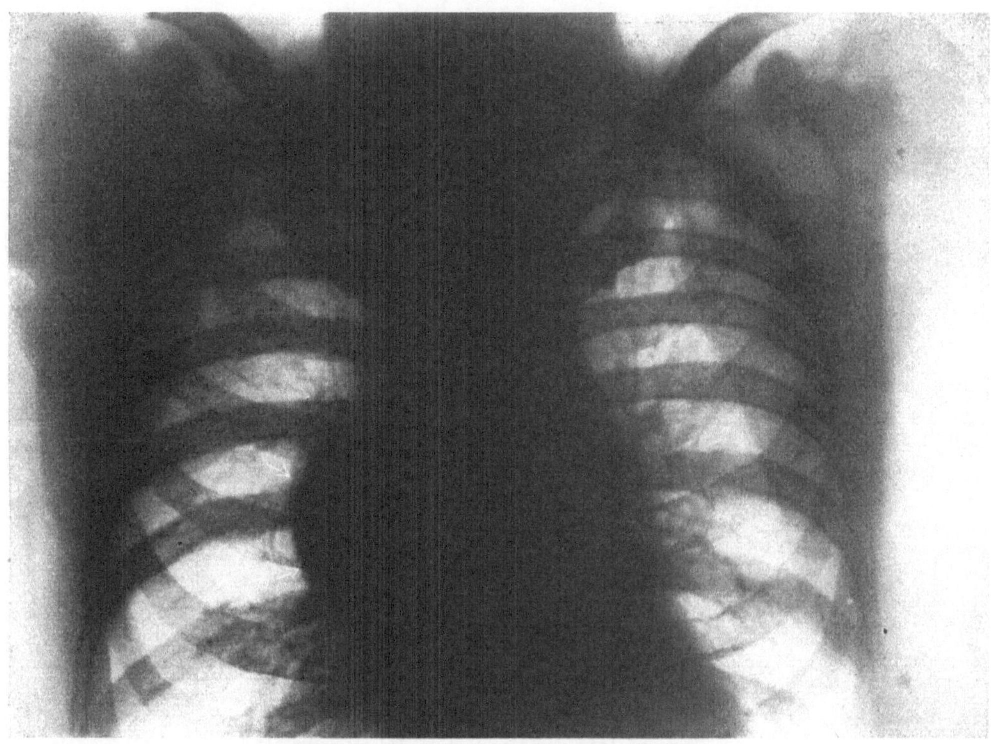

Abb. 443. Sackförmiges Aneurysma der Pars ascendens aortae.

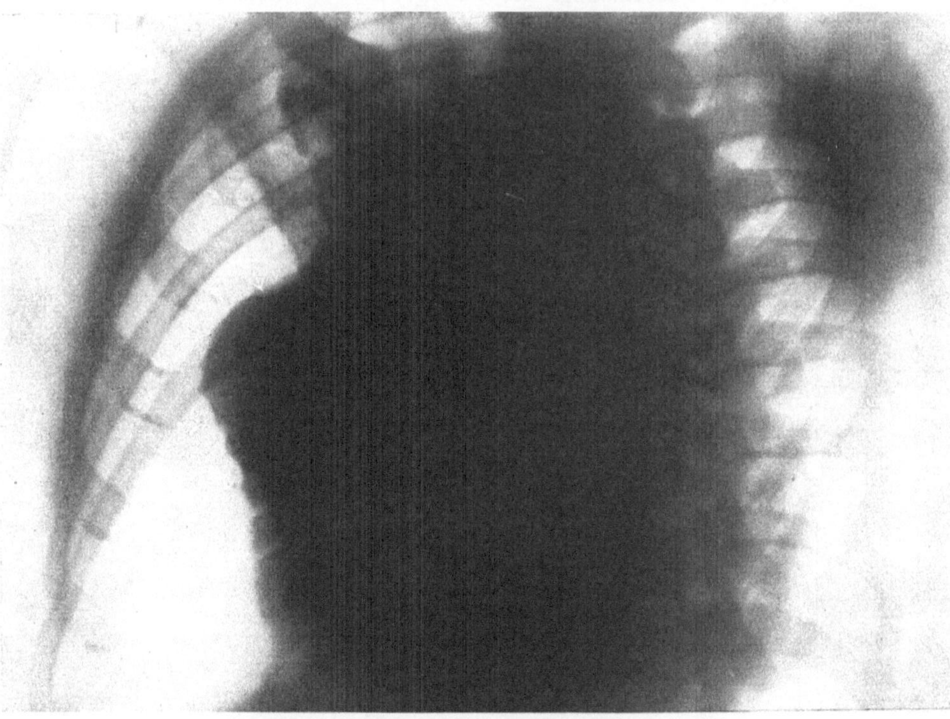

Abb. 444. Derselbe Kranke im zweiten schrägen Durchmesser (dorsoventral). Der Aneurysmasack ist deutlich zu sehen (Pfeile).

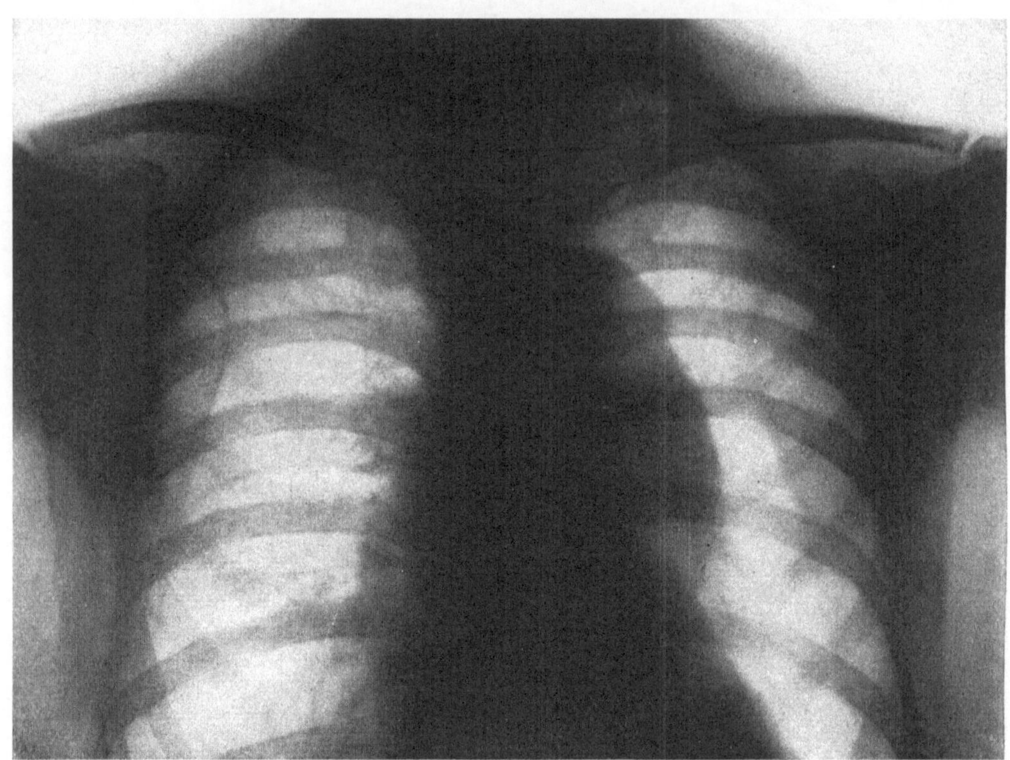

Abb. 445. Spindelförmige Erweiterung der Aorta descendens.

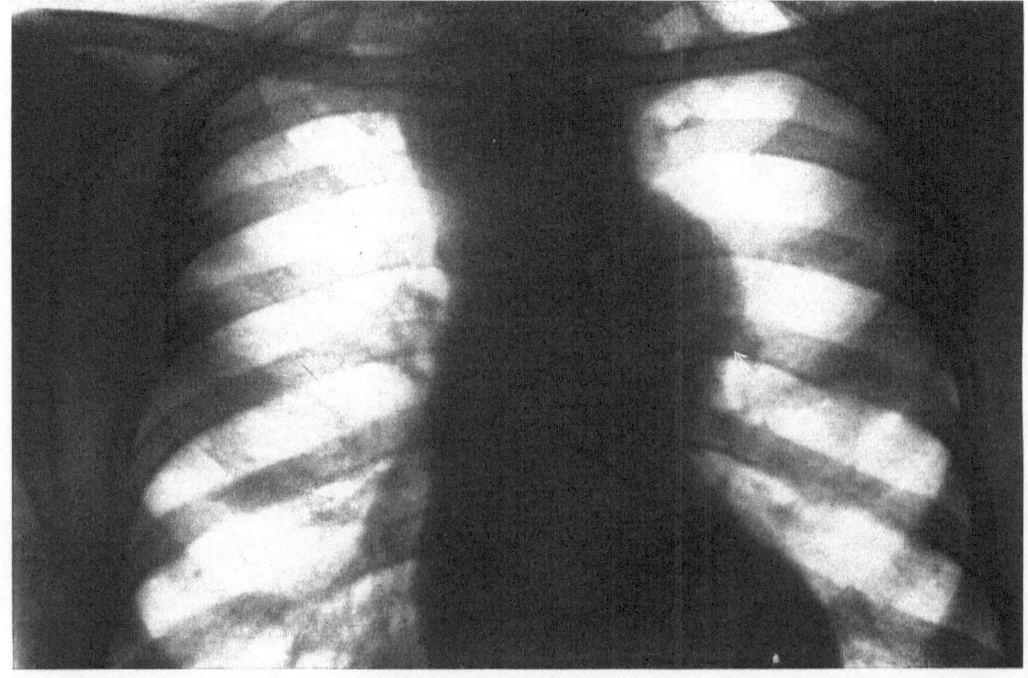

Abb. 446. Spindelförmiges Aneurysma der Aorta descendens mit allgemeiner Erweiterung der Aorta.

starke Vorwölbung des erweiterten Gefäßabschnittes zu sehen, die stets längliche, nie kugelige Gestalt besitzt (Abb. 445, 446, 447).

Jedem Aneurysma eigentümlich ist regelmäßige Begrenzung, die in irgendeinen Abschnitt des Aortenschattens übergeht. Bei Untersuchung des Kranken in verschiedenen Stellungen läßt sich der Ausgangspunkt des Sackes auffinden. Kann man den Schatten in irgendeiner Richtung von der Aorta trennen, so ist Aneurysma auszuschließen.

Entscheidend ist der Nachweis von Pulsationsbewegungen der Grenzen vor dem Leuchtschirm. Allerdings schließt Fehlen des Merkmales ein Aneurysma nicht

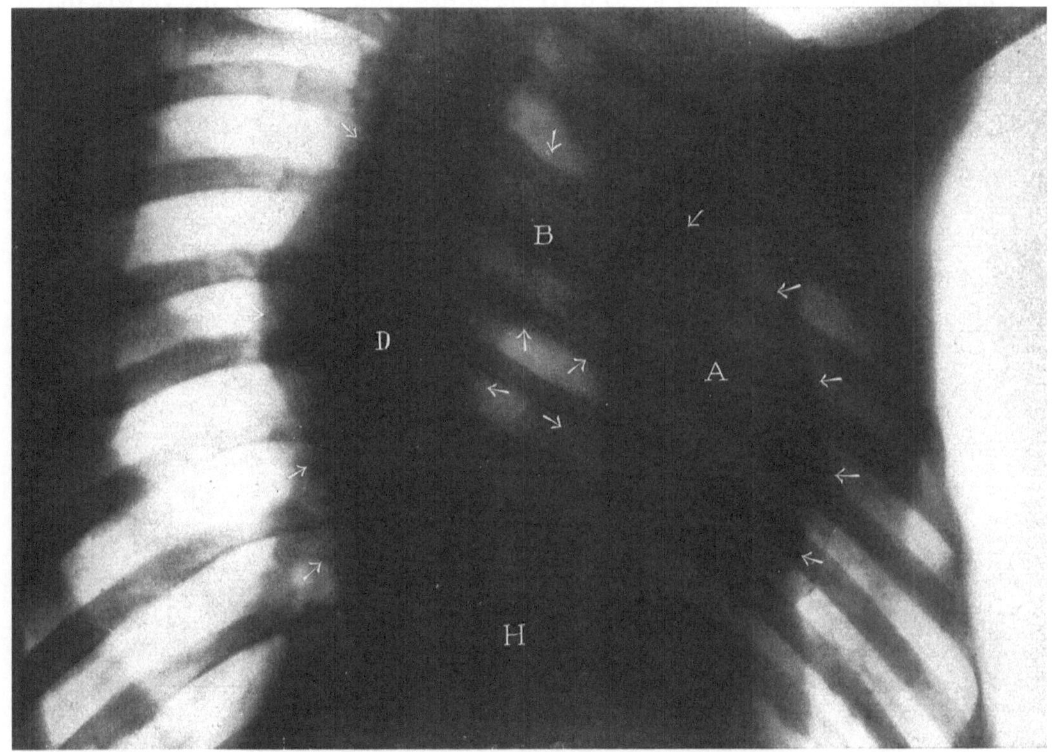

Abb. 447. Derselbe Kranke in ventrodorsaler linksexzentrischer Aufnahme. Die Aorta ist in ihrem ganzen Verlaufe sichtbar. H Herz. A Aorta ascendens. B Aortabogen. D Aorta descendens.

aus. Durch atheromatöse Wandverdickung, durch Thrombosen, durch ausgedehnte Verwachsungen mit der Umgebung wird das erweiterte Gefäß starr. Infiltration und Atelektase der Lunge verdecken zudem gelegentlich die Aneurysmagrenze.

Unterstützende Erkennungszeichen sind die durch Verbreiterung und Verlängerung der Hauptschlagader bedingten Veränderungen des Schattens: Vergrößerung seines transversalen und meist auch Zunahme seines Längsdurchmessers. Dadurch wird der Raum zwischen Aorta und Brustbeinschlüsselbeingelenk verkleinert; ja, er kann vollständig verschwinden. Nicht allzu selten springt der Aortenbogen stärker nach links vor.

Häufig verdrängt und bedrückt das Aneurysma benachbarte Organe. Die daraus entstehenden Störungen sind je nach Lage, Größe und Entwicklungsrichtung des Sackes verschieden. Stenose des Bronchus und Kompression der Speiseröhre sind nicht selten. Sie können dann mit Kontrastfüllung leicht nachgewiesen werden (Abb. 448).

Bronchusverengerung verursacht durch Atelektase des Gewebes Verdunkelungen des abhängigen Lungenabschnittes, die die Grenzen des Aneurysmas zu verwischen vermögen.

Auch unmittelbare Kompression des Parenchyms wird gelegentlich beobachtet.

Verdrängungserscheinungen am Herzen treten erst dann ein, wenn die sackförmige Erweiterung größere Ausmaße annimmt. In der Regel bedarf es einer bis zur Brustwand reichenden Ausdehnung. Bei weiterem Wachstum drückt das Aneurysma nach innen zu auf das Herz und verschiebt es (vgl. Abb. 438). Nicht selten nagen umfangreiche Aneurysmen Wirbelkörper, Rippen, Brustbein an.

Hämorrhagische Infarcierung bei blutendem Aneurysma erkennt man an Verdunkelung des Lungenfeldes. Die Grenzen des Sackes sind dann verwischt; sein Schatten geht gleichmäßig in den der umgebenden Lunge über.

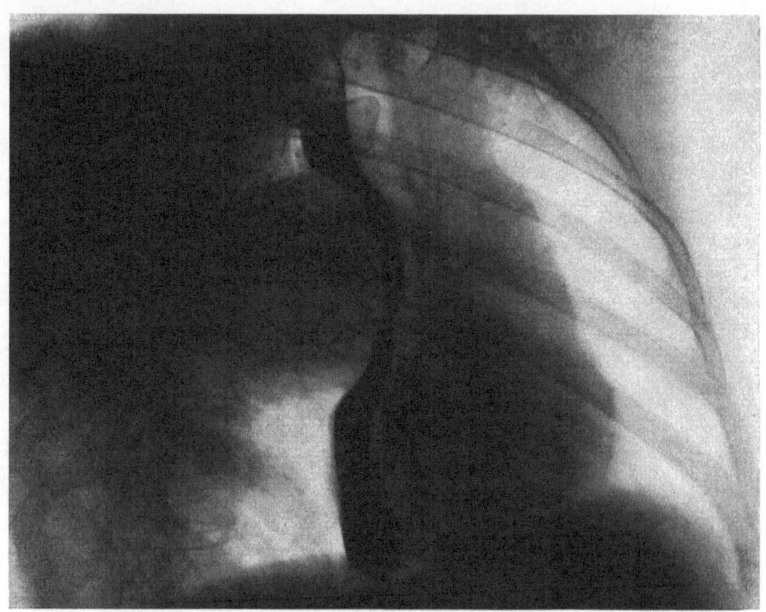

Abb. 448. Verdrängung der Speiseröhre durch Aortenaneurysma.

Abb. 449 zeigt im obersten Abschnitte, dem Bogen entsprechend, noch scharfe runde Grenzen, die auffallend wenig pulsierten. Die Erklärung hierfür ergab die Sektion, bei der die Aortenwand sich als außerordentlich verdickt erwies. Die unteren Lungenteile, die den ausgebreiteten Schatten entworfen hatten, waren durch Kompression zum Teil atelektatisch, zum Teil blutig durchtränkt, so daß das Lungengewebe sich wie bei pneumonischer Infiltration anfühlte. Die Diagnose hatte Schwierigkeiten geboten; Form und mächtige Ausdehnung des Schattens, namentlich Fehlen einer scharfen Grenze in den mittleren und unteren Abschnitten ließen an Lungenneubildung denken. Diese Vermutung schien sich insofern zu bestätigen, als der Auswurf elastische Fasern und Zellverbände enthielt, die als Geschwulstzellen gedeutet wurden. Für Aneurysma lieferten weder klinische, noch röntgenologische Untersuchung genügend Anhaltspunkte. Bezeichnende Geräusche fehlten. Bei Durchleuchtung war zwar leichte Pulsation der oberen bogenförmigen Grenze sichtbar. Sie wies aber lange nicht den Grad auf, den man sonst an einem Aneurysma zu sehen gewohnt ist. Ebensogut konnte sie von der Herzpulsation fortgeleitet sein. Bei genauerer Betrachtung der Aufnahme vermochte man allerdings eine Fortsetzung der oberen runden Schattengrenze nach unten, dem Aortensacke entsprechend, zu

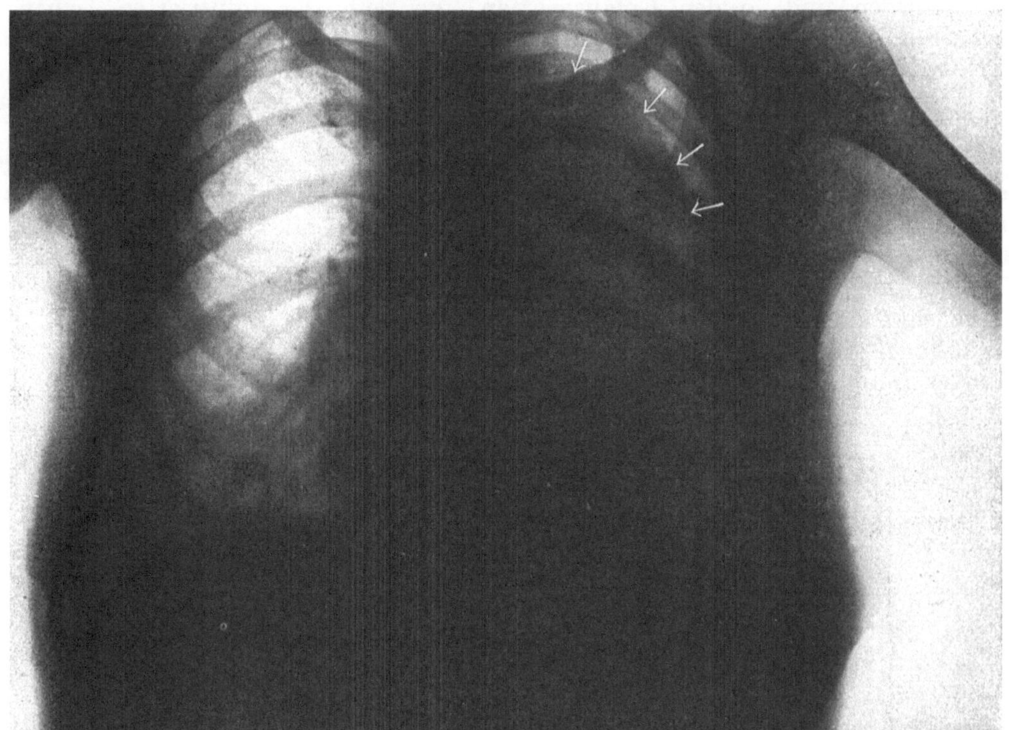

Abb. 449. Mächtiges Aortenaneurysma (Pfeile). Durchbruch in die Lunge, Atelektase ihrer unteren
Abschnitte.

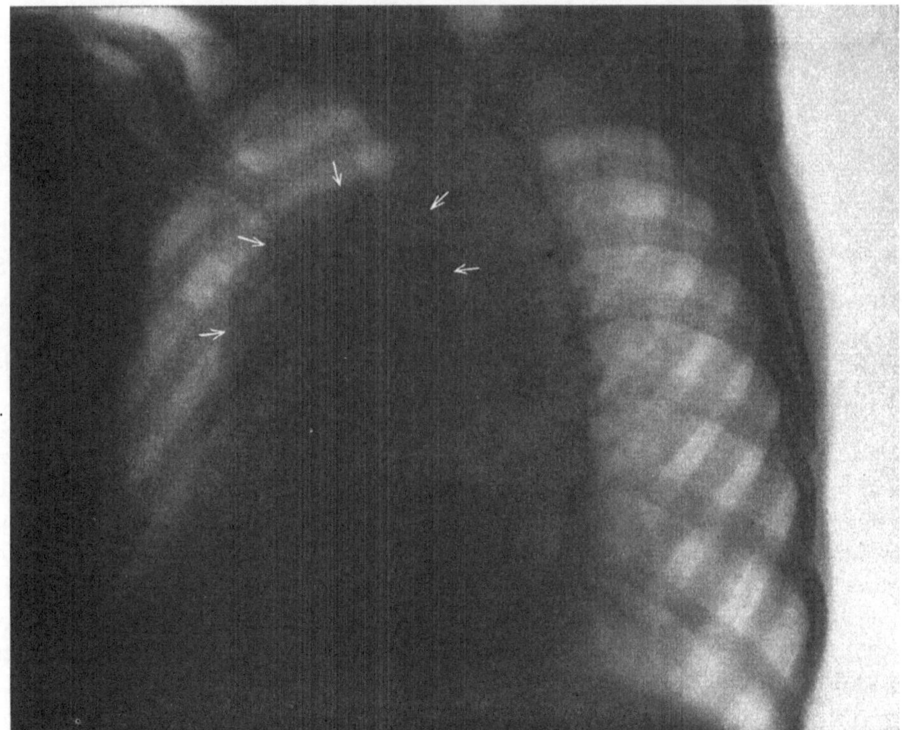

Abb. 450. Derselbe Kranke im ersten schrägen Durchmesser. Große Verbreiterung des Aortaschattens (Pfeile).

unterscheiden und so den Gefäßschatten von dem der infiltrierten Lunge abzugrenzen. Vielleicht hätte der im schrägen Durchmesser mächtig hervortretende Aortenschatten ein Aneurysma vermuten lassen sollen (Abb. 450).

Für die Differentialdiagnose kommen Mittelfellgewächs, Lungengeschwulst, tiefer Kropf in Betracht.

Letzterer ruft unter anderen solche klinische Erscheinungen hervor, die denen des Aneurysmas außerordentlich ähneln. Bei beiden Erkrankungen kann es durch Zusammendrücken der Luftröhre zu Atemstörungen, oft in Form asthmatischer Anfälle, durch Verengerung der Speiseröhre zu Schlingbeschwerden kommen. Die Untersuchung einer gefäßreichen Struma profunda ergibt in der Tiefe der Kehlgrube oft pulsierende Anschwellung wie beim Aneurysma. Das Herz ist ebenfalls meist vergrößert. Stauungserscheinungen im Bereiche der Halsgefäße sind ein fast regelmäßiger Befund.

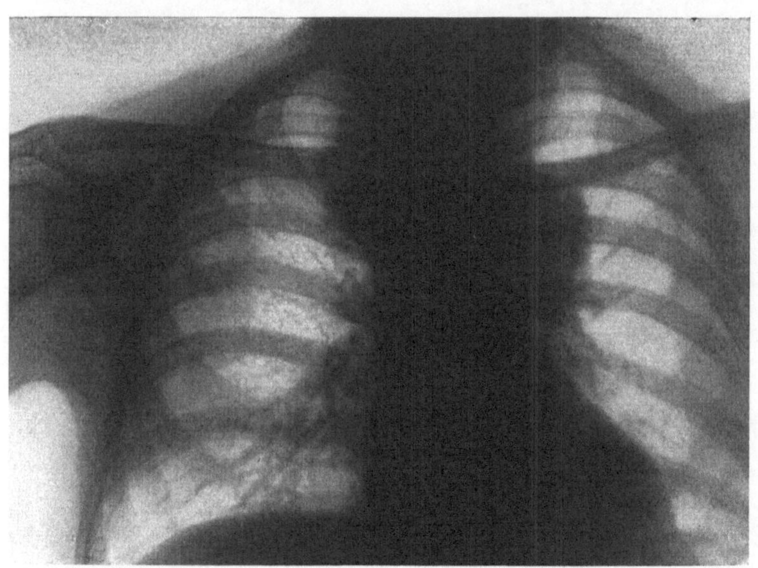

Abb. 451. Aneurysma der Arteria anonyma und der Aorta.

Man sollte die Röntgenuntersuchung stets heranziehen. Sie zeigt bei Struma substernalis einen nach oben sich verbreiternden und bis zum Halse reichenden Schatten, der sich beim Schlucken bewegt, während er beim Aneurysma nach oben abgerundet ist und gewöhnlich nicht so weit hinaufreicht. Feststellung allseitiger Pulsation ist von entscheidender Bedeutung.

Schwieriger kann sich die Differentialdiagnose gestalten, wenn an der aneurysmatischen Erweiterung auch die Arteria anonyma teilnimmt. Dann setzt sich, ähnlich wie beim tiefen Kropfe, der Schatten nach dem Halse zu fort (Abb. 451).

Geschwülste des Mittelfellraumes, die im Röntgenbilde nach links oder nach rechts rundliche Schattenausbuchtung hervorrufen, können ein dem Aortenaneurysma sehr ähnliches Bild erzeugen. Unregelmäßige, nur einseitig pulsierende Grenze läßt auf Neubildung schließen, während regelmäßige runde Form der Ausbuchtung, allseitiges Pulsieren, schließlich Übergang in den Aortenschatten die Diagnose Aneurysma gestatten.

Das Aneurysma der Arteria anonyma kommt allein selten vor. Bezeichnend ist ein mehr oder weniger großer, scharf begrenzter Schatten, der dem

Verlaufe des Gefäßes entspricht. Er sitzt im rechten oberen Brustkorbraum über der Aortentrübung. Auch ihm ist allseitige Pulsation eigentümlich. Meist ist Trennung des Aneurysmaschattens von dem der Aorta nicht möglich (vgl. Abb. 451, 452).

Ausnahmsweise jedoch fehlt allseitige Pulsation des Blutsackes.

So konnten wir bei einem Kranken trotz sorgfältigster Untersuchung vor dem Schirme pulsatorische Bewegungen der Randschatten nicht nachweisen. Da klinisch außer Druckerscheinungen keine für Aneurysma bezeichnenden Veränderungen gefunden wurden und das Röntgenbild dem eines substernalen Kropfes äußerst ähnelte (Abb. 452), wurde die Diagnose Struma mediastinalis gestellt.

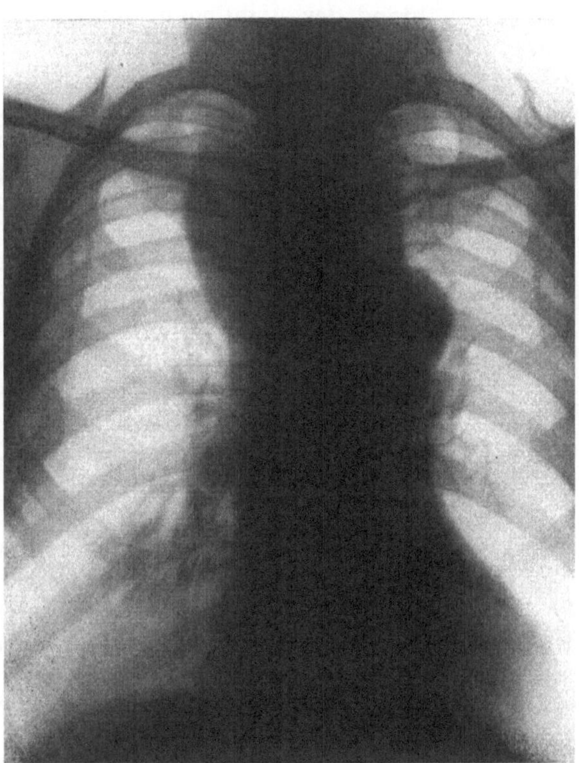

Abb. 452. Aneurysma der Arteria anonyma, einen intrathorakalen Kropf vortäuschend.

Die Operation ergab ein Aneurysma der Arteria anonyma.

Das Ausbleiben pulsatorischer Bewegungen erklärte sich aus Wandveränderungen des Sackes. Er war stark verdickt und mit thrombotischen Massen ausgekleidet.

V. Zwerchfell.

Das normale Zwerchfell im Röntgenbilde.

Das Zwerchfell stellt die muskulöse Scheidewand der Brust- und der Bauchhöhle dar.

Außer von der Speiseröhre und von Nerven wird diese Wand nur noch von Blut- und von Lymphgefäßen durchbrochen.

Das Zwerchfell spielt in der klinischen, besonders aber in der Röntgendiagnostik eine große Rolle, da es dank der Schattenunterschiede der benachbarten Organe gut darstellbar ist.

Form und Stellung des Muskels werden durch seinen Tonus, seine anatomische Einfügung, durch die Gestalt des Brustkorbes und durch die Druckverhältnisse der Brust- und der Bauchhöhle bestimmt. So erklärt sich einerseits die Mannigfaltigkeit seiner Gestalt, andererseits die Unmöglichkeit genauer Feststellung seiner regelrechten Gesamtlage mittels eines einzigen Röntgenbildes. Man kann immer nur einen Querschnitt beider Zwerchfellhälften, und zwar bei der üblichen dorsoventralen oder ventrodorsalen Strahlenrichtung einen Frontalschnitt durch seine Spitze aufnehmen. Wenn der Zentralstrahl als wagerechte Tangente die Zwerchfellkuppel schneidet, so ist in anatomischem Sinne der Stand des Muskels festgelegt. Zur Festlegung dieses Punktes bedarf es aber der wagerechten Projektion auf die Brustwand. Da diese sich während der Atmung in entgegengesetzter Richtung zur Zwerchfellkuppe bewegt, so werden geringe Beobachtungsfehler unvermeidlich vergrößert.

Weitere Schwierigkeit genauer Lagebestimmung liegt darin, daß das Zwerchfell keine geometrisch faßbare Fläche bildet. Es könnte deshalb nur stereometrisch durch viele Aufnahmen in verschiedener Strahlenrichtung genau dargestellt werden, eine Forderung, die nicht zu erfüllen ist.

Schließlich ist das Ausmaß der Bewegungen beider Zwerchfellhälften und sogar die Kontraktionstärke einzelner Muskelbündel auf derselben Seite ungleich.

Die Beurteilung von Stand und Bewegung des Zwerchfelles ist darum nicht einfach.

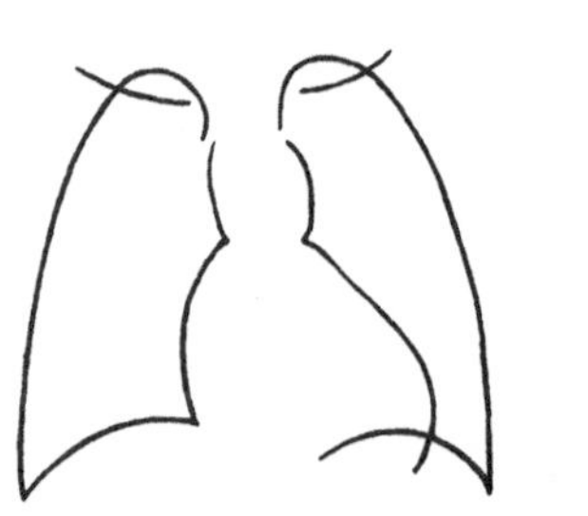

Abb. 453. Zwerchfell in sagittaler Strahlenrichtung.   Abb. 454. Zwerchfell in frontaler Strahlenrichtung.

Zur Lagebestimmung sind mehrere Verfahren angegeben worden. JAMIN rät, die Lungenfelder als Ganzes aufzuzeichnen und ihre Höhe während Ein- und Ausatmung zu messen. Als fester Punkt dient der kraniale Rand des Lungenspitzenfeldes, der sich bei der Atmung kaum bewegt. EPPINGER empfiehlt, Bleimarken an der vorderen Brustkorbwand zu befestigen.

Im allgemeinen werden frontale und sagittale Fernaufnahmen genügen.

Zur Wiedergabe der abhängigen Teile des Zwerchfelles, besonders seiner vorderen und hinteren Abschnitte, stellt man mit Vorteil den Zentralstrahl von hinten oben nach vorn unten und umgekehrt ein. Für die Erkennung der Zwerchfellwinkel eignet sich vor allem die sogenannte Tangentialrichtung. So können fast alle Teile des Zwerchfelles überblickt werden.

Die rechte und die linke Hälfte erscheinen im sagittalen Lichte als ein nach oben gebuchteter Grenzbogen zwischen hellem Lungen- und dunklerem Bauchgebiete. Enthält der Magengrund eine gewisse Menge Luft, die sogenannte Magenblase, so ist die darüber befindliche Zwerchfellhälfte als rundlicher Streifen zwischen den helleren Feldern der linken Lunge und der Magenblase zu sehen. Die Form nähert sich bei Einatmung einem Kreissektor, bei Ausatmung einer Hyperbel. Die Kuppe des Zwerchfelles ist infolge seiner Zusammenziehung bei angestrengter Einatmung flacher und tiefer als bei Ausatmung.

Abb. 453 bringt die sagittale, Abb. 454 die frontale Ansicht. In letzterer senkt sich die das Zwerchfell darstellende Kurve nach hinten mehr herab als nach vorn, entsprechend dem tieferen Ansatze des Muskels an der hinteren Brustwand.

Den anatomischen Verhältnissen gemäß steht das rechte Zwerchfell im Röntgenlichte etwas höher als das linke. Am liegenden Menschen tritt dieser Unterschied noch deutlicher zutage, während beim stehenden das rechte Zwerchfell mit der schweren Leber etwas nach abwärts rückt.

Lage und Form der Wölbung hängen zum Teil von Gestalt und Weite des Brustkorbes, namentlich seiner unteren Öffnung ab. Im breiten Brustkorbe steht das Zwerchfell allgemein tiefer als in dem schmalen und langen, mit steil abfallenden Rippen.

Obwohl, wie wir gesehen haben, absolute Maße für den Zwerchfellstand nicht zu ermitteln sind, so hat ihn doch JAMIN in bezug auf die Rippen annähernd zu bestimmen versucht. Darnach sieht man die Kuppe am stehenden Menschen rechts am oberen Rande, links am unteren Rande der 5. Rippe. In Rückenlage, bei der die rechte Zwerchfellhälfte weiter aufwärts reicht, entspricht die rechte Kuppe dem unteren Rande der 4., die linke dem unteren Rande der 5. Rippe.

Wenn im Alter die Lungenelastizität sich verringert, liegen die Grenzen gewöhnlich um einen Intercostalraum tiefer.

Daß die Körpergröße an sich auf den Zwerchfellstand Einfluß ausübt, verneint DIETLEN.

Als Hoch- oder Tiefstand des Zwerchfelles bezeichnet man beträchtliches Abweichen von den durchschnittlichen Massen.

Das Zwerchfell nimmt an der Form der Atmung teil. Von der Größe seiner Ausschläge hängt vor allem die sogenannte abdominale Atmung ab. Eine fast ausschließliche Zwerchfellbauchatmung besitzt der Säugling; sein Brustkorb befindet sich in nahezu dauernder Inspirationstellung und weist nur geringe Atemschwankungen auf. Mit der Entwicklung der Organe ändert sich die Atmungsform. Der Wendepunkt fällt in die Zeit, in der das Kind Stehen und Laufen lernt. Unter der Einwirkung der Schwere bildet sich die costale Atmungsform der Kinder aus, die das Weib späterhin beibehält, während beim Manne im Alter wieder die abdominelle vorherrscht.

Das Zwerchfell betätigt sich periodisch, automatisch und synchron mit den übrigen Atemmuskeln. Die Bewegungen können willkürlich geregelt werden. Bei verschieden starker Ausbildung seiner einzelnen Muskelbündel werden bald die costalen, bald die lumbalen Abschnitte tiefer gesenkt. Dadurch werden Wellenbewegungen sichtbar, die Krankheit vortäuschen.

Aktiv ist das Zwerchfell nur an der Einatmung beteiligt. Es muß dabei den sogenannten negativen Druck, d. h. den wurzelwärts gerichteten Lungenzug überwinden. Zugleich wird es durch inspiratorische Erweiterung der unteren Brustkorböffnung, die wiederum von der Größe des Bauchinnendruckes abhängt, auseinandergezogen, so daß mehrere Umstände seine Abflachung während der Einatmung bedingen.

Die Ausschläge der Zwerchfellkuppen schwanken je nach Tiefe der Atmung um 2—4 cm. Doch kann bei Jugendlichen dank ihres elastischen Brustkorbes infolge Überwiegens der costalen und der übrigen Hilfsmuskeln Emporsteigen des Zwerchfelles bei tiefster Einatmung beobachtet werden. Desgleichen erfolgt statt des Stoßes nach außen ein Einsaugen der unteren Rippen.

Das Zwerchfell zieht sich vor allem in seinen muskulösen lateralen und dorsalen Teilen zusammen. Dadurch werden die Komplementärräume eröffnet, in die die Lungenkanten sich schieben. Die sehnige Mitte, die am Herzbeutel und am Mittelfell verankert ist, gibt gewöhnlich nicht nach. Erst bei tiefer Einatmung rückt sie etwas abwärts (WENCKEBACH).

Aufsteigen des Zwerchfelles bei der Ausatmung ist ein passiver Vorgang. Außer der Entspannung aller elastischen Kräfte des Brustkorbes, einschließlich der Lungen, spielt noch der Bauchinnendruck eine wichtige Rolle. Er treibt schon beim einfachen Ausatmen, besonders aber beim Schreien, Niesen und Husten das Zwerchfell empor. Auch in Rückenlage macht sich der vermehrte Abdominaldruck in der erwähnten Weise geltend.

Der Umfang der Atemausschläge des Zwerchfelles hängt von der Höhe des Muskelstandes im Exspirium ab und ist daher im Liegen am größten.

Stellung und Tätigkeit des Zwerchfelles richten sich also weitgehend nach den Druckwerten der Brust- und der Bauchhöhle.

Auf die Lüftung der Lungen wirkt die Zwerchfellatmung nur wenig ein. Sie deckt 35% des gesamten Gasaustausches (HULDKRANZ und LANDOIS). Die mäßigen Ausschläge bei ruhiger Atmung (WALTHER FELIX), die fast aufgehobene Bewegung der freien Seite im Liegen (HOFBAUER und HOLZKNECHT) und die geringen Schwankungen bei eröffnetem Brustkorbe (SAUERBRUCH) widerlegen die Behauptungen älterer Forscher, daß das Zwerchfell der Hauptatemmuskel sei. Die Erfahrungen bei künstlicher Zwerchfellähmung sprechen im selben Sinne (JEHN, SAUERBRUCH).

Der krankhafte Zwerchfellhoch- und -tiefstand im Röntgenbilde.

Als Übergang der normalen Stellung in die krankhafte ist der Zwerchfellhochstand zu bezeichnen, der sich, sofern kein Lungenemphysem besteht, im Greisentume vorfindet.

Tonusverminderung der alterschwachen Muskulatur, vor allem aber Erweiterung des Brustkorbes mitsamt Lungendehnung sind seine Ursachen. Doch ist er nicht sehr groß. Die Beweglichkeit ist unwesentlich eingeschränkt.

Das gleiche gilt für den Hochstand, der zuweilen bei Chlorose, bei schweren Anämien und beim Basedowleiden zur Beobachtung gelangt.

Wesentlich ausgesprochener ist er, wenn das Zwerchfell mechanisch durch raumbeengende Vorgänge der Bauchhöhle emporgedrängt wird. Das trifft physiologischerweise für die Schwangerschaft zu. Er tritt noch deutlicher, und zwar beidseitig bei starker Fettleibigkeit, bei Ascites und Meteorismus, selbst bei großen Bauchgeschwülsten hervor. Emporrücken der Zwerchfellkuppel bis zur 3., ja sogar bis zur 2. Rippe ist gesehen worden.

Bei Hydronephrose, bei subphrenischem Abscesse, bei Leber- oder Milzgeschwulst, bei starker Magenblähung weist im allgemeinen nur die zugehörige Zwerchfellhälfte Hochstand auf.

Umgekehrt entsteht bei intrathorakaler Drucksteigerung Zwerchfelltiefstand. Er erreicht aber nie die Ausmaße des Hochstandes. Das gilt besonders für die rechte Zwerchfellhälfte, die von der Leber wie von einem Polster getragen wird. Doch kann ein Pneumothorax, vor allem ein Spannungspneumothorax das Zwerchfell ganz beträchtlich herabdrücken (vgl. Abb. 232). Tiefstand bei großen Brustfellergüssen ist wohl bedingt durch gleichzeitige Parese oder durch Änderungen der Innervation des Muskels.

Auch Volumenzunahme der Lungen, wie sie sich chronisch beim Emphysem, zuweilen bei Luftröhrenverengung und selbst akut bei einem Anfalle von Asthma bronchiale vorfindet, verursacht mehr oder weniger ausgesprochenen Zwerchfelltiefstand.

Eine Sonderstellung nehmen infiltrative Erkrankungen der Lunge ein, Geschwülste, Pneumonien, Abscesse und Tuberkulose. Sie können Tief- oder Hochstand mit mehr oder weniger herabgesetzter Beweglichkeit, ja sogar mit völligem Stillstand erzeugen.

Bei Neubildungen und Entzündungen des Unterlappens sieht man selten Tiefstand.

Gewöhnlich findet sich dagegen Hochstand, weil die Infiltrationen die Entfaltung der Lunge unmöglich machen.

Eine besondere Art von Bewegungstörungen des Zwerchfelles stellt ein Merkmal dar, das WILLIAM bei Spitzentuberkulose und wir bei beginnender Miliartuberkulose fanden. Hierbei ist verminderte oder aufgehobene Zwerchfellbewegung nicht Folge seiner Lähmung; vielmehr ist seine Tätigkeit in gewissen Grenzen gehemmt. Verminderte inspiratorische Beweglichkeit ist auf die Zwerchfellhälfte beschränkt, die der Seite der Spitzenerkrankung entspricht.

Fast vollständige beidseitige Zwerchfellruhe in Exspirationstellung sahen wir bei einsetzender Miliartuberkulose. Da eine akute disseminierte Erkrankung vorlag, so war die eingeschränkte Bewegung des Muskels nicht durch Infiltration der Lunge zu erklären; man mußte vielmehr im WILLIAMschen Sinne an reflektorische Hemmung denken. Das wurde durch folgende Beobachtung bestätigt.

Ein etwa 20 jähriger Mann war verdächtig der Bronchialdrüsentuberkulose. Bei Durchleuchtung fiel zuerst auf, daß beide Zwerchfellschatten in Exspirationstellung fast unbeweglich waren und sich nur ganz gering inspiratorisch verschoben. Sonst boten die Lungenfelder nichts Auffallendes. Erst die durch den eigentümlichen Zwerchfellbefund veranlaßte Blendenuntersuchung ergab leichte Marmorierung der Lungenzeichnung, die an eine Miliartuberkulose denken ließ. Diese Vermutung bestätigte sich durch eine Aufnahme. Das fein marmorierte Bild beider Lungenfelder zeigte beginnende Miliartuberkulose. Daß es sich um die ersten Anfänge der Aussaat handelte, ging schon daraus hervor, daß der Kranke zu Fuß in die Röntgenabteilung kam. Eine Woche später gesellten sich die Erscheinungen einer Meningitis hinzu; schon 4 Tage später erfolgte der Tod. Die Obduktion ergab in der Tat akute Miliartuberkulose.

Für die Erklärung reflektorischer Zwerchfellhemmung bei Spitzen- und Miliartuberkulose fehlen Unterlagen.

Auch bei entzündlichen Baucherkrankungen kommen reflektorische Störungen der Zwerchfellarbeit vor, z. B. bei subphrenischem Absceß und vor allem bei Bauchfelltuberkulose.

Zwerchfellähmung.

Krankhafte, mehr oder weniger vollständige Zwerchfellähmung entsteht nach cerebralen und medullären Leiden, nach Brüchen und Verrenkungen der oberen Halswirbelsäule. Sie findet sich im ERB-DUCHENNESschen Symptomenbilde, bei der Bleivergiftung und bei Diphtherie. Einseitige Lähmung ist oft durch den Druck, den Geschwülste, Schwielen und Schwarten auf den Nervus phrenicus ausüben, bedingt.

Besondere Bedeutung hat die künstliche Zwerchfellähmung (SAUERBRUCH-STÜRTZ), die in der chirurgischen Behandlung der Lungentuberkulose eine Rolle spielt (vgl. S. 142).

Wesen und röntgenologische Zeichen decken sich mit denen der Spontanlähmung: Hochstand des Zwerchfelles und aufgehobene Atembewegung.

Der Muskel verliert seinen Tonus und seine Kontraktionsfähigkeit. Wie ein schlaffes Segel folgt er den Druck- und den Zugkräften der Bauch- und der Brusthöhle. Bei der Einatmung wird er emporgesaugt; bei der Ausatmung sinkt er herab. So entsteht paradoxe Bewegung, die bei einseitiger Lähmung den Ausschlägen eines Wagebalkens gleicht (vgl. S. 142).

Die Folgen der Zwerchfellähmung bestehen in Einengung des Brustraumes, Heraufrücken des unteren Lungenrandes und Verschiebung des Herzens. Die Atmung wird dadurch wenig beeinträchtigt. Selbst beidseitige Zwerchfellähmung wird vertragen. Das geht aus einer Beobachtung der Züricher chirurgischen Klinik (SAUERBRUCH) hervor.

Bei einem 8jährigen Jungen wurde bei schwerster tetanischer Starre der gesamten Atemmuskulatur die doppelseitige Phrenikotomie ausgeführt. Auf diese Weise wurde das Zwerchfell schlaff und nachgiebig und konnte der künstlich rhythmisch geblähten Lunge ausweichen (JEHN). Der Knabe wurde auf diese Weise gerettet. Nachuntersuchung nach $3^{1}/_{2}$ Jahren ergab noch ausgesprochenen Hochstand beider Zwerchfellhälften, bei völligem Wohlbefinden und normaler Leistungsfähigkeit. Nach 7 Jahren war die Zwerchfellbeweglichkeit wieder aktiv. Es bestand deutliches LITTENsches Zeichen. Sicher ist die Nervenleitung durch Regeneration wieder hergestellt worden. Der Junge war völlig gesund.

Künstliche Lähmung des Zwerchfelles wird dadurch besonders wertvoll, daß sie das Aushusten erleichtert (SAUERBRUCH, JEHN, LANGE).

Husten ist eine Leistung der Bauchmuskulatur. Sie muß den Widerstand des im Beginne des Hustens in tiefer Einatmungstellung befindlichen Zwerchfelles kraftvoll überwinden. Das Diaphragma wirkt also im Anfange durch seine aktive Zusammenziehung, im weiteren Verlaufe aber mindestens durch seinen Tonus den Ausatmungskräften entgegen. Es wird zum Gegenspieler der Bauchmuskulatur.

Durch Hochstand des gelähmten Zwerchfelles wird die Bauchhöhle erweitert. Um die zum Aushusten notwendige Druckerhöhung in ihr zu erzeugen, ist freilich stärkere Kontraktion der Bauchmuskulatur unerläßlich. Diese Mehrleistung ist ihr aber ohne weiteres möglich. Durch sie wird die Raumvergrößerung ausgeglichen und die notwendige subdiaphragmale Spannung erreicht. Sie kann sich ohne Kraftverlust geradewegs auf die Brusthöhle übertragen. Jeder Hustenstoß pflanzt sich auch unmittelbar auf die Lunge fort. Dadurch nimmt die Drucksteigerung im Bronchialrohre gegenüber dem normalen Vorgange der Expektoration erheblich zu.

Aus dieser Überlegung geht hervor, daß Zwerchfellähmung das Aushusten nicht hindert, sondern vielmehr erleichtert. Darüber hinaus haben hundertfältige Erfahrungen bei Phrenikotomierten den Beweis erbracht, daß tatsächlich die Entleerung kranker Lungen befördert wird. Bronchektatiker, die ihre Höhlen nicht reinigen können und unter Zersetzung des Sekretes leiden, husten nach Phrenikotomie schnell und ausgiebig aus. Tuberkulöse, denen die Expektoration wegen der damit verbundenen Anstrengung eine Last ist, sind dankbar für die Erleichterung, die ihnen der Eingriff verschafft. Zahlreiche Beobachtungen an Kranken und genaue Untersuchung des Hustenvorganges zeigen, daß das gesunde Zwerchfell die exspiratorische Stoßkraft der Bauchmuskeln hemmt.

LANGE hat an unserer Klinik den Hustenvorgang bei gesundem und gelähmtem Zwerchfelle vor dem Röntgenschirme geprüft unter gleichzeitiger Beachtung der Bauchmuskulatur. Beim Gesunden steigt das Zwerchfell nach ausgiebiger Einatmung tief und wird dann mit Einsetzen der Bauchpresse um einige Zentimeter emporgetrieben. Aber erst der zweite und der dritte Hustenstoß drängen es in Expektorationstellung herauf. Das gelähmte Zwerchfell verhält sich ganz anders. Unmittelbar im Beginne der Bauchpresse stößt es mit plötzlichem starken Rucke nach oben. Die Kraft der Bauchmuskulatur überträgt sich also schneller und ausgiebiger auf den Brustraum.

Akute und chronische Entzündungen des Zwerchfelles.

Die reiche Lymphversorgung der serösen Blätter des Zwerchfelles und ihre vielfachen transdiaphragmalen Verbindungswege erklären die häufige Beteiligung des Zwerchfelles an entzündlichen Erkrankungen der Brust- und der Bauchhöhle.

Eine Entzündung kann sich auf den Brustfellüberzug des Zwerchfelles beschränken; sie kann aber auch nach unten das Zwerchfell durchwandern, ebenso wie die Peritonitis es in umgekehrter Richtung tut.

Jede Pleuritis diaphragmatica hemmt die Bewegungen des Zwerchfelles.

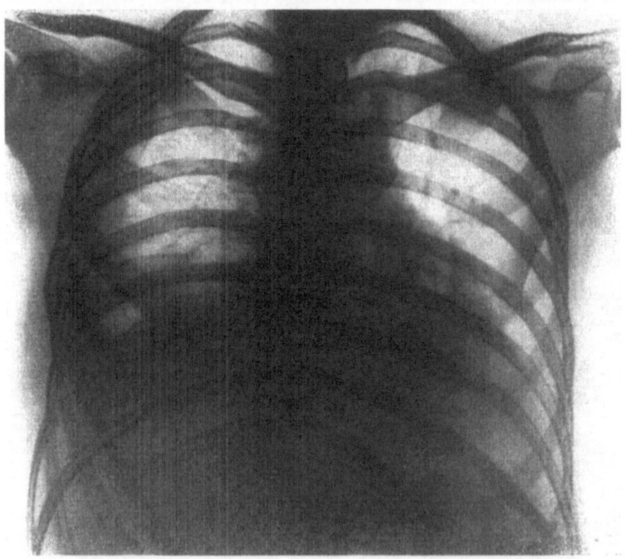

Abb. 455. Subphrenischer Absceß. Ausgesprochener Zwerchfellhochstand und Verdrängung des Herzens. Kleiner basaler Pneumothorax.

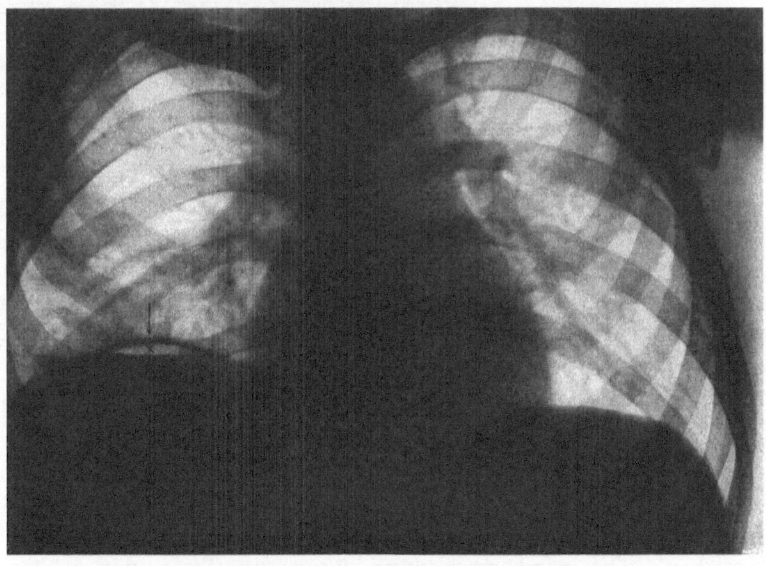

Abb. 456. Rechtseitiger gashaltiger subphrenischer Absceß.

Der Muskel steht mehr oder weniger hoch. Gesellt sich zu der trockenen Entzündung ein Erguß, so füllt dieser zunächst die Zwerchfellwinkel. Selbst kleine Exsudate, die klinischer Untersuchung entgehen, können unter Umständen an der Verschattung der Zwerchfellbucht erkannt werden.

Weiterhin vermag jede im oberen Bauchraume sich abspielende entzündliche Erkrankung die gleichen Erscheinungen des Zwerchfellstill- und -hochstandes auszulösen. Außer den subphrenischen, den Leber- und Milzabscessen verdienen vor allem paranephritische Eiterungen Erwähnung. Die Erklärung dieses Verhaltens ist nicht leicht. Es handelt sich jedenfalls nicht um ein rein mechanisches Geschehen, sondern möglicherweise um Entspannungsvorgänge, wie wir sie überall im Körper bei schmerzhaften Erkrankungen beobachten. Der Vergleich mit dem WILLIAMschen Symptom liegt nahe.

Die Diagnose eines subphrenischen Abscesses ist beim Fehlen von Gasblase und Flüssigkeitsspiegel oft schwierig, namentlich wenn auf der rechten Seite Leber- und Absceßschatten zusammenfallen (Abb. 455).

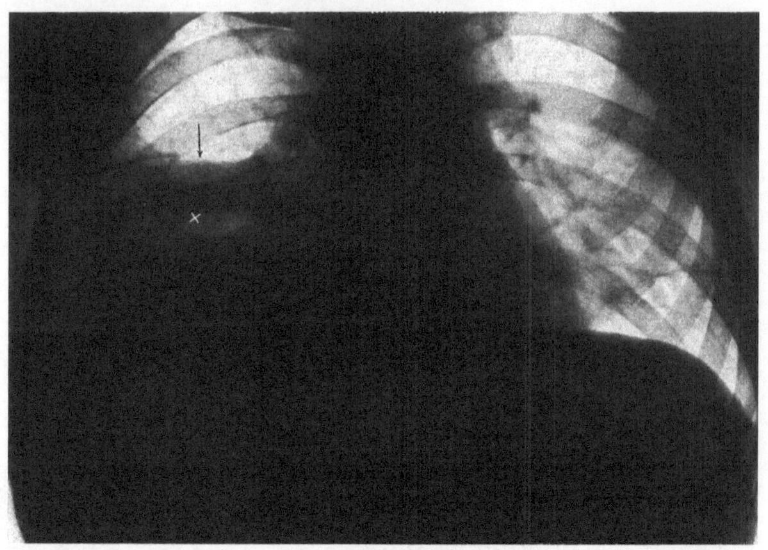

Abb. 457. Rechtseitiger gashaltiger subphrenischer Absceß.

Zuweilen kann umschriebene Vorwölbung der Zwerchfellinie subdiaphragmale Eiteransammlung verraten. Vor allem aber klärt frontale Untersuchung auf. Es findet sich dann nicht selten bemerkenswerter Hochstand der dorsalen Zwerchfellabschnitte (ASSMANN). Der Nachweis eines Ergusses im Zwerchfellwinkel spricht in Verbindung mit solchen röntgenologischen Erscheinungen unbedingt für subphrenischen Eiter.

Die Erkennung eines gashaltigen Abscesses ist leicht. Die hochstehende und unbewegliche Linie des Zwerchfelles umspannt bogenförmig die durch den Gasraum bedingte Aufhellung. Diese wird segmentartig durch einen Flüssigkeitsspiegel begrenzt, der sich bei jeder Lage des Kranken wagerecht einstellt (Abb. 456, 457, 458). Zur Abschätzung der Größe des Abscesses empfiehlt sich Prüfung des auf die Seite gelegten Kranken. Oft wird man dann über die Tiefe der Höhle erstaunt sein (Abb. 459, 460).

SCHINZ hat vorgeschlagen, bei unklaren Eiterbildungen in der Gegend des Zwerchfelles subdiaphragmal Luft einzublasen. Damit entsteht das Bild eines gashaltigen Abscesses. Das nicht ungefährliche Hilfsmittel wird aber wohl nur ausnahmsweise nötig sein, da Hochstand und gestörte Beweglichkeit des Muskels zusammen mit dem klinischen Befunde die Diagnose meist ermöglichen.

Beginnende Peritonitis ruft auch im Zwerchfell vermehrte Spannung hervor. So entsteht Tiefstand des Muskels. Erst im weiteren Verlaufe erschlafft der Muskel

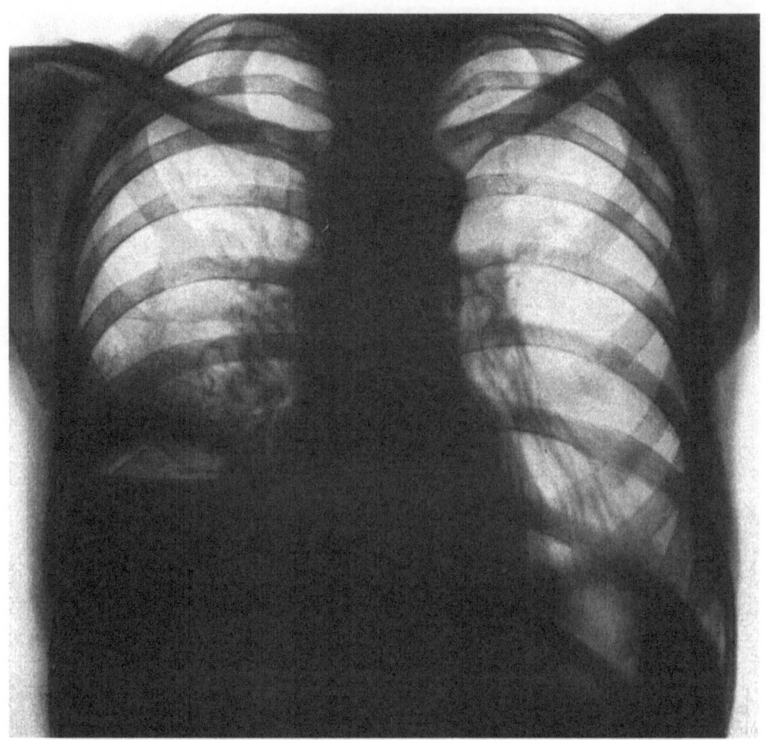

Abb. 458. Rechtseitiger gashaltiger subphrenischer Absceß.

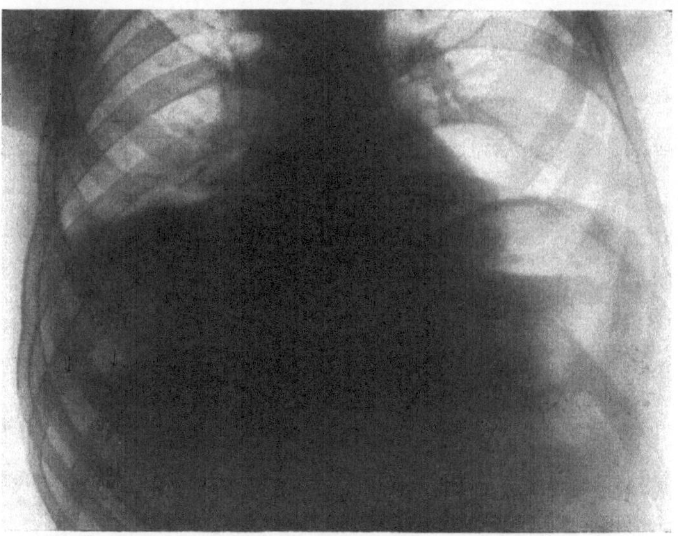

Abb. 459. Großer rechtseitiger gashaltiger subphrenischer Absceß.

und tritt hoch. Beide Male sind die Atembewegungen des Zwerchfelles deutlich herabgesetzt.

Akute und vor allem chronische Entzündungen der oberen und der unteren
Zwerchfellserosa hinterlassen Schwielen und Schwarten, die den Muskel mit der

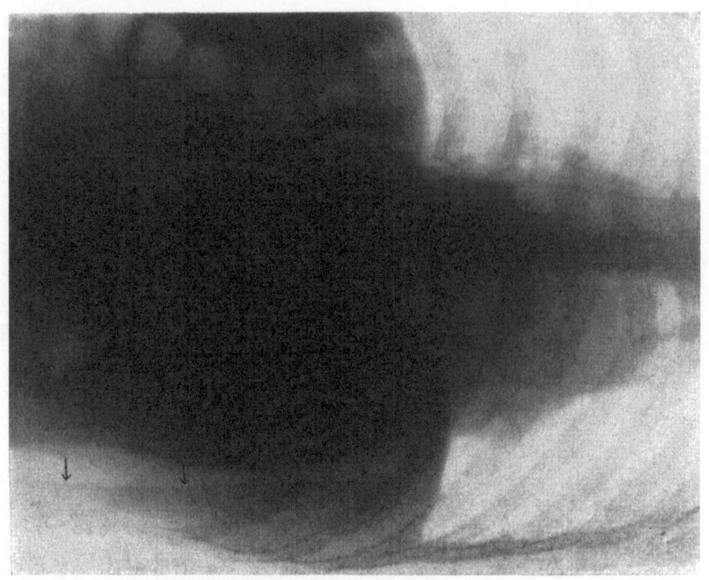

Abb. 460. Der gleiche Kranke in rechter Seitenlage.

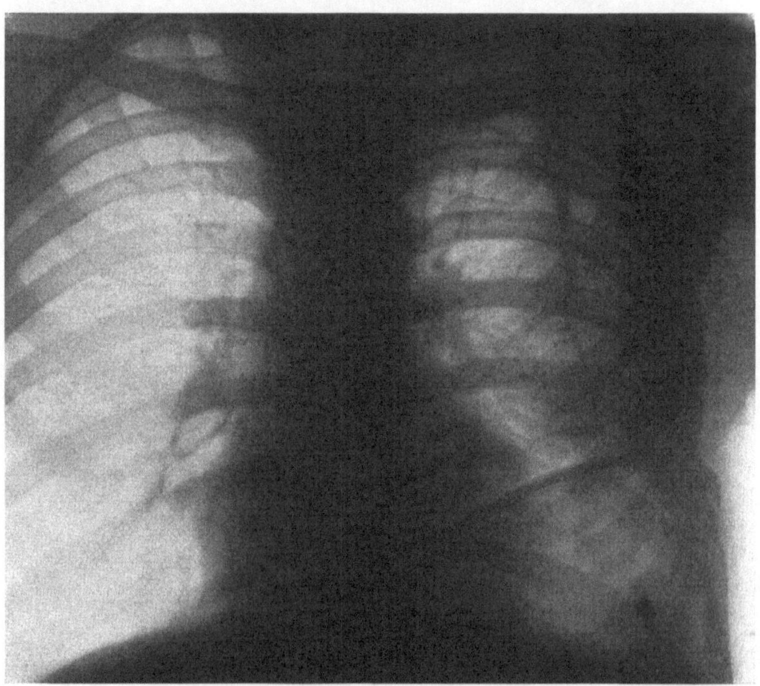

Abb. 461. Linkseitige Zwerchfellanheftung mit Verlötung des Zwerchfellwinkels.

Umgebung verlöten. Nach Pleuritis chronica, nach Mediastinoperikarditis oder nach
Peritonitis chronica sieht man Verzerrungen der Säume des Zwerchfelles und

Verwachsungen seiner Winkel. Durch Anheftung der seitlichen Teile des Muskels
an die Brustwand wird die entsprechende Hälfte gespannt und meist auch kranial
wärts verzerrt (Abb. 461). Die Verziehung ist oft so stark, daß auch die andere
Zwerchfellhälfte mitgenommen wird. Umschriebene strangartige Verlötungen ver-
drehen den Muskel zeltförmig nach oben (Abb. 462). Dadurch wird seine Bewegung
in unregelmäßiger Weise gehemmt. Die Verwachsungen verhindern inspiratorische
Senkung an der betreffenden Stelle. Bei der Einatmung sind sie daher am leichtesten erkennbar.

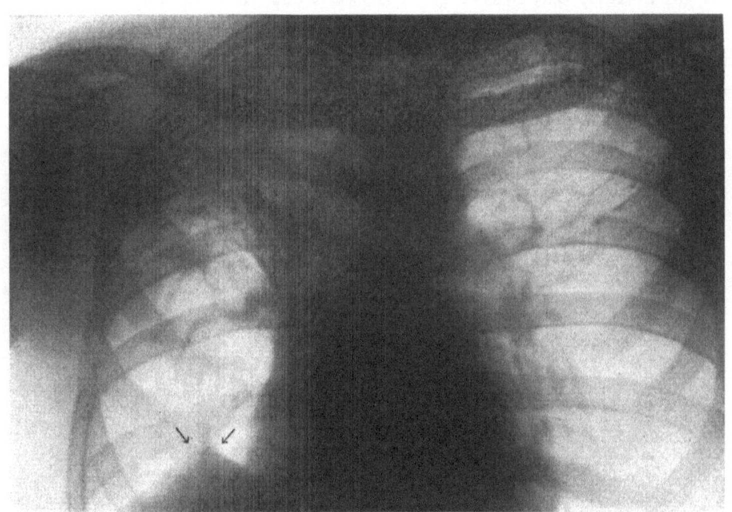

Abb. 462. Zeltförmige Verziehung des rechten Zwerchfelles.

Zwerchfellgeschwülste.

Es ist auffallend, daß Geschwülste des Zwerchfelles im Röntgenlichte bisher
nicht erkannt worden sind. Im Schrifttume finden sich jedenfalls keine entsprechenden Angaben.

Bei einem primären Gewächse des linken Zwerchfelles, das mit Erfolg von
SAUERBRUCH operiert wurde, gelang die röntgenologische Darstellung nicht.

Bei einer auf das Zwerchfell übergreifenden Neubildung sah man neben ihrer
deutlichen Umgrenzung nur auffallende Verziehung des Zwerchfelles.

Zwerchfellmißbildungen und Zwerchfellbrüche.

Mißbildungen des Zwerchfelles sind selten. Meist sind es angeborene Lücken,
die alle Schichten des Zwerchfelles betreffen. Seltener fehlt nur die Muskel-Sehnen-
schicht bei erhaltenen serösen Überzügen.

Auch durch Verletzungen und durch Berstungen kann die Scheidewand
zwischen Brust- und Bauchhöhle unterbrochen werden.

Schließlich können die normalen Spalten (Hiatus oesophagus) nachgeben.

In allen diesen Fällen besteht die Möglichkeit, daß Gebilde des Bauchraumes
in die Brusthöhle eintreten. So entstehen wahre und falsche Zwerchfellbrüche.

Neben diesen Brüchen kommt als besonderes Krankheitsbild die Relaxatio
diaphragmatica vor. Man versteht darunter eine pathologische Erschlaffung des
Muskels ohne Zusammenhangstrennung. Verletzungen oder Erkrankungen des
N. phrenicus oder primäre fettige Entartung sind anatomische Unterlagen.

Die genannten Zustände geben eindeutige röntgenologische Bilder. Wir beginnen mit der **Relaxatio diaphragmatica.**

Gewöhnlich ist nur die linke Zwerchfellhälfte betroffen. Ihrem Wesen nach gleicht sie der Zwerchfellähmung; nur sind die Erscheinungen des Hochstandes und der paradoxen Bewegung noch ausgesprochener als bei der Lähmung.

Bedeutender Hochstand hat starke Verlagerung der Baucheingeweide, vor allem des Magens und des Darmes zur Folge. Das betreffende Lungenfeld ist um die Hälfte oder um ein Drittel verkleinert und erscheint gegenüber der anderen Seite infolge von Retraktion leicht verschattet. Darunter ist die bogenförmige, gleichmäßige Zwerchfellsichel zu sehen, die bei tiefer Einatmung paradoxe Ausschläge zeigt. Unter ihr liegen, an den Gasblasen kenntlich, der Magen und die Darmschlingen; Milz und Teile des linken Leberlappens sind öfters ebenfalls um einige Querfinger kranialwärts verlagert (Abb. 463). Durch Abknickung des kardialen Magenabschnittes

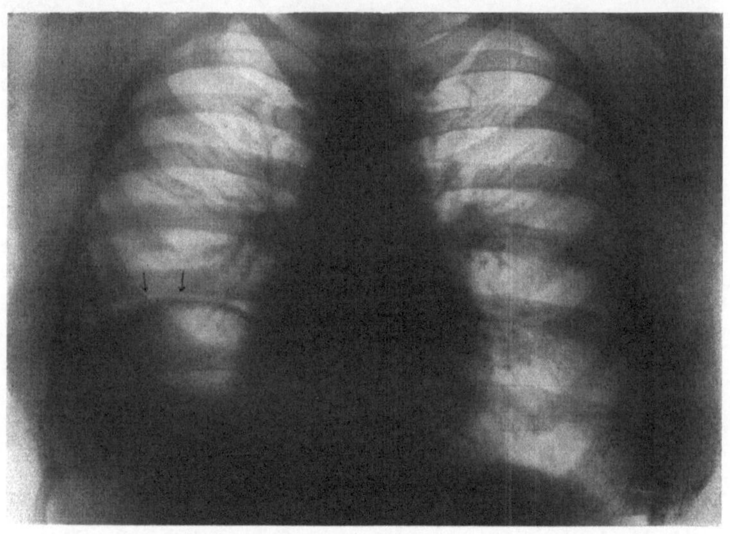

Abb. 463. Linkseitige Relaxatio diaphragmatica.

können Beschwerden entstehen. Ulcus in dieser Gegend kommt vor. Verdrängung des Herzens führt zuweilen zu ausgesprochener Dextrokardie.

Durch Kontrastbrei kann die Form des verlagerten Magendarmrohres meist genau dargestellt werden.

Der breigefüllte Magen ist in Form und Lage verändert. Bei zwei von uns beobachteten Kranken waren auf der Aufnahme zwei Flüssigkeitsspiegel wahrnehmbar, die zunächst den Eindruck eines Kaskadenmagens erweckten. Bei einem dritten war der Magen fast völlig umgekippt und auf den Kopf gestellt; die große Kurvatur war nach oben, der pylorale und der kardiale Teil waren nach unten gerichtet.

Durch Zwerchfellverwachsungen kann der Schatten der Relaxatio stark verändert werden. Das Röntgenbild gleicht dann mehr dem eines Zwerchfellbruches (Abb. 464)[1].

Umschriebene Relaxatio bezeichnet man als **Zwerchfelldivertikel.** Es stellt eine birnförmige Ausbuchtung dar, die der Zwerchfellhernie sehr ähnelt.

---

[1] Kürzlich beobachteten wir bei einer Kranken mit Lungentuberkulose 4 Jahre nach Phrenikotomie eine hochgradige Relaxation des Diaphragmas, die röntgenologisch ganz das Bild eines Zwerchfellbruches bot. Erst die Operation brachte Aufklärung. Klinische Einzelheiten und Abbildung sind in Band I, 2. Teil, Abschnitt Phrenikotomie, wiedergegeben.

Es seien nun die röntgenologischen Eigentümlichkeiten des echten und des falschen Zwerchfellbruches beschrieben.

Beim echten Bruche ist unter Umständen die Wölbung des zarten Bruchsackes zu erfassen, die sich von der dickeren Wand des Diaphragmas abhebt. An dem birn- oder wurstförmigen Bruchsack erkennt man ohne oder mit Kontrastfüllung die Magen-Darmteile.

Größere traumatische Hernien können wegen der Undeutlichkeit der Zwerchfellinien Relaxatio vortäuschen.

Der Befund wird klarer durch Kontrastfüllung von Magen und Darm.

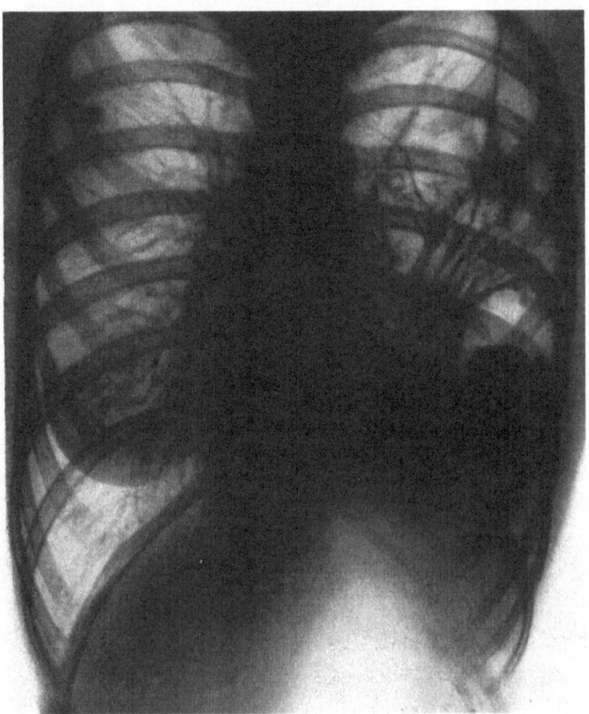

Abb. 464. Linkseitige Relaxatio diaphragmatica.

Man nimmt dann bei genauer Betrachtung die Einengung der Darmeingeweide an der Bruchpforte wahr.

Eine solche Beobachtung zeigt Abb. 465. Die Aufnahme erfolgte nach Kontrastfüllung des Darmes. Man erblickt zwischen Brust- und Bauchhöhle einen feinen Bogen über den Abdominalorganen. Irrtümlicherweise könnte man ihn für den Zwerchfellverlauf halten und die röntgenologischen Veränderungen als Relaxatio diaphragmatica deuten. Daß dies nicht der Fall ist, läßt sich an der Einschnürung erkennen, die die Eingeweide bauchwärts davon erfahren haben. Hier befindet sich die eigentliche Bruchpforte. Noch deutlicher treten die Verhältnisse in den Abbildungen 466—468 hervor, in denen man die Magenabschnürung in Höhe des Bruchringes leicht erkennt.

In der Regel läßt sich die Relaxatio von der Hernia diaphragmatica auch durch die Art der Grenze zwischen Brust- und Bauchhöhle gut unterscheiden. Sie verläuft bei ersterer bogenförmig und regelmäßig, bei letzterer dagegen mehr oder minder unregelmäßig (Abb. 469). Bei kleineren Brüchen folgt die Ausstülpung den Ausschlägen des Zwerchfelles; bei größeren wird sogar paradoxe Bewegung der Bruchsackwand beobachtet.

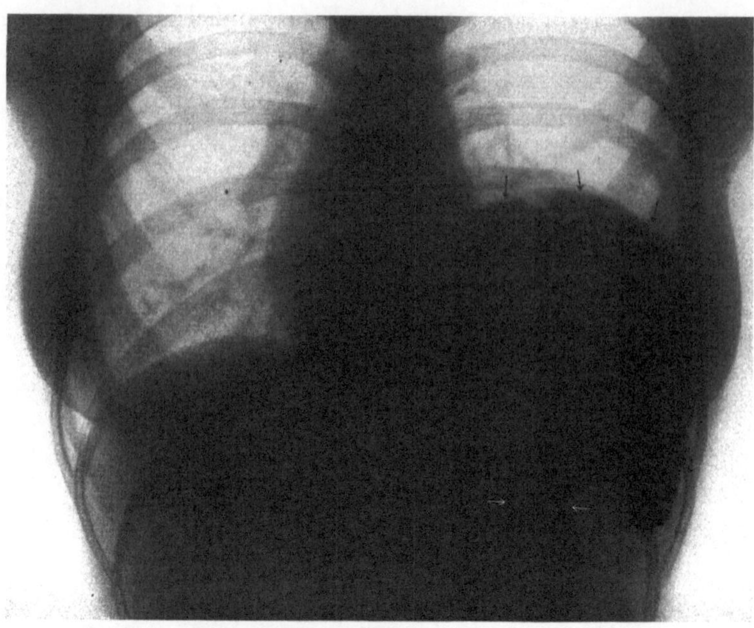

Abb. 465. Linkseitige Hernia diaphragmatica. Magen und Darm teilweise im Bruchsacke gelegen. Im Bereiche des Bruchringes Einschnürung des Magens und Darmes.

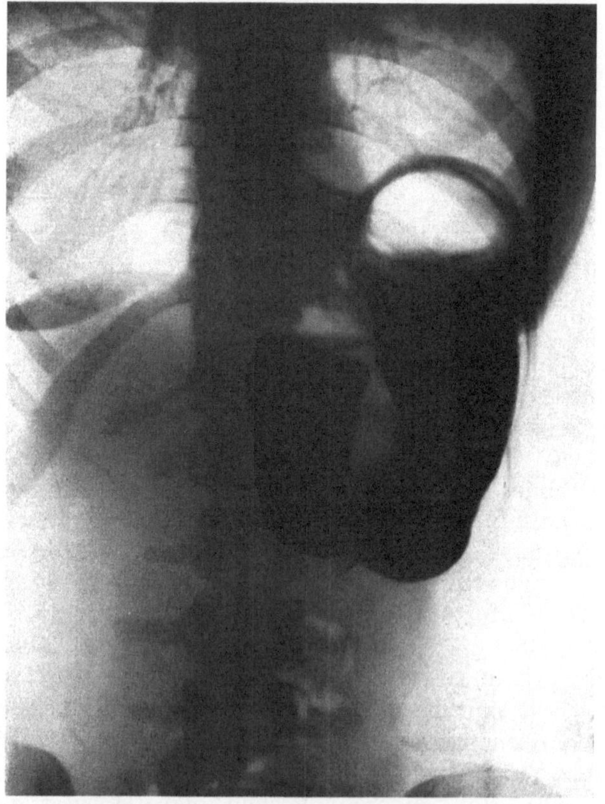

Abb. 466. Einschnürung des Magens bei Hernia diaphragmatica in Höhe des Bruchringes (Aufnahme im Stehen).

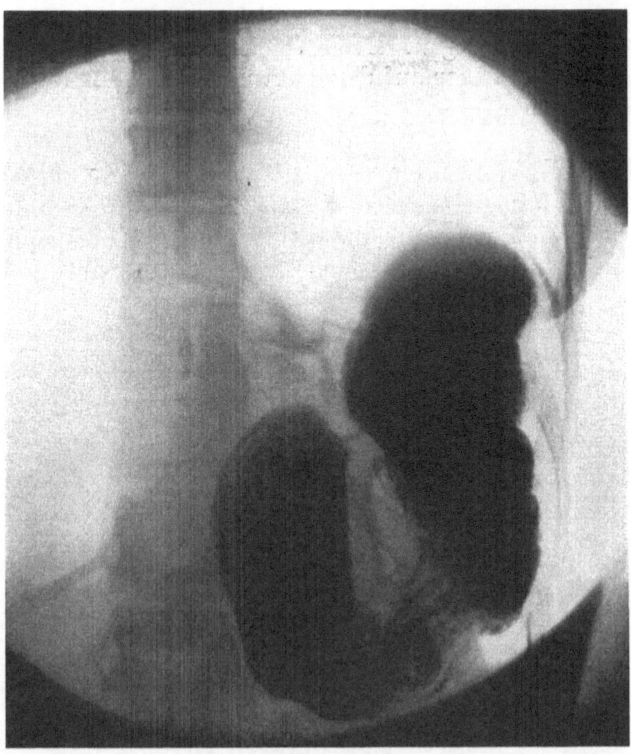

Abb. 467. Dasselbe (Aufnahme im Liegen).

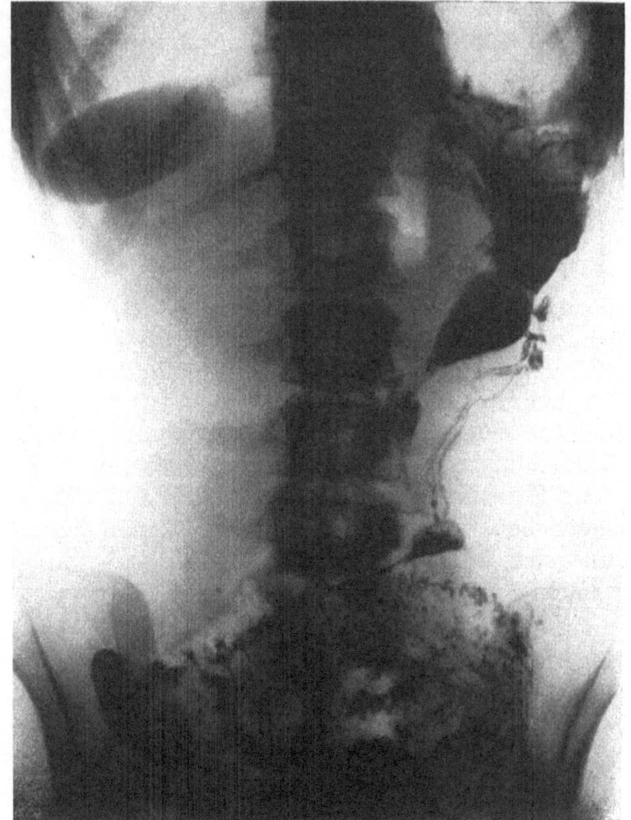

Die außerhalb des Bruchringes befindlichen Teile der Zwerchfellkuppel zeigen keine krankhaften Veränderungen. Bei linkseitigen Brüchen kann die vorgestülpte Milz, bei rechtseitigen die Leber auf den ersten Blick Brustfell- oder Lungenverdichtungen vortäuschen.

Viel häufiger und folgenschwerer als die echten Zwerchfellbrüche sind die falschen, die einen Baucheingeweidevorfall in die Brusthöhle darstellen. Meist sind derartige Lücken angeboren und mit längerer Lebensfähigkeit unvereinbar. Den traumatisch entstandenen falschen Zwerchfellbrüchen kommt noch größere Bedeutung zu.

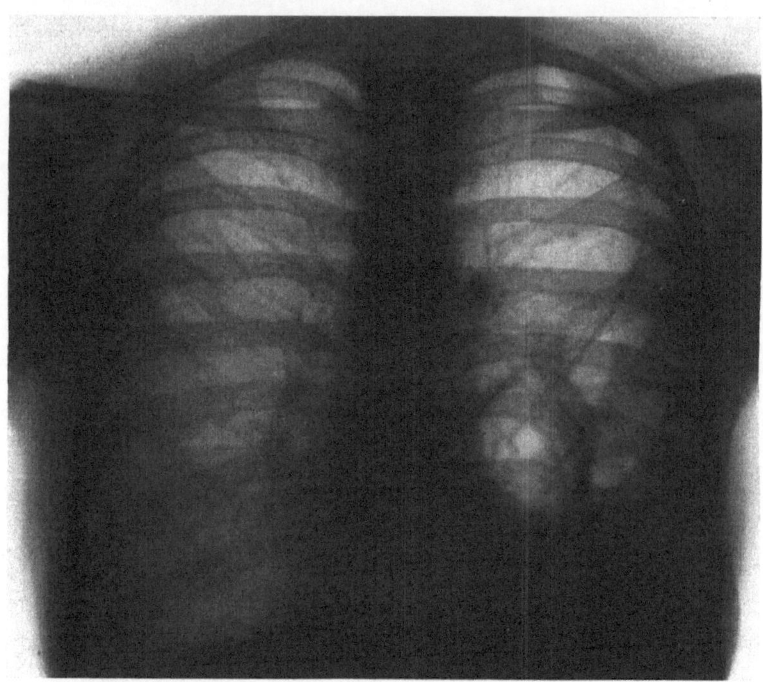

Abb. 469. Zwerchfellbruch (normales Bild).

Solange die schweren Erscheinungen einer Einklemmung oder hochgradigen Verdrängung fehlen, werden solche Menschen oft jahrelang als magen- oder lungenleidend angesehen. Klinische Diagnose kann sehr schwer sein. Erst Röntgenuntersuchung klärt den Sachverhalt auf. Zuweilen zeigt sich dann nach Kontrastfüllung sanduhrförmige Einschnürung des Magens mit oberem und mit unterem Spiegel. Durch Verziehung und Verlagerung wird oft der Magen geradezu auf den Kopf gestellt. Solche Zerrbilder kommen zustande, weil Pars cardiaca und Pylorus dem Zuge nicht nachgeben. Der leicht bewegliche Magenkörper dagegen weicht dem Bauchdruck aus und rückt nach oben. Dabei wird das Organ umgestülpt, mit der großen Kurvatur nach oben.

Wir lassen hier eine lehrreiche Beobachtung einer Hernia diaphragmatica mit hochgradiger Verlagerung der Baucheingeweide folgen.

Die 30jährige Krankenpflegerin wurde im 4. Lebensjahre überfahren, hatte aber keinerlei Klagen bis zu ihrem 30. Lebensjahre. Da verunglückte sie, als sie eine gelähmte Kranke im Bette mit beiden Armen hochheben wollte. Sie verspürte einen äußerst heftigen stechenden Schmerz in der linken Brustseite, „als ob etwas gerissen wäre". Seit dieser Zeit hatte sie dauernd Beschwerden, insbesondere beim Atmen. Eßlust schlecht. Es bestanden ständig

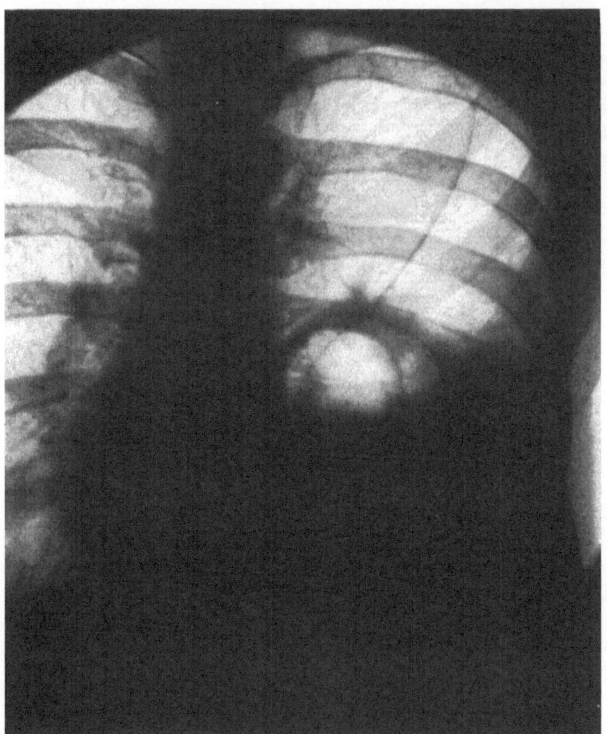

Abb. 470. Zwerchfellbruch.

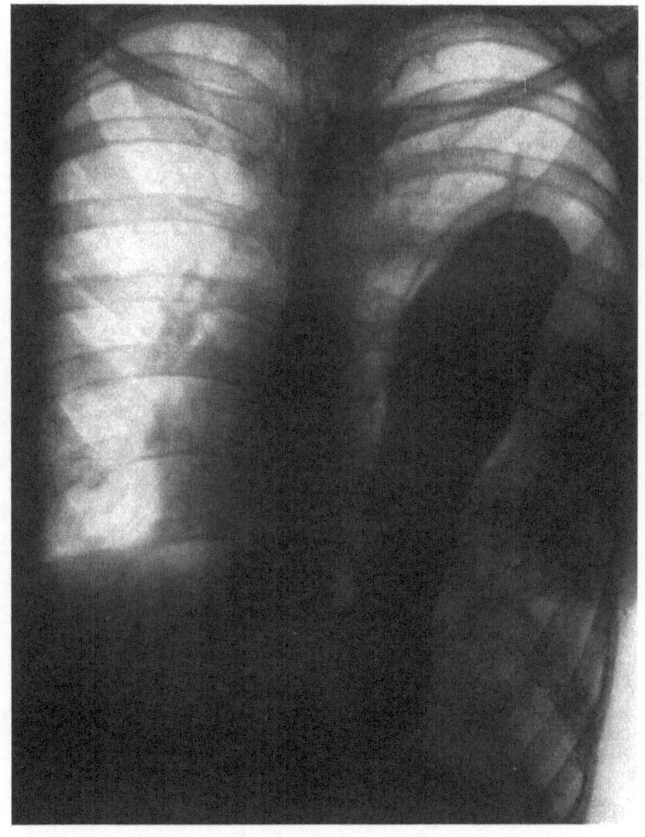

Abb. 471. Dasselbe (Magenfüllung).

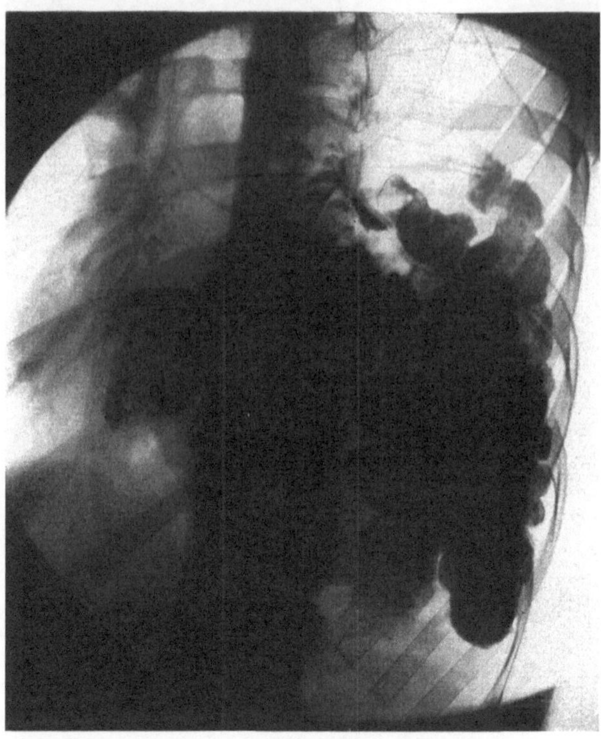

Abb. 472. Dasselbe (Darmfüllung).

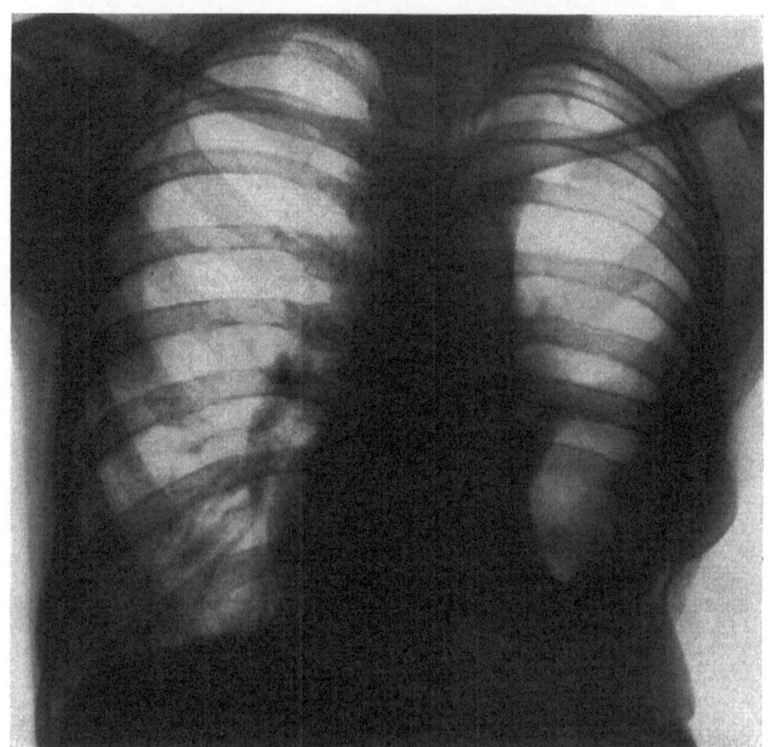

Abb. 473. Dasselbe nach der Operation.

leichtes Fieber und trockener Husten. Nach Einnahme großer Mahlzeiten hatte sie plötzlich das Gefühl, als ob der Magen abgeschnürt würde. Gleichzeitig traten Lufthunger, Beklemmungsgefühl in der linken Brustseite, sowie Herzklopfen auf. Diesen Belästigungen lernte sie dadurch vorzubeugen, daß sie nicht auf einmal große Mengen, sondern 7—8mal am Tage nur kleine zu sich nahm. Erbrechen fehlte. Gewichtsabnahme etwa 20 Pfund.

Röntgenuntersuchung ohne Kontrastmittel (Abb. 470) zeigt in dem mittleren Abschnitte des linken Lungenfeldes eine große Luftblase mit nach oben konvexer streifenförmiger Begrenzung; nach unten ist sie durch eine wagerechte Linie von einem tiefen Schatten abgesetzt. Ein feiner streifenförmiger Strang zieht von der Höhe der Kuppel gegen die obere Brustwand. Das Herz ist deutlich nach rechts verlagert.

Die Röntgenuntersuchung in liegender Stellung unmittelbar nach Einnahme des Kontrastbreies läßt den Magen als ein oben breiteres, wurstförmiges Schattengebilde erkennen, das bis zur zweiten Rippe reicht (Abb. 471). Abb. 472 gibt die ebenfalls in den Brustraum verlagerten Darmabschnitte wieder.

Nach diesem Befunde handelte es sich also zweifellos um eine Hernia diaphragmatica.

Durch transdiaphragmale Laparotomie wurde die Zwerchfellbruchpforte freigelegt. Es fand sich in Bestätigung der Röntgendiagnose ein über handtellergroßes Loch der linken Zwerchfellhälfte, durch das Dickdarm, zwei Drittel des Magens, der linke Leberlappen und ein Teil der Bauchspeicheldrüse in die Brusthöhle verlagert waren. Nach Lösung der Verwachsungen des Bruchinhaltes mit der Umgebung wurden die vorgefallenen Eingeweide in die Bauchhöhle zurückverbracht und das Zwerchfell durch mehrschichtige Naht geschlossen.

Die Kranke wurde geheilt.

Abb. 473 stellt den Zustand nach der Operation dar.

Röntgenologisch sind falsche von echten Zwerchfellbrüchen kaum zu unterscheiden. Der Nachweis eines Bruchsackes gelingt nur selten. Unter Umständen kann am Ablaufe peristaltischer Wellen des Magendarmrohres, die unmittelbar das Lungenfeld berühren, der falsche Zwerchfellbruch erkannt werden.

Einen besonderen Platz im Rahmen der Zwerchfellbrüche nimmt die bereits erwähnte Hernia hiatus oesophagei ein. Sie läßt sich nach den Arbeiten von Akerlund, Healy und Morisson leicht im Röntgenbilde erkennen.

Ihr Bruchinhalt besteht meist aus kleinen Abschnitten der Pars cardiaca des Magens oder der Pars abdominalis des Oesophagus. Größere Magenabschnitte oder gar der ganze Magen (v. Falkenhausen) werden seltener angetroffen.

Bei diesen Brüchen ist wegen des Fehlens eindeutiger klinischer Erscheinungen die Röntgenuntersuchung besonders wichtig. Sie ermöglicht, den vorgefallenen Magen- oder Speiseröhrenteil oberhalb des Zwerchfelles vorn zu erkennen. Der Schatten liegt dem unteren Speiseröhrenabschnitt an. Am stehenden Kranken zeigt sich über dem wagerechten Flüssigkeitsspiegel eine Luftblase. Zu dem in der Bauchhöhle verbliebenen Magenabschnitte führt ein schmaler dunkler Streifen. Das ganze Bild erinnert durch die zwei neben- und untereinander liegenden Spiegel an den „Kaskadenmagen". Indessen läßt sich der Magenbruch am Stehenden nicht immer darstellen. Sein Nachweis gelingt oft besser am Liegenden oder sogar erst in Beckenhochlagerung. Dabei fehlt aber selbstverständlich die Flüssigkeitsebene. Man erkennt neben dem verschieden stark gefüllten unteren Speiseröhrenbezirke den Schatten des verlagerten Magenteiles, der durch einen schmäleren oder breiteren Stiel mit dem unteren zusammenhängt.

Differentialdiagnostisch kommt epiphrenales Divertikel in Betracht. Durch Untersuchung bei verschiedener Lagerung kann jedoch meist in der einen oder der anderen Strahlenrichtung die Zugehörigkeit des oberen Schattens zum Magen erkannt werden. Auch der Verlauf des Verbindungstreifens zwischen epiphrenalem und subphrenalem Schattenbezirk unterstützt die Entscheidung. Bei dem Divertikel bildet diese Brücke die in der Achse liegende Fortsetzung des sich nach unten verjüngenden Speiserohres, während sie bei dem Bruche unmittelbar aus dem Sacke, und zwar fast senkrecht abgeht.

VI. Fremdkörperbestimmung im Brustraum.

Die Wichtigkeit operativer Entfernung von Fremdkörpern aus Brustorganen und insbesondere aus der Lunge wurde bereits mehrfach betont. Dabei wurde gezeigt, wie wertvoll genaue röntgenologische Lokalisation des Geschosses für die Auswahl geeigneten Vorgehens ist.

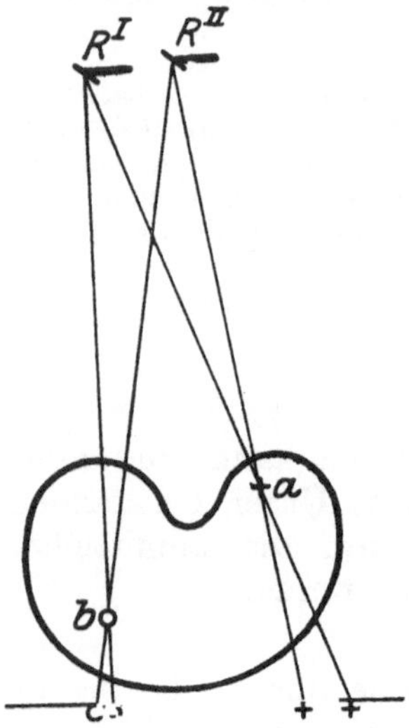

Es soll hier im Zusammenhange die Methodik röntgenologischer Untersuchung beschrieben werden.

Sie zerfällt in zwei Teile: in allgemeine Übersichtsdurchleuchtung und in genaue Lagebestimmung.

Es wird zunächst der Brustkorb vor dem Schirme beobachtet. Ob das Geschoß vorn oder hinten gelegen ist, kann durch leichte Verschiebung der Röhre in frontaler Richtung bei dorsoventralem Strahlengange entschieden werden. Sind die Ausschläge des Fremdkörperschattens gering, so sitzt er vorn; ist die Verschiebung dagegen groß, so liegt er mehr in den dorsalen Abschnitten (Abb. 474). Im ersteren Falle ist der Schatten tiefer, seine Grenzzeichnung schärfer.

Man dreht ferner, um schnelle Übersicht zu gewinnen, den Kranken vor dem Schirm um seine Längsachse. Liegt der Fremdkörper hinten (Abb. 475 aa', a_1, a'_1), so bewegt sich sein Schatten in gleichem Sinne wie die Wirbelsäule; sitzt er in den vorderen Abschnitten, so verlaufen die Ausschläge umgekehrt (Abb. 475bb', b_1, b'_1).

Abb. 474. Der Schatten des Fremdkörpers b bewegt sich wenig, derjenige des Fremdkörpers a dagegen viel mehr.

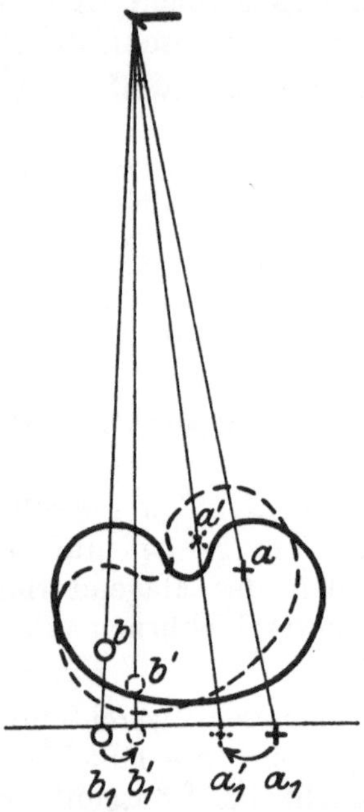

Abb. 475. Bei Drehung des Patienten um seine Körperachse bewegt sich der Schatten des Fremdkörpers a von a_1 nach a'_1. Der Schatten des Fremdkörpers b von b_1 nach b'_1.

Durch tangentiale Einstellung wird festgestellt, ob das Eisenstück innerhalb oder außerhalb der Brustwand ruht. Welches Brustorgan das Geschoß birgt, kann durch Mitbewegung seines Schattens bei der physiologischen Tätigkeit der Rippen, der Lungen, der Mittelfellorgane, des Herzens und des Zwerchfelles erkannt werden. Zum Beispiel pflegen Fremdkörper in der Lungenspitze kaum Ausschläge zu machen. Andere im Lungenwurzelgebiete zeigen außer den vom Herzen und den Hilusgefäßen mitgeteilten Pulsationen noch respiratorische Verschiebungen. Sitzen sie rindenwärts, in der Nähe der Brustwand, so bewegen sie sich wie die Rippen. Dem Zwerchfell nahe Fremdkörper verändern ihre Lage mit dessen Auf- und Absteigen. In den unteren seitlichen Lungenabschnitten pflegt der Schatten auch die Atemausschläge der Brustwand mitzumachen.

Sitzt der Fremdkörper im vorderen oder im hinteren Komplementärraume,

so wird sein Schatten durch die Verdunkelung des Diaphragmas überlagert (Abb. 476).
Es erhebt sich die Frage, ob er unter- oder oberhalb des Muskels gelegen ist.
Die Entscheidung bereitet Schwierigkeiten, da er immer mit dem Zwerchfelle mit-
geht. Hier gibt oft Beobachtung in frontaler Strahlenrichtung bei tiefer Einatmung
weiteren Aufschluß, oder es muß dazu noch bei Hochstand der Röhre nnd bei caudal
gerichteter Projektion in sagittaler, zuweilen auch in frontaler Strahlenrichtung
untersucht werden. So gelingt es schließlich den Fremdkörperschatten von dem

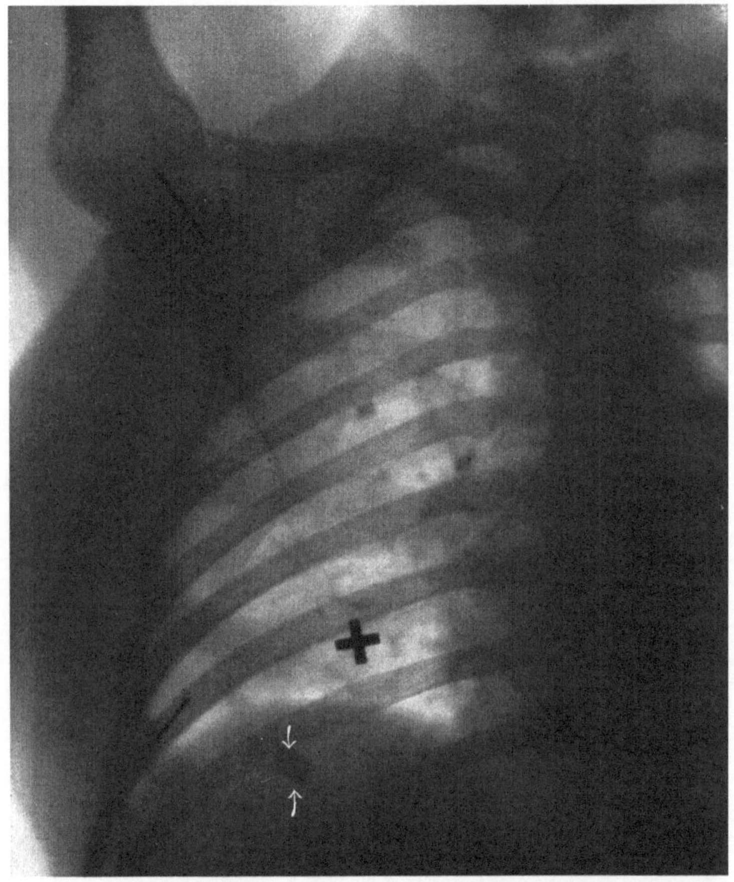

Abb. 476. Geschoß im untersten hinteren Lungenabschnitt. Sein Schatten projiziert sich in denjenigen
des Zwerchfells.

des Zwerchfelles zu trennen und damit zu entscheiden, ob er oberhalb oder unterhalb gelegen ist.

Auch Herz und große Gefäße teilen einem benachbarten Geschosse ihre Ausschläge mit. Das sieht man besonders deutlich bei Atemstillstand sowie bei Untersuchung in größerer Entfernung des Durchleuchtungschirmes von der Körperoberfläche. Für die Lagebestimmung ist die Art der Mitbewegung insofern wichtig,
als der Fremdkörper stets in nächster Nähe des Herzabschnittes oder der anliegenden
großen Gefäße sich befindet.

Fremdkörper, die frei in der Brustfellhöhle ruhen, geraten an deren tiefste
Stelle, demnach in den Angulus costodiaphragmaticus nahe der Wirbelsäule. Ein
Gewehrgeschoß stellt sich dabei in der Regel quer. Sein Schatten hebt sich bei sagit-
taler Strahlenrichtung unterhalb der Zwerchfellkuppel ab; genaue Lagebestimmung

kann nur bei frontalem Strahlengange während tiefster Einatmung ausgeführt werden. Bei Veränderung der Körperlage folgt das Geschoß der Schwerkraft. Seine Atemverschiebungen sind gering und entsprechen meist nur der Rippenbewegung.

Häufig verursachen Fremdkörper der freien Brustfellhöhle Ergüsse. Dadurch können sie verdunkelt werden. Ein Beispiel eines im unteren Brustfellraum gelegenen Geschosses mit Exsudatbildung stellt Abb. 477 dar. Durch einfache Eröffnung der Brustfellhöhle konnten Geschoß und Erguß entfernt werden.

Sitzt das Geschoß im Mittelfellgebiete, so zeichnet es sich bei sagittaler,

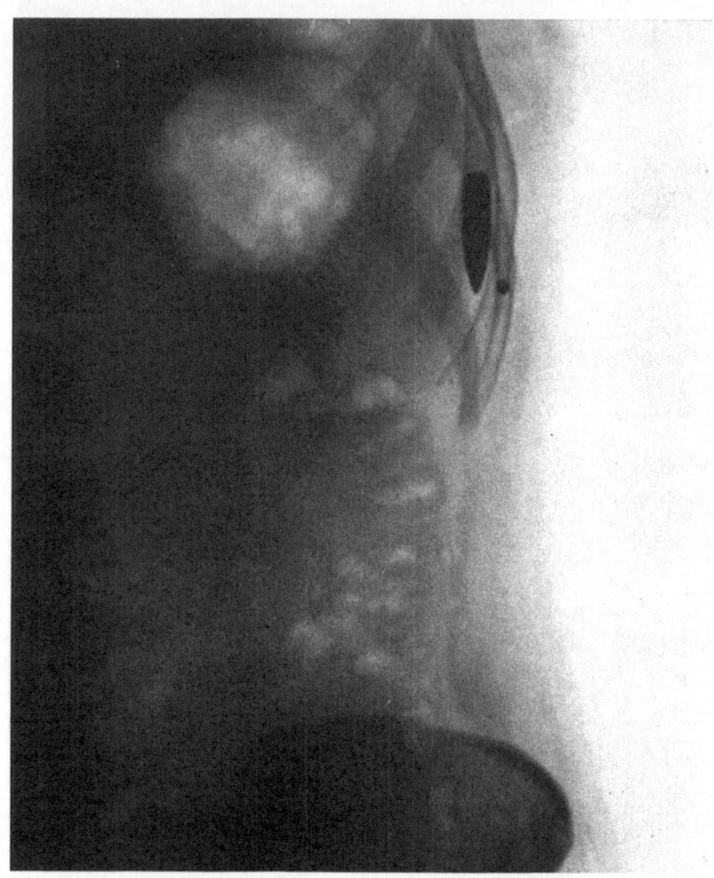

Abb. 477. Infanteriegeschoß in der Brustfellhöhle. Trübung des Sinus phrenicocostalis durch Erguß.

dorsoventraler Durchleuchtung meist im Herz- und Gefäßschatten ab. Frontal erkennt man es im Retrosternal- oder im Retrokardialraume. Im ersten Falle hebt es sich bei Einatmung gleichsinnig mit der Brustwand. In der Nähe des Herzens oder der großen Gefäße macht es deren pulsatorische Bewegungen mit; liegt es am Zwerchfelle, so beteiligt es sich an dessen Ausschlägen.

Genaue Lagebestimmung. Die zur genauen Fremdkörperbestimmung im Brustkorb angegebenen Verfahren sind so zahlreich, daß nicht alle beschrieben werden können. Sie bedienen sich sämtlich der Doppelprojektion in verschiedenen Richtungen.

1. Durchleuchtungsverfahren: Als rasches, praktisches und einfaches Mittel können Vier-Marken- und orthodiagraphisches Verfahren empfohlen werden.

Beim Vier-Marken-Verfahren (Abb. 478) wird der Fremdkörper zuerst im sagittalen Strahlengange gesucht. Auf den Brustkorb werden hinten und vorn außen Bleimarken aufgeklebt, die sich unter sich und mit dem Fremdkörper decken. Nach Drehung des Kranken vor dem Schirme, am besten um 90⁰, wird das gleiche mit zwei weiteren Bleimarken ausgeführt. Nachdem die Markenstellen auf der Haut (Blaustift, Ätzung mit Argentum nitricum, Tätowierung nach HOLZKNECHT) aufgezeichnet sind, werden zwei weiche, biegsame Bleistäbe um den Brustkorb gelegt, die seine Form wiedergeben. Auf diesen Stäben werden die Markenpunkte angemerkt. Verbindet man nach Wegnahme und erneuter Zusammensetzung die entsprechenden Punkte der Stäbe mit zwei Schnüren, so gibt der Schnittpunkt die Lage des Fremdkörpers an.

Bei dem orthodiagraphischen Verfahren (Abb. 479) wird eine enge Blende vor die Röhre gebracht. Diese soll dann derart zentriert sein, daß ihr Hauptstrahl durch die Mitte der Blende läuft. Es empfiehlt sich hierfür ein dünnes, langes Bleirohr. Nach allgemeiner Übersicht in sagittaler Strahlenrichtung wird der Zentralstrahl

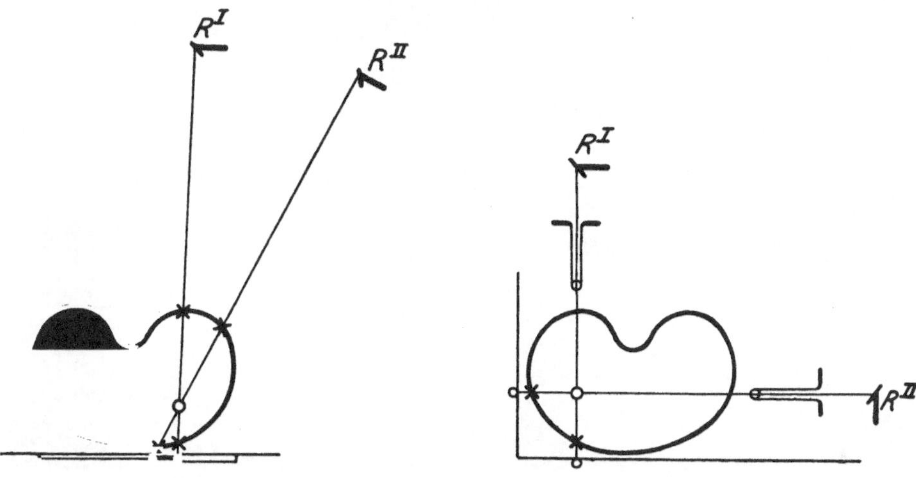

Abb. 478. Vier-Marken-Methode.   Abb. 479. Orthodiagraphische Methode.

durch Verschiebung der Röhre auf den Fremdkörper geleitet. Dort, wo sein Schatten die Körperoberfläche trifft, bringt man ein Zeichen an. Dann wird in gleicher Weise der seitlich gestellte Kranke untersucht. Man erkennt die Tiefe aus dem Kreuzungspunkte der beiden senkrecht zueinander stehenden Strahlenrichtungen.

Das beste und genaueste Meßverfahren bildet die Stereogrammetrie. Zwei stereoskopische Aufnahmen (Abb. 480) werden in einem besonderen Stereoskopgerüste besichtigt. Derartige Einrichtungen beruhen auf Spiegelbetrachtung oder besser noch auf Prismasystemen. Von den letzteren hat sich der Röntgen-stereo-orthodiagraph von HASSELWANDER und der von BEYERLEN besonders bewährt. Beide erzeugen röntgenologische Raumbilder. Diese können in den drei Dimensionen unmittelbar abgetastet und gemessen werden. Die Ergebnisse sind sehr genau. Da gleichzeitig mit der Vermessung das Bild graphisch festgehalten wird, so vermag man ohne Übersetzung und Rechnung beliebige anatomische Röntgen-Orthodiagramme zu zeichnen.

Zur Durchführung der Stereoaufnahmen dient in der Regel eine Vorrichtung mit abnehmbarem Obergestell und Doppelkassette. Plattenwechsel und Röhrenverschiebung müssen in kurzer Zeit ausführbar sein.

Das Raumbild wird folgendermaßen betrachtet und ausgewertet: Die in den Betrachtungskasten gelagerten Platten werden nach richtiger Einstellung mit Hilfe des Lokalisationsfadens beim BEYERLEN-Gerät oder des Lichtpunktes beim

Hasselwander-Gerät räumlich abgegriffen. Dabei zeichnet ein Schreibstift in eine auf der Grundplatte befestigte Seitenfläche die zu vermessenden Grenzlinien und Querschnitte in natürlicher Größe ein.

Die räumliche Vorstellung wird am besten durch stereogrammetrische Vermessung und Eintragung in anatomische Querschnittsbilder festgehalten.

Die beste röntgenologische Lokalisation wird hinfällig, wenn bei der operativen Entfernung des Fremdkörpers die Lunge zusammenfällt und sich die räumlichen Verhältnisse verschieben. Es ist darum Absuchen der geblähten Lunge anzuraten.

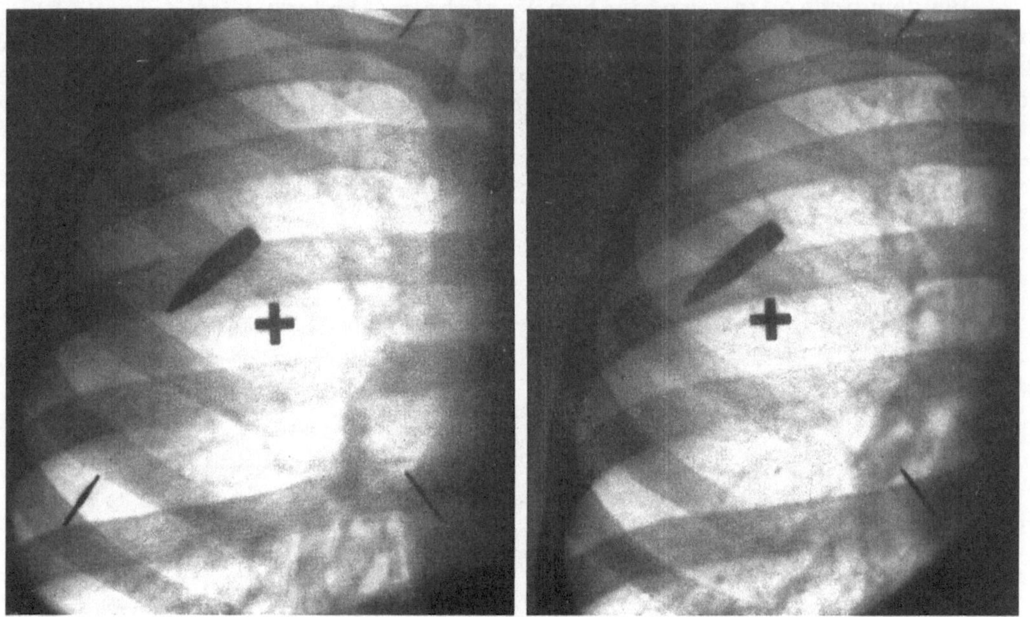

Abb. 480. Stereoskopisches Bild eines Infanteriegeschosses in der Lunge. Das Geschoß liegt vorne und seitlich in der Höhe der 3. Rippe.

Auch entstehen durch Verschiebung der Weichteile Fehlerquellen. Darum hat man versucht, die Operation unter Leitung des Röntgenlichtes vorzunehmen. Ohne Verdunkelung des Operationsraumes gelingt dies durch Anwendung des Kryptoskopes, einer kleinen Dunkelkammer, die in Form eines Tubus oder Kästchens am Kopfe des Operateurs befestigt wird. Er kann nun jederzeit sein chirurisches Vordringen röntgenologisch überprüfen. Grashey empfiehlt ein Monokel, das demselben Zwecke dient, wobei aber dem anderen unbewaffneten Auge zu gleicher Zeit unmittelbarer Einblick in das Operationsfeld freibleibt. Diese Hilfsmittel ermöglichen Handhabung der Instrumente während der Operation. Ihre Nachteile liegen auf der Hand.

Wir sind bei unseren zahlreichen Fremdkörperentfernungen immer zuverlässig mit der vorherigen Bestimmung ausgekommen.

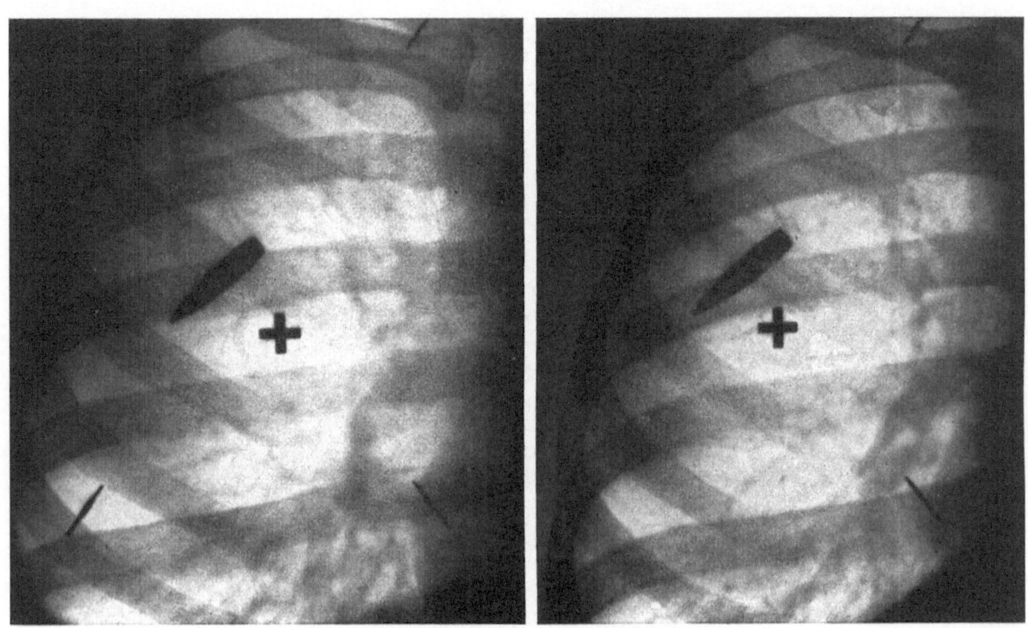

Abb. 480. Stereoskopisches Bild eines Infanteriegeschosses in der Lunge. Das Geschoß liegt vorne und seitlich in der Höhe der 3. Rippe.

Literatur.

Abbe, R.: Aneurisms treated by the introduction of catgut, or of wire, with electricity. Ann. Surg. 6, 307. — Abelmann: Diagnose und Prognose angeborener Herzfehler. Erg. inn. Med. 12 (1913). — Abraham, Arthur (Berlin): Über Reaktionserscheinungen und Trachealverziehungen bei Lungentumoren. Med. Klin. 1927, H. 21, 791. — Abramovitch, F.: Lipiodol in the bronchi. Brit. J. Radiol. (J. Röntgen Soc.). — Zur Röntgendiagnostik der Bronchektasien und der Ergebnisse der therapeutischen Maßnahmen. (Autoreferat.) Věstn. Rentgenol. (russ.) 3, H. 3/4 (1925). — Röntgendiagnostik der luetischen Lungenaffektion. Vrač. Dělo (russ.) 1926, Nr 12/13, 1080. — Abramowitschs, F. M. und Tichomirow: Zur Frage der Einführung einer Kontrastsubstanz (Lipiodol) in die Bronchien. Fortschr. Röntgenstr. 34, H. 1/2, 22 (1926). — Abramowitsch, R. M. und S. A. Tichomirow: Über die Einführung von Kontraststoffen in die Bronchien. Vrač. Dělo (russ.) 1925, Nr 18, 1317. — Abramowitsch, Th.: Über die sog. Hernia mediastinalis. Fortschr. Röntgenstr. 36, H. 3, 651—656 (1927). — Ach: Beitrag zur Oesophaguschirurgie. Verh. dtsch. Ges. Chir. 1913. — Achard: Tumeur du médiastin. J. des Prat. 1921, 225. — Achelis: Über adhäsive Perikarditis usw. Dtsch. Arch. klin. Med. 115. — Ackermann, Rudolf: Einfluß sportlicher Arbeit auf das Herz. Münch. med. Wschr. 73, Nr 43, 1785 (1926). — Adam: Recurrenslähmung bei Mediastinitis. Arch. f. Laryng. 27, 430 (1913). — Aimard et Phélip: Le diagnostic et l'évolution de la pleurésie hilaire. J. de Radiol. 1924. — Akerlund (Stockholm): Der Hiatusbruch (Hernia hiatus oesophagei). Acta radiol. (Stockh.) 6, 1. 17. Röntgenkongreß 1926; Fortschr. Röntgenstr., Kongreß-H. 111. — Akerlund, Ohnell und Key: Hernia diaphragmatica hiatus oesophagei. Acta radiol. (Stockh.) 6. — Alapy: Zur Frage der retrograden Sondierung der Narbenstrikturen der Speiseröhre. Arch. klin. Chir. 62, H. 4. — Albers-Schönberg: — Beitrag zur Kasuistik des Lungenechinokokkus. Fortschr. Röntgenstr. 16. — Die Bestimmung der Herzgrößen mit besonderer Berücksichtigung der Orthophotographie. Fortschr. Röntgenstr. 12. — Aldor, Ludwig v.: Zenkersches Divertikel, wahrscheinlich durch posttyphöse Oesophagitis. Wien. Arch. klin. Med. 1922, H. 2/3. — Alexander: Zusammenfassende Studie über „Tuberkulose der Lunge". 6. Röntgenkongreß. — Über Hilustuberkulose bei Erwachsenen. Beitr. Klin. Tbk. 62. — Alexander, Hanns und Arthur Beekmann: Röntgenatlas der Lungentuberkulose des Erwachsenen. Z. Tbk. 1927, Beih. 29, 1—195. — Alexander, R. Charles: Metal disc in the oesophagus — oesophagotomy — recovery. Edinburgh med. J. 24 (1920). — Alexejeff: Die Chirurgie des thorakalen Teiles der Speiseröhre. Ref. Z.org. Chir. 6, 146 (1920). — Allen, Duft S., Experimental reconstruction of the oesophagus with autogeneus fascia lata transplant. Ann. Surg. 76, Nr 2 (1922). — Alsberg: Spätfolgen von Lungensteckschüssen. Dtsch. med. Wschr. 1920, Nr 34. — Altschul: — Temporäre Relaxation des Zwerchfells (Diaphragma molle). Med. Klin. 1926, Nr 2. — Temporäre Relaxation des Zwerchfells (Diaphragma molle). Acta radiol. (Stockh.) 6. — Altschul, Walter (Prag): — Case for diagnosis. Brit. J. Radiol. 32, Nr 327, 355—356 (1927). — Kalkplatten in der Aorta bei Jugendlichen. Med. Klin. 1926, Nr 42, 1599. — Altschul, Walter und A. Spitz (Prag): Zur Röntgendiagnose und Klinik der primären Tuberkulose. 14. Röntgenkongreß 1923. Röntgenhilfe 1923, H. 6. — Altstädt (Lübeck): Praktische Herzgrößenbestimmung. Dtsch. med. Wschr. 1919, Nr 30. — Alwens und Moog: Das Verhalten des Herzens bei der akuten Nephritis. Dtsch. Arch. klin. Med. 133. — Amberger: Zur Behandlung der Pleura- und Lungenverletzungen. Bruns' Beitr. 74. — Amelung: — Die Veränderungen des Röntgenbildes der Brustorgane bei Kyphoskoliose und Skoliose. Fortschr. Röntgenstr. 28. — Zur Frage der doppelten Konturierung des Herzschattens im Röntgenbilde bei Perikarditis. Fortschr. Röntgenstr. 28. — Amelung, W. und H. v. Hecker (Frankfurt a. M.): Klinische und röntgenologische Beobachtungen bei Hämatogen disseminierten Lungentuberkulosen. Klin. Wschr. 1925, Nr 5, 204. — Amersbach, Karl: Beitrag zur Kenntnis der Speiseröhrenverletzung bei der Oesophagoskopie. Arch. f. Laryng. 28 (1914). — Ameuille: La tension intrapleurale à l'état normal et path. C. r. Soc. Biol. 1920. — Ameuille, P. et M. Taquet: Tumeur pleuro-pulmonaire radiosensible simulant l'épanchement pleural. Bull. Soc. Hôp. Paris 43, Nr 28, 1221—1225 (1927). — Amrein, O.: Über Lungenegelkrankheit (Distomum pulmonale) auf Grund eines beobachteten Falles. Schweiz. med. Wschr. 1923, 576. — Amundsen, P. (Oslo): A case of calculous pericarditis. Acta radiol. (Stockh.) 2, 38 (1923). — Andersen, Ernst (Kiel): Über rechtsseitigen Zwerchfellhochstand. Fortschr. Röntgenstr. 34, 347 (1926). — Andree: Ein Beitrag zum Krankheitsbilde der Eventratio diaphragmatica. Med. Klin. 1918, Nr 40. — Anitschkow, N.: Zur Lehre der Fibromyome des Verdauungskanals. Über Myome des Oesophagus und der Cardia. Virchows Arch. 205, 443. — Anold, Wilhelm (Danzig): Eine verkalkte

Pleuraschwarte. Fortschr. Röntgenstr. **34**, 958 (1926). — ANSCHÜTZ: — Entfernung eines im Oesophagus steckengebliebenen Gebisses vom Magen aus. Ref. Dtsch. med. Wschr. **1922**, H. 1, 47. — Über die Extraktion im Oesophagus eingekeilter Fremdkörper vom Magen aus. Ther. Gegenw. **1923**, H. 1. — Über die Zugänglichkeit der Cardia und des unteren Oesophagusabschnittes vom Magen aus. Zbl. Chir. **1924**, H. 1/2, 56. — Verh. dtsch. Ges. Chir. **1921**. — Zwerchfellhernien. Zbl. Chir. **1922**, 1771. — APPELRATH, H. (Mainz): Eine neue Technik der Lungenspitzenaufnahmen. Fortschr. Röntgenstr. **34**, 526 (1926). — ARCE, M. und F. ARCE: Röntgenuntersuchung des Herzens und der großen Gefäße bei Kindern. Pediatr. español. **16**, Nr 175, 97—113 (1927). — ARENS, R. and A. BLOOM (Chicago): Congenital stenosis of the oesophagus in a woman aged 67: Involvement of cardia and middle third. Radiology **6**, 163 (1926). — ARKIN, A. (Wien): Drei Fälle von mediastinalem Lymphogranulom in einer Familie. Amer. J. med. Sci. **171**, 669 (1926). — ARKIN, AARON (Chicago): Totale Persistenz des rechten Aortenbogens im Röntgenbild. Wien. Arch. klin. Med. **12**, 385 (1926). — ARKUSSKI, J. (Leningrad): Zur Frage der Röntgendiagnostik der angeborenen Herzfehler. Fortschr. Röntgenstr. **35**, 455 (1926) u. Věstn. Rentgenol. (russ.) **4**, 95 (1926). — ARKUSSKY, J. S.: — Zur Diagnostik der mediastinointerlobären Pleuritis. Vrač. Gaz. (russ.) **1927**, Nr 16, 1167. — Zur Röntgendiagnostik der normalen und pathologischen Aorta. Vrač. Gaz. (russ.) **1927**, Nr 8/9, 588 u. 692. — ARMAND-DELILLE, P. F. (Paris): — Diagnosis of bronchiectasis and lung cavities by intratracheal injections of lipiodol. Tubercle **8**, Nr 12, 557—562 (1927). — Lokalisierung einer durch eine ausgedehnte Pneumonie maskierten, interlobären Pleuritis durch Lipiodol. Amer. J. Dis. Childr. **32**, 4, 497 (1926). — ARNELL, SIGFRID (Boven, Schweden): Annular shadows in the lungs caused by subpleural emphysema. Acta radiol. (Stockh.) **8**, H. 3, 252—256 (1927). — ARNOLD: Eine verkalkte Pleuraschwarte. Fortschr. Röntgenstr. **34**. — ARNOLDI: Cardiolyse bei dekompensiertem Herzfehler. Ref. Med. Klin. **1921**, H. 48, 1466. — ARNOLDI, W.: Cardiolyse bei schwerer Mitralstenose und -insuffizienz. Dtsch. med. Wschr. **1922**, H. 2, 80. — ARNSBERGER: Über Pneumothorax im Röntgenbilde. Mitt. Grenzgeb. Med. u. Chir. **8**. — Die Röntgenuntersuchung der Brustorgane und ihre Ergebnisse für Physiologie und Pathologie. Leipzig: F. C. W. Vogel 1909. — Perforierendes Aortenaneurysma im Röntgenbilde. Fortschr. Röntgenstr. **9**. — Über die sog. Hiluszeichnung der Lungen. 7. Röntgenkongreß. — Über Eventratio diaphragmatica. Dtsch. Arch. klin. Med. **93**. — ARNSTEIN, ALFRED: Spindelförmige Erweiterung des Oesophagus bei einem Falle von Wirbelsäulenversteifung. Mitt. Ges. inn. Med. Wien **1913**, 162. — ARON: Die Prognose der Aortenaneurysmen. Z. Laryng. **1**, H. 6. — ARROWSMITH: Diverticulum of the esophagus. N. Y. med. J. med. Rec. **111**, 8 (1920). — Traction pulsion diverticulum of the esophagus. N. Y. med. J. med. Rec., März **1921**. — ARX: Beitrag zur konservativen Herzchirurgie. Korresp.bl. Schweiz. Ärzte **1913**, 717. — v. ARX: Zur Diagnostik der akuten Mediastinalerkrankungen. Dtsch. Z. Chir. **82**, 554. — ASCHENBORN: Ein Fremdkörper des Oesophagus mit Perforation der Aorta. Berl. klin. Wschr. **1877**, Nr 50. — ASCHNER: Acute Empyema of thorax treated by minor intercostal thoracotomy. Surg. etc. **1920**. — ASCHOFF: — Falsche linksseitige Zwerchfellhernie. Dtsch. med. Wschr. **1915**, 152. — Über die natürlichen Heilungsvorgänge bei der Lungenphthise. 33. Kongreß inn. Med. **1921**. — Zur Nomenklatur der Lungenphthise. Z. Tbk. **27**. — Über gewisse Gesetzmäßigkeiten der Pleuraverwachsungen. Jena: Gustav Fischer 1923. — ASCHOFF, L.: Pathologische Anatomie 1921: Schridde, H.: Thymus. — ASHHURST: Observations in empyema. Ann. Surg. **72**. — ASSMANN: Beiträge zur Röntgendiagnostik der latenten, bzw. inzipienten Lungentuberkulose. Fortschr. Röntgenstr. **18**. — Zum radiologischen Nachweis der Miliartuberkulose. 7. Röntgenkongreß, Diskussionsbemerkung. — Über eine typische Form isolierter tuberkulöser Lungenherde im klinischen Beginn der Erkrankung. Beitr. Klin. Tbk. **60**. — Das Myxödemherz. Münch. med. Wschr. **1919**, Nr 1. — Die Bedeutung der Frühdiagnostik im Kampfe gegen die Lungentuberkulose. Z. ärztl. Fortbildg **1922**, Nr 8. — Zur Frage der Heilbarkeit der Miliartuberkulose. Fortschr. Röntgenstr. **35**. — Die Bedeutung der Röntgenuntersuchung der Lungen und des Mediastinums für die innere Medizin. 18. Kongreß dtsch. Röntgen-Ges. Fortschr. Röntgenstr. **36**, Kongreß-H., 21—22 u. 39 (1927) u. Innerer Kongreß **1927**. — Die klinische Röntgendiagnostik der inneren Erkrankungen. 3. Aufl. Leipzig: F. C. W. Vogel 1928. — Erfahrungen über die Röntgenuntersuchungen der Lunge unter besonderer Berücksichtigung anatomischer Kontrollen. Jena 1914. — Hernia und Eventratio diaphragmatica. Fortschr. Röntgenstr. **26**, H. 1. — Über den diagnostischen Wert eines einseitigen Zwerchfellhochstandes zur Erkennung raumbeschränkter Prozesse im Abdomen. Münch. med. Wschr. **1922**, 572. — Über die Hiluszeichnung der Lungen. 7. Röntgenkongreß. Diskussionsbemerkung. — Das anatomische Substrat der normalen Lungenschatten im Röntgenbilde. Fortschr. Röntgenstr. **17**. — Über Veränderungen der Hilusschatten im Röntgenbild bei Herzkrankheiten. Münch. med. Wschr. **1920**, Nr 7 u. Dtsch. Arch. klin. Med. **132**, 335. — Die Bronchiektasien im Röntgenbilde. Fortschr. Röntgenstr. **26**, H. 4/5, 311 (1919). — Herz und Lunge im Röntgenbilde bei Mitralfehlern. Innerer Kongreß **1920**. — ASSMANN, H.: Zur Frage der Einteilung der Lungentuberkulose im Röntgenbilde. Z. Tbk. **48**, H. 5, 353—355 (1927). — ATTINGER: Die Interpretation des hinteren Herzrandes in frontaler und schräger Durchleuchtung. Fortschr. Röntgenstr. **31**, H. 1, 62 (1923). —

AUBERTIN, CH.: Le sang dans la lymphogranulomatose maligne. Paris méd. 17, Nr 27, 30—33 (1927). — AUBOURG: — Bull. Soc. Radiol. méd. France 1921. — Diverticule de l'hypopharynx. Bull. Soc. Radiol. méd. France, Jan. 1927. — AUE: Über angeborene Zwerchfellhernien. Dtsch. Z. Chir. 160, 14 (1920). — AUERHAMMER und KOLLMANN: Ein Fall von seltener Lungenmißbildung. Med. Welt 1 (1927). — AUFFERMANN, H.: Primäre Aortengeschwulst mit eigentümlichen Riesenzellen. Z. Krebsforschg 11, H. 2. — AXHAUSEN: Technik der antethorakalen Totalplastik der Speiseröhre. Bruns' Beitr. 120, 163 (1920). — AXHAUSEN, G.: Die chirurgische Behandlung der Herzkrankheiten. Fortschr. Med. 1910.

BACMEISTER: Die Behandlung der Pleuritis, des Pleuraexsudates und des Pleuraempyems. Erg. inn. Med. 18 (1920). (b) Die Indikationsstellung für die Entleerung pleuritischer Exsudate und Empyeme. Dtsch. med. Wschr. 46, Nr 31. — BACMEISTER, A. (St. Blasien): Das Kavernenproblem in seiner klinischen Bedeutung. Beitr. Klin. Tbk. 67, H. 1/3, 157—186 u. 225—235. — Die Frage der Nomenklatur und Einteilung der Lungentuberkulose. Beitr. Klin. Tbk. 46. — Die Stellung der Qualitätsdiagnose bei der Lungentuberkulose und ihre Bedeutung für die Therapie. Münch. med. Wschr. 70, H. 38, 1202 (1923). — Neue Anschauungen über die Entstehung der chronischen Lungenphthise. Dtsch. med. Wschr. 53, Nr 51, 2151 (1927). — BAHM: Pyopneumopericardium tuberculosum. Münch. med. Wschr. 1923, H. 44, 1352. — BAHN, KARL: Über isolierte Dextrokardie mit Isthmusstenose der Aorta und Endocarditis lenta. Dtsch. Arch. klin. Med. 146, H. 5/6, 297 (1925). — BAKES: Radikaloperation der Zwerchfellhernien. Zbl. Chir. 1921, 554. — BALCEREK, HANS (Danzig): Multiple intrathorakale Metastasen nach maligner Degeneration eines Naevus pigmentosus. Berl. klin. Wschr. 1921, Nr 45. — BALLEY, C. M.: Case of foreign body in the heart. Arch. int. Med. 11, 440 (1913). — BALLIN: Der tuberkulöse Primärkomplex im Röntgenbilde. Beitr. Klin. Tbk. 51. — BALLIN, MAX and HARRY C. SALTZSTEIN: Perforations of the oesophagus. Surg. etc. 34 (1922). — BALLON, DAVID, H. und H. C. BALLON (Montreal): Einige Beobachtungen über den Wert des Lipiodols als Hilfsmittel in der Diagnose und als Wegweiser in der Behandlung von Krankheiten des Bronchopulmonaltraktes. Mschr. Ohrenheilk. 61, H. 11, 1197—1234 (1927). — BARD: Compression trachéale par aérophagie, au cours d'une dilatation idiopathique de l'oesophage. Arch. des Mal. Appar. digest. 10, 449 (1920). — BARD, L.: Les formes cliniques de la tuberculose pulmonaire. J. Méd. Lyon 8, Nr 169, 25—48 et Nr 170, 49—57 (1927). — BARDENHEUER: Herzverletzung. Zbl. Chir. 1899, 1308. — BARJON: Étude clinique et radiologique du cancer médiastino-pleuro-pulmonaire. J. de Radiol. 5, 241 (1921). — BARRET: Localisation radiologique d'un projectile intracardiaque etc. J. de Radiol., Jan.-Febr. 1916. — BARRIERI: Penetrierende Thoraxwunde durch Kugel, 27 tägiges Verweilen des Fremdkörpers im vorderen Mediastinum. Semana méd. 1922, H. 13, 497. — BARSONY: — Cardiaveränderungen bei Speiseröhrenprozessen. Wien. klin. Wschr. 1921, 499. — Magenveränderungen bei Oesophagusprozessen. Ref. Z.org. Chir. 17, 433 (1922). — BARSONY TIVADAR und FERENTE POLGAR: Symptomlose und funktionelle Oesophagusdivertikel. Gyógyászat (ung.) 1927, 244 und Fortschr. Röntgenstr. 36, H. 3, 593—602 (1927). — Beiträge zur Röntgensymptomatologie der Hiatushernien. Gyógyászat (ung.) 67, Nr 50, 1114—1118 (1927). — BARTHELME: Erfahrungen über Stich- und Schußverletzungen des Thorax. Inaug.-Diss. Straßburg 1905. — BASCH, ERICH: Zur Kasuistik der Entwicklung primärer Carcinome in tuberkulösen Kavernen. Münch. med. Wschr. 74, Nr 5, 193 (1927). — BASSLER: Two uncommon esophageal cases. J. amer. med. Assoc. 60, 801 (1913). — BASSLER, ANTHONY: Early diagnosis of cancer of the esophagus. J. amer. med. Assoc. 60 (1913). — BASTIANELLI: Aspartazione di un tumore dermoide del mediastino. Riforma med. 20. Mai 1893. — BAUER, FRITZ: Fibrom des Oesophagus. Münch. med. Wschr. 1922, 1135. — BÄUMLER: Über Pneumothorax im späteren Verlauf von im Kriege erlittenen Lungenverletzungen. Münch. med. Wschr. 1915, Nr 9 u. 10. — BAUR: Über Schußverletzung des Herzens. Diss. Berlin 1887. — BAYER, K.: Zur Statistik der Schußverletzungen. Prag. med. Wschr. 1883, Nr 3. — BAYRON et CADE: Les épanchements chyliformes de la plèvre. Bull. méd. 1901. — BEATE: On a case of hernia of lung through the diaphragm. Lancet 1882. — BECCHINI, G. (ALEXANDRIA): Herzmasse und Konstitution. Radiol. med. 14, 6, 459 (1927). — BECHER: Beiträge zum Verlauf der Kindertuberkulose im Röntgenbild. Beitr. Klin. Tbk. 45. — Oesophagus-Kehlkopf-Pharynxschüsse. Münch. med. Wschr. 1919, 103. — BECHER, E.: Zur Kasuistik der Herzsteckschüsse. Münch. med. Wschr. 1918, Nr 16. — BECK: Stereoskopische Radiographie als diagnostisches Hilfsmittel bei Lungentuberkulose 15. — Zur Behandlung des Pyothorax. v. Langenbecks Arch. 63. — BECK, A.: $2^1/_2$ Jahre zurückliegende Heilung eines Oesophaguscarcinoms nach Radiumbestrahlung. Dtsch. med. Wschr. 1922, 720. — BECK, B. v.: Kardiolysis. Verh. dtsch. Ges. Chir. 1904 u. Arch. klin. Chir. 73, 958 (1904). — Zur Kardiolysis bei chronisch adhäsiver Mediastinoperikarditis. Dtsch. med. Wschr. 1906, Nr 46. — BECK, KARL: Über den Oesophagusmund und seine Spasmen. Z. Ohrenheilk. 82, 37—41 (1921). — BECK, O.: Granatsplittersteckschuß in der Wand des linken Ventrikels. Münch. med. Wschr. 1919, 595. — BECK, OSKAR und M. AGALITZER (Wien): Über Bronchographie mittels Larynxkatheters. Zbl. Chir. 2, Nr 28, 1537 (1925). — BECKER: Röntgenuntersuchungen bei Hernia und Eventratio diaphragmatica. Fortschr. Röntgenstr. 17. — BECKER, F.: Über einen seltenen Fall von Dermoidcyste mit Durchbruch nach der Lunge. Beitr. Klin. Tbk. **66**, H. 5, 679—682 (1927). — BEDFORD, D. EVAN: Extreme dilatation of the left auricle to the right. Amer. Heart J. **3**, Nr 2, 127—138 (1927). — BELDEN (New York City): Hernia of the diaphragm with a portion of the stomach in the thoracic cavity. Amer. J. Roentgenol. 8, Nr 5, 250 (1920). — Some X-ray findings in lobar pneumonia. Radiology 6, 329 (1926). — BELIN: Cas rare de cyste dermoide du médiastin. Ref. Zbl. Chir. **1900**, 987. — BELLMANN: Abgang eines verschluckten Gebisses auf natürlichem Wege. Fortschr. Röntgenstr. **26**, H. 3. — BELOTE, GOERGEM H.: Jododerma from iodized oil. J. amer. med. Assoc. **89**, Nr 11, 882 (1927). — BELTZ: Ein Fall von Lungengumma. 10. Röntgenkongreß. — BELTZ, L. und E. KAUFMANN (Köln): Interlobärexsudat und spontaner Interlobärseropneumothorax. Fortschr. Röntgenstr. **33**, H. 5, 781 (1925). — BENARD, R.: Considérations sur le corps etrangers du coeur. Bull. Soc. Anat. Paris **1907**, Nr 7. — BENASSI, ENRICO: Migrazione tardiva di un proiettile di fucile dal collo al polmone. Diario radiolog. **6**, Nr 4, 111—121 (1927). — BENDORE, R. A. (Denver): Der Mechanismus der Lokalisierung von Gas in der Pleurahöhle und seine klinische Anwendung bei der Pneumothoraxtherapie. Arch. Surg. **13**, 3, 369 (1926). — Röntgenuntersuchung als Erforschungsmittel für den Mechanismus und die diagnostische Bedeutung von physikalischen Lungensymptomen. Amer. J. med. Sci. **173**, 3, 322 (1927). Ref. Fortschr. Röntgenstr. **36**, 474. — Symptomenlose Lungenkavernen. J. amer. med. Assoc. 87, 21, 1739 (1926). — BENEDETTI, PIERO: Jl collasso massivo del polmone (collasso lobare). Arch. Pat. e Clin. med. **6**, H. 3, 342—367 (1927). — BENJAMIN und GÖTT: Zur Deutung der Thoraxradiogramme beim Säugling. Dtsch. Arch. klin. Med. **107**. — BENSAUDE et GUÉNAUX: Contribusion à l'étude de la dilatation diffuse et généralisée de l'oesophage. Rev. Méd. **1921**, 65. — BENSAUDE et LELONG: Deux modifications destinées à faciliter la technique de l'oesophagoscopie. Presse méd. **1921**, 413. — BENSAUDE, RAYMOND GRÉGOIRE et G. GUÉNAUX: Diagnostic et traitement des diverticules oesophagiens. Arch. des Mal. Appar. digest. **12**, 145 (1922). — BENZI, TARCISIO: La pneumoconiosi e la tuberculosi polmonare alla lastra radiografica. Giorn. Tisiol. **3**, Nr 2, 45—51, Nr 3, 65—69, Nr 4, 92—96 u. Nr 5, 109—112 (1926). — BÉRARD et PÉHU: Les péricardites tuberculeuses à épanchement considérable. Prov. méd. 12. Jan. 1907. — BÉRARD et VIANNAY: Plaie de coeur par balle de revolver. Presse méd. **1902**, Nr 46. — BÉRARD, L.: Technique de la thoracoplastie extrapleurale dans la tuberculose pulmonaire. J. de Chir. **22**, H. 3 (1923). — BERARD, LEON, MARCEL LELONG et G. RENARD: Essai pathogénique sur les localisations de la tuberculose pulmonaire chronique. Ann. Méd. **21**, Nr 5, 353—365 (1927). — BERBERICH und HIRSCH: Die röntgenologische Darstellung der Arterien und Venen am lebenden Menschen. Klin. Wschr. **1923**, Nr 49. — BERBLINGER, W.: Gummöse Syphilis der Lunge und der Cava superior mit Thrombose dieser. Med. Klin. **23**, Nr 35, 1330—1332. — BERESKIN, TH. I.: Durchbohrung der Speiseröhre und der Brustaorta durch eine Fischgräte. Zbl. Chir. **1894**, 232. — BERGALONNE: Kardiolyse. Rev. Méd. Suisse romande **30**, Nr 1 (1910). — BERGAMINI, HERBERT and LORRIN A., SHEPARD: Bilateral atelectasis (massive collapse) of lung. Ann. Surg. **86**, Nr 1, 35—40 (1927). — BERGEAT: Über Thoraxresektion bei großen veralteten Empyemen. Bruns' Beitr. **53**. — BERGER, H.: Perforation der Speiseröhre und Röntgendurchleuchtung. Fortschr. Röntgenstr. **28** (1922). — BERGERHOFF, W.: Spätschädigung durch Jodipin. Fortschr. Röntgenstr. **36**, H. 2, 374—375 (1927). — BERGMANN: Relaxatio diaphragmatica. Münch. med. Wschr. **1922**, H. 52, 1792; Erg. inn. Med. **12**. — v. BERGMANN: Die Erkrankungen des Mediastinums in Mohr-Staehelin Handbuch der inneren Medizin. 2. Berlin: Julius Springer 1928. — v. BERGMANN, A.: Fall von Hernia diaphragmatica incarcerata. Petersburg. med. Wschr. **1896**, Nr 48. — BERNARD: Zur Kenntnis der Pleurasarkome. Virchows Arch. **211**. — BERNEY, DANIEL, E.: Thymic death in a case with no previous symptoms and negative. X-ray. Atlantic med. J. 30, Nr 12. 787 (1927). — BETTMANN: Clinic on empyema. Internat. Clin. 1 (1923). — v. BEUST: Über den Einfluß der Rippenresektion auf die Form des Thorax. Dtsch. Z. Chir. **158**. — BEUTLER: Zur Differentialdiagnose der traumatischen rechtsseitigen Zwerchfellhernie und des traumatischen (subphrenischen?) Leberhämatoms. Mitt. Grenzgeb. Med. u. Chir. **32**, 420 (1920). — BEVAN: Cases of mediastinal tumor. Surg. Clin. N. Amer. **1**, 957 (1921). — Diaphragmatic hernia. Arch. Surg. 1 (1920). — BEVAN, ARTHUR DEASI: Diverticula of the oesophagus. J. amer. med. Assoc. **76**, 285 (1921). — BEYERS: A case of subpleural lipoma in a child. Lancet **204** (1923). — BICHAT: Extraction d'un éclat d'obus du ventricule droit. Bull. Soc. Chir. **1916**, 1100. — BICKEL, O.: Beitrag zur Diagnose und Therapie der Oesophagusdivertikel. Bruns' Beitr. 44, 650. — BIDDER: Diskussion zur Empyembehandlung. 7. Chirurgenkongreß. — BIDGOOD: A study of methods of procedure in resection of the oesophagus. Ann. Surg. 74, 546 (1921). — BIEDERMANN: Die Behandlung der Zwerchfellhernien. Klin. Wschr. **1922**, H. 2, 22. — BIER: Über Regeneration und Narbenbildung in offenen Wunden mit Gewebslücken. Dtsch. klin. Wschr. **1917**, Nr 9/10. — Verh. dtsch. Ges. Chir. **1921**. — BIERMANN: Diaphragmatic hernia non-traumatic. Radiology **3**, 3, 233 (1924). — BIERMANN (Washington): Chronic miliary tuberculosis and healed miliary tuberculosis. Radiology 6, 165 (1926). — BIGGS: A case of foreign body in the oesophagus. Lancet **1913**, 886. — BILLIARD et DECOULAIRE: Gros diverticule intrathoracique de l'oesophage. J. de Radiol. **1926**. — BIRCHER, EUGEN: Beiträge zur Pathologie der Thymusdrüse. II. Zur chirurgischen Behandlung des Asthma thymicum und die Bedeutung der Thymus bei chirurgischen

Infektionen. Dtsch. Z. Chir. **176**, H. 5/6 (1922). — Experimentelle Untersuchungen des Morbus Basedowii. 10. Verslg Schweiz. Ges. Chir. **1923**. — Operative Heilung eines Carcinoms am Übergang des Oesophagus in die Kardia. Korresp.bl. Schweiz. Ärzte **1918**, Nr 14/15, 467. — Birgfeld: Über Hernia und Relaxatio diaphragmatica. Ref. Münch. med. Wschr. **1921**, H. 52, 1683. — Birk: Beiträge zur Klinik und Behandlung der Thymushyperplasie bei Kindern. Mschr. Kinderheilk. Orig. **14** (1918). — Bittorf: Paradoxe Zwerchfellbewegung. Münch. med. Wschr. **1910**, 1218. — Über akute infektiöse Bronchialdrüsenschwellungen nach Pharyngitis. Münch. med. Wschr. **1922**, Nr. 32, 1192. — Blauel: Über die Untersuchung der Trachea im Röntgenbilde, besonders bei Struma. 34. Chirurgen-Kongreß. — Zur antethorakalen Oesophagoplastik mittels Haut-Darmschlauchbildung. Zbl. Chir. **1919**, 326. — Blecher: Lungengangrän bei Bronchialsteinen. Mitt. Grenzgeb. Med. u. Chir. **28**. — Blechmann: Les épanchements du péricard. La ponction épigastrique de Marfan. Ann. Méd. Enf. **1913**. — Blumenau: Primäres Sarkom der Pleura. Dtsch. med. Wschr. **1896**, Nr 4. — Zur Frage der Diaphragmalhernien. Ref. Z.org. Chir. **14**, 265 (1921). — Blumenfeld: Congenital diaphragmatic hernia. N. Y. med. J. **116**, 131 (1922). — Blumenthal: Röntgenbild einer dreifachen Struma. Berl. laryng. Ges. 11. Juni 1920. In: Bericht über die Leistungen und Fortschritte auf dem Gebiete der Ohrenheilkunde, der Krankheiten der Luftwege und der Grenzgebiete im 2. Halbjahr 1919 und 1. Halbjahr 1920. Z. Ohrenheilk. **80**, 94 (1921). — Boden, E. (Düsseldorf): Über den Nachweis von Kalkeinlagerungen in der Aorta bei der Durchleuchtung. Münch. med. Wschr. **68**, Nr 45, 1451 (1921). — Boeckel, Jules: Extraction tardive d'un projectile intrapéricardiaque. Bull. Acad. Méd. **85**, 315 (1921). — Boerner: Penetrierende Schußverletzung der Speiseröhre und des Kehlkopfes mit Ausgang in Heilung. Dtsch. med. Wschr. **1920**, 264. — Böhm: Zur Behandlung des interlobären Pleuraempyems. Dtsch. med. Wschr. **47**. — Böhm Gottfried und Otto Kühne (München): Über den Lungeninfarkt im Röntgenbild. Fortschr. Röntgenstr. **34**, 302. — Bohmansson, Gösta: Antethoracal oesophageal plastic operation. Acta chir. scand. (Stockh.) **53** (1920). — Böhme: Das Röntgenbild der Pneumonokoniose der Bergarbeiter. 14. Röntgen-Kongreß **1923**. Verh. dtsch. Röntgenges. **14**, u. Röntgenhilfe **1923**, H. 6. — Böhme, A. (Bochum): Zur Kenntnis des Röntgenbildes der Lungenanthrakose. Fortschr. Röntgenstr. **29**, H. 3, 301 (1922). — Die Pneumokoniose der Bergarbeiter im Ruhrbezirk. Fortschr. Röntgenstr. **33**, H. 1, 39 (1925). — Boileau: Penetrating wound of the heart. Brit. med. J. **1**, 628 (1879). — Bokor, Georg A. (Budapest): Speiseröhrendivertikel und Duodenalgeschwür bei einem Kranken. Fortschr. Röntgenstr. **34**, 345 (1926). — Bonamour et Badolle: Classification roentgénologique des dilatations des bronches après injection intratracheale de lipiodol. J. de Radiol. **1926**. — Bonamour, Badolle et Beaupère: L'aorte thoracique roentgénologique; les differents degrés de visibilité de la crosse de l'aorte descendante chez l'adulte et le vieillard. J. de Radiol. **1926**. — Bonamour, Badolle et Gaillard: L'exploration roentgénologique des soquelles pulmonaires des gazes par les injections intratrachéales de lipiodol. J. de Radiol. **1926**. — Bonhoff: Sondenbehandlung bei frischen Speiseröhrenverätzungen. Dtsch. med. Wschr. **1919**, 102. — Zur Verhütung der Oesophagusstrikturen nach Verätzung. Zbl. Chir. **1920**, 99. — Bonin, Gerhardt v.: Über chronische Zwerchfellhernien nach Schußverletzungen. Bruns' Beitr. **103**, 724. — Bonn, Rudolf: Zur operativen Behandlung der akuten Mediastinalabscesse. Dtsch. Z. Chir. **158**, 170 (1920). — Borchard, Aug. und Dietrich Gerhardt: Mediastinum. In August Borchard und Victor Schmieden: Die deutsche Chirurgie im Weltkriege 1914/1918, 2. Aufl. **1920**, 621. — Herzbeutel und Herz. In August Borchard und Victor Schmieden: Die deutsche Chirurgie im Weltkriege 1914/1918, 2. Aufl. **1920**, 623. — Borchardt: Oesophagusdivertikel an der Rückenwand. Ref. Klin. Wschr. **1922**. — Borchers: Zur Dilatationsbehandlung narbiger Oesophagusstenosen. Zbl. Chir. **1920**, 54. — Borden: Diaphragmatic hernia. Ann. Surg. **75**, 337 (1922). — Borst, Max: Herzschüsse. In August Borchard und Victor Schmieden: Die deutsche Chirurgie im Weltkriege 1914/1918, 2. Aufl. **1920**, 65. — Borszicky: Über Stich- und Schußverletzungen des Thorax. Bruns' Beitr. **40** (1903). — Borzell (Philadelphia): Report of a case of traumatic hernia of the diaphragm. Amer. J. Roentgenol. **11**, 5, 426 (1924). — Böttner, A. (Königsberg): Über die Diagnose der Aneurysmen der Aorta abdominalis mit besonderer Berücksichtigung der direkten Röntgendiagnostik. Münch. med. Wschr. **66**, Nr 11, 296 (1919). — Bottonie, E. (Bologna): Röntgenuntersuchung bei Hämoptoe mit besonderer Berücksichtigung der Differentialdiagnose zwischen Mitralstenose und Lungentuberkulose. Arch. Pat. e Clin. med. **6**, 2, 258 (1927). — Bouchacourt: Trois observations démontrant l'importance des injections de lipiodol lourd et léger, pour préciter la topographie des collections intra-thoraciques. Bull. Soc. Radiol. méd. France **1926**, Nr 134, 188. — Bouchut: La paralysie du diaphragme gauche dans l'ulcère d'estomac. Lyon méd. **1921**, H. 14, 649. — Bouquet, Masselot et de Beaujeu: A propos du diagnostic des hernies diaphragmatiques. J. de Radiol. **6**, 24 (1922). — Bouvier, E. (Graz): Über ein pharyngo-ösophageales Divertikel, hervorgerufen durch eine retrosternale Struma. Arch. klin. Chir. **134**, 802 (1925). — Bowen (Columbus): Foreign bodies in the bronchus and esophagus. J. of Roentgenol. **9**, 11, 705 (1922). — Boysen: Beitrag zur Kenntnis des partiellen Magenvolvulus bei einem Zwerchfelldefekt. Arch. klin. Chir. **117**, 768 (1921). — Brailsford, J. F. (Birmingham): Diagnose eines Aneurysmas der Bauchaorten durch ein seitliches Röntgenbild der Wirbelsäule. Brit. J. Surg. **54**, 369 (1926). — BRAIZEW, W. R.: Zur Chirurgie des Herzens (russ.). Nautschnaja Medizina **1920**, Nr 3. Ref. Z.org. Chir. **14**, H. 6, 261 (1921). — BRAMWELL, J. CRIGTON and J. B. DUGUID: Aneurysmal dilatation of the left auricle. Quart. J. Med. **21**, Nr 82, 187—210 (1928). — BRANCACCIO, F.: Fall von Aneurysma der Aorta ascendens. Heilung durch Galvanopunktur. Riv. internat., Febr. **1884**. — BRAND, O.: Ein Fall von Spindelzellsarkom der Thymus, zugleich ein Beitrag zur Frage und Bedeutung des Vorkommens drüsiger Elemente in der Thymus. Frankfurt. Z. Path. **24** (1920). — BRATT, T.: Einige bemerkenswerte „Lipojodolbilder" bei Abbrennung von Pleuraverwachsungen. Med. Rev. (norw.) **44**, Nr 8, 355—361 (1927). — BRAUER: Die Erkrankungen des Perikards. Atlas und Grundriß der Röntgendiagnostik von F. M. GROEDEL. München: J. F. Lehmann 1921. — Über chronische adhäsive Mediastinoperikarditis und deren Behandlung. Nat.-hist. Ver. Heidelberg, 13. Mai 1902. Ref. Münch. med. Wschr. **1902**, 1072. — BRAUER, L. (Hamburg): Pathologie und Therapie der Bronchiektasen. Verh. dtsch. Ges. inn. Med. **1925**, 95. — BRAUER und GECKLER: Ein Beitrag zur Differentialdiagnose der extrem großen Kavernen und Pneumothorax. Beitr. Klin. Tbk. **14**. — BRAUN: Über Herzchirurgie. Zbl. Grenzgeb. Med. u. Chir. **2**, 688 (1899). (Schrifttum bis 1899). — BRAUN, H.: Über zwei aus dem hinteren Mediastinum entfernte Tumoren (Ganglioneurom und Sarkom). Bruns' Beitr. **136**, 1 (1926). — BRENTANO: Zur chirurgischen Behandlung der Perikarditis. Ref. Zbl. Chir. **1898**, 279. — BREUER (New York): Das Röntgenbild als Hilfe beim künstlichen Pneumothorax. Arch. physic. Ther. **7**, 1, 1 (1926). — BREUER (Norton): Mediastinal and lung tuberculosis. J. of Radiol. **6**, 8, 307 (1925). — BRIDGES, CHITTENDEN (Fawcott, Loche): Ein Fall von Zwerchfellhernie des Magens und Colon transversum. Lancet **1926** I, 6, 278. — BRIEGER, E.: Über die trockenen und adhäsiven Formen der Pleuritis mediastinalis im Röntgenbild. Dtsch. med. Wschr. **1923**, Nr 31, 1013. — BRIEGER, E. (Breslau): Die Pleuritis mediastinalis posterior und die mediastinale Schwarte. Fortschr. Röntgenstr. **32**, H. 1/2, 28 (1924). — BRIEGER und SCHRÖTER: Zur Kenntnis der Pleuritis mediastinalis, insbesondere der Pleuritis mediastinalis diaphragmatica. Beitr. Klin. Tbk. **61**. — BROCK: Über die Beziehungen zwischen Steinhauerlunge und Lungensteinen. Med. Klin. **1924**, Nr 42. — BRONNER: Case of pus in the pericardium, incision and drainage. Brit. med. J. Nr 1572, 350. — BROSING: Über die Dilatation der Speiseröhre bei gutartigen Erkrankungen (mit kritischer Würdigung der Bedeutung des Kardiospasmus). Ref. Z.org. Chir. **18**, 462 (1922). — BROWN (Colorado Springs, Colorado): Mediastinal cyst. Case report. Radiology **7**, 436 (1926). — BROWN (San Francisco): Annular shadows: are they cavities or spontaneous pneumothoraces? Amer. J. Roentgenol. **6**, 445 (1923). — BROWN, A., LINCOLN and EDWARD ARCHIBALD: The action of cough upon material in the tracheobronchial tract. An experimental study. Amer. Rev. Tbc. **16**, Nr 2, 111—122 (1927). — BROWN, K. PATERSON: Clinical records. A case of congenital narrowing of the oesophagus. Edinburgh. med. J. **29**, Nr 3, 145 (1922). — BROWN, KELLY (Glasgow): Nervöse Affektionen des Oesophagus. J. of Laryng. a. Otol. **17**, 4, 221 (1927). Ref. Fortschr. Röntgenstr. **36**, 455. — BROWN, KELLY A.: Oesophageal obstruction due to hypertrophy of the cardiac sphincter and narrowing of the epicardia. Proc. roy. Soc. Med. **13**, 206 (1920). Ref. Z.org. Chir. **12**, 269 (1921). — BROWN, OGDEN (Utah): Congenital deformity of trachea and oesophagus: report of case. Radiology **7**, 166 (1926). — BROWN, R. GRAHAM: The use of „lipiodol" by injection into the bronchi and bronchiectasis in children. Med. J. Austral. **2**, Nr 15, 506—510 (1927). — BROWN, S. und H. B. WEISS (Cincinatti): Röntgenbilder von Herz und Aorta in seitlicher Aufnahme. J. amer. med. Assoc. **88**, 4, 226 (1927). Ref. Fortschr. Röntgenstr. **25**, 1327. — BROWNING, W.: The question of thymic epilepsy; with report of a demonstrative case. Med. Rec. **98** (1920). — BRÜCKNER, GEORG: Über habituellen Zwerchfellhochstand. Z. physik. Ther. **29**, H. 1, 41 (1924). — BRUN: Ein Grenzdivertikel des Oesophagus. Bruns' Beitr. **41**, H. 1. — BRÜNING: Beitrag zur Lehre vom Kardiospasmus. Bruns' Beitr. **48**, H. 2. — BRÜNING, F.: Neun Fälle von eingekeilten Fremdkörpern in der Speiseröhre. Bruns' Beitr. **110**, 472 (1917). — BRÜNINGS: Ein einfaches diagnostisches Hilfsmittel bei Speiseröhrenkrebs. Z. ärztl. Fortbildg **1911**, Nr 7. — BRUNN, H. (San Francisco): Primäres Lungencarcinom. Arch. Surg. **12**, 1, 406 (1926). — BRUNN, HAROLD: Cardiospasm. Giorn. Clin. med. **8**, H. 17, 719—725 (1927). — BRUNNER, A.: Die erfolgreiche operative Entfernung eines großen Ganglioneuroms des hinteren Mittelfellraumes. Arch. klin. Chir. **129** (1924). — Erschwerung der Röntgendiagnostik der Lungen nach operativen Eingriffen im Bereich der Brustwand. Münch. med. Wschr. **73**, Nr 1, 21 (1926). — BRUNNER, ALFRED (München): Die chirurgische Behandlung der Lungentuberkulose, nach den Erfahrungen der chirurgischen Universitätsklinik München. Leipzig: Joh. Ambros. Barth 1924. — BRUNNER, HANS KONRAD (Münsterlingen): Struma systica intrathoracica accessoria. Bruns' Beitr. **112**, 114 (1921). — BRÜNNINGS, W. und W. ALBRECHT: Direkte Endoskopie der Luft- und Speisewege. Neue dtsch. Chir. **16**. — v. BRUNS: Untersuchung der Trachea im Röntgenbilde besonders bei Struma. Verh. dtsch. Ges. Chir. **1905**. — BRUNS, E. H. und J. D. BARNWELL (Denver): Deutung ringförmiger Schatten im Röntgenbild der Lungen. Amer. Rev. Tbc. **14**, 1, 58 (1926). — BRYAN: Verletzungen des Zwerchfells. Lancet, 2. Juli 1921. — BUCKSTEIN, J.: Chest pathology in abdominal disorders. Med. J. a. Rec. **126**, Nr 3, 154—155 (1927). — BUDDE: Theoretisches zur Entstehung der Teratome. Klin. Wschr. **1924.** — BULLRICH: Ein auslösender Faktor beim Oesophaguscarcinom. Ref. Z.org. Chir. **9,** 51 (1920). — BUMBA, JOSEPH: Einige interessante Fremdkörper in Luft- und Speisewegen. Med. Klin. **1923,** H. 50, 1633. — BURAK: Komplikationen bei der Broncho- und Oesophagoskopie. Ref. Zbl. Chir. **1911,** 782. — BURCKHARDT: Experimentelle Untersuchungen aus dem Gebiete der Lungenpathologie. Chirurgen-Kongreß **1921.** — Über einfachen Pneumothorax und Spannungspneumothorax. Bruns' Beitr. **124.** — Über partiellen Pneumothorax nach Schluß der Thoraxwunde unter Druckdifferenz. Zbl. Chir. **40,** Nr 41. — BURCKHARDT, G.: Beiträge zur Pathologie der Zwerchfelldynamik. Münch. med. Wschr. **1924,** H. 5, 125. — BURCKHARDT und LANDOIS: Die Brustverletzungen im Kriege. Payr-Küttners Erg. Chir. **10** (1918). (Schrifttum.) — BURDACH und MANN: Zur Diagnose der Brusthöhlengeschwülste. Fortschr. Röntgenstr. **10,** H. 1. — BURGHARD, E. (Düsseldorf): Hochgradige Verlagerung des Mediastinums beim Säugling infolge kongenitaler Bronchiektasie im linken Oberlappen. Fortschr. Röntgenstr. **34,** 308 (1926). — BÜRGER-DALEN: Über einen Fall von Aortenaneurysma mit Durchbruch in den linken Vorhof. Z. klin. Med. **63.** — BURKE: Pneumopericardium of a case. Buffalo med. J. Mai 1909. Ref. Zbl. Chir. **1909,** 1071. — BURKHARDT: Beiträge zur Pathologie der Zwerchfelldynamik. Münch. med. Wschr. **1924,** Nr 5. — BURKHARDT, G.: Beiträge zur Pathologie des Zwerchfells. Münch. med. Wschr. **71,** H. 5, 125 (1924). — BURNETT, C. T. (Denver): Kombination von künstlichem Pneumothorax mit Thorakoplastik. Amer. Rev. Tbc. **14,** 2, 135 (1926). — BURNS, H. A. und J. A. MYERS (Minnenpolis): Studien des Lungenhilus bei einer Gruppe auf Tuberkulose untersuchter Kinder. Amer. Rev. Tbc. **14,** 4, 468 (1926). — BUSCH: Mediastinitis antica nach Osteomyelitis sterni. Ref. Zbl. Chir. **1907,** 667. — BUSCH, L.: Traumatisches Aortenaneurysma. Zbl. Herzkrkh. **1921,** H. 22—24. — BUSINCO, O. (Cagliari): Röntgenbilder des Echinokokkus der Lunge. Radiol. med. **1927,** 1124. — BUSSE: Über Chondromyxosarcoma pleurae dextrae. Virchows Arch. **189.** — BUTTENWIESER, S.: Beitrag zur Kenntnis der Oesophaguscysten beim Neugeborenen. Z. Kinderheilk. **32** (1922). — DE BUYS: A case of anomaly of the diaphragm. Amer. J. Dis. Childr. **19,** 55 (1920). — BUZZI, BRUNO: La pneumoconiosi e la tuberculosi polmonare alla lastra radiografical con osservazioni anatomo-istologiche sul tuberculo pneumoconiotica. Ref. Zbl. Radiol. **4,** 622 (1928). — BYLOFF: Zur Frage der Bestimmung des Zwerchfellstandes und der Zwerchfellfunktion. Wien. klin. Wschr. **1913,** 1265.

CADE, A.: Cancer de l'oesophage à type clinique de néoplasme gastrique. J. Méd. Lyon **1922,** 491. — CADE, A. et MORÉNAS: Cancer de l'oesophage chez un sujet de 29 ans atteint de méga-oesophage. Lyon méd. **130,** 137 (1921). Ref. Z.org. Chir. **14,** 137 (1921). — Mégaoesophage et cancer. Arch. des Mal. Appar. digest. **1922,** 1. — CALVERT: A possibledifferential sign between cardiac dilatation and pericarditis with effusion. J. amer. med. Assoc. **55,** Nr 9 (1910). — Position of the heart in pericarditis with effusion. Bull. Hopkins Hosp., Okt. 1907. — CAMMERER und VOLKMANN: Transdiaphragmaler Eingeweidevorfall nach Brustschuß. Med. Klin. **1917,** Nr 11. — CAMP, DE LA: Beiträge zur Klinik und Pathologie der Mediastinaltumoren. Charité-Ann. **27.** — Beiträge zur Physiologie und Pathologie der Zwerchfellatmung usw. Z. klin. Med. **49.** — Experimentelle Studien über die akute Herzdilatation. Z. klin. Med. **51.** — Was lehrt uns die radioskopische Untersuchung über die Lösungsvorgänge bei der croupösen Pneumonie? Fortschr. Röntgenstr. **8.** — Zur Differentialdiagnose von Pneumothorax und großen Kavernen. Fortschr. Röntgenstr. **7,** H. 1. — CAMP, DE LA und MOHR: Versuch einer experimentellen Begründung des WILLIAMschen Symptoms bei Lungenspitzentuberkulose. Z. exper. Path. u. Ther. **1,** 373. — CAMPBELL, G. E.: Handgriff eines Rasierapparates im Bronchus. J. amer. med. Assoc. **37,** 3, 168 (1926). — CAMPIONE, GIACOMO: L'indagine radiologica negli aneurismi dell'aorta toracica. Arch. di Radiol. **3,** H. 2, 289—319 (1927). — CAREDDU, GIOVANNI: Contributo clinico alla conoscenza della stenosi esofagea e del cardiospasmo. Ref. Zbl. Radiol. **4,** 589 (1928). — CARLSON, A. J.: Localspasm of the esophagus and impairment of deglutation, following local injury of the pharyngeal and esophageal mucosa. J. amer. med. Assoc. **1922,** 784. — CARMAN and SUTHERLAND (Rochester): Aneurysm of the aorta and abscess of the tracheobronchial lymph glands. Amer. J. Roentgenol. **8,** Nr 5, 269 (1921). — CARMODY: Stenosis of the oesophagus. N. Y. med. J. a. med. Rec. **113,** 427 (1921). — CARTY (New York): An unusual carcinoma of the esophagus case report. Radiology **7,** 63 (1926). — CASATI, A. (Genua): Verlagerungen des Oesophagus. Radiol. med. **1927,** 593. — CASATI, ANNIBALE: Gli spostamenti dell'esofage. Ref. Zbl. Radiol. **4,** 34 (1928). — CASE, J. T. (Michigan): Pericarditis calculosa. Report of a new case discovered roentgenologically. J. amer. med. Assoc. Chicago **80,** 236 (1923) and Edicion Espagno 19, 196. CASELLAS, P. R.: The rôle of roentgenology in diseases of the chest. Arch. physic. Ther. **8,** Nr 12, 615—620 (1927). — CASELLAS, P. R. (El Paso): Hemorrhagic infarct of the lung. Maer. J. of Roentgenol. **17,** 554 (1927). — CASPARI, J.: Diagnostische Probleme bei der Lungentuberkulose der Kinder. Mschr. Kinderheilk. **25,** 62. — CASPARINI, A. (Padua): Die Mediastinalhernie im Verlauf des therapeutischen Pneumothorax. Policlinico, sez. prat. **1927,** 1461. — CASTELLI, GUIDO: Di un caso di localizzazioni luetiche terziarie endocardica (mitralica) e polmonare. Ref. Zbl. Radiol. **4,** 814 (1928). — CATEL, W.: Beitrag zur Klinik der Lymphogranulomatosis. Mschr. Kinderheilk. **36,** H. 4/5, 337—340 (1927). — CAUCHOIS: Note sur les cancer et sur l'evolution du traitement des empyèmes chroniques. Bull. méd. **34** (1920). — CAULFEILD, A. H. W. and G. E. RICHARDS: The systematic study and classification of stereograms of the chest. Canad. med. Assoc. J, **17**, Nr 7, 794—797 (1927). — CAUSSADE, J. et ANDRÉ TARDIEU: L'infiltration pulmonaire transsudative épituberculeuse. (Étude anatomo-clinique et histologique). Rev. Méd. **44**, Nr 3, 283—302 (1927). — CASTRONOVO, E. (Messina), Idiopathische Oesophagusdilatation. Radiol. med. **14**, 1, 40 (1927). — CAUTERIO, G. (Neapel), Über Häufigkeit, Pathogenese und Symptomatologie der entzündlichen Erkrankungen des Interlobärspalts. Riforma med. **1927**, 963. — CAVAMURA: Über die künstliche Erzeugung von Lungenschrumpfung durch Unterbindung der Pulmonalarterienäste und den Einfluß derselben auf die Lungentuberkulose. Dtsch. Z. Chir. **125**, 373. — CECCHERELLI: Erfahrungen bei Mediastinaltumoren. Ref. Zbl. Chir. **1909**, 1520. — CEELEN: Carcinomatöse Entartung eines cystischen Mediastinalteratoms. Virchows Arch. **184**, 348 (1924). — CERDEIRAS, JUSTO H.: Die Bronchialdrüsen im Röntgenbilde. Vergleich zwischen Röntgenbefund und Sektionsergebnis. Fortschr. Röntgenstr. **25**, H. 3, 244 (1918). — CHADWICK, H. D. (Westfield-Sanatorium): Diagnostik der Kindertuberkulose. Amer. Rev. Tbc. **15**, 5, 601 (1927). Ref. Fortschr. Röntgenstr. **36**, 923. — CHANDLER, F. G.: Lipiodol injections. Brit. J. Tbc. **21**, Nr 2, 78—80 (1927). — CHANDLER, F. G. and CARLYLE T. POTTER: An investigation into the result of X-ray treatment of primary malignant intrathoracic toumors. Lancet **1927 II**, Nr 12, 596—598. — CHANTRAINE, HEINRICH: Über Weichstrahlenaufnahmen der Lunge mit ganz hohen Milliampèrezahlen. Fortschr. Röntgenstr. **36**, H. 3, 700—707 (1927). — CHANVIRÉ: Corps étranger intra-thoracique entretenant une suppuration pleurale. J. de Radiol. **1922**. — CHAOUL, HENRI: Die Röntgenuntersuchung im Dienste der chirurgischen Behandlung der Lungentuberkulose. Verh. dtsch. Röntgenges., 14. Röntgen-Kongreß 14 (1923). — Röntgenbilder aus dem Gebiet der Brustchirurgie. (Ergänzung zum Vortr. SAUERBRUCHs). Arch. klin. Chir. **133**, 42 (1924) (Chirurgen-Kongreß). — Untersuchungen über die Frage der Lungenzeichnung im Röntgenbild. Dtsch. Z. Chir. **154**, 404 (1920) und Münch. med. Wschr. **66**, Nr 50, 1438 (1919). — CHAOUL, HENRI und LANGE: Über intrathorakale Senkungsabscesse. Dtsch. Z. Chir. **184**, 161 (1924) und Verh. dtsch. Röntgenges. 14 (1923). — CHAPERON: Étude radiologique du hile pulmonaire normal et pathologique. Paris méd. 5. Feb. 1927. — CHAUMET, G.: Exposé d'une méthode d'interprétation des orthodiagrammes du coeur basée sur l'établissement de quelques indices numériques. J. de Radiol. **11**, Nr 11, 561—572 (1927). — CHAUMET, G. et ZAVADOWSKI: Tuberculose pulmonaire et ossification des cartilages costaux. Revue de la Tbc. **8**, Nr 4, 574—581 (1927). — CHIARI, H. und R. PIEPEL: Über eine seltene Form von Bildungsanomalie des Herzens. Z. Kinderheilk. **37**, 192 (1924). — CHIZZOLA, G. (Udine): Die Röntgensymptome der Lungenatelektase bei Bronchostenose. Arch. di Radiol. **1927**, 113. — CHRISTELLER: Entspricht dem sog. Thymustode ein einheitliches Krankheitsbild. Virchows Arch. **226** (1919). — CHRISTIAN und ERIK: Röntgenbefund bei chronisch partiellem Herzaneurysma. Klin. Wschr. **1922**, 582. — CHRISTIE (Washington): The diagnosis of primary tumors of the lung. J. of Roentgenol. **8**, Nr 3, 97 (1921). — CHUITON et KERGROHEN: Quelquels précisions aportées par la téléradiografie dans l'examen clinique et radioscopique de la tuberculose pulmonaire. Arch. Electr. méd. **35**, Nr 526, 196—201 (1927). — CHURCHILL, E. D. und G. W. HOLMES: Lobäre Atelektase bei chronischer Lungeneiterung. Arch. Surg. **14**, 5, 1093 (1927). Ref. Fortschr. Röntgenstr. **36**, 1164. — CIGNOLINI, PIETRO: Le posicioni sagitali inclini nello studio radioscopico dell' ilo polmonare. Arch. di Radiol. **3**, H. 2, 449—454 (1927). — CLACUÉ, R.: Epingle de sûreté dans l'oesophage chez un nourrisson de huit mois. Otol. internat. **1922**, 136. — CLAIRMONT: Die interlobäre Pleuritis. Arch. klin. Chir. **111**, H. 2, 335 (1919). — CLAIRMONT, P.: Zur Radikaloperation des Oesophaguscarcinoms. Zbl. Chir. **1924**, H. 1/2, 42. — CLAUS: Über primäres Lungencarcinom mit besonderer Berücksichtigung schrumpfender Prozesse. Beitr. Klin. Tbk. **50**. — CLEISZ et VORWILERVICZ: Hernie diaphragmatique congénitale. Bull. Soc. Anat. Paris. **1921**, 101. — CLELAND, J. B. and F. BEARE: Caseated thymoma of the mediastinum. Med. J. Austral. **1**, Nr 7 (1922). — CLERF, LOUIS H.: Bronchiectasis associated with disease of the nasal accessory sinus. (Etiology and bronchoscopic treatment of bronchiectasis). Arch. of Otolaryng. **6**, Nr 1, 28—35 (1927). — COBET, R. et K. IMHÄUSER: Subphrenische Gasansammlung bei Dickdarmfistel. Med. Klin. **23**, Nr 49, 1912 (1927). — COE, O. (Washington): A method for estimating the sire of the thymus. Amer. J. Roentgenol. **15**, 222 (1926). — COHN: Beitrag zur Kasuistik der spontanen Oesophagusruptur. Mitt. Grenzgeb. Med. u. Chir. **18**, H. 2. — Die Lungentuberkulose im Röntgenbilde. Tuberkulosebibliothek. Beiheft Z. Tbk. Nr 2. Leipzig: J. A. Barth 1921. — COHN, M.: Über atypische Miliartuberkulose. Verh. dtsch. Röntgenges. 16. Kongreß **1925** und Z. Röntgenol. **1925**, H. 9. — COHN, MAX (Berlin): Die nichttuberkulösen Lungenerkrankungen im Röntgenbilde. Würzburg. Abh. **1**, H. 10 (1924) Leipzig: Curt Kabitzsch. — COHN und SALINGER: Über ungewöhnliche Kalkansammlungen in den Gefäßen und Stützgeweben. Med. Klin. **1927**, Nr 22. — COLANERI, L. JOH.: La position inclinée pour le radiodiagnostic des sommets. Bull. Soc. Radiol. méd. France. **15**, Nr 141, 237—244 (1927). — COLLING: Surgery of the lung. Illinois med. J. **1922**. — CONDRAY: Bericht über einen doppelseitigen traumatischen Pneumothorax. Progrès méd. **26**. — CONIGLIO, GIUSEPPE: Incidenti e reazioni da iniezioni di olio jodato. Ref. Zbl. Radiol. **4**, 820 (1928). — COOLEY: Unusual case of mediastinal tumor. Arch. of Pediatr. **39**, 398 (1922). — CORDIER: L'hémiatrophie congénitale du diaphragme. Progrès méd. **1920**, 193. — CORDUA: Empyembehandlung. Ver. nordwestdtsch. Chir. Hamburg **1920**. — CORNIOLEY, CH.: La hernie diophragmatique chez l'adulte. Schweiz. med. Wschr. **1927**, Nr 39, 929—933. — CORRERA, TOMMASO: Contributo allo studio radiologico della pleura. La proiezione cranio-dorsoventrale del torace. (Tesi di perfezionamento.). Ref. Zbl. Radiol. **4**, 247 (1928). — COTTE et ARCELIN: Projectile du médiastin postérieur, ablation par voie cervicale. Lyon méd. **129**, 396 (1920). — COTTON (Baltimore): Report of a case of dilatation of esophagus from cardio spasm. Amer. J. Roentgenol. **5**, Nr 1, 36 (1918). — COURCOUX, A. et GILSON: L'effacement des images radiologiques pathologiques du poumon. Revue de la Tbc. **8**, Nr 3, 397—400 (1927). — COUTTS and ROWLANDS: Case of purulent pericarditis. Ref. Zbl. Chir. **1905**, 1020. — CRAMER: Drei Fälle von Oesophagusverletzungen durch Fremdkörper mit tödlichem Ausgang. Berl. klin. Wschr. **1920**, 1048. — CRAVER, LLOYD F.: Extensive sarcoma of skin treated by unfiltered Roentgen-ray. Arch. of Dermat. **16**, Nr 1, 35—43 (1927). — CRECELIUS, W.: Ist die normale Interlobärpleura röntgenologisch darstellbar? Dtsch. med. Wschr. **53**, Nr 18, 753 (1927). — CRECELIUS, WILLY (Dresden): Unsere Erfahrungen über Pseudokavernen im Röntgenbild. Med. Klin. **23**, Nr 45, 1728—1731 (1927). — CRESCENSI: Über Heilungsvorgänge von Substanzverlusten der Pleura visceralis. Bruns' Beitr. **127** (1922). — CRIVELLI: Observations d'un cas d'anévrisme de l'aorte thoracique développé dans la fosse sous-scapulaire. Rev. de Chir. **1899**, Nr 7. — CROTTI, A.: The Roentgen ray in intrathoracic goiter and thymus hyperplasia. J. americ. med. Assoc. **1913**, 117. — CROW (San Francisco): Examination of the posterior mediastinal glands in the early recognition of pulmonary tuberculosis. Amer. J. Roentgenol. **10**, 9, 699 (1923). — CROW (Washington): Echinococcus disease of the lungs. Amer. J. Roentgenol. **5**, Nr 11, 513 (1918). — CRUMP, ARMISTEAD: A new air for the diagnosis of stricture of the oesophagus. J. amer. med. Assoc. **62** (1914). — CSÁKÁNY: Der gegenwärtige Stand der Empyembehandlung. Bruns' Beitr. **127** (1922). — CUNNINGHAM, T. D.: A source of asthma in children. Radiology **9**, Nr 4, 280—284 (1927). — CURSCHMANN: Zur Beurteilung und operativen Behandlung großer Herzbeutelergüsse. Ther. Gegenw. **1905**, H. 8. — CURSCHMANN, W.: „Was liegt den Ringschatten im Lungenröntgenbild zugrunde?" Eine differentialdiagnostische Betrachtung. Beitr. Klin. Tbk. **66**, H. 5, 507—544 (1927). — CURTILLET, J. et G. PÉLISSIER: L'opération de BRAUER dans un cas de médiastino-péricardite tuberculeuse. Lyon chir. **5**, 462 (1911). Ref. Zbl. Chir. **1911**, 1112. — CUTLER and SUSMANN (Boston): Calcification in the heart and pericardium. Amer. J. Roentgenol. **12**, 4, 312 (1924). — CZEPA: Erstickungstod nach Röntgenbestrahlung eines Mediastinaltumors (Lymphogranuloms). Strahlenther. **12**, 239 (1921). — CZEPA, ALIS (WIEN): Zur Differentialdiagnose von Lungentumor und Aneurysma. Fortschr. Röntgenstr. **29**, H. 3, 277 (1922).

DAHLSTEDT: Beiträge zur Kenntnis des lokalisierten Pneumothorax bei Lungentuberkulose. Beitr. Klin. Tbk. **52**. — v. DAMARUS, SALOMON: Beitrag zur Kenntnis der Zwerchfellhernie nach Schußverletzung. Fortschr. Röntgenstr. **23**. — DANGCHAT: Beiträge zur Genese, Pathologie und Diagnose der Dermoidcysten und Teratome im Mediastinum anticum. Bruns' Beitr. **38**, H. 3. — DANIELSEN: Die chronisch-adhäsive Mediastinoperikarditis und ihre Behandlung durch Kardiolyse. Bruns' Beitr. **131** (1906). — DARBOIS et HUET: Note sur le déplacement du diaphragme droit. Bull. Soc. Radiol. méd. France **15**, Nr 141, 246—247 (1927). — DARBOIS et MARCHAL: Sténoses oesophagiennes et déglutition laryngée. Bull. Soc. Radiol. méd. France, Juli **1927**. — DARBOIS et STUHL: Hernie diaphragmatique. Bull. Soc. Radiol. méd. France **1926**, Nr 131, 128. — DARÉ et GAUILLARD: Lésions du poumon, examen radioscopique, radiographique et anatomo pathologique. Bull. Soc. Radiol. méd. France, Mai **1927**. — DATSKEWITSCH, A. P.: Fall von Dextrokardie nach Verletzung des Brustkorbes. Wojenno-Med. J. (russ.), **236**, 592 (1913). Ref. Zbl. Chir. **2**, 198 (1913). — DAVID: Verhältnis der Röntgendiagnostik zur Klinik der Lungentuberkulose. Dtsch. med. Wschr. **53**, Nr 48, 2054 (1927). — DAVIDSOHN, P.: The treatment of purulent pericarditis by free incision. Brit. med. J. Nr 1576, 578. — DAVIDSON, M. (Brompton-Hospital): Beobachtungen über die Entwicklung kontralateraler Erkrankung bei künstlicher Pneumothoraxtherapie. Quart. J. Med. **74**, 179 (1926). — DAVIS (Rochester): Pulmonary fibrosis. Radiology **3**, 2, 150 (1924). — DEBRÉ, ROBERT et JULIEN MARIE: Bronchiectasie de la base prise pour une pleurési médiastinale. Bull. Soc. Pédiatr. Paris **25**, Nr 3—5, 207—212 (1927). — DEDOW: Kasuistik der Resektionen des Brustbeins. Ref. Zbl. Chir. **1907**, 804. — DEHN: Röntgendiagnostik eitriger Prozesse des Thorax. Bruns' Beitr. **89**, 482 (1914). — DEHN, O. O.: Das Aortenbild in erster schräger Seitenlage. Věstn. Roentgenol. (russ.) **4**, 161 (1926). — v. DEHN und WEINSCHENK: Einige physikalische Erwägungen zur Lungenröntgenologie. Fortschr. Röntgenstr. **32**. — DEIS: Die Behandlung der ZENKERschen Pulsionsdivertikel der Speiseröhre. Bruns' Beitr. **123**, 623 (1921). — DEIST: Zur Differentialdiagnose Lungentumor und Pneumonie. Klin. Wschr. **1923**, Nr 12. — DEIST, HELLMUTH: Diagnose der Lungentumoren. Klin. Wschr. **3**, Nr 48, 2200 (1924). — DELBET: Cancer de l'oesophage. Progrès méd. **1922**, 172. — DELESSERT: Clinical studig of malign tumors of the anterior mediastinum. Internat. Clin. **2**, 127 (1922). — DELHERM et ROBERT CHAPERON: Le syndrome roentgénologique de l'hypertension aortique. J. de Radiol. **1924**. — Comment doit — on interprêter les ombres hilaires normales? J. de Radiol. 1923. — DELHERM et MOREL-KAHN: Radioscopie et radiographie dans les affections chroniques du poumon. Bull. Soc. Radiol. méd. France, Febr. 1927. — DELILLE, A. et DARBOIS (Paris): Diagnostic radiologique de la dilatation des bronches chez l'enfant. Communications faites au congrês de l'association francaise pour l'avencement des sciences, Liège 1924. J. de Radiol. (belge) 13, 321. — DELORME, E. et MIGNON: Sur la ponction et l'incision du pericarde. Rev. de Chir. 1895, Nr 10, 796 u. 1896, Nr 1. — DEMANGE, J. et L. SPILLMANN: Deux cas de péricardite avec épanchement. Gaz. Méd. et Chir. 1898, Sept. Ref. Zbl. Chir. 1899, 472. — DENEKE: Röntgendiagnostik seltener Herzleiden. Dtsch. Arch. klin. Med. 89. — Zur Druckwirkung der Thymus. Dtsch. Z. Chir. 98, 544. — DENEKE (Hamburg): Die pathologische Aorta im Röntgenbild. 16. Verh. dtsch. Röntgenges. 16. Röntgen-Kongreß 1925. — DEROIDE, T.: Sur un cas d'hémo-péricarde traumatique. Gaz. Hôp. 1909, Nr 98. — DERR (Atlanta): A case of cardiaspasm resembling malignat stricture of the esophagus. Amer. J. Roentgenol. 4, Nr 9, 477 (1917). — DESPLATS et D'HOUR: Déviation médiastinale et sinistro cardie avec déviation trachéale et bronchique. Syndrome pseudo-cavitaire apical gauche. J. de Radiol. 1926. — DESSECKER, C. (Frankfurt a. M.): Das epiphrenale Pulsionsdivertikel der Speiseröhre. Arch. klin. Chir. 128, 236 (1924). — DETRÉ, GEORGES: Le radiodiagnostic de la tuberculose hilaire chez l'enfant. J. de Radiol. 11, Nr 5, 257—264 (1927). — DETRY: Hernie intrathoracique sousdiaphragmatique de l'estomac. Scalpel 1922, 639. — DEUTSCH: Die Diagnose von Erkrankungen des Interlobärspalts auf Grund des charakteristischen Brustschmerzes. Med. Klin. Nr 43. — Ein Beitrag zur Kenntnis der Lungensyphilis. Fortschr. Röntgenstr. 24. — DÉVÉ, F.: La rupture itérative des kystes hydatiques du coeur. C. r. Soc. Biol. 20. Mai 1916. — De l'échinococcose secondaire. Thèse de Paris 1901, 136. — Sur l'échinococcose secondaire du péricarde. C. r. Soc. Biol. 18. Dez. 1915. — L'échinococcose secondaire du péricarde. C. r. Soc. Biol. 21. Okt. 1916. — DÉVÉ, F. et JIROU: Kyste hydatique du coeur compliqué d'échinococcose secondaire du péricarde. Bull. Soc. Anat. Paris 17, 58 (1920). — DEVIC et BÉRIEL: Les goîtres métastatiques sans goître. Arch. prov. Chir. 1906, Nr 11. — DEVIC et BOUCHET: L'atonie de l'oesophage. Lyon chir. 16, 225 (1919). — DIENST, C. (Aachen): Generalisierte Lymphdrüsentuberkulose mit generalisierter Verkäsung und Verkalkung der Lymphknoten. Fortschr. Röntgenstr. 36, H. 6, 1232 (1927). — DIETL, K.: Frühinfiltrat und exacerbierende Primärtuberkulose. Dtsch. med. Wschr. 53, Nr 24, 998—999 (1927). — DIETLEN: Über interlobäre Pleuritis. Erg. inn. Med. 12. — Die Perkussion der wahren Herzgrenzen. Dtsch. Arch. klin. Med. 88. — Orthodiagraphie und Teleröntgenographie als Methode der Herzmessung. Münch. med. Wschr. 1913, Nr 32. — Zur Frage der akuten Herzdilatation bei Kriegsteilnehmern. Münch. med. Wschr. 1916, Nr 7. — Über Herzgröße und Herzmessung. Klin. Wschr. 1922, Nr 42. — Die Röntgendiagnose der Lungenerkrankungen mit Ausschluß der Tuberkulose. In Grundriß und Atlas von F. M. GROEDEL, 4. Aufl. München: J. F. Bergmann 1924. — Die Röntgenuntersuchung von Herz, Gefäßen und Perikard. Lehrbuch der Röntgenkunde usw. von RIEDER-ROSENTHAL, 2. Aufl. Leipzig: J. Ambrosius Barth 1924. — Zur Differentialdiagnose chronisch interstitieller Lungenprozesse. Beitr. Klin. Tbk. 66. — Die Bedeutung der Röntgenuntersuchung von Lunge und Mediastinum für die innere Medizin. Innerer Kongreß 1927. — Zum radiologischen Nachweis der Miliartuberkulose. 7. Röntgen-Kongreß. — Über Größe und Lage des normalen Herzens und ihre Abhängigkeit von physiologischen Bedingungen. Dtsch. Arch. klin. Med. 88, H. 1—3. — DIETLEN, HANS: Orthodiagraphische Beobachtungen über Veränderungen der Herzgröße bei Infektionskrankheiten. Münch. med. Wschr. 1908, Nr 40. — Zur Frage des kleinen Herzens. Münch. med. Wschr. 66, Nr 1, 2, 47 (1919). — DIETRICH: Ein eigenartiges peripleuritisches Empyem. Münch. med. Wschr. 1918, Nr 9. — Beitrag zur Diagnostik der Pulmonalsklerose. Fortschr. Röntgenstr. 36. — DILLON, JAKOB (Moskau): Ein Beitrag zur Klinik der Diaphragmaerkrankungen. Fortschr. Röntgenstr. 34, 636 (1926). — DIOCLÈS: Remarques concernant la technique de la stéréoradiographie pulmonaire. Revue de la Tbc. 8, Nr 3, 409—413 (1927). — DOEPKE (Bamberg): Pneumoperikard oder Überblähung des Mediastinums. Z. Röntgenol. 1925, H. 19. — DOGSON, HENRY: Traumatic rupture of diaphragm, patient lives over two years. Practitioner 107, 219 (1921). — v. DOMARUS und SALOMON: Beitrag zur Kenntnis der Zwerchfellhernie nach Schußverletzung. Fortschr. Röntgenstr. 23, H. 4. — DOMINICUS: Über Herzschüsse. Inaug.-Diss. München 1917. — DONATH: Beitrag zur Kenntnis der sarkomatösen Geschwülste der Speiseröhre. Virchows Arch. 194, 446. — DONGEN, J. A. van: Hernia diaphragmatica congenita spuria sinistra. Nederl. Tijdschr. Geneesk. 1922, 582. — DÖNITZ: Mediastinalcyste. Ref. Zbl. Chir. 1914, 1724. — DORENDORF: Demonstration eines großen Pleuratumors. Dtsch. med. Wschr. 1914, Nr 5. — Diagnose der akuten und der chronischen Mediastinitis. Arch. f. Laryng. 33, 285 (1920). — DORENDORF, H. (Berlin): Influenza und Lungenabsceß. Med. Klin. 20, H. 36, 1231 (1924). — Über das infraklavikuläre tuberkulöse Infiltrat. Med. Klin. 1927, H. 18. — DÖRING: Über Eventratio diaphragmatica. Dtsch. Arch. klin. Med. 72. — DOUBLEDAY: A case of suppurative pericarditis treated by aspiration. N. Y. med. J. a. med. Rec. 48, 232. — DOUGLAS, R. G.: Syphilis of the lungs. New Orleans med. J. 80, Nr 5, 304—309 (1927). — DOYEN: Zur Chirurgie kongenitaler und erworbener Mißbildungen des Herzens. Ref. Zbl. Chir. 1914, 1290. — DRACHTER: Intrathoracischer Druck auf Mechanismus der Atmung, an einem einfachen Modell dargestellt. Münch. med. Wschr. 1919, Nr 48. — Thorax, Respirationstraktus und Wirbelsäule. Tübingen 1919. — DREESMANN: Zwei Fälle von verschlucktem Gebiß. Med. Klin. 1910, 1650. — DUBROW, J. L. (Denver): Veränderungen im Röntgenschatten des Herzens infolge Wirbeltuberkulose. J. amer. med. Assoc. 88, 10, 696 (1927). Ref. Fortschr. Röntgenstr. 36, 207. — DUBS, J.: Hernia diaphragmatica vera paroesophagea mit Volvulus und Ruptur des Magens. Dtsch. Z. Chir. 151, 60 (1919). — DUFOURMENTEL, L.: Etat actuel de la technique et des applications de l'oesophagoscopie. Bull. méd. 1922, 85. — DUHEM et LEMAÎTRE: Aspect radiologique de la dilatation des bronches sans lipiodol. Bull. Soc. Radiol. méd. France 1926, Nr 126, 38. — DUJARRIER, CH.: Balle dans la paroi antérieure du ventricule droit. Bull. Soc. Chir. Paris, 14. März 1917. — Projectile intracardiaque. Bull. Soc. Chir. Paris, 20. Juni 1917. — DUKEN: Beitrag zur klinischen und röntgenologischen Diagnostik der Bronchopneumonie im Kindesalter. Münch. med. Wschr. 1920, Nr 3. — Über Fehlerquellen bei der Röntgenuntersuchung der Lunge und des Zwerchfells des Kindes. Münch. med. Wschr. 1921, Nr 13. — DUKEN, J.: Klinische und experimentelle Studien zur Pathogenese und Diagnostik der Bronchiektasie im Kindesalter. Z. Kinderheilk. 44, H. 1/2, 1—60 (1927). — Mediastinale Pneumatocele nach Pneumonie bei einem Säugling. Z. Kinderheilk. 43, H. 4/5, 339—345 (1927). — DUKEN, J. (Jena): Die Besonderheiten der röntgenologischen Thoraxdiagnostik im Kindesalter. Jena: Gustav Fischer 1924. — Zur Röntgensymptomatologie des kindlichen Mediastinum. Fortschr. Röntgenstr. 31, H. 4, 476 (1924). — DÜLL: Vorkommen von Blut-Fibrinkugeln im Pleuraraum. Beitr. klin. Tbk. 60. — DUMITRESCO: Pleuritis interlobaris. Bull. Soc. méd. Hôp. Paris 36. — DUNCAN, REX: Mediastinal sarcoma. Med. Rec. 100, 96 (1921). — DUNHAM, KENNON: The diagnosis of tuberculosis in the child's chest. J. amer. med. Assoc. 89, Nr 17, 1413—1414 u. 1421—1423 (1927). — DUNHAM, K. and V. NORTON (Cincinatti): An X-ray study of the absorption of tuberculous exudate within the lung. Amer. J. Roentgenol. 10, 2, 112 (1923). — Basal tuberculosis. J. amer. med. Assoc. 89, Nr 19, 1573—1575 (1927). — DUNKAM: Infection in the mediastinum in fulminating cases of empyema. Surg. etc. 35, 288 (1912). — DUNN, ARTHUR D. and JOHN E. SUMMERS: Observation on a case of mediastinopericarditis treated by cardiolysis (BRAUER). Amer. J. med. Sci. 145, 74—82 (1913). — DÜNNER, L. und A. CALM (Berlin): Die Röntgenologie der Gefäße, insbesondere der Lungengefäße am lebenden Menschen. Fortschr. Röntgenstr. 31, H. 5/6, 635 (1924). — DUPUY, HOMER: Foreign body in the oesophagus removed by oesophagoscopy. New Orleans med. J. 1913, 815. — DÜRR: Pulsionsdivertikel des Oesophagus. Klin. Wschr. 1922, H. 2, 101. — Über die einzeitige Operation des Oesophagusdivertikels. Bruns' Beitr. 1923, 366.

EDELMANN und MARON: Die Isthmusstenose der Aorta und ihre Differentialdiagnose. Wien. Arch. inn. Med. 4. — EDLING, L.: Beiträge zur Röntgenologie der Anthrakose. 5. Tagg nordwestdtsch. Ges. inn. Med. 21. u. 22. Mai 1926. Ber. Zbl. inn. Med. 1927, Nr 9, 235. — EDLING, LARS (Lund): Zur Kenntnis des Röntgenbildes bei Anthracosis pulmonum. Fortschr. Röntgenstr. 25, H. 6, 508 (1918). — Ein seltener Fall eines gutartigen Lungentumors. Fortschr. Röntgenstr. 25. — EDWARDS, A. T. (London): Die chirurgische Behandlung von Phthise und Bronchiektasie. Brit. med. J. 1927, 3443, 9. Ref. Fortschr. Röntgenstr. 36, 238. — Intrathorakale Neubildungen. Brit. J. Surg. 14, 56, 607. Ref. Fortschr. Röntgenstr. 36, 1161. — EGGERS, C. (New York): Komplikation von Lungenabsceß mit Empyem. Arch. Surg. 12, 1, 338 (1926). — EHRENBERG: Zwei Fälle von Tumor im Herzen. Dtsch. Arch. klin. Med. 103. — v. EICKEN: Diagnostische und therapeutische Fortschritte bei Fremdkörpern in der Speiseröhre. Münch. med. Wschr. 1923, H. 6, 190. — v. EICKEN, CARL: Ein Sarkom der Speiseröhre. Dtsch. Z. Chir. 65, 380. — EIGLER, W. (Bonn): Über endothorakale Cysten. Dtsch. Z. Chir. 199, H. 1/2, 133. — EIKEN, TH.: Eine Methode zur Lokalisation von Fremdkörpern. Ref. Zbl. Radiol. 4, 360 (1928). — EINHORN und THOMAS SCHOLZ: Röntgenologische Befunde mittels des Delineator in Fällen von Kardiospasmus. Arch. Verdgskrkh. 27, 97 (1921). — v. EISELSBERG: Über den Wert der Lipojodolfüllung. Dtsch. Z. Chir. 200, 53—59 (1927). — EISLER, FRITZ (Wien): Zur Röntgendiagnose der Lungentumoren. Wien. Arch. klin. Med. 11, 245 (1925). — EISLER und KREUZFUCHS: Die Röntgendiagnose der Aortensyphilis. Dtsch. med. Wschr. 1913, Nr 44. — ELIAS, H. und K. HITZENBERGER: Relaxatio (Eventratio) diaphragmatica. Klin. Wschr. 1922, H. 20, 1028. ELLERBROEK, N.: Oesophagusatresie. Münch. med. Wschr. 1922, H. 16. — ELLIESEN: Idiopathische Hypertrophie der Oesophagusmuskulatur. Virchows Arch. 172, 501. — ELS, H. (Bonn): Beitrag zur Frage der Diagnose und Operation chronischer Zwerchfellhernien nach Schußverletzungen. Bruns' Beitr. 114, 138 (1919). — EMANUEL: Extreme Dilatation of the left auricle. Lancet 1923, Nr 5195. — EMBELTON, D. M.: Chronic chest conditions in children other than tuberculosis. Ref. Zbl. Radiol. 4, 371 (1928). — EMMERICH: Fremdkörper im Oesophagus. Ref. Med. Klin. 1921, 1497. — ENDERLEN: Ein Beitrag zur Chirurgie des hinteren Mediastinums. Dtsch. Z. Chir. 61, 443. — ENGEL: Die anatomisch-röntgenologischen Grundlagen für die Diagnostik der Bronchialdrüsentuberkulose beim Kinde. Erg. inn. Med. 11. — ENGEL und HOLITSCH: Zur Symptomatologie der Struma substernalis. Wien. klin. Wschr. 1914, Nr 17. — ENGELMANN: Zwei Oesophagusfremdkörper. Münch. med. Wschr. 1922, H. 6, 217. — ENGELS, HERMANN (Berlin): Zur Oesophagusatonie. Med. Klin. 1919, Nr 9, 209. —

EPSTEIN, J. W. (Cleveland): Zwerchfellähmung im Anschluß an ein Geburtstrauma des Plexus brachialis. Amer. J. Dis. Childr. **34**, 4, 634 (1927). Ref. Fortschr. Röntgenstr. **36**, 1307. — ETTIG, F.: Über die Differentialdiagnose zwischen einer Pleuritis mediastinalis posterior und der Infiltration eines abnormen Lungenlappens. (Lobus infracardiacus). Mschr. Kinderheilk. **28**, 207 (1924). — ERBSEN, H.: Kavernen und kavernenähnliche Ringschatten im Röntgenbilde. Beitr. Klin. Tbk. **65**, 513. — ERDELYI: Die Bedeutung der Röntgenuntersuchung der Aorta in der klinischen Diagnostik. Fortschr. Röntgenstr. **35**. — Zur Differentialdiagnose der im Felde der Lungenspitzen sichtbaren circumscripten Schatten auf Grund des „Schluckverfahren". Klin. Wschr. **1923**, Nr 33. — ERDÉLYI, EUGEN: Über die Behandlung der Fremdkörper der Speiseröhre mittels Oesophagoskopie in einem Zeitraume von 12 Jahren. Mschr. Ohrenheilk. Suppl.-Bd. **1**, 1043 (1921). — Erfahrungen von 12 Jahren über im Oesophagus steckengebliebene und mit Oesophagoskopie entfernte Fremdkörper. Ref. Z.org. Chir. **18**, 220 (1922). — Zwei interessante Fälle von in der Speiseröhre steckengebliebenen Fremdkörpern. Mschr. Ohrenheilk. **56**, H. 7. — ERKER: Ein Grenzdivertikel der Speiseröhre. Wien. med. Wschr. **1911**, Nr 36. — ERKES: Beitrag zur Röntgendiagnose traumatischer Lungenaffektionen. Fortschr. Röntgenstr. **16**, H. 4. — EVANS, J. (Baltimore): Hernia of the diaphragm. With report of case of the congenital variety complicated by periodic retation of the stomach. Amer. J. Roentgenol. **18**, 133 (1927). — EWALD, C. A.: Die Speiseröhrenverengerung. Zbl. Chir. **1913**, 402. — EWING, J.: The tymus and its tumors. Surg. etc. **21**, Nr 4 (1916).

FABIAN: Über Phlebolithen. Fortschr. Röntgenstr. **27**. — FAHR: Traktionsdivertikel des Oesophagus. Ref. Dtsch. med. Wschr. **1921**, Nr 42, 1280 u. Berl. klin. Wschr. **1921**, 1142. — FALES, L. H. (Livermore): Die relative Bewertung der Röntgenuntersuchung und der physikalischen Symptome für Diagnose und Behandlung der Lungentuberkulose. Amer. J. med. Sci. **172**, 3, 382 (1926). — v. FALKENHAUSEN: Zur Kasuistik der Hernia hiatus oesophagei. Fortschr. Röntgenstr. **35**. — FALKENHEIM, C.: Ein Fall von kongenitaler Kardiastenose mit diffuser Oesophagusektasie. Mitt. Grenzgeb. Med. u. Chir. **33**, H. 1/2 (1921). — FALTITSCHEK, FRITZ: Stenose des linken Hauptbronchus wahrscheinlich infolge Carcinoms; linksseitige exsudative Pleuritis, Thrombose der linken Axillarvene. Wien. med. Wschr. **77**, Nr 32, 1064 (1927). — FASCHINGBAUER: Doppelseitiger mantelförmiger Pneumothorax bei bullösem Lungenemphysem. Wien. klin. Wschr. **1919**, Nr. 31—32. — FAULHABER: Röntgendiagnostik der Speiseröhrenerkrankungen. Slg Abh. Verdgskrkh. — FAUQUEZ: Un cas de cancer de l'oesophage avec ouverture dans la trachée. J. Méd. Paris **1913**, 942. — FEDDER, LUDWIG (Berlin): Kasuistischer Beitrag zur idiopathischen Oesophagusdilatation. Fortschr. Röntgenstr. **32**, H. 3/4, 222 (1924). — FEDEROW, S. P.: Zur Frage der Divertikel des Halsteiles der Speiseröhre. Nov. chir. Arch. (russ.) **9**, 151 (1926). — FEER, E.: Kropfherz und Thymusherz der Neugeborenen und Säuglinge. Mschr. Kinderheilk. **25**, 88 (1923). — FELBERBAUM, D. and B. FINESILVER (New York): Substernale Struma. Amer. J. med. Sci. **171**, 2, 218 (1926). — FELIX, W.: Anatomische, experimentelle und klinische Untersuchungen über den Phrenicus und über Zwerchfellinnervation. Dtsch. Z. Chir. **171** (1922). — Untersuchungen über den Spannungszustand und die Bewegung des gelähmten Zwerchfelles. Z. exper. Med. **33** (1923). — FENDEL: Oesophaguscarcinom und Mesothoriumbestrahlung. Klin. Wschr. **1922**, H. 6, 297. — FERBER (New York, City): Roentgenologic evidence of mitraldisease. Amer. J. Roentgenol. **12**, 4, 321 (1924). — FERENCZY, K. und T. MATOLCSY: Über das Lungencarcinom. Wien. klin. Wschr. **40**, Nr 19, 618—622 (1927). — FERRON, M.: Des lésions traumatiques du diaphragme par coup de feu. Arch. franco-belges Chir. **1921**, 837. — FEYRTER, FRIEDRICH: Über die pathologische Anatomie der Lungenveränderungen beim Keuchhusten. Frankf. Z. Path. **35**, H. 2, 213—255 (1927). — FIELITZ: Gewehrkugel in der Herzwand. Münch. med. Wschr. **49** (1915). — FINCKH: Über spondylitische Abscesse des Mediastinum posticum. Bruns' Beitr. **59**. — FINCKH, E.: Die Röntgendiagnose von Steckschüssen des Herzens. Bruns' Beitr. **98**, 484 (1916). — FINDLAY, LEONARD and GRAHAM STANLEY: Bronchiectasis in childhood, Its Symptomatology, course and cause. Arch. Dis. Childh. **2**, Nr 8, 71—96 (1927). — FINKELSTEIN: Zur Frage des Stridor thymicus. Dtsch. med. Wschr. **1921**, Nr 4. — FINSTERER: Ein Fall von Zwerchfellhernie. Ref. Zbl. Chir. **1920**, 1301. — Zur Therapie des Kardiospasmus und der Kardiostenose. Wien. klin. Wschr. **1922**, H. 21, 471. — Zwei Fälle durch Operation geheilter Kardiastenose. Münch. med. Wschr. **1922**, H. 18, 688. — FISCHER: Tuberkulöse Geschwüre des Oesophagus. Münch. med. Wschr. **1922**, H. 30, 1136. — FISCHER, B. (Berlin): Über einen merkwürdigen Fall von Fremdkörperaspiration. Med. Klin. **1927**, H. 2. — FISCHER-WASELS, BERNHARD: Die Pathogenese des nichttuberkulösen Spontanpneumothorax. Münch. med. Wschr. **74**, Nr 44, 1877 (1927). — FITZMAURICE, M.-KELLY: A case of double congenital diaphragmatic hernia. Brit. J. Surg. **9**, 302 (1921). — FLATAUER: Beeinträchtigung der Herztätigkeit durch perikarditische Adhäsionen. Berl. klin. Wschr. **1921**, Nr 36. — FLEISCHER: Leistungen und Grenzen des Röntgenverfahrens bei der Diagnose der Lungentuberkulose. Zbl. Grenzgeb. Med. u. Chir. **19**. — FLEISCHNER, FELIX (WIEN): Der selektive Kollaps des kranken Lungenteils im Pneumothorax. Wien. klin. Wschr. **40**, Nr 42, 1323—1324 (1927). — Der sichtbare Bronchialbaum, ein differentialdiagnostisches Symptom im Röntgenbilde der Pneumonie. Fortschr. Röntgenstr. **36**, H. 2, 319—323 (1927). — Das Röntgenbild der interlobären Pleuritis und seine Differentialdiagnose. Erg. med. Strahlenforschg **2**. Leipzig: Georg Thieme 1926. — Die Röntgendiagnostik interlobärer und marginaler lobärer Prozesse. Innerer Kongreß **1927**, 464 u. Verh. Röntgenges. **18**, 33. — Die lamelläre Pleuritis. Fortschr. Röntgenstr. **36**. — Die mediastino-interlobäre Pleuritis — ein häufiges Vorkommen bei der Mediastinaldrüsentuberkulose. Acta radiol. (Stockh.) **3**. — Mediastino interlobäre Pleuritis. Klin. Wschr. **1925**, Nr 18. — Zur Differentialdiagnose der Lungentuberkulose im Röntgenbild. 14. Röntgen-Kongreß **14** (1923). — Beitrag zur Klinik der exsudativen Form der Lungentuberkulose. Beitr. Klin. Tbk. **61**. — Die bevorzugten Metastasenstellen der bronchogenen Phthise. Wien. klin. Wschr. **1926**, Nr 46. — Lungenspitzenbefunde im Röntgenbild. Fortschr. Röntgenstr. **35**. — Zur röntgenologischen Symptomatologie und zur Pathologie des Pneumothorax. Anhang: Drei Fälle von Überblähung des Mediastinums. Fortschr. Röntgenstr. **28**. — Der spontane mediastinale Pneumothorax. Beitr. Klin. Tbk. **55**. — Lobäre und interlobäre Lungenprozesse. Fortschr. Röntgenstr. **30**, H. 3/4, 181 u. H. 5/6, 441 (1923). — FLEMMING, MÖLLER PAUL (Kopenhagen): Das Röntgenbild von interlobären Exsudaten und Pleuraverdickungen mit besonderer Rücksicht auf die Differentialdiagnose von tuberkulösen Infiltrationen in den obersten rechten Lappen. Acta radiol. (Stockh.) **2**, 139 (1923). — The radiographic picture in chalicosis and its differential diagnosis from other affections of the lungs. Acta radiol. (Stockh.) **8**, H. 3, 193 (1927). — FLESCH: Divertikulum oberhalb einer narbigen Oesophagusstenose. Jb. Kinderheilk. **78**, 83 (1913). — FLETCHER, W. M. A.: A case of strangulated diaphragmatic hernia. Austral. med. gaz. **35**, 249 (1914). — FODOR und WEISS: Beiträge zur Symptomatologie der Pleuritis mediastinalis tuberculosa. Beitr. Klin. Tbk. **60**. — FOERSTER: Über röntgenologisch feststellbare Zwerchfellbewegungsstörungen bei Bauchfelltuberkulose und Paranephritis. Münch. med. Wschr. **1920**, Nr 2, 38. — FOERSTER, ALFONS (Würzburg): Ein Beitrag zur Frage der Lungenzeichnung im Röntgenbild. Fortschr. Röntgenstr. **27**, H. 4, 403 (1920). — FONIO, A.: Fall von antethorakaler Oesophagoplastik. Schweiz. med. Wschr. **1921**. — FONTE: Durchbruch von der Speiseröhre in den Pleuraraum. Ref. Z.org. Chir. **1922**, H. 7, 332. — FORESTIER, JACQUES: Exploration radiologique par le lipiodol. Ref. Zbl. Radiol. **2**, 878 u. **3**, 444. — FORESTIER, JACQUES (Aix-les-Bains, France): Roentgenological exploration of the bronchial tubes with iodized oil. (Lipiodol). Radiology **6**, 303 (1926). — FORESTIER et LEROUX: Les injections intra-trachéales d'huile iodée appliquées à l'examen roentgenologique. de l'arbre bronchooulmonaire. J. de Radiol. **1923**. — FORNET, ADALBERT: Über Wirkung der Zwerchfellähmung auf die Lungenspitze. Orv. Hetil. (ung.) **1925**, Nr 47, 1141. — FORSCHBACH: Lungenbefunde bei Lymphogranulomatose. Breslau. Röntgenverngg. 30. Nov. 1920. Ref. Fortschr. Röntgenstr. **28**, 87. — FORSTER: Carcinoma of the oesophagus perforating into the trachea. Proc. roy. Soc. Med. **15**, Nr 6 (1922). — FÖRSTER, WALTER (Suhl): Kontrastspeise im Bronchialbaum. Münch. med. Wschr. **69**, H. 20, 748 (1922). — LE FORT: 100 cas d'extractions de projectiles inclus dans le médiastin. Bull. Acad. méd. Paris **81**, 195 (1919). — FORT, R. LE: On the extraction of projectiles from the thoracic vacity, particular ly the mediastinum. Amer. J. Clin. med. **27**, 662 (1920). — FRAENKEL: Drei Fälle von Tod durch Fremdkörper. Münch. med. Wschr. **1922**, H. 19, 726. — Tod durch Fremdkörper (verschluckte Gebißplatte) nach 24 Tagen vollen Wohlbefindens plötzlicher Tod durch Arrosion der Aorta von der Speiseröhre aus. Klin. Wschr. **1922**, H. 25, 1285. — FRAENKEL, ALBERT (Heidelberg): Zur pathogenetischen Deutung des Röntgenbildes der Lunge bei Tuberkulose. Klin. Wschr. **6**, Nr 17, 811. — FRAIKIN et BURILL: Diverticules de l'oesophage et de l'estomac. Soc. méd. France, April **1927**. — Sur la fréquence du blocage adhérentiel du sinus cardio-diaphragmatique droit. Bull. Soc. Radiol. méd. France, Mai **1927**. — FRANGENHEIM: Oesophagusplastik, Methodik und Erfolge. Münch. med. Wschr. **1922**, H. 9, 303 u. Klin. Wschr. **1922**, 657. — Traumatische Zwerchfellhernie nach Brust-Bauchschuß (1914). Klin. Wschr. **1922**, 657. — Traumatische Zwerchfellhernie. Münch. med. Wschr. **1922**, 371. — FRANK: Über Hernia diaphragmatica spuria congenita. Dtsch. med. Wschr. **1922**, 145. — FRANK, EBERHARD: Beitrag zur Diagnostik der rechtsseitigen traumatischen Zwerchfellhernie. Fortschr. Röntgenstr. **27** (1920). — FRÄNKEL und GRÄFF: Ein Schema zur prognostischen Einteilung der bronchiogenen Lungentuberkulose auf pathologisch-anatomischer Grundlage. Münch. med. Wschr. **1921**, Nr 15. — FRANKENBERGER: Malignes Granulom des Mediastinums. Mschr. Ohrenheilk. **1914**, 161. — FREUD: Röntgendiagnose des seltenen tiefsitzenden Oesophagusdivertikels. Klin. Wschr. **1922**, H. 12, 600. — FREUD und SCHWAER: Zwerchfellhernie und Pyopneumothorax nach Lungenschuß. Münch. med. Wschr. **1916**, Nr 43. — FREUND, L.: Infanteriesteckschuß des Herzens. Münch. med. Wschr. **2** (1915). — FREUND, JOSEF und E. HORNER: Zur röntgenologischen Differentialdiagnose zwischen Hernia diaphragmatica und Eventratio diaphragmatica und der rechtsseitigen Eventratio diaphragmatica. Fortschr. Röntgenstr. **29**, 201 (1922). — FREY: Sténose congénitale de l'oesophage. Schweiz. med. Wschr. **1922**, H. 21. — FREYSZ: Traumatische Ruptur des hinteren Mittelfelles. Bruns' Beitr. **90**, 399 (1914). — FRICK, KARL (Berlin): Demonstration einiger seltener Aortenbilder. Verh. dtsch. Röntgenges. 15. Kongreß **1924**. — Die normale Aorta im Röntgenbild. Verh. dtsch. Röntgenges. 16. Kongreß **1925**. — FRIK: Über eine neue wesentliche Verbesserung der Durchleuchtungstechnik der Lungenspitzen. Klin. Wschr. **1922**, Nr 39. — Zur Deutung des Röntgenbildes im ersten schrägen Durchmesser. Fortschr.

Röntgenstr. 29. — Zur Durchleuchtung der Thoraxorgane. Klin. Wschr. 1922, Nr 1. — FRIED, B. M.: Primary carcinoma of the lungs. Arch. int. Med. 25, Nr 1 (1925). — Primary carcinoma of the lungs. Further study, with particular attention to incidence, diagnosis and metastases to the central nervous system. Arch. int. Med. 40, Nr 3, 340—363 (1927). — FRIEDENBERG, W.: Über die rückbildungsfähigen Lungeninfiltrationen bei der kindlichen Tuberkulose. Z. Kinderheilk. 40, 493 (1925). — FRIEDLÄNDER, CONRAD (Barmbeck-Hamburg): Über Panzerherz. Fortschr. Röntgenstr. 34, H. 1, 145 (1926). — FRIEDMANN: Two cases of foreign body removal. N. Y. med. Y. med. Rec., Juni 1921. — FRIEDRICH: Über Oesophagusstenosen. Med. Klin. 1922, H. 10, 325. — FRIEDRICH, HUGO (Erlangen): Zur Symptomatologie der Oesophagusdilatation. Münch. med. Wschr. 71, H. 37, 1278 (1924). — FRIESDORF, CARL: Ein Beitrag zur Ätiologie und Pathogenese des nichttuberkulösen Spontanpneumothorax. Münch. med. Wschr. 74, Nr 39, 1672—1674 (1927). — FUCHS: Herzschuß. Hamburg. ärztl. Ver. 5. April 1921. Ref. Dtsch. med. Wschr. 1921, Nr 34, 1013. — FÜTTERER: Ein Fall von Aktinomykose der Lunge, der Leber und des Herzens beim Menschen. Virchows Arch. 171.

GÄBERT, E. (Leipzig): Der hintere Herzrand im Röntgenbild in normalen und kranken Fällen und Veränderungen des Tracheobronchialbaumes durch Erweiterung des linken Vorhofs. Fortschr. Röntgenstr. 32, H. 3/4, 385 (1924). — Verh. dtsch. Röntgenges. 15. Kongreß 1924. — Die Lagebeziehung des Oesophagus zur dorsalen Herzfläche und ihre Veränderung durch Erweiterung des linken Vorhofs im Röntgenbild. Fortschr. Röntgenstr. 32. — Zur Technik der Röntgendurchleuchtung und -Aufnahme der Lungenspitzen. Klin. Wschr. 3, Nr 47, 2144 (1924). — GABRIEL: Ergebnisse aus der Röntgendiagnostik der Lungen. Dtsch. med. Wschr. 53, Nr 48, 2054 (1927). — GABRIEL, G. und O. DAVID (Frankfurt a. M.): Herzuntersuchungen an Sportlern. Verh. dtsch. Ges. inn. Med. 38. Kongreß Wiesbaden 1926. — GÄHWYLER: Zur Deutung eines paravertebralen bandförmigen Schattens bei Röntgenbildern der Lunge. Schweiz. med. Wschr. 57, Nr 39, 940 (1927). — GÄHWYLER, M.: Über nichttuberkulose Bronchialdrüsenschwellungen und Verkalkungen. Schweiz. med. Wschr. 14, 317 (1921). — Ein Fall von reiner Lungenlues mit eigenartigem Röntgenbilde. Beitr. Klin. Tbk. 57. — Über einen Fall von unilokulärem Lungenechinokokkus. Schweiz. med. Wschr 1924, Nr 25, 805. — GALI, GEZA: Die Herzveränderungen bei der Lungentuberkulose, mit besonderem Hinblick auf den Röntgenbefund. Z. Tbk. 48, H. 3, 229—234 (1927). — GALLIARD: Pneumothorax artificiel et emphysème du médiastin. Bull. Soc. méd. Hôp. Paris 1913, 658. — GANDY et PIÉDELIÈVRE: Tumeur maligne primitive du médiastin antérieur. Bull. Soc. méd. Hôp. Paris 1913, 658. — GANTER, G.: Zur Diagnose des Aortenaneurysmas. Münch. med. Wschr. 71, H. 3, 65 (1924). — GARCIA, TRIVINO: Ein interessanter Fall von Mediastinalläsionen. Ref. Zbl. Radiol. 4, 554 (1928). — GARCIN: A propos de deux cas de hernie diaphragmatique traumatique. J. de Radiol. 1923. — Anatomie roentgénologique des poumons. J. de Radiol. 1922. — GARNIER, CATHALA, OUMANSKY et CHÊNE: Aspects radiographiques au cours du cancer du poumon. Jmage en cadre. Bull. Soc. méd. Hôp. Paris 43, Nr 27, 1318—1323 (1927). — GARRÈ, C.: Über Mediastinaltumoren. Dtsch. med. Wschr. 1919, Nr 23, 617. — GASSUL (Berlin): Über einen offenen Ductus Botalli mit Beteiligung des linken Herzens. Fortschr. Röntgenstr. 28 u. Dtsch. med. Wschr. 1921, Nr 20. — Zur Technik der verbesserten Lungenspitzendarstellung im Röntgenbilde. Dtsch. med. Wschr. 1925, Nr 16. — GASSUL, R.: Über den gegenwärtigen Stand der Röntgendiagnostik der Lungentuberkulose im Lichte neuer Ergebnisse der klinischen und experimentellen Forschung. Fortschr. Röntgenstr. 36. Kongreß-H., 1927, 40. — GATÉ: Les pleurésies syphilitiques. J. Méd. Lyon 3, Nr 67. — GATÉ, J. et H. GARDÈRE: La syphilis pulmonaire à forme de cortico-pleurite. Bull. Soc. méd. Hôp. Paris, 43, Nr 25, 1176—1184 (1927). — GAUB, O. C.: Pulsion diverticulum of the oesophagus. Surg. etc. 21, Nr 1 (1915). — GEIGEL: Das pulsierende Herz. Münch. med. Wschr. 1920, Nr 46. — Die klinische Bedeutung der Herzgröße und des Blutdruckes. Erg. inn. Med. 20 (1921). — GEIGEL, R. (Würzburg): Das kleine Herz Münch. med. Wschr. (65, Nr 24 (1918). — GEIMANOWITSCH: Zur Ätiologie der Dilatation des Oesophagus. Ref. Z.org. Chir. 17, 433 (1922). — GÉNÉVRIER, J. et H. DESCOMPS: A propos des faux tuberculeux; deux cas d'anévrisme de l'aorte considerés comme des tuberculoses scléreuses du poumon. Presse méd. 35, Nr 28, 437—438 (1927). — GENTILE, NICOLA: Un nuovo aspetto nella radioscopia del cuore. Arch. di Radiol. 3, H. 5, 1048—1054 (1927). — GEPPERT: Kardiospasmus und die spindelförmige Erweiterung des Oesophagus. Z.org. Grenzgeb. Med. u. Chir. 18, H. 2. — GERHARDT: Über den Nachweis der Speise- und Luftröhrenfistel. Charité-Ann. 15, 156. — GERHARTZ: Die klinische Abgrenzung der Tuberkuloseformen. Beitr. Klin. Tbk. 51. — GERHARTZ, H. (Bonn): Das Röntgenbild des Aortenstenoseherzens. Med. Klin. 20, Nr 22, 741 (1924). — GÉRIN, LIAUTARD et CHAURIN: Hernie diaphragmatique de l'estomac par blessure de guerre. J. de Radiol. 1923. — GÉZA, GALI: Die Herzveränderungen bei Lungentuberkulose mit besonderem Hinblick auf den Röntgenbefund. Z. Tbk. 48, 229. — GIBSON: Parasiten und Tumoren der Lunge und der Pleura. 3. Kongreß internat. Ges. Chir. Brüssel 1911. — GIFFIN: Luetic mediastinitis; a report of five cases. Lancet 34, 183 (1914). — GILBERT, M.: Aspects particuliers de lésions pleuro-pulmonaires. J. de Radiol. 1923. — La roentgénographie stéréoscopique dans le diagnostic de la tuberculose pulmonaire. J. de Radiol. 1926. — v. GILSE, P. H. G.: Bronchialdrüsentuberkulose mit Durchbruch in einen

Bronchus. Das Röntgenbild vor Abschließung eines Hauptbronchus. Internat. Zbl. Ohrenheilk. **1920**. — GILSON: Exploration roentgénologique des interlobes pulmonaires à l'état pathologique. J. de Radiol. **1922**. — GIRAUD, ALBERT: Contribution à l'étude des granulies chroniques· du poumon. Paris méd. **17**, Nr 26, 617—622 (1927). — GLAS, KARL: Röntgenbehandlung von Lungenstörungen nach Operationen. Wien. klin. Wschr. **40**, Nr 33, 1054—1055 (1927). — GLASER: Über Eventratio diaphragmatica. Dtsch. Arch. klin. Med. **78**. — GLASER und KAESTLE: Infanteriegeschoß im Herzen eines Kriegsverwundeten. Münch. med. Wschr. **1915**, 725. — GLÄSSNER: Über Eventratio diaphragmatica. Fortschr. Röntgenstr. **24**. — GLINSKI: Über polypenförmige Mischgeschwülste des Oesophagus. Virchows Arch. **167**, 383. — GLOGAUER, O. (Breslau): Zur Röntgendiagnose der Bronchostenose. Med. Klin. **21**, Nr 46, 1725 (1925). — GLOGAUER, OTTO (Herrnprotsch): Über das Verhalten der Mediastinalorgane bei einseitiger cyrrhotischer Lungentuberkulose. Fortschr. Röntgenstr. **35**, 468 (1926). — GOBEAUX (Bruxelles): Diverticule de la portion inférieure de l'oesophage. J. de Radiol. (Belge). **14**, 94 (1925). — GOTTSTEIN: Fall von operiertem Pulsionsdivertikel des Oesophagus. Ref. Zbl. Chir. **1913**, 304. — Großes Pulsionsdivertikel des Oesophagus, operativ unter lokaler Anästhesie entfernt. Zbl. Chir. **1912**, 1056. — GÖDDE: Über Lymphangiome mit besonderer Berücksichtigung des tiefen Sitzes am Halse. Dtsch. Z. Chir. **163**, 135 (1921). — GÖBELL: Granatsplittersteckgeschoß im Herzbeutel. Kardiolysis. Ref. Münch. med. Wschr. **1922**, H. 1, 31. — Über Hernia diaphragmatica spuria nach Schußverletzung. Zbl. Chir. **1922**, 1770. — GÖBELL, RUDOLF (Kiel): Fremdkörper im rechten Bronchus, nach wiederholten bronchioskopischen Extraktionsversuchen durch Pneumonie geheilt. Dtsch. Z. Chir. **197**, 78. — GOEBEL: Zur Frage der plastischen Füllung alter Empyemhöhlen. Zbl. Chir. **1918**, Nr 8. — GOEDEL, A.: Fremdkörpereinheilung im Herzen. Ver. Ärzte in Steiermark. Sitzg 10. Juni 1921. Ref. Münch. med. Wschr. **1921**, Nr 31, 1003. — LE GOFF: Calcification du péricarde. Bull. Soc. Radiol. med. France, Dez. **1927**. — GOLDEN (New York, City): The effect of bronchostenosis upon the roentgen-ray shadows in carcinoma of the bronchus. Amer. J. Roentgenol. **13**, 1, 21 (1925). — GOLDSTEIN, W. (Berlin): Zur Diagnose maligner, durch ausgedehnte Einschmelzungsprozesse komplizierte Lungentumoren. Fortschr. Röntgenstr. **31**, H. 5/6, 623 (1924). — GORDON, WATSON, C.: Two cases of peptic ulcer of the oesophagus. Brit. med. J. 2. Nov. **1912**. — GORIS, CH.: Trois nouveaux cas de rétrécissements cicatriciels anciens de l'oesophage opérés et guéris. Arch. méd. belges **75**, 914—918 (1921). — GOETTE, K.: Röntgenbefunde bei atypischen Pneumonien. Fortschr. Röntgenstr. **36**. Kongreß-H. 37—39 (1927). — GOTTESMANN, J. and A. J. BENDICK (New York): Pneumoperikard infolge Radiumnekrose. Amer. J. med. Sci. **171**, 5, 715 (1926). — GOTTSTEIN, G.: Die Therapie des chronischen Kardiospasmus. Verh. dtsch. Ges. Chir. **1908**. — Die operative Behandlung des Kardiospasmus. Verh. Ges. dtsch. Naturforsch. **1914**. — GRADY, W. (Washington): Demonstration of the bronchial tree by intratracheal injections of lipiodol. Amer. J. Roentgenol. **15**, 65 (1926). — GRÄFF, SIEGFRIED: Über den Situs von Herz und großen Gefäßen bei einseitiger Druckerhöhung im Pleuraraum. Mitt. Grenzgeb. Med. u. Chir. **33**, 232 u. **34**, 1 u. 2 (1921). — Über die Bedeutung der Röntgenplatte für die Forschung der Tuberkulose. Z. Tbk. **46**, 304. — GRÄFF, SIEGFRIED und LEOPOLD KÜPFERLE (Heidelberg): Die Lungenphthise. Ergebn. vergleichender röntgenologischer und anatomischer Untersuchungen. Berlin: Julius Springer 1923. — Beitr. Klin. Tbk. **45** (1920). — GRAHAM: Foreign bodies in the air and food passages. Amer. J. Dis. Childr. **19**, 119 (1920). — GRANDGÉRARD: Migration d'une balle de shrapnell libre dans l'oreillette droite. Presse méd. 17. Aug. **1916**, 365. — GRANZOFF: Tod unter der Geburt durch traumatische Zwerchfellhernie. Fortschr. Röntgenstr. **35**. — GRASER: Erfahrungen über Chirurgie der Lunge und der Pleura. Bruns' Beitr. **88**. — GRASHEY: Lungenlues. Röntgen-Kongreß **1925**. — GRAU, H.: Kritisches Sammelreferat über die Bedeutung der Röntgenuntersuchung bei der Lungentuberkulose. Dtsch. med. Wschr. **1923**, Nr 23, 769. — GRAVESEN, J.: The value of the qualitativ radiological diagnosis of pulmonary tuberculosis. Ref. Zbl. Radiol. **4**, 749 (1928). — GRAYSON: Spasmodic stricture with dilatation of the lower esophagus. Med. Rec. **89**, H. 1 (1916). — GREEN (Rochester): A case of pneumoconiosis with autopsy findings. Amer. J. Roentgenol. **11**, 4, 358 (1924). — GREEN, NATHAN W.: Benign stenosis of the oesophagus. Ann. Surg. **73**, 724 (1921). — GRÉGOIRE, RAYMOND: Hernie spontanée de l'estomace dans le thorax à travers l'orifice oesophagien. Bull. Soc. natur. Chir. **53**, Nr 27, 1130—1132 (1927). — GREIF, K.: Zur Pathologie des Oesophagusdivertikels. Zbl. Chir. **1921**, H. 16, 573. — GREIG: „Cardiospasm", congenital narrowing of the oesophagus and oesophagectasia. Edinburgh med. J. **26**, 342 (1921). — GREIN: Die idiopathische Oesophagusdilatation. Fortschr. Med. **1920**, 305. — GRIEG: ZENKERsches Oesophagusdivertikel. Med. Rev. **37**, 75 (1920). — GRIEG, H. (Bergen): Diverticulum oesophagei Zenckeri. Med. Rev. **1920**, Nr 2—4, 75—83. — GRIFFITH, J. P. G. (Philadelphia): Verlagerung des Herzens bei der Kinderpneumonie. Amer. J. med. Sci. **174**, 4, 448 (1927). Ref. Fortschr. Röntgenstr. **36**, 1307. — GRILL, C.: Betrachtungen über die Gefährdungsmöglichkeiten bei Lipiodolinstillation in die Luftwege aus Anlaß eines beobachteten Falles. Ref. Zbl. Radiol. **4**, 492 (1928). — GROEDEL: Der röntgenologische Nachweis der Rippenknorpelverknöcherung. Münch. med. Wschr. **1908**, Nr 13. — Lungensyphilis oder kardiale Stauung? Münch. med. Wschr. **1919**, Nr 12. — GROEDEL, FRANZ M. (Bad Nauheim): Lehrbuch und Atlas der Röntgendiagnostik in der inneren Medizin und den Grenzgebieten. 4. Aufl. München: J. F. Lehmann 1924. — Die Röntgenuntersuchung des Zirkulationsapparates in SCHITTENHELM, Lehrbuch der Röntgendiagnostik. Berlin: Julius Springer 1924. — Nachweis von Kalkschatten in der Herzsilhouette. Fortschr. Röntgenstr. 16. — Ist das Herz im perikardialen Exsudat röntgenologisch darstellbar. Fortschr. Röntgenstr. 27, 656. — Die anatomische Qualitätsdiagnose der Lungentuberkulose aus dem Röntgenbild. Acta radiol. (Stockh.) 6, 469 (1926). — Die Herzbewegung im Röntgenkinematogramm. Verh. dtsch. Röntgenges. 14. Röntgen-Kongreß 14 (1923). — Die Röntgensymptome syphilitischer Erkrankungen der Visceralorgane. Verh. dtsch. Röntgenges. 18. Röntgen-Kongreß 18, 49 (1927). — Lehrbuch und Atlas der Röntgendiagnostik und Strahlentherapie aus J. SCHWALBE: Irrtümer der allgemeinen Diagnostik und Therapie, sowie deren Verhütung H. 4. Leipzig: Georg Thieme 1924. — Diagnose und Prognose angeborener Herzfehler. Dtsch. Arch. klin. Med. 103. — GROEDEL, F. M. und THEO: Über die Formen der Herzsilhouette bei den verschiedenen Klappenfehlern. Dtsch. Arch. klin. Med. 93. — GROEDEL, THEO und F. M. GROEDEL: Studien über den Ablauf der Herzbewegung mittels kombinierter röntgenkinematographischer und elektrokardiographischer Aufnahmen. Dtsch. Arch. klin. Med. 109. — GRÖDEL: Abgekapselte Pleuritiden im Röntgenbilde. Fortschr. Röntgenstr. 28. — GROSGLIK, S.: Spastischer Verschluß der Speiseröhre als Symptom von Harninfektion. Zbl. Krkh. Harn- u. Sexualorg. 11, H. 2. — GROOVER, THOMAS A., A. C. CHRISTIE, E. A. MERRITT and F. O. COE: Röntgenpleuro-pneumonitis. Ref. Zbl. Radiol. 4, 56 (1927). — GRUBER, G. B.: Herzschußverletzungen. Dtsch. med. Wschr. 1919, Nr 35. — GRÜNBAUM: Zur Diagnose der exsudativen tuberkulösen Pleuritis. Fortschr. Röntgenstr. 26, H. 6. — GRÜNBERGER: Röntgenbilder und Präparat eines intra vitam diagnostizierten Pneumomediastinums. Med. Klin. 1922, H. 37, 1197. — GRYNKRAUT, B.: Sur un procédé d'exploration des sommets pulmonaires „en oblique". Bull. Soc. Radiol. méd. France 15, Nr 139, 181—183 (1927). — GUÉNAUX et GAUILLARD: Importance de la radiographie dans l'examen radiologique des poumons. Bull. Soc. Radiol. méd. France, Jan. 1927. — GUILLEMINOT, JACQUES, PETIT et AUBOURG: Hernie de l'estomac intrathoracique, non traumatique avec insuffisance pylorique. Bull. Soc. Radiol. méd. France 1921, 43. — GUILLUY: Un cas de kyste hydatique du poumons. Bull. Soc. Radiol. méd. France, Mai 1927. — GUISEZ: De l'étiologie et pathogénie des spasmes primitifs et graves de l'oesophage. Rev. internat. Méd. de Chir. 1920, 28. — Des plaies de guerre du conduit laryngotrachéal. Presse méd. 1918, H. 11. — Etat actuel du traitement des sténoses cicatriciels graves de l'oesophage. Presse méd. 1920, 421. — Huit cas de cancer de l'oesophage traités par le radium. Bull. d'Otol. etc. 19, 105 (1921). — Les phlegmons de l'oesophage. J. méd. Paris 1922. Ref. Z.org. Chir. 20 (1922). — Les sténoses vulvalaires incomplétes comme cause de rétrécissement grave de l'oesophage. Bull. Acad. Méd. 85, 61 (1921). — Pathogénie et formes des sténoses inflammatoires de l'oesophage. Gaz. Hôp. 1922, Nr 19. — Pathogénie et traitement des grandes dilatations de l'oesophage. Presse méd. 1921, 661. — Pathogénie et traitement des spasmes graves de l'oesophage. Gaz. Hôp. 1920, 968. — Statistique et pathologie des corps étrangers des voies aeriennes et de l'oesophage. Presse méd. 28, 749 (1920). — Traitement des sténoses cicatricielles graves de l'oesophage. Presse méd. 1920, 421. — GUISEZ, JEAN: Signes fonctionnels du cancer de l'oesophage. Bull. d'Otol. etc. 18, 161 (1920). — GUISEZ et ABRAND: Etude oesophagoscopique et clinique de la tuberculose de l'oesophage. Rev. de Chir. 29, Nr 7. — GULEKE, N. (Jena): Zur Diagnostik der intrathorakalen Tumoren (gestieltes Neurinom). Zbl. Chir. 1, Nr 1/2, 50 (1924). — Entlastende Mediastinotomie bei Aortenaneurysma. Klin. Wschr. 1922, H. 38, 1925; Münch. med. Wschr. 1922, H. 31, 1167. — Mediastinalabsceß nach Schußverletzungen. Bruns' Beitr. 105, H. 3. — Über die entlastende Mediastinotomie beim Aneurysma des Aortenbogens. Bruns' Beitr. 125, H. 2, 270 (1922). — Die chirurgische Behandlung der Pericarditis adhaesiva. Mitt. Grenzgeb. Med. u. Chir. 40, H. 2, 252. — GUSSENBAUER: Ein Beitrag zur Kenntnis der subpleuralen Lipome. Arch. klin. Chir. 33, H. 1. — GUTTMANN: Über die Bestimmung der sog. wahren Herzgröße mit Röntgenstrahlen. Z. klin. Med. 58. — GUTTMANN, J. and J. W. HELD: Carcinoma of the esophagus perforating into the right bronchus. Med. Rec. 89, H. 24, 1039 (1916). Ref. Amer. J. Roentgenol. 4, Nr 1, 35 (1917). — GUY, J. and H. C. ELDER (Edinburgh): Ein vorläufiger Bericht über die Röntgenuntersuchung des Bronchiallungensystems mit Lipiodol. Edinburgh med. J. 269 (1926). — GWERDER, J.: Paradoxes vom künstlichen Pneumothorax. Z. Tbk. 46, H. 4, 316—321 (1926).

HAAS: Schilddrüsencarcinom. Münch. med. Wschr. 74, Nr 40, 1734 (1927). — HABERER, HANS: Zur operativen Entfernung von Geschwüren am Mageneingang. Zbl. Chir. 1924, H. 3, 67. — HABERER, H. v.: Basedow und Thymus. Mitt. Grenzgeb. Med. u. Chir. 32 (1920). — Ein Fall von gleichzsitigem Vorkommen eines Oesophagusdivertikels, einer intrathorakalen Struma und eines Ulcus ventriculi. Klin. Wschr. 1922, H. 51, 2549. — Ein mit Sternumaufklappung operierter Fall von intrathorakaler Struma. Klin. Wschr. 1922, H. 51, 2549. — HABERFELD, WALTHER: Bronchitis und Peribronchitis amoebiana. Münch. med. Wschr. 74, Nr 43, 1834—1835 (1927). — HAENISCH, FEDOR (Hamburg): Die Bedeutung der Untersuchungstechnik für die Röntgendiagnose der Erkrankungen des Mediastinums und der Lunge. Fortschr. Röntgenstr. 36, Kongreß-H. 22—28 u. 39 (1927). — Beitrag zur Röntgendiagnostik des Oesophagus (benigner Oesophagustumor). Fortschr. Röntgenstr. 32, 432 (1924) u. Verh. dtsch. Röntgenges.

15, Kongreß-H., 7 (1924). — Differentialdiagnose zur paraoesophagealen Magenhernie und Oesophagusdivertikel. Verh. dtsch. Röntgenges. 15, Kongreß-H. 7—8 (1924). — Enormes Oesophagusdivertikel, anfänglich als Hernia diaphragmatica imponierend. Fortschr. Röntgenstr. 30, 520 (1922) u. Verh. dtsch. Röntgenges. 1922, Kongreß-H. 3, 62. — Haenisch und Querner: Akzidentelle Pulmonalgeräusche mit Röntgenbeobachtung. Münch. med. Wschr. 1917, Nr 22. — Zur Röntgendiagnose der Aneurysmen der Aorta descendens. Fortschr. Röntgenstr. 30. — Hagemann: Linksseitige Zwerchfellhernie nach Gewehrschuß durch die untere Thoraxgegend. Münch. med. Wschr. 1921, 1068. — Hagen, J.-Torn: Zur Diagnose der Steckschüsse des Herzens und die Wahl der Operationsmethode. Arch. klin. Chir. 1922, H. 3, 647. — Hahn: Beitrag zur Aktinomykose der Lunge und deren operative Behandlung. Diss. Heidelberg 1913. — Hajek, Joseph: Diaphragmatic hernia. Med. Rec. 99, 339 (1921). — Hammer, E.: Les chondromes du poumon. Ann. Anat. path. méd.-chir. 4, Nr 8, 949—953 (1927). — Hammer, Gerhard (München): Die röntgenologischen Methoden der Herzgrößenbestimmung nebst Aufstellung von Normalzahlen für das Orthodiagramm und die Fernaufnahmen. Fortschr. Röntgenstr. 25, H. 6 (1918) u. Münch. med. Wschr. 65, Nr 44 (1918). — Hammer, Gerhadr (Köln): Situs inversus arcus aortae. (Hohe Rechtslage der Aorta.) Fortschr. Röntgenstr. 34, 517 (1926). — Hampeln: Über die ersten Anzeichen mediastinaler Neubildungen. Dtsch. med. Wschr. 1921, Nr 36, 1052. — Hanf, Dora: Zur Frage der Zunahme der Lungenkrebse in den letzten Jahren. Virchows Arch. 264, H. 2, 366—369 (1927). — Hanns, Friedrich und Arthur Haeuber: Oesophaguscarcinom bei vertebralen Exostosen. Fortschr. Röntgenstr. 29, 318 (1922). — v. Hansemann: Interstitielles Emphysem der Thymusdrüse als Todesursache. Virchows Arch. 222, 378. — Hanser: Kardiacarcinom, Tod an Ileus. Zbl. Chir. 1920, 475. — Harbitz, Francis: Idiopathische Oesophagusdilatation. Norsk Mag. Laegevidensk. 79, 841 (1918). Ref. Zbl. Chir. 1919, 239. — Harms, Christoph (Mannheim): Die Entwicklungsstadien der Lungentuberkulose, ihre Erkennung, Behandlung und Erfassung. Leipzig: Curt Kabitzsch 1926. — Harrington, St. W. (Rochester): Chirurgische Behandlung intrathorakaler Tumoren und Tumoren der Brustwand. Arch. Surg. 14, 1b, 406 (1927). Ref. Fortschr. Röntgenstr. 36, 270. — Harrison, C. Rhodes and D. Mc. Kelvey: A case of mediastinal tumour associated with acute leukaemia. Lancet 198, 252 (1920). — Hart, C.: Die Lehre vom Status thymicolymphaticus 1923. — Thymusstudien. VII. Die Syphilis der Thymusdrüse. Virchows Arch. 230 (1921). — Hartert: Zur Operation der intrathorakalen Struma. Zbl. Chir. 1919, 929. — Hartmann, Henri: Les diverticules de l'oesophage. J. Chir. 16, 481 (1920). — Un cas de diverticule pharyngo-oesophagien opéré et guéri. Bull. Acad. Méd. 83, 410 (1920). — Hartung, H. (Eisleben): Oesophagusdilatation und epiphrenales Divertikel. Bruns' Beitr. 134, 471 (1925). — Harttung: Beitrag zur Operation des gangränösen Zwerchfellbruches. Arch. klin. Chir. 113, 977 (1920). — Harvier, P.: Lymphosarcome du thymus (présentation de pièces). Bull. Soc. méd. Hôp. Paris 1921, 374. — Harzer: Über die epigastrische Pulsation der rechten Herzkammer. Dtsch. Arch. klin. Med. 134. — Haslinger und Hitzenberger: Das Mediastinalwandern bei künstlicher Bronchostenose. Wien. klin. Wschr. 1926, Nr 37. — Hasselwander und Brügel: Anatomische Beiträge zur Frage nach der Lungenstruktur im Röntgenbilde. Fortschr. Röntgenstr. 17. — Haudek: Veränderung des Oesophagus bei Lymphosarkom und Lymphogranulom des Mediastinum. Wien. klin. Wschr. 1922, 524. — Haudek, Martin: Über die verhältnismäßige Bedeutungslosigkeit der Spitzentuberkulose. Fortschr. Röntgenstr. 36, Kongreß-H., 40—47 (1927). — Haudek, Martin (Wien): Die Qualitätsdiagnose der Lungentuberkulose im Röntgenbilde. Ges. Ärzte Wien. Sitzg 11. Juni 1926. Ref. Wien. klin. Wschr. 39, Nr 25, 73 (1926). — Die wichtigsten Typen der Röntgenbilder der Lungentuberkulose. Wien. med. Wschr. 76, Nr 51, 1511 (1926). — Neue Gesichtspunkte zur Beurteilung der Entwicklungsstadien und der Prognose der Lungentuberkulose. Wien. klin. Wschr. 1924, Nr 43. — Zum radiologischen Nachweis der Miliartuberkulose. 7. Röntgen-Kongreß. — Über die Ergebnisse der fortlaufenden Röntgenbeobachtung bei der Lungentuberkulose. Acta radiol. (Stockh.) 6, 502 (1926). — Traktionsdivertikel der Speiseröhre. Verh. dtsch. Röntgenges. 15. Röntgen-Kongreß 15 (1924). — Rückbildungsfähigkeit tuberkulöser Infiltrate durch Selbstheilung. Verh. dtsch. Röntgenges. 15 II (1924). — Zur Röntgendiagnostik der Speiseröhrendivertikel. Fortschr. Röntgenstr. 32. H. 5/6. 556 (1924). — Hauser: Zur Lehre vom Pyopneumothorax. Frankf. Z. Path. 28 (1922). — Hawes: Bronchoesophageal fistula and traction diverticulum. Amer. J. med. Sci. 161, 791 (1921). — Hawes and Friedmann (Boston): Bronchialdrüsentuberkulose. Arch. physic. Ther. 7. 1, 11 (1926). — Healy (Boston): Symptoms observed in fifty three cases of non - traumatic diaphragmatic hernia. Amer. J. Roentgenol. 8. 3, 266 (1925). — Hecht: Die erworbene Dextrokardie bei chronischer Lungentuberkulose. Beitr. Klin. Tbk. 53. — v. Hecker. H. (Frankfurt a. M.): Ausgedehntes „Panzerherz" als Zufallsbefund. Fortschr. Röntgenstr. 31, H. 2/3, 264 (1923). — Hedblom, C. A. (Chicago): Unkomplizierte einseitige Bronchiektasie und Spätresultate extrapleuraler Thorakoplastik. Arch. Surg. 14, 1b, 389 (1927). Ref. Fortschr. Röntgenstr. 36, 238. — Diagnose und Behandlung der Bronchiektasie. J. amer. med. Assoc. 39, 17, 1384 (1927). Ref. Fortschr. Röntgenstr. 36, 1303. — Heidkamp, H.: Eine ungewöhnliche Beobachtung bei einem Brust-Bauchschuß. Münch. med. Wschr. 1919, 29. — Heimberger, H. (Tübingen):

Über Panzerherz. Fortschr. Röntgenstr. **32**, H. 1/2, 82 (1924). — HEINDL: Darf man bei Fremd-körpern der Atmungs- und Speisewege die Schlundsonde anwenden? Wien. med. Wschr. 1921, 963. — HEINE, J.: Über eine primäre gestielte Bronchialgeschwulst. Zbl. Path. 40, Erg.-H., 293—296 (1927). — HEINEKE: Beiträge zur Röntgenographie der Lungentuberkulose. Beitr. Klin. Tbk. 41. — HEINENMANN-GRÜDER: Zur Frage der Lungenzeichnung im Röntgenbild. Arch. klin. Chir. 113, H. 2, 493 (1920). — HEISLER: Primärer Kardiospasmus nach Trauma. Mitt. Grenzgeb. Med. u. Chir. 20, H. 5. — HEISSLER und SCHALL: Ein Fall hochgradiger Bronchial-drüsentuberkulose. Beitr. Klin. Tbk. 15. — HELLER: Verh. dtsch. Ges. Chir. 1921. — HELLER, RICHARD: Infanteriegeschoß in der Herzmuskulatur. Med. Klin. 1916, Nr 1. — HELM, F. (Prag): Seltene Röntgenbilder des Oesophagus. Med. Klin. 1918, Nr 25, 26 u. 27. — Zur Röntgendiagnostik der interlobären Prozesse. Fortschr. Röntgenstr. 25, H. 2, 169. — HEMSEN: Beitrag zur Kontrast-speise im Bronchialbaum. Fortschr. Röntgenstr. 29. — HENIUS: Diagnostik der Bronchial-baumfüllung mit Jodipin. Klin. Wschr. 5, Nr 36, 1664 (1926). — HENKE: Fremdkörper im Oesophagus. Dtsch. med. Wschr. 1922, 649. — HENLE, A.: Zur Behandlung der Oesophagus-strikturen. Zbl. Chir. 1922, H. 50, 1850. — HENRARD: Extraction des corps étrangers de l'oeso-phage. Arch. Électr. méd. 1921, 274. — HENSZELMANN: Die Reizung des Nervus phrenicus durch den faradischen Strom und die röntgenologische Verwertbarkeit dieses Verfahrens. Wien. klin. Wschr. 1917, Nr 30. — HERRNHEISER: Hintere kostomediale Schwarte. Med. Klin. 1922, H. 26, 846. — HERRNHEISER, G. (Prag): Beitrag zum Adhäsionsnachweis im Bruchsack der Hernia hiatus oesophagei. Epikardiales Traktionsdivertikel. Fortschr. Röntgenstr. 36, H. 4, 814 (1927). — Zur Frage der kostomediastinalen bzw. mediastinalen Schwarten und Ergüsse. Fortschr. Röntgenstr. 36, H. 3, 581 (1927). — HERTZLER: Dermoids of the mediastinum. Amer. J. med. Sci. 42, Nr 2 (1916). — Mediastinitis supp. post. Arch. klin. Chir. 59. — HERVÉ et LEGOURD: Application et résultats de la stéréoradiographie dans le diagnostic des affections pulmonaires et plus particulièrement de la tuberculose. Rev. belge Tbc. 8, Nr 3, 407—409 (1927). HERXHEIMER: Akute Erweiterung der Hypertrophie des Herzens im Sport. Klin. Wschr. 1926, Nr 17. — Die Herzgröße bei Sportherzen und ihre Beurteilung. Klin. Wschr. 1924, Nr 49. — HERXHEIMER, G.: Über das Carcinomsarkom des Oesophagus. Zbl. Path. 29, 1. — HERZFELD, E. und W. UNVERRICHT: Beitrag zur Klinik der Relaxatio diaphragmatica. Virchows Arch. 237, 75 (1922). — HERZOG und FIRNBACHER: Beitrag zu den Anomalien der Aorta und des Oesophagus. Fortschr. Röntgenstr. 35. — HESS: Demonstration eines Patienten mit traumatischer Zwerch-fellhernie (Schußverletzung). Münch. med. Wschr. 1920, Nr. 1. — Über Schußverletzungen des Zwerchfelles und chronische Zwerchfellhernien. Grenzgeb. 30, H. 3. — HESS (Union-town): Subpleural fibrolipoma. Report of a case. Radiology 6, 525 (1926). — HESSE: Beitrag zur Differentialdiagnose der Thoraxtumoren. Fortschr. Röntgenstr. 18, H. 4. — Beiträge zur Anatomie, Statistik und klinischen Diagnose der Tuberkulose. Beitr. Klin. Tbk. 58. — Über zentrale Pneumonie und ihre Bedeutung für die zentrale Entstehung der Pneumonie. Münch. med. Wschr. 1918, Nr. 41. — HESSE, ERICH: Über operative Behandlung eingeklemmter Zwerch-fellhernien. Ref. Z.org. Chir. 15, 287 (1922). — Zur Frage der Diagnose und chirurgischen Be-handlung der Herzverletzungen. Habil. Schr. a. d. milit.-med. Akad. St. Petersburg 1921. Ref. Z.org. Chir. 13, 186 (1921). — HESSEL: Oesophagusstenose als Ausguß röntgenographiert. Fortschr. Röntgenstr. 23, H. 4. — HEUSER, CARLOS (Buenos-Aires): Roentgenography of hydatid cysts of the lung. Amer. J. Roentgenol. 8, 6, 529 (1925). — HEWLETT, H. M. (Melbourne): Multiple Hydatidencysten im Thorax. Brit. J. Radiol. 32, 326, 327. Ref. Fortschr. Röntgenstr. 36, 1165. — HEYROVSKY, HANS: Kasuistik und Therapie der idiopathischen Dilatation der Speiseröhre. Oesophagogastroanastomose. Arch. klin. Chir. 100, 703. — Über Diagnose und chirurgische Therapie des chronischen Kardiospasmus. Wien. med. Wschr. 1922, H. 15. — HICKEY and FURSTENBERG (Ann Arbor): The roentgenographic demonstration of the trachea and bronchi. Amer. J. Roentgenol. 15, 227 (1926). — HICKEY, P. M. and M. SIMPSON (Ann Arbor Michigan): Primary chondroma of the lung. Acta radiol. (Stockh.) 5, 475 (1926). — HILDEBRAND: Untersuchung von Verengerungen der Speiseröhre mittels Röntgenstrahlen. Arch. physiol. Med. u. med. Techn. 2, H. 2. — HIRSCH, A.: Über diffuse Dilatation des Oesophagus durch Kardiospasmus. Med. Korrespbl. Württemberg 90, 53 (1920). — HIRSCH, ALFRED (Stutt-gart): Zur Kenntnis der diffusen Speiseröhrenerweiterung durch chronischen Kardiospasmus. Münch. med. Wschr. 66, Nr 40, 1149 (1919). — HIRSCH, EMIL (Berlin): Beitrag zur Diagnose Hernia diaphragmatica vera. Berl. klin. Wschr. 1921, Nr 9. — HIRSCH, J. SETH: Congenital atresia of the esophagus. J. amer. med. Assoc. 76, 1491 (1921). — HIRSCH, J. S. (New York): The roentgen diagnosis of malignant neoplasmas of the lung. Radiology 9, 470 (1927). — HIRSCH, P.: Pathologie der diffusen Oesophagusdilatation. Berl. klin. Wschr. 1920, 494. — HITZENBERGER: Der Doppelbogen des Zwerchfells bei Relaxatio diaphragmatica. Wien. klin. Wschr. 1922, Nr 13. — Die pulsatorischen Bewegungen des rechten Zwerchfells. Wien. Arch. klin. Med. 9. — Ein Beitrag zur Funktionsprüfung des Zwerchfells. Wien. Arch. klin. Med. 9. — HITZENBERGER, KARL (Wien): Wie lassen sich Erkrankungen, die zu Dämpfungen der Lungen-basis führen, im Röntgenbild erkennen? Wien. klin. Wschr. 39, Nr 34, 977 (1926). — Das Zwerch-fell in gesundem und krankem Zustand. Wien: Julius Springer 1927. — HITZENBERGER und

ELIAS: Zur Untersuchung der Aorta descendens. Wien. Arch. klin. Med. **1923**. — HOCHE, OTTO (Wien): Mediastinaltumor oder Aortenaneurysma. Dtsch. Z. Chir. **196**, H. 1/3, 219. — HODGES (Madison Wiskonsin): Roentgenological examination of the heart. Radiology 7, 110 (1926). — HOFBAUER, L.: Das postoperative Stadium der pleuralen Ergüsse speziell des Empyems. Schweiz. med. Wschr. **1924**, 632. — HOFER, GUSTAV (Wien): Das Problem des Oesophagospasmus. Arch. klin. Chir. **140**, 326. — HOFFMANN, ADOLPH: Über traumatische Zwerchfellhernien und ihre Incarceration. Bruns' Beitr. **114**, 254 (1919). — HOFFMANN, AUGUST: Gibt es eine akute, schnell vorübergehende Dilatation des normalen Herzens? 20. Kongreß inn. Med. — HOFFMANN, VICTOR (Heidelberg): Hernia diaphragmatica und Ulcus ventriculi. Beitrag zur Diagnose der Zwerchfellhernie und zur traumatischen Entstehung des Magengeschwüres. Münch. med. Wschr. 67, Nr 34, 986 (1920). — HOFMANN: Zur Klinik der polypösen Sarkome des Oesophagus. Bruns' Beitr. **120**, 201 (1920). — HOFMANN, E. v.: Zur Chirurgie der Herzverletzungen. Dtsch. Z. Chir. **156**, 175 (1920). — HOFMANN, M.: Durchtrennung einer tiefsitzenden Oesophagusstriktur mit dem Kaltkauter (de Forest). Bruns' Beitr. **120**, 196 (1920). — HOKE, EDMUND (Komotau): Die Eisenlunge. Med. Klin. 21, Nr 21, 766 (1925). — HOLLÄNDER: Die Bestimmung der Größe und Konfiguration des Herzens mittels Teleradiographie. Fortschr. Röntgenstr. **36**. — HOLLÄNDER, LEO: Die pünktliche Feststellung der Größe und Gestalt des Herzens (ung.). Magy. Röntgen Közl. 2, Nr 1, 17—20 u. Dtsch. Zusammenfassung **1927**, 32. — HOLLOWAY, J. W., SCHLUETER, S. A. und E. C. CUTLER (Cleveland): Die Beziehung der Immunität zu der experimentellen Erzeugung von Lungenabscessen. Ann. Surg. 86, 2, 165 (1927). Ref. Fortschr. Röntgenstr. **36**, 1164 (1927). — HOLMES (Boston): Massive collapse of the lung. Amer. J. Roentgenol. 10, 5, 343 (1923). — A case of multiple abscesses of the lung with spontaneous cure. Amer. J. Roentgenol. 5, Nr 7, 344 (1928). — HOLT: Primary sarcoma of the thymus. Arch. of Pediatr. 37 (1920). — HOLZ: Zur Kenntnis der interlobären Schwarten im Röntgenbilde der kindlichen Lunge. Fortschr. Röntgenstr. 27. — HOLZKNECHT, G.: Röntgenologie. Berlin-Wien: Urban u. Schwarzenberg 1918. — Über die Grenzen der röntgenologischen Diagnostik. Bemerkungen zu dem gleichnamigen Artikel von Primararzt Dr. OTTO MAIER, Reutte/Tirol, in Heft 12 dieser Wochenschrift. Wien. klin. Wschr. 40, Nr 17, 559—561 (1927). — HOLZKNECHT und HOFBAUER: Zur Physiologie und Pathologie der Atmung. Jena: Gustav Fischer 1907. — HORNEFFER, C. et P. GAUTIER: Un cas de tumeur du coeur. Rev. Méd. Suisse romande **33**, 57 (1913). — HÖRNICKE: Ein Teratom des vorderen Mediastinums. Z. Path. **27**, 237 (1922). — HÖSSLIN: Klinisch-röntgenologische Untersuchungen über Lungenkavernen mit Flüssigkeitsspiegel. Dtsch. Arch. klin. Med. 112. — HOTZ, A. (Zürich): Zur Kenntnis der interlobären Schwarten im Röntgenbild der kindlichen Lungen. Fortschr. Röntgenstr. 27, H. 4, 384 (1920). — HOWARD-LILIENTHAL: Extrapleural resection and plastic of the thoracic esophagus. Boston med. J. **185**, 358 (1921). — HOWK, HORACA JOHN and JOHN A. HERRING: A case of diaphragmatic hernia without severe symptoms discovered on routine X-ray examination of chest. Amer. J. Roentgenol. 7, 247 (1920). — HUBBARD, THOMAS: The diagnosis and treatment of certain diseases and traumatisms of the esophagus. J. Michigan State med. Soc. 20, 392 (1921). Ref. Z.org. Chir. 15, H. 7, 351 (1922). — HUBER: Zur Röntgendiagnose der Magen-Zwerchfellhernien. Dtsch. med. Wschr. **1925**, Nr 18. — HUBERT, G. (Bad Nauheim): Die Diagnose der Aortensyphilis mit besonderer Berücksichtigung der Röntgendiagnose. Klin. Wschr. 3, Nr 20, 887 (1924). — HÜBSCHMANN, P.: Über Kavernen und Pseudokavernen. Beitr. Klin. Tbk. 67, H. 1/3, 186—191 u. 225—235 (1927). — HUFFMANN, LYMAN FOSTER: A case of diaphragmatic hernia observed postmortem. Ann. Surg. 72, 665 (1920). — HUG: Einige Fremdkörper in den Luft- und Speisewegen. Bruns' Beitr. **122**, 153 (1921). — HUG, TH.: Zur Diagnose und Therapie der ZENKERSCHEN Oesophagus- resp. Hypopharyngsdivertikel. Schweiz. med. Wschr. **1922**, 505. — HUGUENIN, B.: Über Thymuscysten. Schweiz. Rdsch. Med. 21, 14 (1921). — HUISMANNS: Fall von Mediastinaltumor. Allg. ärztl. Ver. Köln, 8. April 1918. — HÜNERMANN, TH. (Freiburg, Br.): Beitrag zur Frage der Struma intrathorica. Arch. klin. Chir. **128**, 202 (1924). — HÜRTER: Verdichtungen im Lungengewebe vorgetäuscht durch Niederschläge nach Jodipininjektion. Z. Röntgenkde 13. — HÜTTL, TIVADAR: Magenileus infolge von Zwerchfellhernie. Ref. Z.org. Chir. 18, 37 (1922). — HYDE, TH. L. and G. W. HOLMES (Boston): The roentgenological aspects of primary tumors of the lung. Amer. J. Roentgenol. 18, 235 (1927).

ICKERT: Über isolierte Kalkherde bei Erwachsenen. Beitr. Klin. Tbk. **63**. — ICKERT, FRANZ: Staublunge und Staublungentuberkulose. Die Tuberkulose und ihre Grenzgebiete in Einzeldarstellungen. Herausgeg. v. L. BRAUER u. H. ULRICI 4). Berlin: Julius Springer 1928. — IMMELMANN: Röntgenologische Differentialdiagnose zwischen Mediastinaltumoren und persistierender Thymusdrüse. Verh. dtsch. Röntgenges. 10 (1914). — IMMELMANN, MAX (Berlin): Die röntgenologische Untersuchungsmethode des Herzens und der großen Gefäße. Röntgenhilfe **1921**, Nr 5. — IMPERATORI: Six cases of foreign bodies in the esophagus and bronchi. N. Y. med. J. a. med. Rec., März **1921**. — IMPERIALE, C. (Genua): Idiopathische Dilatation und kongenitale Stenose des Oesophagus. Riforma med. **1927**, 721. — IND, ADOLF: Eine einfache Methode zur röntgenologischen Beurteilung der Herzgröße. Dtsch. med. Wschr. **1926**, Nr 23, 956. — INOKUBO: Tracheal- und Oesophagusstenose durch einen Senkungsabsceß bei Brustwirbelcaries. Arch. f. Laryng. **35**, H. 3. — ISAACS (Chicago): Diagnostic pneumothorax. Amer. J. Roentgenol. **13**, 3, 250 (1925).

JACKSON, CH. (Philadelphia): Chronische nichtspezifische Lungeninfektionen. J. amer. med. Assoc. **87**, 10, 729 (1926). — JACKSON, CH. and TH. SHAILOW (Philadelphia): Pulsions-Traktions-, kongenitale und maligne Oesophagusdivertikel. Ann. Surg. **83**, 1, 1 (1926). — JACOB, M.: The diagnosis of incipient pulmonary tuberculosis in the adulte. Med. J. a. Rec. **126**, Nr 2, 81—84 (1927). — JACOBÄUS: Über interlobäre Empyeme. Festschrift für PETERSEN. — JACOBAEUS, H. C. (Stockh.): On bronchography in cases of purulent lung affections. Acta radiol. (Stockh.) **6**, 616 (1926). — JACQUEROD, MARC (Leysin) und PHILIPP ELLMANN (London): Die röntgenologische Kontrolle der Heilung der Lungentuberkulose. Brit. J. Radiol., B. J. R.-Sect. **31**, 316, 425. Ref. Fortschr. Röntgenstr. **36**, 239. — Tuberculous lesions of lung. Brit. J. Radiol., B. J. R.-Sect. **31**, 425 (1926). — Das röntgenologische Aussehen der tuberkulösen Pneumonie und der tuberkulösen Bronchopneumonie. Brit. J. Radiol. **32**, 327, 343 (1927). Ref. Fortschr. Röntgenstr. **36**, 1305. — JAENSCH: Über die Röntgenbilder der Pneumokoniosen, insbesondere ihre grobknotige Form. Fortschr. Röntgenstr. **28**. — JAFFÉ: Die Lokalisation des linken Vorhofs des Herzens im Röntgenbilde. Z. klin. Med. **68**. — Ein Fall von kongenitalem Defekt der Vorhofscheidewand und Rechtslage der Aorta. Inaug.-Diss. Leipzig 1921. — JAGIE, NIKOLAUS und S. KREUZFUCHS (Wien): Zur Perkussion der Aorta und der vorderen Brustwand unter Röntgenkontrolle. **25**, H. 6, 551 (1928). — JAHN (München): Die Bedeutung des Röntgenverfahrens für die Entwicklung und die Diagnose in der Thoraxchirurgie. Verh. dtsch. Röntgenges. **14** u. Röntgenhilfe **1923**, H. 6. — JAKSCH, WARTENHORST, R. (Prag): Die Röntgendiagnostik der Lungenerkrankungen (Tuberkulose und Cysticercosis). Med. Klin. **20**, H. 1, 5 (1924). — Herzaneurysma im Röntgenbild. Fortschr. Röntgenstr. **33**. — Über Röntgendiagnostik und Röntgentherapie der Lungentuberkulose. Med. Klin. **20**, Nr 41, 1417 (1924). — JANSEN, PAUL: Ergebnisse der Röntgendiagnostik der Herz- und Gefäßkrankheiten. **14**, 137, 151 u. 166 (1922). — JEGOROW (Moskau): Die intravitale Diagnose des Myokardinfarktes. Z. klin. Med. **106**, H. 1/2, 71 (1927). — JEHN: Brustfell und Lungen. Jber. Chir. **1920**. — Das Mediastinalemphysem. Zbl. Chir. **1921**, Nr 44. — Die Bedeutung des Röntgenverfahrens für die Entwicklung und Diagnostik der Thoraxchirurgie. Eröffnungsvortrag auf den Verh. dtsch. Röntgenges. München **1923**. — Die Behandlung der Empyeme. Antrittsvorlesung. München 1919; Hauptref. bayer. Chir.-Verngg München, 26. Juli **1924**. — Die Behandlung der Pleuraempyeme. Münch. med. Wschr. **1921**, Nr 12. — Die Behandlung der tuberkulösen Pleuraempyeme. Münch. med. Wschr. **1921**, Nr 18. — Die Behandlung doppelseitiger Pleuraempyeme. Münch. med. Wschr. **1921**, Nr 35. — Die Behandlung schwerster Atmungskrämpfe beim Tetanus durch doppelseitige Phreniktomie. Münch. med. Wschr. **1914**, Nr 40. — Die chirurgische Behandlung der Lungentuberkulose. Kongreß inn. Med. Wiesbaden **1921**. — Die chirurgischen Erkrankungen des Thorax und seiner Organe. Jkurse ärztl. Fortbildg **1921**. — Die operative Behandlung der Lungensteckschüsse. Arch. klin. Chir. **114**. — Die operative Entfernung großer intrathorakaler Strumen. Dtsch. Z. Chir. **133**, 25 (1915). — Über die chirurgische Behandlung bestimmter Formen von Brustverletzungen im Felde. Med. Klin. **1915**, Nr 27. — Über Cysticercus cellulosae. Virchows Arch. Festschrift für BENEKE **234**, H. 1. — Über Fremdkörper in der Lunge. Zbl. Chir. **1921**, Nr 34. — Über Thoraxsteckschüsse. Dtsch. Z. Chir. **162**. Gemeinsam mit K. MAYER. — Zur Kritik des künstlichen Pneumothorax. Münch. med. Wschr. **1923**, Nr 31. — Zur Technik des Thoraxverschlusses bei großen Brustwanddefekten. Zbl. Chir. **1921**, Nr 14. — JEHN gemeinsam mit LOZANO-ZARAGOZA: Die stumpfen Verletzungen des Thorax und seiner Organe. Die Schnitt- und Stichverletzungen des Thorax und seiner Organe. Patologia Chirurgica 2. Zaragoza (span.). — JEHN und TH. NÄGELI: Über Thoraxverletzungen im Kriege. Bruns' Beitr. **1919**. — Über traumatische Eventration des Magens in die linke Brusthöhle, unter dem klinischen Bilde des Spannungspneumothorax. Münch. med. Wschr. **1918**, 1429. — JEHN und NISSEN (München): Pathologie und Klinik des Mediastinalemphysems. Dtsch. Z. Chir. **204**, H. 4/5, 221. — JEHN und F. SAUERBRUCH: Brustschüsse. Schjernings Handbuch der ärztlichen Erfahrungen im Weltkriege 1914—1918. **1**, 696 (1922). — LE JEMTEL: Une hernie diaphragmatique étranglée du côlon gauche d'origine traumatique. Arch. franco-belges Chir. **1922**, 570. — JENCKEL: Hernia diaphragmatica. Münch. med. Wschr. **1919**, Nr 12. — Steckschuß des Herzens. Münch. med. Wschr. **1918**, H. 45. — Schuß in den Herzbeutel. Med. Klin. **1915**, H. 3, 68. — JENKINSON (Chicago): Lesions of the diaphragm. Amer. J. Roentgenol. **14**, 1, 16 (1925). — JENNINGS, MARSHALL, C.: Suture of ruptured left dome of diaphragm. Brit. med. J. **1922**, 871. — JESSEN, JES.: Les tumeurs malignes des vois aériennes supérieures. Acta otolaryng. (Stockh.) **10**, H. 3/4, 321—344 (1927). — JEWESBURY, R. C. (London): Zwei Fälle spastischer Striktur des Oesophagus bei Kindern. Proc. roy. Soc. Med. **20**, 9, 1310 (1927). Ref. Fortschr. Röntgenstr. **36**, 904. — JEZSOVITS, K.: Daten zur Röntgendiagnose des primären Lungenkrebses. Magy. Röntgen Közl. **1**, 146. — JOACHIM, HENRY and LEO LOEWE: Atypical acute myeloid leukemia with unusual pulmonary manifestations. Case report with necropsy findings. Amer. J. med. Sci. **174**, Nr 2, 215—225 (1927). — JOERDENS, G. (Dresden): Ungewöhnlicher Fall von nichttuberkulösen Lungenkavernen. Fortschr. Röntgenstr. **27**, H. 3, 258 (1920). — JOHNSON, CLAYTON R.: Mensuration and localization by means of the Roentgen ray. Radiology 8, Nr 6, 518—521 (1927). — JOHNSON, F. E. (New York): Pneumothorax bei Kindern. Amer. J. Dis. Childr. **33**, 5, 740 (1927). — JONG et BOULAN: Sténose inflammatoire chronique de la région cardiaque de l'oesophage. Bull. Soc. méd. Hôp. Paris 1920, Nr 21, 826. — JORDAN, A. C.: Peribronchial phthisis. Brit. J. Radiol. Lond. **30**, 460 (1925). — JORES: Sarkom des Thymus mit Nierenmetastasen. Dtsch. med. Wschr. **1922**, 649. — JOSTEN, JOSEF: Über Tuberkulose des Herzens. Inaug.-Diss. Bonn 1921. — JUCKER (Philadelphia): Röntgenologie als Hilfsmittel für die Bronchoskopie. Arch. physik. Ther. **7**, 10, 571—583. — JUDA: Eine einfache Methode zur röntgenologischen Beurteilung der Herzgröße. Dtsch. med. Wschr. **1926**, Nr 23. — JUDD: Intrathoracic goitre. Internat. Clin. **1**, 149—157 (1920). — Esophageal diverticula. Arch. Surg. **1**, 38 (1920). — JUGENBURG, ANNA: Über maligne Tumoren der Thymusdrüse (Thymome). Ref. Zbl. Radiol. **4**, 765 (1928). — JÜLICH: Linksseitige Recurrenslähmung durch Sklerose der Aorta. Med. Klin. **1925**, Nr 48. — JUNG-HAGER, SVEN (Lund): Some cases of pulmonary atelectasis. Acta radiol. (Stockh.) **5**, Nr 111, 250 (1926).

KÄDING, KURT: Zur Differentialdiagnose der Miliartuberkulose im Röntgenbild. Vortrag gehalten auf der 2. Sitzung der Rhein-Westf.-Vereinigung für Tuberkulose. Düsseldorf, Mai **1927**. — KAEDING: Der röntgenologische Kalkstatus des Brustkorbes und sein Zusammenhang mit tuberkulösen Erkrankungen der Lunge. Beitr. Klin. Tbk. **58**. — KAESS, F. W. (Düsseldorf): Zur Röntgendiagnose der angeborenen Oesophagusatresie. Fortschr. Röntgenstr. **35**, 481 (1926). — KAISER: Röntgenologische Studien über die Beziehung zwischen Rippenknorpelverkalkung und Tuberkulose. Beitr. Klin. Tbk. **32**. — KALCHER: Ein ungewöhnlicher Fall von Pyopneumothorax. Fortschr. Röntgenstr. **32**. — KALISCH, Z.: Über einen radioskopisch diagnostizierten und autoptisch bestätigten Fall von partiellem Herzaneurysma. Wien. klin. Wschr. **40**, Nr 34, 1078—1079 (1927). — KAPPELER: Über das gleichzeitige Vorkommen von Divertikel und Carcinom in der Speiseröhre. Diss. Zürich 1919. — KAPPIS: Zwerchfellhernien. Zbl. Chir. **1922**, 1770. — KÄSTLE: Die Röntgenuntersuchung der Atmungsorgane in SCHITTENHELMs Lehrbuch der Röntgendiagnostik. Berlin: Julius Springer 1924. — Das Mediastinum im Röntgenbild in SCHITTENHELMs Lehrbuch der Röntgendiagnostik. Berlin: Julius Springer 1924. — KÄSTLE (München): Röntgenologischer Beitrag zur Kenntnis der Tuberkulose in den Lungen. Münch. med. Wschr. **1921**, Nr 50. — Röntgenologischer Beitrag zur Kenntnis der Tuberkulose der Lungen. Erwiderung usw. Münch. med. Wschr. **69**, H. 14, 513 (1922). — KÄSTNER, HERMANN (Leipzig): Röntgenbefunde an der Trachea, besonders nach Kropfoperationen. Bruns' Beitr. **122**, 455 (1921). — KATSCH: Diskussionsbemerkungen zur Frage der röntgenologischen Sichtbarkeit des Herzens im Perikarderguß. Fortschr. Röntgenstr. **27**, 656. — KATZ, KARL: Statistischer Beitrag zur Kenntnis des Lungencarcinoms nach dem Sektionsmaterial des Heidelberger pathologischen Institutes. Z. Krebsforschg **25**, H. 5, 368—381 (1927). — KAUF, E.: Die Bedeutung der Sportherzvergrößerung. Wien. klin. Wschr. **40**, Nr 44, 1401—1402 (1927). — KAUFMANN, E.: Lehrbuch der speziellen pathologischen Anatomie 1922. — KAUSCH, H. und R. KLINGENSTEIN (Rohrbach-Heidelberg): Über Früh- und Spätkaverne und ihre Prognose. Klin. Wschr. **6**, Nr 24, 1126. — KAUTZ: Lungentreptothrichose im Röntgenbild. Fortschr. Röntgenstr. **30**. — KAYSER: Röntgenologischer Beitrag zur Klinik der Lungensyphilis. Fortschr. Röntgenstr. **32**. — KEITH (Louisville): A true congenital hernia in the right diaphragm. Amer. J. Roentgenol. **7**, Nr 6, 289 (1920). — KENNETH, D.: Blackfan and K. LITTLE: A clinical and radiographic studyd of the thymus in infants. Amer. J. Dis. Childr. **22** (1921). — KEPPLER, WILH. und FRITZ ERKES (Berlin): Zur Röntgendiagnostik beim Divertikel der Speiseröhre. Med. Klin. **1919**, Nr 20. — KERLEY, P. (London): Fibrocystenerkrankung der Lungen. Brit. J. Radiol. **32**, 324, 245 (1927). Ref. Fortschr. Röntgenstr. **36**, 924. — Neoplasms of the lungs and bronchi. Brit. J. Radiol. Lond. **30**, 333 (1925). — KERN: Beiträge zur Pathologie des Oesophagus. Virchows Arch. **201**, 135. — KERN, R. (Philadelphia): Lung abscess from the medical standpoint. Amer. J. of Roentgen. **1926**, 15, 407. — KEY: Ein Fall von ausgedehnter Resektion der Brustwand wegen Sarkom. 13. Vers. nord. Chir.-Verngg Helsingfors 1921. — KIENBÖCK: Ein Fall von Zwerchfellhernie. Z. klin. Med. **62**. — Über Magengeschwüre bei Hernia und Eventratio diaphragmatica. Fortschr. Röntgenstr. **21**. — Mit Röntgenstrahlen beobachtete Bewegungsphänomene an einem Pyopneumothorax. Wien. klin. Wschr. **1918**, Nr 22. — Röntgenbilder eines Falles mit pulsierenden Hilusdrüsen. Ges. inn. Med. 1. Mai 1911. Ref. Münch. med. Wschr. **1911**, 1216. — Zur Frage der intrapulmonalen Lungenmetastasen. Med. Klin. **1926**, Nr 37. — Über Magengeschwüre bei Hernia und Eventratio diaphragmatica. Fortschr. Röntgenstr. **21**, H. 3. — Über Zwerchfellhernien bei Kindern. Fortschr. Röntgenstr. **21**, H. 4. — KIENBÖCK, R.: Anatomische Orientierung im Röntgenbild des normalen Herzens. Herstecckschüsse. Wien. med. Wschr. **1917**, Nr 9. — Geschosse im Brustkorb nach Selbstmordversuchen. Med. Klin. **1917**, Nr 43. — Über das ZENKERsche Divertikel der Speiseröhre. Arch. physik. Med. u. med. Technik **6**, H. 1. — On a rare issue of pericarditis exsudativa: Combination of concretion and cyst-formation. Brit. J. Radiol. **32**, Nr 327, 352—354 (1927). — KIENBÖCK, ROBERT (Wien): Diagnostische Skizzen von Röntgenbildern des Brustkorbes. Die häufigsten Irrtümer in der Deutung der Röntgenbefunde. Leipzig-München-Frankfurt a. M.: Keim u. Nemnich 1923. — Geschosse im Herzen bei Soldaten. Dtsch. Arch. klin. Med. **124**, 419. — Zur Differentialdiagnose der Aortenaneurysmen und Mediastinaltumoren. Verh. dtsch. Ges. inn. Med. **1925**, 265. — Zur Frühdiagnose der intrapulmonalen Tumormetastasen. Med. Klin. **1926**, Nr 37, 1400. — Über die intrathoracische Struma. Med. Klin. **1908**, Nr 14. — Zur röntgenologischen Differentialdiagnose der Aortenaneurysmen und Mediastinaltumoren. Fortschr. Röntgenstr. **34**, 849 (1926). — Weitere Bemerkungen über die genannte Perikarderkrankung. Fortschr. Röntgenstr. **36**, H. 3, 724 (1927). — Zur Radiologie des Herzens. Z. klin. Med. **86**, 64. — KIESSLING: Über Lungenbrand usw. Mitt. aus dem Hamburger Staatskrankenanstalten 6. — KILLIAN, H.: Beitrag zur operativen Behandlung komplizierter Fälle von Fremdkörpern der Speiseröhre. Arch. klin. Chir. **122**, 382 (1922). — KINDBERG, LEON, CH. GRANDELAUDE et R. CATTAN: Deux cas de gangrèn pulmonaire post cancéreuse. Bull. Soc. med. Hôp. Paris **43**, Nr 30, 1429—1437 (1927). — Tumeur médiastinopulmonaire. Ann. Anat. path. méd.-chir. **4**, Nr 8, 912—916 (1927). — KINGREEN, OTTO (Greifswald): Zur Röntgendiagnose der Echinokokken. Dtsch. Z. klin. Chir. **197**, 83. — KIRSCHMANN, KURT: Kasuistik: 1. Nierencarcinom, 2. Leberechinokokkus, 3. Herzaneurysma. Fortschr. Röntgenstr. **36**, H. 3, 665—669 (1927). — KIRSCHMANN, KURT (Berlin): Das Röntgenbild des Herzens bei Lungentuberkulose. Klin. Wschr. **3**, Nr 27, 1227 (1924). — KIRSCHNER: Verh. dtsch. Ges. Chir. **1921**. — Fall von Laugenverätzung des Oesophagus mit tiefsitzender Striktur. Ref. Klin. Wschr. **1922**, H. 5, 244. — Fremdkörper im Oesophagus. Dtsch. med. Wschr. **1922**, 374. — „Kardiospasmus" infolge Strangbildung. Dtsch. med. Wschr. **1922**, 374. — Lungenentrindung. Chirurgen-Kongreß **1920**. — KLARE: Die röntgenologische Diagnose und Differentialdiagnose der kindlichen intrathorakalen Tuberkulose. Leipzig: Curt Kabitzsch 1925. — KLASON: Pericarditis calculosa und Herzverkalkung. Acta radiol. (Stockh.) **1**, 2. — KLEHMET: Die Diagnose des Pneumothorax. Beitr. Klin. Tbk. **46**. — Zur Diagnose der Pneumonokoniose. Beitr. Klin. Tbk. **46**. — KLEINSCHMIDT: Zwei mit Erfolg radikal operierte komplizierte Dermoiden des Mediastinum anticum. Münch. med. Wschr. **1920**, 862. — KLEMPERER, FELIX (Berlin): Wandlungen unserer Anschauungen über die Entwicklung der Lungentuberkulose. Med. Klin. **23**, Nr 51, 1957—1962; Nr 50, 1949—1951 u. Nr 51, 1988—1990 (1927). — KLESTADT, W.: Eine noch nicht beobachtete Form der Speiseröhrentuberkulose — klinische Heilung derselben. Arch. Ohren- usw. Heilk. **109**, H. 2/3, 195 (1922). — KLIENEBERGER: Empyem und Pyopneumothorax. 5. Röntgen-Kongreß. — KLINGENSTEIN: Zur Klinik der tuberkulösen infraclaviculären Infiltrate der Lunge. Klin. Wschr. **1926**, Nr 49. — KLINGENSTEIN, R.: Die gezielte Aufnahme in der röntgenologischen Lungendiagnostik (Vorläufige Mitteilung). Klin. Wschr. **6**, Nr 52, 2462—2463 (1927). — KLINKOWSTEIN, J. M.: Zwei Fälle von traumatischen Zwerchfellbrüchen. Nov. chir. Arch. (russ.) **10**, 532 (1926). — KLOIBER: Ausgedehnte Zerstörung von Brustwirbelsäule und Rippen durch Aortenaneurysma. Fortschr. Röntgenstr. **32**. — Hochgradige Herzverlagerung bei doppelseitigem subphrenischen Gasabsceß. Fortschr. Med. **1918/19**, Nr 20. — KLOIBER, H.: Zur Ätiologie und Diagnose des ZENKERschen Pulsionsdivertikels des Oesophagus. Dtsch. Z. Chir. **147**, 79 (1918). — KLOIBER, H. und HOCHSCHILD (Frankfurt a. M.): Zur Frage des röntgenologischen Sichtbarwerdens des Herzens im Perikardialerguß. Fortschr. Röntgenstr. **27**, H. 5, 473 (1920). — KLOSE und HELLWIG: Der thymogene Basedow. Arch. klin. Chir. **128**, 175 (1924). — KLOSE und HOLFELDER: Die Indikationsstellung und Methodik der Behandlung der Thmyushyperplasie. Med. Klin. **1921**, 215. — KLOSE und VOGT: Neuere Thymusforschung und ihre Bedeutung für die Kinderheilkunde. Arch. Kinderheilk. **55**, H. 1. — KLOSE, HEINRICH und HANS STRAUSS: Beiträge zur Chirurgie des Herzens und des Herzbeutels. I. Die eitrige Perikarditis und die Erfolge ihrer chirurgischen Behandlung. Arch. klin. Chir. **119**, 467 (1922). — KNAPPENBERGER (Kansas City): The X-ray in cardiac diagnosis. Radiology **7**, 297 (1926). — KNOLL und BAUMANN: Klinik und Röntgenbild bei der Lungentuberkulose. Beitr. Klin. Tbk. **44**. — KOCH: Über Herzsteckschüsse. Bruns' Beitr. **123**, 266 (1921). — KOCH, H.: Zur Diagnose der akuten miliaren Tuberkulose im Säuglingsalter. Z. Kinderheilk. **38**, 232 (1924). — KOCH und BOCKY: Über die Darstellung der Resorption der serösen Höhlen, insbesondere der Pleurahöhle, mittels Röntgenstrahlen. Fortschr. Röntgenstr. **19**. — KÖHLER: Ein ungewöhnlicher Fall von spontanem Pneumothorax. Klinik **1923**, Nr 46. — KOHLMANN: Über Pericarditis exsudativa. Fortschr. Röntgenstr. **30**. — KOHLMANN, G. (Erlangen): Zur Klinik und Röntgendiagnose des subphrenischen Abscesses. Fortschr. Röntgenstr. **32**, H. 3/4, 228 (1924). — Die postoperative Bronchopneumonie und ihre Beziehungen zum Lungeninfarkt. Verh. dtsch. Röntgenges. **15** (1924). — Zur Frage des Lungeninfarkts im Röntgenbilde. Fortschr. Röntgenstr. **30**. — KOHLMANN, G. (Leipzig): Zur Klinik und Röntgendiagnose des Lungeninfarkts. Fortschr. Röntgenstr. **32**, H. 1/2, 1 (1924). — KOHN: Zur konservativen Behandlung tuberkulöser Pleuraexsudate. Münch. med. Wschr. **70**, Nr 44. — KOLACZEK: Vorstellung eines Falles von ausgedehnter Resektion mehrerer Rippen wegen eines Chondroms. Arch. klin. Chir. **24**. — KOLIBAS, MIJO: Ein Fall von incarcerierter Zwerchfellhernie. Ref. Zbl. Chir. **1923**, 76. — KOLTA, ERWIN (Budapest): Ein Fall von rechtsseitiger Hernia diaphragmatica. Fortschr. Röntgenstr. **33**, H. 565. KÖNIG: Dilatatio oesophagei. Kardiospasmus. Münch. med. Wschr. **1922**, 878. — Oesophagusdivertikel. Münch. med. Wschr. **1921**, 51 ,1670. — Steckschuß der Aorta. Münch. med. Wschr. **1919**, 701. — KÖNIG, E.: Experimenteller Beitrag zur Frage der regionären Beeinflussung von

Schilddrüse, Thymus und Herz. Inaug.-Diss. Königsberg 1919. — König, F.: Schußverletzungen am Rumpf, insbesondere am Thorax. Ärztl. Kriegswissenschaft 177. Jena. — König, Fritz: Zur Operation des Oesophagusdivertikels. Dtsch. med. Wschr. **1922**, 719. — Königstein: Oesophagotracheale Fistel und Recurrenslähmung infolge eines Fremdkörpers im Oesophagus. Mschr. Ohrenheilk. **1913**, 522. — Konjetzny: Zur Prognose der Lungenschußverletzungen. Mitt. Grenzgeb. Med. u. Chir. **33** (1918). — Korbsch: Zur Behandlung der Pleuraempyeme. Münch. med. Wschr. **69** (1922). — Kornblum, Karl: A case of primary carcinoma of the lung showing both atelectasis and pleural effusion. Amer. J. Roentgenol. 18, Nr 3, 230—234 (1927). — Körner: Fremdkörper in der Speiseröhre. Z. Ohrenheilk. **64**, 222. — Korns, Horace Marshall: The diagnosis of „eventration" of the diaphragm with report of a case of aplasia of the right lung and right half of the diaphragm associated with congenital dextrocardia. Arch. int. Med. **28**, 192 (1921). — Kott: Angiosarkome des Mediastinums. Dtsch. med. Wschr. **1922**, H. 31, 1042. — v. Kovats: Die Röntgendiagnose der Bronchiektasien mittels „Lipjodol Lafay". Dtsch. med. Wschr. **1925**, Nr 16. — Kowarsky, J. J.: Zur Kasuistik der Zenkerschen Divertikel der Speiseröhre. Věstn. Rentgenol. (russ.) 4, 163 (1926). — Kragh, Jens: Tuberkulosedivertikel der Speiseröhre. Ref. Z. org. Chir. 15, H. 4, 152 (1922). — Krampf, F.: Ein bösartiger Mediastinaltumor (thymogenes Carcinom). Inaug.-Diss. München 1919. — Krampf, Franz (München): Über Lungenkrebse unter dem Bilde von Lungenabscessen. Dtsch. Z. Chir. **194**, H. 3, 128. — Kranz, Hubert (Düsseldorf): Über einen Fall von Pulmonalaneurysma. Klin. Wschr. 3, Nr 6, 232 (1924). — Kratzeisen, Ernst: Retrosternale Zwerchfellhernie. Virchows Arch. **232**, 227 (1921). — Kraus: Die Röntgenuntersuchung von Pleura und Zwerchfell. In Rieder-Rosenthal Lehrbuch der Röntgenkunde 2. H. Leipzig: J. A. Barth 1924. — Krause: Die Röntgendiagnose der Thoraxtumoren, Bronchialerkrankungen und der Lungentuberkulose. In Grundriß und Atlas der Röntgendiagnostik von F. M. Groedel, 4. Aufl. München: J. F. Lehmann 1924. — Die Röntgenuntersuchung der Trachea. In F. M. Groedel, Grundriß und Atlas der Röntgendiagnostik, 3. Aufl. München: J. F. Lehmann 1921. — Krause, Paul: Röntgendiagnostik. Lehrbuch der Diagnostik innerer Krankheiten. Herausgegeben von Paul Krause. — Krause, P. und K. Heinroth: Röntgenuntersuchungen am Herzen von Sportsleuten. Z. physik. Ther. **32**, H. 3, 111 (1926). — Krause, Karl und Franz Loben: Pneumokoniose und ihre Abgrenzung gegen Tuberkulose. Beitr. Klin. Tbk. 67, H. 4, 369—385 (1927). — Krebs, Carl: Röntgenuntersuchung des Herzens. Verh. d. dän. med. Ges. 1927, 17—30 (dän.). Ref. Zbl. Radiol. 4, 548 (1928). — Krekel: Zur Frage der Zenkerschen Oesophagusdivertikel. Dtsch. med. Wschr. **1923**, 119. — Kremer, Wilhelm (Charlottenburg): Ein Fall von klinisch diagnostizierten epiphrenalen Oesophagusdivertikel. Dtsch. Z. Chir. **187**, 278 (1924). — Kretschmer: Die Röntgendiagnose der kindlichen Bronchialdrüsentuberkulose. Fortschr. Röntgenstr. 28. — Kretzer, Viktor: Pulsation in der Herzgegend bei Fällen von eitriger Perikarditis. Zbl. Herzkrkh. **1921**, 215. — Kreuter: Zur Ätiologie der kongenitalen Atresien des Darmes und Oesophagus. Arch. klin. Chir. 88, H. 1. — Kreuzfuchs: Über den physiologischen Antagonismus der Atmung der Spitzen und der basalen Anteile der Lungen (Antagonistische Partialatmung). Wien. klin. Wschr. **1919**, Nr 24. — Über eine neue Methode der Aortenmessung. Med. Klin. **1920**, Nr 2. — Über die Topographie der Region der Aortenkuppe. Münch. med. Wschr. **1921**, Nr 32. — Kreuzfuchs, S. und O. Schumacher (Wien): Die topographischen Verhältnisse der interlobären Spalten der Lunge. Acta radiol. (Stockh.) 1, 3, 284 (1922). — Kroh, Fritz (Köln): Die künstliche ein- und doppelseitige Lähmung des Zwerchfelles. (Eine experimentelle und klinische Studie.) Münch. med. Wschr. **69**, 807 (1922). — Krömecke, Franz (Münster): Zur Ätiologie und Klinik der Eventratio diaphragmatica. Fortschr. Röntgenstr. **35**, 484 (1926). — Krötz: Einige Röntgenbefunde bei Echinokokkenkrankheit. Med. Klin. **23**, Nr 29, 1125 (1927). — Kubo: Tracheal- und Oesophagusstenose durch einen Senkungsabsceß bei Brustwirbelcaries. Arch. f. Laryng. **35**, H. 3. — Kudrjawtjewa, N. M.: Zur Frage der Untersuchung der randständigen Pleuraexsudate. Russk. Klin. 17, 536 (1927). — Kühl: Beobachtungen über ätiologisch schwer zu deutende einseitige Lungenschrumpfung. Beitr. Klin. Tbk. 63. — Kulenkampff, D. (Zwickau): Zur Ätiologie, Diagnose und Therapie der sog. Pulsionsdivertikel der Speiseröhre. Bruns' Beitr. **124**, 487 (1921). — Kümmell: Chirurgie des Oesophagus. Zbl. Chir. **1922**, 595. — Die Entrindung der Lunge zur Heilung starkwandiger Empyemhöhlen. Diskussion: Kirschner, Barth, Mokowicz, Zeller, Körte, Sauerbruch, Küttner, Kausch, Schmieden, Müller, Perthes, Kümmell, Jehn. Chirurgen-Kongreß 1921. — Operative Behandlung alter Empyemhöhlen. Ver. nordwestdtsch. Chir. — Operative Behandlung des Kardia-, sowie des intrathorakalen Oesophaguscarcinoms. Münch. med. Wschr. **1922**, 414. — Kümmell, Hermann, jr.: Über intrathorakale Oesophagusplastik. Bruns' Beitr. **126**, 264 (1922). — Küpferle: Demonstration, betreffend das anatomische Substrat der Hiluszeichnung im Röntgenbilde. 7. Röntgen-Kongreß. — Das anatomische Substrat der sog. Hiluszeichnung im Röntgenbilde. Fortschr. Röntgenstr. 17. — Die anatomischen Verlaufsformen der Lungenphthise und deren Beziehungen zum Röntgenbilde. 32. Kongreß inn. Med. **1920**. — Die Beurteilung des Röntgenbildes und dessen Bedeutung für die Prognose und Therapie der Lungenphthise. 33. Kongreß inn. Med. **1921**. — Die anatomische Analyse des Röntgenbildes bei der Lungenphthise. 14. Röntgen-Kongreß **1923**. —

KURÉ und MASUO SHIMBO: Trophischer Einfluß des Sympathicus auf das Zwerchfell. Z. exper. Med. **26**, 190 (1922). — KURÉ, K., T. HIRAMATSU, K. TAKAGI, M. NAKAYAMA und S. MATSUI: Experimentelle Untersuchung über die Entstehung der Relaxatio diaphragmatica. Z. exper. Med. **26**, 164 (1922). — KUSCH und BAUMANN: Klinik und Röntgenbild bei der Lungentuberkulose. Beitr. Klin. Tbk. **44**. — KÜTTNER: Geheiltes Oesophagusdivertikel. Berl. klin. Wschr. **1921**, Nr 31, 900. — KÜTTNER, H.: Die Operationen am Brustkorb in „Chirurgische Operationslehre" von BIER-BRAUN-KÜMMELL, 4./5. Aufl. **1923**. — Über häufigeres Vorkommen schwerer Speiseröhrenverätzungen während der Kriegszeit. Berl. klin. Wschr. **1918**, Nr 46.

LAACHE: Intrathoracische Geschwülste. Kristiania 1921. — LADECK, EDUARD: Zur röntgenologischen Feststellung des freien phrenikocostalen Winkels. Beitr. Klin. Tbk. **53**, 344 (1922). — LADWIG: Fall von Mißbildung des Oesophageo-Trachealrohres. Zbl. Pathol. **31**, 613 (1921). — LAHEY, F. H. (Boston): Erfolgreiche Operation in 8 Fällen von Pulsionsdivertikeln des Oesophagus. Boston med. and surg. J. **196**, 9, 341 (1927). Ref. F. a. d. Geb. d. R. **36**, 223. — LANDAU: Die intratracheale Verwendung von Jodipin zur Kontrastdarstellung in der Röntgendiagnostik der Atmungsorgane. Klin. Wschr. **1925**, Nr 39. — Neurogene Schluckstörung mit Einlaufen von Kontrastmitteln in die Luftwege im Röntgenbild. Fortschr. Röntgenstr. **31**. — LANDELIUS, E.: Hernie diaphragmatique. Acta chir. scand. (Stockh.) **52**, 497 (1920). — LANG, FRANZ JOSEPH: Zur Kenntnis der angeborenen Herzbeuteldefekte. Virchows Arch. **230**, 608 (1921). — Zur Kenntnis der Carcinomsarkome des Oesophagus. Virchows Arch. **234**, 485 (1921). — LANGE: Fall von Oesophaguscarcinom des Halsabschnittes der Speiseröhre durch Operation geheilt. Ref. Z.org. Chir. **13**, 113 (1921). — LANGE, J.: Über ein Lipom des Thymus. Zbl. Pathol. **27**. — LANGE, KURT (München): Über pathologische und therapeutische Zwerchfellähmung. Dtsch. Z. Chir. **169**, 199 (1922). — LANGE und FELDMANN: Herzgrößenverhältnisse gesunder und kranker Säuglinge bei Röntgendurchleuchtung. Dtsch. med. Wschr. **1921**, Nr 33. — LANGER, HANS: Die Diagnose der kindlichen Bronchialdrüsentuberkulose in der Praxis. Dtsch. med. Wschr. **1922**, Nr 40, 1343. — Die Darstellung der Beziehungen zwischen tuberkulöser Infektion und Exposition im Röntgenbilde. Z. Kinderheilk. **39**, 60 (1925). — Die Spezifität rückbildungsfähiger Lungeninfiltrate bei kindlicher Tuberkulose (sog. epituberkulöse Infiltration). Z. Kinderheilk. **34**, 1343. — LANGLEY, GEORGE J.: A case of diaphragmatic hernia. Brit. med. J. **1922**, 90. — LANGLEY, R. W. (Los Angeles): Fluoroscopie study of the heart. Radiology 8, 26 (1927). — LAQUEUR und KIMMERLE: Bemerkungen zu dem Artikel des Herrn Dr. JOSEPH ERDÉLYI über „Die Bedeutung der Röntgenuntersuchung der Aorta in der klinischen Diagnostik" in Heft 5, Bd. 35 der Fortsch. a. d. Geb. d. Röntgenstr. Fortschr. Röntgenstr. **36**, H. 2, 403—404 (1927). — LAQUERRIÈRE: De l'importance de la radiographie dans l'examen pulmonaire. Bull. Soc. Radiol. méd. France, Jan. **1927**. — Radioscopie et radiographie dans les affections pulmonaires. Bull. Soc. franç. Électr., Jan. **1927**. — LASHER, FRANK H.: Bismuth subcarbonate and lipiodol in lung mapping. Surg. Clin. N. Amer. 7, Nr 4, 931—937 (1927). — Radiotransparent foreign bodies of the esophagus. Report of case. Surg. Clin. N. Amer. 7, Nr 4, 939—942 (1927). — LASKER: Beitrag zur Kenntnis des Lungenechinokokkus. Arch. klin. Chir. **114**, H. 4, 864 (1920). — LASSILA, VÄINO: Über die Verzweigungsformen des Aortenbogens (finn.). Ref. Zbl. Radiol. 4, 403 (1928). — LAUFER, OTTO (Prag): Pleuritis costomediastinalis posterior. Klin. Wschr. 3, Nr 47, 2153 (1924). — LAURELL, HUGO (Upsala): Über respiratorische Veränderungen im Lungenfeld, Mediastinum und Zwerchfell unter normalen Zuständen der Lunge und des Brustfells. (Vorläufige Mitteilung.) Acta radiol. (Stockh.) 8, H. 6, 555 (1927). — DE LAVERGNE: Ulcère simple de l'oesophage. Perforation. Bull. Soc. méd. Hôp. Paris **1921**, 681. — LEDOUX: Rétrécissement de l'oesophage par brûlures. Otol. internat. 6, 321 (1922). — LEDOUX et PAQUET: Contribution à l'exploration roentgénologique du mediastin. J. de Radiol. **1924**. — LEENDERTZ, GUIDO: Beitrag zur Klinik der Zwerchfellähmung. Mitt. Grenzgeb. Med. u. Chir. **32**, 140 (1920). — LEFFLER: Physikalische Kavernensymptome bei einem Falle von Pulsionsdivertikel. Ref. Zbl. Chir. **1918**, 239. — LEGOURD: Les résultats pratiques de la stéréoradiographie pulmonaire. Gaz. méd., 15. Okt. 1927. LEHMANN: Über Pulsionsdivertikel des Oesophagus. Ref. Med. Klin. **1921**, Nr 47, 1430. — LEHMANN, ROB.: Über Hernia diaphragmatica. Ärztl. Sachversztg **1921**, 151. — LEHMANN, E. P. (St. Louis): Hernia abdominalis transthoracica. Ann. Surg. 85, 797 (1927). Ref. Fortschr. Röntgenstr. **36**, 926. — LELONG, MARCEL: Diagnostic radiologique et endoscopique du cancer de l'oesophage. Gaz. Hôp. **1922**, 853. — LENK: Röntgendiagnose der Coronarsklerose in vivo. Fortschr. Röntgenstr. **35**. — LENK, ROBERT: Weiterer Beitrag zur Röntgendiagnose der Bronchuscarcinome. Erkennung derselben durch den direkten oder indirekten Nachweis von regionären Metastasen. Fortschr. Röntgenstr. **36**, H. 2, 305—314 (1927). — LENK, ROBERT (Wien): Differentialdiagnose zwischen Lungentumor und Lungentuberkulose. Arch. physik. Ther. 7, 9 (1926). — Röntgenuntersuchungen zur Frage der Verschieblichkeit von pleuritischen Exsudaten durch Lagewechsel. Wien. Arch. inn. Med. **11**, 459 (1925) u. Fortschr. Röntgenstr. **33**, H. 5, 673 (1925). — Was leistet die Röntgenuntersuchung bei der Diagnose der Lungentumoren? Wien. med. Doktorkollegium, Sitzg 2. Mai 1927. Ref. Wien. klin. Wschr. 40, 637 (1927). — Zur Röntgendiagnose der Aneurysmen der Aorta descendens und der Aortenlues überhaupt. Fortschr. Röntgenstr. **30**, H. 1/2, 134 (1923). — LENK und HASLINGER: Röntgenuntersuchungen an normalen und kranken Bronchien durch Füllung mit Lipjodol. Klin. Wschr. 1925, Nr 32. — Lenk, R., F. Haslinger und K. Presser (Wien): Diagnose von Erkrankungen der großen Bronchien, namentlich Bronchostenosen mittels Kontrastfüllung. Fortschr. Röntgenstr. 34, H. 1/2, 117 (1926). — Leonhartsberger: Dermoid des vorderen Mediastinums. Dtsch. med. Wschr. 1922, H. 7, 254. — Leopold (New York): Nichttraumatische Zwerchfellhernie. Amer. J. Dis. Childr. 33, 460 (1927). — Lerche: Surgical treatment of suppuration in posterior mediastinum. Surg. etc. 32, 232 (1921). — Lerche, William: Insufficiency (eventration) of the diaphragm, with the report of a case and the surgical treatment thereof. Surg. etc. 34, 224 (1922). — Leriche et Arcelin: Hernie transdiaphragmatique de l'estomac. Lyon méd. 129, 182 (1920). — Lessertisseur: Un aspect radiologique particulier dans le pyopneumokyste hytatîque. Bull. Soc. Radiol. méd. France, April 1927. — Leuret et Caussimont: Etudes cliniques et radiologique sur la diagnostic des cavernes pulmonaires. Arch. Électr. méd. Physiother. Cancer 1926, Nr 513, 1. — Leuret, E., G. Aumont et J. Caussimon: A propos du diagnostic radiologique des cavernes pulmonaires. Bull. Soc. Radiol. méd. France 15, Nr 144, 320—324 (1927). — Levi (Anniston, Alabama): The roentgen-ray as an aid to diagnosis in cardiac lesions. J. Radiol. 5, 2, 41 (1924). — Levy, W.: Weitere Beiträge zur Resektion der Speiseröhre. Arch. klin. Chir. 119, 20 (1922). — Bilder von Zwerchfellhernie nach Schußverletzung. Verh. dtsch. Ges. Chir. (1920). — Röntgenuntersuchung der normalen Atmung. 4. Röntgen-Kongreß. — Ein asthmatischer Anfall im Röntgenbilde. Berl. klin. Wschr. 1896, Nr 47. — Levy-Dorn (Berlin): Zur Röntgendiagnose der Lungentumoren. Verh. dtsch. Röntgenges. 11. Röntgen-Kongreß 11, 7 (1920). — Levy-Dorn und Kornet: Das Röntgenbild des normalen Thorax mit Rücksicht auf die Diagnose der Phthisis incipiens. Berl. klin. Wschr. 1918, Nr 21. — Lewis: Disappearence of a mediastinal neoplasm under X-ray and radium treatment. Proc. roy. Soc. Med. 14, 22 (1921). — Lexer: Allgemeine Chirurgie. Stuttgart: Ferdinand Enke 1920. — Lian, Camille et G. Guénaux: Interprétation des images orthoradioscopiques du coeur (recherches expérimentales et dédutions pratiques). Paris méd. 17, Nr 50, 473—485 (1927). — Lichtwitz: Schädigungen durch Lipjodol als Kontrastmittel bei Lungentuberkulose. Wien. klin. Wschr. 1926, Nr 5. — Liebermeister, G. (Düren): Untersuchungen über die Atmungsmechanik beim künstlichen Pneumothorax. Zbl. inn. Med. 1927, Nr 4, 89. — Zur Beurteilung von Heilungsvorgängen bei Lungentuberkulose im Röntgenbild. Dtsch. med. Wschr. 1921, Nr 38. — Liebig, Hans: Experimentelle Untersuchungen über Lage und Form von Pleuraergüssen mit besonderer Berücksichtigung des Verlaufes ihrer oberen Begrenzungslinien. Z. exper. Med. 55, H. 5/6, 627—640 (1927). — Liebmann und Schinz: Röntgenbild der Influenzapneumonie. Münch. med. Wschr. 1919, Nr 23. — Über das Röntgenbild der Influenzapneumonie. Z. klin. Med. 90. — Über eigenartige pleurale Komplikationen der Influenza. Mitt. Grenzgeb. Med. u. Chir. 32. — Lilienthal: A case of mediastinal thyroid. Surg. ect. 20, Nr 5 (1915). — Lilienthal, Howard: Carcinoma of the thoracic oesophagus. Successful resection. Ann. Surg. 74, 116 u. 259 (1921). — La médiastinotomie postérieure. Arch. Surg. 1923, 274. — Lindblom, Adolf F.: Bemerkungen über Klinik, Pathologie und Röntgenologie der geheilten Lungentuberkulose (schwed.). Ref. Zbl. Radiol. 4, 403 (1928). — Lind, Tore: Gibt die Sternbergs-Lokalisation in den Lungen ein besonderes Krankheitsbild? Beitr. Klin. Tbk. 66, H. 4, 415—422 (1927). — zur Linden: Isolierte Pulmonalsklerose im jüngsten Kindesalter. Virchows Arch. 252. — Lindvall: Ein Fall von diffuser Dilatation des Oesophagus, kombiniert mit Asthma bronchiale. Ref. Zbl. Chir. 1916, 99. — Lissizin: Fälle von akuter eitriger primärer Mediastinitis. Ref. Z.org. Chir. 14, 138 (1921). — Ljungdahl: Ein Fall von Pneumoperikardium. Dtsch. Arch. klin. Med. 111. — Loben: Pleuritische Residuen in ihrer Bedeutung für das Zustandekommen von Herzstörungen. Beitr. Klin. Tbk. 67. — Loebell, Helmut: Hernia diaphragmatica spuria nach Schußverletzung. Arch. klin. Chir. 117, 546 (1921). — Loeper, M. et R. Carcien: Cancers du poumon à forme osseuse et douloureuse. Bull. Soc. méd. Hôp. Paris 43, Nr 26, 1225—1229 (1927). — Lord, F. T. (Boston): Eventration des Zwerchfells. Arch. Surg. 14, 1b, 316 (1927). Ref. Fortschr. Röntgenstr. 36, 240. — Lorenz: Ein mit der glatten Muskulatur des Oesophagus zusammenhängendes Myom der Bursa omentalis. Münch. med. Wschr. 1923, H. 7, 227. — Hernia diaphragmatica (Röntgenbilder), durch die große Abschnitte des Magens in die Brusthöhle treten, bei verschiedener Lagerung und verschiedener Füllung des Magens. Berl. klin. Wschr. 1921, 938. — Lymphogene Lungencarcinose. Fortschr. Röntgenstr. 28. — Lorenz, H. E. (Breslau): Über röntgenologische Herzgrößenbestimmung. Fortschr. Röntgenstr. 29, H. 1, 35. — Lorenz und Meyer: Über experimentell erzeugte akute Herzerweiterungen beim Menschen. Klin. Wschr. 1926, Nr 27. — Lorey: Über die Kontrastfüllung der Bronchien mit Lipiodol und Jodipin. Fortschr. Röntgenstr. 36, Kongreß-H., 29—33 u. 39 (1927). — Lorey, A. (Hamburg): Die abgesackte Pleuritis im Röntgenbild. Fortschr. Röntgenstr. 29, H. 6, 690 (1922). — Über Bronchographie. 17. Röntgen-Kongreß 1926. Fortschr. Röntgenstr. Kongreß-H., 127. — Über den Wert der Kontrastfüllung der Bronchien zur Darstellung der Bronchiektasien. Verh. dtsch. Röntgenges. 16. Kongreß 1925. — Über Lungengeschwülste. Verh. dtsch. Röntgenges. 14. Röntgen-Kongreß 16 (1923). — Zum radiologischen Nachweis der Miliartuberkulose. Disk.-Bemerk. 7. Röntgen-Kongreß. — Das Röntgenverfahren bei der Lungentuberkulose. Handbuch der Tuberkulose 1 (1914). — Die akute Miliartuberkulose im Röntgenbilde. Erg. Strahlenforschg 1. Leipzig: Georg Thieme 1925. — Über die Kontrastfüllung der Bronchien. Inn. Kongreß 1927. — LOREY, A. und G. WIERIG: Fortschritte auf dem Gebiet der Röntgenologie. Dtsch. med. Wschr. 53, Nr 13, 541 u. Nr 15, 623 (1927). — LORISCH: Demonstration eines Falles von traumatischer Zwerchfellhernie mit Prolaps des Magens in die linke Brusthöhle. Münch. med. Wschr. 1920, 589. — LOSSEN: Präparat von Eventratio diaphragmatica. Bochum, med. Ges. 13. April 1921. — LOSSEN, HEINZ: Beitrag zu den erworbenen spätsyphilitischen Lungenerscheinungen, vor allem im Röntgenbilde erwachsener Phthisiker. Beitr. Klin. Tbk. 6, 761—772 (1927). — Über kugelförmige Gebilde (aus Fibrin?) in der Pleurahöhle während der Pneumothoraxbehandlung. Beitr. Klin. Tbk. 66, H. 6, 751—760 (1927). — LOZANO (Saragossa): Über die Echinokokkuskrankheit. Münch. med. Wschr. 70, H. 30, 969 (1923). — LUCAS, G. CHAS: Diverticula of the esophagus. South med. J. 1922, 542. — LÜDIN, MAX (Basel): „Caverne muette". Schweiz. med. Wschr. 36, 830 (1921). — Der solitäre, umschriebene, rundliche Schatten im Lungenröntgenogramm. Fortschr. Röntgenstr. 34, 899 (1926). — LUGER: Über eine paravertebrale Dämpfung beim Carcinom des Oesophagus Wien. klin. Wschr. 34, 82 (1921). — LUGER, A.: Mediastinaler Tumor. Wien. med. Wschr. 1922, 1250. — LUNDGREEN, A. (Stockholm): Dilatation oesophagienne provenant d'un rétrécissement tuberculeux du cardia. Acta chir. scand. (Stockh.) 61, H. 2/3, 172 (1926). — LÜPKE: Beitrag zur operativen Behandlung der Oesophagusdivertikel. Bruns' Beitr. klin. Chir. 121, 612 (1921). — LUSCHER, E.: Zur Diagnose der Fremdkörper in den Luftwegen. Schweiz. med. Wschr. 1927, Nr 39, 921. — LÜTHOLD: Zur Kenntnis der Pleuritis mediastinalis im Kindesalter. Beitr. Klin. Tbk. 66. — LYDTIN, K.: Klinische Untersuchungen über die Art der Entwicklung der Lungentuberkulose. Z. Tbk. 49, H. 1, 1—18 (1927). — LYNCH: Fluoroscopic bronchoscopy, esophagoscopy and gastroscopy. N. Y. med. J. med. Rec. 113, 437 (März 1921). — LYNHAM, J. E. A.: Neoplasms of the chest. Tubercle 8, Nr 6, 262—267 (1927). — LYON: Zur röntgenoskopischen Diagnose eitriger Prozesse unterhalb des Zwerchfells (subphrenischer paranephritischer Leberabsceß). Dtsch. med. Wschr. 1920, Nr 47.

MACAIGNE et NICAUD: Sclérose nodulaire des poumons à type milaire: images radiologiques. Presse méd. 35, Nr 94, 1433 (1927). — Sclérose nodulaire du poumon à type milaire. Images radiologiques. Bull. Soc. méd. Hôp. Paris 43, Nr 33, 1563—1574 (1927). — MAC DONELL and MAXWELL: Endothelioma of the pleura. J. amer. med. Assoc. 74 (1920). — MACKENZIE, V.: A case of lipoma of the pericardium. Brit. med. J. 14. Juli 1906. — MAC MAHON and CARMAN: The roentgenologic diagnosis of primary carcinoma of the lung. Amer. J. Sci., Jan. 1918, 155, Nr 550, 34. — MACMILLIAN (New York): Diaphragmatic hernia. Amer. J. Roentgenol. 7, Nr 3, 143 (1920). — MAC RAE, JOHN D.: Diagnosis and treatment of thymus disease. South. med. J. 20, Nr 8, 628—630 (1927). — MADELUNG: Einige Kriegsverletzungen des Oesophagus. Dtsch. med. Wschr. 1915, 124. — Über Exstirpation eines Dermoids des Mediastinum anticum. Bruns' Beitr. klin. Chir. 41, H. 1 (1903). — MAHAIM, IVAN: De l'anévrisme primitif de l'oreillette gauche troubles particuliers du rhythme cardiacue la dissociation interauriculaire. Ann. de Méd. 21, Nr 5, 380—409 (1927). — MAISELS, W. W.: Sarkom des Mediastinums. Ref. Z.org. Chir. 14, 263 (1921). — VAN DER MANDELE (Haag, Holland): Über einen Fall von Pleuritis mediastinalis und über die Doppelkontur des Herzschattens im Röntgenbilde. Fortschr. Röntgenstr. 34, H. 1/2, 84 (1926). — MÄNDL: Über seltene Formen der Exsudatbildung beim künstlichen Pneumothorax. Beitr. Klin. Tbk. 61. — MÄNDL, HANS und EGON WALTUCH: Vierzehn Fehldiagnosen bei Tuberkulose der Lungen, Knochen und Gelenke. Wien. klin. Wschr. 40, Nr 51, 1601—1605 (1927). — Die Kollapstherapie der Lungentuberkulose mit besonderer Berücksichtigung des künstlichen Pneumothorax. Wien: Julius Springer 1927. — MANDELSTAMM, M. E. und S. A. REINBERG: Über verschiedene Arten von Dextrokardie und ihre Diagnostizierung. Wratsch. Gaz. 1927, Nr 8, 582. — MANGES, F. W. (Philadelphia): Pathologische Lungenveränderungen infolge lange bestehender Fremdkörper. J. amer. med. Assoc. 87, 13, 987 (1926). — Nonopaque foreign bodies in the air passages; X-ray diagnosis and localisation. Brit. J. Radiol. (B. J. R.-Sect) 31, 119 (1926). — Atelectasis as a roentgen-ray sign of foreign body in the air passages. Amer. J. Roentgenol. 11, 6, 517 (1924). — MANGES, F. W. and S. J. HAWLEY (Philadelphia): Röntgenbeobachtungen bei Asthma. J. amer. med. Assoc. 89, 2, 870 (1927). Ref. Fortschr. Röntgenstr. 36, 1163. — MANN: Über Fremdkörper in den oberen Luft- und Speisewegen. Münch. med. Wschr. 1922, H. 5, 176. — MANOEL DE ABREN: Röntgendiagnostik dans la tuberculose pulmonaire. J. de Radiol. 1922. — MARCHAND: Zur pathologischen Anatomie und Nomenklatur der Lungentuberkulose. Münch. med. Wschr. 1922, Nr 1/2. — MARIETTA, J. U. (Texas): Lungenabsceß. Amer. Rev. Tbc. 14, 2, 107 (1926). — MARKOVITS, J.: Röntgenbild der abgekapselten pleuritischen Exsudate und Narben. Magy. Röntgen Közl. 1, 278. — MARSCHIK: Die Beziehungen der Halslipome zu den oberen Luft- und Speisewegen. Arch. f. Laryng. 33, 642 (1920). — MARSCHIK, H.: Zur Diagnose und Behandlung der tiefen Kompressionsstenosen der Luftröhre, besonders beim Aneurysma aortae. Wien. med. Wschr. 1921, Nr 48. — MARSCHKA: Mediastinotomie. Ges. Ärzte Wien, Jan. 1919. — MARSHALL: Interlobal empyema. Brit. med. J. 1914. — MARTAGAO GESTEIRA, J.: Les signes aortiques de l'hérédosyphilis chez l'enfant. Arch. Méd. Enf. 30, Nr 11, 633—649 (1927). — MARTENS: Oesophaguscarcinom. Verh. dtsch. Ges.

Chir. 1921. — Zur Kenntnis der Hernia diaphragmatica. Ref. Dtsch. med. Wschr. 1921, Nr 41, 1244. — Zur Kenntnis der Oesophagusdivertikel. Dtsch. Z. Chir. 85, 529. — MARTIN: Chirurgische Röntgendiagnostik. Beih. Med. Klin. 23, H. 5, 131—133 (1927). — Über das Verhalten der Trachea nach Kropfoperationen. Dtsch. Z. Chir. 154, 366 (1920). — MARTINI, TULIO und MIGUEL JOSELEVICH: Die Diagnose der Aneurysmen des intrapericardialen Aortenteils (span.). Ref. Zbl. Radiol. 4, 92 (1928). — MARUJAMA: Beitrag zur Kenntnis des Pulsionsdivertikels der Speiseröhre. Mitt. Grenzgeb. Med. u. Chir. 28, H. 1. — MARWEDEL: Das steckengebliebene Geschoß. In AUGUST BORCHARD und VICTOR SCHMIEDEN: Die deutsche Chirurgie im Weltkriege 1914/1918, 2. Aufl. 123, 1920. — MARX: Zur Spontanheilung von Kavernen. Klin. Wschr. 6, Nr 51, 2451 (1927). — MATAS, RUDOLPH: Routes of access to the heart. Lessons gathered from the experiences of the world war. Med. Rec. 99, 595 (1921). Ref. Z.org. Chir. 17, H. 8, 363 (1922). — MATERNA, A.: Zur Klinik und Pathologie des primären Lungenkrebses. Bruns' Beitr. 132, 708 (1924). — MATHEWS, FRANK S. and H. M. IMBODEN: Hernia of the diaphragm. Ann. Surg. 72, 668 (1920). — MATSUOKA: Ein Beitrag zur Röntgendiagnostik der kindlichen Lungendrüsentuberkulose bei Malum Pottii. Dtsch. Z. Chir. 94. — MATTEUCCI, EUGENIO: Variazioni di una immagine radiologica del mediastino di interpretazione difficile. Ref. Zbl. Radiol. 4, 554 (1928). — MATTEUCCI, E. (Venedig): Veränderungen eines Röntgenbildes vom Mediastinum schwieriger Deutung. Rinasc. med. 1927, 295. — MAY, W.: Über Kavernenheilung. Beitr. Klin. Tbk. 67, H. 1/3, 191—199 u. 225—235 (1927). — MAY und PETRI: Beitrag zur Frage der Pneumokoniose. Beitr. Klin. Tbk. 58. — MAYER: Zur Lehre der Struma intrathoracica. Zbl. Chir. 1919, 455. — Mc FARLAND, WILLIAM: Silicoses and tuberculosis as seen in the granite workers in Barre, Vt. J. industr. Hyg. 9, Nr 8, 315—330 (1927). — Mc MICHAEL (Chicago): The roentgen-ray as an aid in artifical pneumothorax. Radiology 4, 2, 89 (1925). — Mc PHEDRAN, F. MAURICE: The X-ray diagnosis of pulmonary tuberculosis in children. Amer. Rev. Tbc. 16, Nr 4, 420—436 (1927). — MEANS, J. H. WITHE und KRANTZ (Boston): Beobachtungen über das Herz bei Myxödem. Boston med. 195, 10, 455 (1926). — MEDLAR, E. M.: Pulmonary blastomycoses; its similarity to tuberculosis. Report of two cases. Amer. J. Path. 3, Nr 4, 305—314 (1927). — MEIER, ERNST RUDOLF (Zürich): Diagnose der pathologisch-anatomischen Form der Lungentuberkulose im Röntgenbilde. Fortschr. Röntgenstr. 34, 456 (1926). — MEISSNER: Zur Klinik des Myxödemherzens. Münch. med. Wschr. 1920, 1316. — MELCHIOR: Relaxatio diaphragmatica sin. Ref. Berl. klin. Wschr. 1921, 817. — MELTZER, R. J.: Zur Röntgendiagnostik der Primärtumoren der Lunge. Věstn. Rentgenol. 4, 113 (1926). — MELVILLE, ST. (London): Röntgenstrahlen in der Diagnose intrathorakaler Tumoren. Lancet 213, 12, 604 (1927). Ref. Fortschr. Röntgenstr. 36, 1162 (1927). — MELVILLE, STANLEY: X-rays in diagnosis of intrathoracic growths. Brit. J. Radiol. 32, Nr 326, 337—338 (1927). — MELVILLE, STANLEY, J. E. A. LYNHAM, R. A. YOUNG, JOHN GUY, MAURICE R. J. HAYES, JAMES CROCKET, H. MARTIN BERRY, W. CRICHTON FOTHER-GILL, W. H. DICKINSON, R. R. TRAILAND and H. E. WATSON: The value of X-rays in the diagnosis and management of cases of intrathoracic tuberculosis. Brit. J. Tbk. 21, Nr 2, 63—74 (1927). — METZGER: Principes et pratique de la technique des rayons de Roentgen pour le diagnostic. J. de Radiol. 1923. — v. MEYENBURG: Zur Kenntnis der Lymphangitis carcinomatosa in Lungen und Pleura. Korrespbl. Schweiz. Ärzte 1919, Nr 44. — MEYER-PANTIN: Zur Frage der Einheilung von Nadeln im Herzen. Frankf. Z. Path. 24, 466 (1920). — MEYER, A. W. und E. SULGER (Berlin): Das Kropfherz vor und nach Operation. Med. Klin. 1926, Nr 22, 838. — MEYER, E.: Zur Kenntnis des kleinen Herzens. Dtsch. med. Wschr. 1920, Nr 29. — Über Herzgröße und Blutgefäßfüllung. Klin. Wschr. 1922, Nr 1. — Zur Kenntnis des kleinen Herzens. Dtsch. med. Wschr. 1923, Nr 44. — MEYER, E. und SEYDERHELM: Beziehungen zwischen Herzgröße und Blutzusammensetzung. 33. Kongreß inn. Med. 1921. — MEYER, HERMANN: Entstehung und Behandlung der Speiseröhrenerweiterungen und des Kardiospasmus. Mitt. Grenzgeb. Med. u. Chir. 34, 484 (1922). — Röntgendiagnostik in der Chirurgie und ihren Grenzgebieten. Berlin: Julius Springer 1927, 12, 610, 655 Abb. — MEYER, M. (New York): Postoperative Lungengangrän mit abgekapseltem Empyem. Arch. Surg. 12, 1, 329 (1926). — v. MIKULICZ: Beiträge zur Physiologie der Speiseröhre und der Kardia. Mitt. Grenzgeb. Med. u. Chir. 12, H. 5. — Zur Pathologie und Therapie des Kardiospasmus. Dtsch. med. Wschr. 1904, Nr 1. — MILANI, ALESSANDRO: Su di un raro reperto di bronchiectasie. Ref. Zbl. Radiol. 28, 168. — MILLER, JAMES ALEXANDER and EDWARD PERCY EGLEE: Bronchograms in the study of pulmonal disease. Amer. Rev. Tbc. 16, Nr 1, 19—38 (1927). — MILLER, R. T. (Baltimore): Kongenitale cystische Lunge. Arch. Surg. 12, 1, 392 (1926). — MILLER, WILLIAM SNOW: Anastomosing bronchi in the human lung. Arch. of Path. 3, Nr 2, 161—170 (1927). — MILLIGAN: Removal of foreign bodies impacted in the food and air passages. Proc. roy. Soc. Med. Lond. 13, Nr 9. Sect. of laryng. 1920, 217. — MINTZ, W.: 36 Spätthorakotomien wegen verheilter Steckschüsse der Brusthöhle. Russk. Wratsch. 1917, 150. Ref. Zbl. Chir. 1919, 734. — MINET, JEAN: Caverne pulmonaire fermée. Presse méd. 35, Nr 66, 1018 (1927). — MINNIGERODE: Emphyseme nach Fremdkörperfestsetzung im Oesophagus. Dtsch. med. Wschr. 1922, H. 42, 1434. — MINTZ, W.: Operative Eingriffe bei Kardiospasmus und Megaloesophagie. Dtsch. med. Wschr. 1920, 1296. — MITCHELL, WILLIAM: Case of broncho-oesophageal fistula. Arch. Radiol. 25, 49 (1920). — MIX: Mediastinal tumors. Med.

Clin. N. Amer. 3, 1507 (1920). — Mortier, Hymans, M. ('s Gravenhage): De waarde van het Röntgenogram voor de vroegtijdige herkenning der longtuberculose. Inleiding. Versalgen der Tuberkulose-Studien-Commissie van de Nederl. centrale Vereeniging tot Bestrijding der Tuberculose 1, 50 (1927). — Moller, P. Flemming: The radiographie picture in chalicosis, and its differential diagnosis from other affections of the lungs. Acta radiol. (Stockh.) H. 3, 193—208 (1927). — Molnar: Ein Fall von retrosternalem Kropf. Klin. Wschr. 1922, H. 9, 420. — Monrad, S.: Fälle von hysterischem Oesophagospasmus. Ref. Zbl. Chir. 1919, 239. — Monroe, R. T. und E. S. Emery, (Boston): Röntgenuntersuchung der Lungen bei Tuberkuloseverdächtigen. Boston. med. J. 14, 619 (1926). — Montanari, A. (Ankona): Hernie und Relaxatio der linken Zwerchfellhälfte. Radiol. med. 14, 1, 33 (1927). — Moog, O. (Marburg): Über die Dreiecksform des Herzens im Röntgenbilde. Zugleich ein Beitrag zur Frage des „schlaffen" Herzens. Fortschr. Röntgenstr. 32, H. 1/2, 83 (1924). — Moppert: Hernie diaphragmatique congénitale compliquée d'une rupture traumatique du diaphragme. Schweiz. med. Wschr. 1922, H. 49/50. — Moreau: De l'utilité de l'examen radioscopique des tumeurs du corps thyroide. Arch. Électr. méd. 28, 33 (1920). — Moreau (Avignon): A propos de l'éventration diaphragmatique. Bull. Soc. Radiol. méd. France, März 1927. — Moritz: Methoden der Herzuntersuchung. Dtsch. Klin. 4, 2. — Methodisches und Technisches zur Orthodiagraphie. Dtsch. Arch. klin. Med. 81. — Über Veränderungen in der Form, Größe und Lage des Herzens beim Übergang aus horizontaler in vertikale Körperstellung. Dtsch. Arch. klin. Med. 82. — Röntgenuntersuchung des Herzens. 19. Kongreß inn. Med. 1901. — Über die Bestimmung der sog. wahren Herzgröße mittels Röntgenstrahlen. Z. klin. Med. 59. — Über Herzdilatation. Münch. med. Wschr. 1905, Nr 15. — Morley, J. (Manchester): Divertikel des Oesophagus. Brit. med. J. 1926, 3414, 981. — Morrell, R. A.: A case of congenital rightsided diaphragmatic hernia. Brit. J. Radiol. Lond. 29, 171 (1924). — Morris, R. S.: Dermoidcyste of the mediastinum. Med. news. 2. Sept. 1905. — Morrisa: J. amer. med. Assoc. 17. Jan. 1925. — Morse: Two cases of congenital stricture of the esophagus. Amer. J. Dis. Childr. 19, 144 (1920). — Moskowicz: Physikalische Erwägungen zur Empyembehandlung. Med. Klin. 1920, Nr 8. — Moulonguet: Le traitement du cancer de l'oesophage. J. des Prat. 1921, 557. — Mühlmann: Füllung der Bronchien mit Bariumsulfat-Suppe durch Aspiration. Fortschr. Röntgenstr. 26, H. 1. — Mühlmann (Stettin): Beiträge zur Röntgendiagnostik der Traktions-Pulsionsdivertikel des Oesophagus. Verh. dtsch. Röntgenges. 18. Röntgen-Kongreß 18, 119 (1927). — Mukai, M. und D. Karp (Zürich): Form und Lage der Trachea vor und nach Strumaoperation. Fortschr. Röntgenstr. 32, H. 3/4, 259. — Müller, E. F. (Hamburg): Perikarditische Verkalkungen. Fortschr. Röntgenstr. 25, H. 3, 231 (1918). — v. Müller, E. und E. Klinckmann: Über den tuberkulösen Primärkomplex in der Lunge mit besonderer Berücksichtigung des Röntgenbildes. Beitr. Klin. Tbk. 55, 133 (1923). — Müller, Friedrich: Tuberkulose und Konstitution. Münch. med. Wschr. 1922, Nr 11. — Müller, G. (Philadelphia): Surgical aspects of lung abscess. Amer. J. Roentgenol. 15, 421 (1926). — Müller, Hermann: Vorhofseptumdefekt ohne weitere Herzmißbildung. Ein Beitrag zu den gutartigen angeborenen Herzfehlern. Schweiz. med. Wschr. 57, Nr 36, 862—866 (1927). — Müller, Pius und P. P. Gotthardt (München): Zur Klinik der umschriebenen Lungeneiterungen. Klin. Wschr. 4, Nr 46, 2208 (1925). — Müller, W.: Mediastinalabscesse. Ref. Zbl. Chir. 1920, 231. — Müller, W. (Rostock): Zu Frage der vollständigen Obturation der Speiseröhre nach Verätzung, zugleich ein Beitrag zur Kirchnerschen antethorakalen Verlagerung des Magens. Arch. klin. Chir. 145, 156. — Müller, Walter (Marburg): Untersuchung über die Herzgröße bei Rennruderern. Z. physik. Ther. 30, H. 3, 154 (1925). — Müller, Wilhelm: Granatverletzung des Herzbeutels. Bruns' Beitr. 103, 772. — Munk, Fritz (Berlin): Grundriß der gesamten Röntgendiagnostik innerer Krankheiten. Leipzig: Georg Thieme 1926. — Zur Röntgendiagnostik der Herzkrankheiten. Beih. med. Klin. 23, Nr 5, 115—121 (1927). — Murakami, J., H. Nishida and T. Miyata: The clinical value of bronchography with lipiodol as an opaque medium. Ref. Zbl. Radiol. 4, 368 (1928). — v. Muralt: Der künstliche Pneumothorax. Berlin: Julius Springer 1922. — Erfahrungen über Exsudate beim künstlichen Pneumothorax. Beitr. Klin. Tbk. Suppl.-Bd., Nr 7. — Murray, B. Gordon and Daniel B. Golam: Traumatic diaphragmatic hernia in a girl of eight years of age. Amer. J. Dis. Childr. 22, 579 (1921). — Murray, R. S. E. (Sanat. Tennessee): Intrathorakale Ringschatten. Amer. Rev. Tbc. 15, 4, 472 (1927). — Mutch, N.: Behandlung des Kardiospasmus. Practitioner 107, 339 (1921).

Naegeli, Th. (Bonn): Bedeutung des Röntgenbildes bei der Diagnose der therapeutischen Indikationsstellung und Bewertung des Erfolges bei der chirurgischen Tuberkulose. Strahlenther. 21, 2, 342 (1926). — Exstirpation einer Dermoidcyste des vorderen Mediastinums. Bruns' Beitr. 110, H. 3, 672 (1918). — Naegeli, Th. und H. Cramer (Bonn): Röntgenstereoaufnahmen zur Darstellung von intrapleuralen, intraabdominellen und diaphragmalen Veränderungen. Fortschr. Röntgenstr. 29, H. 1, 59 (1922). — Nagy, Andreas: Die Röntgenfrühdiagnose der Lungentuberkulose. Röntgenologica 1, H. 2, 20 (1922). — Bronchographie. Gyógyászat (ung.) 1925, Nr 25, 582. — Bronchographie. Kontrastfüllung der Bronchien. Röntgenologica 3, H. 2, 13 (1925). — Nägeli, Th.: Die Verwendung des Überdruckes zur Beseitigung von Trachealstenosen. Beitr. klin. Chir. 77. — Nalli, V. et Jaubert de Beaujeu: Estomac dans le thorax

gauche, hernie diaphragmatique. J. de Radiol. 6, 184 (1922). — NASAROFF, W. M.: Oesophago-
tomia externa wegen Fremdkörper. Ref. Z.org. Chir. 19, 94 (1922). — NATHER und M. SGALITZER
(Wien): Zur Technik der Bronchographie („Verschluckmethode"). Zbl. Chir. 2, Nr 28, 1534
(1925). — NELKEN, L. und H. STRAUSS (Berlin): Über Elongatio oesophagei. Med. Klin.
21, Nr 24, 882 (1925). — NEMET: Zur Kenntnis der „Mitralformen" gesunder Herzen. Klin.
Wschr. 1923, Nr 8. — NES, C. P. VAN: Zwerchfellgeschwulst von außergewöhnlicher Größe.
Nederl. Tijdschr. Geneesk. 1921, 583. — NESSA (Sioux Falls, South Dakota): Diaphragmatic
hernia. Case report. Radiology 7, 342 (1926). — NETOUSEK, MILOS (Prag): Die Diagnose der
Miliartuberkulose. Fortschr. Röntgenstr. 25, H. 3, 191 (1918). — NEUHAUS: Beitrag zur Röntgen-
diagnostik der kindlichen Bronchialdrüsentuberkulose. Fortschr. Röntgenstr. 28. — NEU-
HÄUSER: Unblutige Methode zur Ausfüllung alter Empyemhöhlen. Zbl. Chir. 1918, Nr 34. —
NEUHÖFER, PAUL: Über die Bedeutung pathologischer undd künstlicherPhrenicusschädigungen
für die Einstellung und Funktion des Zwerchfelles. Mitt. Grenzgeb. Med. u. Chir. 35, 1 (1922). —
NEUMANN (Baden-Baden): Die Bedeutung des zweigeteilten rechten Vorhofbogens im Röntgenbilde. Dtsch. Arch. klin. Med. 137, 129. — NEUMANN, JACQUES: Zur Frage der Relaxatio diaphragmatica. Dtsch. med. Wschr. 1919, Nr 33 u. 34. — NICHOLS, B. H. (Cleveland): Some
observations from roentgenological study of the aorta. Radiology 9, Nr 2, 136—147 (1927). —
NICOL: Die pathologisch-anatomischen Grundlagen der Lungentuberkulose und ihre Bedeutung
für die klinische Einteilung der Verlaufsform. Beitr. Klin. Tbk. 52. — NICOL, K. (Donaustauf)
und G. SCHRÖDER (Schömberg): Die Lungentuberkulose und ihre diagnostischen Irrtümer.
Verlag der „Ärztlichen Rundschau", München: Otto Gmelin 1927. — NICOLAYSEN, L. (Oslo):
Über rechtsseitigen idiopathischen Zwerchfellhochstand. Fortschr. Röntgenstr. 33, H. 4, 561
(1925). — NICULAE, DUMITRU: Idiopathische Dilatation des Oesophagus. Ref. Z.org. Chir.
16, 212 (1922). — NIELSEN: Über das Verhalten der Arteriosklerose an den peripheren Arterien
und die differentialdiagnostische Bedeutung des Röntgenbildes hierbei. Münch. med. Wschr.
1925, Nr 28. — NIKLAS: Herzschuß. Münch. med. Wschr. 1915, H. 49, 1691. — NISBET, A. T. H.:
Die Röntgenfrühdiagnose der Lungentuberkulose. Brit. J. Radiol. 32, 320, 101. Ref. Fortschr.
Röntgenstr. 36, 481. — NISSEN, RUDOLF: Demonstrationen zur Bronchusunterbindung und zur
Gitterlunge. Verh. dtsch. Ges. Chir. 1923, 212. — NITSCH: Die schwachen Stellen des Mediastinums. Beitr. Klin. Tbk. 18. — NUSSBAUM, ROBERT (Leipzig): Über Zwerchfellhernie und
ihre klinisch-radiologische Erkennung. Med. Klin. 1921, Nr 10/11. — Zur Diagnostik des
Lungenkrebses. Münch. med. Wschr. 69, H. 14, 507 (1922). — Zwerchfellhernien. Med. Klin.
1921, 285.

OBERHAMMER, KARL: Zur Frage der angeborenen Herzvergrößerung. Z. Kreislaufforschg
19, H. 13, 441—452 (1927). — OBERNDORFER: Zwerchfellschüsse und Zwerchfellhernien. Münch.
med. Wschr. 1918, Nr 51. — ODELBERG, JOHNSON, G. (Stockholm): Drei Fälle von Bronchialdrüsentuberkulose mit Kompressionssymptomen. Acta radiol. (Stockh.) 7, 229 (1926). —
OEHLER, J.: Einfache Behandlungsmethode des Kardiospasmus. Münch. med. Wschr. 1922,
H. 42, 1482. — OETTINGER et CABALLERO: Dilatation idiopathique de l'oesophage ou mégaoesophage. Bull. Soc. méd. Hôp. Paris 1920, 1052. — De la dilatation idiopathique de l'oesophage
ou mégaoesophage. Arch. des Mal. Appar. digest. 11, 369 (1921). — OETTINGER, LIGNAC et
CABALLERO (Paris): A propos de la dilatation idiopathique de l'oesophage. J. de Radiol. 11,
152 (1922). — v. OHLEN: Zur Frühdiagnose der Hilusdrüsentuberkulose. Beitr. Klin. Tbk.
45. — OHM: Beitrag zur Klinik der Zwerchfellähmung. Z. klin. Med. Nr 59. — ÖLECKER: Zwerchfellhernie. Zbl. Chir. 1922, 1772. — ÖLECKER, F. (Hamburg-Barmbeck): Oesophagusdivertikel,
insbesondere bei angeborener Enge der Speiseröhre. Arch. klin. Chir. 135, 699 (1925). — OPPI-
KOFER, E.: 41 Fremdkörper der Speiseröhre, diagnostiziert und entfernt mit Hilfe der Oesophagoskopie. Schweiz. med. Wschr. 1922, H. 21. — OPSENSKY: Röntgenbild der verschiedenen Formen
der Pleuritiden. Fortschr. Röntgenstr. 36. — ORMEROD: A case of developmental tracheo-oeso-
phageal communication. Lancet 199, 947 (1920). — ORR, CLIFFORD, R.: Pulmonary fibrosis.
Radiology 7, 318 (1926). — ORTNER: Zur Klinik des interlobären Empyems. Med. Klin. 1916,
Nr 31. — OTTEN: Die Bedeutung der Orthodiagraphie für die Erkennung der beginnenden
Herzerweiterung. Dtsch. Arch. klin. Med. 105. — Die Bedeutung der Röntgenuntersuchung für
die Diagnose umschriebener Eiterungen der Lungen. Fortschr. Röntgenstr. 14. — Zur Diagnose
der Lungengeschwülste. Fortschr. Röntgenstr. 30. — OTTEN und SCHEFOLD: Differentialdiagnose zwischen Eventratio und Hernia diaphragmatica. Dtsch. Arch. klin. Med. 99. —
OTTOSEN, DAVID (Kopenhagen): The roentgen diagnosis of diaphragmatical hernia and eventration. Acta radiol. (Stockh.) 3, 508 (1924).

PACKARD, E. N. (Saranac Lake): Hernien des Mediastinums im Verlaufe eines künstlichen
Pneumothorax. Arch. Surg. 14, 1b, 306 (1927). Ref. Fortschr. Röntgenstr. 36, 242. —
PAETSCH (Stettin): Pericarditis exsudativa im Röntgenbilde. Dtsch. med. Wschr. 1920, Nr 1,
16. — PAGEL, W.: Über parafokale Hohlräume bei Lungentuberkulose. Beitr. Klin. Tbk. 66,
H. 5, 545—549 (1927). — PAL, J.: Über Kardiospasmus. Wien. klin. Wschr. 1921, 290. —
PALUGYAY: Kasuistischer Beitrag zur Röntgendiagnose der Struma intrathoracica. Wien.
med. Wschr. 1920, Nr 10, 467. — PALUGYAY, J. (Wien): Beitrag zur Kenntnis des Echinokokkus

beim Menschen. Dtsch. Z. Chir. **180**, 356 (1923). — Die Oesophago-Gastro-Anastomose nach HEYROVSKY im Röntgenbild. Ein Beitrag zum funktionellen Verhalten der Speiseröhre und des Magens nach der Operation. Arch. klin. Chir. **125**, H. 3, 554 (1923). — Zur Technik der Darstellung der Kardia und des unteren Oesophagusabschnittes im Röntgenbilde. Med. Klin. **1920**, 1179. — Zwei seltene Fälle von Thoraxtumoren. Wien. med. Wschr. **1920**, 515. — Mediastinaltumor. Zbl. Chir. **1922**, 677. — Röntgenologische Darstellung des Traktionsdivertikels der Speiseröhre mittels der Untersuchung in Beckenhochlagerung. Wien. klin. Wschr. **1921**, Nr 25. — PANCOAST, H. (Philadelphia): The roentgen-ray diagnosis of lung abscess. J. of Roentgenol. **15**, 410 (1926). — PAN, CH. MARTIN DU: A propos d'un cas de hernie diaphragmatique de l'estomac, du colon et de la rate. Rev. Méd. Suisse romande **1918**, Nr 6. — PANSINI, G. (Neapel): Methode der Intubation für intratracheale Injektionen. Gazz. Osp. **1927**, 670. — PAQUET, MONS: Deux cas de corps étrangers bronchiques. J. de Radiol. **12**, 147 (1923). — PARACHU, LEONARDO M.: Primäre Sklerose der Pulmonalarterie. Rev. méd. del Rosario. **16**, H. 4, 156—163. — PASCHOUD: Chirurgie du thorax. Schweiz. med. Wschr. **1920**, 496. — PATSCHKOWSKI: Über Pneumonokoniose der Bergarbeiter des Rheinisch-Westfälischen Steinkohlenreviers. Beitr. Klin. Tbk. **57**. — PATTERSON, ELLEN: An aid to diagnoses of suspected foreign body in esophagus. N. Y. med. J. med. Rec. **113**, 447 (1921). — Four cases of open safety pin in the esophagus of children under eleven months of age. N. Y. med. J. med. Rec. **115**, Nr 12, 739 (1922). — PAYR: Konstitutionspathologie und Chirurgie. Verh. dtsch. Ges. Chir. **2**, 140 (1921). — Mediastinaldermoid. Med. Ges. Leipzig, 18. Juni 1918. — PEARSON, S. V. (Mindeslay): Mediastinale Ausbauchung beim künstlichen Pneumothorax. J. of Tbc. **20**, 4, 153 (1926). — PEISER: Über Rückbildung eines tuberkulösen Primärkomplexes. Fortschr. Röntgenstr. **36**. — PELTASON: Zur Röntgendiagnose abnormer Kommunikationen zwischen Oesophagus und Luftwegen. Dtsch. med. Wschr. **1921**, 709. — PELTASON, FELIX (Würzburg): Grundzüge der Röntgendiagnostik innerer Erkrankungen. München: J. F. Bergmann 1927, VI, 178 S. u. 222 Abb. — Pneumoperikard als Komplikation bei der Pneumothoraxbehandlung. Verh. dtsch. Röntgenges. **16**, Röntgen-Kongreß 1925. — Seltenere Röntgenbefunde aus der Pathologie der Speiseröhre. Fortschr. Röntgenstr. **33**, H. 5, 743 (1925). — Zur Röntgendiagnose abnormer Kommunikationen zwischen Oesophagus und Luftwegen. Dtsch. med. Wschr. **1921**, Nr 25. — PEMBERTON: Surgery of substernal an intrathoracic goiters. Arch. Surg. **2**, 1 (1921). — PERTHES: Operativ geheilte Hernia diaphragmatica. Z. Chir. **1922**, 1541. — Röntgenbehandluhg der bösartigen Geschwülste. Verh. dtsch. Ges. Chir. **1921**. — Über Schußverletzungen der Brusthöhle ohne Lungenverletzungen. Zbl. Chir. **1918**, Nr 43. — PERUSSIA: Beitrag zur radiologischen Semiotik der oesophagealen Neubildungen. Fortschr. Röntgenstr. **17**, H. 3. — PESCH: Ein Fall von Perforation einer Bronchialdrüse in die Trachea. Med. Klin. **1914**, 1694. — PESHKIN, M. M. and A. H. FINEMAN (New York): Vortäuschung von Asthma durch vergrößerte tuberkulöse tracheobronchiale Drüsen. J. amer. med. Assoc. **86**, 19, 1429 (1926). — PETERS, E.: Beitrag zur Röntgendiagnose der Zwerchfellhernie. Fortschr. Röntgenstr. **24**, H. 3. — PETERS, E. (Deutsche Heilstätten Davos): Fehlerquellen bei der Röntgenuntersuchung der Atmungsorgane. Beitr. Klin. Tbk. **59**, 375 (1924). — PETERSON: Antethorakale Oesophagusplastik bei kongenitaler Oesophagusstenose. Bruns' Beitr. **124**, H. 3 (1921). — PETROW: Über Cysten der Speiseröhre. Ref. Zbl. Chir. **1901**, 955. — PFAUNER: Über das spontan entstehende interstitielle Lungen- und Mediastinalemphysem und den Spontanpneumothorax. Chirurgen-Kongreß **1922**. — PFEIFER: Das JAKOBSON-HOLZKNECHTsche Phänomen einseitiger Bronchusstenose durch Fibrom, und seine künstliche Erzeugung. Dtsch. med. Wschr. **1920**, Nr 47. — PFEIFFER: Beitrag zur operativen Behandlung von Oesophagustrachealfisteln. Z. Laryng. **9**, 165 (1920). — Zur Diagnose der Bronchiektasie im Röntgenogramm. Beitr. klin. Chir. **48**. — PFEIFFER, C.: Über die Röntgenuntersuchung der Trache bei Tumoren und Exsudat im Thorax. Münch. med. Wschr. **1906**, Nr 8. — Die Darstellung der Trachea im Röntgenbilde, besonders bei Strumen. Bruns' Beitr. **45**, 716. — MC PHEDRAN, F. M. (Philadelphia): Diagnose tracheobronchialer Tuberkulose. Amer. J. med. Sci. **173**, H. 2, 245 (1927). — PHILIPPS, JOHN: Differentialdiagnosis of diseasis of the mediatinum. J. amer. med. Assoc. **78**, 1355 (1922). — PICARD, EDWIN: Über einen Fall von Oesophagus-Trachealfistel infolge von Verätzungsstriktur. Arch. klin. Chir. **115**, H. 3, 744 (1921). — PICK, F.: Über chronische, unter dem Bilde der Lebercirrhose verlaufende Perikarditis. Z. klin. Med. **39**, H. 5. — PICK, FRIEDEL: Über intrathoracische Tumoren. Med. Klin. **1921**, 951. — PICK, FRIEDEL (Prag): Herzsteckschuß mit Polyzythämie. Münch. med. Wschr. **65**, Nr 46 (1918). — PICQUÉ, ROBERT: Des abcès sous-phréniques. Rev. de Chir. **1911**, Nr 5, 517. — PINCSOHN, ARTHUR (Breslau): Oesophagusstenose infolge vertebraler Exostosen. Berl. klin. Wschr. **1921**, Nr. 9, 201. — PIOLA, CARLOS: Eingeklemmte Zwerchfellhernie. Rev. méd. del Rosario **1922**, 149. — PIQUAND, G.: Les abcès sous-phréniques. Rev. de Chir. **29**, Nr 1. — V. D. PLAATS KEYSER, A. MEVR (Utrecht): Twee tumoren in het achterste mediastinum. Nederl. Tijdschr. Geneesk. **71 II**, 995 u. 1794 (1927). — PLASS, E. D.: Congenital atresia of the esophagus with tracheo-esophageal fistula. Hopkins Hosp. Rep. **18**, 259 (1919). — PLAUT, ALFRED: Verblutungstod nach Verschlucken eines Gebisses. Dtsch. med. Wschr. **1921**, Nr 36, 1058. — PLENK: Zur Sternumspaltung bei substernalen Strumen. Dtsch. Z. Chir. **156**, 378 (1920). — PLETNEW, D. D. (Moskau): Läßt sich ein Aneurysma der Herzventrikel intra vitam feststellen? Z. klin. Med. **104**, H. 3 u. 4, 378 u. Nachtrag 584 (1926). — PLUMMER and PORTER VINSON: Cardiospasm: A report of 301 cases. Med. Clin. N. Amer. **5**, 355 (1921). — PODKAMINSKY, N. A. (Charkow): Herz und Aorta im Röntgenbild bei Lastträgern. Verh. dtsch. Röntgenges. 18. Röntgen-Kongreß **18**, 117 (1927). — POHL, W.: Über Mediastinaldermoide. Dtsch. Z. Chir. **130**, 481. — POINDECKER: Fibrinkugel im Pleuraraum. Beitr. Klin. Tbk. **61**. — POIRIER: Sarcome du médiastin. Bull. Soc. Chirurg. Paris **27**, 321. — POKORNY-WEIL, LILLY (Prag): Zur Kenntnis der grobknotigen Form der Pneumonokoniose. Fortschr. Röntgenstr. **31**, H. 1, 22. — POKORNY, EDGAR: Über frische Schußverletzungen des Herzens im Kriege. Wien. med. Wschr. **1917**, Nr 8. — POKROWSKY, S. A.: Zur Frage der Spontanheilung des Lungenechinokokkus. Dtsch. Z. Chir. **206**, H. 6, 406—422 (1927). — POKROVSKIJ, S.: Über spontane Heilung von Lungenechinokokkus. Věstn. Rentgenol. (russ.) **5**, Nr 1, 45—56 (1927). — POKROWSKY, P. N.: Ein Fall des Aortenaneurysmas mit großer Usur der Wirbelsäule (im Brustteil) und der Rippen. Věstn. Rentgenol. (russ.) **4**, 77 (1926). — POL: Chronisches Magenulcus mit Arrosion eines Astes der Art. pulmonalis (Verblutung) nach traumatischer thorakaler Magenverlagerung (Zwerchfellriß.) Münch. med. Wschr. **1922**, 1136. — POLAK, J. P. (Amsterdam): Pleuritis mediastinalis. Acta radiol. (Stockh.) **2**, 461 (1923) u. Nederl. Tijdschr. Geneesk. **2** (1923). — Über das Entstehen der Herzdekompensation bei Morbus Basedowi. Acte radiol. (Stockh.) **7**, 289 (1926). — POLGÁR, F. (Budapest): Beiträge zur Verschiebungsprobe der pleuralen Ergüsse. Fortschr. Röntgenstr. **35**, 618 (1926). — Latenter Durchbruch eines Senkungsabscesses in die Bronchien. Fortschr. Röntgenstr. **33**, H. 1, 31 (1925). — Über Arthritis deformans im Bereiche der Lungenspitzen. Fortschr. Röntgenstr. **32**. — POPOVIC: Röntgenkasuistik. Ref. Z.org. Chir. **9**, 97 (1920). — POPOVIÈ, LAZA: Eventratio diaphragmatica. Ref. Z.org. Chir. **9**, 97 (1920). — PÖPPELMANN: Ein ungewöhnlicher Brustschuß. Dtsch. med. Wschr. **1918**, 604. — PORTIS, MILTON, M. and A. SIDNEY PORTIS: Diaphragmatic hernia diagnosed during life. J. amer. med. Assoc. **75**, 1262 (1920). — PORTMANN, U. V.: Radiation therapy in malignant diseases of the thyroid gland. Ref. Zbl. Radiol. **4**, 514 (1928). — POSNER und LANGER: Eingeklemmter Zwerchfellbruch nach geheiltem Brustbauchschuß. Berl. klin. Wschr. **1918**, Nr 12. — PRAT, LOUIS: Hernies diaphragmatiques. J. de Chir. **16**, 43 (1920). — PRATJE, ANDREAS: Die „Atonie" der Speiseröhre. Bemerkungen usw. Z. Anat. **84**, H. 1/2, 268 bis 270 (1927). — PRESSER: Demonstration zur Röntgendiagnostik der Thoraxorgane. Fortschr. Röntgenstr. **36**, H. 3, 721—724 (1927). — PRIBRAM, O.: Zur Thymusreduktion bei der Basedowschen Krankheit. Arch. klin. Chir. **114**, 202 (1920). — PRICE, G. BASIL: On the diagnosis of certain chest conditions, with special reference to intrathoracic tumours. Tubercle **8**, Nr 6, 253—262 (1927). — PRINGLE, STEWART and TEACHER: Digestion of the oesophagus as a cause of post-operative and other forms of haematemesis. J. of Path. **24**, 396 (1921). — PRITCHARD (Battle Creek): An unusual case of pulmonary neoplasm. Amer. J. Roentgenol. **8**, Nr 10, 555 (1921). — PRUDENCIS DE PENA: Echinokokkus des Rückenmarkkanals und Mediastinums. Arch. lat.-amer. Pediatr. **15**, 230 (1921). — PRZEWALSKI: Über ein Oesophaguscarcinomsymptom. Fortschr. Röntgenstr. **24**, H. 3.

QUÉNU et HARTMANN: De l'extraction des corps étrangers trachéobronchiques par la voie médiastinale postérieure. Bull. Soc. Chir. Paris **27**, 317. — Des voies de pénétration chirurgicale dans le médiastin postérieur. Bull. Soc. Chir. Paris **17**, 82.

RAABE, RUDOLF: Der ableitende Bronchus („bronche de drainage") im Röntgenbild. Med. Klin. **23**, Nr 38, 1448—1450 (1927). — RABBINOWITZ, M. et L. ZOPHINO: Un cas de hernie diaphragmatique droite raie, congénitale. Schweiz. med. Wschr. **1924**, 1181. — RACH, EGON: Röntgendiagnostik der kindlichen Lungenerkrankungen. Erg. inn. Med. **32**, 464—530 (1927). — Über die radiologische Diagnose endothorakaler Senkungsabscesse bei Kindern. Z. Kinderheilk. **9**, 401 (1913). — RAHNENFÜHRER: Beitrag zur Klinik der umschriebenen Lungeneiterungen (Absceß und Gangrän). Fortschr. Röntgenstr. **28**. — RANKE: Primäraffekt, sekundäre und tertiäre Stadien der Lungentuberkulose. Dtsch. Arch. klin. Med. **119**. — RAUTMANN (Freiburg): Untersuchungen über die Variabilität der Herzgröße. Verh. dtsch. Ges. inn. Med. 38. Kongreß 1926, 316. — RAYMOND, LEOPOLD S.: A case of massive lipoma of the mediastinum. Arch. int. Med. **26**, 274 (1920). — REDEKER: Über die exsudativen Lungeninfiltrierungen der primären und sekundären Tuberkulose. Beitr. Klin. Tbk. **59**. — Über die infraklavikulären Lungeninfiltrationen, ihre Entstehungsformen und ihre Stellung zur Pubertätsphthise und zum Phthiseogenese-Problem. Beitr. Klin. Tbk. **63**. — REDEKER, FRANZ (Mansfeld): Phthisische Entwicklungsvorgänge der Lungentuberkulose. Zbl. inn. Med. **1927**, H. 33, 801 u. H. 34, 818. — Über die Frühinfiltrate und die Irrlehre vom gesetzmäßigen Zusammenhang der sog. Spitzentuberkulose mit der Erwachsenenphthise. Dtsch. med. Wschr. **53**, Nr 3, 97 (1927). — Zur Abgrenzung der infiltrativen Frühformen und über die verschiedenen Formen des infiltrativen Nachschubes, insbesondere über das „Spätinfiltrat". Z. Tbk. **49**, H. 3, 163—176 (1927). — REHBERG (Tilsit): Über mediastinale Pleuritis. Med. Klin. **1920**, Nr 40. — REHN, E.: Demonstration zur Frage der Pleuraempyeme. Chirurgen-Kongreß 1922. — REHN, ED. und R. COBET: Ausgewählte Beiträge zu den Schußverletzungen des Thorax und deren Folgen. Arch. klin. Chir. **112**, 279. — REHN, L.: Über perikardiale Verwachsungen. Med. Klin. **1920**, 999. — REICH: Spulwurmerkrankungen der

Speiseröhre, der Gallenwege und der Leber. Bruns' Beitr. **126**, 560 (1922). — REICH, L.: Hernia diaphragmatica parasternalis dextra. Klin. Wschr. **1922**, 1028 u. Dtsch. med. Wschr. **1922**, 1300. — REICH, L. (Wien): Das Röntgenbild und die orthodiagraphische Messung der Aorta im zweiten schrägen Durchmesser. Fortschr. Röntgenstr. **34**, 322 u. 472 (1926). — Ein Fall von Hernia diaphragmatica sinistra paroesophagea. Klin. Wschr. **5**, Nr 14, 607 (1926). — Zur Kasuistik der Zwerchfellhernien. Fortschr. Röntgenstr. **30**, H. 3/4, 305 (1923). — Über einseitigen Zwerchfellhochstand. Fortschr. Röntgenstr. **30**, H. 5/6, 473 (1923). — Zur Kasuistik der Hernia diaphragmatica dextra hepatis. Fortschr. Röntgenstr. **34**, 481 (1926). — REICH, LEO: Über die Lokalisation der Kardia. Mitt. Grenzgeb. Med. u. Chir. **40**, H. 4, 481—503 (1927). — REICHE, F.: Akute Bronchialdrüsenschwellung mit einseitiger Bronchostenose. Arch. Kinderheilk. **81**, H. 4, 293—298 (1927). — REICHE, F. (Hamburg): Über einen Fall von Schlinglähmung im Röntgenbilde. Fortschr. Röntgenstr. **25**, H. 4, 353 (1918). — REINBERG, S. A. (Leningrad): Diagnostik und Pathogenese der Bronchiektasien nach neuesten Kontraströntgenmethoden. Věstn. Rentgenol. (russ.) **4**, 47 (1926). — Röntgenstudien über die normale und pathologische Physiologie des Tracheobronchialbaumes. Fortschr. Röntgenstr. **33**, H. 5, 661 (1925). — Über die exsudativen mediastinointerlobären abgekapselten Pleuritiden, die den primären tuberkulösen Komplex komplizieren. Věstn. Rentgenol. (russ.) **3**, 353 (1925). — Über die Methode der intrabronchialen Einführung der Kontraststoffe. Věstn. Rentgenol. (russ.) **3**, 52 (1925). — Über sog. trockene Bronchiektasien. Beitr. Klin. Tbk. **67**, H. 5/6, 507—517 (1927). — Über sog. trockene Bronchiektasien. Fortschr. Röntgenstr. **36**, Kongreß-H., 116—117 (1927). — Das Röntgenbild der Lungenaktinomykose. (Autoref.) Věstn. Rentgenol. (russ.) **3**, H. 3/4 (1925). — Zur Röntgendiagnostik des Lungenabscesses und des Lungengangräns. Věstn. Rentgenol. (russ.) **3**, 125 (1925). — Zur Röntgendiagnostik der Lungencysticercose. Fortschr. Röntgenstr. **33**, H. 3, 382. — Über die sog. trockenen Bronchiektasien. Vrač. Dělo (russ.) **1927**, Nr 22, 1627. — REINECKE, R. (Hamburg): Selten großes pleuraadhärentes Oesophagusdivertikel und seine operative Behandlung. Fortschr. Röntgenstr. **33**, H. 6, 949 (1925). — REISER: Abnormitäten des rechten Zwerchfells. Med. Klin. **1926**, Nr 42. — REISER, EGON (Prag): Abnormitäten des rechten Zwerchfells. Med. Klin. **1926**, Nr 42, 1607. — REMER, JOHN and W. WEBSTER BELDEN: Roentgendiagnosis and therapy of the thymus in children. Amer. J. Roentgenol. **18**, Nr 2, 119—124 (1927). — RENANDER, AXEL (Stockholm): Roentgen-diagnosed anomaly of oesophagus and arcus aorta. Dysphagia. Lusoria. Acta radiol. (Stockh.) **7**, 298 (1926). — RENAULT: La mediastinite syphilitique. Thèse de Paris 1913. — RENDERGRASS, R. C. and J. J. CLARK (Atlanta): Thoracic aneurism: report of cases. Radiology **9**, 512 (1927). — REVÉSZ, E.: Soll die Sondierung der Speiseröhre behufs Feststellung der Diagnose eines Fremdkörpers vorgenommen werden? Liječn. Vjesn. (serbokroat.) **1920**, 562. Ref. Z.org. Chir. **11**, 132 (1921). — REYHER, O.: Über Oesophagusspasmus, Gastro- und Entero bei Spasmophilie und Vagotonie. Z. Kinderheilk. **38**, 492 (1924). — REYNOLDS, R. P. and W. W. MORRISON: Congenital malformations of the esophagus. Amer. J. Dis. Childr. **21**, 339 (1921). — RIBBERT: Traktionsdivertikel des Oesophagus. Virchows Arch. **178**, 351. — Noch einmal das Traktionsdivertikel des Oesophagus. Virchows Arch. **184**, 403. — RICHARDS (San José): Two cases of lymphatic disease in the same family with Roentgen findings. Amer. J. Roentgenol. **8**, Nr 9, 514 (1921). — RIEDEL, GUSTAV (Frankfurt a. M.): Lebensrettender operativer Eingriff bei prävertebralem tuberkulösem Absceß im Mediastinum posticum. Münch. med. Wschr. **68**, Nr 37, 1190 (1921). — RIEDER: Die Röntgenuntersuchung der Lungen und Bronchien im Lehrbuch der Röntgenkunde von RIEDER-ROSENTHAL, 2. Aufl. Leipzig: J. A. Barth 1924. — Die Röntgenuntersuchung des Pneumothorax, der Pleura und des Zwerchfells in SCHITTENHELMs, Lehrbuch der Röntgendiagnostik. Berlin: Julius Springer 1924. — Der Wert der Röntgenuntersuchung für die Frühdiagnose der Lungentuberkulose. 4. Röntgen-Kongreß. — Ein Beitrag zur klinischen Diagnose der Lungenabscesse. Münch. med. Wschr. **1906**, Nr 17. — Der Wert der Thoraxdurchleuchtung bei der Pneumonie, namentlich bei zentraler Lokalisation. Münch. med. Wschr. **1906**, Nr 41. — Kavernen bei Anfangstuberkulose. 6. Röntgen-Kongreß. — Die Untersuchung der Brust mit Röntgenstrahlen in verschiedenen Durchleuchtungsrichtungen. Fortschr. Röntgenstr. **6**. — Kavernen bei beginnender und bei vorgeschrittener Tuberkulose. Fortschr. Röntgenstr. **16**. — Zur Röntgendiagnostik der Anfangstuberkulose der Lungen. Beitr. Klin. Tbk. **12**. — Zur Diagnose der chronischen Lungentuberkulose durch das radiologische Verfahren. Fortschr. Röntgenstr. **7**. — Die Sekundärerkrankungen der chronischen Lungentuberkulose usw. Fortschr. Röntgenstr. **16**. — Mediastinum. Lehrbuch der Röntgenkunde von RIEDER-ROSENTHAL. Leipzig: J. A. Barth 1913. — Panzerherz. Fortschr. Röntgenstr. **20**. — RIEDINGER: Verletzungen und chirurgische Krankheiten des Thorax. Deutsche Chirurgie von BILLROTH-LÜCKE, Lief. 42. — RIST, E. et F. HIRSCHBERG: Déviations de la trachée et de l'esophage consécutives à des pneumothorax artificiels curateurs. Bull. Soc. méd. Hôp. Paris **43**, Nr 5, 154—159 (1927). — ROCH et E. FROMMEL: Bronchite capillaire suffocante chez un adulte. Guérison. Image radiologique. Diagnostic différentiel avec la granulie. Bull. Soc. méd. Hôp. Paris **43**, Nr 28, 1353—1358 (1927). — ROHRER: Volumenbestimmung von Körperhöhlen und Organen auf orthodiagraphischem Wege. Fortschr. Röntgenstr. **24**. — ROMBERG, v. (München): Die Einteilung der Form der Lungentuberkulose. Münch. med. Wschr. **1914**, Nr 34. — Über die

Entwicklung der Lungentuberkulose. Klin. Wschr. 6, Nr 24, 1121 (1927). — Über den örtlichen Befund und die Allgemeinreaktion usw. bei den verschiedenen Arten der chronischen Lungentuberkulose. Z. Tbk. 34. — ROMBERG, ERNST v.: Über die Entwicklung der Lungentuberkulose. Berlin: Julius Springer 1927, 27 S. u. 12 Abb. — RÖMHELD: Das Röntgenbild des Perikards. Dtsch. Arch. klin. Med. 106. — ROMINGER, ERICH: Diagnostik angeborener Herzanomalien. Mschr. Kinderheilk. 18, 417 (1920). — RÖSLER: Das Pneumopyoperikardium. Fortschr. Röntgenstr. 25, H. 3. — a) Isthmusstenose der Aorta. b) Coeur en sabot (Pulmonalstenose). Fortschr. Röntgenstr. 36, H. 2, 424—425 (1927). — RÖSLER, H. und K. WEISS (Wien): Über die Veränderungen des Oesophagusverlaufes durch den vergrößerten linken Vorhof. (Bemerkungen zu der einschlägigen Arbeit GÄBERTS 32, H. 3/4; Fortschr. Röntgenstr. 33, H. 5, 717 (1925). — RÖSLER, OTTO ALFRED (Graz): Bronchialbaumschatten beim Menschen in vivo vor dem Röntgenschirm. Med. Klin. 1920, Nr 12. — ROSSELET, A. et L. MAHAIM: Les signes radiologiques de l'hypertension aortique. Arch. Électr. méd. Juni 1927. — ROSSELET, A. et E. SCHINZ: Un cas rare du tumeur de l'oesophage. Schweiz. med. Wschr. 1924, 1015. — ROSSI et GAETANO MORELLI: Cisti dermoide intra-toracica destra. Arch. ed atti Soc. ital. Chir. 1921, 489. — ROSTOSKI (Dresden): Lungentumoren bei Bergarbeitern. Verh. dtsch. Ges. inn. Med. 1923, 234. — ROSTOSKI, SAUPE und SCHMORL: Die Bergkrankheit der Erzbergleute in Schneeberg („Schneeberger Lungenkrebs"). Z. Krebsforschg 23. — ROTHI: Zwerchfellbruch. Zbl. Chir. 1922, 1771. — ROTHSCHILD: Über Lungenveränderungen im 2. Stadium der Lues. Münch. med. Wschr. 1918, Nr 43 u. 1919, Nr 7. — ROWE (Lincoln): Tumors of the mediastinum. J. of Radiol. 1924, 190. — ROWLANDS, R. P.: Case of diaphragmatic hernia. Proc. roy. Soc. Med. 14, 34 (1921). — RÜDIGER: Die Organverlagerungen bei Phthise. Beitr. Klin. Tbk. 17 u. 6. Röntgen-Kongreß. — RUMPF (Bonn): Röntgenuntersuchungen bei abnorm beweglichem Herzen (Wanderherz). Dtsch. Arch. klin. Med. 129, 118. — RUPP (München): Die Brustwandresektion. Dtsch. Z. Chir. 206, H. 4/5, 246. — RUPPANER: Über Struma maligna oesophagei et tracheae. Schweiz. med. Wschr. 1922, H. 21. — RUSCONI, MATTEO (Bologna): Un caso di ernia diaframmatica parasternale. Radiol. med. 14, Nr 12, 1116—1123 (1927). — RYBAK, A. M.: Ein Fall von rechtsseitiger Hernia diaphragmatica. Věstn. Rentgenol. (russ.) 5, 315 (1927). — RYCHLIK, E.: Schußverletzungen des Zwerchfells. Ref. Zbl. Chir. 1918, 312.

v. SAAR: Zur Kenntnis der traumatischen Abscesse des Mediastinum anticum. Bruns' Beitr. 59, 174. — SABOT: Über ein Verfahren der röntgenographischen Darstellungen der Bewegungen innerer Organe. Fortschr. Röntgenstr. 20. — SACHS: Ein Aneurysma der Aorta descendens mit pulsierender Vorwölbung unterhalb der linken Scapula. Fortschr. Röntgenstr. 31. — SACHS, ISRAEL: Über die primären malignen Lungentumoren. Schweiz. med. Wschr. 1924, 1156. — SAHATSCHIEFF: Beitrag zur Röntgenuntersuchung des Herzens. Fortschr. Röntgenstr. 33. — SALOTTI, A.: L-esame radiologico del cuore per la valutazione della resistenza dell'operando. Ann. ital. Chir. 6, H. 11, 1139 (1927). Ref. Zbl. Radiol. 4, 814 (1928). — SALZMANN, G. G. (Smolensk): Zur Kasuistik des primären Lungenechinokokkus. Fortschr. Röntgenstr. 36, H. 4, 769—770 (1927) u. Věstn. Rentgenol. (russ.) 5, 325. — SAMUEL (New Orleans): The roentgen diagnosis of aneurysmas of the aorta. Amer. J. Roentgenol. 11, 4, 361 (1924). — SAMUELSEN, E.: Hernia diaphragmatica hiatus oesophagei. Hosp.tid. (dän.) 70, Nr 35, 821—831 (1927). — SANDOZKY: Zur Röntgendiagnose der Hämangiome. Fortschr. Röntgenstr. 35. — SANTE, L. R.: Massiv (atelectatic) collaps of the lung. Radiol. Rev. 49, Nr 11, 413—415 (1927). — SANTE, L. R. (St. Louis): Röntgendiagnose allgemeiner und lokalisierter Pleuraergüsse, ihre Erkennung, Lokalisierung und Differentialdiagnose. J. amer. med. Assoc. 88, 4, 215 (1927). — A study of lung abscess by serial radiographie examination. J. of Radiol. 4, 6, 183 (1923). — First infection in pulmonary tuberculosis. Radiographic evidence of pleural dissemination in adult type. Radiology 6, 504 (1926). — SARGNON: Le mégaoesophage. J. Méd. Lyon 1921, 779. — SAUERBRUCH: Dtsch. Z. Chir. 98. — Verh. dtsch. Ges. Chir. 1, 95 (1910). — Verh. dtsch. Ges. Chir. 1920. — Verh. dtsch. Ges. Chir. 1921. — Beitrag zur Resektion der Brustwand mit Plastik auf die freigelegte Lunge. Dtsch. Z. Chir. 86 (1907). — Bemerkungen zum Artikel der Herren Professoren BRAUER und PETERSEN-Heidelberg: Über eine wesentliche Vereinfachung der künstlichen Atmung nach SAUERBRUCH. Zbl. Chir. 1904, H. 14. — Bericht über die ersten in der pneumatischen Kammer der Breslauer Klinik ausgeführten Operationen. Münch. med. Wschr. 1906, 1. — Brustschüsse. 1. Kriegschirurgentagung. Bruns' Beitr. 96 (1915). — Die Beeinflussung von Lungenerkrankungen durch künstliche Lähmung des Zwerchfelles (Phrenikotomie). Münch. med. Wschr. 1913, Nr 625. — Die Beeinflussung von Lungenerkrankungen durch künstliche Lähmung des Zwerchfelles. Richtigstellung der Entgegnung des Herrn Dr. HELLIN zu meinem obigen Aufsatz. Münch. med. Wschr. 1913, H. 19. — Die Eröffnung der Brusthöhle in meiner pneumatischen Kammer und Neues zur Pneumothoraxlehre. Kongreß inn. Med. Leipzig 1904. — Die Operation am Halse in „Chirurgische Operationslehre" von BIER-BRAUN-KÜMMELL, 4./5. Aufl. 1923. — Die Verwendbarkeit des Unterdruckverfahrens in der Herzchirurgie. Verh. dtsch. Ges. Chir. 1907. Arch. klin. Chir. 83, 537. — Die Wirkung der künstlichen Zwerchfellähmung auf Lungenerkrankungen. 30. dtsch. Kongreß inn. Med. Wiesbaden, 15. bis 18. April 1913. — Fortschritte in der Chirurgie der Lunge. Ärztl. Ver. München, 23. Okt. 1918. — Kardiospasmus.

Münch. med. Wschr. 1920, Nr 8, 224. — Röntgenbild einer großen Zwerchfellhernie. Münch. med. Wschr. 1920, Nr 8. — Über die Ausschaltung der schädlichen Wirkung des Pneumothorax bei intrathorakalen Operationen. Zbl. Chir. 1904, H. 6. — Über die physiologischen und physikalischen Grundlagen bei intrathorakalen Eingriffen in meiner pneumatischen Kammer. Verh. 33. Tagg dtsch. Ges. Chir. 6. April 1904 u. Arch. klin. Chir. 73, H. 4 (1904). — Über die Verwendbarkeit der pneumatischen Kammer für die Herzchirurgie. Verh. 36. Tagg dtsch. Ges. Chir. Berlin 1907. — Vorführung von Operationen in der pneumatischen Kammer. 15. internat. med. Kongreß Lissabon 19. bis 26. April 1906. — Zur Pathologie des offenen Pneumothorax und die Grundlagen meines Verfahrens zu seiner Ausschaltung. Mitt. Grenzgeb. Med. u. Chir. 13, 399 (1904). — Zwerchfellverletzung mit Eventration des Magens. Münch. med. Wschr. 1915, H. 3. — Chirurgie der Brustorgane. Berlin: Julius Springer 1928. — SAUERBRUCH, F.: Beitrag zur Resektion der Brustwand mit Plastik auf die freigelegte Lunge. Dtsch. Z. Chir. 86, 275 (1907). — Chirurgische Behandlung der Erkrankungen der Lunge, des Rippenfells und des Mittelfellraumes. Im Handbuch der gesamten Therapie von PENZOLDT und STINTZING, 5. Aufl., 3 (1914). — Der gegenwärtige Stand des Druckdifferenzverfahrens. Erg. Chir. 1, 355 (1910). — Der gegenwärtige Stand der Thoraxchirurgie. Düsseldorf 1912. — Der Stand der klinischen und operativen Chirurgie. Münch. med. Wschr. 1920, H. 34, 977. — Die Anastomose zwischen Magen und Speiseröhre und die Resektion des Brustabschnittes der Speiseröhre. Zbl. Chir. 1905, H. 4. — Die Bedeutung des Mediastinalemphysems in der Pathologie des Spannungspneumothorax. Bruns' Beitr. 60, 450 (1908). — Die Chirurgie des Brustteils der Speiseröhre. Eine experimentelle Studie. Bruns' Beitr. 46, H. 2 (1905). — Die Eröffnung des vorderen Mittelfellraumes. Bruns' Beitr. 77, H. 1. — Experimentelles zur Chirurgie des Brustteiles der Speiseröhre. Habil.-Schr. Breslau 1905. — Operationen an der Schilddrüse und Thymusdrüse in „Chirurgische Operationslehre" von BIER-BRAUN-KÜMMELL, 4./5. Aufl., 1923, 331. — Pharynx und Oesophagus im Lehrbuch der Chirurgie von WULLSTEIN-WILMS, 8. Aufl., 1 (1923). — Über die Indikationen zur Resektion des Brustabschnittes der Speiseröhre. Dtsch. Z. Chir. 98, 113 (1909). — Über intrathorakale Chirurgie. 17. internat. med. Kongreß London, Sekt. Chir. 301, 6.—12. Aug. 1913. — Vorführung einiger experimenteller Versuche zur Oesophaguschirurgie. Verh. dtsch. Ges. Chir. 1905. — SAUERBRUCH und A. BRUNNER: Die Chirurgie des Mittelfell-raumes. Handbuch der praktischen Chirurgen, 5. Aufl., 2 (1924). — SAUERBRUCH und HAECKER: Zur Frage des Kardiaverschlusses der Speiseröhre. Dtsch. med. Wschr. 1906, Nr 31. — SAUERBRUCH und JEHN: Brustschüsse. Handbuch der ärztlichen Erfahrungen im Weltkriege. Leipzig: J. A. Barth 1922. — SAUERBRUCH, F. und RUDOLF NISSEN: Untersuchungen über Heilungsvorgänge in Lungenwunden, als Beitrag zur Pathologie der „Gitterlunge". Arch. klin. Chir. 127, 583 (1923). — SAUERBRUCH und GEORG SCHMIDT: Die Chirurgie der Lungen. Handbuch der praktischen Chirurgie, 5. Aufl., 2 (1924). — Die Chirurgie des Brustfelles. Handbuch der praktischen Chirurgie, 5. Aufl., 2 (1924). — SAUERBRUCH, F. und E. D. SCHUMACHER: Technik der Thoraxchirurgie. Berlin: Julius Springer 1911. — SAUNDBY, ROBERT: Syphilitic paralysis of the oesophagus. Brit. med. J. 1914, 239. — SAUPE, ERICH (Dresden): Pneumoperikard mit linksseitigem Pneumothorax. Fortschr. Röntgenstr. 27, H. 5, 488 (1921). — Röntgenologische Untersuchungen über die sog. Bergkrankheit der Erzbergleute in Schneeberg (Sachsen). 14. Röntgenkongreß 1923; Verh. 14 u. Röntgenhilfe 1923, H. 6. — Über Dysphagia lusoria. Fortschr. Röntgenstr. 33, H. 5, 740 (1925). — SAUVIN-THURY, A.: A propos d'un cas d'expulsion totale de la muqueuse oesophagienne. Rev. Méd. Suisse romande 1918, Nr 6. — SCHÄFER: Kongenitale Fistel zwischen Oesophagus und Larynx. Inaug.-Diss. Bonn 1918. — Operative Behandlung des Kardiospasmus. Zbl. Chir. 1920, 230. — SCHÄFER, HEINRICH: Ein Beitrag zur Kenntnis von der Entstehung der Lungenzeichnung. Fortschr. Röntgenstr. 27, H. 6, 625 (1921). — SCHALL, L. (Homburg-Saar): Zur Frage der röntgenologischen Darstellung der Thymusdrüse. Mschr. Kinderheilk. 31, 581 (1926). — Zur Technik der Thymusaufnahmen. 17. Röntgen-Kongreß 1926. Fortschr. Röntgenstr. Kongreß-H. 148. — SCHEDE: Chirurgische Behandlung der Erkrankungen des Brustfelles und Mittelfellraumes. PENTZOLDT-STINTZINGs Handbuch der Therapie innerer Krankheiten. 3, 506. — Die Punktion des prävertebralen Abscesses. Münch. med. Wschr. 1922, H. 21, 779. — SCHEELE: Über einen Fall von eingeklemmter Zwerchfellhernie. Münch. med. Wschr. 1919, 1503. — SCHEEMANN: Ulcer of the esophagus from the stand point of an esophagoscopist. Med. Rec. 97, 319 (1920). — SCHERESCHEWSKY, SIMON (Berlin): Zur Röntgenuntersuchung der Speiseröhre. Dtsch. med. Wschr. 1927, H. 3, 111. — SCHIASSI: Behandlung des Pleuraempyems. 28. Kongreß Soc. ital. Chir. 1921. — SCHIFF: Röntgenologische Beobachtungen über die Zwerchfellbeweglichkeit im Kindesalter. Dtsch. med. Wschr. 1920, Nr 32. — SCHIFFER, E. (Budapest): Beitrag zum Röntgenbilde der universellen Pleuritis. Fortschr. Röntgenstr. 32, H. 3/4, 281. — SCHICK, L. J. und B. M. STERN: Über die Konfiguration des Herzgefäßschattens bei Klappenfehlern. Věstn. Rentgenol. (russ.) 5, 279 (1927). — SCHIFFNER, O. (Wien): Zur Kasuistik des Lymphogranuloms. Med. Klin. 1921, Nr 39. — SCHILL, E.: Pneumothoraxstudien. I. Teil: Untersuchungen im Röntgenschirm während des Anlegens von künstlichen Pneumothoraxaen. Beitr. Klin. Tbk. 65, 507. — SCHILLING, F.: Ätzstrikturen des Oesophagus. Ther. Halbmh. 34, 385 (1920). — SCHILLING, KARL (Freiburg i. Br.): Darstellung des

Bronchialbaumes durch intratracheale Lipiodol- bzw. Jodipinfüllung. Fortschr. Röntgenstr.
36, H. 2, 301—304 (1927). — SCHINDLER, RUDOLF: Wesen und Behandlung des Kardiospasmus.
Münch. med. Wschr. 73, Nr 39, 1672 (1926). — SCHINZ, HANS R.: Über einen Senkungsabsceß
im vorderen Mediastinum. Dtsch. Z. Chir. 159, 163 (1920). — SCHINZ, H. R., W. BAENSCH und
E. FRIEDL (Zürich): Lehrbuch der Röntgendiagnostik mit besonderer Berücksichtigung der
Chirurgie. Leipzig: Georg Thieme 1928, XVIII, 1131 S. — SCHITTENHELM: Beobachtungen
über den Ductus Botalli apertus. Dtsch. med. Wschr. 1920, Nr 42. — SCHITTENHELM, A. (Kiel):
Lehrbuch der Röntgendiagnostik. Berlin: Julius Springer 1924. — SCHLACK, H.: Bronchiektasen
im Kindesalter, ihre Diagnose und Prognose. Tuberkulose 7, Nr 7, 181—185 (1927). — SCHLAPPER
(Hawensitz): Über Lungenaktinomykose. Münch. med. Wschr. 73, H. 25, 1034 (1925). —
SCHLECHT, H. und P. WELS: Relaxatio diaphragmatica. Fortschr. Röntgenstr. 27 (1921). —
SCHLEMMER: Erfahrungen mit Oesophagusfremdkörpern. Arch. klin. Chir. 64, 37. — Erfah-
rungen über Oesophagusfremdkörper. Arch. klin. Chir. 114, 37 (1920). — SCHLESINGER: Zur
Empyembehandlung. Zbl. Chir. 1922. — SCHLESINGER, EMMO (Berlin): Dem Röntgenbild zu ent-
nehmende Richtlinien für die Therapie des Kardiospasmus. Verh. dtsch. Röntgenges. 14. Röntgen-
Kongreß 14 (1923). — SCHLESINGER, HERMANN: Die Klinik und Therapie der Aortensyphilis.
Klin. Wschr. 6, Nr 50, 2387—2390 (1927). — SCHMIDT: Experimentelle Untersuchungen zur
Kernschattenfrage bei Pericarditis exsudativa. Fortschr. Röntgenstr. 35. — Pulsionsdivertikel
des Oesophagus. Hosp.tid. (dän.) 1921, 51 u. 52. — SCHMIDT, AD.: Zwerchfellhernie. Klin.
Wschr. 1922, 1034. — Ein Beitrag zur Kasuistik der Zwerchfellhernie. Münch. med. Wschr.
1922, 369. — SCHMIDT, E. A. (Denver): Kombination eines Mediastinaltumors mit Amöben-
infektion. Arch. physic. Ther. 7, 9, 558—560 (1926). — SCHMIDT, RUDOLF (Prag): Bronchuscarcinome, sekundäre Lungengeschwülste, maligne Pleura- und Mediastinaltumoren. Med. Klin.
1926, Nr 49, 1870. — SCHMIEDEN: Über die chirurgischen Erscheinungsformen der Grippe.
Münch. med. Wschr. 1919. — SCHMIEDEN, H. und H. FISCHER: Die Herzbeutelentzündung und
ihre Folgezustände. Erg. Chir. 19, 98 (1926). — SCHMIEDEN, V.: Über die Operationsbehandlung
der Teratome im vorderen Mediastinum. Arch. Chir. 1924, H. 4, 657. — SCHMILINSKY: Hernia
diaphragmatica. Ref. Münch. med. Wschr. 1921, 1373. — Hernia diaphragmatica spuria para-
oesophagea chronica dextra posttraumat. Ref. Dtsch. med. Wschr. 1921, 1511. — Kardiospasmus.
Münch. med. Wschr. 1919, 1304. — Oesophago-Trachealfistel. Klin. Wschr. 1922, H. 8, 397. —
Zur Behandlung des Kardiospasmus. Ref. Berl. klin. Wschr. 1921, 1546. — SCHMINCKE: Demonstration einer linksseitigen wahren Zwerchfellhernie. Münch. med. Wschr. 1922, 1679. — Über
Tymushyperplasie. Klin. Wschr. 1922, 2025. — Über tuberkulöse Lungenkavernen. Münch.
med. Wschr. 74, Nr 29, 1258 (1927). — SCHMINCKE, A.: Das Kavernenproblem vom pathologisch-
anatomischen Standpunkt. Beitr. Klin. Tbk. 67, H. 1/3, 124—157 u. 225—235 (1927). —
SCHMITT: Schwere Lungentuberkulose vortäuschen Niederschläge nach subcutaner Jodipininjektion im Rücken. Beitr. Klin. Tbk. 23. — SCHMITZ, EMIL JOSEF: Untersuchungen zur
histologischen Differenzierung der lymphatischen Mediastinaltumoren. Arb. path.-anat. Inst.
Tübingen 9, 338 (1922). — SCHMOLLER, G. (Berlin): Die Grundlage der Diagnose der Lungentumoren. Fortschr. Röntgenstr. 31, H. 4, 399 (1924). — SCHMORL: Oesophaguscarcinom. Münch.
med. Wschr. 1922, H. 6, 215. — SCHNACK, A. G. (Honolulu): Roentgenography in prognosis
of pulmonary tuberculosis. Amer. J. Roentgenol. 18, 453 (1927). — The hilum in tuberculosis.
Amer. J. Roentgenol. 15, 424 (1926). — SCHNITZLER: Oesophagogastrostomie. Wien. klin. Wschr.
1922, H. 16, 376. — SCHNYDER, K.: Arrosion der Aorta durch tuberkulösen Senkungsabsceß.
Korresp.bl. Schweiz. Ärzte 1918, Nr 20. — SCHOK, G.: Über die Eventratio diaphragmatica.
Korresp.bl. Schweiz. Ärzte 39, 1457 (1919). — SCHÖLLER, KARL: Dieses und jenes über die
Röntgenuntersuchung des hinteren Mediastinums. Roentgenologia 1, H. 2, 19 (1922). — Leit-
faden zur Röntgenuntersuchung der Brustorgane. (Buch.) 1919. — SCHOLZ, THOMAS (New York):
Röntgenologische Darstellung von Herzthromben. Fortschr. Röntgenstr. 32, H. 3/4, 416 (1924). —
Röntgenologische Darstellung von myokardialer Verkalkung intra vitam. Fortschr. Röntgenstr.
32, H. 3/4, 421 (1924). — SCHÖNBAUER, L.: Ein Fall von Spannungspneumothorax nach trans-
diaphragmaler Verletzung. Wien. klin. Wschr. 1921, 201. — SCHÖNFELD: Röntgenologische
Besonderheiten der Pleuritis im Kindesalter. Münch. med. Wschr. 74, Nr 29, 1255 (1927). —
Röntgenologische Differentialdiagnose zwischen Hernia und Relaxatio diaphragmatica. Klin.
Wschr. 5, Nr 36, 1657 (1926). — Über Röntgenbefunde bei Lungensyphilis. Münch. med. Wschr.
1918, Nr 50. — SCHÖPPLER, H.: Über ein großzelliges Riesenzellensarkom des Mediastinums.
Frankf. Z. Path. 22, 305 (1919). — SCHOTT, ADOLF (Bad Nauheim): Zur Kenntnis der hoch-
gradigen Erweiterung des linken Vorhofs. Klin. Wschr. 3, Nr 24, 1067 (1924). — SCHREIBER,
HANS: Kompression des Oesophagus durch Lymphdrüsenmetastasen eines primären Oesophagus-
carcinoms. Inaug.-Diss. Bonn 1920. — SCHREIBER, M. G.: Un cas de hernie diaphragmatique.
Soc. Pédiatr., Sitzg 16. April 1922. — SCHRIDDE: Lungenentzündung und Lungenverwachsung.
Mschr. Unfallheilk. 1921, Nr 2. — SCHRÖDER: Über Lungensyphilis. Münch. med. Wschr. 1919,
Nr 49. — SCHUBERT: Über Trachealverdrängung bei Thymus hyperplasticus. Bruns' Beitr.
klin. Chir. 82, H. 1. — SCHULZE, H.: Über einen Fall von Trachealstenose infolge abnormen
Verlaufes der Aorta. Mschr. Kinderheilk. 23, 404 (1922). — SCHULTZE, FRIEDRICH (Bonn):

Pericarditis exsudativa im Röntgenbilde. Dtsch. med. Wschr. 1921, Nr 30. — SCHUMACHER, O.: Zur Entstehung der traumatischen Zwerchfellhernie. Arch. klin. Chir. 129, H. 4, 657 (1924). — SCHUT: Die Lungentuberkulose im Röntgenbilde. Beitr. Klin. Tbk. 24. — SCHÜTZE, J.: Röntgen-beobachtungen bei extraperikardialen Verwachsungen (Mediastinum, Pericarditis externa und Pleuroperikarditis). Berl. klin. Wschr. 1921, Nr 36, 1071. — SCHÜTZE, J. (Berlin): Infanterie-geschoß im Herzen. Fortschr. Röntgenstr. 26, H. 6, 419 (1919). — Lungentumoren und Röntgen-fehldiagnosen. Fortschr. Röntgenstr. 27, H. 1, 46 (1919). — SCHWAB: Ein Fall von maligner Myommetastase in der Lunge. Fortschr. Röntgenstr. 33. — SCHWÄER: Über Pericarditis ex-sudativa im Röntgenbilde. Fortschr. Röntgenstr. 25. — SCHWAEPPE, GOTTFRIED: Das Verhalten großer Herzbeutelergüsse und ihre Entfernung durch Punktion. Inaug.-Diss. Bonn 1920. — SCHWARTZ, SIDNEY P.: The radiographic signs of pulmonic insufficiency. Amer. Heart J. 2, Nr 4, 407—415 (1927). — SCHWARZ: Über röntgenologische Messungen und Analyse der Herzkammeraktion. Med. Klin. 1920, Nr 37. — Zwerchfellhernie. Zbl. Chir. 1922, 1771. — SCHWEIZER: Über ein doppelseitiges latentes, chronisches Pleuraemphysem. Schweiz. Chirurgen-Kongreß 1921. — SEBENING, WALTER: Zur Metastasierung des Oesophaguscarcinoms. Inaug.-Diss. Bonn 1921. — SEBÖK, L. und E. M. GALI: Daten zur Röntgendiagnose der Kavernen und Bronchiektasen. Gyógyászat (ung.) 1927, 55. — SEIDEL: Einkeilung und unlösbare Verankerung eines künstlichen Gebisses im unteren Drittel der Speiseröhre mit letalem Ausgang. Arch. Ohren- usw. Heilk. 104, H. 1 u. 2. — Verh. dtsch. Ges. Chir. 1921. — SEIDLER: Über Perikard-divertikel. Wien. klin. Wschr. 1921, Nr 49. — SEIFERT: Über extraoesophageale Fremdkörper. Z. Laryng. 11, H. 1. — Großer periösophagealer Absceß. Ref. Klin. Wschr. 1922, H. 4, 194. — SEIFERT, E.: Eingeklemmte Zwerchfellhernie nach alter Schußverletzung. Münch. med. Wschr. 65, Nr 51 (1918). — SEIFFERT, A.: Auffindung des Weges bei hochgradigen Oesophagusstenosen. Mschr. Ohrenheilk. 1921, 1634. — Riß im Oesophagus durch ein verschlucktes Gebiß. Berl. laryng. Ges. 14. Nov. 1919. In: Bericht über die Leistungen und Fortschritte auf dem Gebiete der Ohrenheilkunde, der Krankheiten der Luftwege und der Grenzgebiete. Im II. Halbjahr 1919 und I. Halbjahr 1920. Z. Ohrenheilk. 80, 87 (1921). — Zur Diagnose des ZENKERSCHEN Pulsionsdivertikel. Z. Hals- usw. Heilk. 29, H. 2, 118 (1927). — SENCERT, L. et R. SIMON: Le traitement opératoire de la dilatation idiopathique de l'oesophage. Rev. de Chir. 1921, 355. — SERGENT, E.: Nouvelles études cliniques et radiologiques sur la tuberculose et les maladies de l'appareil respiratoire. Paris: Maloine éditeur. — SERGENT, EMILE et FRANCIS BORDET: La dilatation des bronches simulant la pleurésie médiastin. Bull. Soc. méd. Hôp. Paris. 43, Nr 18, 742—752 (1927). — SGALITZER, MAX: Die Röntgenuntersuchung der Luftröhre. Mitt. Volks-gesundheitsamtes Wien 1927. — Zur Diagnostik paravertebraler Absceßbildung durch die Röntgenuntersuchung. Mitt. Grenzgeb. Med. u. Chir. 31, 508 (1919). — Zur Röntgendiagnostik der Speiseröhrenerkrankungen, speziell des Speiseröhrenkrebses. Arch. klin. Chir. 116, 53 (1921). — SGALITZER, MAX (Wien): Die röntgenologische Darstellung der Luftröhre, mit be-sonderer Berücksichtigung ihrer Veränderungen bei Kropfkranken. Arch. klin. Chir. 40, H. 1/2, 418 (1918). — Zur Kenntnis der Lage und Formveränderungen der Luftröhre bei intrathorakalen Erkrankungen auf Grund der Röntgenuntersuchung. Arch. klin. Chir. 115, H. 4, 967 (1921). — Voraussetzungen für eine intrabronchiale Einführung von Medikamenten. Arch. klin. Chir. 160, 305. — Kontrastfüllung des Bronchialbaumes. Arch. klin. Chir. 138 (Chirurgen-Kongreß 1925), 197. — SGALITZER und STÖHR: Zur Röntgenuntersuchung der Luftröhre unter besonderer Berücksichtigung der Tracheomalacie. Fortschr. Röntgenstr. 32, H. 3/4, 247 (1924). — SHACK-LETON, WILLIAM and CARL A. PETERSON: Traumatic rupture of the diaphragm. Report of a case with recovery following operation. Ref. Zbl. Radiol. 4, 34 (1928). — SHAW: Congenital atresia of the esophagus. Amer. J. Dis. Childr. 1920, 507 u. Arch. of Pediatr. 37, 416 (1920). — SICK: Über die Senkungsabscesse in der Brusthöhle und ihre Behandlung durch Punktion vom Rücken aus. Klin. Wschr. 1924, H. 6, 218. — SIEBEN, WALTER: Beobachtung an einem Fall reiner Zwerchfellatmung. Med. Klin. 1922, H. 37, 1185. — SIEBENMANN: Lordose der Halswirbelsäule als Schluckhindernis. Verngg Schweiz. Hals- und Ohrenärzte, 25. Juni 1916. In „Ber. Leistungen u. Fortschr. Ohrenheilk., im II. Viertelj. 1916. Z. Ohrenheilk. 77, 108 (1918). — SIEBER, FRITZ: Ein Teratom im vorderen Mediastinum. Virchows Arch. 202, 272. — SIELMANN: Spontan-pneumothorax nach sportlicher Betätigung. Fortschr. Röntgenstr. 33. — SIEHLMANN, HANS (Hamburg): Ein Fall von Hernia diaphragmatica dextra parasternalis (vera). Fortschr. Rönt-genstr. 32, H. 3/4, 426 (1924). — SIEVERS und HÜBSCHMANN: Ein Fall von Ectopia cordis ab-dominalis. Ref. Münch. med. Wschr. 1921, 1571. — SILVESTRINI, RAFFAELLO: Linfogranulo-matosi maligna e infezione tubercolare. Ref. Zbl. Radiol. 4, 276 (1928). — SIMMONDS: Die Form-veränderungen der Luftröhre. Mitt. Hamburg. Staatskrkanst. 1, H. 3. — Über verästelte Knochenneubildung der Lunge. Fortschr. Röntgenstr. 25. — SIMON: Röntgenologischer Nachweis des primären Lungenherdes bei der Bronchialdrüsentuberkulose. Beitr. Klin. Tbk. 26. — SIMON (Aprath): Über Hilustuberkulose. Z. ärztl. Fortbildg 20, Nr 21, 647 (1923). — SIMON, GEORG: Die Kavernen der Lungentuberkulose des Schulalters. Z. Tbk. 48, H. 2, 101—108 (1927). — Über das Übergreifen tuberkulöser Prozesse von der Lunge auf die Brustwand. Med. Klin. 23, Nr 20, 753—756 (1927). — Die Tuberkulose der Lungenspitzen. Beitr. Klin. Tbk. 67, H. 5/6,

467—479 (1927). — Sindler, A. und L. Weidenbach (Düsseldorf): Zur Kasuistik der Fremdkörper in der Lunge. Med. Klin. 21, H. 14, 503 (1925). — Singer: Zur klinischen und röntgenologischen Differentialdiagnose des interlobären Empyems. Fortschr. Röntgenstr. 28. — Singer and Graham (St. Louis): Roentgenray study of bronchiectasis. Amer. J. Roentgenol. 15, 54 (1926). — Singer, J. J. (St. Louis): Bronchographie. Arch. Surg. 14, 1b, 167 (1927). Ref. Fortschr. Röntgenstr. 36, 243. — Eine einfache Methode der Einführung von Jodol in die Lungen. J. amer. med. Assoc. 87, 16, 1298 (1926). — Singer, J. J. and Sherwood Moore: Use of iodized oil in chest diagnosis. South. med. J. 20, Nr 2, 134—140 (1927). — Sirotin, S. J.: Teratom des Mediastinum anticum. Ref. Zbl. Chir. 5 (1914). — Skinner: Congenital atresia of the esophagus. Amer. J. Roentgenol. 8, 319 (1921). — Skinner (Kansas City): The roentgen analysis of the right diaphragm. J. of Radiol. 4, 270 (1923). — Slauch, Arthur (Bonn): Die Bewertung der Ergebnisse der Röntgenuntersuchung im Rahmen der klinischen Herzdiagnose. Med. Klin. 1927, H. 26, 971. — Slaugther, William, H. and Seldon, H. Stephan: Pulmonary teratoma. Case report. South. med. J. 20, Nr 4, 301—306 (1927). — Slauk, Arthur: Die Bewertung der Ergebnisse der Röntgenuntersuchung im Rahmen der klinischen Herzdiagnose. Med. Klin. 23, Nr 26, 971—974 (1927). — Smith, F. Janney and Edward C. Davidson: Postoperativ pulmonary atelectasis. J. Michigan State med. Soc. 26, Nr 5, 295—300 (1927). — Snodgrass: Report of a case of cardiospasm with enormous dilatation of the esophagus. Illinois med. J. 39, 339 (1921). — Sohn: Bericht über 14 Thorakoplastiken. Münch. med. Wschr. 1919, Nr 42. — Die chirurgischen Komplikationen eines Falles von Wismutembolie nach Füllung einer Pleurahöhle. Bruns' Beitr. 118. — Hernia diaphragmatica incarc. sin. Münch. med. Wschr. 1922, 489. — Multiple Embolien bei Wismutfüllung einer Pleuraempyemhöhle. Münch. med. Wschr. 1919, Nr 42. — Solem, George O.: Massive collaps of the lung. Med. Clin. N. Amer. 2, Nr 1, 105—112 (1927). — Somerville, Hastings: An account of two cases of obstruction of the oesophagus by a foreign body acting as Ball-valve. Proc. roy. Soc. Med. 14, Nr 8 (1921). — Sommer, Johannes (Zwickau): Beitrag zur Diagnostik der Speiseröhrentumoren. Fortschr. Röntgenstr. 31, H. 1, 26 (1923). — Sonnenschein, Robert: Dermoids of the anterior mediastinum. Ann. Otol. 29 (1920). — Soper, W. B., H. L. Sampson und Ch. A. Haskins (New York): Röntgenstudien über die Tuberkuloseentwicklung nach primärer und Superinfektion. Ref. Fortschr. Röntgenstr. 36, 482. — Soper, Williard B., L. Homer Sampson and Charles H. Haskin (New York): Aspiration tuberculosis in rabbits. An X-ray study of the development of the tuberculosis of primary infection and that of superinfection. Amer. Rev. Tbc. 15, Nr 1, 88—110 (1927). — Sorge: Beitrag zur Kenntnis der Mediastinaltumoren. Arch. klin. Chir. 120, 150 (1922). — Sparks, J. V.: Ein Fall von Oesophagushindernis durch Divertikel an seinem unteren Ende, entdeckt nach einer Gastrostomie wegen Verdachts auf Carcinom. Brit. J. Radiol. (J. Röntgen Soc.) 32, 322, 172. Ref. Fortschr. Röntgenstr. 36, 465 (1927). — Speese, John: Zwerchfellhernie. Internat. Clin. 1, 268 (1920). — Sperling, Rudolf: Große Herzen im Kindesalter. Klin. Wschr. 6, Nr 41, 1953—1957 u. Nr 42, 2001—2004 (1927). — Zur Kenntnis des subphrenischen Abscesses im frühesten Kindesalter. Z. Kinderheilk. 39, 122 (1925). — Spitz und Altschul: Der Primärkomplex, sein Nachweis und seine Bedeutung im Schwindsuchtsproblem. Beitr. Klin. Tbk. 57. — Spitzer: Fusiformes Aneurysma der Arteria pulmonalis bei Dreiklappenfehler. Fortschr. Röntgenstr. 36. — Stadler, Ed.: Die syphilitischen Erkrankungen der Kreislauforgane. Zbl. Herzkrkh. 17, 1 u. 17 (1925). — Stahl, R. (Rostock): Über den diagnostischen Pneumothorax. Fortschr. Röntgenstr. 29, H. 2, 169 (1923). — Stammler: Nagel einer Sprenggranate im hinteren Mittelfelde. Münch. med. Wschr. 1918, 252. — Zbl. Chir. 1920, 232. — Starck: Behandlung der kardiospastischen Oesophagusdilatation. Münch. med. Wschr. 1922, H. 22, 836. — v. Starck: Mediastinaltumor. Ref. Dtsch. med. Wschr. 1921, Nr 43, 1312. — Starck, Hugo: Diagnose und Behandlung der spasmogenen Speiseröhrenerweiterungen. Schweiz. med. Wschr. 1923, H. 26, 613. — Starck, Hugo (Karlsruhe): Über spasmogene Speiseröhrenerweiterungen im Röntgenbilde. Fortschr. Röntgenstr. 31, H. 1, 26 (1923). — Staub: Charakteristisches und Kritisches aus dem Gebiete der exsudativen Lungentuberkulose. Z. Tbk. 46. — Lungentuberkulose im Röntgenbilde. Korresp.bl. Schweiz. Ärzte 1913, Nr 41. — Staub, Ötiker: Die Pneumokoniose der Metallschleifer. Dtsch. Arch. klin. Med. 119. — Die Bedeutung der Röntgenstrahlen für die Diagnose der Lungentuberkulose. Schweiz. med. Wschr. 1921, Nr 42. — Indikationen und Ergebnisse der chirurgischen Behandlung der Lungentuberkulose. Schweiz. med. Wschr. 1927, Nr 20, 460. — de Stefano, S. (Neapel): Ein Fall von schwerer kongenitaler Oesophagusstenose bei einem 20 Monate alten Kinde. Pediatria 1927, 1295. — Steffen, J. (Badenweiler): Über die praktische Bedeutung des Röntgenbildes für die Diagnose der Lungentuberkulose. Klin. Wschr. 1927, H. 17, 807. — Steffens (Berlin): Herzbewegungsbeobachtung an einem Herzsteckschuß. Fortschr. Röntgenstr. 35, 84 (1926). — Steinert, Rudolf: Über die Beeinflussung von Lage und Funktion des Herzens durch Thoraxbau und Zwerchfellstand. Dtsch. Arch. klin. Med. 154, H. 5/6, 257—286 (1927). — Steinitz, E. (Hannover): Über den idiopathischen Zwerchfellhochstand. Fortschr. Röntgenstr. 29, 604 (1922). — Über rechtsseitigen idiopathischen Zwerchfellhochstand. Fortschr. Röntgenstr. 32, H. 5/6, 604. — Stenström, Nils, G. and Westermark, Nils (Stockholm): A study of the activity of the human heart simultaneously recorded by X-rays and electrocardiogram. Acta radiol. (Stockh.), 5,

Nr 111, 408 (1926). — STEPHAN: Über die Röntgentherapie in der inneren Medizin. Dtsch. med. Wschr. 53, Nr 45, 1930 (1927) u. Med. Klin. 23, Nr 44, 1711—1712 (1927). — STERLING-OKUNIEWSKI, STEFAN: Über Aortenerweiterung. Ref. Zbl. Radiol. 4, 467 (1928). — STEWART, MACMILLIAN ALEXANDER: Diaphragmatic hernia. Amer. J. Roentgenol. 7, 143 (1920). — STICH: Die chirurgischen Komplikationen bei der Grippe. Dtsch. med. Wschr. 1919. — STIERLIN, ED.: Die Behandlung der spasmogenen Speiseröhrenerweiterung. Münch. med. Wschr. 1924, 11, 334. — Zur Klinik und Pathologie des Oesophagusspasmus. Jkurse ärztl. Fortbildg, Dez. 1918, 1. — STIERLIN, R.: 63jähriger Patient mit Mediastinaltumor, höchstwahrscheinlich intrathorakale Struma. Schweiz. med. Wschr. 19, 449 (1921). Ges. Ärzte Bez. Winterthur-Andelfingen 3. Febr. 1921. — STIVELMANN, B. P.: False pneumothorax. J. amer. med. Assoc. 74, 12 (1920). — STOERK: Beiträge zur Pathologie des Herzens. I. Zur Topographie des Mediastinums bei normaler und pathologischer Herzform. Z. klin. Med. 69. — STOERK, V.: Über Recurrenslähmung bei Relaxatio diaphragmatica. Mschr. Ohrenheilk. 1921, 1684. — STÖFFEL, HANS (Wien): Fibrinkörper im Pneumothoraxraum. Fortschr. Röntgenstr. 34, 548 (1926). — STOICHITZA: Zwei Fälle von Mediastinalgeschwulst. Ref. Z.org. Chir. 14, 139 (1921). — STORP: Die Behandlung der Empyemfisteln. Chirurgen-Kongreß 1921. — STÖSSEL, H.: Fremdkörper im linken Hauptbronchus bei einem 15 Monate alten Knaben. Schweiz. med. Wschr. 1922, 386. — STOVER: Ein Fall von Zwerchfellzerreißung, nur durch Röntgenuntersuchung nachgewiesen. Fortschr. Röntgenstr. 19, 5. — STRAUB und OTTEN: Einseitige vom Hilus ausgehende Lungentuberkulose. Beitr. Klin. Tbk. 24. — STRAUCH, FR. WILH. (Halle): Zur Diagnose der Bronchialdrüsentuberkulose. Med. Klin. 1920, Nr 52. — STRAUSS: Fall von Speiseröhrenerweiterung. Berl. klin. Wschr. 1920, 656. — Die röntgenologische Feststellbarkeit der Staublunge. Fortschr. Röntgenstr. 30. — STREBEL, RICHARD: Kardiolysis bei Herzbeutelschußverletzung. Arch. klin. Chir. 122, 500 (1922). — STREIT: Kehlkopf-Speiseröhrenfistel. Klin. Wschr. 1922, 658. — Hochsitzendes Oesophaguscarcinom. Dtsch. med. Wschr. 1922, H. 19, 648. — STRÖM, SIGFRID: Über Eventratio und Hernia diaphragmatica vom röntgenologischen Gesichtspunkt aus anläßlich einiger röntgendiagnostizierter Fälle. Ref. Zbl. Chir. 1916, 852. — STRUPPLER: Über den physikalischen Befund bei Zwerchfellhernie. Dtsch. Arch. klin. Med. 70. — STÜRTZ: Der Röntgenbefund bei ausgesprochener Ektasie der Aorta thoracica descendens. Charité-Ann. 38. — Experimenteller Beitrag zur Zwerchfellbewegung nach einseitiger Phrenicustrennung. Dtsch. med. Wschr. 1912, 897. — Pericarditis adhaesiva im Röntgenogramm. Fortschr. Röntgenstr. 7, 5. — SUDECK: Ein Fall von Herzsteckschuß. Münch. med. Wschr. 1919, 1303. — SULGER (Heidelberg): Über den Einfluß des Sympathicus auf die Herzform. Arch. klin. Chir. 148, (Kongreß), 248 (1927). — SULTAN, S. (Berlin-Neukölln): Bronchuscyste. Zbl. Chir. 1925, Nr 16, 869. — SUTER, ADOLF: Ein Beitrag zur Pathologie und Therapie des ZENKERschen Divertikels. Schweiz. med. Wschr. 1922, 342. — SUTTER: Über das Verhalten des Aortenumfanges unter physiologischen und pathologischen Bedingungen. Arch. f. exper. Path. 39. — SZANTO, JOSEF: Relaxatio diaphragmatica. Dtsch. med. Wschr. 1925, Nr 38, 1572.

TAIPALE, LAURI: Über eine neue röntgenologische Verhältniszahl für die Herzgröße. Ref. Zbl. Radiol. 3, 322. — TAMIYA, CHICHIO (Niigata, Japan): Beiträge zur Diagnose des Oesophagustumors. Fortschr. Röntgenstr. 36, H. 6, 1204 (1927). — TANNER, E. (London): Dysphagie infolge hinteren Pharynxoesophagusdivertikel. Guys Hosp. Rep. 76, 2, 153 (1926). — TARSIS, F.: Über Lungensyphilis. Ref. Zbl. Radiol. 4, 99 (1928). — TECON, HENRI: Balle dans le muscle cardiaque. Bull. Soc. med. Hôp. Paris. 1922, 743. — TELEMANN: Oesophagobronchialfistel. Dtsch. med. Wschr. 1922, H. 19, 648. — TESCHENDORF: Oesophaguscarcinom mit Perforation in die Luftwege. Dtsch. med. Wschr. 1920, 1249. — Perforation eines Oesophaguscarcinoms in den Bronchialbaum. Dtsch. med. Wschr. 1920, Nr 66. — TESCHENDORF, WERNER (Königsberg i. Pr.): Beitrag zur Röntgenologie des rechten Herzens und zur Diagnose des Aortenaneurysmas. Fortschr. Röntgenstr. 31, H. 4, 375 (1924). — TEUBERN, v.: Orthodiagraphische Messungen des Herzens und des Aortenbogens bei Herzgesunden. Fortschr. Röntgenstr. 24. — THERON, R. (Bloemfontain): Mißbildung des Oesophagus. Brit. med. J. 1926, 3406, 652. — THÉVENOT, L. et CH. ROUBIER: Deux observations de tumeurs primitives du médiastin. Gaz. Hôp. 1913. — THOMAS: Anatomisch-physiologische Grundlagen der Bogenunterteilung des Zwerchfells im Röntgenbilde. Dtsch. med. Wschr. 1921. — Die Gliederung des Zwerchfells im Röntgenbilde. Fortschr. Röntgenstr. 31. Kongreß-H. (1923). — Bedeutung des Zwerchfellhochstandes für die Diagnostik intraabdominaler Tumoren. Fortschr. Röntgenstr. 31. Kongreß-H. (1923). — THOMAS, ERICH: Röntgenologischer Beitrag zur Kenntnis der Tuberkulose der Lungen. Münch. med. Wschr. 69, H. 5, 162 (1922). — THOMAS, GEO F.: The Roentgen diagnosis of lesions in the region of the Mediastinum. Amer. J. Roentgenol. 1 (1914). — THOMAS und FARMER (Cleveland): The diagnosis of primary intrathoracic neoplasm. Amer. J. Roentgenol. 11, 5, 391 (1924). — THURSFIELD: The treatment of empyema in infants and young children. St. Bartholomews Hosp. J. 30 (1922). — TIMBAL: Tumeurs multiples de l'oesophage. Arch. des Mal. Appar. digest. 12, 126 (1922). — TISSOT, J.: Lymphadénome du médiastin antérieur. J. des Prat. 1921, 343. — TJIEDING, FRIEDRICH (Hamburg): Über Kardiospasmus, Atonie und „idiopathische" Dilatation der Speiseröhre. Bruns' Beitr. 121, 237 (1921). — TODTENHAUPT, W.: Kongenitaler Herzfehler (Pulmonalstenose, Ventrikelseptumdefekt und Transpositio aortae) und Erythrocytose. Dtsch. Arch. klin. Med. 47, 154, H. 1, 78 (1926). — Tonndorf, W.: Wahre Zwerchfellhernien als Folge einer Wachstumshemmung der Speiseröhre. Dtsch. Z. Chir. 179, 259 (1923). — Torner und Lange: Eingeklemmter Zwerchfellbruch nach geheiltem Brustbauchschuß. Berl. klin. Wschr. 1918. — Toussaint: Note sur la hernie médiastinopleurale survenant au cours du pneumothorac artificiel. Scalpel 80, Nr 7, 144—145 (1927). — Traugott, Karl (Frankfurt a. M.): Zur Diagnose der Herzbeutelergüsse. Münch. med. Wschr. 67, Nr 35, 1010 (1920). — Treipel, Hermann (Breslau): Die Architekturen der menschlichen Knochenspongiosa. Atlas und Text. München und Wiesbaden: J. F. Bergmann 1922. — Treplin: Kongenitale Struma. Münch. med. Wschr. 1922, H. 21, 803. — Treupel und Engels: Orthoperkussion, Orthodiagraphie und relative Herzdämpfung. Z. klin. Med. 59. — Tribout et Robert Azoulay: Section d'études scientifique de l'oeuvre de la tuberculose. Etude radiologique du poumon normal. Revue de la Tbc. 8, Nr 6, 867—898 (1927). — Trivinno, Garcia: Ein Fall von spezifischer Mediastinitis. Ref. Z.org. Chir. 10, 414 (1921). — Trommer, Kurt (Zwickau): Zur Kontrastdarstellung des Bronchuscarcinoms. Fortschr. Röntgenstr. 36, H. 4, 835. — Tröster: Ein Fall von Pulsionsdivertikel der Speiseröhre. Inaug.-Diss. Leipzig 1918. — Trostler, L. S.: A simple method of cardiometry. Radiology 9, Nr 1, 75/76 (1927). — Truesdale, P. E.: Diaphragmatic hernia; the thoracic approach. Ann. Surg. 74, 347 (1921). — Diaphragmatic hernia; its clinical aspects from trauma in children. J. amer. med. Assoc. 77, 993 (1921). — Tucker, Gabriel: Bronchoscopie lipiodol instillation tubes. Ann. of Otol. 36, Nr 1, 272—273 (1927). — Tucker, G. (Philadelphia): Bronchoscopic treatment of lung abscess. Amer. J. Roentgenol. 15, 419 (1926). — Technik der bronchoskopischen Einführung von Bism. subcarbon und Jodöl zu pneumographischen Zwecken. Arch. Surg. 14, 175 (1927). — Tuffier: Traitement chirurgical des anévrismes de l'aorte. Bull. Acad. méd. Paris. 85, 586 (1921). — Turner (El Paso, Texas): Actinomycosis of the lungs. Radiology 7, 39 (1926). — Tyler, A. F.: The value of lipiodol in X-ray examinations of the lungs. Arch. physic. Ther. 8, Nr 9, 462—467 (1927). — Tyler, A. F. (Omaha): Dextrocardia with mitral stenosis. Amer. J. Roentgenol. 4, Nr 11, 581 (1917). — Carcinoma of lingual thyroid with metastases in the lungs. J. of Radiol. 4, 2, 381 (1923).

Uhlenbruck, Paul: Untersuchungen an einem autoptisch kontrollierten Fall von Pulmonalstenose. Z. Kreislaufforschg 19, H. 18, 601—608 (1927). — Uhles, B.: Über einen Fall von Aortenruptur mit Blutung in die Perikardhöhle. Med. Klin. 1924, H. 2, 49. — Ullrich, Otto (München): Zur röntgenologischen Differentialdiagnose tuberkulöser und nichttuberkulöser Erkrankungen der Brustorgane im Kindesalter. Fortschr. Röntgenstr. 36, H. 2, 288 (1927). — Ulrici: Klinische Einteilung der Lungentuberkulose nach den anatomischen Grundprozessen. Beitr. klin. Tbk. 51. — Zur Frage der Hilustuberkulose. Beitr. Klin. Tbk. 46. — Ulrici, H.: Die Kaverne im Röntgenbild, ihre phthisiogenetische Bedeutung, Diagnostik und Therapie. Fortschr. Röntgenstr. 36, H. 2, 279 (1927). — Umber: Herzbeutelentzündung und kardiomediastinale Verwachsungen. Dtsch. Klin. am Eingang des 20. Jahrhunderts 4, H. 2, 561. — Unger and Speiser (New York): Congenital diaphragmatic hernia. Amer. J. Roentgenol. 15, 135 (1926). — Unger, Ernst und Oskar Weski: Über ausgedehnte Zwerchfellverletzungen. Dtsch. med. Wschr. 1920, 856. — Unverricht: Röntgenuntersuchung der Lungen. Beih. zur Med. Klin. 23, H. 5, 125—126 (1927). — Zur Frage des Pleurashocks beim künstlichen Pneumothorax. Dtsch. med. Wschr. 47 (1921). — Unverricht (Berlin): Über paradoxe Zwerchfellbewegung. Berl. klin. Wschr. 1921, Nr 28. — Zur Klinik der infraklavikulären Infiltrationen. Klin. Wschr. 6, Nr 31, 1468—1472 (1927). — Unverzagt, W. (St. Blasien): Der organisierte Lungeninfarkt im Röntgenbild. Fortschr. Röntgenstr. 36, H. 4, 842—844 (1927). — Uspensky, A. E.: Die Bedeutung der Röntgenuntersuchung bei Grippepneumonien. Fortschr. Röntgenstr. 36, H. 5, 1053—1061 (1927). — Uspensky, A. E. (Moskau): Die Bedeutung der Röntgenstrahlen für die Diagnose des Lungenkrebses. Z. Krebsforschg 26, H. 2, 166 (1928). — Röntgenbild der verschiedenen Formen der Pleuritiden. Fortschr. Röntgenstr. 36, H. 1, 9 (1927). — Röntgendiagnose von Krankheiten des Zwerchfells. Brit. J. Radiol. 32, 321, 143.

Vayhinger: Zur Operation incarcerierter Zwerchfellhernien. Bruns' Beitr. 50, H. 1. — Veiel, F.: Über die Radikaloperation des Oesophagusdivertikels. Bruns' Beitr. klin. Chir. 27, H. 3. — Velde, Gustav: Ein eigentümlicher Schattenstreifen in der rechten Lungenspitze. Fortschr. Röntgenstr. 36, H. 2, 315—318 (1927). — Vignal: Eventration diaphragmatic. Bull. Soc. Radiol. méd. France, Jan. 1927. — Villeret, Maurice, Dufourmentel et Fr. Saint-Girons: Sur un cas de mégaoesophage consécutif à un cardiospasme. Bull. Soc. méd. Hôp. Paris 1920, 1314. — Vinson, Porter P.: Foreign bodies in the bronchus of the intrapulmonary origin. Report of a case. Ref. Zbl. Radiol. 4, 619 (1928). — Vinson, P. P. (Rochester): Polypen des Oesophagus. J. amer. med. Assoc. 88, 12, 923 (1927). Ref. Fortschr. Röntgenstr. 36, 229 (1927). — The value of the Y-ray in the diagnosis and treatment of diseases of the esophagus. Radiology 3, 2, 105 (1924). — Vinson, u. a.: Haemangiom des Oesophagus. Amer. J. med. Sci. 172, 416 (1926). — Vogt: Die Röntgendiagnostik der Bronchopneumonie der ersten Lebenszeit. Fortschr. Röntgenstr. 28. — Zur Kritik der Röntgendiagnostik des Herzens und des Thymus in der ersten Lebenszeit. Fortschr. Röntgenstr. 32. — Volhard und Schmieden: Die Diagnose der schwieligen Perikarditis und ihre chirurgische Behandlung. Jahrhundertfeier d. Ges. dtsch. Naturforsch. Leipzig 1922. Ref. Z.org. Chir. 19, H. 9, 418 (1922).

WACHTEL, HEINRICH: Lobäre und interlobäre Lungenprozesse. Fortschr. Röntgenstr. 36, H. 2, 323—324 (1927). — WACHTEL, HEINRICH (Wien): Pyopneumothorax interlobaris im Röntgenbilde. Fortschr. Röntgenstr. 26, H. 2, 198 (1919). — WAHNCAU, ERICA: Über den Wert des Röntgenbildes bei der Diagnose der aktiven Bronchialdrüsentuberkulose im Kindesalter. Beitr. Klin. Tbk. 67, H. 5/6, 601—619 (1927). — LE WALD, L. TH. (New York City): Doppel- und einseitiger nichttuberkulöser spontaner Pneumothorax. Arch. Surg. 12, 1, 440 (1926). — Thoracic stomach: differentiation from eventration and hernia of the diaphragm. Radiology 3, 2, 91 (1924). — Some normal variations and pathological conditions of the diaphragm. Amer. J. Roentgenol. 13, 5, 447 (1925). — WALTON (Baltimore): Eventration of the diaphragm. Amer. J. Roentgenol. 11, 5, 420 (1924). — WARING (Denver): The relationship of the radiological diagnosis of tuberculosis of the lungs to the clinical diagnosis. Radiology 4, 3, 168 (1925). — WASSERMANN, SIEGMUND: Das mediastinale Emphysem. Wien. klin. Wschr. 1920, 122. — WEBER: Zwei kasuistische Beiträge (Lungenechinokokkus und Aktinomykose der Lungen). Fortschr. Röntgenstr. 17. — WEBER und ALLENDORF: Orthodiagraphische Herzuntersuchungen bei Tuberkulösen. Dtsch. Arch. klin. Med. 104. — WEBER, EUGEN (Wien): Über ein neues Symptom bei Krebsstenosen des Oesophagus. Fortschr. Röntgenstr. 29, H. 3, 262 (1922). — WEGELE, C.: Die temporäre Ausschaltung des N. phrenicus. Dtsch. med. Wschr. 1922, 193. — WEGTOWSKI: Fremdkörper der Speiseröhre. Ref. Zbl. Chir. 1922, ·H. 16, 574. — WEIGERT, RICHARD (Breslau): Ein geheilter Fall von Relaxatio (Eventratio) diaphragmatica. Bruns' Beitr. 119, 101 (1920). — WEIHE: Die interlobäre Pleuritis im Kindesalter. Z. f. Kinderheilk. 13. — WEIL: Das Röntgenbild des Zwerchfells als Spiegel pathologischer Prozesse in Brust- und Bauchhöhle. Erg. inn. Med. 28 (1925). — Drei Fälle von Lungentumoren mit ungewöhnlichem röntgenologischen Befunde. Fortschr. Röntgenstr. 19. — WEIL (Straßburg): Die Miliarcarcinose der Lunge im Röntgenbilde. Fortschr. Röntgenstr. 25, H. 5, 420. — Die Siderosis der Lunge im Röntgenbilde. Fortschr. Röntgenstr. 25. — WEIL, ALFRED (Frankfurt a. M.): Beitrag zur Zwerchfelldiagnostik. Verh. dtsch. Röntgenges. 15. Kongreß 1924. — WEIL, P. EMILE: Le fonctionnement du diaphragme dans les pleurésies avec épanchement. Presse méd. 1920, Nr 12, 113. — WEIL, S.: Mediastinalemphysem mit Mühlengeräusch nach Plexusanästhesie. Zbl. Chir. 1919, Nr 45. — WEINBERG: Zur Kenntnis des Lungenechinokokkus. Fortschr. Röntgenstr. 24. — WEINGÄRTNER: Physiologische und topographische Studien am Tracheobronchialbaum des lebenden Menschen. Berlin: L. Schuhmacher 1919. — WEIS: Eventratio diaphragmatica. Ref. Münch. med. Wschr. 1921, 930. — WEISS: Sechs Fälle von Oesophaguserweiterungen. Fortschr. Röntgenstr. 23, H. 5. — WEISS, ARNIM (Budapest): Beitrag zur Lokalisation und Symptomatologie der Pleuritis mediastinalis. Verh. dtsch. Röntgenges. 16. Kongreß 1925. — Über die in den hinteren Mediastinalraum hineinragenden Geschwülste. Fortschr. Röntgenstr. 26, H. 1, 41 (1918). — WEISS, JULIUS: Zur Pathodiagnostik der Lymphogranulomatose. Z. klin. Med. 97, H. 4—6, 444 (1923). — WEISS, KONRAD: Über teleradiologische Vergleichsaufnahmen. Wien. med. Wschr. 1920, 550. — Der Wert der Röntgenfernphotographie für vergleichende Untersuchungen der Herzgröße. Med. Klin. 21, H. 11, 402 (1925). — WEISS und LAUDA (Wien): Die Kreuzfuchssche Methode der Aortenmessung. Dtsch. med. Wschr. 1921, Nr 12. — WEISZ, ANTON und ERNST KOPPENSTEIN: Über spontane Pneumothorax. Wien. klin. Wschr. 40, Nr 32, 1023—1025 (1927). — WEITZ, WILH. (Tübingen): Über das Orthodiagramm bei Aortenstenose. Med. Klin. 1918, Nr 43. — WELLMANN: Die paradoxe Zwerchfellbewegung bei künstlichem Pneumothorax. Dtsch. Arch. klin. Med. 103. — Experimentelle Untersuchungen über die Aktionsströme bei geschlossenem Pneumothorax. Dtsch. Arch. klin. Med. 107. — WELLS, E. S. (Saranac Lake): Akzessorische Thorakoplastik zur Herbeiführung von Kollaps großer tuberkulöser Höhlen. Arch. Surg. 14, 1b, 384 (1927). Ref. Fortschr. Röntgenstr. 36, 243. — WELS: Über die Stellung des Röntgenverfahrens in der klinischen Diagnostik und Prognostik der Lungentuberkulose. Z. klin. Med. 96. — Untersuchungen zur Diagnose und zum Entstehungsmechanismus des idiopathischen Zwerchfellhochstandes. Fortschr. Röntgenstr. 28. — WELZ: Traumatischer Pneumothorax. Med. Klin. 1920, Nr 2. — WENCKEBACH: Beobachtungen bei exsudativer und adhäsiver Perikarditis. Z. klin. Med. 71. — Über Heilung der chronischen Empyeme mittels künstlichen Pneumothorax. Mitt. Grenzgeb. Med. u. Chir. 19. — Über pathologische Beziehungen zwischen Atmung und Kreislauf beim Menschen. Volkmanns Sammlung klinischer Vorträge 1907, 465—466. — WENDRINER: Über Dermoide im Jugulum. Dtsch. med. Wschr. 1919, Nr 49. — WERBSTER, L. F.: Lymphosarcoma, lymphatic leucaemia, leucosarcoma, Hodgkin'disease. Bull. Hopkins Hosp. 31 (1920). — WERNSCHEID, HANS (Berlin): Über die Verknöcherung der Rippenknorpel besonders des 1. Rippenknorpels im Röntgenbilde bei Lungentuberkulose. Med. Klin. 19, H. 17, 572 (1923). — WESSÉN, NATANAEL: An intrathoracic tumour of a xanthomatous character. Acta chir. scand. (Stockh.) 53 (1921). — WESSLER (New York): Lung abscess and bronchiectasis; a clinical and roentgenological study of one hundred cases. Amer. J. Roentgenol. 6, Nr 4, 161 (1919). — WESSLER und JACHES: Clinical roentgenology of diseases of chest. 1923, 504. — WESTERMARK, NILS (Stockholm): Ein Tuberkulose vortäuschender Fall von FRIED- LÄNDERs Pneumonie mit lange sich hinziehendem Verlauf. Acta radiol. (Stockh.) 7, 626 (1926). — WHAETLEY, F. A. (Boston): Ein Fall von Eventratio des linken Zwerchfells. Boston med. J. 197, 2, 87 (1927). — WIDMANN: Angeborene und krebsige Speiseröhren-Luftröhrenfistel.

Virchows Arch. path. Anat. **233** (1921). — WIEMANN, OTTO: Beitrag zur Kasuistik des angeborenen, nicht eingeklemmten, falschen Zwerchfellbruches. Arch. klin. Chir. **125**, 471 (1923). WIEMER, PAUL: Beitrag zur Klinik des subphrenischen Abscesses. Münch. med. Wschr. 71, H. 2, 47. — WIERIG: Der Wert der räumlichen Vorstellung für die Röntgendiagnose der Lungenerkrankungen. Beitr. Klin. Tbk. 63. — WIESE, OTTO: Die Bronchiektasien im Kindesalter. (Die Tuberkulose und ihre Grenzgebiete in Einzeldarstellungen. Herausg. v. L. BAUER und H. ULRICI 2). Berlin: Julius Springer 1927, 116 S. u. 86 Abb. — Röntgenbefunde nichttuberkulöser intrapulmonaler Höhlenbildungen. Beitr. Klin. Tbk. **67**, H. 1/3, 220—235 (1927). — WIESE (Landeshut): Fehlerquellen in der Röntgendiagnostik der intrathorakalen Tuberkulose des Kindes. Z. ärztl. Fortbildg **22**, Nr 18, 549 (1925). — WILDENBERG, LOUIS VAN DEN: Diverticules du pharynx et de l'oesophage. Ann. Mal. Oreille. 41, Nr 8, 783—813 (1921); Arch. francobelges Chir. 18, 397 (1922). — WILDGANS: Chirurgische Komplikationen durch Grippe, insbesondere Empyema pleurae. Mitt. Grenzgeb. Med. u. Chir. **33** (1921). — WILHELM: Ein Fall von Lungenechinokokkus. Fortschr. Röntgenstr. 24. — WILKENS: Ein Fall von multiplen Pulmonalarterienaneurysmen. Beitr. Klin. Tbk. **38**. — WILLIAMS, L.: The thymus gland. N. Y. med. J. Med. Rec. **1922**, 115. — WIMBERGER, H.: Hernia diaphragmatica spuria sin. Wien. klin. Wschr. **1922**, 553. — WIMBERGER, H. (Wien): Röntgenologie der Brustorgane bei kindlicher Tuberkulose. Mschr. Kinderheilk. **29**, 409 (1925). — Zur Röntgendiagnose des kindlichen Mediastinums. Fortschr. Röntgenstr. **31**. — WINNER, PETER S.: Non-tuberculous lung diseases simulating pulmonary tuberculosis. Illinois méd. J. **51**, Nr 4, 299—303 (1927). — v. WINTERFELD, H. K. (Rostock): Beiträge zur Röntgenologie der Lungengangrän. Fortschr. Röntgenstr. **30**, H. 3/4, 301 (1923). — WISCHNOWITZER, LEON.: Fibrinkörper im Pneumothoraxraum (Obduktionsbefund). Beitr. Klin. Tbk. **67**, H. 5/6, 773—774 (1927). — WOLF, HILDE: Röntgendiagnostik der Erkrankungen der Atmungsorgane bei Grippe. Fortschr. Röntgenstr. 27. — WOLF, I. E.: Der Ableitungsbronchus tuberkulöser Kavernen im Röntgenbild. Beitr. Klin. Tbk. **66**, H. 6, 700—709 (1927). — WOLF, I. E. und HEINZ LOSSEN: Über Phrenicusexhairese bei einem Fall von kavernöser Phthise des rechten Oberlappens. Beitr. Klin. Tbk. **66**, H. 6, 719—723 (1927). — WOLFF, WALTER (Berlin-Oberschöneweide): Intrathorakale Tumoren. Med. Klin. **192**, Nr 4. — WOODBURN, MORISON, J. M. (Edinburgh): A contribution to the study of diaphragmatic hernia of the eventration type. Acta radiol. (Stockh.) 7, 214 (1926). — WORSKESENSKY: Die epidemische Streptokokkenpleuritis. Dtsch. Arch. klin. u. exper. Med. 1 (1922). — WURM, G.: Über einen Fall von Speiseröhrenkrebs mit sekundärer Metastasenbildung. Inaug.-Diss. Bonn 1919. — WYNN, W. H.: Chronic influenzal fibrosis of the lungs. Lancet **213**, Nr 19, 964—967 (1927).

YAMANOI, S.: Die Bedeutung der Thymuspersistenz. Schweiz. med. Wschr. **1921**, Nr 24. — Zur Lehre der Thymuslipome. Zbl. Chir. **1921**, 785. — YLLPÖ, ARON: Über das Vorkommen von größeren bronchiektatischen Kavernen bei Kindern. Z. Kinderheilk. **38**, 128 (1924).

ZADEK: Postpneumonische Pleuritis alterolateralis. Berl. klin. Wschr. 57. — ZADEK, J. (Neukölln): Grenzen der röntgenologischen Diagnostik von Pleuraergüssen. Med. Klin. **16**, Nr 3 (1920). — ZAHN: Offener Ductus Botalli mit aneurysmatischer Erweiterung der Arteria pulmonalis. Wien. med. Wschr. **1912**, Nr 17. — ZAMORANI, VITTORE: Contributo alla conoscenza dell'ernia diaframmatica congenita. Ref. Zbl. Radiol. 4, 625 (1928). — ZANGE, J. (Graz): Fremdkörper der Luftwege und der Speiseröhre. Med. Klin. **1926**, Nr 13, 75. — ZDANSKY, ERICH: Ein Fall von Plasmocytom. Fortschr. Röntgenstr. **36**, H. 2, 368—369 (1927). — Röntgenbefunde am normalen Herzen. Wien. med. Wschr. 27, 1723 (1927). — ZEHBE: Lungen- und Pleuraechinokokkus. Fortschr. Röntgenstr. 24. — ZEHBE, MAX (Kattowitz): Beitrag zur Röntgenuntersuchung des Herzens. Fortschr. Röntgenstr. 26, H. 6, 424 (1919). — Ein Fall von Panzerherz. Fortschr. Röntgenstr. **30**, H. 1/2, 32. — Oesophagusstenose durch gutartigen Tumor (Polyposis). Fortschr. Röntgenstr. **32**, H. 3/4, 430. — ZEHBE und STAMMLER: Ein Beitrag zur Diagnose und Therapie der Steckschüsse im Mittelfeldraum und der traumatischen Aortenaneurysmen. Bruns' Beitr. **109**, 732 (1918). — ZEIDLER: Drei Fälle von kongenitalem Defekt der Vorhofscheidewand. Dtsch. Arch. klin. Med. **131**. — ZELLER: Die chirurgische Behandlung der Bruststeckschüsse. Berl. klin. Wschr. **1920**, Nr 37/38. — ZELLER, C.: Die chirurgische Behandlung der Bruststeckschüsse. Dtsch. Z. Chir. **154**, 87 (1920) u. Münch. med. Wschr. **1920**, 646. — ZERBINO, VICTOR: Les lésions broncho-pulmonaires chez l'enfant asthmatique; L'épine respiratoire. Nourrisson 15, Nr 4, 193—212 (1927). — ZESCHWITZ, v.: Die Drehung des Herzens bei Zwerchfellhochstand. Münch. med. Wschr. **1922**, Nr 33. — ZIEGLER: Röntgenbefunde bei Zwerchfellverletzungen und -erkrankungen. Dtsch. med. Wschr. **1920**, Nr 40, 1112. — ZIEGLER, JOSEF (Berlin): Kontrastspeise im Bronchialbaum. Fortschr. Röntgenstr. 27, H. 3, 320 (1920). — ZIEGLER, O. und W. CURSCHMANN: Nochmals zur Frage der Qualitätsdiagnose der Lungentuberkulose. Beitr. Klin. Tbk. **66**, H. 3, 265—273 (1927). — ZIMMERMANN, R.: Zur Kenntnis der Kindertuberkulose. Z. Kinderheilk. **32**, (1922). — ZINDEL: Einiges über Fremdkörpereinkeilung im Oesophagus. Dtsch. Z. Chir. **148**, 281 (1919). — ZONDEK: Herzbefunde bei endokrinen Erkrankungen. Dtsch. med. Wschr. **1920**, Nr 45. — Herz und innere Sekretion. Z. klin. Med. 90. — Zur Beurteilung von Heilerfolgen bei Lungentuberkulose. Dtsch. med. Wschr. **1920**, Nr 46.

Sachverzeichnis.